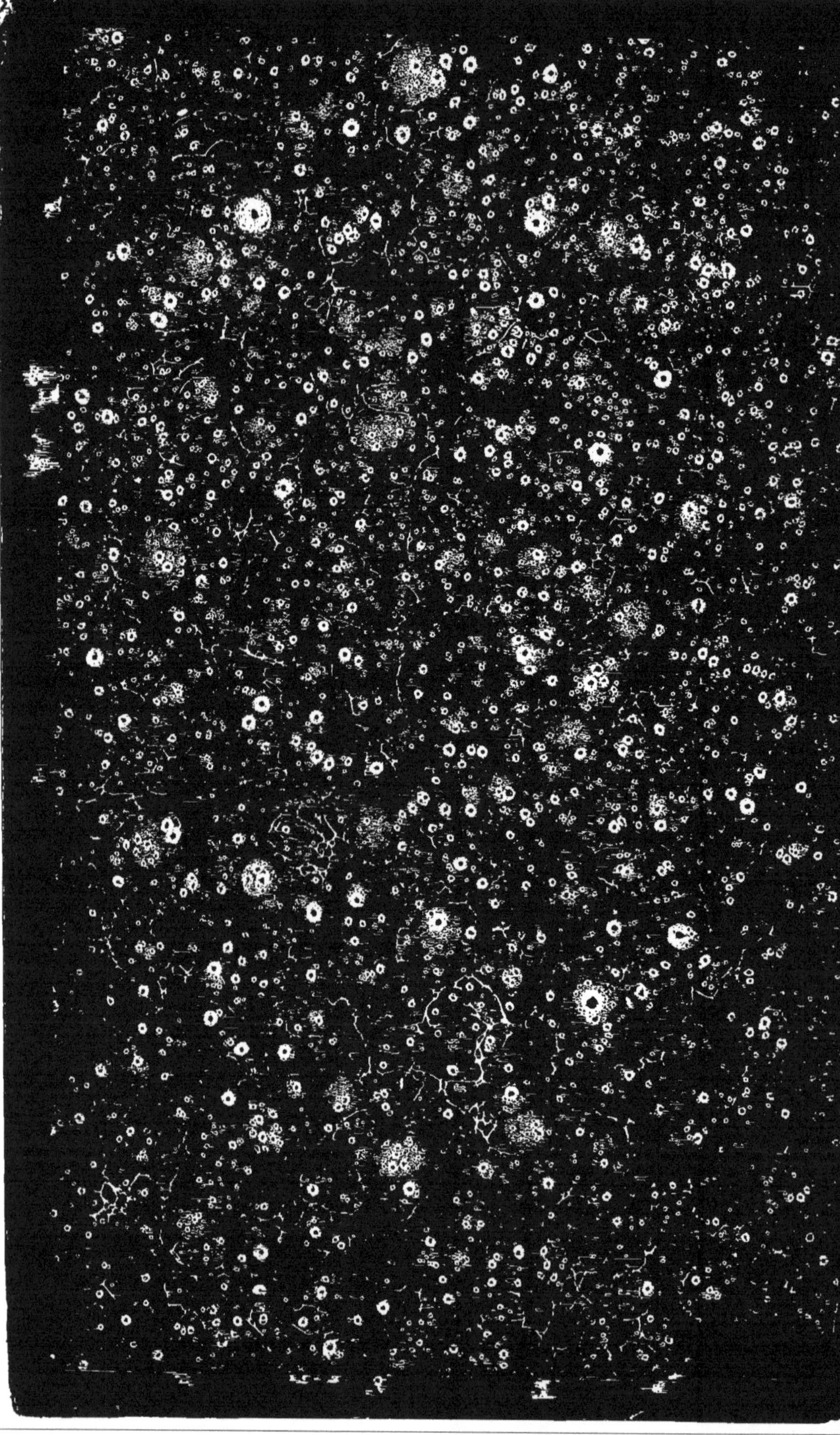

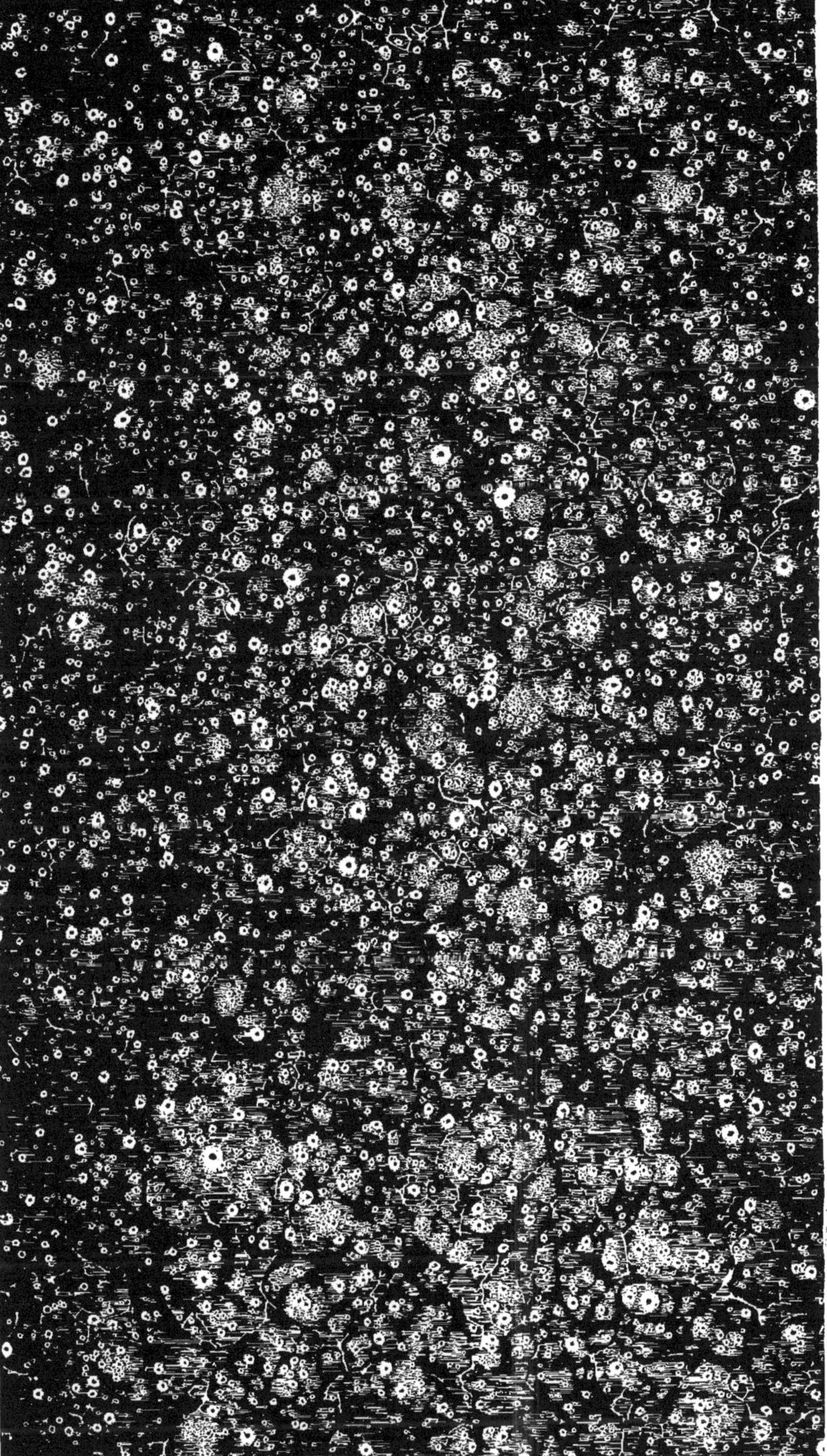

DICTIONNAIRE
D'HYGIÈNE PUBLIQUE
ET
DE SALUBRITÉ.

I

A. — D.

OUVRAGES DE M. TARDIEU CHEZ LES MÊMES LIBRAIRES.

Étude médico-légale sur les attentats aux mœurs. 3e édition. Paris, 1859, in-8, 188 p. avec 3 pl. gravées. 3 fr. 50

Étude médico-légale sur l'avortement, suivie d'observations et de recherches pour servir à l'histoire médico-légale des grossesses fausses et simulées. Paris, 1862, in-8, *sous presse.*

Étude hygiénique sur la profession de mouleur en cuivre, pour servir à l'histoire des professions exposées aux poussières inorganiques. Paris, 1855, in-12. 1 fr. 25

Voiries et Cimetières, Thèse présentée au concours pour la chaire d'hygiène, Paris, 1852, in-8.

De la morve et du farcin chronique chez l'homme. Paris, 1843, in-4. Thèse pour le doctorat. 5 fr.

Manuel de pathologie et de clinique médicales. 2e édition. Paris, 1857, 1 vol. in-12. 6 fr.

Mémoire sur les modifications que détermine dans certaines parties du corps l'exercice des diverses professions pour servir à l'histoire médico-légale de l'identité (*Ann. d'hygiène publique et de médecine légale*, 1849, t. XLII, p. 388 ; t. XLIII, p. 131).

Relation médico-légale de l'assassinat de la comtesse de Goerlitz accompagnée de notes et réflexions pour servir à l'histoire de la combustion humaine spontanée (*Ann. d'hyg.*, 1850, t. XLIV, p. 191 et 363 ; t. XLV, p. 99).

Du tatouage considéré comme signe d'identité (*Ann. d'hygiène publique et de médecine légale*, 2e série, tome III, 1855, pages 171 et suiv.).

Étude hygiénique et médico-légale sur la fabrication et l'emploi des allumettes chimiques (*Ann. d'hyg. publ. et de médecine legale*, 1855 t. IV, p. 371 à 441).

Mémoire sur la mort par suffocation (*Ann. d'hyg.*, 1856, t. VI, p. 5 à 54).

Mémoire sur l'empoisonnement par la strychnine, contenant la relation médico-légale complète de l'affaire Palmer (*Ann. d'hyg. et de méd. légale,* 2e série, 1856, tome VI, pages 371 et suiv.).

Mémoire sur l'examen microscopique des taches formées par le méconium et l'enduit fœtal pour servir à l'histoire médico-légale de l'infanticide (*Ann. d'hyg.*, 1857, t. VII, p. 350).

Étude médico-légale sur la strangulation (*Annales d'hygiène*, 1859, t. XI, p. 107 à 192).

Étude médico-légale sur les maladies accidentellement et involontairement produites, par imprudence, négligence ou transmission contagieuse, comprenant l'histoire médico-légale de la syphilis et de ses diverses transformations (*Ann. d'hyg.* 1861, t. XV, p. 93).

Sous presse.

Dictionnaire de médecine légale, de jurisprudence et de police médicale. Paris, 1863, 2 vol. grand in-8.

Paris. — Imprimerie de L. MARTINET, rue Mignon, 2.

DICTIONNAIRE

D'HYGIÈNE PUBLIQUE

ET

DE SALUBRITÉ

OU

RÉPERTOIRE DE TOUTES LES QUESTIONS
RELATIVES A LA SANTÉ PUBLIQUE,

CONSIDÉRÉES

Dans leurs rapports avec les subsistances, les épidémies, les professions, les établissements et institutions d'hygiène et de salubrité

COMPLÉTÉ

PAR LE TEXTE DES LOIS, DÉCRETS, ARRÊTÉS, ORDONNANCES ET INSTRUCTIONS
QUI S'Y RATTACHENT

PAR

AMBROISE TARDIEU,

Professeur de médecine légale à la Faculté de médecine de Paris,
Médecin consultant de l'Empereur, médecin de l'hôpital Lariboisière,
Membre de l'Académie impériale de médecine, du Comité consultatif d'hygiène publique,
et du Conseil d'hygiène et de salubrité du département de la Seine,
Officier de la Légion d'honneur.

DEUXIÈME ÉDITION

CONSIDÉRABLEMENT AUGMENTÉE.

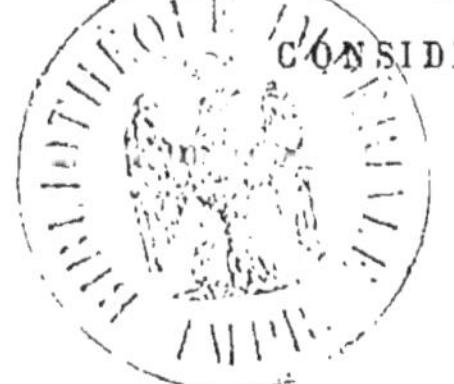

TOME PREMIER.

PARIS

J.-B. BAILLIÈRE ET FILS

LIBRAIRES DE L'ACADÉMIE IMPÉRIALE DE MÉDECINE,

Rue Hautefeuille, 19.

LONDRES | NEW-YORK
H. Baillière, 219, Regent street. | Baillière brothers, 440, Broadway.

MADRID, C. BAILLY BAILLIÈRE, PLAZA DEL PRINCIPE ALFONSO, 16.

1862.

AVERTISSEMENT

DE LA DEUXIÈME ÉDITION.

Le *Dictionnaire d'hygiène publique et de salubrité* dont je publie aujourd'hui la deuxième édition est, à bien dire, un livre nouveau. La forme que j'avais choisie en raison de la nature même de l'ouvrage, et parce qu'elle permettait mieux qu'aucune autre de présenter dans l'ordre le plus commode et le plus simple l'exposé de toutes les questions relatives à la salubrité, et l'ensemble de tous les documents et actes officiels qui se rattachent à l'hygiène publique et à l'administration sanitaire, cette forme avait cet autre avantage de se prêter facilement, et en quelque sorte d'une façon naturelle, à toutes les additions, à tous les développements, à tous les perfectionnements dont une édition nouvelle devait être l'occasion.

Je me félicite à tous les titres qu'il m'ait été donné de rendre moins imparfait l'essai que j'avais tenté il y a dix ans. Refaire mon ouvrage, était le seul moyen qui fût en mon pouvoir de répondre à l'accueil plein d'indulgence qu'avaient reçu mes premiers efforts. Je me sens d'ailleurs plus capable aujourd'hui de mesurer les difficultés de l'œuvre, en même temps que d'en déterminer le véritable caractère et d'en fixer les limites. Plus assuré de l'utilité du dessein, je suis plus à l'aise pour en poursuivre l'exécution; et je me persuade que les membres des Conseils d'hygiène et les administrateurs, à qui j'avais surtout destiné cet ouvrage, y trouveront un exposé beaucoup plus complet de toutes les questions qui se rapportent à l'objet de leurs études et de leur haute mission.

Douze années passées au sein du Comité consultatif d'hygiène publique de France institué près du Ministère de l'agriculture, du commerce et des travaux publics, m'ont donné l'expérience de ces grands problèmes que soulève incessamment dans une société bien constituée l'amélioration des conditions matérielles de la vie et de l'état physique du plus grand nombre de ses membres. J'ai vu, sous une administration vigilante et éclairée, les intérêts de la santé publique prendre rang parmi les plus élevés et les plus sérieux dont puissent se préoccuper les esprits dévoués à l'affermissement et au progrès régulier de l'ordre social.

D'un autre côté, l'institution des Conseils d'hygiène établie dans tous les arrondissements de l'Empire, encore à ses débuts lorsque j'entrepris la première publication d'un livre que j'écrivais avec la pensée d'être utile aux membres de ces Conseils, a grandi; et par eux se sont constituées dans notre pays l'hygiène et la salubrité publiques. Leurs travaux se sont multipliés, leurs rapports ont été livrés à l'impression en plus grand nombre; et l'une des parties les plus utiles de ma tâche aura été de les faire connaître les uns aux autres. Je m'y suis appliqué avec bonheur, et, sans changer le caractère de mon œuvre, j'ai pu ainsi l'agrandir et la compléter. On en jugera par l'extension qu'ont prise les notices bibliographiques qui terminent chaque article.

Je me suis également attaché à augmenter, autant que cela m'a été possible, la masse des documents et actes officiels qui se rattachent à l'hygiène publique et à l'administration sanitaire; j'ai mis au courant cette partie si utile à consulter du répertoire qui doit épargner des peines quelquefois insurmontables à mes zélés et laborieux confrères des départements. Ils y trouveront le texte complet et exact des lois, décrets, ordonnances et arrêtés les plus récents.

Enfin, j'ai pu ajouter aux principaux articles un aperçu comparatif de ce qui se passe à l'étranger ; et à cet égard, il me sera permis de dire que notre pays peut servir aux autres de modèle en ces matières, plus souvent qu'il n'aura d'exemples à en recevoir.

En résumé, la climatologie, les subsistances et approvisionnements, la salubrité proprement dite, les établissements classés et réputés dangereux, insalubres ou incommodes, les professions, la technologie agricole et industrielle dans ses rapports avec l'hygiène, les épidémies, épizooties et maladies contagieuses, l'assistance publique, la statistique médicale, la législation et la jurisprudence sanitaire, les instructions et actes administratifs, les indications bibliographiques, tels sont, dans leur généralité, les éléments de mon œuvre primitive que l'on retrouvera ici fort étendus.

On me pardonnera de faire remarquer, en terminant, que la matière et le volume en sont presque doublés, et que le nombre considérable d'articles nouveaux, le remaniement de tous les articles anciens, les développements mieux proportionnés à leur importance qu'ont reçus les principaux sujets, justifient ce que j'ai dit en commençant des changements apportés à cette seconde édition.

Je la livre avec confiance au jugement bienveillant de tous ceux qui, comme moi, portent un intérêt passionné à ces grandes questions, à ces attachantes études d'hygiène publique, si bien faites pour rehausser le rôle du médecin dans l'ordre social de notre temps.

Mars 1862.

INTRODUCTION

Si ce livre n'était pas consacré tout entier à mettre en lumière l'importance de l'hygiène publique, il pourrait être utile d'en réunir ici les principaux éléments, et de montrer sur quelles bases repose cette partie de la science. Mais n'ayant pas à répondre aux exigences d'un traité didactique, nous ne devons pas nous arrêter à des définitions théoriques ou à des considérations générales qui nous éloigneraient également du but essentiellement pratique que nous poursuivons. Nous voulons seulement jeter un coup d'œil rapide sur les principes de l'hygiène publique, sur ses développements et sur sa constitution actuelle chez les peuples les plus avancés dans la civilisation.

C'est à l'origine même des sociétés que remontent, avec les premiers besoins, les premiers efforts destinés à protéger la santé publique. On comprend que ce soin devait nécessairement appartenir aux chefs, aux pasteurs des peuples, et que c'est dans les prescriptions de la loi civile ou religieuse qu'il faut chercher les préceptes tutélaires que l'expérience a consacrés. Sans vouloir reproduire ici les détails historiques tant de fois cités d'après Hallé et Fodéré, nous rappellerons que l'antiquité biblique et païenne offre à cet égard les plus éclatants et les plus précieux témoignages.

M. Michel Lévy, dans la brillante introduction de son excellent *Traité d'hygiène*, a présenté sous un jour tout nouveau l'ensemble des dispositions hygiéniques qui sont consignées dans les livres de Moïse : « Institutions qui, créées il y a plus de trois mille ans dans le désert de l'Arabie, ne peuvent être appréciées avec justesse sous l'optique de nos idées modernes et avec les mœurs de notre société occidentale. Une raison sublime vivifie toutes les parties de l'édifice mosaïque ; mais toute raison n'opère que sur le terrain où elle se trouve fixée et avec l'instrument que lui fournit son époque. Admirons la puissance avec laquelle le législateur hébreu embrasse tous les détails de l'économie sociale et l'unité d'action qu'il y établit ; tout converge vers la Divinité, tout émane d'elle : la maladie, la guérison, l'impureté ; la rédemption par le sacrifice et par l'holocauste. Au moyen de cette fabulation, le cohen devient le gardien de la salubrité publique, l'hygiène a sa sanction dans la religion, et une multitude indocile sans cesse frémissante sous le joug, un peuple d'esclaves émancipés d'hier, et qui parfois se prend à regretter l'oignon d'Égypte, subit sans murmurer les rigueurs d'une discipline sanitaire qui s'étend jusque sur les détails secrets de la vie domestique. »

Rien n'est plus digne d'admiration, à coup sûr, que ces enseignements inspirés par un génie divin et imposés aux natures primitives. Mais il n'est pas moins intéressant de les voir tantôt fécondés par la civilisation, tantôt étouffés par la barbarie ou la misère, porter à travers les âges des fruits très différents. Les vestiges de la grandeur romaine portent la profonde empreinte d'une haute et constante sollicitude pour la santé publique. C'est surtout en ce qui touche la salubrité proprement dite, la voirie, la distribution et l'écoulement des eaux, les subsistances, que la législation sanitaire des Romains mérite d'être encore aujourd'hui proposée en modèle et à bien des égards enviée par les modernes.

Nous ne nous arrêterons pas à suivre dans leurs phases diverses les institutions hygiéniques très insuffisantes et très incomplètes que l'on trouve éparses dans les recueils des édits et ordonnances de nos premiers rois, parmi lesquels il est impossible de ne pas citer les noms de Charlemagne, de Philippe-Auguste et de Jean le Bon. Il faut arriver jusqu'à la fin du XVIIe siècle et jusqu'au grand Roi pour trouver, dans la régénération de la police de Paris, la source d'un progrès réel de l'hygiène publique. A partir de cette époque, ainsi qu'on peut le voir dans l'*Histoire de l'administration de la police de Paris*, par Frégier, et dans la Notice publiée par M. Trébuchet sur la salubrité publique, l'influence salutaire que le progrès des sciences physiques exerça sur le bien-être des peuples alla toujours croissant. L'administration s'entoura des lumières des savants dans les questions d'hygiène publique. La fondation de la Société royale de médecine préparée par Turgot, mais qu'il ne lui fut pas donné de réaliser, devint pour les magistrats de police une source abondante d'études et de conseils qui les dirigèrent dans beaucoup de circonstances difficiles. Les médecins, jusqu'alors isolés et sans rapports entre eux, trouvèrent un point de ralliement dans cette Société (devenue depuis l'Académie de médecine), dont le grand nom de Vicq d'Azyr assura les débuts, et dont les *Mémoires*, publiés de 1776 à 1790, constituent encore aujourd'hui un des plus beaux monuments de la médecine publique. Enfin l'institution des Conseils de salubrité, dont nous avons déjà tracé l'histoire complète, est venue donner à l'hygiène publique la base solide qui lui manquait. Il reste, maintenant qu'elle est généralisée, à en obtenir le libre et entier développement.

La France, qui, grâce à l'impulsion libérale de son gouvernement, vient d'entrer dans cette voie féconde, y doit rencontrer des rivales parmi les grandes nations européennes. Nous ne voulons pas entreprendre ici un exposé des institutions hygiéniques que possèdent les différents peuples civilisés. Nous ne sommes pas à même de tracer ce tableau, qui aurait cependant un bien grand intérêt; mais nous ne pouvons nous empêcher de signaler la belle organisation de l'hygiène publique chez les principaux peuples de l'Europe. Il faut reconnaître que, pour quelques-uns, les institutions médicales concourent beaucoup plus efficacement que chez nous à rendre facile la tutelle de la santé publique. Mais pour les autres, c'est à l'initiative éclairée des gouvernements que sont dues les mesures qui sont destinées à protéger la vie et la santé des populations.

Nous voudrions pouvoir donner une idée de l'état actuel de l'administration sanitaire en Angleterre. Il n'y a pas bien longtemps que l'attention des pouvoirs publics s'est éveillée sur ces questions dans la Grande-Bretagne ; mais, comme il arrive pour tout chez ce peuple puissant, elles ont été formées avec cette activité et cette grandeur de vues qui laissent bien loin en arrière les tentatives anciennement faites ailleurs. Ainsi, depuis dix ans environ, des associations riches et puissantes, formées pour l'amélioration de la santé publique, ont étendu dans tout le royaume leur action bienfaisante. Les réformes qu'elles n'ont cessé de poursuivre ont abouti à ces vastes enquêtes gouvernementales qui ont fait pénétrer la lumière au plus profond des misères et des sources impures d'insalubrité que recèlent les grandes villes, les centres populeux et industriels de l'Angleterre. En même temps, une administration spéciale, *Register's Office*, féconde en résultats importants, était fondée pour enregistrer tous les éléments d'une vaste statistique médicale. La sanction législative n'a pas fait défaut aux propositions émanées des commissions sanitaires, et l'on trouve parmi les lois anglaises un grand nombre de *public health acts* de la plus haute importance. Mais l'institution la plus importante est celle du Conseil général de santé. Le *General Board of health*, établi en 1848, présente à la fois la double autorité qui résulte d'une organisation très forte et d'une initiative presque sans limite. Le conseil a le droit d'envoyer un inspecteur dans toutes les villes où la mortalité est supérieure à 23 sur 1000. Celui-ci annonce son arrivée un mois à l'avance, et procède ensuite à une enquête à laquelle tous les citoyens sont invités à concourir. C'est d'après cette enquête que le *General Board* prescrit les mesures provisoires qui sont ensuite soumises au parlement. De nombreuses et importantes publications attestent l'activité et les lumières de ce savant conseil. A une époque postérieure et encore récente, nous avons vu le *General Board of trade*, qui peut être assimilé à notre département du commerce et des travaux public, prendre la plus utile initiative dans les plus graves questions de salubrité, notamment celle des eaux et des égouts.

La Belgique, depuis 1836 seulement, possède des conseils de salubrité qui, librement fondés d'abord par le corps médical, ont reçu dans ces derniers temps l'appui du gouvernement, et se sont successivement étendus aux diverses provinces du royaume. Ces conseils ne diffèrent pas des nôtres, soit dans leur principe, soit dans leurs attributions. On ne saurait trop louer l'initiative que la

Belgique a prise en réunissant à Bruxelles, dans un *Congrès général d'hygiène*, les hommes qui s'occupent des questions sanitaires. L'appel de nos voisins a été entendu ; et, dans deux sessions déjà, un assez grand nombre de savants appartenant à presque toutes les contrées de l'Europe sont venus discuter les principaux sujets qui intéressent la santé des peuples, et recommander à l'attention des gouvernements d'importantes réformes qui ne peuvent manquer de produire dans l'avenir les meilleurs résultats.

Une patente royale de 1847 a donné au royaume de Sardaigne de nouvelles institutions sanitaires qui comprennent l'organisation du conseil supérieur et des conseils provinciaux de santé, et règlent les attributions respectives de ces corps ; elles sont presque les mêmes qu'en France. Des règlements et des instructions ont été successivement publiés par le Conseil supérieur, relativement à l'exercice des différentes branches de l'art de guérir et à la discipline et la surveillance du personnel sanitaire. Un projet de code général de la santé a été rédigé dernièrement, par ce même conseil, sur l'invitation du ministre de l'intérieur, qui va le présenter au parlement dans la session prochaine. Un règlement pour organiser la vaccination est aussi tout prêt. L'Académie royale de médecine a présenté, depuis 1851, au ministère, un projet d'organisation pour assurer le service sanitaire communal, principalement pour les classes moins aisées, et pour améliorer la condition des médecins. Le même corps a continué pour le royaume d'Italie son active et savante protection de la santé publique.

Sans entrer dans plus de détails, nous dirons qu'il n'est pas de ville importante, en Europe, qui ne possède actuellement des conseils de santé. En Orient même les progrès les plus satisfaisants se sont réalisés dans ces dernières années. L'empire turc présente, à cet égard, une organisation véritablement digne des plus grands éloges. La France, si dignement représentée, au sein du conseil supérieur de Constantinople, par notre éminent confrère M. le docteur Fauvel, peut revendiquer une grande part dans ces utiles réformes. L'initiative qu'elle a prise par l'institution des médecins sanitaires dans le Levant marque une ère nouvelle dans cette partie de l'hygiène publique. C'est à elle, en effet, qu'il faut rapporter la gloire du grand acte qui a marqué l'année 1852, et qui ne saurait être oublié ici. Nous voulons parler de la *Conférence internationale* qui pour la première fois a réuni, dans des vues communes et au nom des intérêts de la santé publique, les représentants de la science et de la diplomatie européennes. Il y avait dans ce concert si nouveau et si fécond le germe d'une véritable révolution de l'hygiène publique parmi les nations civilisées. Nous aurons occasion, en traitant du régime quarantainaire, d'en exposer d'une manière complète les utiles résultats.

Mais ce qui mérite surtout d'être signalé hautement, c'est la tendance du Gouvernement de notre pays à donner aux questions d'hygiène publique toute l'attention et l'appui qu'elles réclament. Des lois récentes, que nous aurons plus d'une occasion de citer, attestent cet esprit à la fois si politique et si humain, et permettent de présager l'amélioration réelle des conditions de la vie du pauvre. Il nous resterait à résumer les principaux éléments dont se compose l'hygiène publique, si, par les raisons que nous avons énoncées en commençant, nous ne nous étions interdit toute systématisation didactique. Mais nous ne résistons pas au plaisir de citer, sur ce point, quelques belles paroles, dernier écho de la voix aimée et à jamais regrettable d'Hippolyte Royer-Collard. Dans le brillant programme trop incomplétement rempli de son cours à la Faculté de médecine, en 1848, il traçait de l'hygiène publique un admirable et saisissant tableau :

« Les facultés spéciales qui appartiennent à l'homme, et qui jouent un si grand rôle dans son existence, établissent nécessairement entre lui et ses semblables un double commerce d'affection et d'intelligence; de là les différentes collections d'hommes, la famille, la maison, l'atelier, la ville, la nation, les institutons, enfin, dont celle-ci se compose, et qui, sous le point de vue qui nous occupe, peuvent être rapportées à trois chefs principaux : institutions industrielles, politiques et religieuses. Toute réunion ou collection d'individus forme un corps, une sorte d'unité vivante, laquelle a son hygiène, comme chaque individu a la sienne. C'est là ce qu'on est convenu de nommer l'*hygiène publique*.

» Dans l'histoire hygiénique des institutions industrielles viennent se ranger naturellement toutes les professions. L'hygiène s'occupe des professions sous un double rapport. 1° Elle recherche quelle influence peut exercer sur la santé de ceux qui s'y livrent, leur mode d'existence tout artificiel, l'atmosphère dans laquelle ils vivent, le contact des divers objets, l'ordre, la mesure, le choix de leur alimentation, les exercices auxquels ils sont astreints, la durée de leur travail, le repos auquel ils se condamnent, etc.; elle étudie le résultat que peut avoir pour la santé publique le développement même de leur industrie, les gaz, les poussières, les eaux qui proviennent de telle ou telle fabrique, les matériaux ou préparations qui en sortent et qui servent à la consommation générale. Dans toutes ces questions, l'hygiène publique n'est véritablement qu'une extension et une application, qu'une face particulière de l'hygiène privée. Une pratique quelconque est-elle inventée dans une industrie, les conditions hygiéniques changent aussitôt. Et combien ces changements ne sont-ils pas fréquents de nos jours, au milieu de ce mouvement rapide de toutes les industries, à peine nées d'hier, et déjà renouvelant la face du monde, grâce à l'intervention des sciences physiques et chimiques dans leurs procédés!

» Une autre division de l'hygiène publique se rapporte aux institutions politiques, d'une part, tout ce qui tient au gouvernement des nations : de l'autre, l'administration dans tous ses détails.

» Comparez entre elles les diverses formes de gouvernements : monarchie absolue ou tempérée par des lois fondamentales, aristocratie, démocratie, servage, esclavage; quelle différence dans la condition des hommes! Combien la santé publique en est modifiée! Il suffit, pour s'en convaincre, de consulter les tables de mortalité de notre pays, et de voir quels changements elles ont subis depuis 1789.

» Dans l'ordre administratif, les sujets de discussion et de recherche s'offrent aussi pour nous presque à l'infini. La police générale des villes, c'est-à-dire les soins de propreté, d'éclairage, la surveillance des halles et marchés, la vente des comestibles, les falsifications et sophistications des aliments et des boissons, les inhumations; la construction des rues, des places, des habitations, des égouts, des canaux; les établissements publics, les prisons, les hôpitaux, les hospices, les salles d'asile, les maisons d'aliénés, les secours de la charité, les dépôts de mendicité, la prostitution; les institutions d'éducation publique, les écoles de sourds-muets, d'aveugles, etc. : tout cela est du ressort de l'hygiène publique. C'est elle qui prévient les épidémies ou réprime leurs progrès, au moyen des diverses mesures dont se compose la police sanitaire ; c'est elle encore qui organise partout le service des vaccinations gratuites, et s'oppose ainsi au développement d'une affection terrible qui moissonnait les populations. Que de services ne rend-elle point partout à l'humanité ! Et cependant il lui reste tant à faire !

» Reste enfin la dernière section de l'hygiène publique, celle qui s'occupe particulièrement des institutions religieuses et de leurs rapports avec la santé des hommes. Il est facile de concevoir comment l'idée religieuse, cette idée si puissante, qui saisit l'homme à son berceau, qui se mêle à sa vie entière et le suit jusqu'au tombeau, exerce par cela même un si grand empire sur son physique comme sur son moral. De même, les institutions religieuses pour les collections d'individus. Je pourrais ici accumuler les exemples ; il me suffira de vous rappeler quelle a été l'influence religieuse du christianisme sur les sociétés humaines. Il faudrait fermer les yeux à l'évidence pour ne pas reconnaître que c'est la religion chrétienne qui la première a aboli l'esclavage, relevé l'humanité dégradée, constitué véritablement la famille, couvert le monde entier d'établissements charitables, et fondé partout, en fait comme en doctrine, ce que la politique n'a jamais fondé qu'en paroles, c'est-à-dire la liberté, l'égalité et la fraternité parmi les hommes. A côté de ces bienfaits, l'hygiène étudie encore les abus qu'a mêlés aux religions l'esprit humain, avec ses passions intéressées ou ses exagérations souvent dangereuses. A l'influence religieuse se rattache l'histoire hygiénique du mariage et du célibat, de la vie monastique, des jeûnes et macérations que l'homme s'est imposés dans des vues toutes spirituelles. Cette influence, enfin, des institutions religieuses se reflète dans toutes les autres institutions sociales, et s'ajoute, comme cause hygiénique, à toutes celles que nous avons déjà indiquées.

» Je terminerai en vous proposant une dernière application de l'hygiène, bien digne assurément des méditations des hommes sérieux et éclairés, et qui doit aussi rentrer jusqu'à un certain point dans nos études.

» De même que chaque collection d'individus peut être considérée comme formant un corps, et ayant par conséquent son hygiène spéciale, de même l'humanité tout entière, envisagée dans son ensemble, représente aussi en quelque sorte un seul et même homme qui vit, croît, avance toujours, et parcourt lentement et successivement, dans la série des siècles, les différentes phases d'un développement continuel et progressif. Cette idée, expliquée surtout vers la fin du dernier siècle par Herder, et commentée de nos jours par plusieurs écrivains, n'est cependant pas nouvelle. Voici ce que dit Pascal : « Non-seulement chacun des hommes » s'avance de jour en jour dans les sciences, mais tous les hommes » ensemble y font un continuel progrès, à mesure que l'univers » vieillit, parce que la même chose arrive dans la succession des » hommes que dans les âges différents d'un particulier ; de sorte » que toute la suite des hommes, dans le cours de tant de siècles, » doit être considérée comme un même homme qui subsiste tou- » jours et qui apprend continuellement. » L'humanité, c'est-à-dire l'espèce humaine, le genre humain, a donc, comme chaque homme en particulier, ses âges divers, ses besoins divers, ses conditions d'existence diverses. Elle passe graduellement de la vie sauvage, nomade, pastorale, à la vie commune et réglée des sociétés anciennes et modernes. Dans chacun de ces états, son hygiène varie d'une manière notable. Partie d'abord d'un point central, l'espèce humaine se répand, comme les fleuves des montagnes, dans toutes les parties du globe, s'emparant peu à peu des trois règnes de la nature, changeant partout la face de la terre, et changeant ainsi en même temps son genre de vie. »

On comprendra que nous ne puissons dresser ici une table détaillée des livres et publications diverses relatifs à l'hygiène publique, qui formeraient cependant le complément nécessaire de cette introduction. Sur chacune des questions traitées dans cet ouvrage, nous nous sommes efforcé de donner une indication bibliographique spéciale que nous ne pouvons reproduire. Mais nous ne devons pas nous dispenser de signaler ici les collections et les ouvrages généraux qui constituent en quelque sorte le fondement de toute étude concernant l'hygiène publique et la salubrité :

Annales d'hygiène publique et de médecine légale, recueil fondé en 1829, et qui n'a pas cessé de paraître depuis cette époque. — *Rapports imprimés des Conseils de salubrité des départements de la Seine, du Nord, de la Gironde, des Bouches-du-Rhône, de la Loire-Inférieure, de la Seine-Inférieure, du Rhône, de l'Aube, de la Meurthe, de la Moselle, de la Nièvre, du Finistère, de la Vendée, du Pas-de-Calais, du Gers*, etc. — *Compte rendu des travaux du Conseil central de salubrité de Bruxelles.* — *Collection officielle des ordonnances de police du département de la Seine.* — *Dictionnaire de l'administration.* — *Collection des mémoires* de Parent-Duchâtelet et de d'Arcet. — *Histoire de l'administration de la police de Paris*, par M. Frégier. Paris, 1850. — *Leçons sur les épidémies et l'hygiène publique*, par Fodéré. — *Traité de salubrité dans les grandes villes*, par Monfalcon et de Polinière. — *Traité d'hygiène publique*, par le docteur Chapel. Paris, 1852. — *Hygiène publique*, par Hallé (*Dictionnaire des sciences médicales*). — *Police médicale*, par Fodéré (*Ibid.*). — *Dictionnaire de l'industrie.* — *Études sur l'hygiène publique en Belgique*, par M. Bussy. — *Traité d'hygiène publique et privée*, par Michel Lévy. Paris, 1862. — *Traité d'hygiène générale*, par Motard. Paris, 1841. — *Annuaire de l'économie politique et de la statistique*, par MM. Joseph Garnier et Guillaumin. — *De la santé du peuple*, par M. Lélut. — *Traité des travaux publics*, par M. Husson. — *Études d'hygiène publique sur l'Angleterre*, par M. A. Ostrowski — *Annual Report of the registrar general of births, deahts and marriages in England.* London. — *Report of the commissioners for inquiring into the state of large towns and populous districts.* London, 1844. — *Return general Board of health.* London, juillet 1851. — *Report of the general Board of health on the administration of the public health act, and the naisances removal and diseases preventions acts, from* 1848 *to* 1854. London, 1854. — *System einer vollständigen medicinischen Polizei*, par J.-P. Frank. Manheim, 1799-1819, 12 vol. in-8. — *Dictionnaire de médecine publique en Prusse*, par Valentin. — *Annales de médecine publique en Allemagne;* diverses collections de Kopp, de Henke, de Scherf, de Schneider. — *Repertorio de hygiene publica y medicina legal*, publié à Madrid par le docteur Alvarez Chamoiro, 1853. —*Island undersogt fra et begevidens kabeligt Inspunkt* (*Enquête sur la condition sanitaire de l'Islande*), par le docteur Schleisner. Copenhague, 1849. — *Les ouvriers européens. Études sur les travaux, la vie domestique et la condition morale des populations ouvrières de l'Europe, précédées d'un exposé de la méthode d'observation*, par M. F. Le Play. Gr. in-4°. Paris, 1855. — *Bulletin de la Société d'économie sociale*, et *Études sur les ouvriers des deux mondes.* — *Mémoire sur plusieurs réactions chimiques qui intéressent l'hygiène des cités populeuses*, par E. Chevreul. (*Annales d'hygiène publique et de médecine légale*. Tome IV, 1853, page 5.) — *Traité d'hygiène industrielle et administrative, comprenant l'étude des établissements insalubres, dangereux et incommodes*, par le Dr M. Vernois. Paris, 1860, 2 vol. in-8.

DICTIONNAIRE

D'HYGIÈNE PUBLIQUE

ET DE

SALUBRITÉ

ABATTOIR. — Les abattoirs sont des établissements publics, communaux, destinés à remplacer les tueries particulières, et dans lesquels exclusivement doivent être pratiqués l'abatage des animaux employés pour la boucherie et la préparation des nombreux produits que l'on peut en tirer.

Le simple exposé des opérations qui sont actuellement concentrées dans les abattoirs fera comprendre, sans qu'il soit besoin d'entrer dans des détails historiques qui ne trouveraient pas ici leur place, l'avantage immense qu'il peut y avoir, au point de vue de la salubrité, à faire disparaître les écorcheries et tueries disséminées dans les différents quartiers d'une cité. C'est cependant là une conquête toute récente de l'hygiène publique, et s'il est aujourd'hui très peu de grandes villes en France qui n'aient un ou plusieurs abattoirs, il y a lieu de regretter qu'un trop grand nombre de localités en soient encore privées. Malgré les propositions faites dès l'an 1689 par la prévôté des marchands et échevins de Paris, et les offres d'un sieur Chandoré en 1691, ce n'est que sous l'Empire que, pour Paris même, fut résolue la question du déplacement des tueries, et que furent institués, par décret du 9 février 1810, cinq abattoirs généraux, trois sur la rive droite de la Seine, deux sur la rive gauche ; c'est seulement le 15 septembre 1818 qu'ils furent ouverts aux bouchers de la capitale. Il a été question de réunir en un seul tous les abattoirs de la ville de Paris. Dans l'intérêt de l'hygiène et de la salubrité, nous ne saurions nous élever trop fortement contre un projet qui soulève d'ailleurs tant et de si graves objections au point de vue politique et économique.

Les abattoirs, destinés uniquement dans le principe à recevoir les bœufs, taureaux, vaches, veaux et moutons, durent, de toute nécessité, être complétés par l'institution d'abattoirs publics pour les porcs ; et aujourd'hui des porcheries sont presque partout réunies aux tueries pour les bestiaux. Cependant, bien qu'aux termes de l'article 2 de l'ordonnance du 15 avril 1838, la mise en activité d'abattoirs publics entraîne de plein droit la suppression des tueries particulières, on a cru devoir conserver aux propriétaires la faculté d'abattre chez eux dans des lieux clos et séparés de la voie publique les porcs destinés au service de leurs maisons.

Nous ne croyons pas pouvoir mieux faire, pour indiquer les meilleures conditions de salubrité d'un abattoir, que de suivre les plans de ceux de Paris, qui, mieux qu'aucun autre édifice moderne, sont appropriés à leur destination. Outre les bâtiments communs consacrés aux services généraux, ils se composent essentiellement de quatre parties très distinctes : 1° celle où sont renfermés les animaux qui doivent être abattus ; 2° l'abattoir proprement dit avec tous ses accessoires ; 3° les lieux où l'on prépare les issues des animaux abattus ; 4° enfin ceux où l'on travaille le suif et les graisses.

Il n'y a rien de particulier à dire ici sur les *bouveries*, *bergeries* et *porcheries* où sont conduits directement tous les animaux provenant des marchés, sinon qu'ils doivent être suffisamment spacieux, bien aérés et tenus avec propreté; les porcheries surtout, qui seront nettoyées tous les jours.

L'abattoir proprement dit, plus ordinairement désigné sous le nom d'*échaudoir*, est établi autour d'une ou de plusieurs cours de travail entièrement dallées et disposées avec des talus en pente très douce qui amènent dans un regard placé dans leur centre tous les liquides qui s'écoulent tant des échaudoirs que des cours mêmes ; un robinet ouvert à chacune des extrémités facilite le lavage. Les bâtiments sont divisés en un certain nombre d'ateliers nommés *cases d'abat*, dallées et pourvues d'un robinet de lavage, d'une auge creuse dans le dallage pour recueillir le sang, d'un système de treuils et de poulies pour élever le corps de l'animal, de deux pentes ou traverses en charpente sur lesquelles sont placés des rouleaux auxquels on suspend les quartiers de bœuf, et de longues chevilles de fer ou crochets pour les veaux et les moutons. Les toits des échaudoirs forment une saillie de plusieurs mètres, de manière à en protéger l'intérieur contre les rayons du soleil et à y entretenir une fraîcheur continuelle. Cette fraîcheur, suivant la remarque de Parent-Duchâtelet, confirmée par les observations de Huzard père en Alsace et en Suisse, est nécessaire non-seulement pour la conservation de la viande en été, mais encore pour empêcher les mouches d'y aborder : « Il n'est pas de canevas ou de toile métallique que l'on puisse mettre, sous ce rapport, en parallèle avec une température de quelques degrés inférieure à celle de l'atmosphère environnante. » Il faut signaler comme annexe indispensable à l'échaudoir une cour de vidanges dans laquelle sont dépurées toutes les matières extraites du tube digestif et toutes les immondices des abattoirs. Ces *voiries* ou *coches* seront pourvues des moyens de lavage nécessaires, placées sur l'égout et nettoyées toutes les nuits. Dans les abattoirs spéciaux pour les porcs, ou dans les parties des établissements consacrés à l'abatage de ces animaux, il existe de plus des *brûloirs* ou des *échaudoirs*, suivant que la flamme ou l'eau bouillante sont employées pour épiler les porcs ; et des *pendoirs* où a lieu l'habillage.

Certaines parties des animaux abattus, désignées sous le nom d'*issues* et destinées au commerce de la *triperie*, doivent subir, avant de sortir de l'abattoir, une préparation particulière. De là la nécessité d'ateliers isolés dont les uns sont réservés pour les lavages et cuisson des estomacs de bœuf, de vache et de mouton, et la préparation des pieds de mouton auxquels on enlève la petite laine et les ergots ; dont les autres servent à la préparation des têtes et pieds de veau et à la cuisson des têtes de mouton, ou encore au lavage et au grattage, ainsi qu'à la préparation des intestins de porc. Il est bon que ces bâtiments, de pierre de taille et à rez-de-chaussée seulement, aient leurs combles construits avec une charpente de fer et couverts de zinc ; et de plus, il est spécialement enjoint aux tripiers de prendre toutes les précautions nécessaires pour ne laisser couler aucune matière animale avec leurs eaux de lavage.

Des ordonnances de police ne permettent à Paris la fonte des suifs en branche, nom sous lequel on désigne toutes les parties graisseuses des animaux, que dans les abattoirs généraux. Les avantages de cette disposition, au point de vue de la commodité publique, contestés avec raison par M. Gourlier, ne peuvent compenser les inconvénients graves qui en résultent pour les abattoirs. La fonte s'opère dans des poêles dont les mêmes règlements fixent le minimum de contenance à 1000 kilogr. En raison des dangers d'incendie auxquels expose cette opération et qui contribuent à justifier l'idée d'éloigner les fondoirs des abattoirs, les lumières doivent être renfermées dans des lanternes parfaitement closes et à réseau métallique.

Telles sont les différentes parties dont se compose un abattoir. Mais il est une condition essentielle de la salubrité d'un semblable établissement : c'est le *service des eaux*. « Avant de construire un abattoir, dit Parent-Duchâtelet, il faut s'inquiéter de deux choses très importantes : des moyens d'y amener de l'eau à foison, et des moyens de l'en débarrasser. » Cette double considération doit donc dominer les choix des lieux où l'on élèvera un abattoir. Des puits, des machines à vapeur ou des manéges, des réservoirs construits autant que possible sur voûte, en maçonnerie de meulière, et revêtus de mortier hydraulique, serviront à amener et à conserver l'eau. Il n'en faut pas moins de 90 000 litres pour le service quotidien de l'un des abattoirs de Paris ; et à Rouen les eaux employées forment une masse journalière de 36 000 litres. L'eau ne sert pas seulement au lavage des ateliers et des cours de service, dans lesquelles elle devrait couler toujours, elle sert à la préparation et à la cuisson des issues de bœuf et de mouton, ainsi que des pieds de veau et de mouton. Aussi est-il nécessaire que celle que l'on emploie pour la cuite des tripes n'ait subi aucune altération, qu'elle soit dépurée et même filtrée; et cette importance a été bien sentie et mise en lumière par le conseil de salubrité de Nantes. Quant aux eaux de lavage, et surtout aux eaux de cuite dans lesquelles on a fait cuire successivement jusqu'à trois ou quatre cents estomacs, la rapidité avec laquelle elles se putréfient et l'odeur infecte qu'elles répandent exigent qu'un écoulement facile soit ménagé aux eaux qui sortent des abattoirs. Les moyens d'atteindre ce but doivent varier suivant les localités. Le plus ordinaire consiste en égouts spéciaux qui se rendent soit directement à la rivière, soit dans d'autres égouts, et dont la pente doit être inclinée au moins de deux centimètres par mètre. A Rouen, où l'abattoir est un modèle de propreté, les eaux de lavage s'écoulent dans d'immenses aqueducs souterrains qui serpentent dans l'abattoir, et qui amènent les eaux à la partie inférieure et la plus reculée de l'établissement. M. Girardin a fait connaître à ce sujet des détails pleins d'intérêt. Pour perdre ces eaux, on avait d'abord cherché à les faire absorber par le sol, et l'on avait creusé d'immenses trous, remplis de pierres calcaires, qu'il a fallu bientôt combler, vu leur inutilité et les exhalaisons fétides qui sortaient de ces fosses ouvertes. Plus tard, on songea à les conduire à la Seine, au moyen d'un ruisseau à ciel ouvert ; mais des plaintes nombreuses s'élevèrent contre ce mode, bien qu'on eût le soin de ne lâcher les eaux hors de l'abattoir que pendant la nuit. Enfin, en dernier lieu, on fit forer un puits artésien absorbant placé à 570 pieds de profondeur, et dans lequel on fait écouler toutes les eaux rouges et sales des abattoirs, dont il absorbe 100 muids par quart d'heure. Il ne sort plus une seule goutte d'eau à l'extérieur, et aucune odeur ne se fait sentir soit au dedans, soit au dehors de l'établissement. L'orifice du puits est recouvert d'une toile métallique à petites mailles, destinée à arrêter les matières solides qui pourraient l'obstruer. Des grilles sont placées dans le même but, de distance en distance, dans ces canaux souterrains. Tous les huit jours on nettoie ces grilles, et l'on enlève à la pelle les matières accumulées qui peuvent être utilisées comme engrais, de même que les eaux sanguinolentes, que M. Girardin assimile aux engrais liquides. Celles-ci contiennent par litre un résidu pesant 3 grammes, et formé de 2 grammes de matières organiques (graisse, albumine, matière colorante du sang), et de 1 gramme de matières inorganiques (sulfates et chlorures alcalins, chaux, oxyde de fer).

Quel que soit du reste le soin que l'on apporte à leur entretien, les égouts des abattoirs dans lesquels pénètrent des débris de matières animales, des bouts d'intestins, du sang et surtout ces matières chymeuses à moitié digérées et pénétrées des sucs gastriques, répandent toujours une odeur beaucoup plus mauvaise, et exposent les hommes qui les nettoient à plus de dangers que les égouts ordinaires. Aussi Parent-Duchâtelet recommande-t-il de fermer hermétiquement toutes les ouvertures par lesquelles l'eau de l'abattoir se rend à l'égout, à l'aide de cuvettes à la Déparcieux, qui auraient de plus l'avantage d'empêcher les rats de pénétrer dans l'établissement; et de les faire curer très fréquemment.

Nous n'avons pas à nous occuper ici des procédés d'abatage, ni des préparations que l'on fait subir aux animaux abattus; mais nous devons signaler l'importance capitale que présente l'établissement des abattoirs communaux et publics au point de vue du commerce de la boucherie et de la surveillance à exercer sur la nature ainsi que sur la qualité des viandes. Les bestiaux destinés à l'alimentation sont directement conduits aux abattoirs, où une inspection spéciale est instituée et confiée à des hommes compétents. Il est défendu d'abattre dans ces établissements publics les animaux atteints ou soupçonnés atteints de maladies contagieuses, et notamment d'affections charbonneuses ou de ladrerie. Les animaux affectés d'autres maladies ne peuvent pas être abattus sans le consentement des inspecteurs de la boucherie, et, en cas de doute, sans l'avis préalable d'un vétérinaire. Les animaux morts accidentellement dans les abattoirs sont soumis aux mêmes mesures. Enfin, les viandes de bestiaux ou de porcs doivent être inspectées après l'abatage, et saisies lorsqu'elles sont trouvées gâtées, corrompues ou nuisibles.

Les détails dans lesquels nous venons d'entrer se rapportent surtout aux abattoirs publics, dont on doit provoquer l'établissement dans le plus grand nombre de localité possibles. En attendant, il importe d'appliquer aux tueries particulières les principales prescriptions hygiéniques observées dans les abattoirs. Et il serait bon de généraliser dans ce but les dispositions requises à Paris par l'ordonnance de police du 5 janvier 1803 (15 nivôse an XI) pour les établissements de boucherie. On n'admettrait ainsi aucun étal, aucun échaudoir, aucun fondoir qu'avec une permission spéciale et sous des conditions déterminées. Tout échaudoir devrait être placé dans une cour suffisante, bien pavée, très aérée, où il existe un bon puits et ayant au moins 6 mètres 1/2 de long sur 4 de large et 3 de haut. L'échaudoir, dallé de pierres jointes au ciment, serait pourvu d'un puisard assez grand ou d'une auge pour recevoir le sang. Les bouchers seraient tenus de faire enlever tous les jours la voirie, et les eaux sales ne seraient enlevées que pendant la nuit (à moins qu'il ne fût possible de leur donner un écoulement régulier dans un égout ou dans un puits absorbant). Quant aux fondoirs qui pourraient être établis à portée des échaudoirs, on ne saurait être trop sévère sur le choix des emplacements et de la construction des fourneaux, pour laquelle seraient suivies les règles de salubrité indiquées par d'Arcet. Enfin, il faut parer au danger de voir les bestiaux s'échapper des lieux où ils doivent être maintenus avant l'abatage.

Nous devons rappeler, en terminant, que les abattoirs publics et communs à ériger dans toute commune, quelle que soit sa population, et les tueries particulières dans les villes dont la population excède 10 000 âmes, sont rangés dans la première classe des établissements insalubres; tandis que les tueries non publiques dans les communes dont la population est inférieure à 10 000 âmes prennent place seulement dans la troisième.

Enfin, il n'est pas inutile de citer les ordonnances de police qui concernent l'ouverture et la police des abattoirs généraux à Paris, et que l'on peut donner comme des modèles.

La première *ordonnance*, rendue au moment de l'ouverture des cinq abattoirs généraux, le 11 *septembre* 1818, contient déjà l'ensemble presque complet des dispositions qui ont été maintenues et reproduites jusqu'à nos jours. Elles sont réparties sous les neuf titres suivants : TITRE I. *Ouverture des abattoirs généraux.* — TITRE II. *Conduite des bestiaux.* — TITRE III. *Police des abattoirs.* — TITRE IV. *Police des garçons.* — TITRE V. *De la fonte des suifs.* — TITRE VI. *Des issues des bestiaux.* — TITRE VII. — *Entretien des abattoirs et fondoirs.* — TITRE VIII. *Droits dus à la ville.* — TITRE IX. *Dispositions générales.*

Une *ordonnance du* 19 *novembre* 1818, concernant le commerce de la triperie, dispose (art. 5, 6 et 7) que l'entrepreneur de l'atelier de triperie est tenu de faire enlever tous les jours des abattoirs les panses, franches-mules et feuillets de bœuf ou de vache, les panses, caillettes et pieds de mouton qui ne peuvent être mis dans le commerce de la consommation qu'après avoir subi les préparations nécessaires.

Cette prescription est modifiée par une *ordonnance du* 9 *janvier* 1824, concernant la concentration dans chaque abattoir de la cuisson des issues qui y sont recueillies.

Une *ordonnance du* 29 *avril* 1825 est venue ajouter quelques mesures de salubrité nouvelles à celles qui avaient été observées jusque-là dans les abattoirs généraux, et enjoint aux bouchers et aux tripiers de prendre des précautions spéciales pour saigner les bestiaux et empêcher les matières animales de couler avec les eaux de lavage.

Par *ordonnance du* 5 *décembre* 1825, il a été institué des inspecteurs chargés de surveiller les travaux de la boucherie dans les abattoirs généraux.

L'ensemble de ces dispositions a été réuni dans la grande *ordonnance* en 301 articles *du* 25 *mars* 1830, qui concerne le régime et la discipline intérieure du commerce de la boucherie de Paris, dont elle est, à proprement parler, le code complet. Ce sont en effet ces dispositions qui, encore en vigueur, sont reproduites chaque fois qu'un abattoir nouveau a été ouvert : à Batignolles, par *ordonnance du* 12 *octobre* 1840 ; à Belleville, par *ordonnance du* 12 *avril* 1841, et tout récemment à la Villette, par *ordonnance du* 29 *décembre* 1849. Nous extrayons de la grande ordonnance de 1830 les articles qui ont particulièrement trait à l'hygiène et à la salubrité publique.

7. L'inspecteur de police constatera le fait de la mort des bestiaux morts naturellement dans les abattoirs. Les inspecteurs de la boucherie les enverront à la Ménagerie, ainsi que toutes les viandes, dans quelque lieu qu'ils les trouvent, qu'ils reconnaîtront ne pouvoir être livrées à la consommation.

48. Tous les bestiaux, sans exception, destinés à la boucherie de Paris, ne pourront être abattus et habillés que dans l'un des cinq abattoirs généraux à ce affectés.

52. Les bouchers se pourvoiront de tinets, étaux, baquets, seaux, brouettes, et de tous les instruments et ustensiles nécessaires à leur travail, et les entretiendront en bon état de service et de propreté.

64. Il est défendu d'entrer la nuit dans les bouveries avec des lumières, si elles ne sont pas renfermées dans des lanternes closes et à réseau métallique.

67. Les bouchers peuvent abattre à toute heure de jour et de nuit, selon les besoins.

68. Les bouchers qui abattront de nuit seront tenus d'en faire la déclaration au préposé de la police des abattoirs.

69. Il est expressément défendu de laisser ouvertes les portes d'échaudoirs au moment de l'abatage des bœufs.

70. Il est enjoint aux bouchers de laver ou de faire laver exactement les échaudoirs après l'abatage et l'habillage.

71. Il est défendu de laisser séjourner dans les échaudoirs aucuns suif, graisse, dégrais, rates, panses et boyaux, cuirs et peaux en vert, en manchons salés ou non salés.

72. Les bouchers feront enlever exactement les fumiers des bouveries tous les mois ou toutes les fois qu'ils en seront requis par les employés de la police, et les vidanges tous les jours.

73. Tout amas de bourres et de caboches est défendu.

75. Il est défendu d'abattre des bœufs, vaches et taureaux dans les cours dallées.

76. Les bœufs et vaches, avant d'être abattus, doivent être fortement attachés à l'anneau scellé dans chaque échaudoir.

Les bouchers sont responsables des effets de toute négligence à cet égard.

77. Les taureaux et les bœufs dont l'espèce est connue pour dangereuse ne pourront être conduits des bouveries aux échaudoirs qu'avec des entraves ou accouplés.

78. Les veaux et moutons seront saignés dans des baquets, de manière que le sang ne puisse couler dans les ruisseaux qui conduisent aux égouts.

79. Les bouchers devront fréquemment, et quand ils seront requis par les préposés, faire gratter et laver les murs intérieurs et extérieurs des échaudoirs ainsi que les portes.

80. Il est défendu de déposer dans les rues et cours pavées les peaux et cuirs de leurs bestiaux.

92. Les hommes de peine employés à l'enlèvement du sang devront se tenir constamment dans les cours de travail pendant l'abatage des bestiaux.

93. Il leur est défendu d'embarrasser les passages et les préaux avec des futailles vides ou pleines. Ils devront les placer dans des lieux qui leur seront indiqués par les préposés de police.

94. Tous les jours, après le travail, ils devront rouler aux places à ce affectées les futailles pleines.

Elles ne pourront séjourner plus de vingt-quatre heures dans l'abattoir.

95. Les adjudicataires des vidanges en feront l'enlèvement complet tous les jours, et aux heures indiquées par le cahier des charges. — Ils devront enlever indistinctement et sans triage toutes les matières déposées avec les vidanges, quelle qu'en soit la nature.

96. Les suifs provenant des abats de bestiaux ne pourront être fondus que dans les abattoirs généraux.

132. Les issues de bestiaux recueillies dans chaque abattoir seront cuites et préparées dans l'établissement de triperie disposé à cet effet, avant de pouvoir être enlevées dudit abattoir. — Sont exceptées de la disposition précédente les issues destinées pour l'extérieur ; mais, dans ce cas, il en sera donné avis à l'administration de l'octroi, qui prendra les mesures nécessaires pour s'assurer de la sortie.

141. Les bouchers, fondeurs et tripiers, ne pourront employer ou faire employer, pour le transport de leurs marchandises, que des voitures couvertes.

155. Tout garçon boucher qui vendra des veaux trouvés dans les entrailles des vaches qu'il aura tuées, et qui n'en fera pas sur-le-champ sa déclaration au préposé de police de l'abattoir ou à l'inspecteur du commerce, pour que ces viandes insalubres soient coupées par morceaux et jetées aux voiries, sera poursuivi devant les tribunaux et puni conformément à la loi.

261. Les panses, franches-mules et feuillets de bœuf ou de vache ; les panses, caillettes et pieds de mouton, ne pourront être mis dans le commerce et la consommation qu'après avoir subi les préparations nécessaires à cet effet. Ces parties d'issues seront préparées dans les ateliers de triperie établis à cet effet dans les cinq abattoirs. Il est défendu aux bouchers, garçons bouchers, tripiers et à tous autres, d'en soustraire, enlever et retenir, sous quelque prétexte que ce soit, et d'en livrer immédiatement aux tripiers et à tous autres acheteurs ou consommateurs.

262. Les entrepreneurs de cuisson sont tenus d'enlever des échaudoirs des bouchers, au fur et à mesure de l'abatage des bestiaux, les tripes de bœuf, de vache et de mouton, et d'y faire apposer la marque du propriétaire.

Quant à l'abatage des porcs, autorisé jusqu'à ces derniers temps par *ordonnance du* 25 *septembre* 1815 dans trois établissements particuliers situés dans l'intérieur même de Paris, il est concentré actuellement dans deux abattoirs publics situés hors de la ville, dont l'ouverture a eu lieu en vertu d'une *ordonnance du* 27 *octobre* 1848, en 39 articles. Les mesures de police et de salubrité prescrites à cette occasion ne diffèrent pas de celles qui concernent les abattoirs généraux. Ce qu'il y a de plus spécial est relatif au lavage et au grattage des intestins de porc et au travail de préparation des boyaux de porc qui sont interdits dans les établissements de charcutiers (art. 19).

Pour compléter cet exposé, et notamment pour tout ce qui concerne le régime des abattoirs et la place que ces établissements doivent occuper dans la nouvelle organisation du commerce de la viande, *voy.* Boucherie, Charcuterie, Porcs, Subsistances, Suifs, Triperie, Viande.

Bibliographie. — *Dictionnaire de l'industrie manufacturière, commerciale et agricole.* Paris, 1833, art. Abattoir, par Parent-Duchâtelet et Gourlier; Échaudoir, par Parent-Duchâtelet; Fondoir, par Trébuchet. — *Du commerce de la boucherie et de la charcuterie de Paris*, par L. Ch. Bizet. Paris, 1847. — *Traité de la salubrité*, par Monfalcon et Polinière. Paris, 1846, p. 226. — *Rapport général sur les travaux du conseil de salubrité de Nantes*, de 1817 à 1825, p. 16, et pendant l'année 1829 (*Annales d'hygiène et de médecine légale*, t. V, p. 471 et 472). — *Sur l'écoulement des eaux fournies par les abattoirs de la ville de Rouen*, par M. J. Girardin (*Ann. d'hyg. et de méd. lég*, t. XXIV, p. 84). — *Mémoire sur les résidus liquides provenant des établissements industriels*, par MM. Chevallier et Guérard (*Ann. d'hyg. et de méd. lég.*, t. XXXVI, p. 101) — *Sur les abattoirs généraux de la ville de Paris et sur les viandes qui en proviennent.* Extrait d'un rapport fait au Conseil de salubrité de Paris le 21 janvier 1848, par MM. Huzard et Emery (*Ann. d'hyg. et de méd. lég.*, t. XXXIX, p. 380). — *Journal des économistes*, t. XI, p. 405. — *Traité de la police*, par Delamare, t. II, p. 355. — *Collection officielle des ordonnances de police* depuis 1800 jusqu'à 1844, imprimé par ordre de M. Gabriel Delessert. Paris, 1844, t. I, p. 172, et II, p. 19, 119, 125, 289, 328, 345. — *Ordonnance portant création de deux abattoirs pour les porcs* (*Annales d'hygiène et de méd. lég.*, t. XLIII, p. 210). — *Dictionnaire général d'administration.* Paris, 1847, art. Abattoir. — *Documents fournis par M. le Préfet de police au Conseil municipal de Paris et à la commission d'enquête de l'Assemblée nationale sur le commerce de la viande.* Paris, juin 1851. — *Notice sur le commerce de la boucherie, adressée par le Ministre de l'agriculture et du commerce au Conseil général de l'agriculture, des manufactures et du commerce.* Paris, avril 1850.

ABSINTHE. — Les distilleries d'extrait ou d'esprit d'absinthe sont rangées dans la deuxième classe des établissements insalubres, par suite du danger d'incendie. *Voy.* Alcool, Établissements.

ABSORBANTS HYDRAULIQUES. — *Voy.* Masques.

ACCLIMATATION. — *Voy.* Acclimatement, Domestication.

ACCLIMATEMENT. — On doit entendre par acclimatement, l'ensemble des modifications qui s'opèrent dans les conditions de la santé sous l'influence du changement de climat, et d'où résulte pour l'étranger la possibilité de vivre et de résister aux maladies au même titre que l'indigène. L'acclimatation est le dernier terme et le résultat définitif de l'acclimatement.

Il n'est sans doute pas besoin de longs développements pour faire comprendre quelle importance présente la question de l'acclimatement au point de vue de l'hygiène publique. Il suffit de rappeler qu'elle domine tout essai de colonisation, tout système d'occupation militaire, et en somme tout projet d'émigration particulière ou générale. C'est dans ce sens seulement que nous avons à nous en occuper.

Mais nous devons avant tout faire quelques remarques préliminaires. Les considérations physiologiques et hygiéniques relatives à l'acclimatement ont presque toujours exclusivement en vue le passage des régions tempérées aux pays chauds; l'émigration en sens contraire, qui peut cependant donner lieu aux mêmes remarques générales, et qui est soumise aux mêmes lois, est très secondaire dans la question qui nous occupe. Cela tient en grande partie à une complication, ou plutôt à une confusion qu'il est difficile de dissiper complétement, mais que nous devons du moins nous efforcer de signaler. Les influences auxquelles l'homme se trouve exposé dans les régions voisines de l'équateur sont de nature très diverse et doivent être soigneusement distinguées. Les unes, inhérentes au climat lui-même, telles que la température, l'humidité ou la sécheresse, etc., agissent sur l'organisme d'une matière incessante, et lui impriment dans un temps donné une modification déterminée; les autres, appartenant spécialement à telle ou telle localité et d'une nature toute particulière, produisent des effets plus ou moins délétères, auxquels l'homme peut résister, mais auxquels il ne s'habitue pas (Celle) : ce sont les miasmes. C'est pour avoir confondu ces deux ordres d'influences que quelques auteurs ont nié d'une manière absolue la possibilité de l'acclimatement des Européens dans les pays chauds. Il faut bien reconnaître qu'en fait, et pour l'hygiène publique surtout, il n'est pas toujours possible de faire la distinction. Cependant la question se réduit, dans le second cas, à une question de salubrité très distincte de l'acclimatement.

En résumé, d'une part, l'organisme peut s'habituer à l'action d'une température élevée et supporter les variations, pourvu qu'elles ne soient pas trop rapides; d'une autre part, il ne peut subir, sans en ressentir l'influence pernicieuse, les miasmes paludéens, et doit avant tout s'y soustraire. C'est dans ces termes que la question est posée par les auteurs qui l'ont le mieux comprise : MM. Périer, Aubert-Roche, et surtout le docteur Eugène Celle et M. Dutroulau dans leurs excellents ouvrages sur *les pays chauds.*

M. Boudin, à un point de vue très différent, sans se préoccuper des transformations opérées par l'acclimatation, ne s'attache qu'au résultat final, et considère qu'il y a acclimatement lorsque : « 1° pour une armée, un nombre déterminé d'hommes fournit sous l'empire de la prolongation du séjour dans un pays, une proportion sans cesse décroissante de malades et de décès, de telle sorte que l'état sanitaire finit par être celui des contrées salubres du pays natal ; 2° pour une population civile possédant une proportion normale d'hommes, de femmes, d'enfants et de vieillards, et employée à tous les travaux, y compris ceux de la culture du sol, le chiffre des naissances l'emporte assez sur celui des décès pour rendre possible le peuplement d'un pays sans le secours d'immigrations venant du dehors. » Nous ne devons pas entrer ici dans la discussion que soulèvent ces opinions contradictoires, mais nous ne pouvons nous empêcher de faire remarquer que les propositions de M. Boudin, très vraies et fondées sur des statistiques irrécusables, en tant qu'elles s'appliquent aux régions où règnent endémiquement les fièvres paludéennes, et notamment à certaines parties de l'Algérie, cessent de l'être, si l'on veut en faire la condition essentielle et absolue de l'acclimatement. M. Boudin lui-même reconnaît en effet que les contrées non marécageuses, et celles qui sont situées à une certaine hauteur au-dessus du niveau de la mer, peuvent être habitées sans de si grands périls par les étrangers. Il s'agit donc de rechercher précisément quelles sont les conditions dans lesquelles l'acclimatement peut s'opérer le plus favorablement et le plus sûrement pour les Européens, et surtout par les grandes masses d'hommes transportés dans les pays chauds.

M. le docteur Périer, qui a traité avec un si haut intérêt de l'hygiène en Algérie, fait cette remarque que « le recrutement des » troupes et des familles colonisatrices sera toujours utilement cal- » culé sur les dispositions individuelles les mieux appropriées au » climat. » Ce sont ces dispositions qu'il importe d'établir et de préciser, en y ajoutant l'indication des circonstances générales qui sont de nature à favoriser l'acclimatement. Nous étudierons, dans ce but, les conditions d'âge, de sexe, de tempérament, de races, ainsi que l'époque de l'émigration, le choix des lieux d'occupation, la nature des travaux et le genre de vie habituel. Nous déduirons de ces divers éléments les règles de l'acclimatement dans les pays chauds.

Si l'on considère la nature et l'étendue de la révolution qui s'opère dans l'organisme sous l'influence du changement de climat; si l'on admet, suivant l'expression du docteur Celle, que l'étranger ne s'acclimate qu'à la condition de s'indigéniser en quelque sorte, et que ce changement, pendant qu'il s'opère, peut amener des maladies dont l'indigène est exempt, on comprendra que les enfants, les femmes, les individus débiles, éprouvent de plus grandes difficultés que les individus adultes d'une constitution moyenne. Bajon a montré l'effroyable mortalité qui sévit sur les enfants des Européens qui émigrent dans l'Inde, en Égypte, au Sénégal et même aux Antilles, et qui, si elle n'est pas le fait de la fièvre jaune, doit être attribuée à mille maux résultant du climat. M. Sigaud déclare que les enfants en bas âge venus d'Europe ne s'acclimatent pas au Brésil. Ajoutons qu'à Alger la mortalité des enfants européens qui y sont nés a été quatre fois plus considérable qu'en Angleterre. Méhémet-Ali, sur 90 enfants, n'a pu en conserver que quatre.

Le tempérament de l'indigène des régions tropicales est lymphatique, nerveux et bilieux. Ceux des Européens qui ont la constitution la plus rapprochée de celle des indigènes s'acclimatent le plus facilement. Les hommes du midi de l'Europe ont été signalés par les observateurs comme ceux qui supportent le mieux l'influence des pays chauds. On peut dire d'une manière générale que le tempérament le plus voisin de celui de l'indigène sera celui qui supportera le mieux l'influence du changement de climat. Il en est de même de la naturalité et de la race. Les produits mixtes du croisement présentent, en vertu d'une sorte de transmission originelle, des conditions très propres à l'acclimatement, et sur lesquelles M. le maréchal Pélissier a insisté avec une grande autorité, au point de vue de la colonisation. Les Coulouglis, enfants des Turcs et des femmes indigènes de l'Algérie, se font remarquer, au dire de M. Périer, par d'excellentes qualités physiques et morales.

L'époque à laquelle a lieu l'émigration est de la plus haute importance pour la facilité de l'acclimatement. La saison de la fraîcheur et de la sécheresse est la plus favorable. On comprend en effet que la température se rapprochant de celle des pays tempérés, la transition est moins grande et l'impression sur les organes moins énergique. On n'a à redouter ni les épidémies annuelles, ni les insectes, ni la mauvaise qualité des viandes et des eaux.

Le choix des localités où se fixent les émigrants est, on peut le dire, la condition capitale de l'acclimatement. Nous avons vu que celui-ci était impossible dans les endroits exposés aux miasmes paludéens. C'est ici que la salubrité des lieux acquiert une importance suprême. On sait que l'altitude peut racheter les inconvénients de la latitude. De Humboldt a trouvé dans les Andes et jusqu'à 6000 mètres d'élévation, 1 degré centigrade d'abaissement du thermomètre par 187 mètres d'augmentation de hauteur, et quelques applications de ce principe faites par les Anglais dans l'Inde, et par la France aux Antilles, ont donné de bons résultats. M. Aubert-Roche a insisté, avec beaucoup de raison, sur la nécessité de choisir, pour fonder un établissement dans les régions équatoriales, les lieux les plus élevés et les plus salubres. Nous ne pouvons malheureusement citer les faits si nombreux et si concluants qu'a réunis M. Boudin dans ses *Etudes sur l'état sanitaire et la mortalité des armées de terre et de mer*, et d'où résulte clairement que, dans les localités les plus rapprochées entre elles, la mortalité diffère souvent d'une manière très notable, et que, dans les contrées tropicales les plus insalubres, le choix judicieux de bonnes positions sur des lieux élevés suffira souvent pour assurer aux rassemblements composés d'hommes de race caucasienne un état sanitaire parfait et digne des pays les plus salubres des régions tempérées.

La nature des travaux influe aussi singulièrement sur l'acclimatement; et ce fait est d'un grand intérêt pour la colonisation. En effet, c'est précisément le travail agricole qui expose le plus l'étranger aux miasmes qui sont le grand obstacle à son établissement dans les climats chauds. M. Boudin affirme que dans tous les pays compris entre les deux lignes isothermes de 18 degrés centigrades, la culture du sol ne devient possible à l'Européen que sur les points dont l'altitude annihile en quelque sorte la latitude géographique; en dehors de ces conditions, c'est une autre race qui travaille.

Il faut ajouter à ces conditions individuelles et générales de l'acclimatement l'impérieuse nécessité d'un régime hygiénique sévère et soigneusement approprié à la nature du climat. Nous n'avons pas à en énumérer ici les détails; mais nous dirons qu'il ne repose pas toujours sur l'imitation des coutumes des indigènes, et qu'il doit avant tout être dirigé de manière à neutraliser les influences qui peuvent engendrer les maladies, c'est-à-dire les variations de température et les miasmes.

Si nous résumons les règles à suivre pour favoriser l'acclimatement dans les pays chauds, nous voyons qu'il faut fixer le départ à l'époque la plus convenable pour éviter une trop brusque transition, c'est-à-dire de manière à arriver dans la saison la plus semblable à celle dans laquelle le départ a eu lieu et dans des conditions organiques telles que le changement que l'économie aura à subir ait déjà commencé. Ainsi départ d'Europe à la fin des chaleurs (au commencement ou au milieu d'octobre) et arrivée au commencement de la saison fraîche. Il serait bon, pour les corps de troupes qui doivent être envoyés dans les possessions lointaines des contrées équatoriales ou même en Algérie, de les faire séjourner d'abord dans les provinces méridionales. Les mêmes précautions en sens inverse doivent être prises au retour. Le docteur Celle ajoute qu'une autre cause non encore mentionnée lui paraît favoriser beaucoup l'acclimatement : c'est la longueur de la traversée par les bâtiments à voiles. « Il faut un mois ou six semaines, deux mois ou deux mois et demi, pour aller dans le golfe du Mexique et aux Guyanes. La marche lente des navires au-devant du soleil et de la chaleur donne à l'organisme le temps de se modifier peu à peu; car chaque jour de la traversée amène une augmentation légère de la température; on reçoit ainsi à petites doses et progressivement l'influence du climat sous lequel on va vivre, et à l'arrivée il n'est plus étranger à l'organisme. »

Autant que possible on devrait prendre en considération, dans le choix des individus colons ou soldats, les dispositions particulières que nous avons indiquées et qui sont relatives à l'âge, au sexe, à la constitution, à la nationalité, au séjour antérieur : on choisirait pour résidence les lieux les plus élevés et les plus salubres; et l'on entreprendrait tous les travaux d'assainissement nécessaire; en même temps que pour l'habitation, le vêtement, l'alimentation, l'exercice, on se conformerait aux règles d'hygiène particulières au climat nouveau.

Il est difficile de fixer la durée de la révolution nécessaire à l'acclimatement: tantôt, en effet, suivant l'observation très exacte de M. le docteur Périer, il s'opère à la suite d'une secousse brusque toujours grave; tantôt par un enchaînement de transitions lentes parfaitement décrites par M. Celle, et qui peuvent arriver inaperçues jusqu'à l'évolution complète, sans que la santé ait été troublée. La longueur de ce travail intérieur varie nécessairement suivant les conditions dans lesquelles se trouve placé celui chez lequel il a lieu et surtout suivant sa constitution. On peut, avec Lind et Pugnet, l'évaluer environ à un ou deux ans. Mais il est bon d'ajouter que par le fait même de l'acclimatement, l'étranger a perdu son caractère originel; et que s'il retourne dans son pays natal, il lui faudra subir, quelquefois non sans péril, une nouvelle transformation. Cette circonstance mérite d'être signalée, et implique la nécessité de précautions à prendre pour le retour.

Les lois de l'acclimatement que nous venons de tracer pour le passage des climats tempérés dans les pays chauds sont au fond exactement les mêmes quand il s'agit d'une émigration d'un climat chaud dans une région tempérée ou froide. Les effets seuls varient. Ainsi on voit la mortalité augmenter pour les garnisons nègres qui s'éloignent de l'équateur, autant qu'elle s'accroît pour les troupes européennes qui s'en rapprochent. Seulement on peut dire avec un ancien : « Quæ ex calidis locis corpora traducuntur sub septentrionum regiones frigidas, non modo non laborant immutatione loci valetudinibus, sed etiam confirmantur. »

En définitive, le changement de climat, considéré indépendamment de l'action miasmatique qui constitue un principe de maladie distinct et s'oppose à l'acclimatement, a pour effet de convertir l'indigène des contrées tropicales en habitant des régions tempérées, et de donner à l'habitant des régions tempérées la constitution de l'indigène des pays chauds. Cette révolution ne confère pas l'immunité absolue contre les causes morbides, mais place à cet égard l'étranger dans la même situation que l'indigène ; c'est-à-dire que leur santé, pour l'un et pour l'autre, dépend de la manière dont ils observeront les règles d'hygiène propre au climat sous lequel ils vivent. (*Voy.* CLIMATS.)

Bibliographie. — Nous ne pouvons citer ici tout ce qui a été publié sur l'acclimatement. On trouvera des pages intéressantes disséminées, soit dans les *Dictionnaires classiques* de médecine, soit dans les monographies des médecins français ou anglais qui ont exercé dans les pays chauds. Nous indiquerons seulement comme devant être consultés avant tout aujourd'hui : Lind, *Essai sur les maladies des Européens dans les pays chauds.* Paris, 1785, 2 vol. in-12. — Virey, *Dictionn. des sc. méd.*, art. CLIMAT. — Coulomb, *Mémoire sur le travail des hommes et leurs forces en divers climats.* — Thévenot, *Traité des maladies des Européens dans les pays chauds.* Paris, 1840. — E. Celle, *Hygiène pratique des pays chauds.* Paris, 1848. — Périer, *De l'hygiène en Algérie*, 2 vol. Paris, 1847. *De l'acclimatement en Algérie* (*Ann. d'hyg. et de méd. lég.*, t. XXXIII). — Aubert-Roche, *Essai sur l'acclimatement des Européens dans les pays chauds* (*Ann. d'hyg. et de méd. lég.*, t. XXXI, XXXII, XXXIII, XXXIV et XXXV). — *Rapport à l'amirauté anglaise sur l'état sanitaire de la croisière des côtes d'Afrique*, 1847. — Bajon, *Mémoire pour servir à l'histoire de Cayenne.* — Boudin, *Études d'hygiène publique sur l'état sanitaire et la mortalité des armées de terre et de mer* (*Annales d'hyg. et de méd. lég.*, t. XXXV). *Études sur la mortalité et l'acclimatement de la population française en Algérie* (*Ibid.*, t. XXXVII). *Colonisation française en Algérie* (*Ibid.*, t. XXXIX). *De l'occupation des lieux élevés considérée comme moyen de diminuer la mortalité en Algérie* (*Ibid.*, t. XLI). — *Traité de Géographie et de statistique médicales et des maladies endémiques.* Paris, 1857, 2 vol. in-8. — *Tableau de la situation des établissements français en Algérie.* Paris, 1847. — *Recherches sur l'acclimatement des races humaines sur divers points du globe* (*Ann. d'hyg. et de méd. lég.*, 1860, t. XIII, 2ᵉ série, p. 310). — Trollict, *Statistique médicale de la province d'Alger.* Paris, 1844. — Desjobert, *Mesures à prendre pour l'amélioration de l'état sanitaire de l'armée* (*Ann. d'hyg. et de méd. lég.*, t. XXXIX). — Maréchal Pélissier, *Annales algériennes*, t. II. — Foley et Martin, *De l'acclimatement et de la colonisation en Algérie.* — Johnson, *On the Influence of tropical climates on European constitutions.* London, 1841. — Sigaud, *Du climat et des maladies du Brésil.* Paris, 1845. — Perrin, *De l'acclimatement, des modifications diverses qu'il peut imprimer à la santé ; des précautions hygiéniques qu'il inspire* (Thèse de Paris, 1845, nº 198). — Hervé, *Topographie médicale du Sénégal* (Thèse de Paris, 1845, nº 95). — Haspel, *Maladies de l'Algérie.* Paris, 1850-1852, 2 vol. — Dutroulau, *Traité des maladies des Européens dans les pays chauds.* Paris, 1861.

ACCOUCHEMENT. — *Voy.* MAISONS D'ACCOUCHEMENT.

ACIDES. — La fabrication des acides, qui tient une si grande place dans l'industrie des produits chimiques, entraîne des dangers et des inconvénients qui ont motivé le classement des établissements où elle s'opère. Il existe toutefois des degrés que la classification fait ressortir.

Les acides *nitrique*, *pyroligneux* et *sulfurique* sont placés dans la première classe, à cause de la fumée et de l'odeur empyreumatique très désagréable que répandent les fabriques et des effets nuisibles qu'elles produisent sur la végétation. Cependant la fabrication de l'acide nitrique, lorsqu'elle a lieu par la décomposition du nitrate de potasse dans l'appareil de Wolf au moyen de l'acide sulfurique, et celle de l'acide pyroligneux lorsque les gaz sont brûlés, ne figurent que dans la deuxième classe.

Il en est de même de l'acide *muriatique* fabriqué à vases clos, par suite de l'odeur désagréable et incommode qui provient de ce que lesa ppareils perdent de temps à autre.

L'acide *acétique*, dont la fabrication offre peu d'inconvénients, et l'acide *tartrique*, qui exhale un peu de mauvaise odeur, sont placés seulement dans la troisième classe à côté des fabriques d'*acétate de plomb*, qui ne sont nuisibles que pour la santé des ouvriers.

Ajoutons que les *eaux acides* produites par un grand nombre d'industries constituent un inconvénient grave, et que leur écoulement doit être surveillé. La neutralisation de ces eaux à l'aide de la craie ou de la chaux est un moyen mis souvent en usage. Mais le Conseil d'hygiène et de salubrité de la Seine donne la préférence à la dilution des eaux acides dans un volume égal ou supérieur d'eau pure qui les ramène à 1 degré ou 1 degré et demi de l'aréomètre de Baumé.

ACIERS. — Les fabriques d'aciers sont placées dans la deuxième classe des établissements insalubres pour la fumée et le danger d'incendie.

ADMINISTRATION. — L'hygiène publique et la salubrité sont essentiellement du domaine de l'administration. On peut les considérer comme une application de la science au maintien de la santé des populations ; application pour laquelle l'intervention de l'autorité est indispensable. C'est pour cette raison qu'il nous a paru utile de donner ici une indication des branches de l'administration auxquelles se rattachent les objets si nombreux et si divers qui touchent à l'hygiène publique et à la salubrité.

Parmi les divisions du système administratif de la France il n'y en a pas qui comprenne spécialement tout l'ensemble des affaires sanitaires. Celles-ci sont distribuées de manière à rentrer, d'une part, dans les attributions des différents départements de l'administration supérieure ou centrale ; de l'autre, dans celles des administrations départementale et communale.

ADMINISTRATION CENTRALE.

Nous passerons successivement en revue les attributions de chaque ministère relatives à quelque point de l'hygiène publique et de la salubrité.

MINISTÈRE D'ÉTAT.

Académie impériale de médecine.

MINISTÈRE DE L'AGRICULTURE, DU COMMERCE ET DES TRAVAUX PUBLICS.

C'est au ministère de l'agriculture et du commerce qu'est plus spécialement confiée actuellement la direction et la tutelle de la santé publique, qui appartenait, il y a peu d'années encore, au département de l'intérieur. Les affaires sanitaires y sont réparties de la manière suivante :

DIRECTION DU SECRÉTARIAT GÉNÉRAL. — DIVISION DU PERSONNEL. — 1er *bureau.* — *Nominations, promotions et mouvements.* — Comité des arts et manufactures ; comité consultatif d'hygiène publique ; médecins et agents sanitaires ; médecins inspecteurs des établissements d'eaux minérales.

Statistique générale de France. — Mouvement annuel de la population ; commissions cantonales permanentes de statistique ; publication des documents destinés à la continuation de la statistique générale de la France.

DIRECTION DE L'AGRICULTURE. — 1er *bureau.* — *Enseignement agricole et vétérinaire.* — Vacheries, bergeries, colonies et asiles agricoles ; écoles impériales vétérinaires ; exercice de la médecine vétérinaire ; épizooties.

2e *bureau.* — *Encouragements à l'agriculture et secours.* — Desséchements et assainissements, drainage, irrigations ; police rurale ; mise en culture des landes, reboisements ; secours pour pertes résultant d'épizooties, inondations ; incendies, etc.

3e *bureau.* — *Subsistances.* — Législation relative aux subsistances ; recours en matière de règlements sur la boulangerie, la boucherie, les abattoirs et sur la vente des comestibles dans les foires et marchés.

DIRECTION DU COMMERCE INTÉRIEUR. — 2e *bureau.* — *Industrie.* — Travail des enfants dans les manufactures.

3e *bureau.* — *Police sanitaire et industrielle.* — Comité consultatif d'hygiène publique ; commissions et agences sanitaires, lazarets, quarantaines ; etc. ; correspondance relative à l'état de la santé publique, tant en France qu'à l'étranger ; épidémies ; rapports avec l'Académie impériale de médecine ; encouragement et propagation de la vaccine ; règlement sur la police des professions médicales, remèdes secrets; mesures générales relatives à la salubrité; police et régime des établissements d'eaux minérales; examen et approbation des règlements relatifs à ces établissements; subventions; établissements dangereux, insalubres et incommodes.

Direction des ponts et chaussées. — *Division du service hydraulique.* — Curage des cours d'eaux; règlements d'eau pour l'établissement des usines; études relatives aux irrigations; desséchement des marais et assainissements des terrains insalubres; concessions ou exécutions des travaux de desséchement et d'assainissement.

Direction des mines. — 1er *bureau.* — *Mines. Eaux minérales. Appareils à vapeur.* — Surveillance des mines, minières, tourbières, carrières; recherches, conservation et aménagement des sources minérales.

Au ministère de l'agriculture et du commerce sont attachés le *Comité consultatif d'hygiène publique* (*voy.* Conseils de salubrité), et le *Comité des arts et manufactures.*

MINISTÈRE DE L'INTÉRIEUR.

Division de l'administration générale et départementale. — 3e *bureau.* — *Aliénés.* — *Enfants trouvés.* — *Mendicité.* — Aliénés; asiles publics et privés; enfants trouvés; maisons départementales d'accouchements; maisons de refuge; institutions privées de jeunes aveugles et sourds-muets; associations et établissements particuliers de bienfaisance.

4e *bureau.* — *Établissements généraux de bienfaisance.* — Sociétés de charité maternelle; crèches; sociétés de prévoyance et de secours mutuels; Établissements des Quinze-Vingts de Charenton; des sourds-muets de Paris et de Bordeaux; des jeunes aveugles et du Mont-Genièvre; asiles impériaux de Vincennes et du Vésinet; amélioration des logements d'ouvriers; bains et lavoirs publics; services de médecins gratuits.

Division de l'administration communale et hospitalière. — 4e *bureau.* — *Hospices communaux.* — *Bureaux de bienfaisance.*

Direction des prisons et établissements pénitentiaires. — 1er *bureau.* — *Administration générale des prisons.* — Administration des maisons centrales de force et de correction; des établissements publics et privés destinés à l'alimentation et à la correction des jeunes détenus, des prisons et de tous les autres lieux de répression; législation et règlements, études des systèmes et projets relatifs à l'emprisonnement; personnel de tous les services; état sanitaire; service médical; travaux statistiques; institutions de patronage.

Au ministère de l'intérieur sont attachés un *Comité d'inspection des établissements de bienfaisance, des asiles d'aliénés et des prisons,* une *Commission supérieure d'encouragement et de surveillance des Sociétés de secours mutuels.*

MINISTÈRE DE L'INSTRUCTION PUBLIQUE.

1re Division. — 1er *bureau.* — *Instruction supérieure.* — Enseignement et discipline des Facultés; écoles supérieures de pharmacie; écoles préparatoires de médecine et de pharmacie; demandes en autorisation d'exercer la médecine en France avec un diplôme étranger.

MINISTÈRE DE LA GUERRE.

5e Direction. — 3e *bureau.* — *Personnel des officiers de santé; hôpitaux militaires; hospices civils; infirmeries régimentaires; Invalides.* — Personnel de santé; administration du service des hôpitaux militaires, tant dans l'intérieur qu'aux armées; abonnements avec les hôpitaux civils, pour le traitement des militaires malades; envoi des militaires aux eaux thermales; infirmeries régimentaires; dépôts de convalescents.

Au ministère de la guerre est attaché le *Conseil de santé des armées*, composé de six inspecteurs du service de santé, un médecin principal secrétaire, et un médecin-major de 1re classe adjoint (1).

MINISTÈRE DE LA MARINE ET DES COLONIES.

Direction de l'administration. — *Bureau des pêches.* — Police des pêches: pêcheries sédentaires et temporaires; parcs à huîtres, à moules et dépôts de coquillages; lais de mer; établissements de quelque nature que ce soit sur le domaine public maritime.

Bureau des subsistances et des hôpitaux.

Direction de l'administration coloniale. — 2e *bureau.* — *Administration intérieure des colonies.* — Hospices et établissements de bienfaisance; prisons et établissements pénitentiares; salubrité publique et police sanitaire.

Au ministère de la marine est attaché un *Inspecteur général du service de santé.*

ADMINISTRATION DÉPARTEMENTALE ET COMMUNALE.

Les affaires relatives à l'hygiène publique et la salubrité se règlent par des règlements de police rendus par les autorités départementales et municipales investies du pouvoir réglementaire.

Administration spéciale de Paris. — Paris a été de tout temps gouverné par un règlement particulier. L'organisation actuel-

(1) L'organisation et les attributions du service de santé de l'armée, antérieurement au décret du 23 avril 1850, ont été fort bien exposées et appréciées dans un ouvrage remarquable de L.-J. Bégin, ayant pour titre: *Études sur le service de santé militaire en France, son passé, son présent, son avenir.* Paris, 1849.

lement en vigueur est celle de l'an VIII, en vertu de laquelle l'administration est partagée entre le préfet de la Seine et le préfet de police. Le partage seul a été modifié tout récemment. Les affaires sanitaires en particulier sont distribuées ainsi qu'il suit :

PRÉFECTURE DE LA SEINE.

2e Division. — Administration départementale et communale. — 1er *bureau.* — Académie de la Seine ; Faculté de médecine ; visa des diplômes des médecins et des sages-femmes ; liste des vétérinaires ; inspection de la vérification des décès ; pompes funèbres, cimetières.

3e *bureau.* — Abattoirs, halles et marchés.

4e *bureau.* — Assistance publique.

3e Division. — Travaux publics — 2e *bureau.* — Balayage ; enlèvement des boues, immondices, neiges et glaces ; curage d'égouts, fosses d'aisances, vidanges ; éclairage public et privé.

4e *bureau.* — Logements insalubres.

A la préfecture de la Seine sont attachés six *Inspecteurs titulaires de la vérification des décès* et quatre *Inspecteurs adjoints ;* trois *Médecins des épidémies,* et la *Commission des logements insalubres.*

PRÉFECTURE DE POLICE.

Le préfet de police, en vertu de l'arrêté du 12 messidor an VIII, est chargé d'assurer la salubrité de la ville : En prenant des mesures pour prévenir et arrêter les épidémies, les épizooties, les maladies contagieuses; en faisant observer les règlements de police sur les inhumations ; en faisant enfouir les cadavres d'animaux morts, surveiller les fosses vétérinaires, la construction, entretien et vidange des fosses d'aisances ; en faisant arrêter, visiter les animaux suspects de mal contagieux, et mettre à mort ceux qui en sont atteints ; en surveillant les échaudoirs, fondoirs, salles de dissection ; en empêchant d'établir dans l'intérieur de Paris des ateliers, manufactures, laboratoires, etc., qui doivent être hors de l'enceinte des villes ; en empêchant qu'on ne jette ou dépose dans les rues aucune substance malsaine ; en faisant saisir et détruire dans les halles, marchés et boutiques, chez les bouchers, boulangers, marchands de vin, brasseurs, limonadiers, épiciers-droguistes, apothicaires ou tous autres, les comestibles ou médicaments gâtés, corrompus et nuisibles. Il est chargé de faire administrer des secours aux noyés ; et détermine à cet effet le placement des boîtes fumigatoires et autres moyens de secours.

2e Division. — 2e *bureau.* — Carrières, vidanges, cabinets d'aisances et urinoirs publics.

4e *bureau.* — Travaux du conseil d'hygiène et de salubrité et des Commissaires d'hygiène du département de la Seine ; secours publics, établissements dangereux, et tout ce qui concerne la salubrité.

Ces dernières attributions ont été récemment distraites de la préfecture de police et placées sous l'autorité du Préfet de la Seine.

A la préfecture de police sont attachés un *Conseil de salubrité;* trois *Inspecteurs des aliénés;* un *Inspecteur des établissements dangereux et insalubres;* trois *Médecins inspecteurs des eaux minérales;* une *Commission d'inspection du travail des enfants dans les manufactures;* deux *Inspecteurs des maisons de santé, de sevrage et de nourrices*; un *Dispensaire pour les filles publiques.*

ADMINISTRATION GÉNÉRALE DE L'ASSISTANCE PUBLIQUE.

L'administration des hôpitaux, hospices et secours à domicile de Paris, est concentrée en une administration générale de l'assistance publique, placée sous l'autorité du Préfet de la Seine et confiée, par le décret du 10 janvier 1849, à un directeur responsable, sous la surveillance d'un conseil (*voy.* ASSISTANCE).

Administration départementale et communale des provinces. — Les objets relatifs à la salubrité et à l'hygiène publiques sont confiés à la fois à la vigilance de l'autorité municipale et à celle de l'autorité administrative supérieure ou départementale, et comprennent toutes les attributions que nous avons énumérées comme appartenant aux préfets de la Seine et de police à Paris.

Les *Conseils d'hygiène et de salubrité* institués dans chaque arrondissement par le décret du 28 décembre 1848, les *médecins des épidémies* et les *Commissions cantonales* doivent aider les autorités dans tout ce qui touche à l'administration de la santé publique; enfin les *Conseils municipaux* eux-mêmes, en vertu de la loi du 13 avril 1850, sont appelés à intervenir dans les affaires sanitaires en ce qui concerne la recherche et la réforme des logements insalubres.

Telle est, sommairement exposée, l'organisation actuelle de l'administration de la santé publique en France.

AÉRAGE. — *Voy.* AIR, MINES, VENTILATION.

AFFINAGE. — On donne d'une manière générale le nom d'*affinage* à l'opération de métallurgie qui a pour but de vérifier les métaux en les séparant de tout alliage étranger. Les différents procédés d'affinage employés pour le fer, le cuivre, l'étain, le plomb, etc., et qui consistent dans la réduction, la liquidation, la coupellation, etc., ont tous ce caractère commun, d'exiger une très haute température. C'est à ce seul titre qu'ils peuvent intéresser l'hygiène, au point de vue restreint de la santé des ouvriers employés dans les usines. Cependant le décret de 1810 rangeait l'affinage des métaux au fourneau à manches dans la deuxième classe des établissements insalubres, et une ordonnance du 14 janvier 1815 plaçait dans la première classe, comme donnant lieu à une fumée et à des vapeurs insalubres et nuisibles à la végétation, l'affinage des métaux au fourneau à coupelle ou au fourneau à réverbère.

Mais le mot d'affinage ou d'affinage des métaux précieux est plus particulièrement réservé à un art qui a pour objet la séparation de l'or et de l'argent. Cette opération, qui se fait aujourd'hui en traitant l'alliage dans des chaudières de platine, par l'acide sulfurique concentré à 66 degrés et bouillant, donne lieu à un dégagement considérable de gaz acide sulfureux et à la formation de vapeurs d'acide sulfurique extrêmement nuisibles, si elles se répandaient librement dans l'atmosphère.

C'est par cette raison que des plaintes se sont élevées plus d'une fois à l'occasion des inconvénients causés par le voisinage d'ateliers de cette nature, et que les conseils de salubrité, notamment ceux de Paris et de Marseille, ont eu à plusieurs reprises à s'en occuper. Une ordonnance de classement, du 9 février 1825, a même placé dans la première classe les établissements d'affinage de l'or ou de l'argent par l'acide sulfurique, quand les gaz dégagés pendant cette opération, et réputés nuisibles, sont versés dans l'atmosphère.

Mais il faut reconnaître que ces inconvénients sont aujourd'hui en grande partie, sinon complétement, neutralisés à l'aide de moyens fort simples qui ont été indiqués par d'Arcet dans une instruction spéciale. Les gaz qui se dégagent des vases dans lesquels on opère l'affinage d'or et d'argent peuvent être lavés dans un courant d'eau où on les fait plonger. On peut en séparer les acides en agitant ces gaz avec de la chaux hydratée. On peut encore mélanger de la vapeur d'eau aux gaz et vapeur acides, puis condenser cette eau dans des appareils convenables ; on peut enfin recueillir l'acide sulfureux dans des chambres de plomb, où il est converti en acide sulfurique liquide, suivant le procédé de fabrication ordinaire. A ces indications spéciales on doit joindre les moyens généraux d'assainissement, tels que les cheminées d'appel, dont le tuyau serait proportionné au volume du gaz sulfureux et des vapeurs d'acide sulfurique qui se dégagent. Il est bon, dans le moment où l'on verse le sulfate d'argent des chaudières de platine, et où il se dégage beaucoup de vapeurs acides, de placer les vases sous une petite hotte communiquant avec la grande cheminée, et fermée à volonté au moyen de rideaux de cuir.

L'appareil imaginé par d'Arcet, et approuvé par le Conseil de salubrité du département de la Seine, remplit heureusement ces différentes conditions. Les chaudières communiquent avec un conduit rempli d'eau qui retient et condense les vapeurs d'acide sulfurique, et est recueillie par un tuyau de déversement dans un réservoir particulier; le gaz sulfureux qui traverse l'eau, sans se condenser, arrive dans des chambres de plomb, où il peut être converti en acide sulfurique, et d'où l'excédant d'acide est emporté par un conduit dans une caisse tournante remplie de chaux destinée à l'absorber, et communiquant en dernier ressort avec la cheminée. L'appareil simplifié de M. Richard, directeur des monnaies à Marseille, fait arriver les gaz, à l'aide d'une cheminée horizontale de 20 mètres de long, dans une cuve de plomb de 15 mètres cubes, où se trouve une couche d'un pied d'eau, dans laquelle on délaye une certaine quantité de chaux vive. Cet appareil peut parfaitement suffire.

On comprend que dans ce cercle non interrompu et ces différents milieux qu'elles parcourent forcément, les vapeurs nuisibles qui se produisent dans l'opération d'affinage des métaux précieux ne peuvent s'échapper, et n'offrent plus en réalité que des inconvénients fort peu redoutables. Aussi la question de salubrité se réduit à imposer aux affineurs la condition expresse de ne pas laisser répandre au dehors des vapeurs acides; et, sous cette réserve, ces établissements sont justement rangés dans la deuxième classe par l'ordonnance déjà citée. (*Voy.* ÉTABLISSEMENTS, PUDDLER, SULFURIQUE (ACIDE) et USINES.)

Bibliographie. — *Dictionnaire de l'industrie.* Paris, 1833, t. 1er, art. AFFINAGE, par H. Gaultier de Claubry. — *Cours élémentaire de chimie*, par V. Regnault. Paris, 1849, t. II, Métallurgie, *passim.* — *Instructions relatives à l'art de l'affinage, rédigées au nom du Conseil de salubrité de la ville de Paris*, par d'Arcet. Paris, 1827 et 1829 (*Annales d'hygiène publique et de médecine légale*, t. XIII, p. 219). — *Rapports généraux du Conseil de salubrité du département des Bouches-du-Rhône.* Marseille, 1828, p. 46, et 1844, p. 62.

AFFUTAGE, AFFUTEURS. — *Voy.* AIGUISEURS.

AGGLOMÉRÉS DE HOUILLE. — *Voy.* CHARBON, HOUILLE, HYGIÈNE NAVALE.

AIGUILLES (MANUFACTURE D'). — La fabrication des aiguilles comprend différentes opérations dont quelques-unes peuvent exercer une fâcheuse influence sur la santé des ouvriers.

Le brunissage, et le marquage, qui consiste à percer le trou des aiguilles, exigent une fixité d'attention et une sûreté de coup d'œil qui fatiguent de très bonne heure les yeux des femmes auxquelles cet ouvrage est confié.

Les hommes qui palment les aiguilles, c'est-à-dire qui en aplatissent et en façonnent la tête à l'aide d'un lourd marteau, sont dans les conditions de tous les ouvriers à marteau.

L'empointage est la seule opération qui passe pour fort dangereuse. La pointe se fait à l'aide de meules de grès quartzeux, et, de peur de la rouille, entièrement à sec. Les molécules de fer que soulève le frottement des tiges métalliques s'enflamment et s'oxydent au contact de l'air ; mais en même temps aussi voltige une poussière de grès que respirent les ouvriers, et qui, au dire de Johnston (de Knight), de Lombard (de Genève), et de M. Villermé fils, développe la phthisie chez beaucoup d'entre eux.

On doit à l'Anglais George Prior un appareil ventilateur qui entoure presque toute la meule des empointeurs et chasse en grande partie la poussière hors de l'atelier. Les meules artificielles fabriquées avec le grès pilé et la gomme laque, et que l'on a essayé de substituer aux meules de grès, ont le double inconvénient d'éclater aussi souvent que les autres, et de développer en s'échauffant une odeur nauséabonde que les ouvriers trouvent très pénible.

Enfin le travail de nuit que nécessite l'opération mécanique du polissage, qui dure parfois plus de trente-six heures consécutives, doit être mentionné comme une des obligations auxquelles sont soumis les ouvriers en aiguilles. (*Voy.* AIGUISEURS, ARMURIERS, ÉPINGLIERS.)

Bibliographie. — Villermé fils, *Ann. d'hyg. et de méd. lég.*, t. XLIII, p. 82. — *De l'influence des professions sur la phthisie pulmonaire*, par le docteur Lombard, de Genève (*Annales d'hygiène*, t. XI, p. 51).

AIGUISEURS. — On peut réunir sous la dénomination commune d'aiguiseurs les ouvriers appartenant à diverses professions, tels que *affûteurs*, *couteliers*, *ciseliers*, *canifiers*, *émouleurs*, *armuriers*, *quincailliers*, qui sont employés à façonner sur la meule le tranchant de la lame, la surface ou la pointe des différents instruments métalliques.

En effet, outre la similitude du travail, il existe une complète analogie dans les inconvénients et les dangers que présentent ces métiers pour la santé et la vie de ceux qui les exercent. Ces inconvénients résultent de plusieurs causes : la rupture des meules, la projection de parcelles de grès ou de fer, l'éclaboussage humide, les blessures par coupures, et la mauvaise position prise pendant le travail.

Avant d'examiner en détail chacune de ces conditions, nous devons dire d'une manière générale que les ouvriers aiguiseurs, ainsi que cela résulte des statistiques recueillies dans les fabriques d'armes et de quincaillerie, sont très exposés aux affections des organes respiratoires, et succombent en grand nombre, et à un âge peu avancé, à la phthisie pulmonaire.

Les nombreux ouvriers attachés à la manufacture d'armes de Châtellerault sont divisés en plusieurs catégories et appelés à se livrer à des occupations diverses sous des influences également variées; chacune de ces grandes divisions a été l'objet de recherches particulières, et chacun des individus a été examiné avec le plus grand soin. L'organe de la vue, fatigué par une application trop soutenue, et par l'action trop vive de la lumière et du calorique, présente de nombreuses lésions qui modifient la transparence ou la couleur de ses milieux, et apportent une perturbation plus ou moins grande dans l'exercice de la vision. D'autres fois, des lésions traumatiques sont déterminées vers cet organe par des particules de fer ou d'autre nature, souvent incandescentes. Protéger l'œil par des verres convenablement ajustés, varier le travail et ne pas le prolonger trop longtemps, tels sont les moyens proposés pour prévenir ou combattre les lésions oculaires.

La fréquence des courants d'air, l'humidité inévitable dans certaines parties de l'établissement, expliquent le développement des rhumatismes et de quelques affections aiguës des voies respiratoires; certaines modifications dans les ateliers et quelques précautions prises par les ouvriers, pourraient incontestablement diminuer la fréquence et la gravité de ces maladies.

Une classe particulière d'ouvriers, celle des *aiguiseurs*, se recommande d'une manière toute spéciale, et c'est à elle que M. le docteur Desayvres, dans ses intéressantes études, a dû consacrer les plus longues investigations.

Les deux usines consacrées à l'aiguisement des armes sont habituellement froides et humides, constamment traversées par des courants d'air; leur séjour est éminemment dangereux pour tous les ouvriers qui ne savent pas se vêtir convenablement, et qui gardent une fâcheuse immobilité quand le corps est couvert de sueur. L'aiguisement se fait par la voie humide et à l'aide de meules naturelles faites avec le grès dit bigarré, et composées de silex uni par un ciment calcaire; elles sont d'une grande dureté, et elles n'éclatent presque jamais; par l'opération du riflage, elles répandent beaucoup de poussière. En 1844, on proposa au gouvernement des meules artificielles, qui offraient l'avantage de répandre un peu moins de poussière, mais elles éclataient souvent, et leur infériorité ayant été bientôt reconnue, on les abandonna par ordre supérieur pendant le mois de septembre 1849.

La *maladie des aiguiseurs* est caractérisée anatomiquement par une altération spéciale du tissu pulmonaire et la coexistence constante de corps étrangers dans cet organe. Ces corps étrangers produits par l'inspiration des poussières de grès se présentent sous la forme de granulations dont le volume ne dépasse pas celui du plomb de chasse ordinaire. Les unes sont noires ou brunes, et les autres blanchâtres. D'après l'analyse qui en a été faite par le professeur Malapert (de Poitiers), les premières contiennent une grande quantité de silice, un peu de fer et de phosphate de chaux mélangés avec une matière noire qui offre tous les caractères de la mélanose. Les grains blancs sont exclusivement composés de silice. Le tissu pulmonaire peut renfermer des myriades de ces granulations pierreuses, sans présenter de traces d'inflammation. C'est là le premier degré de la maladie. A cette époque, le malade présente les symptômes suivants : toux sèche ou suivie d'une expectoration blanchâtre, filante, peu abondante, excepté le matin; point d'hémoptysie; le malade vomit souvent le matin des matières bilieuses ou glaireuses; respiration moins moelleuse qu'à l'état normal, léger bruit de craquement. La cessation pure et simple des travaux à cette première période permettrait au malade de prolonger longtemps son existence.

Bientôt l'agglomération des corps étrangers, jointe à l'action de l'humidité, des vicissitudes brusques de température et des excès de tout genre auxquels se livrent trop souvent les ouvriers, déterminent l'inflammation du tissu pulmonaire, qui se congestionne, passe à l'état d'hépatisation rouge et plus tard d'induration. Aux symptômes de la première période, viennent se joindre alors des crachats rougeâtres d'abord, puis de véritables hémoptysies; la dyspnée, ce cachet des aiguiseurs, est provoquée par le moindre exercice; matité à la percussion dans toute l'étendue de la poitrine; respiration sourde, incomplète, dure, craquante. Du reste, pas de fièvre; l'appétit et les forces sont encore en bon état. A cette époque, la maladie est encore curable, mais à la condition d'un repos absolu et d'un traitement rationnel qui consiste principalement en saignées générales et locales, et frictions stibiées sur toute l'étendue du thorax.

A l'induration succèdent l'ulcération et la suppuration du tissu pulmonaire, puis des cavernes se creusent; l'expectoration est très abondante. Il survient des hémoptysies effrayantes par la quantité de sang rejeté. Des râles sibilants, ronflants, caverneux, se font entendre; presque partout on trouve de la matité. La fièvre est continue, avec des exacerbations le soir; la sueur, l'insomnie et l'expectoration épuisent le malade, qui finit par succomber. A cette période, qui diffère à peine de celle correspondante de la phthisie tuberculeuse, la maladie est incurable.

Tel est le danger de cette atmosphère pulvérulente au milieu de laquelle vivent les aiguiseurs, danger trop réel aujourd'hui même que l'heureuse application du ventilateur a cependant réalisé une importante amélioration, en portant hors de l'atelier la plus grande partie de la poussière des meules. Les caractères anatomiques de la maladie des aiguiseurs ont été mis en évidence par quatre nécropsies, faites avec la plus grande attention, par l'habile médecin de la manufacture d'armes, M. le docteur Desayvres.

Le danger de l'éclatement des meules, dont les débris lancés par la force centrifuge sont souvent projetés à de grandes distances, est dû soit à la mauvaise qualité, soit à la monture vicieuse des pierres, soit à la trop grande vitesse de rotation. Il est sans doute inutile d'insister sur la gravité des accidents que peut causer cette rupture. Les exemples ne sont pas rares où une mort instantanée en a été la suite. Les blessures produites par les éclats projetés avec violence offrent ceci de remarquable, qu'elles portent le plus souvent sur les parties supérieures, et principalement à la tête. Mais il faut reconnaître que ces dangers, autrefois très fréquents, sont aujourd'hui moins redoutables, par suite des perfectionnements introduits dans le montage des meules.

Il n'en est pas de même de l'aspiration de la poussière siliceuse qui s'échappe des meules lorsqu'on aiguise à sec ou quand on tourne les meules pour repolir leur surface usée. Le grès très divisé qui pénètre dans les voies aérifères est une source d'accidents très sérieux. C'est ce qui faisait dire à Turner Thackrah, que parmi les procédés dont se servent les couteliers, l'aiguisage et le limage sont les plus dangereux. Quelquefois les ouvriers couteliers reçoivent dans les yeux des pailles de fer ou d'acier, de petits grains de sable ou d'émeri, des débris de feutre, qui se détachent soit des lames, soit des meules ou des polissoirs, et entraînent promptement une altération plus ou moins profonde de la vue.

Ces inconvénients, que l'on peut faire disparaître en humectant la meule, sont remplacés par d'autres moins graves, mais encore considérables, et sur lesquels insiste avec raison M. le général Morin. Le mouvement de la meule dans l'auge où elle traverse un liquide donne lieu à un éclaboussage continuel. L'ouvrier aiguiseur reçoit ainsi, pendant son travail, sur ses bras, sa figure, sur tout son corps enfin, une pluie de boue mêlée de parcelles siliceuses et métalliques si abondante, que les vêtements dont il est couvert en sont totalement imprégnés, et de cette humidité constante peuvent naître les maladies les plus funestes.

Quant aux coupures que peuvent se faire les ouvriers aiguiseurs, M. Chevallier, dans l'enquête à laquelle il s'est livré sur l'hygiène de cette profession, a reconnu qu'elles étaient en général extrêmement rares. Elles ne pourraient être attribuées qu'à la maladresse de l'ouvrier ou à la présence accidentelle d'un corps gras qui ferait glisser la pièce qu'on aiguise sur la meule.

La position de l'ouvrier amènerait, suivant le même observateur, des varices et des ulcères aux jambes, et une déformation du corps d'autant plus marquée, que le métier a été commencé à un âge moins avancé.

Il y a, comme on le voit, dans la profession d'aiguiseur, une réunion de conditions singulièrement nuisibles à la santé, et qu'il importe de corriger, autant que cela est possible. Les moyens employés dans ce but doivent être soigneusement exposés.

Les meules choisies plus ou moins dures, ou plus ou moins tendres, selon le travail auquel on les destine, doivent être examinées scrupuleusement, et même essayées à l'aide d'une rotation accélérée opérée de façon que leur rupture ne puisse causer aucun accident. Elles doivent être taillées et montées d'une manière conforme aux perfectionnements que l'expérience a indiqués, c'est-à-dire enveloppés latéralement par deux plateaux de fonte d'un diamètre proportionné à celui de la meule, et entourées à la surface, vis-à-vis du corps de l'homme, soit d'un appareil protecteur semblable à celui qui est figuré dans le mémoire de M. Chevallier, et qui défend l'ouvrier contre les éclats de la meule rompue ; soit, comme l'indique M. J. Peugeot, d'une enveloppe concentrique à larges rebords latéraux, maintenue au sol par deux fortes chaînes, et qu'il appelle cuirasse de sûreté, laquelle préserve à la fois contre les fragments de moyenne dimension et contre l'humidité et la boue lancées par la meule, dernier inconvénient contre lequel M. Chevallier conseille l'usage des blouses imperméables. Enfin, le mouvement de rotation doit être mesuré, et l'on doit éviter que des corps gras salissent les meules.

Mais le plus grave danger, celui qui résulte de la poussière de grès produite par l'aiguisage et le tournage à sec, réclame des moyens spéciaux. Un des anciens directeurs de la manufacture d'armes de Châtellerault avait proposé de substituer aux meules de grès de petite dimension des molettes d'acier. M. Malbec a imaginé des meules artificielles composées de gomme laque et de sable mêlés à chaud, donnant une poussière plus lourde qui tombe et ne se répand pas dans l'atelier comme celle de grès ; mais, à propos de l'empointage des aiguilles (*voy.* AIGUILLES), nous avons signalé la rupture possible et l'odeur presque insupportable que l'on reproche à ces meules. Un moyen plus efficace est celui qui est fondé sur l'emploi d'une ventilation destinée à enlever la poussière des meules, et à soustraire les ouvriers à son action. La disposition très simple adoptée par M. Peugeot est décrite en ces termes par M. Morin : « Les meules sont emboîtées dans leur partie inférieure, et sous chacune d'elles, au-dessous du sol, est un petit canal de 35 centimètres environ de largeur. Tous les canaux parallèles qui viennent d'une même rangée de meules débouchent par un contour arrondi dans un autre canal, ménagé sous le sol, qui communique avec un tuyau aspirateur de 30 centimètres de diamètre ; celui-ci débouche au centre d'une des pièces du ventilateur, qui a 75 centimètres de diamètre, 28 centimètres de largeur et fait 1200 tours en une seconde. Ce ventilateur n'a pas d'enveloppe et n'est entouré que d'une caisse de planches, placée en face d'une ouverture pratiquée dans le mur, et par laquelle la poussière s'échappe au dehors. Comme il n'est pas nécessaire d'aspirer à la fois sous toutes les meules, dont la plus grande partie travaille à l'eau, le conduit de chacune d'elles et les conduits principaux sont munis de registres qui permettent ou interrompent la circulation de l'air. On peut donc à volonté mettre en rapport avec le ventilateur telle meule que l'on veut. »

Par ces moyens, on pourra remédier en partie aux inconvénients et aux dangers inhérents aux professions dont nous venons de parler.

Bibliographie. — *Des accidents auxquels sont exposés les couteliers, émouleurs et aiguiseurs*, par A. Chevallier (*Ann. d'hyg. publ. et de méd. lég.*, t. XV, p. 243). — *Note sur les moyens employés par M. Jules Peugeot pour préserver les ouvriers des dangers qu'offre l'emploi des meules de grès*, par M. A. Morin, de l'Institut (*Comptes rendus de l'Académie des sciences*, juillet 1847, t. XXV, p. 1). — *Dictionnaire universel de police*, de Desessarts, t. III, p. 273. — *Encyclopédie : Arts et métiers*, t. II, p. 46. — *The Effects of the principal arts, trades and professions, on health and longevity*, etc., by Turner Thackrah. London, 1832. — *Ann. d'hyg. et de méd. lég.*, t. XXX, p. 454, et t. XXXIII, p. 464. — *Phthisie des tailleurs de pierres meulières françaises*, par le docteur Peacock (*Ann. d'hyg. et de méd. lég.*, t. XV, 2ᵉ série, p. 199). — *Sur une affection pulmonaire des aiguiseurs d'armes*, par M. le docteur Desayvres (de Châtellerault). — *Études sur les maladies des ouvriers de la manufacture d'armes de Châtellerault*, par le même (*Ann. d'hyg. et de méd. lég.*, 1856, t. V, 2ᵉ série, p. 69 et 282).

AIR. — La constitution de l'air libre ou confiné et les diverses causes de viciation de l'atmosphère intéressent au plus haut degré l'hygiène publique. Le choix et l'assainissement des lieux d'habitation reposent sur une connaissance exacte de la composition de l'air et des altérations qu'il peut présenter. Nous n'avons pas à entrer ici dans tous les détails que comporte l'étude approfondie des divers éléments de l'atmosphère, de leur rôle dans l'accomplissement des phénomènes météorologiques ou organiques, et de l'influence spéciale que chacun d'eux exerce sur les êtres vivants. Nous devons nous borner à indiquer dans quel sens doivent être dirigées, et à l'aide de quels procédés peuvent être exécutées les recherches qui ont pour objet la détermination de la constitution de l'atmosphère au point de vue de l'hygiène publique et de la salubrité.

Après avoir rappelé sommairement la composition normale de l'atmosphère et ses différentes causes de viciation, nous exposerons les méthodes d'analyse de l'air les plus pratiques et les plus précises, sans nous attacher aux effets généraux des différents agents physiques.

Composition normale de l'air. — La composition de l'air, fixée par les beaux travaux de MM. Dumas, Boussingault, Regnault, etc., et recherchée dans les conditions normales, est, sur 100 parties, de 20,81 d'oxygène et 79,19 d'azote en volume, ou de 23,015 d'oxygène et 76,990 d'azote en poids, de 3 à 6 dix-millièmes d'acide carbonique et d'une quantité variable de vapeur d'eau. A ces principes fondamentaux et constants du gaz atmosphérique, il convient d'ajouter peut-être l'ammoniaque, que Fresenius porte, pour un million de parties d'air en poids, à 133 millièmes ; le gaz hydrogène carboné, et enfin, suivant M. Chatin, des traces de vapeur d'iode.

Le fait capital dans la composition de l'air, c'est sa constance presque absolue non-seulement dans un même lieu et dans un temps donné, mais à toutes les époques et pour une durée indéfinie, en tous lieux, à toutes les latitudes, à toutes les hauteurs accessibles. Si l'on a pu constater quelques variations dans la constitution normale de la masse libre de l'air, ce n'est que dans des limites fort étroites et sous l'influence de circonstances accidentelles.

Ainsi la proportion d'oxygène dans l'air pris à la surface des mers et des eaux stagnantes, où vivent soit des végétaux abondants, soit des myriades d'infusoires de couleur verte ou rouge, peut s'élever jusqu'à 23,67 pour 100 en volume, par suite de la décomposition de l'acide carbonique opérée par ces êtres vivants sous l'influence de la radiation solaire (Morren). Par opposition, M. Lewy trouve à la surface de la mer, là où ne se rencontrent plus les infusoires ni les végétaux, l'oxygène de l'air tombé à 22,6 en poids. Différence qui peut s'expliquer par ce fait, que l'eau de la mer, au sein de laquelle vivent et respirent tant d'animaux, doit emprunter l'oxygène dont ils ont besoin aux couches atmosphériques les plus voisines de la surface. L'air de la terre serait donc en moyenne un peu plus riche que celui de la mer. Disons encore que d'après les belles observations de M. le professeur Martins et de M. Bravais sur le Faulhorn, la direction du vent semble influer sur la composition de l'air d'une manière assez marquée, en ce sens seulement qu'un changement dans cette direction coïncide avec une variation dans la proportion de l'oxygène.

Le mouvement incessant de décomposition et de reproduction de l'acide carbonique auquel donnent lieu la respiration des plantes et celle des animaux s'opère dans une si parfaite harmonie, que la proportion de ce gaz ne change pas, et qu'il en résulte, suivant l'heureuse expression de M. le professeur Gavarret, un véritable équilibre mobile qui maintient l'intégrité de composition de l'atmosphère et assure à tout jamais la permanence des conditions extérieures nécessaires au développement des êtres vivants à la surface du globe. C'est à peine si MM. Boussingault et Lewy ont trouvé dans l'air recueilli à Paris un excédant de 281 dix-millioniémes d'acide carbonique sur l'air des campagnes voisines. Si la proportion normale de ce gaz varie de 0,0003 à 0,0006, cela tient presque uniquement à la dissolution et au dégagement alternatifs d'une certaine partie d'acide carbonique entraîné sur le sol par l'eau de pluie et rendu plus tard à l'atmosphère. Le même phénomène a lieu pour l'ammoniaque et pour l'iode.

Quant à la quantité de vapeur d'eau contenue dans l'air, elle est essentiellement variable et change avec la température des saisons, les diverses heures du jour, la latitude, l'altitude, la direction des vents, la situation maritime ou continentale des lieux, les circonstances météorologiques (Kaemtz).

Causes de viciation de l'air. — Malgré la constance de la constitution de l'air, et soit qu'on le considère dans les espaces libres ou confinés, un grand nombre de causes locales naturelles ou accidentelles tendent à en altérer plus ou moins profondément la composition et à modifier son action sur la santé et sur la vie des êtres organisés.

1° *Air libre.* — Certaines localités déterminées présentent, isolées ou réunies, des conditions particulières qui sont de nature à engendrer la viciation de l'atmosphère et à devenir une cause active d'insalubrité. Les marais, l'embouchure des rivières, les grands foyers de végétation aquatique, les volcans, les mines, sont les sources naturelles d'où se dégagent les gaz délétères qui se mêlent à l'air.

M. Daniell a signalé, dans un mémoire du plus haut intérêt, le dégagement spontané de l'hydrogène sulfuré sur la côte occidentale d'Afrique, et en général à l'embouchure des rivières des contrées tropicales. Ayant été chargé par l'Amirauté d'examiner la composition de ces eaux, dans le but de découvrir la cause de la destruction rapide du doublage de cuivre des navires employés dans ces stations, il y a trouvé des proportions notables d'hydrogène sulfuré dont l'origine se trouve dans l'action d'immenses quantités de matières végétales sur les sulfates de l'eau de mer. Les eaux cèdent ce gaz à l'atmosphère, et il y a là une source facilement appréciable de viciation de l'air : on sait, en effet, que 1/1500e d'hydrogène sulfuré mêlé à l'atmosphère agit comme un poison sur les petits animaux ; et sur les rivages dont il est ici question, des miasmes putrides d'une nature spéciale se dégagent en abondance. MM. Mac Gregor Laird et Oldfield, remontant le Niger, ont signalé ce phénomène et en ont noté les effets ; il faut avoir senti l'horrible fétidité de ces miasmes pour concevoir l'accablement physique et moral et les sensations de malaise et de dégoût auxquelles on finit souvent par succomber. Le même phénomène peut se reproduire à toutes les embouchures des vastes rivières et là où les eaux de la mer viennent se mêler à celles des marécages. On comprend l'influence que peut avoir la production de l'hydrogène sulfuré sur la salubrité de certaines localités.

Les marais laissent échapper un gaz particulier, l'hydrogène carboné, dont la présence dans l'atmosphère est une cause active de viciation. M. Paul Savi a signalé, comme un fait très important à ce point de vue, l'action des eaux sur certains terrains desséchés qui renferment des masses séléniteuses imprégnées de soufre et souvent de sel marin, ainsi que cela se rencontre dans quelques maremmes, d'où se dégagent de l'hydrogène sulfuré et de l'hydrogène carboné, qui contribuent puissamment à rendre l'air insalubre.

Les volcans versent aussi dans l'atmosphère différents gaz plus ou moins délétères ; mais il n'y a là qu'une cause d'altération trop limitée pour qu'il soit nécessaire de s'y arrêter.

Enfin dans les mines, il est curieux de voir combien peut varier la composition de l'air, non-seulement par suite du dégagement accidentel de certains gaz carbonés ou sulfurés, mais encore par le changement de proportion des éléments constitutifs de l'atmosphère. Des travaux extrêmement importants ont été entrepris par M. Moyle dans les mines de Cornouailles, par M. Félix Leblanc en Bretagne et en Belgique, et ont donné des résultats sur lesquels on ne saurait trop insister. Le premier de ces savants observateurs, dans les analyses répétées qu'il a fait connaître, a trouvé sur 100 parties d'air : au minimum, 14,64 d'oxygène, 85,36 d'azote et 0,13 d'acide carbonique; et au maximum, 18,95 d'oxygène, 80,98 d'azote et 0,065 d'acide carbonique. M. F. Leblanc a constaté dans l'air des mines, le plus altéré par l'effet de la respiration et de la combustion des lampes, une proportion de 3 à 4 pour 100 d'acide carbonique et une diminution de 4 à 5 pour 100 dans la proportion d'oxygène. Dans ces conditions la lampe s'éteint, la respiration des hommes est un peu gênée, mais le travail est possible tant que l'altération ne dépasse pas cette limite. Une observation très curieuse a été faite par l'habile expérimentateur que nous venons de nommer. Dans une entaille de houillère où personne n'avait pénétré depuis longtemps, il a vu l'oxygène descendre au-dessous de 10 pour 100. Une pareille atmosphère est immédiatement asphyxiante. L'agitation de l'air produite par la circulation dans les parties d'une mine suffit pour ramener dans la masse de l'air une plus forte proportion d'oxygène. Cette altération profonde, survenue dans la composition de l'atmosphère sans qu'il y ait formation d'acide carbonique en rapport avec la diminution de l'oxygène, paraît due à l'influence des pyrites qui abondent dans les mines. Une absorption continue d'oxygène s'établit sur plusieurs points ; et lorsque l'air n'est pas agité par des courants, la différence de densité des deux atmosphères, quoique faible, maintient une démarcation assez tranchée dans la composition de deux masses voisines. M. Chevreul a signalé l'influence que les sulfures alcalins, formés aux dépens des sulfates par les matières organiques en putréfaction, peuvent exercer sur des atmosphères très circonscrites. C'est la disparition de l'oxygène plus que l'hydrogène sulfuré qui altère ces milieux. M. Moyle fait remarquer que partout où l'on emploie beaucoup de poudre à canon, il se forme souvent des gaz dangereux qu'il est très difficile de découvrir quand on recueille les gaz en vidant des flacons remplis d'eau, et dont il n'a pu constater la présence par les essais les plus délicats. On peut s'assurer par l'examen des eaux qui se trouvent dans les vases qu'il se produit de l'acide sulfureux quand ceux-ci ont été remplis d'air immédiatement après une explosion de mine.

2° *Air confiné.* — Nous avons jusqu'ici étudié l'atmosphère libre et ses causes de viciation naturelles ; mais, au point de vue de l'hygiène publique ou privée, un intérêt bien plus général, bien plus pratique, s'attache à la recherche de la composition et des causes d'altération de l'air confiné. Les lieux habités, les enceintes closes où séjournent un plus ou moins grand nombre d'êtres vivants, renferment une masse d'air qui doit fournir aux phénomènes de combustion et de respiration nécessaires à l'entretien et aux actes de la vie. Cet air se dépouille par ce seul fait d'une portion de son oxygène et se charge d'une proportion croissante d'acide carbonique, d'où résulte la nécessité d'un renouvellement continu et proportionnel de la masse atmosphérique. Les principes posés par Lavoisier, Séguin, de Humboldt, Gay-Lussac, Dumas, ont été développés avec une rare sagacité par M. Félix Leblanc, dans un très remarquable travail. Il a rapporté les sources d'altération de l'air non renouvelé aux trois chefs suivants : 1° respiration de l'homme et des animaux ; 2° foyers de combustion et appareils d'éclairage ; 3° transpiration cutanée et pulmonaire et matières animales qu'elles entraînent. De ces divers ordres de causes, les deux premiers agissent en enlevant à l'air l'oxygène, aux dépens duquel se forment l'acide carbonique et l'eau qu'exhalent les poumons, ou que fournissent les corps qui se consument pour donner la chaleur et la lumière artificielles. M. Dumas a démontré qu'un homme adulte brûle tant en carbone qu'en hydrogène une quantité équivalente à 10 grammes de carbone par heure, en dépouillant d'oxygène 116 grammes d'air, ou 90 litres. Il sort des poumons, par vingt-quatre heures, 8 mètres cubes, ou, suivant le docteur Menzies, 13 mètres cubes, contenant 4 pour 100 d'acide carbonique. Le volume d'acide carbonique versé dans l'air par la respiration d'un soldat, pendant la nuit, peut être évalué, suivant Scharling, à 12 litres par heure, résultant de la combustion de 6^{gr},50 de charbon; suivant Andral et Gavarret, à 20 litres, résultant de la combustion de 11 grammes de carbone pour le même temps. En somme, l'air exhalé contient 4 pour 100 d'acide carbonique; 1 kilogramme d'acide stéarique, en brûlant, peut amener au même degré d'altération l'air contenu dans une capacité de 50 mètres cubes.

Ce n'est pas là, nous l'avons vu, le seul mode d'altération de l'air confiné. Le corp de l'homme donne lieu à une évaporation d'eau dont la quantité a été évaluée par Séguin à 800 ou 1000 grammes en vingt-quatre heures, chiffre un peu exagéré si l'on se tient au calcul de M. Dumas. La sursaturation de l'air confiné qui en résulte doit, suivant les justes remarques de M. F. Leblanc, amener sinon un arrêt, du moins une diminution notable de l'évaporation cutanée et de la transpiration pulmonaire. Il s'ensuit qu'une portion de la chaleur enlevée à l'état latent par l'effet de la transpiration normale tendra à s'accumuler dans les organes et à en élever la température, à moins qu'il n'y ait une réaction dans les procédés de la respiration. L'eau atmosphérique se charge en outre de principes miasmatiques qui font que, condensée et abandonnée à elle-même, elle ne tarde pas à pourrir. Péclet et Dumas ont noté que l'air expulsé par des cheminées d'appel destinées à opérer la ventilation des salles d'assemblées nombreuses exhale souvent une odeur infecte. Des expériences fort curieuses et encore inédites de M. le professeur Gavarret tendraient à démontrer que ces principes inconnus jouent un rôle tout à fait spécial et très important dans la viciation de l'air confiné. Il a vu périr des animaux dans une atmosphère non renouvelée, mais à laquelle on restituait l'oxygène à mesure qu'il disparaissait, en même temps que l'on absorbait l'acide carbonique à mesure qu'il se formait, preuve évidente de l'influence singulièrement active des causes de viciation indépendantes de la désoxygénation de l'air.

En faisant la part de cette source particulière d'altération, il faut reconnaître d'une manière générale que, dans un espace limité et habité, c'est l'acide carbonique qui est la cause et donne la mesure de l'insalubrité de l'air. A 1 pour 100, si le gaz provient de la respiration, le séjour ne peut se prolonger sans exciter une sensation de malaise prononcé; et M. F. Leblanc est arrivé à cette conclusion capitale et essentiellement pratique, au point de vue de l'hygiène publique, que le dosage de l'acide carbonique permet d'apprécier, à un instant et dans une position donnés, l'état chimique de l'air confiné. On aura ainsi, suivant l'expression de l'habile expérimentateur, une sorte de réactif pouvant fournir des indications de mesures utiles pour une ventilation bien entendue. Il n'est pas sans intérêt de consigner ici un fait mis hors de doute par les recherches de MM. F. Leblanc, Lassaigne et Orfila : c'est que l'air le plus vicié ou celui qui contient le plus d'acide carbonique ne réside pas dans les régions inférieures, et que ce gaz, au sein de l'air confiné, se répand d'une manière à peu près égale dans les couches supérieures et inférieures, ou présente un léger excès dans les parties les plus élevées de l'enceinte close.

Ajoutons qu'une atmosphère viciée au point de ne plus entretenir la combustion peut entretenir encore la vie; mais la respiration est très pénible, et il y aurait un grave danger à séjourner dans un pareil milieu. Il est bon de noter aussi que l'acide carbonique pur agit dix fois moins énergiquement pour vicier l'air que la vapeur du charbon. Quelques chiffres compléteront utilement ces détails relatifs à la viciation de l'air confiné. En supposant un homme adulte enfermé dans une enceinte de 10 mètres où l'air n'est pas renouvelé, l'atmosphère, d'après les recherches de MM. Andral et Gavarret, contient :

Après	2 heures,	42 litres	ou	42	dix-millièmes	d'acide carbonique.
—	4	—	84	—	84	—
—	6	—	126	—	126	—
—	8	—	168	—	168	—

Dans une enceinte de 20 mètres, l'air dans les mêmes conditions contiendrait un chiffre total d'acide carbonique égal, mais une proportion moitié moindre; c'est-à-dire après 2 heures, 42 litres ou 21 dix-millièmes, etc., etc. Enfin, si l'analyse chimique indique une proportion de 4 pour 100 d'acide carbonique dans l'atmosphère, on doit en conclure que la totalité de l'air contenu dans l'enceinte a déjà passé par les poumons. S'il contient 1/2 pour 100, 1/8e seulement de l'air a servi à l'acte de la respiration.

Les graves inconvénients qui résultent de ces différentes causes de viciation de l'atmosphère seront corrigés, on le comprend, soit par l'augmentation de la capacité de l'enceinte, soit par le renouvellement de l'air. (*Voy.* Ventilation.)

Analyse de l'air. — Il nous reste à faire connaître les différentes méthodes et les principaux procédés à l'aide desquels on peut arriver à reconnaître la composition et le degré d'altération de l'air libre ou confiné. Nous nous attacherons exclusivement aux modes d'analyse les plus récents et les plus pratiques, à ceux surtout qui sont le plus applicables à l'objet spécial de nos études, c'est-à-dire aux recherches qui intéressent l'hygiène publique.

1° *Moyen de recueillir l'air à analyser.* — Le premier point est de savoir recueillir avec les précautions convenables l'air d'une localité donnée. Le moyen le plus simple consiste à vider dans les endroits voulus des flacons remplis d'eau saturée d'acide carbonique, ou de mercure, en ayant soin d'y laisser une petite quantité d'eau ou de mercure; de graisser, de cacheter les bouchons, et de maintenir les flacons renversés jusqu'au moment de l'examen. M. F. Leblanc, durant les recherches auxquelles il s'est livré dans les mines, portait sur lui, à l'aide d'une courroie, une boîte à compartiments dans laquelle ses flacons renversés plongeaient invariablement dans le mercure.

Pour procéder à l'abri de toute variation, MM. Dumas et Boussingault, Martins et Bravais, ont employé de grands ballons dans lesquels le vide avait été fait, et qui étaient fermés avec les plus minutieuses précautions. On sait à quel degré de perfection sont arrivés ces savants, dans des analyses qui ont porté sur des masses d'air recueillies et transportées à de très grandes distances.

On ne saurait passer sous silence les procédés fort ingénieux dont s'est servi M. C. Brunner (de Berne). L'appareil très simple qu'il a fait connaître consiste en un vase d'une forme et d'une dimension indéterminées rempli d'un liquide convenable, l'huile de préférence à l'eau, qui, à mesure qu'il s'écoule par un orifice situé à la partie inférieure du vase, est remplacé par un volume égal d'air entrant dans le vase par un orifice supérieur, après avoir traversé des tubes où il est soumis à divers réactifs. Cet appareil attirant l'air comme par aspiration est désigné sous le nom d'*aspirateur*. On conçoit qu'en mesurant le liquide écoulé, on évalue par là le volume d'air aspiré. Pour opérer en grand et parvenir à avoir des notions plus exactes sur la composition de l'air dans les lieux où il est chargé de substances délétères et de miasmes, il suffirait d'établir un grand tonneau ou aspirateur, au moyen duquel on produirait un courant d'air continu pendant des journées entières, même sans la présence d'un opérateur.

2° *Procédés eudiométriques.* — La détermination des éléments de l'air est arrivée aujourd'hui à un degré d'exactitude presque absolu, grâce aux méthodes proposées par Dumas et Boussingault, Regnault, Doyère, etc. On doit aux premiers de ces illustres savants un principe d'analyse qui a beaucoup simplifié, en les rendant plus précis, les procédés eudiométriques. C'est la substitution de la pesée à la mesure des gaz en volume.

Dans les belles recherches de Dumas et Boussingault sur la véritable constitution de l'air atmosphérique, un ballon vide d'air est mis en rapport avec un tube plein de cuivre métallique réduit par l'hydrogène et armé de robinets qui permettent d'y faire également le vide, dont on a d'ailleurs exactement déterminé le poids. Le cuivre étant chauffé au rouge, on ouvre celui des robinets par où doit arriver l'air, qui se précipite alors dans le tube où il cède à l'instant son oxygène au métal. Au bout de quelques minutes, on ouvre le second robinet ainsi que celui du ballon, et le gaz azote se rend dans le ballon vide. Les robinets demeurés ouverts, l'air afflue, et, à mesure qu'il passe dans le tube, il y abandonne son oxygène; c'est donc de l'azote pur que le ballon reçoit. Quand il en est plein ou à peu près, on ferme tous les robinets. On pèse ensuite séparément le ballon et le tube pleins d'azote, puis on les pèse de nouveau après y avoir fait le vide. La différence de ces pesées donne le poids du gaz azote. Quant au poids de l'oxygène, il est fourni par l'excès de poids que le tube qui contient le cuivre a acquis pendant la durée de l'expérience. Avant d'arriver sur le cuivre qui devait lui enlever son oxygène, l'air se dépouillait d'abord d'acide carbonique en passant dans des appareils remplis de potasse liquide très concentrée; puis d'eau, en traversant des tubes garnis d'acide sulfurique concentré et pur. — La nécessité de maintenir une température et une pression constantes et certaines sera facilement comprise, et est remplie à l'aide de moyens qu'il serait hors de propos de consigner ici.

M. F. Leblanc, dans ses recherches sur la composition de l'air confiné, ajoute à l'appareil de Dumas et Boussingault des tubes pesés pour le dosage de l'acide carbonique; ou, pour plus de simplicité, il opère l'aspiration au moyen de deux grands ballons d'une capacité connue et préalablement vidés d'air. Ces ballons sont munis de thermomètres intérieurs et mis en relation avec un tube vertical plongeant dans le mercure. L'évaluation exacte de la hauteur de la colonne de mercure soulevée et l'observation de la température fournissent les données nécessaires pour calculer le poids de la masse d'air qui a cédé tout son acide carbonique à la potasse. Lors de chaque prise d'air confiné à analyser, on doit avoir soin de noter toutes les circonstances, telles que la capacité de l'enceinte, le nombre des individus, la durée de la clôture, la température, le mode de chauffage, enfin l'absence ou l'existence et la nature des moyens de ventilation.

M. Regnault emploie pour l'analyse de l'air un eudiomètre perfectionné dans lequel, outre la détermination exacte de la température et de la pression, il combine la mesure du volume des gaz avec l'emploi des réactifs absorbants, et où l'oxygène s'unit à l'hydrogène au moyen de l'étincelle électrique. Cette méthode, d'une précision presque mathématique, est d'une exécution beaucoup plus rapide que celle de MM. Dumas et Boussingault, quoiqu'elle exige des calculs assez compliqués et l'emploi d'un instrument fort coûteux.

M. Doyère a, presque à la même époque, fait connaître un procédé eudiométrique très propre à indiquer les variations de la composition atmosphérique. Nous nous bornerons à dire que sa méthode d'analyse diffère de celle de M. Regnault en ce que, au lieu de mesurer toujours les gaz ramenés à une pression identique, on agit directement sur les volumes. Les artifices ingénieux au moyen desquels ce savant arrive à déterminer les corrections naissant de la température, de la pression, et de l'état hygrométrique, ne peuvent être bien appréciés qu'en prenant connaissance des mémoires très étendus de l'auteur.

M. Brunner, dont nous avons décrit l'appareil aspirateur, a indiqué quelques procédés particuliers pour l'analyse de l'atmosphère. Sa méthode ne diffère pas d'ailleurs de celle de MM. Dumas et Boussingault. C'est au moment de l'entrée de l'air dans le vase aspirant qu'il le soumet au contact des réactifs propres à déceler sa nature en le faisant passer soit par des flacons de Woolf, soit par des tubes qui contiennent les substances absorbantes; de telle sorte qu'il n'arrive dans le récipient aspirateur que l'azote. Pour déterminer la quantité d'eau, Brunner se sert d'acide sulfurique concentré, de préférence au chlorure de calcium. Il a constaté qu'un tube de 37 pouces de long sur un demi-pouce de diamètre, rempli de chlorure de calcium, dessèche moins complétement un courant d'air saturé de vapeur d'eau qu'un tube de 8 pouces contenant de l'amiante humecté de 40 gouttes d'acide sulfurique. Pour obtenir le poids de l'acide carbonique, l'air est amené à travers deux tubes, l'un contenant de l'amiante humecté d'acide sulfurique pour dessécher le gaz, l'autre contenant de la chaux éteinte humectée légèrement. Pour l'oxygène, c'est un tube de verre contenant de la tournure et de la poudre de fer ou de cuivre métallique réduit par l'hydrogène chauffée au rouge. L'augmentation de poids du tube indique la quantité d'oxygène fixé.

Lassaigne a proposé un moyen facile de doser l'oxygène d'une manière assez rapide et assez exacte pour que l'on puisse l'appliquer aux recherches que nécessite l'hygiène ou la médecine légale. Ce procédé consiste à introduire dans un petit flacon 3 à 4 grammes de tournure de cuivre rouge, à verser ensuite de l'eau distillée jusqu'à la moitié du flacon, puis à le remplir avec une solution concentrée de gaz ammoniac. Ce flacon, ainsi rempli exactement, est fermé et renversé dans la cuve à eau. On mesure ensuite dans un tube gradué, rempli d'eau, un volume d'air qu'on fait passer dans le flacon; on le ferme alors, et on l'agite sans interruption pendant quelques minutes. En peu d'instants on voit l'ammoniaque prendre une teinte bleuâtre, qui se fonce de plus en plus par suite de la formation de l'ammoniure de deutoxyde de cuivre. Cette teinte arrive bientôt à son maximum, en opérant sur 15 à 20 centimètres cubes d'air. Alors elle s'affaiblit peu à peu, lorsque tout l'oxygène du volume d'air sur lequel on opère a été absorbé. Cette décoloration progressive, qui devient un indice de la fin de l'opération, est due à la réaction du cuivre en excès sur l'ammoniure de deutoxyde, lequel se transforme en ammoniure de protoxyde incolore. Quand on est arrivé à ce point de l'expérience, on fait passer le résidu gazeux dans le tube gradué pour le mesurer, en prenant les précautions convenables.

Nous avons dit qu'au point de vue de la salubrité, l'analyse de l'air se réduisait au dosage de l'acide carbonique, et les développements dans lesquels nous sommes entré ont confirmé cette proposition. Aussi comprendra-t-on l'intérêt qui s'attache au nouveau procédé eudiométrique de Liebig. Cette méthode, comme le dit justement l'auteur, « réalise les conditions de précision et de simplicité nécessaires pour un physiologiste qui, dans une série d'analyses faites tous les jours, pendant quelque temps, aurait à déterminer les proportions d'acide carbonique et d'oxygène contenues dans l'air; pour un industriel qui voudrait analyser les gaz qui se dégagent d'un foyer; pour un médecin qui voudrait connaître la composition de l'air d'une salle d'hôpital, ou vérifier l'efficacité d'un moyen de ventilation. » Elle est fondée sur la propriété qu'a la potasse concentrée d'absorber l'acide carbonique, et l'acide pyrogallique d'absorber l'oxygène (Chevreul et Dœbereiner). On opère de la manière suivante. L'air dont on doit absorber l'acide carbonique et l'oxygène est mesuré dans des tubes gradués de la capacité de 30 centimètres cubes, chaque centimètre cube étant divisé en cinq parties. Après avoir rempli les tubes aux deux tiers avec de l'air, on y introduit à l'aide d'une pipette recourbée une quantité s'élevant à 1/40e ou 1/30e d'une solution d'une partie d'hydrate de potasse dans 2 parties d'eau. En agitant de bas en haut, dans la cuve à mercure, le tube gradué, on étend la solution alcaline sur les parois du tube, et l'absorption terminée, on lit le volume restant. Quand l'air analysé est desséché préalablement, le volume du gaz disparu donne exactement la proportion d'acide carbonique. Lorsqu'on l'a ainsi déterminée, on introduit dans le même tube, à l'aide d'une seconde pipette, une solution d'une partie d'acide pyrogallique, dont 5 à 6 parties d'eau, et l'on en ajoute assez pour que le volume de la solution acide soit égal à la moitié du volume de la solution de potasse. On étend par quelques secousses les liquides mélangés sur les parois du tube, et l'on mesure, quand l'absorption est complète, le volume du résidu d'azote. Avec 30 grammes d'acide pyrogallique, on peut faire cent cinquante analyses. Nous n'avons pas besoin d'insister sur l'importance pratique de ce procédé eudiométrique.

Nous ne nous sommes occupé, dans cette étude des procédés d'analyse de l'air, que de la recherche des éléments constitutifs de l'atmosphère. Il faut reconnaître cependant qu'il serait extrêmement utile de déterminer la présence et la nature, soit de gaz délétères qui peuvent s'y mêler accidentellement, tels que l'hydrogène carboné ou sulfuré, l'acide sulfureux, diverses vapeurs, soit des principes organiques miasmatiques ou autres. Pour les premiers, leur mélange au résidu d'azote serait facilement décelé, et leurs propriétés caractéristiques reconnues. Pour les seconds, leur quantité ne pourrait être déterminée qu'en agissant sur des masses d'air extrêmement considérables et par des procédés spéciaux, puisque l'acide sulfurique et la potasse employés à débarrasser l'air de l'eau et de l'acide carbonique pourraient altérer les substances miasmatiques.

Nous aurons à examiner ailleurs les effets de l'air comprimé, récemment étudiés par MM. Pol et Watelle, Guérard, François et Willemin, à l'occasion des travaux d'art. (*Voy.* MINES, PUITS.)

Bibliographie. — *Recherches sur la véritable constitution de l'air atmosphérique*, par MM. Dumas et Boussingault (*Ann. de chim. et de phys.*, 3e série, t. III, p. 257, Paris, 1851. — AIR, par M. Gavarret (*Dictionnaire des dictionnaires*, Supplément, Paris, 1851). — *Cours élémentaire de chimie*, par M. V. Regnault, 1858 1860, t. I, p. 142. — *Procédé nouveau d'analyse de l'air*, par M. Lassaigne (*Comptes rendus de l'Acad. des sc.*, 13 octobre 1845). — *Description de quelques procédés pour l'analyse de l'atmosphère*, par M. Brunner, de Berne (*Ann. de chim. et de phys.*, 3e série, t. III, p. 305). — *Nouveau procédé eudiométrique*, par J. Liebig (*Journ. de pharm. et de chim.*, 3e série, t. XIX, p. 155). — *Recherches sur la composition de l'air confiné*, par M. Félix Leblanc (*Ibid.*, 3e série, t. V). — *Recherches sur la composition de l'air dans quelques mines*, par M. Félix Leblanc (*Comptes rendus de l'Acad. des sc.*, 14 juillet 1845). — *Extrait d'un rapport adressé à M. le ministre de la guerre relativement au volume d'air à assurer aux hommes de troupe dans les chambres des casernes*, par M. Félix Leblanc (*Ann. de chim. et de phys.*, 3e série, t. XXVII, p. 373). — *Analyse de l'atmosphère de quelques mines du duché de Cornouailles*, par M. P. Moyle (*Ibid.*, 3e série, t. III, p. 318). — *Considérations sur l'insalubrité de l'air dans les Maremmes*, par M. P. Savi, de Pise (*Ibid.*, 3e série, t. III, p. 344). — *Du dégagement spontané de l'hydrogène sulfuré dans les eaux de la côte occidentale d'Afrique et d'autres localités*, par Fr. Daniell (*Philosophical Magazine*, 5e série, n° 121, et *Ann. de chim. et de phys.*, 3e série, t. III, p. 331). — *Recherches sur la rubéfaction des eaux et leur oxygénation par les animalcules et les algues*, par A. et Ch. Morren, 1841. — *Mémoire sur la possibilité de constater la présence des miasmes, et sur la présence d'un principe hydrogéné dans l'air*, par M. Boussingault (*Gaz. méd. de Paris*, 1834, p. 523). — *Cours complet de météorologie*, de L.-F. Kaemtz, trad. par Ch. Martins. Paris, 1853. — *Recherches sur* *la composition que présente l'air recueilli à différentes hauteurs où ont respiré un grand nombre de personnes*, par Lassaigne (*Ann. d'hyg. et de méd. lég.*, t. XXXVI, p. 297). — *Remarques sur l'état de l'air atmosphérique à Londres* (*Journal des connaissances usuelles*, janvier 1832). — *Recherches sur la quantité d'acide carbonique expirée par l'homme dans les vingt-quatre heures*, par Scharling (*Ann. de chim. et de phys.*, 3e série, t. VIII, p. 478). — *Recherches sur la quantité d'acide carbonique exhalée par le poumon dans l'espèce humaine*, par MM. Andral et Gavarret (*Ibid.*, 3e série, t. VIII, p. 129).

ALBUMINE. — L'albumine extraite du sérum du sang est employée à la clarification des vins et des sirops, à l'apprêt et à l'impression des étoffes, à la préparation des gants, au vernissage, etc. L'extraction de cette substance se fait dans les abattoirs par la séparation du caillot et du sérum du sang et par la dessiccation de cette dernière partie étendue en couches minces et exposée soit à l'air, soit dans une étuve chauffée à 45 degrés.

Cette opération nécessite quelques soins destinés à éviter la putréfaction des débris de sang; l'enlèvement de ceux-ci, le lavage à grande eau des salles et ustensiles employés, et la ventilation des ateliers. (*Voy.* ABATTOIRS.)

ALCALI CAUSTIQUE. — La fabrication de l'alcali caustique en dissolution est rangée dans la troisième classe des établissements incommodes, comme offrant très peu d'inconvénients.

ALCALI VOLATIL. — *Voy.* AMMONIAQUE.

ALCOOLS. — ALCOOLISME. — On donne le nom d'*alcools* aux liqueurs qui se forment pendant la fermentation des principes sucrés contenus dans les fruits, les tiges ou les racines de certaines plantes, notamment dans le raisin, la canne à sucre ou la betterave, ou extraits des céréales, de la pomme de terre et des substances amylacées qui ont subi la transformation saccharine. La séparation de l'alcool contenu dans les divers liquides fermentés s'opère par la distillation.

Les liqueurs qui renferment de 50 à 55 pour 100 d'alcool sont appelées *eaux-de-vie;* celles qui en renferment davantage s'appellent *esprits;* l'*alcool* entièrement privé d'eau est dit *absolu*.

Les esprits sont désignés sous les dénominations *trois-sept*, *trois-six* et *trois-cinq*. Le premier, qui est presque anhydre, doit son nom à ce que 3 volumes mêlés à 4 volumes d'eau donnent 7 volumes à 19 degrés Cartier; 3 volumes du deuxième et 3 volumes d'eau donnent 6 volumes également à 19 degrés; enfin, 3 volumes du troisième et 2 volumes d'eau produisent 5 volumes au même degré.

Les eaux-de-vie à 49°,1, 58°,7 et 61°,5 centésimaux sont, aux trois titres commerciaux, appelées *preuve de Hollande, double cognac* et *preuve de Londres.*

Les alcools et eaux-de-vie sont encore désignés par des noms particuliers qui rappellent en général la substance d'où ils sont tirés : *alcool* ou *eau-de-vie de vin, de grain, de pomme de terre, de fécule ; rhum,* produit de la fermentation de la mélasse de canne ; *tafia*, produit de la fermentation du jus de canne ou vesou ; *kirsch,* ou eau-de-vie de cerises ; *rack*, produit de la fermentation du riz, fabriqué aux Indes et mêlé au cachou ; *genièvre* ou *gin*, obtenu par la distillation de l'eau-de-vie de grain sur du genièvre ; *whisky,* produit de la fermentation de la drèche ; *marasquin*, eau-de-vie de prunes et de pêches ; *absinthe*, obtenue par la distillation de l'eau-de-vie sur les sommités d'absinthe.

Nous devons mentionner encore une nouvelle espèce d'alcool, précieux produit de l'industrie algérienne. Après de nombreuses expériences, un colon de Damrémont, dans la province de Constantine, est parvenu à retirer d'une plante bulbeuse, appelée asphodèle, et qui se rencontre en très grande abondance sur tous les points de la colonie, où elle croît à l'état spontané, un alcool qui, au dire des personnes les plus compétentes, ne le cède en rien aux meilleures alcools de raisin. La fabrique qu'il a établie. en vue d'utiliser sa découverte, distille aujourd'hui 600 litres d'alcool en vingt-quatre heures, et alimente en partie la consommation locale. Ce succès a éveillé l'attention des spéculateurs : une seconde fabrique, pouvant produire 10 hectolitres d'alcool par jour, a été récemment installée dans la province d'Oran, et une autre s'organise en ce moment dans la province d'Alger. L'Algérie se trouvera donc bientôt en mesure de fournir de notables quantités d'alcool au commerce de la métropole.

Un échantillon de l'alcool d'asphodèle fabriqué à Damrémont a été soumis à l'examen du comité des arts et manufactures et à l'appréciation de M. Dumas, et l'avis qui a été émis ne laisse rien à désirer sur le mérite du nouveau produit. Voici, du reste, le rapport par lequel l'éminent chimiste a fait connaître au ministre de la guerre le résultat des expériences auxquelles il s'est livré :

« Monsieur le ministre, vous avez voulu avoir mon avis sur un nouveau produit de l'Algérie, l'*alcool d'asphodèle* ; vous m'en avez fait remettre, dans ce but, un échantillon accompagné d'une notice relative à sa fabrication. Je dois vous faire remarquer d'abord, monsieur le maréchal, que cette notice ne fournit aucun détail qui soit propre à fixer mon attention au sujet de cet alcool. Il est impossible, après l'avoir lue, d'affirmer : 1° que la fabrication de l'alcool d'asphodèle puisse s'établir sur une grande échelle ; 2° qu'elle soit susceptible de s'effectuer avec profit ; 3° que le procédé suivi pour l'extraction de cet alcool soit le meilleur qu'il y ait à employer. Je réserve donc mon opinion sur tous ces points.

» Quant à l'échantillon d'alcool, considéré en lui-même, abstraction faite de son origine et de son prix de revient, je n'aurais que des éloges à donner à ce produit. 1° Il est limpide et incolore; son odeur franche est celle de l'alcool même. Évaporé sur la main, il n'y laisse aucun résidu gras; celle-ci n'exhale aucune odeur spéciale, ni celle de l'empyreume, ni celle du fusel-oil, ni celle de l'huile de pomme de terre; l'odeur alcoolique se conserve agréable et pure. 2° Mêlé avec deux fois son volume d'eau, il donne un mélange dont l'odeur offre quelque analogie avec celle que l'alcool du vin donne en pareille circonstance. L'alcool de pomme de terre et celui de grain donnent avec l'eau des mélanges dont l'odeur spéciale est facile à reconnaître; l'alcool d'asphodèle n'a rien de commun avec eux. L'alcool du vin, après son mélange avec l'eau, laisse percevoir l'odeur propre de l'éther œnanthique : c'est de cet alcool que l'alcool d'asphodèle se rapproche plutôt. 3° On a constaté que l'alcool d'asphodèle ne contenait ni acide, ni sels, ni matière huileuse, de la façon suivante : 100 centimètres cubes d'alcool ont été mêlés avec 200 centimètres cubes d'eau distillée; le mélange, demeuré limpide, a été distillé au bain-marie, dans un bain d'eau saturée de sel marin. Le produit de la distillation, fractionné, n'a dans aucun moment offert ni trouble ni louche, soit qu'on l'ait examiné pur, soit qu'on l'ait mêlé d'eau avant l'examen.

» On a arrêté la distillation, lorsqu'il restait environ 2 centimètres cubes de liquide dans la cornue. Ce résidu était incolore, inodore, insipide. Il s'est mêlé à l'eau sans la troubler. Le nitrate d'argent, l'oxalate d'ammoniaque, le nitrate de baryte, l'ont laissé parfaitement limpide : il ne contenait donc ni chlorures, ni acide sulfurique, ni sels de chaux; d'ailleurs il n'était pas acide. La moitié de ce résidu évaporée à sec a laissé un léger résidu brun, qui provenait sans doute de quelque trace de matière organique fournie par le bouchon. 4° Pour s'assurer, par une autre voie, si l'alcool ne contenait pas quelque trace d'huile volatile à l'état de mélange, on a fait usage de l'acide sulfurique concentré, qui colore à froid la plupart de ces huiles, en les charbonnant. En mêlant 20 centimètres cubes d'acide et 20 d'alcool, on a obtenu un mélange brun clair; 10 centimètres cubes d'acide et 10 d'alcool ont donné un mélange jaune brun; 5 centimètres cubes d'acide et 5 d'alcool ont fourni un mélange presque incolore. En diminuant la masse des mélanges, la chaleur que leur formation excite devient de plus en plus faible; la coloration que l'acide sulfurique chaud produit en agissant sur l'alcool cesse de se manifester, et l'on peut conclure de l'examen du dernier d'entre eux que l'alcool d'asphodèle ne contient aucune huile colorable à froid par l'acide sulfurique. Versé sur une glace bien propre, l'alcool d'asphodèle s'y évapore, en laissant çà et là quelques taches si ténues, qu'on ne peut les voir qu'en faisant miroiter la plaque. A la loupe, elles offrent l'aspect gras ou cireux. La matière qui les forme paraît solide; elle est inodore : on ne saurait la confondre avec une huile; elle rappelle plutôt les produits qu'on retire du liége, et tout indique, en effet, que le bouchon de liége de la bouteille a cédé ce produit à l'alcool examiné. L'alcool d'asphodèle brûle sans résidu. Sa flamme est parfaitement identique avec celle de l'alcool pur. A la température de 18°, l'alcoolomètre y marque 87°,5 ; ce qui, correction faite pour ramener l'indication à 15°, donnerait 87°,3 d'alcool pour 100. L'aréomètre de Cartier y marque 33° 1/3, correspondant aussi à 87°,5. Sa densité, prise à 20°, est égale à 0,842 ; ce qui s'accorde avec les indications précédentes.

» En résumé, l'alcool d'asphodèle est d'une qualité très-marchande, d'un titre élevé, et d'une pureté qui ne laisse rien à désirer, du moins dans l'échantillon que j'ai examiné.

» On n'a qu'un vœu à former, c'est que l'Algérie puisse en produire beaucoup de semblable. J'aurais été curieux de connaître les procédés d'extraction de cet alcool. J'espère, monsieur le maréchal, que vous serez assez bon pour me les communiquer quand ils seront parvenus à votre connaissance. »

Les liqueurs alcooliques et spiritueuses tiennent une trop grande place dans l'alimentation de l'homme, dans les usages domestiques, industriels et médicinaux, pour qu'il ne soit pas très utile, au double point de vue de l'hygiène publique et de la salubrité, d'exposer les moyens de reconnaître la qualité et les divers modes d'altération ou de falsification des alcools, et d'étudier les conditions générales de leur consommation, ainsi que les abus auxquels elle peut donner lieu.

Alcoolométrie. — La première chose à considérer, eu égard à la qualité des diverses espèces d'alcools, c'est leur force, en d'autres termes la proportion d'eau qu'ils contiennent. L'alcoolométrie est fondée sur l'augmentation de densité des liqueurs alcooliques proportionnelle à la quantité d'eau qui y est ajoutée. On se servait autrefois, pour mesurer la force des alcools, d'un aréomètre appelé pèse-esprits de Cartier, qui marquait zéro dans l'eau pure, et 44 degrés dans l'alcool absolu, et était divisé en 44 parties égales. On emploie aujourd'hui, dans toutes les constatations légales, et notamment pour la perception des droits sur les alcools, l'alcoolomètre de Gay-Lussac, dont le zéro répond à l'eau pure, et le 100e degré à l'alcool absolu. La graduation centésimale s'applique à des liqueurs dont la température est de + 15 degrés. A toute autre température, il y a lieu à des corrections calculées et réunies dans une table dont nous donnons l'extrait pour les degrés les plus usités de l'alcool, en y joignant l'évaluation des degrés de Cartier en degrés centésimaux à + 15 degrés centigrades.

Mais, ainsi que le fait remarquer M. Regnault, l'alcoolomètre ne peut donner la richesse en alcool que pour les liquides qui ne renferment que de l'eau et de l'alcool ; il est clair que s'ils contenaient du sucre ou des matières salines, la détermination serait inexacte, puisque ces substances augmentent la densité de la liqueur. Ce procédé ne peut donc indiquer immédiatement la richesse des boissons alcooliques, qui renferment toujours des proportions notables de sucre et de substances salines. On procède alors de la manière suivante. On introduit dans un petit alambic de cuivre

Tableau A.

TEMPÉRATURES OBSERVÉES.	Degrés alcoolométriques correspondants à ces températures.				
	56°.	**80°.**	**85°.**	**86°.**	**94°.**
0°	61,2	84,3	88,9	89,9	97,1
1	60,9	84	88,7	89,6	96,9
2	60,5	83,7	88,5	89,4	96,7
3	60,2	83,5	88,2	89,2	96,5
4	59,8	83,2	87,9	88,9	96,3
5	59,5	82,9	87,7	88,6	96,1
6	59,1	82,6	87,4	88,4	95,9
7	58,8	82,3	87,2	88,1	95,7
8	58,5	82	86,9	87,9	95.5
9	58,1	81,7	86,6	87,6	95,3
10	57,8	81,5	86,4	87,4	95,1
11	57,4	81,2	86,1	87,1	94,9
12	57	80,9	85,8	86,8	94,7
13	56,7	80,6	85,5	86,5	94,4
14	56,3	80,3	85,3	86,3	94,2
15	56	80	85	86	94
16	55,6	79,7	84,7	85,7	93,8
17	55,3	79,4	84,4	85,4	93,6
18	54,9	79,1	84,1	85,2	93,3
19	54,6	78,8	83,9	84,9	93,1
20	54,2	78,5	83,6	84,6	92,9
21	53,9	78,2	83,3	84 3	92,6
22	53,5	77,9	83	84	92,4
23	53,1	77,6	82,7	83,8	92,1
24	52,8	77,3	82,4	83,5	91,9
25	52,4	77	82,1	83,2	91,6
26	52	76,7	81,8	82,9	91,4
27	51,7	76,3	81,5	82,6	91,1
28	51,3	76	81,2	82,3	90,9
29	51	75,7	80,9	82	90,6
30	50,6	75,4	80,6	81,7	90,4

Tableau B.

DEGRÉS de Cartier.	DEGRÉS centésim.	DEGRÉS de Cartier.	DEGRÉS centésim.	DEGRÉS de Cartier.	DEGRÉS centésim.	DEGRÉS de Cartier.	DEGRÉS centésim.
10	0,2	18,75	48,2	27,25	72,3	35,75	89,2
10,25	1,1	19	49,1	27,50	72,9	36	89,6
10,50	2,4	19,25	50	27,75	73,5	36,25	90
10,75	3,7	19,50	50,9	28	74	36,50	90,4
11	5,1	19,75	51,7	28,25	74,6	36,75	90,8
11,25	6,5	20	52,5	28,50	75,2	37	91,2
11,50	8,1	20,25	53,3	28,75	75,7	37,25	91,5
11,75	9,6	20,50	54,1	29	76,3	37,50	91,9
12	11,2	20,75	54,9	29,25	76,8	37,75	92,3
12,25	12,8	21	55,6	29,50	77,3	38	92,7
12,50	14,5	21,25	56,4	29,75	77,9	38,25	93
12,75	16,3	21,50	57,2	30	78,4	38,50	93,4
13	18,2	21,75	58	30,25	78,9	38,75	93,7
13,25	20	22	58,7	30,50	79,4	39	94,1
13,50	21,8	22,25	59,4	30,75	80	39,25	94,4
13,75	23,5	22,50	60,1	31	80,5	39,50	94,7
14	25,2	22,75	60,8	31,25	81	39,75	95,1
14,25	26,9	23	61,5	31,50	81,5	40	95,4
14,50	28,5	23,25	62,2	31,75	82	40,25	95,7
14,75	30,1	23,50	62,9	32	82,5	40,50	96
15	31,6	23,75	63,6	32,25	82,9	40,75	96,3
15,25	33	24	64,2	32,50	83,4	41	96,6
15,50	34,4	24,25	64,9	32,75	83,9	41,25	96,9
15,75	35,6	24,50	65,5	33	84,4	41,50	97,2
16	36,9	24,75	66,2	33,25	84,8	41,75	97,5
16,25	38,1	25	66,9	33,50	85,3	42	97,7
16,50	39,3	25,25	67,5	33,75	85,8	42,25	98
16,75	30,4	25,50	68,1	34	86,2	42,50	98,3
17	41,5	25,75	68,8	34,25	86,7	42,75	98,5
17,25	42,5	26	69,4	34,50	87,1	43	98,8
17,50	43,5	26,25	70	34,75	87,5	43,25	99,1
17,75	44,5	26,50	70,6	35	88	43,50	99,4
18	45,5	26,75	71,2	35,25	88,4	43,75	99,6
18,25	46,4	27	71,8	35,50	88,8	44	99,8
18,50	47,3						

étamé 300 centimètres cubes de la liqueur à essayer, et l'on distille avec une lampe à alcool. Le liquide, qui se condense dans le serpentin, est reçu dans une éprouvette graduée en centimètres cubes. On amène la liqueur à la température de 15 degrés, et l'on y plonge l'alcoolomètre pour déterminer son contenu en alcool ; le tiers de la quantité trouvée représente la richesse en alcool de la liqueur soumise à l'essai.

On peut aussi déterminer la richesse d'une liqueur alcoolique en déterminant la température que marque un thermomètre dont le réservoir est plongé dans cette liqueur au moment où elle entre en ébullition. On dresse à cet effet une table qui donne les températures d'ébullition correspondant aux divers mélanges d'alcool et d'eau, et qui est déduite d'expériences directes faites dans le même appareil, et sur des mélanges bien connus d'alcool et d'eau. C'est sur le même phénomène et d'après le même principe que sont construits les ébullioscopes à cadran ou à tige droite de M. Brossard-Vidal et de M. Conaty. Ces procédés donnent assez exactement la richesse des liqueurs alcooliques employées pour boissons, parce que les quantités de sucre et de sels qu'elles renferment influent peu sur leur température d'ébullition.

Altérations et falsifications des alcools. — Les divers modes d'altération et de falsification des eaux-de-vie ont été exposés de la manière la plus complète par M. A. Chevallier, à qui nous empruntons la plupart des détails qui vont suivre.

Les alcools et eaux-de-vie peuvent contenir différents sels, notamment du chlorure de calcium ajouté dans le but d'augmenter la densité de la liqueur et de frauder l'octroi, en diminuant sa force apparente; des sels de plomb, de cuivre ou de zinc, provenant soit de la conservation de l'esprit dans des vases de zinc ou dans des estagnons de cuivre mal étamés ou attaqués par l'acide acétique qui s'est formé au sein de la liqueur, soit des vases distillatoires mal entretenus, soit des serpentins construits avec un alliage de plomb et d'étain. La présence de l'acétate de plomb a été signalée par MM. Girardin, Morin, Bussy et Boutron-Charlard, et par M. Boutigny (d'Évreux), dans des eaux-de-vie de grain, pour la clarification desquelles on employait l'acétate de plomb. Le sulfate de cuivre pourrait aussi être introduit comme principe colorant dans certaines liqueurs ou conserves alcooliques, telles que l'absinthe, les fruits à l'eau-de-vie, etc. Il suffit d'avoir indiqué ces corps étrangers pour qu'il soit facile de reconnaître leur mélange à l'alcool, à l'aide des réactifs qui leur sont propres et qu'il serait hors de propos de rappeler ici.

L'acide acétique se forme spontanément dans les alcools, soit pendant la distillation, soit par leur exposition prolongée à l'air. Ils présentent alors une forte réaction acide; et si l'on sature la liqueur par la potasse ou la magnésie caustique et qu'on l'évapore à siccité, le résidu traité par l'acide sulfurique dégage de l'acide acétique, reconnaissable à son odeur.

Les eaux-de-vie de fécule, de grain, de marc, de mélasse de betterave, ou alcools de *mauvais goût*, se distinguent de l'alcool de *vin* ou *bon goût* par une odeur et une saveur spéciales, dues à la présence d'huiles volatiles particulières ou de produits empyreumatiques provenant d'une mauvaise préparation. En chauffant la liqueur à un degré inférieur à l'ébullition, ses caractères physiques deviennent plus tranchés.

Certaines substances âcres, telles que le poivre, le gingembre, la pyrèthre, la stramoine, l'ivraie, ajoutées à l'eau-de-vie pour la rendre plus forte, sont décelées par l'évaporation ou par l'addition d'un volume égal d'acide sulfurique, qui leur communique une teinte brune d'autant plus prononcée, que la proportion de matières étrangères est plus considérable, mais déjà très foncée lors même qu'elle ne contient que 1/600e d'extrait.

La coloration des eaux-de-vie s'obtient au moyen de certains mélanges où dominent le caramel, le cachou et diverses substances aromatiques et astringentes qui constituent ce que l'on nomme la *sauce*, et varient presque chez chaque fabricant. Il convient de noter aussi la saveur et la couleur particulières que communiquent aux esprits les diverses espèces de chênes qui servent à la construction des barriques; circonstance qui peut être mise à profit pour la conservation et la bonification des vins et des alcools, ainsi que l'a démontré par ses ingénieuses expériences M. Fauré, de Bordeaux.

L'acide sulfurique est très fréquemment ajouté en petite quantité à l'eau-de-vie, pour lui donner un bouquet artificiel, dû à la formation d'une petite proportion d'éther. Le laurier-cerise a été employé dans le même but, surtout pour les eaux-de-vie de grain et de pomme de terre.

M. Chevallier indique également l'ammoniaque, l'acétate d'ammoniaque et l'alun comme servant, quoique beaucoup plus rarement, à cet usage. Il est curieux de citer le résultat d'un examen fait par MM. Girardin et Morin et portant sur 35 échantillons d'esprits et d'eaux-de-vie débités à vil prix dans les faubourgs de Rouen et saisis par la justice. Sur ces 35 échantillons : 21 contenaient de l'acide sulfurique; 5 de l'acide acétique; 20 étaient colorés par le cachou ou par des matières astringentes verdissant les persels de fer; 5 devaient leur coloration au tannin de chêne et 7 au caramel; quelques échantillons ne marquaient que 35 à 36 degrés à l'alcoolomètre de Gay-Lussac.

Parmi ces diverses altérations et falsifications des eaux-de-vie, il faut bien reconnaître que la plupart sont sans action fâcheuse sur la santé des consommateurs. Les sels de plomb, les sels de cuivre, et les acides sulfurique ou acétique en excès pourraient seuls déterminer des accidents sérieux. Il est fort douteux qu'il faille attribuer, comme on l'a fait plus d'une fois, au poivre, à la stramoine, à l'ivraie, ou à toute autre plante vénéneuse, l'excitation délirante qui dans certaines circonstances accompagne l'ivresse alcoolique. Aucun fait authentique n'est venu confirmer ces rumeurs populaires trop facilement répandues.

De la consommation des boissons spiritueuses et de leur abus. — Le vrai danger qu'offrent les liqueurs spiritueuses au point de vue de l'hygiène publique, c'est leur consommation immodérée et la dégénérescence physique et morale qu'elle entraîne. L'abus de l'eau-de-vie tend à s'accroître dans des proportions effrayantes chez certains peuples, en raison surtout de la fabrication et du bas prix des eaux-de-vie de grain et de pomme de terre. C'est surtout dans les pays septentrionaux que l'usage des liqueurs fortes est répandu, tant à cause du climat que de l'absence du vin. Berlin comptait en 1822, au rapport de M. le docteur Roesch, 1520 débitants d'eau-de-vie ; la statistique de M. Casper y signale 6540 maisons, d'où il suit qu'on vend de l'eau-de-vie dans près d'un quart des habitations particulières. A la même époque, un recensement officiel, comprenant les militaires, portait la population de cette capitale à 199 283 ; le seul rapprochement de ces chiffres montre quel petit nombre de consommateurs suffit pour entretenir et faire prospérer un débit d'eau-de-vie.

On trouve, dans les *Recherches statistiques sur la ville de Paris* pour 1821 et 1822, qu'il existait dans la ville un débit de liqueurs alcooliques pour 9 maisons ; et pour chacun de ces établissements un public double de celles de Berlin. M. Benoiston de Châteauneuf a montré, il y a déjà longtemps, que la consommation en eau-de-vie va croissant à Paris d'année en année.

Nous empruntons les chiffres suivants à l'important ouvrage de M. Husson que nous aurons tant d'occasion de citer. La quantité de liquides spiritueux consommés dans la ville de Paris a été, en moyenne :

De 1825 à 1830.	69,071	hectol. d'alcool pur à 45°.
1831 à 1835.	72,315	—
1836 à 1840.	91,538	—
1841 à 1845.	110,762	—
1846 à 1850.	116,200	—
1851 à 1854.	150,047	—

Ce qui donne comme consommation moyenne pour chaque habitant :

	Lit.			
De 1825 à 1830.	8,96	par an,	0,024	par jour.
1831 à 1835.	8,74	—	0,023	—
1836 à 1840.	10,15	—	0,027	—
1841 à 1845.	11,14	—	0,031	—
1846 à 1850.	11,03	—	0,030	—
1851 à 1854.	14,25	—	0,039	—

On s'accorde à signaler les funestes effets qui résultent de l'extension immodérée qu'a prise dans nos possessions d'Afrique l'usage de l'absinthe.

On a estimé que la quantité de liqueurs spiritueuses consommées annuellement aux États-Unis, de 1807 à 1828, était de 327 128 968 litres, ou 27 litres par habitant. Il en résulte que la quantité consommée par les hommes adonnés à cette boisson était véritablement effrayante, puisqu'il faut déduire de ces chiffres la plus grande partie des femmes et des enfants, et tous ceux qui n'avaient point contracté cette funeste habitude. Les statistiques établissent qu'il y avait alors aux États-Unis plus de 300 000 ivrognes, et que plus de 37 000 périssaient chaque année, victimes des excès de boisson spiritueuse.

M. de Torselle, directeur du cadastre, consigne dans sa statistique de la Suèdé un fait qui mieux qu'aucun autre est propre à mettre en lumière les résultats meurtriers de l'abus des liqueurs alcooliques pour une population adonnée à ces excès. En 1825, sur 42 981 décès attribués à des maladies connues, on compte 611 cas dans lesquels la mort a été la suite immédiate d'excès de boisson. Que serait-ce si l'on ajoutait à ce chiffre celui des cas où la mort n'est survenue que lentement et sous l'influence des maladies causées par ces funestes abus?

M. le docteur Champouillon, professeur à l'école du Val-de-Grâce, à l'occasion d'un cas de méningite suraiguë observé chez un clairon qui avait contracté depuis longtemps l'habitude de s'enivrer avec de l'eau-de-vie qu'il payait seulement 1 franc le litre, fait remarquer avec toute raison que dans l'appréciation des effets de l'ivrognerie il faut tenir compte non-seulement de la quantité, mais encore des qualités propres de chaque breuvage alcoolique.

Toutes les eaux-de-vie retirées par distillation des farines fermentées de seigle, d'orge ou de pomme de terre, contiennent une certaine proportion d'huile empyreumatique qui les rend, au dire de ce praticien distingué, plus enivrantes et plus dangereuses que celles qui proviennent de la distillation du vin. Il se demande si cette huile augmente tout simplement les propriétés excitantes de l'alcool, ou si elle constitue un poison spécial pour le système nerveux; et considère comme probable qu'elle est douée de cette double influence, ainsi que sembleraient le prouver les cas nombreux de méningite avec manie aiguë occasionnés par l'abus de l'absinthe chez les militaires de notre armée d'Afrique.

En présence de ces faits, il est triste d'avoir à signaler l'impuissance de la plupart des moyens répressifs qui, à diverses époques et dans presque tous les pays civilisés, ont été tentés pour mettre un terme à l'abus des liqueurs fortes. Des résultats meilleurs paraissent avoir été obtenus par l'établissement des sociétés de tempérance, dont la première a été instituée à Boston en 1813, et qui, après s'être multipliées dans l'Amérique du Nord, se sont répandues en Angleterre, en Suède, en Russie et dans l'Europe centrale. L'abstinence de boissons alcooliques prescrite par les statuts religieusement observés de ces sociétés a produit presque partout les plus heureux effets. Car non-seulement la mortalité a diminué, mais encore l'état moral s'est amélioré et les crimes sont devenus moins fréquents.

Nous citerons à cette occasion, comme un exemple bon à suivre, l'arrêté excellent, et qui a déjà trouvé quelques imitateurs, de M. le maire de la ville de Versailles, qui a proposé au conseil municipal, et fait adopter par lui, la création de *prix de tempérance*, destinés non-seulement à récompenser la sobriété et la bonne conduite notoires, mais encore à ramener ceux qui ont failli. Cette délibération du conseil municipal de Versailles est un premier pas dans une voie de véritable progrès matériel et moral tout à la fois, et pour que la publicité aide à la propagation d'une idée utile, nous transcrivons ici en entier le texte même de la délibération :

« Le conseil, vu les lois des 16 et 24 août 1790, 28 pluviôse an VIII et 18 juillet 1837, l'arrêté de M. le maire de Versailles en date du 1er octobre 1850, ensemble la proposition par lui faite dans la séance extraordinaire du 17 juin 1851 et le rapport de la commission à laquelle ladite proposition avait été renvoyée ;

» Considérant que l'ivresse est une cause incessante de perturbation pour l'ordre matériel aussi bien que pour l'ordre moral dans la cité ;

» Qu'il est du devoir de l'autorité municipale, quelque restreintes que soient par la loi les limites de son pouvoir, de prendre toutes les mesures propres à diminuer les causes d'un semblable mal ;

» Qu'il vaut mieux prévenir les délits que les punir, et que l'attrait des récompenses peut être un puissant moyen d'action,

» Délibère :

» Art. 1er. — Une somme de 1000 francs, pour l'année 1851, est mise à la disposition de M. le maire pour fonder des prix de tempérance.

» Ces prix se divisent en premiers et en seconds prix.

» Chaque premier prix consiste dans un livret de 100 francs sur la caisse d'épargne ou dans un versement de pareille somme à la caisse des retraites, le tout au choix de l'intéressé.

» Chaque second prix est d'une valeur égale à la moitié de celle du premier.

» Art 2. — Une commission spéciale pour chaque quartier, composée de : 1° un conseiller municipal, président, désigné par M. le maire et appartenant au quartier ; 2° le curé de la paroisse ; 3° le président du bureau de charité ; 4° un entrepreneur notable désigné par

M. le maire; 5° et le commissaire de police, est chargée de désigner, après enquête et vérification, les candidats qu'elle propose à M. le maire pour les prix.

» Art. 3. — La liberté d'appréciation la plus étendue est laissée à la commission, qui prendra toutefois en grande considération les habitudes suivantes : l'absence de tout chômage volontaire dans le travail de la semaine, les dimanches et fêtes exceptés; la fidélité à rapporter au ménage ou à la famille le produit intégral du salaire; l'envoi, par les père et mère, des enfants aux écoles publiques, ou l'assiduité aux cours du soir par les adultes; le dépôt des économies à la caisse d'épargne ou à celle des retraites; l'adhésion aux sociétés de secours mutuels et de tempérance, etc.

» Les seconds prix sont destinés notamment aux individus qui, après avoir été, à une certaine époque, adonnés à l'ivrognerie, reviendraient à la tempérance par de louables et persévérants efforts.

» Ils pourront encore servir de récompense et d'encouragement aux débitants dont les maisons seraient notoirement connues pour l'observation rigoureuse des règlements de police qui les concernent.

» Art. 4. — Ces récompenses seront décernées en séance publique, à l'hôtel de ville, au jour et avec les formes qui seront indiqués par M. le maire.

« La publicité nécessaire sera donnée à la présente délibération, qui pourra recevoir, pour les années suivantes, tous autres développements, suivant les circonstances. »

Les bureaux de bienfaisance constatent unanimement que la cause principale de la misère d'un grand nombre de familles se trouve dans l'ivrognerie de leur chef. Ainsi quelques-uns, notamment celui de Versailles et de Cambrai, ont décidé que les secours seraient supprimés à ceux qui déserteraient l'atelier pour le cabaret.

M. le préfet du Nord, plusieurs autres administrateurs du département du Finistère, et au premier rang M. le maire de Brest, ont pris de leur côté des arrêtés qui assimilent aux contraventions et poursuivent tout scandale causé par les ivrognes sur la voie publique. Ils ont en même temps rendu plus sévère la police des cabarets. Le Sénat a donné une haute sanction à ces sages mesures, et les a formellement approuvées à l'occasion d'une pétition discutée dans son sein au mois de mars 1861.

En ce qui touche la salubrité, il nous reste à signaler la nécessité des mesures d'ordre public destinées à réprimer le débit des alcools altérés ou falsifiés, qui par leur mauvaise qualité sont de nature à nuire à ceux qui en feraient usage. La loi du 27 mars 1851, votée sur la proposition d'un des membres les plus éclairés de l'Assemblée législative, M. Mortimer-Ternaux, donne à l'autorité des moyens plus efficaces que par le passé d'agir dans l'intérêt de la santé publique, en empêchant le débit des substances alimentaires et des boissons altérées ou falsifiées. Nous aurons plus tard l'occasion de citer les ordonnances de police qui interdisent l'emploi de certaines substances nuisibles pour colorer les liqueurs. (*Voy.* Boissons.)

Bibliographie. — *Précis de chimie industrielle*, par A. Payen, 4e édit. Paris, 1859, t. II. — *Dictionnaire de l'industrie*, art. Eau-de-vie. Paris, 1835, t. IV, p. 174. — *Dictionnaire des altérations et falsifications des substances alimentaires*, par A. Chevallier. Paris, 1857, t. I, p. 60. — *Traité des moyens de reconnaître les falsifications*, par MM. Bussy et Boutron-Charlard. — *Rapport sur une eau-de-vie contenant de l'acétate de plomb*, par M. Boutigny d'Évreux (*Ann. d'hyg. et de méd. lég.*, t. XXIV, p. 78).— *Note sur la conservation des vins et alcools*, par M. Fauré (*Journ. de chim. et de pharm.*, juin 1848). — *Recherches statistiques sur la ville de Paris et le département de la Seine*, t. II, Paris, 1823, réimprimées en 1834. — *De l'usage et de l'abus des boissons fermentées*, par Hipp. Royer-Collard. Paris, 1838. — *De l'abus des boissons spiritueuses, considérées sous le point de vue de la police médicale et de la médecine légale*, par le docteur Ch. Roesch (*Ann. d'hyg. et de méd. lég.*, t. XX, p. 277). — *Observations sur l'abus des liqueurs spiritueuses parmi les troupes européennes dans l'Inde ; et sur les inconvénients d'une distribution uniforme et générale des rations d'eau-de-vie aux soldats*, par Henri Marshall (*Edinb. med. and surg. Journal*, janvier 1834). — *Histoire des sociétés de tempérance en Amérique*, par M. Baird, 1836. — Garnier et Harel, *Des falsifications des substances alimentaires, et des moyens chimiques de les reconnaître.* Paris, 1844, p. 145. — Bergeret, *De l'abus des boissons alcooliques.* Lons-le-Saulnier, 1851, in-18. — Cottereau, *Des altérations et des falsifications du vin, et des moyens physiques et chimiques employés pour les reconnaître.* Paris, 1851, in-8. — Thomeuf, *Essai clinique sur l'alcoolisme*, thèse de Paris, 1859. — Motet, *Considérations générales sur l'alcoolisme et plus particulièrement des effets toxiques produits par l'absinthe*, thèse de Paris, 1859. — Ludger-Lallemand, Maurice Perrin et Duroy, *Du rôle de l'alcool et des anesthésiques dans l'organisme.* Paris, 1860. 1 vol. in-8. — V. Racle, *De l'alcoolisme*, thèse de concours. Paris, 1860. — *Travaux récents sur l'alcoolisme* (*Ann. d'hyg. et de méd. lég.*, 1861, t. XV, 2e série, p. 212).

ALIÉNÉS. — Parmi les réformes modernes qui intéressent au plus haut degré l'humanité, et qui font le plus d'honneur à notre temps, il est impossible de ne pas placer en première ligne l'amélioration du sort des aliénés. Confondus, jusqu'aux premières années de ce siècle, avec les criminels, relégués dans le fond des cachots ou dans les cellules de quelques maisons religieuses, ils étaient réduits au plus complet abandon. Aujourd'hui, grâce aux efforts de médecins hommes de bien, et à la sollicitude enfin éveillée des pouvoirs publics, les aliénés, placés sous la protection parfois excessive de la loi, trouvent partout l'assistance que leur état réclame. Les conditions toutes particulières de cette assistance, l'isolement dans lequel doivent vivre les aliénés, exigent, aux divers points de vue des soins hygiéniques, des secours médicaux et de la tutelle administrative, les efforts réunis des administrateurs et des médecins. Sans vouloir aborder le moins du monde, dans ce qu'elle a de spécial, l'étude du sort des aliénés, nous avons dû exposer ici les points les plus généraux sur lesquels peut être appelée, dans plus d'une circonstance, l'attention des conseils d'hygiène et de salubrité.

La loi du 30 juin 1838, qui a fixé le sort des aliénés, dispose avant tout qu'ils seront reçus et soignés dans des établissements spéciaux, soit publics, soit privés. M. Alfred Blanche, dans l'étude administrative très remarquable qu'il a publiée sur les aliénés, constatait en 1846 les bienfaits déjà réalisés par cette loi, et le zèle de l'administration et des départements à l'exécuter. On comptait à cette époque 52 établissements publics, entre lesquels étaient répartis 16 000 aliénés. Tous les établissements ne sont pas exclusivement destinés au traitement des aliénés. Il existe 30 hospices qui renferment des quartiers où ceux-ci sont reçus soit à titre temporaire, en attendant leur transfèrement dans un asile, soit en traitement; et, suivant la statistique consignée dans le beau rapport de M. Watteville sur les établissements de bienfaisance, le nombre de lits affectés à cette catégorie, dans les 1270 hôpitaux ou hospices de la République, est de 7 853. Dans le cours de la seule année 1847, 12 087 aliénés ont été admis dans ces établissements hospitaliers. On ne possède pas encore la statistique officielle et complète des aliénés. Cependant on s'accorde à compter en France 1 aliéné sur 1428 habitants; le rapport pour le département de la Seine serait de 1 à 447. Nous pouvons ajouter aux détails que nous venons de rappeler, que le nombre des asiles s'est notablement accru, mais qu'il n'en existe pas encore dans chaque département, selon le vœu de la loi.

Nous examinerons successivement, et d'une manière sommaire : 1° le mode de translation des aliénés; 2° la situation et la disposition intérieure des asiles; 3° le régime des aliénés; 4° le travail et le genre de vie auxquels ils peuvent être soumis; 5° enfin nous citerons, en terminant, le texte des loi et ordonnance qui règlent la condition des aliénés.

1° *Mode de translation des aliénés.* — Les difficultés avec lesquelles s'opère parfois, même dans les grandes villes, et pour ceux qui appartiennent à des familles aisées, la translation des aliénés, ne peuvent donner qu'une très faible idée des obstacles sans nombre qui compliquent, dans certaines localités, le placement d'un malade dont la demeure se trouve à une plus ou moins grande distance de l'établissement où il doit être conduit, quelquefois dans un département éloigné du sien. La loi a voulu que, soit en attendant son transfèrement, soit pendant le trajet qu'il fait pour se rendre à l'asile, l'aliéné soit déposé dans les hospices ou hôpitaux de la commune ou des communes qu'il traverse; et que, dans les lieux où il n'en existe pas, les maires pourvoient au logement des aliénés soit dans une hôtellerie, soit dans un local spécial et approprié. Elle a voulu que, dans aucun cas, les aliénés ne puissent être ni conduits avec les condamnés ou les prévenus, ni déposés dans une prison.

Cette prévoyance si sage et si humaine de la loi n'est pas seulement, quoi qu'on en puisse penser, inspirée par le souvenir d'un triste passé ; elle s'adresse à des faits actuels qu'elle n'a pu malheureusement détruire, et que l'on ne saurait trop s'efforcer de signaler et de stigmatiser au nom de la loi et de l'humanité. Dans plus d'un lieu, les aliénés sont conduits par la gendarmerie ; ils parcourent ainsi de longues distances, notamment dans les départements de montagnes, et l'on a vu le voyage durer, en hiver, à travers les neiges, jusqu'à trente jours. Dans les hôpitaux où les aliénés sont déposés pendant le trajet, ils sont un objet d'effroi et manquent des soins les plus nécessaires. Certains marchés passés avec les asiles, par quelques départements, les obligent à aller chercher les malades. C'est là une mesure très profitable, qui devrait être généralisée, et à laquelle il faudrait ajouter, comme cela a lieu pour Paris, le transport dans les voitures cellulaires, sous la surveillance d'un délégué de l'administration.

2° *Situation et disposition intérieure des asiles et établissements privés d'aliénés.* — S'il n'est pas toujours possible de choisir le lieu où seront construits ou établis les asiles et les maisons d'aliénés, il est certaines conditions indiquées par la force même des choses, que la loi impose et qui sont développées dans l'ordonnance royale du 18 décembre 1839. Ainsi, toute personne qui sollicite l'autorisation d'ouvrir un établissement consacré aux aliénés doit justifier : 1° que l'établissement n'offre aucune cause d'insalubrité, tant au dedans qu'au dehors, et qu'il est situé de manière que les aliénés ne soient pas incommodés par un voisinage bruyant ou capable de les agiter ; 2° qu'il peut être alimenté en tout temps d'eau de bonne qualité et en quantité suffisante ; 3° que par la disposition des localités, il permet de séparer complétement les sexes, l'enfance et l'âge mûr ; d'établir un classement régulier entre les convalescents, les malades paisibles et ceux qui sont agités ; de séparer également les aliénés épileptiques ; 4° que l'établissement contient des locaux particuliers pour les aliénés atteints de maladies accidentelles et pour ceux qui ont des habitudes de malpropreté ; 5° que toutes les précautions ont été prises soit dans les constructions, soit dans la fixation du nombre des gardiens, pour assurer le service et la surveillance de l'établissement.

Ces prescriptions résument parfaitement les principales conditions de salubrité et d'aménagement intérieur que l'on doit imposer aux établissements publics ou privés consacrés au traitement des aliénés; il ne reste en réalité pour nous que peu de chose à y ajouter. M. Girard, l'habile inspecteur des asiles d'aliénés du département de la Seine, dans un travail très important et rempli de vues pratiques, a exposé avec une extrême clarté le plan suivant lequel pourrait être construit et méthodiquement distribué un asile destiné à contenir au plus 400 aliénés. Nous ne pouvons entrer ici dans tous les détails qu'il donne sur la forme et la meilleure appropriation des bâtiments, soit pour le service général, soit pour le classement des malades ; nous nous bornerons à quelques observations générales.

Il est très difficile de concilier, dans les divisions des malades agités, les nécessités de la surveillance et de la contrainte avec les lois de l'hygiène. Les aliénés gâteux méritent à cet égard une attention toute particulière. M. le docteur Archambault, ex-médecin de la maison de Charenton, a rendu un véritable service en montrant, par une expérience déjà suffisamment suivie, que l'on pouvait astreindre les aliénés gâteux à des habitudes assez régulières pour qu'en les conduisant à des heures fixes à la garderobe, on obtienne d'eux, comme d'enfants en bas âge, une propreté relative qui diminue d'une manière considérable cette plaie si profonde et trop longtemps réputée incurable des établissements d'aliénés. L'emploi de ces précautions si simples n'empêche pas que l'on ne veille avec le plus grand soin à entretenir dans les salles ou dans les cellules destinées pendant le jour aux gâteux agités ou paralytiques une température égale et un libre renouvellement de l'air, à l'aide d'une ventilation par en haut, par en bas et sous les parquets, et à composer leur couche de la manière la plus favorable à l'écoulement des déjections ou à leur prompte absorption. Divers systèmes sont usités pour le coucher des aliénés gâteux. Le lit de varech avec cuvette de zinc, et le lit sur cadre, avec feutre absorbant et à courant d'air, sont de beaucoup préférables aux autres.

Il est à peine nécessaire d'indiquer quels soins doivent être apportés dans la fermeture des fenêtres aux étages supérieurs et dans l'établissement des appareils de chauffage, de manière à éviter les accidents et les malheurs dont les fous sont à la fois les instruments et les premières victimes, et à prévenir les suicides.

Les moyens de contention indispensables dans l'intérêt le mieux entendu des malades, en dépit de la doctrine anglaise du *no-restraint*, dès longtemps acceptée dans son principe, mais repoussée dans ses exagérations par l'immense majorité des aliénistes français, doivent, pour être efficaces et exempts de tout inconvénient, être employés avec mesure et à l'aide d'appareils convenables. Les camisoles seront de gros coutil ; les fauteuils de force, fixés dans le sol et fortement rembourrés ; les entraves, dépouillées de toute garniture de fer. Trop souvent nous avons vu l'application inopportune ou mal surveillée de ces appareils défectueux déterminer chez de pauvres maniaques des plaies profondes multipliées et toujours très rebelles.

Les bains, les salles de jeu ou de travail, réclament aussi des dispositions très spéciales et sur lesquelles il suffit d'appeler l'attention. Mais ce qui doit dominer dans un établissement d'aliénés, c'est l'espace, ce sont les cours, les jardins, les promenoirs spacieux, les terrains où les malades puissent prendre en toute liberté, sans confusion, sans contrainte, l'exercice qui leur est si salutaire. Ajoutons enfin comme condition essentielle, et qui ne saurait être trop religieusement maintenue, la propreté la plus scrupuleuse des localités, du matériel et des malades. Rien ne saurait avoir, au point de vue de l'hygiène et de la salubrité, une plus réelle importance.

3° *Régime des aliénés.* — Il n'est guère de règle spéciale à poser pour le régime des aliénés. Leur alimentation doit être avant tout simple et convenablement mesurée. Elle sera appropriée par le médecin à la disposition de chaque malade. Il serait mieux de dire que l'on doit en bannir toutes les substances et toutes les préparations excitantes, toutes celles qui sont d'une digestion difficile.

Les vêtements seront rendus autant que possible uniformes dans les asiles publics. Partout on tiendra à ce qu'ils soient décents, amples et en rapport avec la saison. Les chaussures fortes et chaudes, à l'abri de l'humidité; la coiffure, large et capable de préserver des rayons du soleil, doivent être l'objet de prescriptions formelles. Il est vrai de dire que beaucoup d'aliénés présentent une certaine insensibilité au froid. Il ne faut pas moins les astreindre à un costume qui les tienne plus chaudement qu'ils ne semblent en avoir besoin.

Il n'est pas hors de propos de faire remarquer que les causes de maladie n'ont pas, chez les aliénés, la même activité que chez les hommes qui jouissent de toute leur raison. Les épidémies, en particulier, sévissent en général beaucoup moins sur ces populations composées d'individus vivant isolés au sein de la communauté, et ne partageant avec ceux qui les entourent ni impressions physiques, ni sensations morales.

4° *Travail, exercices.* — Il n'y a plus à discuter aujourd'hui sur les avantages d'un travail imposé au plus grand nombre des aliénés : c'est un fait généralement admis, et dont il ne reste qu'à régler l'emploi.

Les travaux manuels ou intellectuels ne conviennent pas indifféremment à tous les malades, et l'on ne doit pas perdre de vue que c'est l'intérêt de leur santé qui doit exclusivement présider au choix de leurs occupations. La loi, en admettant la rétribution du travail des aliénés, et en laissant au règlement intérieur de chaque établissement la détermination de l'emploi du produit auquel peut participer l'établissement lui-même, a malheureusement ouvert la porte à des abus regrettables. Ce travail qui, pour être un moyen curatif efficace, doit être médicalement prescrit, pour ainsi dire, à la dose convenable pour chacun, ne doit jamais dégénérer en une source de lucre. Il faut reconnaître que ce sont surtout les imbéciles et les idiots, plutôt que les vrais aliénés, qui sont employés à ces travaux productifs, à ces métiers sédentaires, qui seraient plus souvent nuisibles qu'utiles aux malades. On peut en dire autant, quoique par des motifs différents, des travaux intellectuels, et en particulier du chant, qui a été mis en honneur dans ces derniers temps. Les exercices gymnastiques présentent, dans des cas déterminés, une ressource beaucoup plus sûre. Il n'est pas hors de propos de signaler ici les expériences pleines d'intérêt et les résultats déjà remarquables obtenus sur les épileptiques et les hystériques de la Salpêtrière, par les soins si habilement dirigés de M. Laîné, professeur au gymnase de l'hôpital des Enfants malades.

Mais c'est avant tout à la propagation des travaux aratoires parmi les aliénés qu'il importe de s'attacher et de demander des effets thérapeutiques et hygiéniques vraiment sérieux. Ce n'est pas que l'on doive approuver et encourager la fondation de colonies agricoles isolées qui, comme celles de Belgique, sont loin d'être exemptes d'inconvénients, quand elles sont destinées à de véritables aliénés; mais l'annexion de grandes exploitations rurales à des établissements réguliers, telles que la ferme Sainte-Anne, annexe de Bicêtre, la colonie de Gheel, la colonie de Fitz-James, succursale de l'asile privé d'aliénés de Clermont (Oise), etc., constitue un progrès très réel, et que l'on doit chercher à étendre partout où cela sera possible. On ne tardera pas à en constater les avantages, tant économiques qu'hygiéniques.

5° *Loi et ordonnance.* — Nous donnons ici comme complément indispensable le texte de la loi de 1838 et de l'ordonnance qui l'a suivie. Nous rappellerons que celle-ci reproduit dans ses principales dispositions une ordonnance de police antérieure du 9 août 1828, la première qui ait été rendue sur cet objet par l'un des administrateurs qui ont le plus honoré les importantes fonctions de préfet de police, M. de Belleyme.

LOI SUR LES ALIÉNÉS (30 *juin* 1838).

TITRE PREMIER. — DES ÉTABLISSEMENTS D'ALIÉNÉS.

Article 1er. Chaque département est tenu d'avoir un établissement public, spécialement destiné à recevoir et soigner les aliénés, ou de traiter, à cet effet, avec un établissement public ou privé, soit de ce département, soit d'un autre département.

Les traités passés avec les établissements publics ou privés devront être approuvés par le ministre de l'intérieur.

Art. 2. Les établissements publics consacrés aux aliénés sont placés sous la direction de l'autorité publique.

Art. 3. Les établissements privés consacrés aux aliénés sont placés sous la surveillance de l'autorité publique.

Art. 4. Le préfet et les personnes spécialement déléguées à cet effet par lui ou par le ministre de l'intérieur, le président du tribunal, le procureur du roi, le juge de paix, le maire de la commune, sont chargés de visiter les établissements publics ou privés consacrés aux aliénés.

Ils recevront les réclamations des personnes qui y seront placées, et prendront, à leur égard, tous renseignements propres à faire connaître leur position.

Les établissements privés seront visités, à des jours indéterminés, une fois au moins chaque trimestre, par le procureur du roi de l'arrondissement. Les établissements publics le seront de la même manière, une fois au moins par semestre.

Art. 5. Nul ne pourra diriger ni former un établissement privé consacré aux aliénés sans l'autorisation du gouvernement.

Les établissements privés consacrés au traitement d'autres maladies ne pourront recevoir les personnes atteintes d'aliénation mentale, à moins qu'elles ne soient placées dans un local entièrement séparé.

Ces établissements devront être, à cet effet, spécialement autorisés par le gouvernement, et seront soumis, en ce qui concerne les aliénés, à toutes les obligations prescrites par la présente loi.

Art. 6. Des règlements d'administration publique détermineront les conditions auxquelles seront accordées les autorisations énoncées en l'article précédent, les cas où elles pourront être retirées, et les obligations auxquelles seront soumis les établissements autorisés.

Art. 7. Les règlements intérieurs des établissements publics consacrés, en tout ou en partie, au service des aliénés, seront, dans les dispositions relatives à ce service, soumis à l'approbation du ministre de l'intérieur.

TITRE II. — DES PLACEMENTS FAITS DANS LES ÉTABLISSEMENTS D'ALIÉNÉS.

SECTION Ire. — *Des placements volontaires.*

Art. 8. Les chefs ou préposés responsables des établissements publics et les directeurs des établissements privés et consacrés aux aliénés ne pourront recevoir une personne atteinte d'aliénation mentale, s'il ne leur est remis :

1° Une demande d'admission contenant les noms, profession, âge et domicile, tant de la personne qui la formera que de celle dont le placement sera réclamé, et l'indication du degré de parenté ou, à défaut, de la nature des relations qui existent entre elles.

La demande sera écrite et signée par celui qui la formera, et, s'il ne sait pas écrire, elle sera reçue par le maire ou le commissaire de police, qui en donnera acte.

Les chefs, préposés ou directeurs, devront s'assurer, sous leur responsabilité, de l'individualité de la personne qui aura formé la demande, lorsque cette demande n'aura pas été reçue par le maire ou le commissaire de police.

Si la demande d'admission est formée par le tuteur d'un interdit, il devra fournir, à l'appui, un extrait du jugement d'interdiction.

2° Un certificat de médecin constatant l'état mental de la personne à placer, et indiquant les particularités de sa maladie et la nécessité de faire traiter la personne désignée dans un établissement d'aliénés, et de l'y tenir renfermée.

Ce certificat ne pourra être admis, s'il a été délivré plus de quinze jours avant sa remise au chef ou directeur ; s'il est signé d'un médecin attaché à l'établissement, ou si le médecin signataire est parent ou allié, au second degré inclusivement, des chefs ou propriétaires de l'établissement, ou de la personne qui fera effectuer le placement.

En cas d'urgence, les chefs des établissements publics pourront se dispenser d'exiger le certificat du médecin.

3° Le passe-port ou toute autre pièce propre à constater l'individualité de la personne à placer.

Il sera fait mention de toutes les pièces produites dans un bulletin d'entrée, qui sera renvoyé, dans les vingt-quatre heures, avec un certificat du médecin de l'établissement, et la copie de celui ci-dessus mentionné, au préfet de police à Paris, au préfet ou au sous-préfet dans les communes chefs-lieux de département ou d'arrondissement, et aux maires dans les autres communes. Le sous-préfet, ou le maire, en fera immédiatement l'envoi au préfet.

Art. 9. Si le placement est fait dans un établissement privé, le préfet, dans les trois jours de la réception du bulletin, chargera un ou plusieurs hommes de l'art de visiter la personne désignée dans ce bulletin, à l'effet de constater son état mental et d'en faire rapport sur-le-champ. Il pourra leur adjoindre telle autre personne qu'il désignera.

Art. 10. Dans le même délai, le préfet notifiera administrativement les noms, profession et domicile, tant de la personne placée que de celle qui aura demandé le placement, et les causes du placement : 1° au procureur du roi de l'arrondissement du domicile de la personne placée ; 2° au procureur du roi de l'arrondissement de la situation de l'établissement : ces dispositions seront communes aux établissements publics et privés.

Art. 11. Quinze jours après le placement d'une personne dans un établissement public ou privé, il sera adressé au préfet, conformément au dernier paragraphe de l'art. 8, un nouveau certificat du médecin de l'établissement ; ce certificat confirmera ou rectifiera, s'il y a lieu, les observations contenues dans le premier certificat, en indiquant le retour plus ou moins fréquent des accès ou des actes de démence.

Art. 12. Il y aura, dans chaque établissement, un registre coté et paraphé par le maire, sur lequel seront immédiatement inscrits les noms, profession, âge et domicile des personnes placées dans les établissements, la mention du jugement d'interdiction, si elle a été prononcée, et le nom de leur tuteur ; la date de leur placement, les noms, profession et demeure de la personne, parente ou non parente, qui l'aura demandé. Seront également transcrits sur ce registre : 1° le certificat du médecin, joint à la demande d'admission ; 2° ceux que le médecin de l'établissement devra adresser à l'autorité, conformément aux art. 8 et 11.

Le médecin sera tenu de consigner sur ce registre, au moins tous les mois, les changements survenus dans l'état mental de chaque malade. Ce registre constatera également les sorties et les décès.

Ce registre sera soumis aux personnes qui, d'après l'art. 4, auront le droit de visiter l'établissement, lorsqu'elles se présenteront pour en faire la visite ; après l'avoir terminée, elles apposeront sur le registre leur visa, leur signature et leurs observations, s'il y a lieu.

Art. 13. Toute personne placée dans un établissement d'aliénés cessera d'y être retenue aussitôt que les médecins de l'établissement auront déclaré, sur le registre énoncé en l'article précédent, que la guérison est obtenue.

S'il s'agit d'un mineur ou d'un interdit, il sera donné immédiatement avis de la déclaration des médecins aux personnes auxquelles il devra être remis, et au procureur du roi.

Art. 14. Avant même que les médecins aient déclaré la guérison, toute personne placée dans un établissement d'aliénés cessera également d'y être retenue, dès que la sortie sera requise par l'une des personnes ci-après désignées, savoir :

1° Le curateur nommé en exécution de l'art. 38 de la présente loi ;

2° L'époux ou l'épouse ;

3° S'il n'y a pas d'époux ou d'épouse, les ascendants ;

4° S'il n'y a pas d'ascendants, les descendants ;

5° La personne qui aura signé la demande d'admission, à moins qu'un parent n'ait déclaré s'opposer à ce qu'elle use de cette faculté sans l'assentiment du conseil de famille ;

6° Toute personne à ce autorisée par le conseil de famille.

S'il résulte d'une opposition notifiée au chef de l'établissement par un ayant droit qu'il y a dissentiment, soit entre les ascendants, soit entre les descendants, le conseil de famille prononcera.

Néanmoins, si le médecin de l'établissement est d'avis que l'état mental du malade pourrait compromettre l'ordre public et la sûreté des personnes, il en sera donné préalablement connaissance au maire, qui pourra ordonner immédiatement un sursis provisoire à la sortie, à la charge d'en référer, dans les vingt-quatre heures, au préfet. Ce sursis provisoire cessera de plein droit à l'expiration de la quinzaine, si le préfet n'a pas, dans ce délai, donné d'ordres contraires, conformément à l'art. 21 ci-après. L'ordre du maire sera transcrit sur le registre tenu en exécution de l'art. 12.

En cas de minorité ou d'interdiction, le tuteur pourra seul requérir la sortie.

Art. 15. Dans les vingt-quatre heures de la sortie, les chefs, préposés ou directeurs, en donneront avis aux fonctionnaires désignés dans le dernier paragraphe de l'art. 8, et leur feront connaître le nom et la résidence des personnes qui auront retiré le malade, son état mental au moment de sa sortie, et, autant que possible, l'indication du lieu où il aura été conduit.

Art. 16. Le préfet pourra toujours ordonner la sortie immédiate des personnes placées volontairement dans les établissements d'aliénés.

Art. 17. En aucun cas l'interdit ne pourra être remis qu'à son tuteur, et le mineur qu'à ceux sous l'autorité desquels il est placé par la loi.

SECTION II. — *Des placements ordonnés par l'autorité publique.*

Art. 18. A Paris, le préfet de police, et dans les départements, les préfets, ordonneront d'office le placement, dans un établissement d'aliénés, de toute personne interdite ou non interdite, dont l'état d'aliénation compromettrait l'ordre public ou la sûreté des personnes.

Les ordres des préfets seront motivés et devront énoncer les circonstances qui les auront rendus nécessaires. Ces ordres, ainsi que ceux qui seront donnés conformément aux art. 19, 20, 21 et 23, seront inscrits sur un registre semblable à celui qui est prescrit par l'art. 12 ci-dessus, dont toutes les dispositions seront applicables aux individus placés d'office.

Art. 19. En cas de danger imminent, attesté par le certificat d'un médecin ou par la notoriété publique, les commissaires de police à Paris, et les maires dans les autres communes, ordonneront, à l'égard des personnes atteintes d'aliénation mentale, toutes les mesures provisoires nécessaires, à la charge d'en référer dans les vingt-quatre heures au préfet, qui statuera sans délai.

Art. 20. Les chefs, directeurs ou préposés responsables des établissements, seront tenus d'adresser aux préfets, dans le premier mois de chaque semestre, un rapport rédigé par le médecin de l'établissement sur l'état de chaque personne qui y sera retenue, sur la nature de sa maladie et les résultats du traitement.

Le préfet prononcera sur chacune individuellement, ordonnera sa maintenue dans l'établissement ou sa sortie.

Art. 21. A l'égard des personnes dont le placement aura été volontaire, et dans le cas où leur état mental pourrait compromettre l'ordre public ou la sûreté des personnes, le préfet pourra, dans les formes tracées par le deuxième paragraphe de l'art. 18, décerner un ordre spécial, à l'effet d'empêcher qu'elles ne sortent de l'établissement sans son autorisation, si ce n'est pour être placées dans un autre établissement.

Les chefs, directeurs ou préposés responsables, seront tenus de se conformer à cet ordre.

Art. 22. Les procureurs du roi seront informés de tous les ordres donnés en vertu des art. 18, 19, 20 et 21.

Ces ordres seront notifiés au maire du domicile des personnes soumises au placement, qui en donnera immédiatement avis aux familles.

Il en sera rendu compte au ministre de l'intérieur.

Les diverses notifications prescrites par le présent article seront faites dans les formes et délais énoncés en l'art. 10.

Art. 23. Si, dans l'intervalle qui s'écoulera entre les rapports ordonnés par l'art. 20, les médecins déclarent, sur le registre tenu en exécution de l'art. 12, que la sortie peut être ordonnée, les chefs, directeurs ou préposés responsables des établissements, seront tenus, sous peine d'être poursuivis, conformément à l'art. 30 ci-après, d'en référer aussitôt au préfet, qui statuera sans délai.

Art. 24. Les hospices et hôpitaux civils seront tenus de recevoir provisoirement les personnes qui leur seront adressées en vertu des art. 18 et 19, jusqu'à ce qu'elles soient dirigées sur l'établissement spécial destiné à les recevoir, aux termes de l'art. 1er, ou pendant le trajet qu'elles feront pour s'y rendre.

Dans toutes les communes où il existe des hospices ou hôpitaux, les aliénés ne pourront être déposés ailleurs que dans ces hospices ou hôpitaux. Dans les lieux où il n'en existe pas, les maires devront pourvoir à leur logement, soit dans une hôtellerie, soit dans un local loué à cet effet.

Dans aucun cas, les aliénés ne pourront être ni conduits avec les condamnés ou les prévenus, ni déposés dans une prison.

Ces dispositions sont applicables à tous les aliénés dirigés par l'administration sur un établissement public ou privé.

SECTION III. — *Dépenses du service des aliénés.*

Art. 25. Les aliénés dont le placement aura été ordonné par le préfet, et dont les familles n'auront pas demandé l'admission dans un établissement privé, seront conduits dans l'établissement appartenant au département, ou avec lequel il aura traité.

Les aliénés dont l'état mental ne compromettrait point l'ordre public ou la sûreté des personnes, y seront également admis, dans les formes, dans les circonstances et aux conditions qui seront réglées par le conseil général, sur la proposition du préfet, et approuvées par le ministre.

Art. 26. La dépense du transport des personnes dirigées par l'administration sur les établissements d'aliénés sera arrêtée par le préfet sur le mémoire des agents préposés à ce transport.

La dépense de l'entretien, du séjour et du traitement des personnes placées dans les hospices ou établissements publics d'aliénés sera réglée d'après un tarif arrêté par le préfet.

La dépense de l'entretien, du séjour et du traitement des personnes placées par les départements dans les établissements privés sera fixée par les traités passés par le département, conformément à l'art. 1er.

Art. 27. Les dépenses énoncées en l'article précédent seront à la charge des personnes placées ; à défaut, à la charge de ceux auxquels il peut être demandé des aliments, aux termes de l'art 205 et suivants du Code civil.

S'il y a contestation sur l'obligation de fournir des aliments, ou sur leur quotité, il sera statué par le tribunal compétent, à la diligence de l'administrateur désigné en exécution des art. 31 et 32.

Le recouvrement des sommes dues sera poursuivi et opéré à la diligence de l'administration de l'enregistrement et des domaines.

Art. 28. A défaut, ou en cas d'insuffisance des ressources énoncées en l'article précédent, il y sera pourvu sur les centimes affectés, par la loi des finances, aux dépenses ordinaires du département auquel l'aliéné appartient, sans préjudice du concours de la commune du domicile de l'aliéné, d'après les bases proposées par le conseil général sur l'avis du préfet, et approuvées par le gouvernement.

Les hospices seront tenus à une indemnité proportionnée au nombre des aliénés dont le traitement ou l'entretien était à leur charge, et qui seraient placés dans un établissement spécial d'aliénés.

En cas de contestation, il sera statué par le conseil de préfecture.

SECTION IV. — *Dispositions communes à toutes les personnes placées dans les établissements d'aliénés.*

Art. 29. Toute personne placée ou retenue dans un établissement d'aliénés, son tuteur, si elle est mineure, son curateur, tout parent ou ami, pourront, à quelque époque que ce soit, se pourvoir devant le tribunal du lieu de la situation de l'établissement, qui, après les vérifications nécessaires, ordonnera, s'il y a lieu, la sortie immédiate.

Les personnes qui auront demandé le placement, et le procureur du roi, d'office, pourront se pourvoir aux mêmes fins.

Dans le cas d'interdiction, cette demande ne pourra être formée que par le tuteur de l'interdit.

La décision sera rendue, sur simple requête, en chambre du conseil et sans délai ; elle ne sera point motivée.

La requête, le jugement et les autres actes auxquels la réclamation pourrait donner lieu, seront visés pour timbre et enregistrés en débet.

Aucunes requêtes, aucunes réclamations adressées, soit à l'autorité judiciaire, soit à l'autorité administrative, ne pourront être supprimées ou retenues par les chefs d'établissements, sous les peines portées au titre III ci-après.

Art. 30. Les chefs, directeurs ou préposés responsables, ne pourront, sous les peines portées par l'art. 120 du Code pénal, retenir une personne placée dans un établissement d'aliénés, dès que sa sortie aura été ordonnée par le préfet, aux termes des art. 16, 20 et 23, ou par le tribunal, aux termes de l'art. 29, ni lorsque cette personne se trouvera dans les cas énoncés aux art. 13 et 14.

Art. 31. Les commissions administratives ou de surveillance des hospices ou établissements publics d'aliénés exerceront, à l'égard des personnes non interdites qui y seront placées, les fonctions d'administrateurs provisoires. Elles désigneront un de leurs membres pour les remplir : l'administrateur, ainsi désigné, procédera au recouvrement des sommes dues à la personne placée dans l'établissement, et à l'acquittement de ses dettes ; passera des baux qui ne pourront excéder trois ans, et pourra même, en vertu d'une autorisation spéciale accordée par le président du tribunal civil, faire vendre le mobilier.

Les sommes provenant, soit de la vente, soit des autres recouvrements, seront versées directement dans la caisse de l'établissement, et seront employées, s'il y a lieu, au profit de la personne placée dans l'établissement.

Le cautionnement du receveur sera affecté à la garantie desdits deniers, par privilége aux créances de toute autre nature.

Néanmoins les parents, l'époux ou l'épouse des personnes placées dans des établissements d'aliénés dirigés ou surveillés par des commissions administratives, ces commissions elles-mêmes, ainsi que le procureur du roi, pourront toujours recourir aux dispositions des articles suivants.

Art. 32. Sur la demande des parents, de l'époux ou de l'épouse, sur celle de la commission administrative ou sur la provocation, d'office, du procureur du roi, le tribunal civil du lieu du domicile pourra, conformément à l'art. 497 du Code civil, nommer, en chambre du conseil, un administrateur provisoire aux biens de toute personne non interdite placée dans un établissement d'aliénés. Cette nomination n'aura lieu qu'après délibération du conseil de famille, et sur les conclusions du procureur du roi. Elle ne sera pas sujette à l'appel.

Art. 33. Le tribunal, sur la demande de l'administrateur provisoire, ou à la diligence du procureur du roi, désignera un mandataire spécial à l'effet de représenter en justice tout individu non interdit et placé ou retenu dans un établissement d'aliénés, qui serait engagé dans une contestation judiciaire au moment du placement, ou contre lequel une action serait intentée postérieurement.

Le tribunal pourra aussi, dans le cas d'urgence, désigner un mandataire spécial, à l'effet d'intenter, au nom des mêmes individus, une action mobilière ou immobilière. L'administrateur provisoire pourra, dans les deux cas, être désigné pour mandataire spécial.

Art. 34. Les dispositions du Code civil, sur les causes qui dispensent de la tutelle, sur les incapacités, les exclusions ou les destitutions des tuteurs, sont applicables aux administrateurs provisoires nommés par le tribunal.

Sur la demande des parties intéressées, ou sur celle du procureur du roi, le jugement qui nommera l'administrateur provisoire pourra en même temps constituer sur ses biens une hypothèque générale ou spéciale, jusqu'à concurrence d'une somme déterminée par ledit jugement.

Le procureur du roi devra, dans le délai de quinzaine, faire inscrire cette hypothèque au bureau de la conservation : elle ne datera que du jour de l'inscription.

Art. 35. Dans le cas où un administrateur provisoire aura été nommé par jugement, les significations à faire à la personne placée dans un établissement d'aliénés seront faites à cet administrateur.

Les significations faites au domicile pourront, suivant les circonstances, être annulées par les tribunaux.

Il n'est point dérogé aux dispositions de l'art. 173 du Code de commerce.

Art. 36. A défaut d'administrateur provisoire, le président, à la requête de la partie la plus diligente, commettra un notaire pour représenter les personnes non interdites placées dans les établissements d'aliénés, dans les inventaires, comptes, partages et liquidations dans lesquels elles seraient intéressées.

Art. 37. Les pouvoirs conférés en vertu des articles précédents cesseront de plein droit dès que la personne placée dans un établissement d'aliénés n'y sera plus retenue.

Les pouvoirs conférés par le tribunal en vertu de l'art. 32 cesseront de plein droit à l'expiration d'un délai de trois ans : ils pourront être renouvelés.

Cette disposition n'est pas applicable aux administrateurs provisoires qui seront donnés aux personnes entretenues par l'administrateur dans les établissements privés.

Art. 38. Sur la demande de l'intéressé, de l'un de ses parents, de l'époux ou de l'épouse, d'un ami, ou sur la provocation d'office du procureur du roi, le tribunal pourra nommer en chambre du conseil, par jugement non susceptible d'appel, en outre de l'administrateur provisoire, un curateur à la personne de tout individu non interdit placé dans un établissement d'aliénés, lequel devra veiller : 1° à ce que ses revenus soient employés à adoucir son sort et à accélérer sa guérison ; 2° à ce que ledit individu soit rendu au libre exercice de ses droits aussitôt que sa situation le permettra.

Ce curateur ne pourra pas être choisi parmi les héritiers présomptifs de la personne placée dans un établissement d'aliénés.

Art. 39. Les actes faits par une personne placée dans un établissement d'aliénés, pendant le temps qu'elle y aura été retenue, sans que son interdiction ait été prononcée ni provoquée, pourront être attaqués pour cause de démence, conformément à l'art. 1304 du Code civil.

Les dix ans de l'action en nullité courront, à l'égard de la personne retenue qui aura souscrit les actes, à dater de la signification qui lui en aura été faite, ou de la connaissance qu'elle en aura eue après sa sortie définitive de la maison d'aliénés ;

Et, à l'égard de ses héritiers, à dater de la signification qui leur en aura été faite, ou de la connaissance qu'ils en auront eue, depuis la mort de leur auteur.

Lorsque les dix ans auront commencé de courir contre celui-ci, ils continueront de courir contre les héritiers.

Art. 40. Le ministère public sera entendu dans toutes les affaires qui intéresseront les personnes placées dans un établissement d'aliénés, lors même qu'elles ne seront pas interdites.

TITRE III. — Dispositions générales.

Art. 41. Les contraventions aux dispositions des art. 5, 8, 11, 12, du second paragraphe de l'art. 13; des art. 15, 17, 20, 21, et du dernier paragraphe de l'art. 29 de la présente loi, et aux règlements rendus en vertu de l'art. 6, qui seront commises par les chefs, directeurs ou préposés responsables des établissements publics ou privés d'aliénés, et par les médecins employés dans ces établissements, seront punis d'un emprisonnement de cinq jours à un an, et d'une amende de cinquante francs à trois mille francs, ou de l'une ou l'autre de ces peines.

Il pourra être fait application de l'art. 463 du Code pénal.

ORDONNANCE DU ROI du 18 décembre 1839, portant règlement sur les établissements publics et privés consacrés aux aliénés.

TITRE Ier. — *Des établissements publics consacrés aux aliénés.*

Article 1er. Les établissements publics consacrés au service des aliénés seront administrés sous l'autorité de notre ministre secrétaire d'État au département de l'intérieur, et des préfets des départements et sous la surveillance de commissions gratuites, par un directeur responsable, dont les attributions seront ci-après déterminées.

Art. 2. Les commissions de surveillance seront composées de cinq membres nommés par les préfets et renouvelées chaque année par cinquième.

Les membres des commissions de surveillance ne pourront être révoqués que par notre ministre de l'intérieur, sur le rapport du préfet.

Chaque année, après le renouvellement, les commissions nommeront leur président et leur secrétaire.

Art. 3. Les directeurs et les médecins en chef et adjoints seront nommés par notre ministre secrétaire d'État au département de l'intérieur, directement pour la première fois, et, pour les vacances suivantes, sur une liste de trois candidats présentés par les préfets.

Pourront aussi être appelés aux places vacantes, concurremment avec les candidats présentés par les préfets, les directeurs et les médecins en chef ou adjoints qui auront exercé leurs fonctions pendant trois ans dans d'autres établissements d'aliénés.

Les élèves attachés aux établissements d'aliénés seront nommés pour un temps limité, selon le mode déterminé par le règlement sur le service intérieur de chaque établissement.

Les directeurs, les médecins en chef et les médecins adjoints, ne pourront être révoqués que par notre ministre de l'intérieur, sur le rapport des préfets.

Art. 4. Les commissions instituées par l'art. 1er, chargées de la surveillance générale de toutes les parties du service des établissements, sont appelées à donner leur avis sur le régime intérieur, sur les budgets et les comptes, sur les actes relatifs à l'administration, tels que le mode de gestion des biens, les projets de travaux, les procès à intenter ou à soutenir, les transactions, les emplois de capitaux, les acquisitions, les emprunts, les ventes ou échanges d'immeubles, les acceptations de legs, les donations, les pensions à accorder, s'il y a lieu, les traités à conclure pour le service des malades.

Art. 5. Les commissions de surveillance se réuniront tous les mois. Elles seront, en outre, convoquées par les préfets ou les sous-préfets toutes les fois que les besoins du service l'exigeront.

Le directeur de l'établissement et le médecin chargé en chef du service médical assisteront aux séances de la commission ; leur voix sera seulement consultative.

Néanmoins le directeur et le médecin en chef devront se retirer de la séance au moment où la commission délibérera sur les comptes d'administration et sur les rapports qu'elle pourrait avoir à adresser directement au préfet.

Art. 6. Le directeur est chargé de l'administration intérieure de l'établissement et de la gestion de ses biens et revenus.

Il pourvoit, sous les conditions prescrites par la loi, à l'admission et à la sortie des personnes placées dans l'établissement.

Il nomme les préposés de tous les services de l'établissement ; il les révoque, s'il y a lieu. Toutefois les surveillants, les infirmiers et les gardiens devront être agréés par le médecin en chef ; celui-ci pourra demander leur révocation au directeur. En cas de dissentiment, le préfet prononcera.

Art. 7. Le directeur est exclusivement chargé de pourvoir à tout ce qui concerne le bon ordre et la police de l'établissement, dans les limites du règlement du service intérieur, qui sera arrêté, en exécution de l'article 7 de la loi du 30 juin 1838, par notre ministre de l'intérieur. Il résidera dans l'établissement.

Art. 8. Le service médical, en tout ce qui concerne le régime physique et moral, ainsi que la police médicale et personnelle des aliénés, est placé sous l'autorité du médecin, dans les limites du règlement de service intérieur mentionné à l'article précédent.

Les médecins adjoints, dans les maisons où le règlement intérieur en établira, les élèves, les surveillants, les infirmiers et les gardiens, sont, pour le service médical, sous l'autorité du médecin en chef.

Art. 9. Le médecin en chef remplira les obligations imposées aux médecins par la loi du 30 juin 1838, et délivrera tous certificats relatifs à ses fonctions.

Ces certificats ne pourront être délivrés par le médecin adjoint qu'en cas d'empêchement constaté du médecin en chef.

En cas d'empêchement constaté du médecin en chef et du médecin adjoint, le préfet est autorisé à pourvoir provisoirement à leur remplacement.

Art. 10. Le médecin en chef sera tenu de résider dans l'établissement.

Il pourra, toutefois, être dispensé de cette obligation par une décision spéciale de notre ministre de l'intérieur, pourvu qu'il fasse chaque jour au moins une visite générale des aliénés confiés à ses soins, et qu'en cas d'empêchement il puisse être suppléé par un médecin résidant.

Art. 11. Les commissions administratives des hospices civils, qui ont formé ou qui formeront à l'avenir dans ces établissements des quartiers affectés aux aliénés, seront tenues de faire agréer par le préfet un préposé responsable qui sera soumis à toutes les obligations imposées par la loi du 30 juin 1838.

Dans ce cas, il ne sera pas créé de commission de surveillance.

Le règlement intérieur des quartiers consacrés au service des aliénés sera soumis à l'approbation de notre ministre de l'intérieur, conformément à l'art. 7 de cette loi.

Art. 12. Il ne pourra être créé, dans les hospices civils, des quartiers affectés aux aliénés, qu'autant qu'il sera justifié que l'organisation de ces quartiers permet de recevoir et de traiter cinquante aliénés au moins.

Quant aux quartiers actuellement existants, où il ne pourrait être traité qu'un nombre moindre d'aliénés, il sera statué sur leur maintien par notre ministre de l'intérieur.

Art. 13. Notre ministre de l'intérieur pourra toujours autoriser, ou même ordonner d'office, la réunion des fonctions de directeur et de médecin.

Art. 14. Le traitement du directeur et du médecin sera déterminé par un arrêté de notre ministre de l'intérieur.

Art. 15. Dans tous les établissements publics où le travail des aliénés sera introduit comme moyen curatif, l'emploi du produit de ce travail sera déterminé par le règlement intérieur de cet établissement.

Art. 16. Les lois et règlements relatifs à l'administration générale des hospices et établissements de bienfaisance, en ce qui concerne notamment l'ordre de leurs services financiers, la surveillance de la gestion du receveur, les formes de la comptabilité, sont applicables aux établissements publics d'aliénés en tout ce qui n'est pas contraire aux dispositions qui précèdent.

TITRE II. — *Des établissements privés consacrés aux aliénés.*

Art. 17. Quiconque voudra former ou diriger un établissement privé destiné au traitement des aliénés, devra en adresser la demande au préfet du département où l'établissement devra être situé.

Art. 18. Il justifiera :

1° Qu'il est majeur et exerçant ses droits civils ;

2° Qu'il est de bonne vie et mœurs ; il produira, à cet effet, un certificat délivré par le maire de la commune ou de chacune des communes où il aura résidé depuis trois ans ;

3° Qu'il est docteur en médecine.

Art. 19. Si le requérant n'est pas docteur en médecine, il produira l'engagement d'un médecin qui se chargera du service médical de la maison, et déclarera se soumettre aux obligations spécialement imposées sous ce rapport par les lois et règlements.

Ce médecin devra être agréé par le préfet, qui pourra toujours le révoquer. Toutefois cette révocation ne sera définitive qu'autant qu'elle aura été approuvée par notre ministre de l'intérieur.

Art. 20. Le requérant indiquera, dans sa demande, le nombre et le sexe des pensionnaires que l'établissement pourra contenir ; il en sera fait mention dans l'autorisation.

Art. 21. Il déclarera si l'établissement doit être uniquement affecté aux aliénés, ou s'il recevra d'autres malades. Dans ce dernier cas, il justifiera, par la production du plan de l'établissement, que le local consacré aux aliénés est entièrement séparé de celui qui est affecté au traitement des autres malades.

Art. 22. Il justifiera :

1° Que l'établissement n'offre aucune cause d'insalubrité, tant au dedans qu'au dehors, et qu'il est situé de manière que les aliénés ne soient pas incommodés par un voisinage bruyant ou capable de les agiter ;

2° Qu'il peut être alimenté, en tout temps, d'eau de bonne qualité et en quantité suffisante ;

3° Que, par la disposition des localités, il permet de séparer complétement les sexes, l'enfance et l'âge mûr ; d'établir un classement régulier entre les convalescents, les malades paisibles et ceux qui sont agités ; de séparer également les aliénés épileptiques ;

4° Que l'établissement contient des locaux particuliers pour les aliénés atteints de maladies accidentelles, et pour ceux qui ont des habitudes de malpropreté ;

5° Que toutes les précautions ont été prises, soit dans les constructions, soit dans la fixation du nombre des gardiens pour assurer le service et la surveillance de l'établissement.

Art. 23. Il justifiera également, par la production du règlement intérieur de la maison, que le régime de l'établissement offrira toutes les garanties convenables sous le rapport des bonnes mœurs et de la sûreté des personnes.

Art. 24. Tout directeur d'un établissement privé consacré au traitement des aliénés devra, avant d'entrer en fonctions, fournir un cautionnement dont le montant sera déterminé par l'ordonnance royale d'autorisation.

Art. 25. Le cautionnement sera versé, en espèces, à la caisse des dépôts et consignations, et sera exclusivement destiné à pourvoir, dans les formes et pour les cas déterminés dans l'article suivant, aux besoins des aliénés pensionnaires.

Art. 26. Dans tous les cas où, pour une cause quelconque, le service d'un établissement privé consacré aux aliénés se trouverait suspendu, le préfet pourra constituer, à l'effet de remplir les fonctions de directeur responsable, un régisseur provisoire entre les mains duquel la caisse des dépôts et consignations, sur les mandats du préfet, versera ce cautionnement, en tout ou en partie, pour l'appliquer au service des aliénés.

Art. 27. Tout directeur d'un établissement privé consacré aux aliénés pourra, à l'avance, faire agréer par l'administration une personne qui se chargera de le remplacer dans le cas où il viendrait à cesser ses fonctions, par suite de suspension, d'interdiction judiciaire, d'absence, de faillite, de décès, ou pour toute autre cause.

La personne ainsi agréée sera de droit, dans ces divers cas, investie de la gestion provisoire de l'établissement, et soumise, à ce titre, à toutes les obligations du directeur lui-même.

Cette gestion provisoire ne pourra jamais se prolonger au delà d'un mois sans une autorisation spéciale du préfet.

Art. 28. Dans le cas où le directeur cesserait ses fonctions par une cause quelconque, sans avoir usé de la faculté ci-dessus, ses héritiers ou ayants cause seront tenus de désigner, dans les vingt-quatre heures, la personne qui sera chargée de la régie provisoire de l'établissement, et soumise, à ce titre, à toutes les obligations du directeur.

A défaut, le préfet fera lui-même cette désignation.

Les héritiers ou ayants cause du directeur devront, en outre, dans le délai d'un mois, présenter un nouveau directeur pour en remplir définitivement les fonctions.

Si la présentation n'est pas faite dans ce délai, l'ordonnance royale d'autorisation sera rapportée de plein droit, et l'établissement sera fermé.

Art. 29. Lorsque le directeur d'un établissement privé consacré aux aliénés voudra augmenter le nombre des pensionnaires qu'il aura été autorisé à recevoir dans cet établissement, il devra former une demande en autorisation à cet effet, et justifier que les bâtiments primitifs ou ceux additionnels qu'il aura fait construire sont, ainsi que leurs dépendances, convenables et suffisants pour recevoir le nombre déterminé de nouveaux pensionnaires.

L'ordonnance royale qui statuera sur cette demande déterminera l'augmentation proportionnelle que le cautionnement pourra recevoir.

Art. 30. Le directeur de tout établissement privé consacré aux aliénés devra résider dans l'établissement.

Le médecin attaché à l'établissement, dans le cas prévu par l'art. 19 de la présente ordonnance, sera soumis à la même obligation.

Art. 31. Le retrait de l'autorisation pourra être prononcé, suivant la gravité des circonstances, dans tous les cas d'infraction aux lois et règlements sur la matière, et notamment dans les cas ci-après :

1° Si le directeur est privé de l'exercice de ses droits civils ;

2° S'il reçoit un nombre de pensionnaires supérieur à celui fixé par l'ordonnance d'autorisation ;

3° S'il reçoit des aliénés d'un autre sexe que celui indiqué par cette ordonnance ;

4° S'il reçoit des personnes atteintes de maladies autres que celles qu'il a déclaré vouloir traiter dans l'établissement ;

5° Si les dispositions des lieux sont changées ou modifiées de manière qu'ils cessent d'être propres à leur destination, ou si les précautions prescrites pour la sûreté des personnes ne sont pas constamment observées ;

6° S'il est commis quelque infraction aux dispositions du règlement du service intérieur en ce qui concerne les mœurs ;

7° S'il a été employé à l'égard des aliénés des traitements contraires à l'humanité ;

8° Si le médecin agréé par l'administration est remplacé par un autre médecin, sans qu'elle en ait approuvé le choix ;

9° Si le directeur contrevient aux dispositions de l'art. 8 de la loi du 30 juin 1838 ;

10° S'il est frappé d'une condamnation prononcée en exécution de l'art. 41 de la même loi.

Art. 32. Pendant l'instruction relative au retrait de l'ordonnance royale d'autorisation, le préfet pourra prononcer la suspension provisoire du directeur, et instituera un régisseur provisoire, conformément à l'art. 26.

Art. 33. Il sera statué pour le retrait des autorisations par une ordonnance royale.

Dispositions générales.

Art. 34. Les établissements publics ou privés consacrés aux aliénés du sexe masculin ne pourront employer que des hommes pour le service personnel des aliénés.

Des femmes seules seront chargées du service personnel des aliénées dans les établissements destinés aux individus du sexe féminin.

Bibliographie. — Esquirol, *Des établissements d'aliénés en France, et des moyens d'améliorer le sort de ces infortunés*. Paris, 1819, in-8. — *Mémoire historique sur Charenton*, par le même (*Ann. d'hyg.*, 1829, t. I, p. 101 ; 1835, t. XIII). — *Des maladies mentales*, par le même. Paris, 1838, t. II, p. 390, et suiv. — Guislain, *Traité sur l'aliénation mentale et sur les hospices des aliénés*. Amsterdam, 1826, 2 vol. in-8, fig. — Desportes, *Rapports sur le service des aliénés de Bicêtre et de la Salpêtrière*. Paris, 1823 et suiv., 3 parties, in-4. — Conolly, *The Construction and government of lunatic asylums and hospital for the insane*. London, 1847. — Conolly, *Des méthodes de traitement de la folie adoptées dans les principaux asiles d'aliénés d'Angleterre* (en anglais). — Parchappe, *Des principes à suivre dans la fondation et dans la construction des asiles d'aliénés*. Paris, 1851. — *Des aliénés, considérations sur l'état des maisons qui leur sont destinées, tant en France qu'en Angleterre*, par G. Ferrus. Paris, 1834. — *Rapport statistique sur la maison d'aliénés du Bon-Sauveur, de Caen, pendant les années 1829 et 1830*, par M. Vastel (*Ann. d'hyg. et de méd. lég.*, t. VIII, p. 223). — *Des établissements d'aliénés en Italie*, par le docteur Brierre de Boismont. Paris, 1832. — *Mémoires pour l'établissement d'un hospice d'aliénés*, par le même. Paris, 1838 (*Ann. d'hyg. et de méd. lég.*, t. XVI, p. 39). — *Statistique des aliénés en France*, mémoire lu à l'Académie des sciences (10 juillet 1843), par le même. — *De la nécessité de créer un établissement spécial pour les aliénés vagabonds et criminels* (*Ann. d'hyg.*, t. XXXV, p. 396), par le même. — *Remarques sur quelques établissements d'aliénés de la Belgique, de la Hollande et de l'Angleterre* (*Ann. d'hyg.*, t. XXXVII, p. 44), par le même. — *Plan et organisation des hôpitaux d'aliénés, suivant la description détaillée de l'hôpital de Siegburg*, par le docteur Maximilien Jacobi. Berlin, 1834. — *Notice sur quelques-uns des établissements de bienfaisance du nord de l'Allemagne et de Saint-Pétersbourg*, par M. Leuret (*Ann. d'hyg.*, t. XX, p. 346). — *Mémoire statistique sur les aliénés du département de la Loire-Inférieure*, par M. Camille Bouchet (*Ann. d'hyg.*, t. XXII, p. 215). — *Rapport statistique sur les aliénés et les enfants trouvés de l'hospice général de Tours, adressé à la commission administrative*, par M. le docteur Charcellay, in-4 de 96 pages. Tours, 1842. — *De l'état des aliénés en Belgique, et des moyens d'améliorer leur sort*, par Ducpétiaux. Bruxelles, 1832. — *Rapport sur les hospices d'aliénés de l'Angleterre, de la Belgique et de la France*, par Crommelinck. Courtrai, 1842. — *Rapport de la commission chargée de proposer un plan pour l'amélioration de la condition des aliénés* *en Belgique.* Bruxelles, 1842, in-fol. avec plans. — *De la construction et de la direction des asiles d'aliénés*, par le docteur H. Girard (*Ann. d'hyg.*, t. XL, p. 1 et 241). — *Considérations générales sur les asiles d'aliénés*, par M. Falret (*Ann. médico-psychol.*, Paris, 1834). — *Considérations médicales et administratives sur les aliénés*, par G. Dagonnet, directeur de la maison de santé du département de la Marne. Châlons-sur-Marne, 1838, in-8 de 106 pages. — Dagonnet, *Rapport médical sur l'asile public d'aliénés de Stephansfeld* pour l'année 1859. Strasbourg. — *Dictionnaire général d'administration*, 1re partie. Paris, 1846, art. Aliénés, par M. Alfred Blanche. — *Études sur l'administration de la ville de Paris*, par Horace Say. Paris, 1840. — *Statistique des établissements de bienfaisance. Rapport à M. le ministre de l'intérieur sur l'administration des hôpitaux et hospices*, par Ad. de Watteville. Paris, 1851. — *Spécimen du budget d'un asile d'aliénés*, par M. Girard de Cailleux. Gr. in-8. Paris, 1856. — *Statistique de la division des aliénés de Barcelone*, par le docteur E. Pi y Molist (*Ann. d'hyg. et de méd. lég.*, t. IX, 2e série, p. 231. — *Statistique des établissements d'aliénés de France* de 1842 à 1853, par M. Legoyt. Paris, 1857. — Rufz et de Luppé, *Mémoire sur la maison des aliénés de Saint-Pierre Martinique*, t. V, 2e série, p. 169 et 421). — *De la colonie de Fitz-James succursale de l'asile privé de Clermont (Oise), considérée au point de vue de son organisation administrative et médicale*, par le docteur G. Labitte. Paris, 1861. — *Du no-restraint*, par M. Morel. Paris, 1861. — *Des asiles d'aliénés en Espagne. Recherches historiques et médicales*, par le docteur Desmaisons. In-8, Paris, 1859. — *Programme pour la formation de plans d'un asile modèle destiné à la ville de Madrid*, par Brierre, de Boismont (*Ann. médico-psychol.*, juillet 1860, p. 395). — *Rapport du directeur de l'administration générale de l'assistance publique sur le service des aliénés de la Seine*, 1850-1859, in-4. — *Considérations générales sur l'ensemble du service des aliénés du département de la Seine*, par M. l'inspecteur général de ce service, le docteur Girard de Cailleux (*Gazette hebdomadaire de médecine*, mars 1861).

ALIMENTS. — *Voy.* Subsistances.

ALLUMETTES. — Parmi les objets destinés aux usages domestiques, il n'en est pas d'un emploi plus répandu et plus indispensable que les allumettes composées d'une matière inflammable qui prend feu, soit au contact d'un corps en ignition ou d'une préparation comburante, soit par le simple frottement, et procure instantanément la lumière.

Les allumettes se composent le plus ordinairement d'une petite tige de bois mince et très sec, dont l'une des extrémités, parfois les deux, sont enduites soit de soufre, soit d'un mastic inflammable, ou d'une pâte fulminante. Les deux dernières espèces, confondues sous la dénomination générique d'*allumettes chimiques* ou *allemandes*, sont encore désignées sous les noms d'*allumettes oxygénées* et d'*allumettes fulminantes*. Celles-ci sont aujourd'hui presque exclusivement usitées, et leur fabrication constitue une industrie considérable très répandue en Allemagne et dans les principales villes de France, et qui, en raison de son influence sur la santé de ceux qui l'exercent et des dangers d'explosion ou d'incendie qui l'entourent, mérite toute l'attention des hygiénistes.

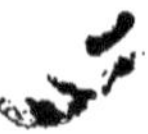

Les graves questions hygiéniques que soulèvent la fabrication et l'emploi des allumettes chimiques ont fait de grands pas dans ces derniers temps, mais ne sont cependant pas encore complétement résolues. Les découvertes de la science, les efforts de l'industrie, promettent dans un très prochain avenir la suppression définitive du phosphore blanc, ce dangereux poison qui fait la base des anciens mastics inflammables, et que le respect de l'autorité supérieure pour la liberté du commerce l'a seul empêchée de proscrire jusqu'ici.

Fabrication. — L'industrie des allumettes chimiques se pratique aujourd'hui à la fois dans des établissements considérables, et dans une infinité de petites fabriques alimentées assez souvent par le travail d'une seule famille. Cette distinction, sur laquelle insiste M. Th. Roussel, et qui s'observe à l'étranger, aussi bien qu'en France, importe pour la solution des questions qui vont nous occuper; elle influe considérablement sur les procédés de fabrication, sur la répartition du travail et sur les conditions hygiéniques auxquelles les ouvriers sont soumis. C'est en effet dans les petites fabriques que se conservent les méthodes les plus défectueuses : là les diverses parties de la fabrication sont confiées aux mêmes individus; toutes les opérations sont concentrées dans des ateliers restreints, et quelquefois dans une seule pièce. Il est aisé de sentir combien ces conditions sont désavantageuses, particulièrement au point de vue de la salubrité.

Les détails dans lesquels nous allons entrer ne se rapportent qu'aux établissements dans lesquels le nombre des ouvriers et l'importance des produits rendent cette division possible. Or, ainsi envisagée, la fabrication des allumettes peut être divisée en une série d'opérations qui vont être énumérées et décrites rapidement dans l'ordre suivant : 1° la coupe du bois et la fente des baguettes ou tiges d'allumettes; 2° la confection des boîtes; 3° la mise en presses ou en châssis des tiges d'allumettes; 4° le trempage au soufre; 5° le trempage dans la pâte ou mastic chimique; 6° le dépôt dans l'étuve ou le séchoir; 7° le démontage des presses; 8° la mise en paquets et en boîtes; 9° la préparation des pâtes ou mastics chimiques.

De ces opérations, les deux premières, c'est-à-dire le travail du bois et la confection des boîtes, se pratiquent généralement (à Paris du moins) hors de l'enceinte des fabriques; elles occupent à peu près autant d'ouvriers que toutes les autres opérations réunies; mais elles placent ces ouvriers dans des conditions qui n'offrent rien de particulier pour leur santé.

Toutes les autres opérations se passent dans les fabriques; et si les établissements ne sont pas assez considérables pour que chacune d'elles ait un local séparé, elles placent, ainsi que je l'ai déjà dit, tous les ouvriers dans des conditions hygiéniques à peu près semblables. On trouve malheureusement encore des établissements très importants, dans lesquels aucune séparation n'est établie. Déjà cependant, dans les ateliers les mieux organisés, on a affecté un local particulier pour le *montage des presses* ou *châssis* ; les *trempages* au soufre et au mastic se font ensemble dans une pièce contiguë à l'*étuve*. Enfin, le *démontage* des presses et la *mise en paquets* ou *en boîtes* occupent une autre partie de l'établissement.

En analysant chacune des opérations, on verra que les inconvénients produits par des émanations phosphorées n'existent pas partout au même degré, et qu'en rendant ces divisions plus rigoureuses et plus complètes, on peut sinon détruire, du moins amoindrir considérablement l'insalubrité attachée à la fabrication des allumettes chimiques.

1° La *mise en presses des tiges d'allumettes*, confiée à des femmes, et qui occupe les quatre cinquièmes du nombre total des ouvriers, ne saurait, si les ateliers sont convenablement établis, exposer à aucune cause particulière d'insalubrité les ouvrières, qui sont à l'abri des émanations phosphorées.

2° Pour le *soufrage* ou *trempage au soufre*, les presses, garnies et montées, sont apportées par une ouvrière ou par des enfants dans l'atelier destiné au trempage. On les remet d'abord au trempeur au soufre, qui prend le châssis à deux mains et plonge les extrémités des tiges dans du soufre maintenu en fusion à 125 ou 130 degrés, dans une chaudière de fer, carrée, peu profonde et à fond plat.

3° Le *trempage au mastic chimique* des tiges soufrées se fait toujours dans le même atelier que le soufrage, et les deux trempeurs travaillent pour ainsi dire côte à côte. Lorsque les tiges ont été garnies de soufre à leur extrémité, le soufreur dépose les presses par terre, de manière qu'elles soient à portée du trempeur au mastic, qui les prend à son tour pour achever de les préparer, en plongeant les bouts soufrés dans le mastic chimique. Cette opération se fait de la même manière que la précédente; seulement, au lieu d'une chaudière creuse, on se sert généralement d'une table de marbre sur laquelle on étend une couche de quelques millimètres d'épaisseur de mastic chimique à l'état semi-liquide. Dès que les tiges d'une presse ont été détrempées, on égalise de nouveau la couche de mastic à l'aide d'une espèce de truelle, et l'on trempe une seconde presse, et ainsi de suite.

En Allemagne, on opère le trempage au mastic sur des tables de pierre. A Paris, M. Malbec a adopté l'emploi d'une sorte d'auge de cuivre à fond plat, de forme carrée, et ayant seulement quelques centimètres de profondeur, et qui est placée sur une table de pierre. Lorsqu'il sera question des explosions survenues dans les fabriques, on verra qu'il n'est pas indifférent d'adopter telle ou telle disposition pour le trempage au mastic, et qu'il y aurait avantage à généraliser la manière de procéder de M. Malbec.

4° Les allumettes, chargées de la pâte chimique, sont portées à l'*étuve* et au *séchoir*. Les presses sont étagées dans un casier à jour, où elles peuvent sécher librement. On ne se sert nulle part du thermomètre pour graduer la température de l'étuve, en sorte que la dessiccation doit s'opérer plus ou moins vite, selon les circonstances. On laisse en général les presses à l'étuve pendant vingt-quatre heures. On verra, à propos des incendies, ce qu'il y a de défectueux dans les dispositions de la plupart des étuves.

5° Lorsque les allumettes sont bien sèches, les presses sont démontées, et les allumettes ramassées en tas pour être mises en paquets et en boîtes.

6° La préparation de la pâte ou mastic inflammable mérite une mention toute spéciale. Le mélange de substances explosibles a pu en effet devenir la source d'accidents terribles. Pendant fort longtemps les fabricants français ont composé la pâte avec le chlorate de potasse mêlé soit au soufre, soit au phosphore, à l'aide de la gomme et d'une poudre colorante, cinabre ou bleu de Prusse. Le chlorate de potasse a le grave inconvénient de donner lieu à une déflagration très vive avec projection d'éclats enflammés, et, de plus, n'est nullement nécessaire à la bonne fabrication des allumettes. Il a été remplacé en Allemagne par le nitrate de potasse, qui donne des allumettes inflammables par frottement et sans bruit. M. Péligot, dans un rapport très intéressant sur les produits de l'industrie autrichienne, a indiqué les différentes manières suivant lesquelles est préparé le mélange inflammable. Tantôt il consiste en phosphore, nitre pur, gomme arabique, bioxyde de manganèse ou bioxyde de plomb; tantôt en phosphore, gomme, nitrate de plomb et oxyde puce de plomb. Un fabricant de Prague remplace avec économie la gomme par la gélatine. On fait aussi de très bonnes allumettes en ne les imprégnant pas, comme à l'ordinaire, de soufre, mais en leur donnant une combustibilité plus grande et plus rapide par une dessiccation préalable à l'étuve, et par une immersion dans l'acide stéarique fondu et très chaud.

Dans tous les cas, quels que soient les éléments dont se compose le mastic inflammable, il est de la plus haute importance de n'opérer le mélange des diverses substances qu'avec les plus grandes précautions. On doit commencer par faire dissoudre la gomme au bain-marie; lorsque la solution est faite, et à la température de 80 à 90 degrés, on la verse dans des ballons de cuivre à col allongé; on y introduit les bâtons de phosphore, et l'on agite le mélange jusqu'à ce que le phosphore soit fondu et amené à un état convenable de division. D'autre part, on broie le chlorate de potasse ou le nitre, en l'incorporant dans une quantité suffisante d'eau gommée. Lorsque ces deux préparations sont terminées, on mêle ensemble les produits, et l'on y ajoute la matière colorante et quelque poudre inerte qui sert à augmenter la masse et à diviser davantage les molécules de phosphore et de sel, telle que le manganèse, l'ocre, le verre pilé, le lycopode, le tan, etc.

M. Dupasquier, de Lyon, dit avoir appris de la manière la plus certaine que, malgré la défense expresse de l'autorité, beaucoup de fabricants de Paris et d'Allemagne introduisent dans la composition des allumettes chimiques une quantité d'acide arsénieux considérable, qui s'élève même jusqu'au quart du poids total des matières employées dans cette composition.

Les allumettes chimiques peuvent être distinguées en allumettes communes et en allumettes de luxe, et à chacun de ces groupes correspond, en général, un mode de préparation particulier. Pour les premières, dites allumettes carrées, le bois est fendu et taillé par un simple tranchant, soit à la main, soit à la mécanique, et après avoir été soufré, il est trempé dans une pâte inflammable, qui se compose le plus généralement d'un mélange chaud de colle, de phosphore, de verre pilé, et d'une matière colorante, cinabre ou bleu de Prusse. Pour les secondes, dites allumettes rondes, parce que le bois qui forme leur tige est débité à l'aide d'un rabot cylindrique, le soufrage est ordinairement remplacé par la dessiccation complète ou par l'immersion du bois dans la stéarine, et le mastic appliqué à froid est une solution de gomme, dans laquelle le phosphore est mélangé, soit à un oxyde de plomb préalablement raité par l'acide nitrique, soit plus souvent encore à du chlorate de potasse qui, malgré les prescriptions contraires de quelques autorités locales, continue à être employé.

Il résulte de cette différence dans la composition des matières inflammables une différence capitale dans le mode de fabrication, et par suite dans les dangers qui en résultent. En effet, le travail à chaud et le travail à froid sont loin de présenter les mêmes inconvénients. En premier lieu, la pâte chauffée donne naissance à des vapeurs phosphorées que ne produit pas le mélange employé à froid, et qui résultent surtout de la combustion du phosphore sur les bords de la plaque où s'opère le trempage, et qui est nécessairement maintenue à une température élevée. La pâte à froid a de plus l'avantage d'être homogène, ce qui n'arrive pas pour la pâte chauffée, dans laquelle le refroidissement détermine des dépôts qu'il peut être très dangereux d'agiter pour peu qu'ils contiennent du chlorate de potasse, et qui, dans certains cas, ont été la cause d'accidents terribles. Cette supériorité du travail à froid sur le travail à chaud est incontestable. Le conseil d'hygiène et de salubrité de Marseille en a fait une condition absolue de l'autorisation, qu'il refusait à toutes les fabriques d'allumettes dont le travail s'opérait à chaud. Elle a été, du reste, unanimement reconnue par les industriels, dont un grand nombre pourtant ne font usage que du mastic à la colle chauffée, en raison de l'infériorité du prix de revient qui s'accommode mieux à leur genre de fabrication, et aussi à cause d'une autre différence qu'il convient de signaler entre les deux espèces de pâtes inflammables. Nous voulons parler de la rapidité beaucoup plus grande du séchage de la pâte à la colle, circonstance qui permet, en abrégeant la durée du séjour des presses chargées d'allumettes dans le séchoir, de faire resservir le même matériel un plus grand nombre de fois dans un temps donné.

Tels sont d'une manière générale les principes mêmes de la fabrication des allumettes chimiques ; mais il reste à indiquer dans quelles conditions elle s'exerce et quels en sont les effets sur la santé de ceux qui s'y livrent.

Dans les premiers temps, la nouveauté et l'apparente simplicité de cette industrie qui pouvait être établie à si peu de frais, et qui semblait si assurée d'écouler ses produits, donnèrent naissance à un nombre considérable d'établissements de tous genres, à de vastes fabriques, en même temps qu'à une infinité de petits ateliers alimentés souvent par le travail d'une seule famille. Il n'est pas nécessaire de faire ressortir les conséquences d'un semblable état de choses au point de vue non-seulement des intérêts engagés dans cette industrie, mais encore au point de vue de la salubrité. Mais depuis cette époque, soit par le fait de la concurrence, soit par l'intervention des autorités locales, les fabriques d'allumettes chimiques, soumises à une surveillance spéciale, ont été ramenées à un état un peu moins défectueux, sinon tout à fait satisfaisant. M. Glénard a tracé un tableau saisissant des réduits infects où, dans un des faubourgs de Lyon, s'exerçait la fabrication des allumettes chimiques. Et en signalant les changements qui se sont opérés à cet égard, grâce à la vigilance de l'administration, l'habile secrétaire du conseil d'hygiène et de salubrité du Rhône reproduit ce qui à peu près partout s'est réalisé, c'est-à-dire une meilleure distribution de l'intérieur de ces ateliers, qui, sans en changer pour la plupart l'aspect misérable, les rend pourtant un peu moins insalubres.

La division du travail et la séparation des ateliers où s'exécutent les diverses opérations n'ont pas seulement eu pour effet d'atténuer l'insalubrité des fabriques d'allumettes chimiques; elles ont permis de mieux connaître l'influence propre à chacune de ces opérations, et ont montré sur quel point devaient porter spécialement de nouvelles réformes. C'est ainsi que la coupe du bois, la confection des boîtes, la mise en presses des tiges d'allumettes, qui emploient la plus grande partie du personnel des fabriques, ne présentent absolument rien qui mérite de fixer l'attention, pour peu que les lieux où s'opèrent ces travaux préliminaires soient complétement isolés de ceux où se termine la fabrication. Il n'en est plus de même de l'atelier où l'on fait le mastic, de celui où l'on trempe, du séchoir, et enfin des pièces où l'on procède au démontage des presses et à la mise en paquets ou en boîtes. L'atmosphère de ces divers ateliers est altérée par les vapeurs qui proviennent, soit des tables où s'opère le trempage, soit des masses d'allumettes déjà chargées de la pâte phosphorique; et il est évident que c'est de ce côté qu'il convient de chercher et de combattre les dangers que peut offrir la fabrication des allumettes.

Ces inconvénients et ces dangers dont il nous reste à apprécier la nature et l'étendue, et auxquels viennent s'ajouter ceux que présente l'emploi si universel et si vulgaire des allumettes chimiques, sont d'ailleurs de plusieurs sortes, et doivent être successivement examinés. Altération de la santé des ouvriers, explosions et incendies, empoisonnements accidentels ou volontaires et criminels, tels sont les trois groupes auxquels il est permis de les rattacher. Une étude attentive des faits peut seule démontrer la cause réelle et l'étendue du mal, et faire ressortir la nécessité et l'urgence du remède.

Influence de la fabrication des allumettes sur la santé des ouvriers. — Avant d'exposer les effets que peut produire dans la santé de ceux qui y sont exposés l'atmosphère des fabriques d'allumettes, il n'est pas inutile de donner une idée de la population ouvrière qu'on y rencontre.

Le personnel des fabriques d'allumettes n'est pas très considérable. L'enquête que la commission a faite lui a montré qu'à Paris le nombre des ouvriers employés tant dans la ville que dans la banlieue ne dépasse guère quinze à dix-huit cents, chiffre de beaucoup inférieur à celui qu'avaient donné M. Payen et M. le docteur Roussel, mais qui se rapproche beaucoup, au contraire, du nombre consigné dans l'enquête de l'industrie parisienne en 1848, où l'on trouve, pour la ville de Paris seulement, un total de 668 ouvriers occupés par les fabricants d'allumettes, de veilleuses et de mèches. La plus considérable des usines des environs de Paris compte de 200 à 250 ouvriers. A Lyon, le rapport du conseil d'hygiène et de salubrité évalue à 150 personnes la population actuelle des fabriques d'allumettes. A Marseille, le principal établissement compte environ 70 ouvriers. Enfin les fabriques de l'arrondissement de Sarreguemines occupent 700 ouvriers; celle de Saintines, dans l'Oise, une centaine; et celle du Mans, 80 ouvriers.

Cette population se compose d'hommes, de femmes et d'enfants, dans des proportions qui sont presque partout les mêmes, et qui donnent une majorité considérable d'enfants de dix à quinze ans et de femmes. Les hommes sont relativement très peu nombreux; il n'est pas rare de n'en compter qu'un quart, un cinquième, parfois même un dixième et un vingtième seulement du personnel total d'une fabrique.

Le salaire de cette classe d'ouvriers est assez élevé, et certainement au-dessus de la moyenne. A Paris, les hommes gagnent de 3 à 5 francs par jour; les femmes, dont la plupart travaillent à la pièce, gagnent de 2 à 3 fr.; et les enfants, de 75 cent. à 1 fr. 25 cent. En province, le salaire des hommes varie de 3 à 3 fr. 25 cent.; celui des femmes, de 1 à 1 fr. 50 cent.

Malgré cette circonstance favorable, la population ouvrière des fabriques d'allumettes chimiques, à Paris du moins, est généralement misérable, et les fabricants se plaignent de manquer souvent d'ouvriers. Ces deux particularités ont cela de très remarquable, qu'elles se présentent à peu près constamment dans toutes les industries réputées insalubres, qui, d'une part, se recrutent dans la plus mauvaise partie de la classe ouvrière, parmi ceux pour qui l'ivrognerie et la débauche absorbent les salaires les plus élevés; et, d'une autre part, se voient abandonnées pour d'autres travaux, dès que la saison, moins rude, ne retient plus les ouvriers, que la nécessité seule avait fait entrer dans les fabriques, où ils craignent de voir leur santé compromise. Les témoignages les plus honorables que nous avons recueillis sont unanimes à représenter les ouvriers des fabriques d'allumettes comme d'une extrême malpropreté, se nourrissant mal, et livrés de la manière la plus funeste aux excès alcooliques.

Une telle population est sans doute plus qu'une autre exposée à ressentir les effets des causes diverses d'insalubrité; et l'on ne s'étonnera pas qu'elle présente certaines maladies spéciales, dues à l'influence particulière de l'atmosphère dans laquelle elle vit. Il est bien entendu toutefois que cette atmosphère, concentrée dans quelques parties seulement des fabriques d'allumettes, n'exerce en général son action que sur le plus petit nombre des ouvriers, et que ce que nous allons dire ne s'applique qu'aux hommes chargés des opérations du trempage, vulgairement désignés sous le nom de *chimiqueurs*, et aux femmes occupées au démontage des presses et à la mise en paquets ou en boîtes. Nous devons ajouter que les contremaîtres, le plus ordinairement chargés de la préparation du mastic, et d'une surveillance qui les retient souvent dans les ateliers les plus exposés, et qui de plus habitent presque toujours avec leur famille l'intérieur même de la fabrique, peuvent aussi plus que d'autres en éprouver des effets nuisibles. Il en est de même enfin de certains fabricants placés dans les mêmes conditions.

Si l'on se contentait d'enregistrer la réponse de la plupart des industriels qui dirigent des fabriques d'allumettes chimiques, on serait tenté de considérer comme tout à fait exceptionnels les cas dans lesquels le séjour de leurs ateliers est la cause de troubles dans la santé ou de maladies plus ou moins graves. Mais il en est tout autrement si l'on interroge les ouvriers eux-mêmes, et surtout si l'on consulte les médecins qui ont été appelés à donner des soins à un certain nombre d'entre eux. A vrai dire, on ne saurait non plus méconnaître l'insalubrité de la fabrication des allumettes, pour peu que l'on ait visité quelques-uns de ces établissements, de ceux même qui sont le mieux disposés. En effet, en entrant dans l'atelier des trempeurs, et surtout dans les salles occupées par les démonteuses de presses et les ouvrières qui mettent les allumettes en paquets ou en boîtes, on est frappé des émanations âcres et irritantes qui s'en exhalent, et qui sont souvent assez épaisses pour troubler la transparence de l'air.

Dès les premiers temps de leur entrée dans la fabrique, les ouvriers, et surtout les femmes, éprouvent une perte plus ou moins complète de l'appétit, des maux d'estomac et de ventre. Ces troubles des fonctions digestives, qui n'ont été notés par aucun des auteurs qui ont écrit sur ce sujet, sont cependant très fréquents, et nous ont été signalés par la plupart des ouvrières que nous avons interrogées, et par deux des fabricants les plus intelligents. Ils ont été notés, en outre, par les médecins de la grande fabrique de Sarreguemines. En même temps, on observe des maux de tête, des étouffements, et une toux fatigante qui revient par quintes. Plusieurs femmes se sont plaintes aussi des douleurs musculaires dans le bras et le poignet droit. Les malaises qui marquent le début du séjour dans les fabriques d'allumettes sont quelquefois passagers, et cèdent en grande partie à l'habitude. Cependant il n'est pas rare de voir persister une disposition très pénible à la toux, aux maux de gorge, et surtout aux maux d'estomac et aux coliques, disposition qui augmente principalement durant l'hiver, alors que le froid force à tenir les ateliers fermés. Dans quelques cas, l'irritation des voies respiratoires acquiert une gravité réelle. Le chef d'une des maisons les plus importantes s'est vu forcé de changer d'appartement, parce que le voisinage de ses magasins avait déterminé chez sa femme de très violents maux de gorge. La même maladie a contraint un des ses associés à quitter la partie, et à renoncer à cette industrie. Des exemples observés dans les hôpitaux de Paris mettent hors de doute la gravité des affections pulmonaires contractées dans les fabriques d'allumettes chimiques. M. Strohl à Strasbourg, M. Lépine à Châlon-sur-Saône, ont signalé également la toux et l'irritation des bronches comme un accident parfois assez violent et assez continu pour rendre le travail impossible. M. T. Roussel et M. Lailler reconnaissent également ce fait, sans y attacher toutefois autant d'importance.

L'aspect général des ouvriers et ouvrières employés dans les ateliers que nous avons indiqués comme spécialement insalubres dénote une santé mauvaise : la peau offre une teinte jaune, les yeux sont cernés ; mais ce caractère est trop commun dans la population des fabriques des grandes villes pour avoir ici une signification particulière. Certains faits, s'ils étaient confirmés, offriraient en réalité plus d'intérêt. Un fabricant nous a déclaré qu'il avait constaté de la manière la plus positive chez les ouvriers un engourdissement, qu'il explique en disant que le phosphore absorbe les facultés, et donne moins d'énergie et moins de cœur au travail. Un autre nous a assuré que les enfants ne pouvaient être élevés dans les fabriques, et qu'une de ses ouvrières avait perdu deux petits enfants, qu'elle amenait avec elle à l'atelier, tandis que les mères pouvaient allaiter chez elles sans danger. On a prétendu que l'atmosphère des fabriques d'allumettes faisait avorter les femmes enceintes. Mais cette assertion, dépourvue de toute preuve scientifique, ne repose sur aucun fait sérieux. Les efforts qu'a faits M. A. Chevallier pour l'établir, en se livrant à une enquête spéciale, n'ont abouti qu'à un résultat complétement négatif. Les médecins de Sarreguemines ont remarqué que les enfants s'étiolaient dans un court espace de temps. Un phénomène plus constant et presque général, c'est la phosphorescence de l'haleine dans l'obscurité, que l'on peut constater après le travail chez les ouvriers employés aux opérations que nous avons signalées.

Si la fabrication des allumettes n'avait pas d'effets plus nuisibles que ceux qui viennent d'être rappelés, il n'y aurait pas à se préoccuper outre mesure de l'insalubrité d'une industrie que tant d'autres dépassent à cet égard. Mais il est une affection toute spéciale qui frappe les ouvriers des deux sexes employés aux opérations de trempage, de démontage des presses et d'emboîtage, et qui, par sa gravité, par sa terminaison souvent funeste, constitue une des maladies professionnelles les plus cruelles et les plus dignes de fixer l'attention des hygiénistes. Cette affection consiste en une altération lente et progressive, en une mortification des os de la face, qui débute toujours par l'une ou l'autre mâchoire, le plus souvent par l'alvéole d'une dent extraite ou malade, mais qui peut s'étendre de proche en proche à d'autres parties du squelette de la tête.

C'est en Allemagne, pour la première fois, que cette maladie, généralement désignée aujourd'hui sous le nom de *nécrose phosphorique*, et plus vulgairement dans les fabriques sous le nom de *mal chimique*, a été observée et décrite. M. le docteur P. Broca, professeur agrégé à la Faculté de médecine, a rédigé pour une publication anglaise une excellente histoire chirurgicale de la nécrose phosphorique ; il a bien voulu nous communiquer ce travail, auquel nous avons emprunté des détails historiques et bibliographiques qui méritent toute confiance, et qu'il nous a paru utile de consigner ici.

M. Lorinser (de Vienne) publia, au mois de mars 1845, un mémoire dans lequel il rapportait l'histoire de neuf femmes atteintes de nécrose des mâchoires, et sur lesquelles cinq avaient succombé, et une seule était guérie. A la même époque, il y avait eu déjà quelques cas analogues à Nüremberg. Depuis cette époque, M. Heyfelder à Erlangen, M. Neumann (de Berlin,) M. Strohl, M. Th. Roussel, M. Sédillot et M. Dupasquier en France, publièrent des travaux pleins d'intérêt sur cette question si importante et si neuve. Enfin, en 1849, parut à Erlangen l'ouvrage de MM. de Bibra et Geist, le plus considérable et le plus complet qui ait été écrit sur ce sujet et qui a été l'objet d'un rapport plein d'intérêt fait à l'Académie de médecine par M. Bouvier. Quelques faits récents, insérés dans divers recueils français et anglais ou non encore publiés, et dus à quelques observateurs dont nous aurons occasion de citer les opinions, notamment à M. le docteur Lailler et à M. Humbert, interne des hôpitaux de Lyon, qui a communiqué à la commission du conseil de salubrité de cette ville douze cas de nécrose très complets, sont venus montrer jusqu'à ces derniers temps que cette affection n'a pas cessé de faire des victimes parmi les ouvriers des fabriques d'allumettes.

Ce n'est pas ici le lieu de retracer le tableau des caractères symptomatiques, de la marche, des lésions anatomiques et des autres signes propres à cette affection. Il suffit de montrer la réalité et l'étendue du mal, et de remonter à la cause spécifique qui le produit, dans le but d'en prévenir, s'il est possible, le développement et les progrès ultérieurs.

Le nombre des cas de nécrose phosphorique, qui ne paraît pas très considérable, eu égard au chiffre total du personnel appartenant à l'industrie des allumettes, acquiert plus d'importance, lorsque l'on réfléchit qu'une partie seulement des ouvriers est exposée à cette maladie. On voit alors que la proportion de ceux qu'elle atteint est beaucoup plus forte qu'on ne serait tenté de le croire. A Lyon, par exemple, douze cas de nécrose phosphorique, survenus de 1846 à 1855, ont été recueillis par la commission du conseil d'hygiène, qui évalue à 250 environ le nombre des ouvriers qui ont paru dans les fabriques durant cette période de neuf années. Et si l'on déduit de ce chiffre de 250 les ouvriers employés aux opérations qui ne sont pas insalubres, c'est-à-dire à peu près les deux tiers, on voit que le mal chimique a frappé environ 10 ouvriers sur 100. Il est assez difficile d'ailleurs de faire un recensement complet des cas qui se sont produits soit en France, soit à l'étranger, non-seulement parce qu'ils ne sont sans doute pas tous connus, mais encore parce que beaucoup ont été consignés à la fois dans plusieurs recueils, sans qu'il soit possible de les distinguer. Nous dirons seulement que M. Broca, en additionnant les faits de M. Lorinser, ceux de M. Neumann et ceux de M. Geist jusqu'en 1849, est arrivé à un total de 51 cas. D'un autre côté, M. Lailler estime à 37 le nombre d'ouvriers qui, à sa connaissance, ont été atteints à Paris depuis que la maladie y a été signalée jusqu'en 1856, c'est-à-dire en dix ans.

Parmi les malades, on trouve à la fois des hommes et des femmes; celles-ci paraissent même avoir fourni, en Allemagne surtout, le plus grand nombre des victimes, ce qui tient uniquement à ce qu'elles forment la grande majorité de la population des fabriques. Les différences qui existent, à cet égard, dans les divers établissements, tenaient à des circonstances toutes locales : ainsi, tandis que les 10 premières observations de M. Lorinser portaient sur des femmes; que, sur les douze cas de Lyon, nous comptons 7 femmes et seulement 5 hommes; que, sur six observations de M. Broca, les deux tiers étaient des ouvrières employées à l'emboîtage des allumettes, nous voyons que les 37 exemples de nécrose phosphorique recueillis à Paris par M. Lailler comprenaient 23 hommes et 14 femmes.

Une particularité très remarquable et constante, c'est que le mal ne se développe qu'après un temps de séjour assez long dans les ateliers. Ce n'est guère qu'après trois ou quatre ans, quelquefois beaucoup plus tard, et même après que les ouvriers ont quitté depuis un certain temps le travail des allumettes, que deviennent appréciables les premiers symptômes de la nécrose, dont les progrès sont lents et insidieux. C'est là ce qui explique comment Dupasquier a pu vainement chercher cette maladie en 1846, chez les ouvriers lyonnais, où, moins de dix ans plus tard, la commission d'enquête en trouvait douze cas. Ceux-ci, en effet, sont fournis, de 1846 à 1854, par des individus employés dans les fabriques depuis huit, neuf, douze et quinze ans; et il est permis de penser qu'il y a dix ans l'industrie était trop récente pour avoir fait déjà un nombre de victimes capable d'éveiller l'attention sur un mal jusqu'alors inconnu.

La gravité de la nécrose phosphorique ne saurait être révoquée en doute. Non-seulement de nombreux cas de mort ont été la suite de l'empoisonnement dont elle est le dernier terme; mais ceux même qui échappent à cette terminaison funeste restent affligés de mutilations de la face et d'infirmités incurables, qui ont été très bien décrites par M. Broca. « La difformité que laisse après elle la nécrose phosphorique, lorsqu'elle est un peu étendue, dit ce savant chirurgien, compromet pour toujours la mastication et l'articulation des sons. En effet, la régénération est toujours fort incomplète; elle manque presque entièrement sur le maxillaire supérieur; sur le maxillaire inférieur, elle donne lieu à un os nouveau privé de dents, offrant peu de surface, et qui, décrivant une courbe moindre que l'os ancien, ne répond plus à l'arcade dentaire supérieure dans les mouvements de la mastication. Il en résulte encore, lorsque la nécrose a frappé la partie moyenne du corps de ces os, que la saillie du menton disparaît presque complétement; souvent il reste, en outre, une tuméfaction considérable qui occupe le niveau des branches de la mâchoire, et qui est due à l'engorgement chronique des parties molles, et surtout au volume considérable de la partie correspondante de l'os nouveau : double circonstance qui donne au malade une physionomie étrange et caractéristique. » Nous avons dit que le mal chimique se termine trop souvent d'une manière funeste. Sur les 9 premiers malades observés par Lorinser, lors de la publication de son mémoire, 5 étaient morts, un seul était guéri, 3 étaient encore en traitement. Les 12 observations consignées dans le rapport de M. Glénard ont donné 7 cas de mort, et un seul exemple de guérison constaté. Il est bon de noter que la phthisie est venue compliquer le mal chimique chez 6 des ouvriers lyonnais. Enfin M. Lailler a obtenu les résultats suivants : sur les 37 observations qu'il a recueillies, 5 des malades sont morts, 21 sont guéris, 2 sont en traitement; les renseignements manquent pour les autres. S'il est permis de penser que la nécrose phosphorique, aujourd'hui mieux connue et traitée plus rationnellement, est devenue moins meurtrière, il n'en est pas moins vrai qu'elle constitue, en raison de sa nature et de ses suites, une affection très cruelle et l'une des maladies professionnelles les plus fâcheuses.

Il nous reste à en déterminer la cause réelle, et à en expliquer, si cela est possible, la spécificité singulière. Lorsque l'on considère que la nécrose des mâchoires frappe exclusivement les ouvriers qui sont exposés aux émanations de mastic inflammable, soit pendant, soit après le trempage des allumettes, et que, d'un autre côté, ce mal était inconnu dans les fabriques d'allumettes chimiques avant le moment où le phosphore a été introduit dans la composition de ces mastics, il est impossible de ne pas être conduit à attribuer aux émanations phosphorées qui se répandent dans les ateliers de trempage et de démontage des presses, les accidents divers, et notamment la nécrose que l'on observe chez les ouvriers qui y séjournent. On ne peut plus s'arrêter aujourd'hui à l'hypothèse de Dupasquier, qui, généralisant à tort un fait sans doute exceptionnel, imputait aux vapeurs arsenicales provenant de l'acide sulfurique impur employé à la fabrication du phosphore l'insalubrité des fabriques d'allumettes. Nous avons indiqué les éléments dont se compose la pâte inflammable des allumettes, et il est bien évident qu'aucune autre substance que le phosphore ne peut se volatiliser ou former des combinaisons capables de se répandre dans l'air, et jouissant de propriétés irritantes et toxiques. Les analyses faites par le savant chimiste lyonnais, d'une part, et de l'autre par M. Paul Thenard, ont d'ailleurs établi ce fait, en montrant que les vapeurs qui troublent la pureté de l'atmosphère dans les ateliers dont il s'agit, étaient formées surtout d'acide hypophosphorique, mélangé de petites quantités d'hydrogène phosphoré. La présence du phosphore en nature dans ces vapeurs est démontrée en outre par la phosphorescence de l'haleine des ouvriers qui les absorbent. Quant à l'action directe que le phosphore exercerait sur les os maxillaires, là où une altération primitive des dents les rend accessibles, elle a été mise en lumière par une expérience ingénieuse de M. de Bibra. Deux lapins sur lesquels il avait enlevé deux dents molaires en fracturant la mâchoire, mis en cage et exposés aux vapeurs du phosphore, moururent, à peu de jours de distance l'un de l'autre, au bout de deux mois environ. Les fractures n'étaient pas consolidées; le périoste environnant, qui avait subi le contact des vapeurs phosphorées, était épaissi et enflammé; les parties molles voisines étaient infiltrées de pus, et une couche osseuse nouvelle, peu adhérente, était déposée sous le périoste qui recouvrait les fragments. M. Broca, qui cite ces expériences, fait remarquer que la fracture complique et peut, jusqu'à un certain point, amoindrir les résultats obtenus : ceux-ci suffisent toutefois, par leur analogie frappante, à établir l'influence spécifique des vapeurs phosphorées dans la production de la nécrose maxillaire.

Il est cependant une objection qui se présente naturellement à la pensée, c'est l'absence constante de cette affection dans les fabriques de produits chimiques, où l'on prépare le phosphore en grand, et chez les ouvriers spécialement occupés à cette opération, qui respirent pourtant une atmosphère chargée de vapeurs phosphorées, et dont les excrétions lumineuses attestent qu'ils en absorbent une certaine quantité. Le Comité consultatif d'hygiène publique chargé par M. le ministre de l'agriculture, du commerce et des travaux publics de lui présenter un rapport sur la grave question hygiénique que nous traitons en ce moment, ne s'est pas dissimulé qu'il y avait là une difficulté qu'il importait de résoudre; et c'est dans ce but qu'il a fait appel au zèle du Conseil d'hygiène de Lyon, mieux placé qu'aucun autre pour éclaircir cette question, en raison du voisinage de la fabrique de MM. Coignet, établie à la Guillottière depuis 1838, et qui ne produit pas moins de 60 à 80 000 kilogrammes de phosphore par an. L'enquête aussi éclairée qu'étendue à laquelle s'est livré le conseil du département du Rhône a porté ses fruits; et, sans reproduire les détails techniques qu'il nous a transmis sur les procédés de fabrication, nous dirons que le rapport a très nettement établi l'innocuité absolue de la fabrication en grand du phosphore, malgré les émanations phosphorées qu'elle produit en abondance, opinion déjà exprimée dix ans auparavant par Dupasquier, et conforme au témoignage des deux médecins honorables qui se sont succédé dans l'établissement de MM. Coignet.

La commission lyonnaise donne d'ailleurs une explication plausible de l'immunité des ouvriers en phosphore, comparée à l'altération grave de la santé de ceux qui fabriquent les allumettes, qu'elle attribue à la dissemblance du genre de travail dans les deux industries. « Tandis que les ouvriers des fabriques d'allumettes, dit le savant rapporteur, accumulés dans une pièce souvent étroite et mal aérée, absorbent constamment, presque sans bouger, un air infect, les ouvriers des fabriques de phosphore se meuvent à leur aise dans de vastes ateliers, largement ouverts l'été et très imparfaitement clos l'hiver, dans lesquels l'air est constamment renouvelé, grâce à la puissante ventilation opérée par d'énormes foyers incandescents; en outre, ces ouvriers, qui n'ont qu'à entretenir le feu ou à surveiller les récipients où se condense le phosphore, ne sont pas constamment attachés à leurs fourneaux. Quand ils ont garni le foyer de charbon et les récipients d'eau, ils peuvent se reposer quelques instants; ils sortent alors, et respirent l'air extérieur. On voit que les conditions dans lesquelles vivent ces ouvriers sont tout à fait différentes de celles des individus appartenant aux fabriques d'allumettes. Cependant les mouleurs de phosphore paraissent au premier abord pouvoir être assimilés aux trempeurs d'allumettes. Passant leur journée assis dans une pièce humide, sombre, au milieu, en quelque sorte, de masses de phosphore, on s'étonne que leur santé n'éprouve pas de sérieuses atteintes. Mais on doit faire observer que le phosphore moulé en cylindres épais n'est pas au contact de l'air, qu'il est soigneusement immergé dans l'eau, tandis que dans l'atelier du trempeur, le phosphore, infiniment divisé dans la pâte, est exposé sur une grande surface à l'air; que les vapeurs qui s'exhalent dans ces deux cas ne doivent pas être de même nature, de même composition, et par conséquent ne peuvent avoir les mêmes effets sur l'organisme. »

Ce parallèle des deux industries renferme sinon la seule explication possible, du moins la raison la plus apparente et la plus facile à saisir des différences qu'elles présentent au point de vue de leur action sur la santé de ceux qui les exercent; aussi ne doit-on pas hésiter à conclure que les émanations phosphorées sont bien, en réalité, la cause spécifique des accidents et des maladies particulières que l'on observe chez les ouvriers employés dans les fabriques d'allumettes chimiques.

Incendies, explosions. — Le second danger que présentent la fabrication et l'emploi des allumettes chimiques, est celui d'incendies ou d'explosions. De nombreux accidents, de terribles désastres, n'ont que trop justifié, à cet égard, les craintes des populations et les mesures de police qui, dans tous les pays, ont été prises pour isoler les fabriques d'allumettes. Pendant la seule durée de l'enquête à laquelle nous avons procédé, trois incendies ont éclaté aux environs de Paris, et le Conseil d'hygiène de Sarreguemines en a signalé un autre. Les accidents de cette nature n'ont pas toujours les proportions d'un semblable sinistre; mais, ce qui est extrêmement fréquent, ce que tous les fabricants reconnaissent comme un fait de tous les jours, ce sont les combustions partielles d'une certaine quantité d'allumettes, soit dans les séchoirs, soit dans les caisses d'emballage; tous s'accordent d'ailleurs à dire que ces feux de séchoirs, ces paquets d'allumettes enflammés, s'éteignent d'eux-mêmes et sur place. Cette circonstance est extrêmement importante, au point de vue du transport des allumettes. Les conditions très dures imposées par les administrations de chemins de fer (1) ou de roulage, le refus des compagnies d'assurances, soulèvent parmi les négociants des plaintes et des récriminations unanimes.

Quoi qu'il en soit, on ne saurait nier que la fabrication, de même que le transport et l'emploi des allumettes chimiques, ne soit une cause, en quelque sorte, permanente d'incendies. M. Chevallier a montré par la statistique officielle publiée chaque année, que le nombre d'incendies accidentels a plus que quadruplé depuis 1838,

(1) Les administrations du Nord et de Rouen étaient, jusqu'à ces derniers temps, les seules qui acceptassent le transport des allumettes, et encore une seule fois par semaine, par wagon complet de 4000 kilogrammes, et hors classe, c'est-à-dire au tarif de 69 fr. au lieu de 40 fr.

époque de la vulgarisation de l'emploi des allumettes chimiques. En 1832, il y eut 2262 incendies accidentels, un peu moins en 1833, 34, 35, 36, 37; mais dès 1838, le chiffre s'élève à 2776; en 1839, il est de 3056; en 1840, de 3812; en 1841, de 3041; en 1842, de 3897; un peu moins élevé l'année suivante; 4478 en 1844; 5898 en 1846; 6577 en 1847; 7061 en 1849; 7465 en 1850; 8732 en 1852; 10 753 en 1854; 9697 en 1857.

Mais c'est là un inconvénient sur lequel, en réalité, nous n'avons pas à nous arrêter; car ce n'est pas plus au phosphore qu'au soufre, qu'aux bois desséchés, qu'il faut imputer spécialement ce danger inhérent à tout amas de matières combustibles et à tout moyen naturel ou artificiel de se procurer du feu.

Les explosions auxquelles peuvent donner lieu les fabriques d'allumettes, la préparation et l'application des pâtes inflammables, doivent, au contraire, fixer notre attention d'une manière toute particulière, car ces détonations redoutables, qui ont fait à diverses époques, en divers lieux, de nombreuses victimes, ne peuvent dépendre que de la composition ou du mode d'emploi défectueux du mastic dans lequel s'opère le trempage. Or, il est un premier point qui ressort de nos recherches, c'est que les explosions sont heureusement devenues beaucoup plus rares dans ces dernières années. Les exemples funestes que l'on cite remontent pour la plupart à dix ou quinze ans. Il importe donc de déterminer si ce progrès est dû à une modification apportée dans la composition des mastics ou à toute autre cause. On sait qu'au début de la fabrication, la pâte inflammable des allumettes se composait de phosphore et de soufre, et plus tard de chlorate de potasse et de phosphore. On serait tenté de croire que les explosions étaient dues uniquement à ce mélange de phosphore avec l'une de ces subtances, et surtout avec la dernière; et que si elles sont moins à craindre aujourd'hui, cela tient uniquement à la proscription du chlorate de potasse et à l'emploi du phosphore, uni seulement à quelque matière inerte. Mais nous avons vu que cette proscription du chlorate de potasse n'est ni si générale, ni si absolue qu'on paraissait le croire, et qu'il entrait encore très fréquemment dans la composition de la pâte des allumettes. Ce n'est donc pas en réalité l'absence de cet élément, ce sont les procédés mieux entendus, suivant lesquels on l'emploie, qui ont en grande partie fait disparaître le danger. Les fabricants eux-mêmes, qui ont cependant tous présents à l'esprit les exemples terribles de plusieurs de leurs confrères morts victimes de leur imprudence, reconnaissent que le travail à froid, la préparation de petites quantités de mastic, sont des garanties assurées contre de tels malheurs. Ces considérations ne paraîtront sans doute pas inutiles, lorsqu'il s'agira d'apprécier des procédés dans lesquels pourrait entrer comme élément nécessaire l'emploi du chlorate de potasse.

Il est bien entendu toutefois qu'il ne faut pas complétement fermer les yeux sur les propriétés de cette substance, et qu'on doit tenir compte des effets qu'elle peut produire en déterminant une déflagration trop vive, et, par suite, la projection de fragments de pâte enflammée capables d'amener des accidents de plus d'un genre, qu'il serait d'ailleurs superflu d'énumérer.

Une dernière espèce d'insalubrité attribuée au voisinage des fabriques ou dépôts d'allumettes chimiques, consiste dans l'action nuisible des vapeurs d'allumettes sur la végétation. Un employé d'une fabrique d'allumettes ayant eu l'idée de faire brûler dans le jardin une grande quantité d'allumettes défectueuses, un dommage considérable résulta du transport des gaz à plus de 200 mètres sur une pièce de luzerne, sur les fleurs d'un jardin et même sur de grands arbres.

Empoisonnements par la pâte des allumettes. — Nous sommes arrivé au dernier et en même temps au plus grave des inconvénients que l'on puisse reprocher aux allumettes chimiques : nous voulons parler des propriétés vénéneuses du mastic dans lequel elles sont trempées.

Tout le monde sait que le phosphore est un poison, et l'usage que l'on fait de la pâte phosphorée, dont nous n'avons pas à nous occuper ici, en dit assez le danger. Mais ce qui n'est pas moins avéré, et ce que prouvent des faits, dont il est à craindre que le nombre ne se multiplie, c'est que le mélange qui sert à fabriquer les allumettes phosphoriques est également vénéneux. Des empoisonnements suivis de mort ont eu lieu à l'aide de ce mélange, et l'on ne peut songer sans effroi que, placé dans toutes les mains, dans toutes les demeures, à portée de tous les âges, il offre à la négligence ou au crime des facilités singulières.

Les feuilles publiques sont remplies à cet égard de faits qui ne présentent pas toujours des garanties d'authenticité suffisantes, et qui parfois même portent avec eux la preuve de leur inexactitude. Mais à côté de ces récits controuvés qui peuvent avoir les plus funestes conséquences par l'enseignement et les révélations qu'ils contiennent, il est des exemples constants d'empoisonnements par la pâte des allumettes chimiques qui ont été l'objet d'enquêtes judiciaires et d'expertises. Ce sont ces faits dont M. Chevallier père devant plusieurs cours d'assises, M. le docteur Caussé d'Albi et M. Chevallier fils dans leur mémoire, ont eu lieu de faire ressortir l'importance sociale. Ils fournissent, en effet, la preuve que, dans les classes les moins éclairées, les propriétés toxiques de la pâte des allumettes sont désormais connues. Nous empruntons à la dernière publication de M. A. Chevallier le tableau statistique officiel des empoisonnements rangés d'après la nature des poisons employés, document très important au point de vue qui nous occupe.

Tableau des crimes d'empoisonnement déférés aux cours d'assises de 1851 *à* 1858. *Nature des poisons employés par les accusés.*

	ANNÉES.								TOTAL.
	1851	1852	1853	1854	1855	1856	1857	1858	
Total des crimes d'empoisonnement compris dans les accusations de cette nature déférées aux cours d'assises.	63	39	71	56	78	47	58	49	461
EMPOISONNEMENTS.									
Par le phosphore.........	13	3	4	12	21	14	23	20	110
Par l'arsenic............	35	24	33	25	42	14	18	9	200
Par le sulfate de cuivre....	2	5	10	8	4	2	8	5	44
Par d'autres toxiques divers dont chaque espèce présente peu de cas chaque année...............	13	7	24	11	11	17	9	15	107

Ce tableau ne comprend que les crimes qui sont soumis chaque année au jugement du jury. On a dû laisser en dehors, faute de renseignements suffisants, ceux qui restent sans poursuites, quoique dénoncés à la justice, soit parce que les auteurs restent inconnus, soit qu'il n'ait pas été recueilli de charges assez fortes contre les auteurs désignés : leur nombre peut être évalué au tiers de celui des crimes jugés. La lecture du tableau qui précède démontre : 1° que dès 1851, le phosphore était déjà employé en France comme substance toxique, que déjà 13 cas d'empoisonnement avaient été le sujet de poursuites judiciaires; 2° que l'arsenic, qui était le toxique le plus souvent usité par les criminels, est maintenant beaucoup moins employé, tandis que le phosphore est mis en usage dans un plus grand nombre de cas. En effet, on voit, en consultant le tableau, qu'à partir de 1856 on a compté autant de cas d'empoisonnement par le phosphore que par l'arsenic ; qu'en 1857 le phosphore a été employé 23 fois, l'arsenic 18 fois; qu'en 1858, le phosphore a été employé 20 fois, l'arsenic 9 fois; enfin qu'en 1859, on a compté 49 cas d'empoisonnement, 25 cas d'empoisonnement par le phosphore, 9 par l'arsenic.

Peut-on prévoir quel accroissement prendraient dans l'avenir les funestes effets des préparations phosphorées, parmi lesquelles les allumettes tiennent le premier rang? L'exposé succinct des faits cités par les auteurs, ou que nous avons recueillis nous-même, peut donner une idée des circonstances dans lesquelles se sont produits ces empoisonnements, soit accidentels, soit volontaires, soit criminels.

Empoisonnements accidentels par les allumettes. — 1° Empoisonnement mortel d'une femme et de ses deux filles, constaté par l'analyse d'experts de Toulouse, et produit par le mélange accidentel d'aliments avec des allumettes contenues dans le panier de cette femme qui faisait le colportage des allumettes.

2° Empoisonnement, non suivi de mort, d'un enfant du Jura, qui, en jouant, avait sucé des allumettes.

3° Empoisonnement, suivi de mort, d'une femme du département de l'Ariége, qui avait, par mégarde, fait cuire des légumes dans un vase où se trouvait, par hasard, un paquet d'allumettes, et qui ne s'était aperçu de ce fait qu'après avoir pris une partie de ces aliments, et au moment où, en versant le reste du contenu, elle avait découvert les allumettes au fond du vase. Elle succomba après deux jours de souffrances.

4° *Suicides au moyen des allumettes.* — Empoisonnement, suivi de mort, d'une jeune servante qui, par désespoir d'amour, prit une forte dose de pâte enlevée à des allumettes, et alla mourir très rapidement, au milieu d'horribles convulsions, chez celui qu'elle aimait.

5° Tentative d'empoisonnement d'une jeune fille demeurant à Paris, dans le voisinage de l'Hôtel-Dieu. Cette affaire, qui avait été portée à notre connaissance par M. le professeur Nélaton, et dont nous devons les détails à l'obligeance de M. le docteur J. Fiévet, offre des circonstances extrêmement dignes d'intérêt. Cette jeune fille, entraînée au suicide par le désespoir, avait été conduite à faire choix du poison des allumettes par la lecture d'un récit rapporté par la plupart des journaux politiques, et suivant lequel trois personnes seraient mortes instantanément pour avoir avalé une tasse de café dans lequel auraient macéré des allumettes phosphoriques. La certitude d'une mort prompte et sûre décida cette jeune fille à employer le même moyen. Le 17 mars 1856, elle fit tremper pendant sept ou huit minutes seulement, dans du café très chaud, l'extrémité phosphorée de cent et une allumettes. La faible partie de la pâte dissoute suffit pour déterminer des accidents d'empoisonnement très graves, heureusement conjurés par les soins très habilement dirigés, au moment même de l'accident, par M. Fiévet; mais la guérison n'était pas complète après huit jours. Ajoutons que les allumettes qui nous ont été représentées conservaient presque toutes la propriété de s'enflammer par le frottement, et n'avaient par conséquent perdu qu'une portion peu considérable de la pâte vénéneuse.

6° A la même époque, le commissaire de police du quartier où s'était passé le fait précédent constatait le suicide d'un homme qui, avant de se pendre, avait tenté de s'empoisonner au moyen d'un liquide dans lequel il avait fait tremper des allumettes.

7° Tout récemment, M. le préfet de police transmettait à M. le ministre la copie d'un rapport du commissaire de police de Belleville, en date du 27 février 1856, qui annonçait que la veille il avait fait arrêter un malheureux ouvrier, au moment où il préparait pour se détruire une forte dose de phosphore détaché d'un paquet d'allumettes, disant ce moyen infaillible.

8° Enfin, un grenadier de la garde impériale a succombé à l'hôpital du Roule, victime d'un suicide par la pâte des allumettes, dont il avait appris les propriétés vénéneuses par la lecture d'un article du journal.

9° *Empoisonnements criminels par les allumettes.* — Tentative d'empoisonnement commise récemment par une femme sur son mari, à l'aide d'un mélange de phosphore enlevé à des allumettes avec du tabac préparé pour être mâché.

10° Empoisonnement, suivi de mort, d'un homme de cinquante-cinq ans, au moyen d'une soupe dans laquelle on avait trouvé des débris d'allumettes chimiques, et une substance luisante déposée au fond de la soupière.

11° Empoisonnement, suivi de mort, d'un sieur G..., cultivateur dans la Gironde, à qui sa femme fit prendre une soupe dont le bouillon dégageait des lueurs blanchâtres, et prenait feu quand on le chauffait, et salé avec du sel contenu dans un saloir où l'on retrouva du soufre ; double indice de l'addition de la pâte des allumettes.

12° Tentative d'empoisonnement commise par une servante de Bergerac, au moyen d'eau dans laquelle elle avait mis tremper des allumettes, et que sa maîtresse, à qui elle l'offrait, repoussa, à cause de sa saveur désagréable.

13° Empoisonnement par des prunes dans lesquelles on avait introduit de la pâte qui sert à la confection des allumettes.

Ajoutons à ces observations si probantes quelques faits d'un autre ordre qui viennent les confirmer. MM. Lassaigne et Raynal, dans des expériences pleines d'intérêt sur lesquelles nous aurons à revenir, ont administré à des animaux une pâte faite avec de la mie de pain, de la viande hachée, et la matière combustible détachée de l'extrémité des allumettes par l'immersion dans une petite quantité d'eau distillée. Cent trente-cinq allumettes ont fourni 2gr, 2 de pâte inflammable, qui ont été donnés à un chien bien portant, qui, après avoir souffert de coliques violentes, succomba le troisième jour avec tous les signes d'une inflammation très vive de l'estomac et de l'intestin. Les mêmes essais faits sur un moineau avec une dose de 12 centigrammes du même mélange ont donné des résultats identiques.

De leur côté, les fabricants d'allumettes entendus dans l'enquête ont tous déclaré qu'ils ne pouvaient garder d'animaux domestiques dans leurs établissements. L'un d'eux même n'a fait aucune difficulté d'avouer, comme la chose du monde la plus simple, qu'il distribuait à ses voisins, pour s'en servir en guise de mort-aux-rats, les eaux de lavage de sa fabrique.

Un tel fait n'a pas besoin de commentaires, et montre à lui seul l'usage que l'on peut faire du mastic inflammable des allumettes chimiques.

De l'exposé que nous venons de faire et des développements qui précèdent, il résulte donc que la fabrication des allumettes chimiques préparées avec le phosphore ordinaire offre des dangers réels au point de vue de la salubrité des ateliers et de la santé des ouvriers, et que leur emploi met à la disposition de tout le monde une substance éminemment vénéneuse, qui a déjà produit un trop grand nombre d'empoisonnements, soit accidentels, soit criminels ; double circonstance qui, jointe à la possibilité des incendies et des explosions, démontre qu'il y aurait un réel avantage à modifier la composition du mastic des allumettes, et à en faire disparaître d'une manière définitive et absolue le phosphore ordinaire.

Des moyens de remédier aux inconvénients et aux dangers des allumettes chimiques. — Nous avons, en interrogeant les faits, constaté l'étendue du mal et son origine; nous devons en chercher le remède.

En présence des inconvénients qui ont été signalés, et dont quelques-uns ne tiennent pas seulement à tel ou tel procédé de fabrication, mais à la nature même et aux propriétés essentielles des allumettes inflammables par frottement, on conçoit que la première pensée inspirée par le danger ait été de prohiber d'une manière absolue les allumettes chimiques. Une semblable mesure a été prise dans un État voisin de la France, à l'occasion d'un grand incendie ; et à une époque toute récente, nous avons vu dans notre pays même le conseil général du Morbihan, approuvant un avis émané du conseil d'arrondissement de Lorient, émettre le vœu que la vente des allumettes chimiques soit interdite aux colporteurs qui parcourent les campagnes. Le préfet du département, en transmettant cette délibération, s'associait aux intentions du conseil, et différait seulement sur le moyen de les remplir, préférant l'établissement d'une taxe à percevoir sur les allumettes à la sortie même des fabriques. Le Comité d'hygiène publique n'a pas eu à se prononcer sur une semblable mesure, que M. le ministre des finances a d'ailleurs regardée comme impraticable. Mais il nous est permis de faire remarquer que cette proposition seule à laquelle il faut joindre les vœux très explicites d'un grand nombre de conseils généraux, atteste un sentiment très vif du danger que présente pour la sécurité publique l'extension sans mesure qu'a prise l'emploi des allumettes chimiques, et à laquelle n'a pas peu contribué l'accroissement, à tant d'égards regrettable, de l'habitude de fumer. Et s'il peut paraître paradoxal de contester les avantages du progrès qui a substitué les allumettes chimiques aux simples et antiques moyens de se procurer le feu nécessaire aux besoins de la vie, il n'en est pas moins vrai que l'on peut se demander si, au point de vue de l'hygiène et de la salubrité, les inconvénients n'ont pas dépassé l'utilité de cette invention.

Ce n'est pas que nous puissions penser à conseiller une réforme aussi radicale ; mais il est bon de ne pas perdre de vue que ce ne sont pas seulement des améliorations de détail qu'il s'agit de réaliser en cette matière, mais que les progrès industriels doivent tendre à une révolution plus complète. Par cette raison même, il est évident que si l'on doit accueillir toutes les modifications heureuses qui paraissent dès à présent réalisables, il ne faut pas engager l'avenir, et, en décourageant de nouvelles tentatives, fermer la route qui doit conduire au but. C'est d'après ces principes que la commission, convaincue d'ailleurs du progrès qui s'accomplit en ce moment dans cette industrie, s'est appliquée à juger les moyens proposés pour diminuer ou faire disparaître les inconvénients des allumettes chimiques.

Nous avons vu que ces inconvénients ne reconnaissaient pas tous la même cause, et que, tandis que l'insalubrité de la fabrication et la possibilité des empoisonnements tenaient à la présence du phosphore dans la pâte des allumettes, le danger d'incendie et d'explosion résultait de la propriété même qu'ont celles-ci de s'enflammer spontanément et par le plus simple frottement, quelle que soit d'ailleurs la composition du mastic.

Des moyens de remédier aux dangers d'incendie et d'explosion. — A ce dernier danger, des efforts récents sont venus opposer un changement complet dans la confection de l'allumette. Pour éviter la détonation accidentelle qui résulte du mélange intime des deux substances explosibles dans le mastic inflammable, on les a maintenues isolées en appliquant l'une à l'extrémité de la tige de l'allumette, et en étendant l'autre sur la surface contre laquelle doit s'opérer le frottement. Tel est le principe des allumettes qui ont figuré à l'exposition universelle de 1855, et qui ont mérité une récompense à la fabrique suédoise de Jonkœping. Ces allumettes, dites de sûreté hygiénique, pour lesquelles un brevet a été pris en France, sont composées de la manière suivante. Il n'entre pas de phosphore dans la pâte même des allumettes, qui est formée de chlorate de potasse, de sulfure d'antimoine et de colle. Les allumettes ainsi préparées ne peuvent s'enflammer que si on les frotte contre une surface disposée spécialement à cet effet, c'est-à-dire recouverte d'un enduit composé de phosphore rouge, d'antimoine et de colle. Cette surface occupe l'un des côtés extérieurs de la boîte où sont renfermées les allumettes. Le peu de combustibilité du phosphore amorphe prévient le danger qui pourrait résulter du frottement des boîtes les unes contre les autres.

On ne saurait méconnaître ce qu'a de séduisant un pareil système, qui aurait au moins l'avantage de prévenir les déflagrations accidentelles produites, soit par un choc, soit par les frottements inévitables dans l'emballage et le transport des allumettes, et qui, sans faire disparaître complétement le danger d'incendie, tend certainement à l'atténuer. Il resterait à juger de sa valeur au point de vue de l'emploi, et relativement à la conservation de l'enduit et à l'usage que peut faire la surface de frottement de ces briquets. A cet égard, l'expérience n'a pas encore prononcé, et tout ce qu'il est permis de dire, c'est que les briquets suédois, dont la préparation est d'ailleurs fondée sur la substitution du phosphore rouge au phosphore blanc dont nous allons parler, méritent d'être signalés comme réalisant un perfectionnement intéressant pour la sûreté publique.

Des moyens de prévenir l'insalubrité de la fabrication des allumettes et la possibilité des empoisonnements. — Quant aux dangers qui peuvent résulter, soit des émanations des ateliers, soit des propriétés vénéneuses du mastic des allumettes, et que nous savons devoir être attribués à la présence du phosphore dans cette composition, les moyens tentés jusqu'à ce jour pour les combattre sont loin d'avoir réussi à les conjurer d'une manière complète. Sans doute l'isolement des différents ateliers, une aération suffisante et une ventilation active, l'établissement sur les fourneaux destinés au soufrage et au chimicage, de hottes assez larges pour dépasser les travailleurs et communiquant avec des cheminées d'un puissant tirage, le soin de ne pas employer comme combustible dans les fourneaux des résidus d'allumettes ; ces mesures, proposées à plusieurs reprises par les Conseils d'hygiène du Nord, de la Gironde, du Rhône, des Bouches-du-Rhône, et développées dans un règlement général élaboré en 1845 par le Conseil de salubrité de Paris, ont contribué à assainir les fabriques d'allumettes chimiques, mais elles n'ont fait disparaître ni la cause principale d'insalubrité, ni la maladie cruelle qui en est la suite.

Et quand bien même elles eussent produit cet effet, elles n'auraient pas atteint cette funeste propriété toxique du mastic inflammable, ni empêché les accidents ou les crimes dont elle peut être la source. A cet égard, il est vrai, M. Cadet de Gassicourt, dans un rapport fait en mars 1854 au Conseil d'hygiène du département de la Seine, et M. Chevallier, dans la première série de recherches consignées dans le grand rapport académique que nous avons déjà cité, avaient émis la pensée qu'il pourrait suffire d'ajouter à la pâte des allumettes quelque substance qui, par une saveur ou une odeur particulière, fût de nature à éveiller la défiance en inspirant le dégoût : telle, par exemple, que l'aloès ou la coloquinte; mais l'insuffisance d'une semblable garantie est malheureusement démontrée par les faits. Les caractères naturels propres à les déceler ne manquent pas à la plupart des poisons; et pourtant, soit que leur saveur ou leur odeur soient masquées par quelque mélange, soit qu'elles se révèlent trop tard, ne les voit-on pas faire de trop nombreuses victimes? Pourquoi compterait-on davantage sur un avertissement fourni par quelque caractère artificiel?

C'est donc, en réalité, à remplacer le phosphore que l'on doit s'appliquer, si l'on veut sérieusement atteindre et combattre efficacement l'insalubrité de la fabrication et les propriétés vénéneuses des allumettes chimiques. Nous n'avons pas à nous occuper des essais qui, à diverses époques, ont été tentés dans ce but, et à énumérer les diverses substances qui ont été ou qui pourraient être employées à la place du phosphore ordinaire. Mais il est une découverte récente de la science, qui a reçu dans ces derniers temps une application industrielle, que nous ne pouvons nous dispenser d'étudier avec détail, car elle fournit dès à présent, et sans rien préjuger de l'avenir, un moyen pratique de remplacer avantageusement le phosphore dans la fabrication des allumettes.

Caractères et propriétés du phosphore rouge. — La substance nouvelle dont nous voulons parler n'est autre que le phosphore lui-même, modifié par l'action prolongée de la chaleur, non-seulement dans ses caractères apparents, mais encore dans ses propriétés essentielles, et qui, sous sa nouvelle forme, a reçu de son inventeur, M. le professeur Schrœtter (de Vienne), le nom de *phosphore rouge* ou *amorphe.*

Aussi différent du phosphore ordinaire que le sont entre eux, suivant l'ingénieuse comparaison de M. Bussy, le charbon et le diamant, qui sont pourtant au fond la même substance, le phosphore amorphe est un corps solide très dur, se présentant tantôt en masse opaque, analogue à la pierre hématite, tantôt en poudre d'un rouge foncé, ne répandant ni odeur, ni vapeur, et pouvant rester exposé à l'air, être touché, manié, transporté, soumis à des frottements, sans prendre feu, mais pouvant néanmoins s'enflammer au delà de 200 degrés, et brûlant sans produire cette flamme éclatante et instantanée que donne le phosphore blanc. Nous n'avons pas besoin d'insister sur les différences capitales qui existent entre les deux espèces de phosphores, et qui, au point de vue qui nous occupe, se résument en ces deux caractères principaux pour le phosphore ordinaire : dégagement, à une température peu élevée, de vapeurs irritantes et nuisibles, combustibilité excessive; pour le phosphore rouge : absence de toute émanation, même à une haute température, combustibilité peu active. Ajoutons, comme dernière et importante dissemblance, que le premier est un poison violent, tandis que le second, ainsi que nous serons en mesure de le prouver, n'est nullement vénéneux.

Il n'est pas inutile, avant de terminer ces observations préliminaires, de faire remarquer que le phosphore rouge peut être obtenu actuellement, d'une manière assurée, en telle quantité qu'on le désire, à l'aide de procédés perfectionnés. Le principe de cette fabrication est de maintenir le phosphore ordinaire, pendant dix jours, à une température de 280 degrés; et, pour ne parler que de la France, les habiles industriels qui dirigent la fabrique de la Guillotière, MM. Coignet, ont réussi à établir un fourneau s'alimentant de lui-même, et donnant une parfaite régularité de température, de telle sorte que pendant toute la durée de l'opération, et presque sans surveillance, le degré déterminé est invariablement maintenu. Cette simplification du travail permet d'agir avec certitude sur plusieurs centaines de kilogrammes de phosphore à la fois, et de faire face à tous les besoins de la consommation la plus étendue. Les moyens de purification du phosphore rouge n'ont pas moins d'importance, car une partie du phosphore blanc a pu échapper à la transformation et rester mêlé au phosphore amorphe dont il altérerait les propriétés essentielles. Mais on l'en débarrasse aisément après l'avoir pulvérisé sous l'eau et tamisé, en le soumettant à une ébullition prolongée dans une lessive de soude caustique, jusqu'à ce que toute odeur de phosphore ordinaire ait disparu, et en le lavant ensuite à grande eau pour enlever la poudre qui le rendrait trop accessible à l'humidité.

Des allumettes au phosphore amorphe. — Les chimistes éminents qui ont les premiers reconnu les propriétés du phosphore rouge, MM. Schrœtter, Bussy, de Vry, ont bien compris le parti que l'on pourrait en tirer pour la fabrication des allumettes. Dès 1851, des allumettes préparées sur les indications du savant professeur de

Vienne figuraient à l'exposition de Londres ; et au concours universel de 1855 à Paris le jury signalait des échantillons d'allumettes au phosphore amorphe, envoyés par M. Albright (de Birmingham), cessionnaire, pour l'Angleterre, du brevet de M. Schrœtter, et par M. Camaille (de Paris), que M. Chevallier avait dirigé dans ses intéressants essais. Malgré ces premières tentatives, les nouvelles allumettes ne se sont jusqu'ici répandues dans le commerce ni en France, ni à l'étranger; et il y a lieu de rechercher ici quelles sont les conditions de leur fabrication et de leur emploi. La commission ne s'est pas tenue à l'examen de celles qui lui avaient été présentées, elle en a fait préparer devant elle, et a suivi avec un très grand intérêt les opérations qu'a exécutées sous ses yeux M. Camaille.

La fabrication des allumettes au phosphore rouge est extrêmement simple, et ses procédés ne diffèrent pas, au fond, de ceux qui sont usités pour les allumettes anciennes. L'industriel habile que nous venons de citer nous a indiqué quatre formules, qu'il ne fait aucune difficulté de rendre publiques, et qu'il croit d'ailleurs encore susceptibles de perfectionnement; ces formules sont les suivantes :

1°	Colle.	100 grammes.
	Chlorate de potasse.	50 —
	Phosphore rouge.	25 —
2°	Colle liquide.	7 1/2 —
	Phosphore rouge.	4 —
	Chlorate de potasse.	4 —
3°	Gomme liquide ordinaire.	60 —
	Chlorate de potasse.	40 —
	Phosphore rouge.	40 —
	Poudre de verre.	25 —
4°	Gomme adragante liquide.	20 —
	Chlorate de potasse.	1 1/2 —
	Phosphore rouge.	6 —
	Poudre de verre.	10 —

Cette dernière formule est celle qui paraît devoir être préférée, à cause de l'emploi de la gomme adragante qui a la propriété de favoriser le séchage, circonstance très importante, et qui fait disparaître la principale objection que nous avons entendu faire au travail à froid ; celui-ci reste donc avec tous ses avantages le seul applicable à la fabrication des allumettes au phosphore amorphe. La gomme est dissoute dans l'eau par une macération prolongée, et le phosphore rouge réduit en poudre est incorporé à la solution gommeuse, qui est mélangée elle-même au chlorate préalablement dissous dans des moulins mécaniques. Le trempage et les autres opérations ont lieu ensuite suivant les procédés ordinaires. Il n'est pas besoin de plus de détails pour faire comprendre que, dans aucun cas, la préparation et l'application du mastic au phosphore rouge ne donnent lieu à des vapeurs de quelque nature que ce soit. Aussi est-il permis d'affirmer, bien que l'expérience n'ait pu encore prononcer, que la fabrication à l'aide du phosphore amorphe ne présente aucune des causes d'insalubrité que nous avons signalées, et ne peut exposer les ouvriers à aucune maladie, et spécialement à la nécrose phosphorique.

Les allumettes au phosphore amorphe préparées avec soin ne laissent rien à désirer au point de vue de la qualité et de l'usage. Les premières qui ont été préparées offraient l'inconvénient d'une déflagration trop vive et trop inégale; mais c'est là un défaut très facile à corriger, et qu'a su faire disparaître déjà M. Camaille en diminuant la proportion du chlorate de potasse contenue dans la pâte inflammable. Nous avons constaté, en outre, que les allumettes nouvelles se conservent parfaitement.

Si elles ont une première supériorité au point de vue de la salubrité de la fabrication, en sera-t-il de même relativement aux chances d'incendie ou d'explosion? A cet égard, la vérité est qu'il n'y a aucune différence notable entre le phosphore rouge et le phosphore ordinaire. L'addition indispensable du chlorate de potasse dans la pâte au phosphore rouge compense la combustibilité moindre de cette substance, sans cependant constituer un danger plus grand; car on a vu que la dose de chlorate de potasse était aussi réduite que possible, et que les mélanges se faisaient dans des conditions de sécurité absolue. Les combustions partielles des allumettes au phosphore amorphe ne sont pas plus difficiles à éteindre que celles des anciennes allumettes. Mais nous avons dit déjà qu'il fallait se résigner aux chances d'incendie que doit offrir toute substance inflammable destinée à donner à l'homme le feu qu'il a besoin de se procurer.

De l'innocuité des allumettes au phosphore rouge. — Quels qu'aient pu être à divers titres les avantages du phosphore rouge, la substitution de cette substance au phosphore blanc dans la fabrication des allumettes devait être subordonnée d'une manière absolue à l'innocuité complète du mastic inflammable, dans la composition duquel il entrerait. Or nous l'avons dit déjà, le phosphore amorphe n'est pas vénéneux; des expériences positives et répétées aujourd'hui dans des conditions variées par plusieurs observateurs ne laissent pas de doute à cet égard. Nous devons en consigner ici les résultats décisifs. Notre savant collègue M. Bussy a, le premier, dans ses recherches sur le phosphore rouge, qui remontent à 1850, déclaré que ce corps singulier ne lui paraissait nullement toxique, et qu'il en avait administré impunément à un chien 2 grammes réduits en poudre. Quelque temps après, le savant professeur de Rotterdam, M. de Vry, obtenait de son côté des résultats analogues, en donnant successivement au même animal depuis 1 décigramme jusqu'à 3 grammes, en une seule dose, sans déterminer le moindre malaise.

Mais les expériences les plus concluantes et les plus complètes ont été instituées par MM. Lassaigne et Reynal, et communiquées par eux à la Société impériale et centrale de médecine vétérinaire dans la séance du 8 juin 1854. Ces expériences ont été faites parallèlement et d'une manière comparative avec le phosphore blanc et avec le phosphore rouge, et avec les allumettes préparées avec l'un et avec l'autre. Tandis que, dans tous les cas et sous toutes les formes, le phosphore ordinaire s'est comporté comme un poison violent à la dose de 2 grammes pour les chiens et de 3 centigrammes pour les moineaux, on a vu le phosphore rouge, depuis 5 décigrammes jusqu'à 5 grammes, administré à des chiens, soit une seule fois, soit plusieurs jours de suite, ne pas déterminer le moindre malaise, pas le moindre symptôme d'empoisonnement. L'appétit des animaux, leur gaieté, leur vivacité, étaient conservés, et ils ne manifestaient même aucune répugnance pour le mélange dans lequel le phosphore rouge leur était présenté. Il est à remarquer que cette substance se retrouvait en grande partie et sans modification apparente dans les matières excrétées, qui devenaient phosphorescentes sur des charbons ardents. Les mêmes résultats, absolument négatifs, ont été obtenus avec des oiseaux qui ont pris jusqu'à 60 gouttes d'eau miellée, dans laquelle on avait délayé 1 gramme de phosphore rouge pour 84 grammes de liquide. Tous ces oiseaux étaient aussi gais et mangeaient aussi bien après qu'avant l'expérience. Des essais ont été faits en même temps avec le mastic des allumettes au phosphore amorphe, c'est-à-dire avec un mélange de ce corps et de chlorate de potasse. La pâte de cent trente-cinq allumettes, formant une masse de 1 gramme 41 centigrammes, a été donnée à un très jeune chien, sans qu'il en ait ressenti aucun effet ; et 57 milligrammes provenant d'une semblable allumette n'ont pas eu plus d'action sur un moineau, qu'une dose égale de pâte composée avec la matière des allumettes ordinaires fit périr au bout de trois quarts d'heure.

MM. Renault et Delafond, invités par l'Académie impériale de médecine à répéter ces expériences, sont arrivés à des conclusions identiques, et ont reconnu l'innocuité du phosphore rouge.

M. Meurin, pharmacien à Lille, qui a partagé avec MM. A. Chevallier et O. Henry fils, et M. Ruspini (de Bergame), les récompenses de la Société impériale de Toulouse, a constaté avec non moins d'évidence que le phosphore rouge n'a jamais empoisonné, et n'a jamais déterminé de vomissements, même quand l'œsophage n'était pas lié.

Enfin, pour ne rien omettre et comme dernière confirmation, nous devons citer les résultats de recherches communiquées à l'Académie des sciences dans la séance du 4 février 1856, par MM. Orfila neveu et Rigout, sur l'action que le phosphore rouge exerce sur l'économie animale et sur l'empoisonnement par le phosphore ordinaire. Ces expériences ne diffèrent des précédentes que par l'élévation considérable de la dose, et l'administration plus prolongée du phosphore amorphe. Dans le premier cas, 36 grammes ont été donnés en dix-huit prises à un chien vigoureux, avec une interruption de six jours; et aucun accident n'était survenu, lorsque 2 grammes de phosphore ordinaire ingérés dans l'estomac du même animal l'ont tué en quelques heures. Une chienne a avalé en douze prises 200 grammes de phosphore rouge par 30 et 50 grammes à la fois, et, à part un vomissement qui paraît accidentel, elle a continué à manger sans dégoût et à se bien porter. Sacrifiée au bout de ce temps, elle n'a présenté aucune lésion des organes digestifs.

Quelque concluantes que soient en elles-mêmes ces diverses expériences, il est permis de regretter qu'elles ne résolvent pas également toutes les questions que l'on peut se poser sur l'action du phosphore rouge, telles, par exemple, que l'effet de cette substance sur l'économie humaine, et les diverses circonstances dans lesquelles le phosphore rouge peut revenir à l'état primitif du phosphore ordinaire. Mais en faisant, à cet égard, toutes réserves, on ne peut nier que ces faits, par leur ensemble et leur parfaite concordance, démontrent que, dans les conditions physiologiques ordinaires, le phosphore rouge, soit seul, soit mélangé au chlorate de potasse dans le mastic inflammable des allumettes chimiques, n'est pas vénéneux, alors même qu'il est administré longtemps de suite à des doses très élevées.

Allumettes sans phosphore. — Les allumettes au phosphore rouge ne sont pas les seules qui réalisent les améliorations hygiéniques auxquelles nous attachons une grande importance.

M. Canouil, qui a mis au service de cette utile réforme l'esprit le plus inventif et le zèle le plus infatigable, a composé plusieurs espèces de pâtes sans phosphore dont nous indiquerons les principales :

1° Chlorate de potasse.	28,5
Colle forte.	5,4
Bichromate de potasse.	2,9
Nitrate de potasse.	2,7
Verre pilé en poudre tamisée. . . .	10,8
Soufre pilé en poudre tamisée. . .	8,5
	135,3

Cette composition s'enflamme sur les frottoirs usuels de verre pilé ou sable fin, et colle forte.

2° Une seconde espèce sans phosphore, inflammable par frottement sur grattoir, s'obtient en divisant en deux parties la pâte préparée avec le dosage suivant :

Chlorate de potasse.	5
Bichromate de potasse.	2
Verre en poudre impalpable.	5
Gomme en poudre.	15
Eau.	6

Les trois premières substances doivent être broyées ensemble sur glace avec une molette de verre, puis mélangées avec la gomme, délayée préalablement dans la quantité d'eau indiquée. Une portion de cette masse délayée avec une solution suffisamment adhésive, sert à enduire le frottoir en y ajoutant environ 0,2 de son poids d'émeri et machefer en poudre fine. En ajoutant à cette pâte ainsi dosée 0,8 de sulfure rouge d'antimoine en poudre fine, les allumettes qui en sont enduites s'enflamment par le frottement sur une surface quelconque rugueuse ou même polie.

MM. Vaudaux et Paignois, au nom de la Compagnie générale, propriétaires du brevet de M. Canouil, ont fabriqué des allumettes avec une pâte composée de :

Chlorate de potasse.	90
Bichromate de potasse.	45
Bioxyde de plomb.	25
Minium.	20
Oxysulfure d'antimoine.	20
Sulfure d'antimoine.	15
Verre.	15
Prussiate de potasse.	5

Ces substances sont mélangées avec une solution de 15 de gomme pour 55 d'eau. Ces allumettes s'enflamment un peu plus difficilement que les allumettes au phosphore blanc.

Nous ne citerons que pour mémoire une invention qui nous paraît destinée à un médiocre succès, et qui consiste à isoler à chaque bout de l'allumette, d'un côté le phosphore amorphe, de l'autre la pâte inflammable au chlorate de potasse. Ces allumettes, désignées par MM. Bombée-Devilliers et Dalemagne, sous le nom prétentieux d'*allumettes androgynes*, doivent être brisées en deux, et les deux extrémités sont frottées l'une contre l'autre.

Le long exposé qui précède permet de juger la gravité de la question hygiénique que soulèvent la fabrication et l'emploi des allumettes chimiques. Nous croyons devoir faire connaître, en terminant, le jugement très explicite par lequel l'ont résolue tour à tour le Comité consultatif d'hygiène publique et l'Académie impériale de médecine.

Le vote unanime du Comité a sanctionné les conclusions du rapport que nous avions eu l'honneur de lui soumettre dans les termes suivants :

« 1° Les émanations phosphorées qui se dégagent durant certaines opérations de la fabrication des allumettes chimiques, exercent une influence fâcheuse sur la santé des ouvriers qui s'y livrent, et les exposent spécialement à une affection très grave des os de la face, connue sous le nom de *nécrose phosphorique* ou *mal chimique*.

» 2° La présence du phosphore blanc dans le mastic inflammable lui communique des propriétés vénéneuses, qui ont donné lieu déjà à plusieurs empoisonnements criminels et à de funestes accidents, et qui, en raison de l'usage universellement répandu des allumettes chimiques, constituent un danger public et permanent.

» 3° Le seul remède à ce double péril est la prohibition absolue du phosphore blanc dans la préparation de la pâte des allumettes ou de toute autre composition analogue.

» 4° Le phosphore blanc peut être remplacé pour cet objet particulier par d'autres substances, et notamment par le phosphore rouge ou amorphe, qui ne présente aucun des inconvénients du phosphore ordinaire, qui n'est pas vénéneux, et avec lequel on peut dès à présent fabriquer des allumettes d'une excellente qualité.

» 5° La prohibition du phosphore ordinaire, motivée par un grand intérêt public, ne paraît devoir amener de perturbation fâcheuse ni dans l'industrie, ni dans le commerce.

» 6° L'administration n'a pas à donner l'indication et à rendre obligatoire l'emploi de telle ou telle substance qui pourrait être substituée au phosphore blanc dans la fabrication des pâtes inflammables ; mais il lui appartient de mettre à la disposition de tous le corps qui paraît jusqu'ici le plus propre à cet usage, et d'obtenir dans l'intérêt des fabricants et des consommateurs une garantie contre le monopole résultant des brevets particuliers pris en France pour la fabrication du phosphore rouge et des allumettes au phosphore amorphe. »

Quant à l'Académie impériale de médecine, elle n'a pas été moins ferme dans l'opinion que nous soutenons, en votant les conclusions du savant rapport de M. Poggiale, ainsi conçues :

« 1° Les vapeurs phosphorées qui se dégagent dans les fabriques d'allumettes chimiques exercent une influence fâcheuse sur la santé des ouvriers, et les frappent souvent d'une maladie cruelle, connue sous le nom de *nécrose phosphorique*.

» 2° La pâte inflammable qui garnit les allumettes au phosphore blanc, introduite dans l'estomac, donne lieu à des accidents graves. Cette pâte, qui est dans les mains de tout le monde, dont personne n'ignore les propriétés vénéneuses, et qui a déjà déterminé un grand nombre de suicides et d'empoisonnements, est un danger public auquel il importe de remédier.

» 3° Les allumettes au phosphore amorphe pur ou sans phosphore ne contiennent aucune substance toxique, et leur fabrication, sans danger pour les ouvriers, ne présente aucun des inconvénients des allumettes au phosphore blanc.

» 4° La commission exprime donc le vœu que dans la fabrication des allumettes, on substitue au phosphore blanc le phosphore amorphe, ou la pâte inflammable sans phosphore, ne contenant aucune substance toxique, et que l'autorité prononce la prohibition des allumettes au phosphore blanc. »

L'Académie des sciences, par l'organe de l'illustre M. Chevreul, a fait adopter par le Ministre de la guerre l'usage exclusif dans tous les établissements militaires des allumettes au phosphore amorphe.

Enfin, un grand nombre de conseils généraux, notamment ceux de l'Aube, des Bouches-du-Rhône, de la Drôme, d'Eure-et-Loir, du Nord, etc., ont émis le vœu formel qu'une mesure législative interdît la fabrication et la vente des allumettes au phosphore ordinaire.

Mais en attendant cette mesure radicale, la seule efficace, et en présence des accidents et des dangers inhérents à la fabrication des allumettes chimiques, il importe que la sollicitude de l'administration reste en éveil, et continue à prescrire tous les moyens propres à les atténuer.

A plusieurs reprises, les Conseils de salubrité du Nord, de la Gironde, du Rhône et de la Seine surtout, ont fait entendre des plaintes très vives, qui ont amené le classement des fabriques d'allumettes dans la première classe des établissements insalubres, et motivé, d'une part, l'ordonnance royale du 30 octobre 1836, portant règlement sur les fabriques de fulminates et autres matières, et les ordonnances de police du 21 mai 1838, concernant le transport, la conservation et la vente des capsules ou autres amorces fulminantes, et des allumettes fulminantes, par la voie du commerce.

Cependant aucun règlement d'ensemble n'avait fixé rigoureusement les conditions d'établissement des fabriques d'allumettes, lorsque le Conseil de salubrité du département de la Seine rédigea en 1845 le projet de règlement général que nous allons citer comme le spécimen le plus complet des mesures à prendre dans l'intérêt de la sûreté et de la salubrité publiques, au sujet de la fabrication, du transport et de la vente des allumettes à mastic inflammable, avec ou sans bruit.

Emplacement et locaux des fabrications. — Les bâtiments destinés à la fabrication seront isolés.

Les magasins et les ateliers seront établis au rez-de-chaussée.

La dessiccation et le découpage du bois ne pourront avoir lieu que dans un bâtiment séparé de tous les autres ateliers.

Magasins des matières premières. — Les magasins suivants seront séparés les uns des autres par un mur de refend, ou par une cloison de briques :

1° Magasin du phosphore. — On tiendra le phosphore renfermé dans les boîtes de fer-blanc plongées dans un réservoir rempli d'eau, et d'une contenance égale à cinquante fois au moins la valeur des boîtes de phosphore. On pourra, sans inconvénient, emmagasiner dans la même pièce la gomme trempée ou délayée.

2° Magasin des provisions de chlorate, de gomme solide, de colle forte, de bleu de Prusse et de cinabre. — Ces substances seront renfermées dans des flacons, des barils ou des caisses.

3° Magasin de soufre en canon, si le soufrage des allumettes s'opère dans l'usine.

Ateliers distincts. — 1° Atelier destiné à la confection émulsive de la pâte de phosphore. — Il ne doit renfermer que des ustensiles adaptés à la préparation de la pâte, et en quantité nécessaire pour une seule opération.

On placera, sur le sol de cet atelier, un réservoir contenant au moins 250 litres d'eau, et pouvant servir de baignoire, en cas d'accident.

Les produits liquides du broiement à l'eau seront réunis en un seul vase, pour former l'émulsion.

2° Atelier consacré au broiement du chlorure de potasse et des matières colorantes. — On disposera cet atelier dans le voisinage du premier.

3° Atelier pour le soufrage et la trempe des allumettes. — Il sera séparé, ventilé et convenablement construit en briques; on y rendra le service facile au moyen de deux baies, closes à volonté de deux portes de tôle.

4° Étuves pour le dessèchement de la pâte inflammable. — Elles seront construites ou doublées et voûtées en briques ; elles communiqueront par le haut avec une cheminée solide, s'élevant au-dessus des combles voisins. Les portes des étuves seront de tôle forte sur châssis de fer, et s'ouvriront en dehors.

Un seul châssis de fer vitré doit éclairer l'étuve ; il sera vertical et élevé de 2 mètres au-dessus du sol extérieur. Un volet de tôle sur châssis de fer, de dimension égale au vitrage, sera tenu levé par une corde facile à brûler, de sorte que si les vitres venaient à être brisées, la flamme sortant par la baie brûlerait la corde ; le volet s'abattant aussitôt, le passage serait fermé. Une disposition semblable sera ménagée dans chacun des conduits entre les étuves et une cheminée commune, afin que le feu puisse être étouffé spontanément.

Le sol des étuves sera recouvert constamment d'une couche de sable fin, épaisse de 4 à 5 centimètres.

5° Atelier où l'on dégarnit les presses. — Les allumettes y seront retirées des caisses pour être immédiatement empaquetées. Cet atelier aura deux portes à la disposition des ouvriers ; elles s'ouvriront en dehors.

Les allumettes sèches y seront réunies en des caisses de tôle munies de couvercles fermant à crochet ; elles devront être portées dans des caisses closes jusqu'à l'atelier ci-après.

6° Atelier d'empaquetage et d'emballage.

Préparation de l'émulsion dite pâte de phosphore. — L'addition de la fleur du soufre dans l'émulsion du phosphore est formellement interdite.

L'émulsion doit se préparer ainsi : On apportera la solution de gomme, chauffée dans une pièce voisine à 75 ou 80 degrés centésimaux ; on versera cette solution dans un matras de cuivre maintenu solidement dans l'ouverture circulaire d'une table ou d'un établi.

La fonte et le délayement du phosphore auront lieu par petites quantités ajoutées successivement dans le matras, aux deux tiers empli de la solution gommeuse.

Le battage ne sera commencé qu'après la cessation des étincelles produites par le phosphore, c'est-à-dire quand la température du mélange sera descendue au-dessous de 60 degrés centésimaux.

Broiement des matières premières. — Le chlorate, si on l'emploie, doit être détrempé dans une solution de gomme, avant que d'être soumis au broiement à froid.

Les matières premières, les couleurs, les résines, etc., seront également broyées à part avec les mêmes précautions.

Soufrage et trempe. — Le fourneau servant à fondre le soufre et à chauffer le bout des allumettes doit être isolé ; la chaleur sera transmise par l'intermédiaire d'un bain-marie contenant une solution de chlorure de zinc, ou d'un bain de sable.

La température du soufre liquéfié ne doit pas être portée au delà de 140 degrés centésimaux.

Un couvercle, facile à poser, permettra de fermer la chaudière et d'étouffer à l'instant même le feu qui prendrait au soufre, par le contact accidentel d'un corps enflammé.

On peut se dispenser de l'établissement d'un bain-marie, si le fourneau est surmonté d'une hotte de tôle et d'une cheminée convenable pour donner, en cas d'incendie, issue à la totalité des produits de la combustion du soufre.

Dessiccation de la pâte inflammable. — Les presses à contenir les allumettes seront de fer ou de tôle.

Les coussins séparant chaque rangée d'allumettes pourront être de carton et de laine réunis par de la colle forte.

Les porte-presses, disposés autour des étuves, seront séparés, de deux en deux rangées verticales, au moyen de feuilles de tôle fixées debout, perpendiculairement au mur et au sol de l'étuve.

La porte de l'étuve doit rester ouverte pendant tout le temps qu'on y travaille.

Le chauffage des étuves doit se faire au moyen d'un calorifère à circulation d'eau.

Le foyer sera extérieur.

Une gaîne de briques ou de carreaux de plâtre introduira l'air autour et au bas de l'étuve, et devra ainsi ventiler en même temps que sécher.

Mesures générales. — Chaque soir les débris d'allumettes ou les allumettes de rebut seront consumés par petites portions. Le foyer de ces combustions partielles sera placé dans un angle de mur de la cour de la fabrique ; et, si cela ne se pouvait pas, les débris seraient transportés, en vases clos, dans un local où les précautions ci-dessus énoncées seraient praticables.

Après la sortie des ouvriers, toutes les pièces de la fabrique seront visitées ; on réunira dans des étouffoirs de tôle les allumettes tombées, et le sol sera soigneusement balayé.

Les feux seront éteints, et tous les foyers et cendriers seront fermés, soit avec des portes de tôle bien jointes, soit avec des briques.

Aucun approvisionnement de bois, de papiers, de cartons, de soufre ou d'autres matières combustibles ne doit avoir lieu dans les ateliers, ni dans les étuves.

Emballage et vente. — Les allumettes à mastic inflammable par frottement seront livrées dans des enveloppes closes, de bois, de carton ou de fer-blanc.

Il est défendu à tous les fabricants et marchands de réunir lesdites allumettes en paquets enveloppés en boîtes, qui en contiendraient chacun plus de 400.

Tout transport, étalage ou mise en vente de ces allumettes, soit en boîtes, soit en vragues, sont rigoureusement prohibés. (*Voy.* FULMINATES.)

Plus récemment, à la date du 20 juin 1860, M. le Ministre de l'agriculture, du commerce et des travaux publics, a adressé à MM. les préfets la circulaire suivante, indiquant de nouvelles dispositions à insérer dans les autorisations des fabriques d'allumettes chimiques.

Monsieur le Préfet,

La circulaire du 15 décembre 1852 a déjà indiqué certaines conditions à insérer dans les arrêtés d'autorisation relatifs aux fabriques d'allumettes chimiques. Je crois devoir porter à votre connaissance de nouvelles dispositions qui sont recommandées par le Comité consultatif des arts et manufactures, dans l'intérêt de la santé des ouvriers :

1° Toutes les opérations dangereuses, c'est-à-dire celles qui donnent lieu à des émanations phosphorées, doivent être faites dans des ateliers spéciaux et séparés.

2° Il doit être établi un bon système de ventilation dans ces ateliers.

3° Les étuves doivent être construites en matériaux incombustibles ; le sol de ces étuves doit être recouvert d'une couche de sable fin, de 8 à 10 centimètres. Il est convenable d'avoir des tas de sable en réserve, en prévision de l'inflammation des allumettes.

4° Le chauffage des étuves doit être fait au moyen de tuyaux à circulation de vapeur ou d'eau chaude, préférablement aux tuyaux à circulation d'air chaud, qui peuvent produire l'inflammation des allumettes, pour peu qu'il s'y fasse une fissure. Il serait même préférable d'opérer le séchage au moyen d'un courant d'air froid et sec.

5° Les ouvriers doivent être astreints aux mêmes soins de propreté que les ouvriers des usines de céruse bien dirigées.

Je vous invite, monsieur le préfet, à insérer des dispositions analogues dans les arrêtés d'autorisation que vous auriez à prendre, sur l'avis des Conseils locaux d'hygiène publique et de salubrité, pour les modifications qu'ils pourraient avoir à proposer, en tenant compte des conditions particulières des établissements en projet.

Mais nous le répétons en terminant, rien ne sera fait pour l'hygiène et la sûreté publiques, tant que l'administration supérieure n'aura pas définitivement et absolument proscrit l'emploi du phosphore blanc et des mastic vénéneux dans la fabrication des allumettes. Il semble qu'aucun obstacle ne doive plus retarder cette salutaire mesure réclamée par tous les corps savants, par tous les conseils administratifs ; car la crainte du trouble que pouvait apporter dans le commerce et dans l'industrie le monopole du phosphore amorphe ne peut plus être considérée comme sérieuse. Les prévisions que nous exprimions dès 1856 viennent en effet de se réaliser ; et un jugement récent du tribunal correctionnel de la Seine, non encore définitif il est vrai (décembre 1860), a prononcé la déchéance et la nullité des brevets pris pour l'exploitation industrielle et commerciale du phosphore amorphe.

Bibliographie. — *Nouveau manuel complet pour la fabrication des allumettes chimiques*, etc., par le docteur Théophile Roussel. Paris, 1847. — *Recherches sur les maladies des ouvriers employés à la fabrication des allumettes chimiques*, par le même. Paris, 1846. — *Précis de chimie industrielle*, par A. Payen, 4e édit. Paris, 1859, t. II. — *Mémoire relatif aux effets des émanations phosphorées sur les ouvriers employés dans les fabriques de phosphore et les ateliers où l'on prépare les allumettes chimiques*, par le docteur A. Dupasquier (de Lyon) (*Ann. d'hyg. et de méd. lég.*, t. XXXVI, p. 342). — *Rapport sur l'exposition des produits autrichiens*, par M. Péligot. Paris, 1845. — *Traité de la salubrité*, par MM. Monfalcon et Polinière, déjà cité. — *Dictionnaire de l'industrie*. Paris, 1835, art. Allumettes. — *Journal des connaissances nécessaires*, par Chevallier, t. II et III. — *Journal de chimie*, 2e série, t. IV. — *Mémoire sur la nécrose des os maxillaires*, par Heifelder (*Archives générales de médecine*, 1845, t. IX, p. 204). — *Mémoire sur le même sujet*, par Strohl (de Strasbourg) (*Gazette médicale de Strasbourg*, novembre 1845). — *Rapport sur les travaux du Conseil central de salubrité du département du Nord*. Lille, 1843 et 1849. — *Rapport général sur les travaux du Conseil central de salubrité de la Gironde*, par M. Burguet. Bordeaux, 1841 et 1842. — *Compte rendu du Conseil d'hygiène et de salubrité du département du Rhône*. Lyon, 1851. — *Collection des rapports du Conseil de salubrité de la Seine*, par de Moléon, déjà cité, et *Rapports généraux des travaux du Conseil de salubrité de la Seine*, depuis 1840 jusqu'à 1845 (*Ann. d'hyg. et de méd. lég.*, t. XXXVIII, p. 124). — *Collection officielle des ordonnances de police*. — *Mémoires sur la fabrication des allumettes chimiques*, par MM. Chevallier, Bricheteau et Boys de Loury, 1846 et 1847 (*Compte rendu de l'Acad. des sciences*, t. XXIII et XXIV). — *Des maladies des ouvriers employés à la fabrication des allumettes phosphoriques, et spécialement de l'affection des mâchoires par les vapeurs de phosphore*, par MM. de Bibra et L. Geist. Erlangen, 1849. — *Rapport sur ce travail*, par M. Bouvier (*Bullet. de l'Acad. imp. de méd.*, t. XXV, p. 1031, 1860). — *De la nécrose causée par le phosphore*, par M. U. Trélat. *Thèse de concours*, Paris, 1857. — *Sur la substitution du phosphore amorphe au phosphore ordinaire, et indication des moyens à mettre en pratique pour faire cesser le danger d'empoisonnement et soustraire à la nécrose les ouvriers qui fabriquent les allumettes chimiques*. — Rapport de M. A. Chevallier sur le mémoire du docteur Caussé sur les *Allumettes chimiques*, 1854 (*Ann. d'hyg. et de méd. lég.*, 2e série, t. III, p. 124, et *Bullet. de l'Acad. imp. de médecine*, 1854, t. XIX, p. 1072). — *Notice historique et chronologique sur l'innocuité du phosphore rouge introduit dans l'économie animale*, par A. Chevallier (*Ann. d'hyg. et de méd. lég.*, 2e série, t. V, p. 374). — *Étude hygiénique et médico-légale sur la fabrication et l'emploi des allumettes chimiques*, par A. Tardieu (*Ann. d'hyg. et de méd. lég.*, 2e série, t. VI, p. 5). — *Des allumettes chimiques avec et sans phosphore* (*Ann. d'hyg. et de méd. lég.*, 2e série, t. XII, p. 260, par H. Gaultier de Claubry). — *Rapport sur la substitution du phosphore rouge au phosphore ordinaire dans la fabrication des allumettes chimiques*, par M. L. Caussé (*Travaux du Conseil d'hygiène et de salubrité du département du Tarn*. Albi, 1857, p. 100). — *Rapport sur la fabrication des allumettes*, par M. le docteur Glenard (*Compte rendu des travaux du Conseil d'hyg. publique et de salubrité du Rhône*, Lyon, 1860, p. 308). — *Rapport sur la fabrication et l'emploi des allumettes chimiques*, par M. Poggiale (*Bullet. de l'Acad. imp. de médecine*, 1860, t. XXV, p. 246) — Discussion sur ce rapport (*Ibid.*, p. 310 et suiv.). — *Mémoire sur les allumettes chimiques, adressé à l'Académie des sciences*, par MM. Coignet frères. Paris, 1860. — *Mémoire sur les allumettes chimiques préparées avec le phosphore ordinaire et sur les dangers qu'elles présentent sous le rapport de la santé des ouvriers, de l'empoisonnement et de l'incendie*, par M. A. Chevallier (*Ann. d'hyg. et de méd. lég.*, 1861, 2e série, t. XV).

ALUN, ALUNERIE. — *Voy.* SULFATES.

AMBULANCE. — On désigne sous le nom d'*ambulances* des établissements *mobiles*, institués sur le modèle des services de santé militaires, et formés près des corps ou des divisions d'armée pour en suivre les mouvements, ou dans l'intérieur des villes ravagées par les épidémies, pour assurer les premiers secours aux malades.

Nous emprunterons à M. le docteur Boudin les détails suivants sur la manière dont sont constituées aujourd'hui les ambulances, d'après les règlements les plus récents.

Le personnel d'une ambulance se compose d'un chirurgien-major et d'un pharmacien aide-major, d'un officier d'administration, et d'un certain nombres d'aides-chirurgiens, d'adjudants, et d'infirmiers, d'après le règlement du 1er avril 1831, modifié par l'ordonnance du 12 avril 1835. Le matériel d'une ambulance forme le chargement de caissons dont le nombre et le numéro sont indiqués réglementairement, et varient suivant qu'il s'agit d'une ambulance d'infanterie ou de cavalerie.

Il est formé au quartier général, et sur les derrières de l'armée, une réserve d'effets, de denrées, d'objets de pansement et de médicaments dont le ministre règle l'importance.

Les instruments de chirurgie sont expédiés des magasins de l'intérieur, en caisses complètes, distinguées en caisses à amputations, caisses à trépan, et caisses de couteaux de rechange.

Tout militaire blessé ou malade est reçu à l'ambulance. Après avoir été pansé, il est ou dirigé sur son corps, ou évacué sur l'hôpital le plus voisin, suivant la gravité de sa position.

Le traitement, ainsi que le régime alimentaire et curatif dans les ambulances, est, autant que le permettent les circonstances, réglé d'après les usages en vigueur dans les hôpitaux permanents.

Au moment du combat, la section active de l'ambulance se subdivise en *ambulance volante* et en *dépôt d'ambulance.*

L'ambulance volante se compose de deux chirurgiens, d'un officier d'administration et de deux infirmiers. Elle a pour mission de porter des secours partout où ils sont jugés nécessaires. Son matériel se compose d'un caisson léger, ou, si la nature du terrain s'y oppose, de quelques-uns des paniers des caissons que l'on charge sur un des chevaux de l'attelage.

L'autre partie de la section active forme le *dépôt d'ambulance*, sur lequel sont dirigés les blessés pour y être pansés.

Le dépôt doit être établi dans un endroit abrité, ayant, autant que possible, de l'eau dans son voisinage. Un drapeau rouge, placé sur le point culminant du dépôt, sert à faire reconnaître l'ambulance. (Art. 1107.)

On ne doit faire décharger des caissons que le strict nécessaire, afin de rendre le rechargement plus facile en cas de mouvement. Une partie du personnel est dirigée avec des brancards derrière la ligne, pour relever les blessés et les transporter à l'ambulance.

C'est évidemment sur ce modèle des ambulances militaires qu'ont été établis dans les cités, en temps de troubles ou d'épidémies, les bureaux de secours, dont on a retiré dans tant de localités de si bons effets. Les détails relatifs à leur organisation seront mieux placés ailleurs.—(*Voy.* CONSEILS D'HYGIÈNE, CONTAGION, ÉPIDÉMIE, MILITAIRE (HYGIÈNE), SANITAIRE (RÉGIME).

Bibliographie. — *Règlement du 1er avril 1831, sur les hôpitaux militaires.* — Bégin, *Études sur le service de santé militaire en France*, 1849. — Boudin, *Supplément au Dictionnaire des dictionnaires de médecine*, art. AMBULANCE, 1851. — *Système des ambulances des armées françaises et étrangères. Instructions qui règlent cette branche du service administratif et médical* (*Ann. d'hyg. et de méd. lég.*, 2e série, t. III, p. 60 et 464).

AMIDON. — *Voy.* FÉCULE, FÉCULERIE.

AMMONIAQUE, AMMONIACAUX (SELS). — La fabrication de l'ammoniaque ou alcali volatil, lorsqu'elle s'opère en grand avec les sels ammoniacaux, est rangée dans la troisième classe, à cause de l'odeur désagréable qu'elle produit. Mais celle du sel ammoniac, ou muriate d'ammoniaque, par le moyen de la distillation des matières animales ou par extraction des eaux de condensation du gaz hydrogène, et celle du sulfate d'ammoniaque par la distillation des matières animales, en raison de leur odeur très désagréable et portée au loin quand les appareils ne sont pas parfaits, sont rangées dans la première classe.

Les causes d'incommodité ou d'insalubrité et les prescriptions qui s'y rapportent sont les suivantes.

Pour l'ammoniaque, une odeur irritante se produit à l'instant où la chaux est mise en contact avec le sulfate ou le chlorhydrate d'ammoniaque. Du gaz ammoniac se dégage par les fentes quand les appareils sont mal lutés; il faut donc éviter les fuites en lutant avec soin les appareils. Ne pas se servir de vases de verre ou de grès, dans la crainte de ruptures et à cause des difficultés qu'on éprouve à les luter; préférer les vases de fonte. Faire arriver les vapeurs d'eau ammoniacale dans un réservoir contenant de l'acide sulfurique faible, afin de les empêcher de s'échapper au dehors, et d'obtenir en les recueillant ainsi du sulfate d'ammoniaque; conduire au dehors par un tuyau suffisamment élevé (quinze mètres au moins), et à l'aide d'une active ventilation, les acides volatils qui se dégagent pendant cette dernière opération.

Quant aux sels ammoniacaux qui donnent lieu à un dégagement de gaz très fétides et à un écoulement d'eaux de fabrication très odorantes, si elles ne sont pas épuisées, il convient, pour y remédier, de prescrire les mesures suivantes :

Interdire la fabrication du sulfate d'ammoniaque à l'aide de l'emploi des eaux de gaz non épurées par la chaux ; saturer à l'aide de l'acide sulfurique les eaux épurées, dans des vases clos, ou par tout autre moyen qui s'oppose au dégagement de l'hydrogène sulfuré. Fermer toutes les ouvertures donnant sur la voie publique ou les voisins ; les remplacer par une cheminée d'appel qui enlèvera toute vapeur et toute buée. Maintenir toujours couvert le fossé de vidange, le curer tous les mois. Ne jamais laisser couler d'eaux sur la voie publique, mais les diriger vers l'égout par un conduit souterrain. Il serait à désirer que la fabrication de tous les sels ammoniacaux se fît par les procédés que j'ai indiqués pour le carbonate et le sulfate d'ammoniaque. Dans ce cas, alors, les Conseils d'hygiène pourraient faire descendre en deuxième classe une industrie autrefois et légalement encore rangée dans la première, à cause des graves inconvénients auxquels elle donne lieu.

AMORCES FULMINANTES. — *Voy.*. ALLUMETTES, FULMINATES.

AMPHITHÉATRES DE DISSECTION. — On sait quels obstacles les préjugés populaires apportèrent longtemps aux études anatomiques. Jusqu'à une époque peu éloignée de nous encore, l'autorité témoigna, de son côté, peu de zèle à favoriser ces études, élément indispensable de tout progrès médical. C'est dans les cimetières ou au pied du gibet que les premiers anatomistes allèrent, au péril de leur vie, recueillir les matériaux de cette science qui a accompli depuis soixante ans de si merveilleux progrès. Au milieu du XVIIe siècle encore, les élèves en médecine et en chirurgie, soutenus par des laquais et des gens sans aveu, allaient, en place de Grève, enlever de vive force aux archers du guet les cadavres des suppliciés. Ce n'est qu'au commencement du XVIIIe siècle que les cadavres des hôpitaux furent mis à la disposition de la Faculté de médecine, puis, en 1731, des chirurgiens eux-mêmes. Mais cette faveur ne s'étendait pas encore aux élèves ; ceux-ci furent pour longtemps réduits à disséquer furtivement des corps dérobés aux cimetières que Paris renfermait à cette époque en assez grand nombre.

C'est à Desault qu'il faut attribuer l'impulsion qui fut donnée aux études anatomiques, à Paris, dans la seconde moitié du XVIIIe siècle. Le premier amphithéâtre fut ouvert par ce grand chirurgien, rue du Plâtre-Saint-Jacques (1760-1770); les établissements de ce genre se multiplièrent. Tolérés par la police, qui n'exerçait sur eux aucune surveillance, ils étaient toujours alimentés par les cadavres des cimetières, plus encore que par ceux des hôpitaux; installés pour la plupart dans des maisons délabrées, des rues étroites, des localités insuffisantes, ils étaient une cause incessante de scandale et d'insalubrité. Les débris de cadavres étaient jetés dans la rivière ou dans les fosses d'aisances, et souvent brûlés dans de vastes foyers, qui demeuraient en activité pendant six mois de l'année.

Au commencement de ce siècle, la Faculté de médecine de Paris fit construire des pavillons de dissection dans le jardin des anciens Cordeliers, et une première ordonnance de M. le préfet de police Dubois défendit, le 17 octobre 1803, d'ouvrir un amphithéâtre sans une autorisation spéciale. Mais la surveillance de la police était impuissante à remédier aux inconvénients sans nombre qu'entraînait la multiplicité des amphithéâtres particuliers; ceux des hôpitaux ajoutaient aux causes d'insalubrité inséparables d'une grande réunion de malades. Le 19 octobre 1813, parut une ordonnance annonçant la suppression définitive des amphithéâtres. Les bâtiments de la Pitié et de la Faculté de médecine furent exclusivement affectés aux dissections et à la pratique des opérations, et les cadavres des hôpitaux à l'entretien des amphithéâtres. Quelques hôpitaux cependant conservèrent pendant longtemps encore des amphithéâtres particuliers de dissection : ainsi Bicêtre, la Salpêtrière, Saint-Louis, Beaujon, Saint-Antoine, la Charité, les Enfants et la Maternité, auxquels il faut ajouter les hôpitaux militaires.

Cet état de choses dura jusqu'en 1834, époque où, par une ordonnance dont nous donnons le texte à la fin de cet article, les derniers amphithéâtres particuliers furent supprimés et remplacés par l'établissement de Clamart; ce qui réduisit à deux : l'un à la Faculté de médecine, dit *de l'École pratique*, l'autre sur l'emplacement de l'ancien cimetière de Clamart, dit *des hôpitaux*, les amphithéâtres destinés à l'étude de l'anatomie et des opérations chirurgicales.

Parent-Duchâtelet a cherché à démontrer que les amphithéâtres de dissection ne présentaient pas l'insalubrité qu'on leur attribue généralement. S'appuyant sur sa propre expérience et sur celle de tous les anatomistes et chirurgiens éminents qui ont pris part aux grandes études anatomiques du commencement de ce siècle et de la fin du siècle dernier, et ont vécu, pour ainsi dire, au sein de ces cloaques infects qui constituèrent les premiers amphithéâtres de dissection, il affirme qu'on n'observait des maladies ni plus fréquentes, ni d'un autre caractère, chez les élèves les plus assidus, que chez les autres jeunes gens placés dans les mêmes conditions d'âge et de genre de vie. Si la mortalité a diminué dans les hôpitaux depuis que les amphithéâtres ont cessé d'y exister, c'est qu'aussi depuis cette époque des améliorations considérables ont été introduites et dans leur hygiène et dans leur institution. Les dissections prolongées et le séjour au sein des miasmes dégagés par les cadavres en putréfaction déterminent, il est vrai, certaines indispositions : dyspepsie, diarrhée, céphalalgie, mais toujours passagères, à moins qu'il ne faille invoquer l'influence d'une prédisposition tellement prononcée, que la part de la cause occasionnelle devrait alors se réduire à bien peu de chose. Les blessures anatomiques seraient le seul accident sérieux que puissent déterminer les études faites sur le cadavre ; mais cette sorte d'accident n'intéresse pas précisément l'hygiène publique.

Quelle que soit la justesse des considérations développées par Parent-Duchâtelet sur l'exagération des idées généralement reçues touchant l'insalubrité des amphithéâtres de dissection, il ne saurait y avoir de doute qu'il n'y ait une grande importance à assainir autant que possible ces établissements, et dans l'intérêt de ceux qui les hantent, et dans celui du voisinage. Les plaintes des habitants des propriétés voisines des amphithéâtres de dissection ont souvent été légitimes, et l'auteur que nous avons cité en fait certainement trop bon marché.

Il y a à considérer, à cet égard, la nature des corps à disséquer, le mode de dissection des cadavres, la conservation des débris provenant des dissections, la macération des pièces anatomiques, et enfin la disposition du local destiné à cet usage. Sur ce dernier point, il nous suffira de dire que la salle elle-même doit être suffisamment éclairée, chauffée et ventilée, et proportionnée à la quantité de personnes qu'elle peut recevoir. La meilleure manière de l'éclairer est de faire venir le jour par en haut.

Mais le vrai moyen d'assainissement des amphithéâtres consiste à prévenir le développement de la putréfaction chez les sujets destinés aux dissections, et c'est à M. le docteur Sucquet que sont dus les procédés employés avec succès dans les amphithéâtres de Paris. « Tous les sujets destinés aux dissections sont, peu après leur arrivée, injectés avec le sulfite de soude : les sujets entiers par la carotide, où l'on pousse quatre litres de liquide ; les sujets ouverts, par les artères sous-clavières, iliaques et carotides. Le liquide injecté, transsudant à travers les parois des vaisseaux, ne tarde pas à imbiber tous les tissus, et au bout de quelques heures on peut injecter au suif le système artériel des sujets destinés à l'étude de l'angiologie. Chez les sujets ainsi préparés, à mesure que l'on découvre les tissus, on les trouve fermes et doués de toutes leurs apparences normales; cependant les parties disséquées ne tardent pas à s'altérer au contact de l'air. Aussi, tous les matins les sujets sont visités, et à l'aide d'une éponge on imprègne légèrement de chlorure de zinc les préparations anciennes dont la putréfaction est à craindre. Les tissus les plus avancés perdent, sous l'influence de ce réactif énergique, toute odeur et toute putrescibilité. Grâce à ces soins, les cadavres peuvent se conserver de quinze à trente et même quarante jours, sans que l'on en éprouve la moindre incommodité. » Ce moyen est employé depuis 1845. Pour empêcher l'action de la liqueur sur les instruments de dissection, M. Sucquet donne le précepte suivant : Lorsque les solutions de sulfite de soude marquant 24 à 25 degrés Baumé ont été rendues neutres, au lieu d'y ajouter de l'oxyde ferreux, on les fait séjourner pendant quarante-huit heures sur de la limaille de zinc. Il se fait une petite proportion de sulfite de zinc, et les solutions désinfectantes perdent toute leur action sur les instruments.

Dans les villes de province où existent des écoles de médecine qui n'ont pas d'amphithéâtres spéciaux pour les études anatomiques, celles-ci peuvent être tolérées dans les hôpitaux. Il en est de même pour les hôpitaux militaires. Mais on devrait ne les autoriser que sous la condition de l'application des moyens d'assainissement qui viennent d'être indiqués.

Les amphithéâtres de dissection à Paris sont actuellement régis par une ordonnance de police du 25 novembre 1834, dont voici les dispositions :

ORDONNANCE CONCERNANT LES AMPHITHÉATRES D'ANATOMIE ET DE CHIRURGIE.

Article 1er. Il est défendu d'ouvrir dans Paris aucun amphithéâtre particulier, ni pour professer l'anatomie ou la médecine opératoire, ni pour faire disséquer ou manœuvrer sur le cadavre les opérations chirurgicales.

Art. 2. Il est également défendu de disséquer et de manœuvrer les opérations sur le cadavre dans les hôpitaux, hospices, maisons de santé, infirmeries, maisons de détention, et quelque autre localité que ce soit.

Les amphithéâtres actuellement existants dans les hôpitaux et hospices sont supprimés.

Art. 3. Les dissections et exercices sur l'anatomie et la chirurgie ne pourront être faits que dans les pavillons de la Faculté de médecine et dans l'amphithéâtre des hôpitaux, établi sur l'ancien cimetière de Clamart.

Art. 4. Il ne pourra être pris aucun cadavre dans les cimetières.

Art. 5. Les cadavres provenant des hôpitaux et hospices sont seuls affectés au service des amphithéâtres d'anatomie.

Toutefois les familles peuvent réclamer, pour les faire enterrer à leurs frais, les corps de leurs parents décédés dans les hôpitaux et hospices.

Art. 6. La distribution des cadavres entre l'amphithéâtre des hôpitaux et les pavillons de la Faculté de médecine aura lieu conformément aux dispositions d'administration intérieure approuvées par nous.

Art. 7. Les cadavres ne pourront être enlevés des hôpitaux et hospices que vingt-quatre heures après que le décès aura été régulièrement constaté.

Art. 8. Les débris de cadavres seront portés soigneusement au cimetière Montparnasse pour y être enterrés dans la partie affectée aux hospices.

Art. 9. Il est enjoint à ceux qui sont chargés d'enlever les cadavres pour les transporter soit aux amphithéâtres ci-dessus désignés, soit au cimetière, d'observer la décence convenable.

Art. 10. Les cadavres seront portés aux amphithéâtres dans des voitures couvertes, et pendant la nuit seulement.

Art. 11. Il est expressément défendu d'emporter hors des amphithéâtres d'anatomie des cadavres ou des portions de cadavre.

Art. 12. Les dissections devront être suspendues depuis le 1er mai jusqu'au 1er novembre.

Art. 13. Les amphithéâtres d'anatomie devront constamment être tenus dans un grand état de propreté.

Art. 14. Les contraventions seront constatées par des procès-verbaux qui nous seront adressés.

Art. 15. Il sera pris envers les contrevenants telles mesures de police administrative qu'il appartiendra, sans préjudice des poursuites à exercer contre eux devant les tribunaux, conformément aux lois et règlements de police.

Bibliographie. — *De l'influence et de l'assainissement des salles de dissection*, par d'Arcet et Parent-Duchâtelet (*Annales d'hygiène, etc.*, 1831, t. V, p. 243). — *Dictionnaire de l'industrie, etc.*, 1833, t. III, p. 375. — *Hygiène de l'étudiant en médecine*, par Requin (*Thèse de concours*, Paris, 1838). — *Mémoire sur l'assainissement des amphithéâtres d'anatomie par l'emploi des injections de sulfite de soude*, par M. Sucquet (*Comptes rendus des séances de l'Académie des sciences*, janvier 1850). — *Assainissement des amphithéâtres d'anatomie de la Faculté de médecine de Paris*, par M. Guérard (*Annales d'hygiène, etc.*, 1846, t. XXXV, p. 339). — *Notice historique sur les hôpitaux de Paris*, par M. Trébuchet (*Annales d'hygiène, etc.*, 1849, t. XLII, p. 364). — *Des hôpitaux, ou point de vue de leur origine et de leur utilité*, par M. F. Roubaud. Paris, 1853.

AMYLACÉES (Matières). — *Voy.* Fécule.

ANCHOIS (Conserves d'). — *Voy.* Conserves, Sardines.

ANÉMOMÈTRE. — *Voy.* Ventilation.

ANTHRACITE. — *Voy.* Charbon.

ANTIMOINE. — *Voy.* Caractères d'imprimerie, Fonderie et Métaux, Poteries.

APPARTEMENTS. — *Voy.* Habitation.

APPROVISIONNEMENT. — *Voy.* Subsistances.

ARCANSONS. — Le travail en grand des arcansons, ou résines de pin, soit pour la fonte et l'épuration de ces matières, soit pour en extraire la térébenthine, expose au danger du feu et à une odeur très désagréable qui l'ont fait ranger dans la première classe des établissements insalubres.

ARDOISES. — Les fabriques d'ardoises artificielles, comme celles de mastics de différents genres, sont placées dans la troisième classe pour leur odeur désagréable et les dangers du feu.

ARÉOMÈTRE. — On donne le nom d'*aréomètre* ou *pèse-liqueur* à un instrument destiné à mesurer la densité des liquides, et notamment des esprits, des acides, des sels.

Nous avons dit déjà (*voy.* ALCOOLS) sur quels principes repose la construction de l'aréomètre. Nous nous bornerons à ajouter ici que, d'après l'observation de M. Chevallier, les aréomètres sont très rarement justes et sont fabriqués d'une manière tout à fait inexacte. Il résulte de leur emploi les mêmes conséquences que celles de faux poids, et l'on ne comprendrait pas que l'autorité continuât à ne pas astreindre la vente et l'emploi des aréomètres à la même surveillance que les poids et mesures.

ARGENT. — *Voy.* AFFINAGE, BATTAGE, BLANC, FULMINATES.

ARGENTURE. — Les procédés d'argenture ne diffèrent pas assez sensiblement des procédés de dorure, surtout sous le rapport des conséquences qu'ils peuvent avoir au point de vue hygiénique, pour que nous en traitions à part. Nous renvoyons donc à l'article DORURE.

ARMES (FABRIQUES D'), **ARMURIERS.** — *Voy.* AIGUISEURS et COUTELIERS.

AROMATES. — On désigne sous ce nom des substances aromatiques qui sont employées comme condiments, comme parfums et comme médicaments. Un grand nombre doivent être rapportées aux huiles volatiles, aux baumes et aux résines. Quelques-unes appartiennent au règne animal, comme le musc, l'ambre gris ; d'autres à différentes parties de végétaux, comme la vanille, la muscade, le safran, etc. (*Voy.* CONDIMENTS, COSMÉTIQUES, PARFUMEURS.)

ARRAISONNEMENT. — On comprend sous le nom d'*arraisonnement*, l'ensemble des formalités administratives auxquelles les capitaines de navires sont soumis à leur arrivée dans les ports, l'interrogatoire que leur font subir les autorités sanitaires, et les pièces qu'ils ont à produire. — *Voy.* SANITAIRE (RÉGIME).

ARROSEMENT. — L'arrosement des rues est une mesure hygiénique importante qui peut être prescrite pour un double objet : nettoyer les rues, et ce sont les propriétaires ou locataires qui en sont surtout chargés, chacun pour les parties avoisinant la maison qu'il habite ; ou bien entretenir un certain degré de fraîcheur dans l'air et abattre la poussière, pendant les grandes chaleurs : c'est l'administration qui s'en charge.

La première ordonnance de police, pour Paris, sur cette matière, est du 2 avril 1800 ; mais d'anciens règlements avaient déjà fait les mêmes prescriptions, notamment ceux du 23 mai 1787 et du 8 mai 1789. L'ordonnance de police du 1er mai 1848, qui a reproduit celle du 27 juin 1843, porte que, pendant tout le temps que durent les chaleurs, les propriétaires ou locataires sont tenus de faire arroser, à onze heures du matin et à trois heures de l'après-midi, la partie de la voie publique au-devant de leurs maisons, boutiques, jardins et autres emplacements ; ils doivent faire écouler les eaux des ruisseaux, pour en éviter la stagnation.

Cette disposition est applicable aux propriétaires ou locataires de passages publics et à ciel ouvert, existant sur des propriétés particulières, ainsi qu'aux concessionnaires de ponts, pavés ou cailloutés, dont le passage est soumis à un droit de péage.

Il est défendu de se servir de l'eau stagnante des ruisseaux pour l'arrosement.

Il est également défendu de lancer l'eau sur la voie publique, de manière à gêner la circulation ou à éclabousser les passants.

Les concierges, portiers et gardiens des établissements publics et maisons domaniales sont personnellement responsables de l'exécution des dispositions ci-dessus, en ce qui concerne les établissements et maisons auxquels ils sont attachés.

L'arrosement public est à la charge de l'entrepreneur du nettoiement de Paris. Nous extrayons du cahier des charges de cette entreprise, en vigueur du 1er novembre 1831 au 31 octobre 1840, ce qui est relatif à l'arrosement ;

Art. 29. Obligation d'arroser les parties indiquées en cet article du cahier des charges.

Art. 30. Dans le cas où le nombre de lieux à arroser serait augmenté, l'entrepreneur aurait droit à une indemnité fixée de gré à gré, en raison de la dépense à faire.

Art. 31. L'entrepreneur doit se pourvoir de l'eau nécessaire à son service ; il peut prendre l'eau à la pompe des Invalides, à la charge par lui de pourvoir aux frais d'entretien de cette pompe.

Art. 32. L'arrosement doit avoir lieu de huit heures à midi et de deux à six heures. L'ordre peut être donné à six heures du matin ou à midi ; cet ordre doit être pris au bureau de la direction du service.

Art. 33. L'arrosement n'étant pas fini entièrement aux heures prescrites, il est continué sans interruption, sans préjudice de retenue.

L'administration a le droit de faire changer les heures si le besoin du service l'exigeait.

Art. 34. Dans les fêtes ou cérémonies publiques, l'entrepreneur est tenu, sur la réquisition de l'administration, de faire conduire tout ou partie des voitures d'arrosement sur les points et pour le service qui lui sont indiqués, sans autre indemnité que celle de l'eau. L'administration détermine les parties où l'arrosement peut être suspendu dans les cas dont il s'agit.

Art. 35. Pendant les chaleurs, et lorsqu'il en est requis par l'administration, l'entrepreneur est tenu de faire jeter dans les égouts la quantité d'eau qui lui est prescrite. Alors il doit commencer l'arrosement une heure plus tôt. L'indemnité due dans ce cas est fixée de gré à gré ou par expert, en raison de la quantité d'eau jetée dans les égouts.

Art. 36. L'arrosement doit être fait à pleine canule, de manière à bien mouiller le sol sans former de boue. Les arrosements, soumis à l'approbation du préfet, doivent diviser également l'eau qu'ils répandent, et ne pas la verser de trop haut. Les conducteurs des tonneaux seront âgés d'au moins dix-huit ans. En cas de mauvais service, les préposés de l'administration font recommencer l'arrosement, sans préjudice des retenues fixées ci-après.

Art. 38. L'administration ordonne chaque mois, et plus souvent si elle le juge nécessaire, le recensement du personnel et de tout le matériel employé aux différentes parties du service. On y constate le nombre d'ouvriers, de chevaux attelés. En outre, chaque mois l'entrepreneur est tenu de faire connaître au préfet l'itinéraire et la répartition de son service en général. Il ne peut rien changer sans prévenir l'administration quarante-huit heures d'avance.

Art. 44. Le préfet de police a droit, après une enquête préalable, d'exiger le renvoi, soit temporaire, soit définitif, de tout employé de l'entreprise qui donnerait lieu à des plaintes fondées à l'occasion du service.

Bibliographie. — Chevallier, *Notice historique sur le nettoiement de la ville de Paris* (*Annales d'hygiène, etc.*, 1847, t. XLII, p. 300). — Boudin, *Études sur le pavage, le macadamisage et le drainage* (*Ann. d'hyg. et de méd. lég.*, t. XLV, p. 263).

ARROW-ROOT. — L'arrow-root est une espèce de fécule insipide, fine et très douce au toucher, fournie par la racine de plusieurs plantes de la famille des Amomées, cultivées dans diverses parties de l'Amérique du Sud et des Antilles, et particulièrement à la Jamaïque. Suivant M. Chevallier, elle peut être falsifiée par les farines de riz, de froment, de gruau, reconnaissables aux produits ammoniacaux qu'elles fournissent à la distillation, et la fécule de pommes de terre, insoluble dans l'eau, tandis que l'arrow-root s'y dissout. On y mêle quelquefois aussi du gypse, qui se reconnaîtra à son poids et à la calcination : les cendres, traitées par l'eau bouillante, donneront une liqueur qui précipitera en blanc par le chlorure de baryum et l'oxalate d'ammoniaque.

Bibliographie. — Chevallier, *Dictionnaire des altérations et falsifications des substances alimentaires*. Paris, 1854, t. I, p. 104. — Fonssagrives, *Hygiène alimentaire*, Paris, 1861, p. 152.

ARSENIC. — Les poussières ou vapeurs arsenicales qui se répandent dans l'atmosphère, par suite de certains procédés industriels, ne sauraient manquer d'exercer sur la santé une influence fâcheuse. Des accidents récents observés par suite de l'emploi des verts arsenicaux dans la fabrication des feuillages et fleurs artificiels et de certaines étoffes, peuvent venir s'ajouter aux faits précédemment signalés chez les ouvriers en papiers peints.

Le docteur Blandet a présenté à l'Institut, le 3 mars 1845, un mémoire sur l'empoisonnement produit par le vert de Schweinfurt, vert arsenical. Il est dit, dans ce mémoire, que les ouvriers qui travaillent dans les manufactures de papiers peints, et qui s'occupent de la fabrication du vert de Schweinfurt, de l'impression des fonds avec ce vert, du brossage et du satinage des fonds imprimés avec ce vert, sont affectés d'accidents graves et en proie à un empoisonnement arsenical, empoisonnement qui donne lieu à l'œdème des bourses, précédé de la bouffissure du visage et d'une éruption papuleuse ou pustuleuse de la peau. L'exactitude de ces observations a été contestée par M. Guérard et par M. Chevallier. Ce dernier s'est procuré de nombreux renseignements auprès des industriels qui emploient ou fabriquent le vert arsenical ; en voici les conclusions :

Les fabricants ne sont pas d'accord sur les accidents qui atteignent les ouvriers qui se servent du vert de Schweinfurt ; dans la fabrication des papiers verts, les uns ont observé de ces accidents et les autres en ont entendu parler. Au dire de quelques-uns, les accidents pourraient être attribués à ce que le vert n'a pas été bien préparé, ni assez lavé ; selon d'autres, ces accidents ne se montrent pas sur tels individus, tandis qu'on les remarque chez d'autres, ce qui tient à la différence des constitutions ou des prédispositions. En résumé, ces accidents n'ont pas autant de gravité qu'on aurait pu le croire, d'après ce qui avait été publié sur le même sujet.

Mais si l'on a pu contester, avec une certaine apparence de raison, l'exactitude des premières observations de M. Blandet, on doit reconnaître qu'elles ont été singulièrement corroborées par celles qu'ont publiées plus tard MM. Beaugrand, Vernois, Chevallier et Pietra-Santa, et qui sont relatives aux ouvriers fleuristes en général, et en particulier aux apprêteurs d'étoffes pour fleurs artificielles. Enfin l'usage d'étoffes ainsi apprêtées et de bijoux fabriqués en pâte arsenicale, a amené des maladies. Tout récemment des poursuites judiciaires ont été intentées et des peines correctionnelles ont été prononcées contre les fabricants qui avaient été la cause, même involontaire, de semblables accidents, soit en faisant travailler leurs ouvriers avec des verts arsenicaux, soit en livrant au public les objets préparés avec ces substances si éminemment nuisibles.

On comprendra du reste toute l'importance de cette question si l'on considère que le nombre des ouvriers employés seulement à la fabrication des fleurs et des herbes ou feuillages artificiels dépasse à Paris le chiffre de 15 000, sur lesquels un quart au moins est spécialement occupé à la confection d'objets faits avec le vert de Schweinfurt. Et parmi ceux-ci un plus grand nombre travaillent en chambre dans les conditions d'espace, d'aération et d'outillage les plus défectueuses. Avant d'exposer les accidents auxquels ils sont exposés, nous allons indiquer les opérations particulières dans lesquelles ils emploient les verts arsenicaux ; nous en empruntons les détails au mémoire très bien fait de M. le docteur Vernois.

« Ces verts sont formés soit par l'arsénite de cuivre seul (vert de Schweinfurt), soit par l'arsénite de cuivre mélangé en proportions variables à l'acétate de la même base (vert anglais) ; il est employé à colorer diverses herbes, à teindre l'étoffe destinée à préparer les feuilles des fleurs artificielles, ou à ombrer et nuancer directement les feuilles ou les pétales de fleurs taillées dans des toiles de différentes natures. Pour ces divers usages, les fabricants achètent le vert de Schweinfurt ou le vert anglais, soit en poudre, soit tout préparé, c'est-à-dire en solution aqueuse et en y ajoutant, selon les effets qu'ils veulent produire, une certaine quantité de colle de Flandre, d'amidon, de gomme arabique, de miel ou d'essence de térébenthine. D'autres fois ils s'en servent à l'état pulvérulent, afin d'en saupoudrer les objets déjà colorés par le vert arsenical. Le plus souvent, aussi, afin de modifier la teinte à obtenir, ils y mêlent une certaine quantité de chromate de plomb ou d'acide picrique, ou mieux encore les apprêteurs d'étoffes donnent une première teinte jaune à leur toile, afin d'adoucir le trop bleu du vert arsenical.

» La préparation des herbes constitue une partie très limitée de l'industrie du fleuriste : c'est sur celle-là que M. le docteur Beaugrand a publié quelques renseignements ; voici comment elle se pratique. L'ouvrier plonge dans un pot peu profond contenant une solution assez liquide de vert de Schweinfurt, et les y agite avec vivacité, une ou plusieurs tiges d'herbes naturelles parfaitement desséchées, après les avoir saisies avec une pince par leur extrémité radicale. C'est le trempage. Cette opération donne lieu à beaucoup d'éclaboussures sur les doigts, sur les avant-bras, sur la figure et les vêtements de l'ouvrier ; les objets environnants sont couverts des traces de cette espèce de peinture. On fixe les herbes ainsi préparées sur une corde, et on les y laisse sécher pendant trente-quatre ou quarante-huit heures. Au bout de ce temps, on rassemble toutes les tiges et l'on en forme des paquets, qui, plus tard, serviront à faire des bouquets montés ; assez souvent, pour répondre à un caprice de l'industrie, c'est-à-dire pour donner une nuance spéciale, on saupoudre une partie de ces bouquets avec la poudre d'arsénite de cuivre. C'est le poudrage. Le travail des bouquets constitue un des principaux dangers de leur emploi. La matière colorante, n'ayant été fixée par aucun mordant, se détache sous forme de poussière fine qui pénètre dans la peau des mains et que l'ouvrier respire constamment ; ce danger s'augmente encore quand l'ouvrier manie les bouquets couverts de la poudre arsenicale : dans ce cas, lui et le consommateur se trouvent très exposés aux inconvénients du contact et de l'absorption respiratoire d'un sel toxique. D'autres fois, cependant, dans la fabrication des herbes, on délaye le vert de Schweinfurt dans une quantité suffisante d'essence de térébenthine et l'on supprime le poudrage; de cette façon, la couleur prend un aspect lisse, n'est pas altérée par le contact de l'eau, et ne s'échappe plus immédiatement dans l'air, sous forme de poussière, à la plus légère manipulation ; mais elle se détache un peu plus tard, à mesure que la dessiccation s'opère, par petites plaques qui tombent à terre et peuvent ensuite rentrer dans l'air avec la poussière ordinaire : le danger est modifié, un peu retardé, mais toujours réel. Il y a donc, dans cette spécialité du fleuriste, le trempage, le séchage, le poudrage et l'assemblage ou montage des bouquets, opérations qui, dans leur détail, placent l'ouvrier ou le consommateur sous l'influence plus ou moins directe, plus ou moins active d'un sel arsenical. Cette industrie particulière est exercée dans des conditions qui la rendent encore plus nuisible ; elle est pratiquée librement par une grande quantité d'ouvriers peu aisés, de ménages vivant dans une ou deux chambres mal aérées, mal éclairées, qu'on ne balaye jamais, et dont le sol, comme une partie du mobilier et des vêtements des ouvriers, est continuellement imprégné de couleur et couvert de poussières arsenicales.

» Les apprêteurs de toiles destinées à la fabrication des feuilles artificielles à l'aide des verts arsenicaux comprennent la partie des ouvriers fleuristes la plus exposée à leur action délétère. Ils se servent de l'arsénite de cuivre seul, mélangé principalement à l'amidon, et, dans les cas les plus rares, ils y associent l'acétate de la même base en proportions variables. Quelques apprêteurs opèrent d'emblée un mélange d'acide picrique et d'indigo verdâtre dans lequel ils plongent leurs étoffes. D'autres fabricants se servent de toiles préparées par des solutions chaudes, chez les teinturiers ordinaires. Je ne veux pas m'occuper ici de ces deux derniers moyens d'apprêtage, ils n'entraînent avec eux aucun danger, et ils ne sont utilisés dans le commerce que pour produire un nombre limité de nuances particulières; l'apprêteur par le vert de Schweinfurt est celui dont j'ai à retracer les opérations. Selon la teinte qu'il veut obtenir, l'ouvrier commence par donner à son étoffe une nuance jaune en la plongeant dans une dissolution d'acide picrique, dans l'alcool pur; il l'exprime entre ses doigts jusqu'à ce qu'elle en soit complétement imprégnée, et la fait sécher. C'est cette opération préliminaire qui colore en jaune les ongles de l'ouvrier. Le plus souvent celui-ci incorpore l'acide picrique broyé au vert de Schweinfurt et passe tout de suite à l'application de cette pâte sur la toile. La préparation de la pâte se fait en malaxant à la main le vert de Schweinfurt déjà traité par l'eau, dans une dissolution d'amidon assez épaisse, assez consistante, et cependant assez liquide pour être étendue facilement sur l'étoffe. Pendant ce travail de la pâte, qui constitue un véritable barbotage à la main, les doigts, les avant-bras de l'ouvrier sont couverts de la solution arsenicale. Cette matière étant préparée, l'ouvrier étend sa pièce sur une table, prend avec ses doigts, à même le pot, un peu de la pâte, en asperge grossièrement différents points de l'étoffe, puis la bat entre ses mains afin d'y faire pénétrer la matière colorante dans toute son étendue; plus l'étoffe est battue longtemps, mieux elle est préparée: pendant cette opération, la peau des mains et des avant-bras se trouve profondément imprégnée de la solution colorante. D'autres fois, après avoir tacheté la pièce çà et là de la pâte arsenicale, on attache cette pièce à un crochet placé dans le mur, et l'on tord la pièce sur elle-même dans divers sens, comme si l'on voulait en exprimer de l'eau; par ce moyen, on obtient encore une coloration assez uniforme de l'étoffe: ce procédé est aussi défectueux que le premier. Un dernier, qui est assez généralement mis en pratique, consiste à placer la pièce teinte ou non avec l'acide picrique sur une table de bois, à étendre sur elle, des deux côtés, à l'aide d'un gros pinceau ou d'une brosse pressée avec force sur l'étoffe, la préparation arsenicale, et à faire ensuite le battage de l'étoffe à travers un torchon épais; de cette façon, les mains et les avant-bras de l'ouvrier sont beaucoup moins exposés au contact de la pâte que dans les procédés précédemment décrits. Après le brossage et le battage de l'étoffe, vient le séchage des pièces, et c'est pendant cette opération qu'a lieu l'accident principal sur lequel je désire appeler l'attention. Une fois imprégnées de la couleur verte, quel qu'ait été le procédé employé, on fixe les pièces d'étoffes, qui ont environ 1 mètre 50 cent. carré, sur de grands cadres de bois garnis d'un rang très serré de pointes aiguës, dans lesquelles on enfonce les bords de la toile. De cette manière on lui donne une tension telle, qu'elle puisse, aussitôt séchée, être pliée et livrée au découpeur. Pendant cette opération si simple en apparence, les ouvriers se piquent les doigts, les mains en dessus et en dessous, ainsi que les avant-bras ; ils recommencent ensuite à faire le trempage et le battage de l'étoffe, et s'inoculent constamment dans les piqûres, ou la solution liquide encore, ou la poudre desséchée du sel arsenical. Une fois l'étoffe détachée des cadres, on la replie sur elle-même, et de toutes les lignes où elle se trouve brisée tombe une poussière fine qui se répand dans l'air et sur le sol de l'atelier, et peut ensuite être portée sur la muqueuse des voies respiratoires. Ces ouvriers se trouvent donc livrés à tous les accidents des fabricants d'herbes, et en plus à tous ceux du barbotage de la pâte, du battage, du brossage, du séchage et du pliage de l'étoffe.

» Au sortir des mains de l'apprêteur, les pièces d'étoffes sont très souvent immédiatement remises aux fabricants de feuilles artificielles qui se chargent de les découper à l'emporte-pièce, de les dédoubler, de les gaufrer, c'est-à-dire d'y imprimer les nervures, de les armer d'un fil de fer et de les monter avec les fleurs. On comprend tout de suite combien toutes les manipulations que je viens d'indiquer sont susceptibles de développer de la poussière arsenicale : la pâte n'a été fixée sur l'étoffe par aucun mordant ; l'amidon dont on s'est servi lui a donné une consistance très fragile, et l'a prédisposée à être presque en partie détachée de l'étoffe. Le découpage s'opère en superposant un certain nombre de doubles de l'étoffe et en les soumettant à la pression d'un emporte-pièce ; les chocs répétés de cet instrument font écailler l'enduit et remplissent de poussière les doigts et la figure de l'ouvrier. On retire de l'emporte-pièce une série de petits paquets qui contiennent, fortement accolées ensemble, de douze à vingt-quatre feuilles ; elles sont transmises à un autre ouvrier chargé du dédoublage. Cette opération se pratique en tenant entre le pouce et l'index de la main gauche le petit paquet de feuilles adhérentes entre elles ; le pouce de la main droite presse fortement et vivement sur son bord, de façon à isoler les feuilles les unes des autres à la manière des feuillets d'un livre récemment relié. Pendant ce détail du travail, il s'échappe encore beaucoup de poussière. Vient ensuite le gaufrage, qui, par suite du choc successif appliqué à chaque feuille, remplit les doigts et la figure de la même matière pulvérulente ; le montage des feuilles sur un fil de fer, fixé à leur partie postérieure à l'aide d'un peu de gomme, suit cette opération. Puis les feuilles sont réunies ensemble par douzaines et passent aux fabricants de bouquets, qui les montent définitivement. De là elles vont chez les modistes, qui les adaptent aux différentes parures et les livrent ensuite à la consommation. Dans toute cette série de transformations, même manipulation, même production de poussière, même action sur la peau et sur les muqueuses, seulement dans une proportion décroissante, à partir de l'apprêteur jusqu'à la modiste. Comme le but de l'ouvrier est de travailler sur des matières de la plus minime valeur, et de débiter au plus bas prix possible sa marchandise, l'usage des étoffes préparées comme il a été dit plus haut est très répandu, et, comme on le voit, donne lieu à une source d'accidents très nombreux et très variés.

» Il y a cependant un procédé d'apprêtage des toiles qui diminue dans une notable proportion la violence et la fréquence des inconvénients de ces toiles au vert de Schweinfurt : c'est celui qui, après le séchage des étoffes, les soumet immédiatement au calendrage. Cette opération fait pénétrer mécaniquement l'enduit arsenical dans les interstices des fibres de l'étoffe, et lui donne un aspect lisse et comme verni qui ne permet plus qu'imparfaitement la production de la poussière arsenicale. Ce procédé rend moins nuisible le travail successif de cette étoffe, mais on serait dans l'erreur si on le considérait comme inoffensif. Pendant l'action de l'emporte-pièce, et surtout pendant le dédoublage et le gaufrage des feuilles, il se produit encore une quantité notable de poussière toxique. Quelque bien calendrée que soit une étoffe, il suffit de la déchirer pour en faire sortir l'enduit sous forme pulvérulente bien évidente. Il faut ajouter cependant que le passage des feuilles à la cire, après qu'elles ont été découpées et gaufrées, et avant le montage en bouquets, constitue une enveloppe protectrice contre les effets de la pulvérulence de l'enduit pour les ouvrières qui touchent ensuite à ces feuilles, ainsi que pour les femmes qui les portent ; mais cette couche de cire n'est appliquée relativement que sur un petit nombre de feuilles, car, au point de vue des caprices de la mode, elle altère le ton du vert et la vivacité de la couleur. »

Le maniement de ces préparations arsenicales, et l'emploi même passager des matières ou des objets qui en sont enduits, déterminent un véritable empoisonnement qui n'est jamais exempt de gravité, et qui peut aller jusqu'à produire des accidents mortels.

Après un temps très court passé au travail, les ouvriers qui emploient le vert anglais ou le vert de Schweinfurt perdent l'appétit, se plaignent de maux de cœur, de douleurs de ventre parfois très violentes, de dérangement d'entrailles, d'une céphalalgie constante et d'une oppression très pénible. En même temps se montre un signe capital et tout à fait caractéristique qui consiste en un affaiblissement considérable de la force musculaire, et surtout de celle des membres. Cet affaiblissement peut aller jusqu'à la paralysie, et persiste quelquefois très longtemps après que l'individu a cessé d'être exposé à l'empoisonnement arsenical. Enfin des éruptions spéciales, généralement vésiculeuses ou pustuleuses, apparaissent en plusieurs points du corps. C'est surtout au front, à la face, sur les bourses, sur la poitrine, ainsi qu'aux bras et aux mains, là où pénètrent, soit immédiatement, soit par un transport médiat, la poussière ou la liqueur arsenicale, que l'on voit se développer les boutons qu'un examen superficiel pourrait faire confondre avec une éruption syphilitique.

Chez les apprêteurs d'étoffes, au séchage des pièces, dit M. Vernois, « une condition nouvelle et grave d'accidents apparaît : la multiplicité des pointes aiguës fixées sur le bord des cadres de bois devient une cause presque inévitable de piqûres et de blessures multipliées sur la peau des ouvriers ; il s'opère à l'instant même une inoculation du sel arsenical tout comme si on la pratiquait expérimentalement. La peau s'irrite et rougit; une vésicule, puis une large pustule recouvrent l'orifice de la piqûre, et subissent *in situ* toutes les transformations phlegmasiques qui produisent la suppuration et souvent la gangrène. J'ai vu quelquefois des pustules hémorrhagiques. Au-dessous d'elles se développe une ulcération profonde et douloureuse, d'autant plus lente à se cicatriser que l'inoculation se renouvelle chaque jour. L'action de l'acide picrique mêlé à la pâte ne peut qu'augmenter et aggraver l'irritation des plaies. Si les ulcérations sont nombreuses, l'ouvrier peut absorber de l'acide arsénieux et être exposé à de sérieux accidents : j'ai vu un certain nombre d'ouvriers avoir des engorgements glandulaires sous les aisselles, et les mains dans un tel état, qu'ils étaient obligés de venir à l'hôpital, où la guérison n'arrivait qu'après un ou plusieurs mois de traitement. L'aspect de la main était alors caractéristique : à la teinte vert jaunâtre de presque toute la peau, et surtout de la face palmaire des mains, à la croûte verdâtre qui remplit la cavité sous-unguéale, se joint presque invariablement la coloration jaune des ongles, produite par le contact répété de l'acide picrique. Que l'on ajoute un érythème vaguement disséminé, puis une série de points noirs ou de pustules enflammées, quelquefois un panaris, et l'on aura la représentation fidèle des accidents avec lesquels se présentent le plus habituellement les apprêteurs d'étoffes pour fleurs artificielles au vert de Schweinfurt. »

Des inconvénients, des dangers si graves, qui ne sont pas restés, nous le répétons, bornés aux ouvriers, mais qui ont fait des victimes dans le public, parmi de jeunes femmes parées des étoffes ou des fleurs empoisonnées ont appelé énergiquement l'attention, non-seulement des hygiénistes, mais de l'administration elle-même et de ses conseils.

Parmi les tentatives faites pour assainir cette industrie, il convient de signaler, d'une part, la machine à satiner de M. Ebert, de l'autre, les essais de substitution du vert de chrome au vert de Schweinfurt, et le procédé ingénieux d'incorporation directe de la matière colorante arsenicale dans un collodion spécial inventé par un industriel de Paris, M. Bérard-Teuzelin. Mais la généralisation de ce procédé soulève des questions qui ne sont pas de notre domaine. Nous nous bornerons à citer les prescriptions faites sur ce sujet par les autorités qui veillent sur la santé publique.

Le conseil d'hygiène publique et de salubrité du département de la Seine a adopté, le 27 mai 1859, les conclusions d'un rapport de MM. Bouchardat, Boudet et Vernois, qui peuvent servir de base à des instructions administratives sur ce sujet, et dont nous reproduisons textuellement les utiles prescriptions :

1° Ne jamais opérer le mélange du vert arsenical avec l'amidon ou d'autres substances à l'aide de la main, mais y procéder dans un large vase avec une spatule de bois ou de métal qui traversera le centre d'une plaque de peau ou de parchemin servant de couverture au récipient de la pâte.

2° Étendre la pâte arsenicale sur l'étoffe à l'aide d'une brosse à dos de bois, haut de 4 centimètres au moins ; l'usage d'un gant de cuir épais serait très utile.

3° Faire le battage de l'étoffe à la main, d'une manière indirecte, c'est-à-dire à travers un morceau de forte toile.

4° Immédiatement après le brossage et le battage de l'étoffe, se laver les mains dans une eau acidulée avec l'acide hydrochlorique et les enduire de poudre de talc.

5° A cet effet, avoir toujours dans l'atelier, ou dans la chambre où se pratiquent ces opérations, un baquet contenant de l'eau acidulée dans la proportion suivante : une partie d'acide pour 9 parties d'eau et une boîte pleine de talc en poudre.

6° Laisser un espace de 6 centimètres au moins entre chaque pointe destinée à fixer l'étoffe sur les cadres de bois pendant le séchage.

7° Dès que le séchage de la pièce d'étoffe est opéré, plier celle-ci en larges rouleaux, de manière à ne déterminer que très peu de cassures, et la porter immédiatement au calendreur.

8° Recommander aux ouvriers de se frotter les mains avec la poudre de talc, au commencement de la journée, de se les laver à l'eau acidulée, et ensuite à l'eau de savon, avant de quitter l'atelier, et d'avoir, autant que possible, un pantalon et une blouse de travail ; enfin, leur rappeler de se nettoyer les mains toutes les fois que, pendant le cours de la journée, ils cesseront leur travail pour manger, boire, rentrer dans leur ménage, préparer leurs aliments, soigner leurs enfants, etc.

9° Ne pas laisser manger les ouvriers dans l'atelier de travail, n'y pas déposer leurs aliments ; et spécialement, quant à ceux qui travaillent chez eux, avoir une chambre séparée pour les manipulations et les détails de leur industrie ; ne point coucher ni manger dans cette chambre, et n'y point laisser jouer de jeunes enfants.

10° Porter des sabots, préférablement à des chaussons ou à des souliers usés.

11° Deux fois au moins par semaine, saupoudrer le sol de l'atelier avec de la sciure ou de la cendre de bois, et l'asperger d'eau avant de le balayer, afin de diminuer la quantité de débris de verts arsenicaux et la poussière produite pendant le balayage.

12° Jeter le soir, dans le ruisseau de la rue, les résidus du nettoyage de l'atelier, ainsi que les eaux chargées d'arsénite de cuivre, provenant du lavage des mains des ouvriers.

13° Aérer convenablement, chez les ouvriers fleuristes, la table où s'opèrent le dédoublage et le montage des feuilles, et conseiller aux ouvrières chargées de ce travail, d'éponger fréquemment les fosses nasales et les lèvres avec de l'eau légèrement acidulée avec l'acide chlorhydrique, et de plonger souvent les doigts dans la poudre de talc, qui prendra dans la peau la place qu'y occuperait, sans cela, la poussière du sel arsenical.

Enfin, comme dernier conseil, on pourrait indiquer aux industriels la manière d'obtenir une assez grande quantité de verts sans avoir recours aux préparations arsenicales. Ils arriveraient à ce résultat en combinant dans des proportions variées divers *bleus*, comme le bleu de Prusse verdâtre, l'indigo, l'outre-mer (bleu *guimet* du commerce), bleu de cobalt, bleu au bois d'Inde, avec certaines matières colorantes jaunes, comme l'acide picrique (amer de Welter), le chromate de plomb, la graine de Perse, etc., et en y ajoutant directement l'acétate de cuivre (verdet raffiné), le vert émeraude (strass, oxyde de chrome, oxyde de cuivre et quelques matières organiques), ainsi qu'un certain nombre de principes colorants verts animaux ou végétaux. L'albumine des œufs ou du sang pourrait parfaitement fixer ces couleurs.

Nous ajouterons à ces conseils le texte d'une circulaire ministérielle du 16 août 1860, dans laquelle M. le Ministre de l'agriculture, du commerce et des travaux publics, dont la sollicitude avait été éveillée par des accidents répétés, a, sur le rapport de M. Wurtz adopté par le Comité consultatif d'hygiène publique, ordonné une surveillance spéciale à tous les agents de l'administration.

Monsieur le Préfet, l'attention de mon ministère a été appelée sur le danger que présente un mode de fabrication employé dans certaines villes manufacturières de France.

Il s'agit de l'emploi de l'arsénite de cuivre pour la teinture de certaines étoffes, telles que la gaze verte et le tulle vert dit d'Azoff, et des feuillages artificiels destinés à la parure des dames.

Des accidents sont résultés de l'usage de ces produits, et des réclamations sont venues de l'étranger contre l'exportation qui en était faite de France.

Je pense, Monsieur le Préfet, que, sans recourir, quant à présent, à des dispositions réglementaires spéciales, l'administration a un devoir à remplir en ces circonstances : c'est de recommander aux fabricants d'apporter une grande circonspection dans le choix et l'emploi des agents chimiques pour la teinture, et de leur signaler particulièrement, comme devant être proscrite, la teinture en vert par l'arsénite de cuivre. Veuillez donc, Monsieur le Préfet, adresser, par la voie que vous jugerez préférable, des avertissements en ce sens aux fabricants et aux marchands de votre département qu'ils pourraient intéresser. Vous leur rappellerez, en même temps, qu'ils encourraient non-seulement des réparations civiles, mais aussi des peines correctionnelles, si des marchandises par eux mises dans le commerce produisaient des accidents plus ou moins sérieux.

Signé E. ROUHER.

Nous compléterons cette étude de l'action délétère des vapeurs ou poussières arsenicales en passant en revue diverses autres opérations agricoles, métallurgiques ou industrielles. — *Voy.* ALLUMETTES, BONBONS, COSMÉTIQUES, FLEURS, GRILLAGE DES MINERAIS, INSECTICIDES, MORT AUX RATS, PAPIERS, ETC.

Bibliographie. — Chevallier, *Essai sur les maladies qui atteignent les ouvriers qui préparent le vert arsenical* (*Annales d'hygiène, etc.*, 1847, t. XXXVIII, p. 56). — *Sur la préparation des papiers peints au vert arsenical* (*Annales d'hygiène, etc.*, 1849, t. XLI, p. 472). — Blandet, *Annales d'hygiène*, t. XL, p. 471. — De Pietra-Santa, *Existe-t-il une affection propre aux ouvriers en papiers peints qui manient le vert de Schweinfurt* (*Ann. d'hyg., de méd. lég.*, 2ᵉ série, t. XII, p. 339). — Vernois, *Mémoires sur les accidents produits par l'emploi des verts arsenicaux* (*Ann. d'hyg. et de méd. lég.*, 2ᵉ série, t. XII. p. 318). — A. Chevallier, *Recherches sur les dangers que présente le vert de Schweinfurt* (*Ibid.*, p. 49).

ARTIFICES, ARTIFICIERS. — L'art de l'artificier a pour objet non-seulement de composer les feux d'artifice qui sont à peu près exclusivement destinés aux fêtes publiques; il sert encore à produire les signaux usités en temps de guerre, ou dans la marine, et il tient enfin de fort près à l'art de fabriquer certains engins de guerre dans lesquels on s'est attaché à perfectionner, autant que possible, les moyens de destruction.

Les artificiers emploient comme matière première la poudre, en général de qualité très commune, le salpêtre, le soufre, le charbon, puis certaines matières, la plupart métalliques, qui, réduites en poudre, servent à colorer les feux et à leur donner certaines apparences : ainsi les limailles de fer, de cuivre, de zinc, l'ambre, le noir de fumée, etc. C'est avec du carton assujetti à l'aide de ficelles, que se construisent les pièces d'artifice; enfin, ils se servent d'instruments à pulvériser, à fouler, à tailler des moules, etc.

Les fabriques d'artifices sont rangées dans la première classe des établissements dangereux ou insalubres (décret de 1810), à cause des dangers d'explosion ou d'incendie qui en sont inséparables. On trouve dans une ordonnance du 12 juin 1811 le considérant qui suit : « Les plus graves dangers résultent souvent de l'impéritie ou de la négligence des artificiers, soit dans la composition, soit dans l'emploi des pièces d'artifice; notamment ils sont dans l'usage d'employer des baguettes de bois dans la composition des fusées volantes; ces baguettes peuvent, par leur chute, occasionner des incendies, blesser des personnes, mettre leur vie en danger. »

Il a donc été défendu aux artificiers d'employer, dans la composition des fusées volantes, aucune baguette de bois ni d'aucune espèce de corps dur. Mais cette prohibition a souvent été violée. Ruggieri, voulant éviter les accidents causés assez souvent par la chute des baguettes, y avait substitué de longues gaînes de carton remplies de composition, et communiquant par des étoupilles avec la garniture. Par ce moyen, la baguette faisait elle-même explosion à la fin de sa course, en ajoutant à l'effet de la fusée; mais cet exemple n'a pas été suivi.

Une ordonnance du 3 février 1821 défend la vente de la moindre pièce d'artifice ailleurs que chez les artificiers patentés et autorisés, et prescrit à ces derniers d'inscrire sur un registre coté par l'autorité locale les noms, qualité et demeure de toute personne à laquelle ils vendront des pièces d'artifice, ainsi que la quantité des objets vendus. Il leur est défendu de conserver une quantité de poudre excédant celle qui est fixée par l'autorité, de travailler à la lumière ailleurs que dans l'atelier de cartonnage, et encore, dans ce dernier cas, de ne faire usage que de quinquets et de lanternes. Cette ordonnance a été complétée par celle du 30 juin 1842, qui rappelle les dispositions précédentes.

Bibliographie. — *Dictionnaire de l'industrie, etc.*, 1833, t. I, p. 526. — *Traité de la salubrité dans les grandes villes*, par Montfalcon et de Polinière, 1846, p. 259. — *Collection officielle des ordonnances de police.*

ASILE (Salles d'). — Les salles d'asile sont des établissements charitables où les enfants des deux sexes peuvent être admis, jusqu'à l'âge de six ans accomplis, pour recevoir, pendant le jour, les soins d'une surveillance maternelle ou de la première éducation.

Cette institution, dit M. le docteur Thouvenin, de Lille, est un immense bienfait pour les enfants des ouvriers : elle permet aux mères de se livrer à toute espèce de travail ; elle garantit les enfants du danger du vagabondage ; elle leur inculque des idées d'obéissance et d'exactitude ; elle les garantit, pendant l'hiver, du froid qu'ils pourraient éprouver chez leurs parents ; elle leur permet de respirer un air plus pur que dans leur propre domicile ; elles les habitue dès le bas âge à recevoir quelques principes d'éducation ; elle force les mères à laver, à nettoyer leurs enfants, qu'elles laisseraient dans un état de saleté, sans cette circonstance.

L'origine des salles d'asile date du siècle dernier ; cette utile création est due à Oberlin, pasteur protestant dans les Vosges. Plus tard, à Paris, madame la marquise de Pastoret réunit, dans une maison du faubourg Saint-Honoré, un certain nombre de petits enfants de quatre à six ans, sous la surveillance de sœurs chargées d'en prendre soin. En 1826, le développement que cette institution avait reçu en Angleterre appela l'attention de M. Cochin et d'autres philanthropes français, et bientôt un certain nombre de salles s'ouvrirent à Paris et dans les districts manufacturiers.

Il ne paraît pas cependant que cette institution ait été tout d'abord accueillie avec faveur et sans défiance. En 1829, les aumônes étaient insuffisantes pour soutenir la *Maison Cochin* et trois autres asiles qui s'étaient formés à Paris. Le Conseil général des hospices dut venir à leur secours. Mais, à partir de 1830, l'institution des asiles cessa d'être contestée ; elle se consolida à Paris ; elle s'étendit aux principales villes des départements. En 1837, il y avait en France 261 asiles, répartis dans 172 communes, et admettant, chaque jour, 29 214 enfants. En 1840, 555 asiles recevaient, dans 352 communes, 50 986 enfants. En 1843, 1489 asiles, établis dans 750 communes, étaient fréquentés par 96 192 enfants. En 1846, on estimait qu'il y avait en France plus de 2000 asiles. De 1846 à 1855, le progrès a été encore plus notable. On compte aujourd'hui (1860) plus de 3000 asiles, ouverts à 200 000 enfants. Le département de la Seine, qui n'avait que 6 asiles en 1830 et 27 en 1846, en possède aujourd'hui 104, dont 51 dans la ville de Paris, et 53 dans les arrondissements de Saint-Denis et de Sceaux.

Mais n'oublions pas, remarque M. de Malarce, que l'on évalue en France à 3 600 000 le nombre des enfants de deux à six ans ; que, sur ce nombre, plus de la moitié appartiennent aux familles qui ont spécialement besoin d'assistance, et que, pour 1 800 000 enfants, il faudrait 20 000 asiles au moins, et non pas 3000 seulement.

Au reste, ce n'est pas l'État, ce ne sont pas les conseils généraux des départements, ce ne sont pas même les communes qui font défaut à cette extension plus rapide et complète. Les salles d'asile sont une de ces institutions auxquelles il ne suffit pas d'accorder des allocations pour en créer toutes les conditions d'existence. On ne peut notamment attendre que du temps et d'un long apprentissage la formation de ce personnel si méritoire des dames directrices, des mères par le dévouement et la science de la charité.

Institution privée et municipale en 1829, revendiquée par l'État en 1833, comme une partie de l'instruction primaire, les salles d'asile ont reçu leur première organisation de l'ordonnance du 22 décembre 1837, complétée par les arrêtés du Conseil royal de l'instruction publique des 4 avril et 6 février 1838. Cette organisation, désormais dépendante d'une administration plus générale, a été modifiée, comme l'instruction primaire elle-même, par la loi du 15 mars 1850, par les décrets du 7 octobre 1850 et du 9 mars 1852, et par la loi du 14 juin 1854. Mais dans ces derniers temps, les salles d'asile sont devenues l'objet d'une active préoccupation, et il y a eu pour elles une législation spéciale. Le 19 août 1850, une instruction ministérielle a recommandé des mesures pour généraliser l'établissement des écoles normales ou *maisons d'études* propres à former les directrices des salles d'asile. Le 16 mai 1854, un décret a placé les salles d'asile sous la protection de S. M. l'Impératrice, et institué, près du ministère de l'instruction publique, un comité central de patronage, notamment chargé d'élaborer un plan de réforme et de perfectionnement. Un an après, le comité central de patronage terminait son travail sous la présidence de Mgr le cardinal Morlot; le décret du 21 mars et le règlement intérieur du 22 mars 1855 ont donné aux salles d'asile une nouvelle constitution, que les documents officiels qui suivent vont faire connaître d'une manière complète.

RAPPORT A L'EMPEREUR.

« Sire, j'ai l'honneur de présenter à Votre Majesté un projet de décret préparé par le comité central de patronage des salles d'asile, et qui a été adopté par le Conseil impérial de l'instruction publique, en exécution de l'article 57 de la loi du 15 mars 1850. Ce projet de décret a pour but de régler tout ce qui se rapporte à la surveillance et à l'inspection des salles d'asile, aux conditions d'âge, d'aptitude et de moralité des personnes qui y seront chargées de la direction et du service ainsi qu'au traitement qui leur sera assuré.

» En plaçant les salles d'asile de l'enfance sous un régime spécial, le législateur a parfaitement compris la différence qu'il y a entre les écoles et les salles d'asile. Ces derniers établissements ne sont, en réalité, que des maisons de première éducation. On s'y applique, non à instruire les enfants, mais à y former leur cœur, à leur inspirer de bons principes, de bonnes habitudes, à leur faire contracter le goût du travail, à développer, sans la fatiguer, leur jeune intelligence, tout en leur donnant les soins physiques que réclame leur faible constitution, et que la plupart d'entre eux ne recevraient pas de familles retenues au loin pendant la journée par d'impérieuses nécessités.

» De semblables établissements ne peuvent se soutenir et se propager que par les efforts réunis de la charité publique et de la charité privée. Si, d'une part, il importe qu'ils soient adoptés par les administrations municipales, sans le concours desquelles l'État serait impuissant à les fonder, il est, d'un autre côté, essentiel qu'ils ne perdent pas, en recevant un caractère public, cet autre caractère si doux et si attrayant qu'ils tiennent de l'intervention charitable des mères de famille.

» C'est ce que le comité central est parvenu à établir en proposant d'organiser, partout où il y aura utilité et possibilité, des comités locaux de patronage composés de dames dévouées aux intérêts de l'enfance, comités présidés par le maire et dont le curé doit faire partie de droit. Nul doute que dans ces réunions, où l'administration, la religion et la charité maternelle auront leurs représentants naturels, les salles d'asile ne trouvent tout à la fois des surveillants et des protecteurs. Ces comités, qui correspondront avec les dames déléguées par le ministre, dans chaque académie, se relieront ainsi au comité central de patronage, de qui ils recevront une haute et salutaire impulsion. Par leurs soins, rien d'intéressant ne passera inaperçu; aucune amélioration réelle ne sera constatée dans une salle d'asile, quelque éloignée qu'elle soit de Paris, que le comité central ne puisse être en mesure d'en recommander l'introduction dans tous les autres établissements du même genre.

» Les comités locaux de patronage ne sont cependant pas substitués aux autorités instituées par la loi du 15 mars 1850 : ainsi les inspecteurs de l'instruction primaire, les délégués cantonaux, les ministres des différents cultes reconnus, conserveront toujours la surveillance prescrite par l'article 44 de la loi.

» La gratuité absolue a généralement prévalu dans les salles d'asile. Peut-être était-il nécessaire qu'il en fût ainsi dès le principe, pour déterminer les familles à envoyer leurs enfants dans ces établissements; mais, tout en respectant les usages reçus, il importait de ne consacrer cette situation qu'à titre exceptionnel. Les salles d'asile sont, comme les autres écoles, fréquentées par beaucoup d'enfants dont les familles sont en état de payer une rétribution. Or cette rétribution, quelque faible qu'elle soit, étant versée par un grand nombre d'enfants, est une ressource trop importante pour qu'un gouvernement prévoyant n'en doive pas tenir compte. Afin d'arriver, sous ce rapport, à une situation plus régulière, le décret propose d'exiger qu'aucun enfant ne soit définitivement reçu dans une salle d'asile sans un billet d'admission délivré par le maire; mais il exige aussi que ce billet ne fasse aucune distinction entre les enfants payants et les enfants admis gratuitement. La directrice de l'asile devra recevoir tous les enfants qui lui seront présentés par les familles, sans s'informer si elles sont en état de payer ou non une rétribution; mais elle leur fera savoir que, dans la huitaine, elles devront obtenir du maire un billet d'admission définitive, et celui-ci délivrera ce billet d'admission, soit à titre gratuit, soit à titre onéreux. Ainsi la directrice, qui n'est pas chargée de recevoir la rétribution, et qui ignorera elle-même les conditions auxquelles les enfants sont reçus dans son asile, ne sera jamais exposée même au soupçon de partialité.

» Quant aux conditions d'ouverture des salles d'asile publiques ou libres posées par le projet de décret, elles sont à peu près celles qui sont exigées par la loi du 15 mars 1850, modifiées par le décret du 9 mars 1852. L'autorité des préfets s'étendra sur les salles d'asile publiques comme sur les écoles, et la liberté laissée aux fondateurs d'écoles libres sera également laissée aux fondateurs de salles d'asile; enfin le conseil départemental aura sur les salles d'asile publiques et libres la même juridiction que sur les écoles.

» Les traitements des directrices et des sous-directrices des salles d'asile devront être prélevés d'abord sur le produit de la rétribution mensuelle payée pour les enfants, laquelle sera perçue, pour le compte de la commune, par le receveur municipal. A défaut de cette rétribution, le conseil municipal devra aviser aux moyens de compléter le minimum du traitement prescrit, soit sur les revenus ordinaires, soit sur le restant disponible des trois centimes spéciaux affectés à l'instruction primaire, soit enfin par le vote d'une imposition spéciale. Quant aux départements, qui ne peuvent être obligés d'intervenir dans cette dépense, il leur sera loisible de secourir les communes pauvres, soit sur le restant disponible de leurs deux centimes spéciaux, soit par des fonds qu'ils voteraient en vue de cette dépense. L'État lui-même ne pourrait, sans de grands inconvénients pour l'ordre de ses finances, parfaire le traitement des directrices des asiles, comme il complète celui des maîtres d'école. Son intervention serait ici, en quelque sorte, le signal donné partout de rendre les salles d'asile gratuites. Elle aurait donc le double danger de lui imposer pour le présent une dépense considérable, et pour l'avenir un fardeau dont le poids ne pourrait être calculé avec certitude. Il ne faut pas perdre de vue, d'ailleurs, que l'État consacre déjà annuellement à la propagation des salles d'asile une somme de 400 000 fr., et il y a lieu d'espérer que cette subvention continuera de figurer chaque année à son budget.

» Si Votre Majesté daigne adopter le projet de décret dont je viens de lui signaler les dispositions principales, je la prierai de vouloir bien le revêtir de son approbation. *Signé* H. FORTOUL. »

DÉCRET DU 31 MARS 1855.

TITRE Ier. — DISPOSITIONS GÉNÉRALES CONCERNANT L'ÉTABLISSEMENT DES SALLES D'ASILE ET LE PROGRAMME DE L'ENSEIGNEMENT.

Art. 1er. Les salles d'asile, publiques ou libres, sont des établissements d'éducation où les enfants des deux sexes de deux à sept ans reçoivent les soins que réclame leur développement moral et physique.

Art. 2. L'enseignement, dans les salles d'asile publiques et libres, comprend :

1° Les premiers principes de l'instruction religieuse, de la lecture, de l'écriture, du calcul verbal et du dessin linéaire ;

2° Des connaissances usuelles à la portée des enfants ;

3° Des ouvrages manuels appropriés à l'âge des enfants ;

4° Des chants religieux, des exercices moraux et des exercices corporels.

Les leçons et les exercices moraux ne durent jamais plus de dix à quinze minutes, et sont toujours entremêlés d'exercices corporels.

Art. 3. L'instruction religieuse est donnée, sous l'autorité de l'évêque, dans les salles d'asile catholiques.

Les ministres des cultes non catholiques reconnus président à l'instruction religieuse dans les salles d'asile de leur culte.

Art. 4. Les salles d'asile sont situées au rez-de-chaussée ; elles sont planchéiées et éclairées, autant que possible, de deux côtés par des fenêtres fermées avec des châssis mobiles.

Les dimensions des salles d'exercice doivent être calculées de manière qu'il y ait au moins 2 mètres cubes d'air pour chaque enfant admis.

A côté de la salle d'exercices il y a un préau destiné aux repas et aux récréations.

Art. 5. Nulle salle d'asile ne peut être ouverte avant que l'inspecteur d'académie ait reconnu qu'elle réunit les conditions de salubrité ci-dessus prescrites.

Art. 6. Il y a dans chaque salle d'asile publique et libre du culte catholique :

Un crucifix.

Une image de la sainte Vierge.

Art. 7. Il y a, dans toutes les salles d'asile, un portrait de l'Impératrice, protectrice de l'institution.

Art. 8. Le titre de *salle d'asile modèle* peut être conféré par le ministre de l'instruction publique, sur la proposition du comité central de patronage à celles des salles d'asile qui auraient été signalées par les déléguées spéciales pour la bonne disposition du local, l'état satisfaisant du mobilier, les soins donnés aux enfants, ainsi que pour l'emploi judicieux et intelligent des meilleurs moyens d'éducation et de premier enseignement.

Il y a à Paris un cours pratique avec pensionnat, destiné : 1° à former, pour Paris et les départements, des directrices ou des sous-directrices de salles d'asile; 2° à conserver les principes de la méthode établie ; 3° à expérimenter les nouveaux procédés d'éducation et de premier enseignement dont l'essai serait recommandé par le comité central de patronage.

Art. 9. Un règlement, arrêté par le ministre de l'instruction publique sur la proposition du comité central de patronage, déterminera, sous l'approbation de l'Impératrice, tout ce qui se rapporte au mobilier des salles d'asile ainsi qu'aux procédés d'éducation et d'enseignement dans les salles d'asile publiques.

TITRE II. — DE L'ADMISSION DES ENFANTS DANS LES SALLES D'ASILE.

Art. 10. Aucun enfant n'est reçu, même provisoirement, par la directrice, dans une salle d'asile publique ou libre, s'il n'est pourvu d'un certificat de médecin dûment légalisé, constatant qu'il n'est atteint d'aucune maladie contagieuse et qu'il a été vacciné.

L'admission des enfants dans les salles d'asile publiques ne devient définitive qu'autant qu'elle a été ratifiée par le maire.

Dans les huit jours qui suivent l'admission provisoire d'un enfant dans une salle d'asile publique, les parents sont tenus de présenter à la directrice un billet d'admission délivré par le maire.

Art. 11. Les salles d'asile publiques sont ouvertes gratuitement à tous les enfants dont les familles sont reconnues hors d'état de payer la rétribution mensuelle.

Art. 12. Le maire, de concert avec les ministres des différents cultes reconnus, dresse la liste des enfants qui doivent être admis gratuitement dans les salles d'asile publiques. Cette liste est définitivement arrêtée par le conseil municipal.

Art. 13. Les billets d'admission délivrés par les maires ne font aucune distinction entre les enfants payants et les enfants admis gratuitement.

TITRE III. — DE LA SURVEILLANCE ET DE L'INSPECTION DES SALLES D'ASILE.

Art. 14. Indépendamment des autorités instituées pour la surveillance et l'inspection des écoles par les articles 18, 20, 42 et 44 de la loi du 15 mars 1850, il peut être établi dans chaque commune où il existe des salles d'asiles, et à Paris dans chaque arrondissement, un comité local de patronage nommé par le préfet.

Ce comité local, dont le curé fait partie de droit et qui est présidé par le maire, est composé de dames qui se partagent la protection des salles d'asile du ressort.

Art. 15. Le comité local de patronage est chargé de recueillir les offrandes de la charité publique en faveur des salles d'asile de son ressort, de veiller au bon emploi des fonds alloués à ces établissements par la commune, le département ou l'État, et au maintien des méthodes adoptées pour les salles d'asile publiques. Il délibère sur tous les objets qu'il juge dignes de fixer l'attention du comité central.

Il se réunit au moins une fois par mois.

Art. 16. Un ou plusieurs médecins nommés par le maire visitent, au moins une fois par semaine, les salles d'asile publiques.

Chaque médecin inscrit ses observations et ses prescriptions sur un registre particulier.

Art. 17. Le ministre de l'instruction publique et des cultes peut, suivant les besoins du service, déléguer, pour l'inspection des salles d'asile dans chaque académie, une dame rétribuée sur les fonds de l'État.

Nulle ne peut être nommée déléguée spéciale si elle n'est pourvue d'un certificat d'aptitude.

Le recteur de l'académie détermine l'ordre des tournées des dames déléguées spéciales et en règle l'itinéraire. Il transmet au ministre, avec son avis, les rapports généraux que les dames lui adressent. Le ministre place ces rapports sous les yeux du comité central de patronage.

Les déléguées spéciales correspondent directement avec les comités de patronage de leur circonscription, et envoient à chaque inspecteur d'académie un rapport sur les salles d'asile du département.

Art. 18. Il y a près du comité central de patronage des salles d'asile deux déléguées générales rétribuées sur les fonds de l'État et nommées par le ministre de l'instruction publique.

Les déléguées générales sont envoyées par le ministre de l'instruction publique partout où leur présence est jugée nécessaire ; elles s'entendent avec les déléguées spéciales, et provoquent, s'il y a lieu, les réunions des comités locaux de patronage ; elles rendent compte au ministre et au comité central, et ne décident rien par elles-mêmes.

TITRE IV. — DES CONDITIONS D'AGE, DE MORALITÉ ET D'APTITUDE DES DIRECTRICES DES SALLES D'ASILE.

Art. 19. Les salles d'asile publiques et libres seront à l'avenir exclusivement dirigées par des femmes.

Art. 20. Nulle ne peut diriger une salle d'asile publique ou libre, avant l'âge de vingt-quatre ans accomplis, et si elle ne justifie d'un certificat d'aptitude.

Les lettres d'obédience délivrées par les supérieures des communautés religieuses régulièrement reconnues, et attestant que les postulantes ont été particulièrement exercées à la direction d'une salle d'asile, leur tiennent lieu de certificat d'aptitude.

Peuvent toutefois être admises à diriger provisoirement, dès l'âge de vingt et un ans, une salle d'asile publique ou libre, qui ne reçoit pas plus de trente à quarante enfants, les sous-directrices pourvues du certificat mentionné en l'art. 31 du présent décret, et les membres de communautés religieuses pourvus d'une lettre d'obédience.

Art. 21. Sont incapables de tenir une salle d'asile publique ou libre les personnes qui se trouvent dans les cas prévus par l'art. 26 de la loi du 15 mars 1850.

Art. 22. Quiconque veut diriger une salle d'asile libre doit se conformer préalablement aux dispositions prescrites par les art. 25 et 27 de la loi du 16 mars 1850, et 1,2 et 3 du décret du 7 octobre 1850

L'inspecteur d'académie peut faire opposition à l'ouverture de la salle dans les cas prévus par l'art. 28 de la loi du 15 mars 1850 et par l'art. 5 du présent décret. L'opposition est jugée par le conseil départemental, contradictoirement et sans recours.

A défaut d'opposition, la salle d'asile peut être ouverte à l'expiration du mois.

Art. 23. Les directrices des salles d'asile publiques sont nommées et révoquées par les préfets sur la proposition de l'inspecteur d'académie; elles sont choisies après avis du conseil municipal, soit parmi les membres des congrégations religieuses, soit parmi les laïques, et dans ce dernier cas, autant que possible, parmi les sous-directrices.

Art. 24. Le conseil départemental peut, dans les formes prescrites par les art. 30 et 33 de la loi du 15 mars 1850, interdire de l'exercice de sa profession dans la commune où elle réside une directrice de salle d'asile libre.

Il peut frapper d'interdiction absolue une directrice de salle d'asile libre ou publique, sauf appel devant le Conseil impérial de l'instruction publique.

Art. 25. Dans toute salle d'asile publique, qui reçoit plus de quatre-vingts enfants, la directrice est aidée par une sous-directrice.

Art. 26. Nulle ne peut être nommée sous-directrice dans une salle d'asile publique avant l'âge de vingt ans, et si elle n'est pourvue d'un certificat de stage délivré ainsi qu'il est dit à l'art. 31 du présent décret.

Les sous-directrices dans les salles d'asile publiques sont nommées et révoquées par les maires, sur la proposition du comité de patronage.

Art. 27. Il y a dans chaque département une commission d'examen chargée de constater l'aptitude des personnes qui aspirent à diriger les salles d'asile.

La commission tient une ou deux sessions par an.

Les membres de la commission d'examen sont nommés pour trois ans par le préfet, sur la proposition du conseil départemental de l'instruction publique.

La commission d'examen se compose :

De l'inspecteur d'académie, président ;

D'un ministre du culte professé par la postulante ;

D'un membre de l'enseignement public ou libre;

De deux dames patronesses des asiles ;

D'un inspecteur de l'instruction primaire faisant fonction de secrétaire.

A Paris, la commission est nommée, sur la proposition du préfet, par le ministre de l'instruction publique, qui fixe le nombre des membres dont elle doit être composée.

Art. 28. Les certificats d'aptitude sont délivrés au nom du recteur par l'inspecteur d'académie dans les départements, et à Paris par le vice-recteur.

Art. 29. Nulle n'est admise devant une commission d'examen avant l'âge de vingt et un ans, et si elle n'a déposé entre les mains de l'inspecteur d'académie, un mois avant l'ouverture de la session :

1° Son acte de naissance :

2° Des certificats attestant sa moralité et indiquant les lieux où elle a résidé et les occupations auxquelles elle s'est livrée depuis cinq ans au moins.

La veille de la session, l'inspecteur d'académie arrête, sur la proposition de la commission d'examen, la liste des postulantes qui seront admises à subir l'examen.

Art. 30. L'examen se compose de deux parties distinctes :

1° Un examen d'instruction;

2° Un examen pratique.

L'examen d'instruction comprend l'histoire sainte, le catéchisme, la lecture, l'écriture, l'orthographe, les notions les plus usuelles du calcul et du système métrique, le dessin au trait, les premiers éléments de géographie, le chant, le travail manuel.

L'examen pratique a lieu dans une salle d'asile. Les postulantes sont tenues de diriger les exercices de cette salle pendant une partie de la journée.

Art. 31. Sur la déclaration de la directrice d'une salle d'asile modèle, visée par le comité de patronage, l'inspecteur d'académie délivre aux postulantes qui ont suivi les exercices de cette salle d'asile pendant deux mois au moins le certificat de stage mentionné en l'article 26 du décret.

A Paris, le certificat de stage est délivré par le recteur d'académie, soit sur l'attestation de la directrice d'une salle d'asile modèle, comme il est dit ci-dessus, soit sur l'attestation de la directrice du cours pratique, certifiée par la commission de surveillance de cet établissement.

TITRE V. — DU TRAITEMENT DES DIRECTRICES ET SOUS-DIRECTRICES DES SALLES D'ASILE PUBLIQUES.

Art. 32. Les directrices des salles d'asile publiques reçoivent sur les fonds communaux un traitement fixe qui ne peut être moindre de 200 fr., et les sous-directrices un traitement dont le minimum est fixé à 150 fr.

Les unes et les autres jouissent, en outre, du logement gratuit.

Les dispositions du décret du 9 juin 1853 sur les pensions civiles leur sont applicables.

Art. 33. Une rétribution mensuelle peut être exigée de toutes les familles dont les enfants sont admis dans les salles d'asile publiques, et qui sont en état de payer le service qu'elles réclament.

Le taux de cette rétribution est fixé par le préfet en conseil départemental, sur l'avis des conseils municipaux et des délégués cantonaux.

Art. 34. La rétribution mensuelle est perçue pour le compte de la commune par le receveur municipal, et spécialement affectée aux dépenses de la salle d'asile.

En cas d'insuffisance du produit de la rétribution mensuelle et à défaut de fondations, dons ou legs, il est pourvu aux dépenses des salles d'asile publiques : 1° sur les revenus ordinaires des communes ; 2° sur l'excédant des trois centimes spéciaux affectés à l'instruction primaire, ou, à défaut, au moyen d'une imposition spécialement autorisée à cet effet.

Une subvention peut être accordée par les départements aux communes qui ne peuvent suffire aux dépenses ordinaires des salles d'asile qu'au moyen d'une imposition spéciale. Cette subvention est prélevée soit sur le restant disponible des deux centimes affectés à l'instruction primaire, soit sur des fonds spécialement votés à cet effet.

Art. 35. Notre ministre secrétaire d'Etat au département de l'instruction publique et des cultes est chargé de l'exécution du présent décret.

Bibliographie. — Cerise, *Le médecin des salles d'asile.* Paris, 1836, in-8. — E. Durieu et G. Roche, *Répertoire de l'administration des établissements de bienfaisance, etc.*, 1842, t. II, p. 726. — Thouvenin, *De l'influence que l'industrie exerce sur la santé des populations* (*Annales d'hygiène, etc.*, 1847, t. XXXVII, p. 93). — Montfalcon et de Polinière, *Traité de la salubrité dans les grandes villes*, 1846, p. 121. — Rostaing de Rivas, *Des établissements publics destinés à la première enfance, à*

Nantes. Nantes, 1849. — Péclet, *Instructions sur le chauffage et l'assainissement des écoles primaires et des salles d'asile*. Paris, 1842. — A. de Malarce, *Histoire des salles d'asile et des asiles-ouvroirs*, Paris, 1855. — *Journal des salles d'asiles*, par M. E. Rendu.

ASPHALTE. — *Voy.* BITUME.

ASPHYXIE. — On confond sous le nom d'*asphyxie* plusieurs états morbides différents par leur origine et par leurs caractères, mais qui ont ce trait commun d'amener la suspension prolongée ou l'abolition complète de l'hématose, et, par suite, de toutes les fonctions, tant de la vie de relation que de la vie organique. Cependant, au point de vue de l'hygiène publique, et toutes réserves faites, il convient de rapprocher et d'étudier simultanément les différentes causes qui peuvent produire ce que l'on appelle l'asphyxie : la submersion, la pendaison, la strangulation, la suffocation; les gaz méphitiques, tels que : vapeur du charbon, émanations des égouts, des fosses d'aisances, des cuves à vin, etc.; le froid, la chaleur, la foudre, etc.

Nous n'avons à entrer ici dans aucune considération scientifique sur ces sortes d'asphyxies; il est certain que des accidents qui tiennent à l'interruption mécanique de la respiration, comme dans la pendaison, ou à la raréfaction de l'air par une température très élevée, ou bien à une modification spéciale du système nerveux par l'action du froid, ou par celle de la foudre, sont des accidents de nature fort différente. Mais ce qui rapproche tous ces accidents, en hygiène publique, c'est qu'il faut recourir à un ensemble de moyens à peu près identiques pour les prévenir ou pour les combattre.

C'est à la France, dit M. Guérard, que revient l'honneur d'avoir la première jeté un regard d'intérêt sur les victimes de ces sortes d'accidents, et d'avoir cherché à populariser les méthodes de traitement que réclame en particulier l'asphyxie par submersion, la plus commune de toutes. Réaumur rédigea, en 1740, par ordre du gouvernement, un avis *pour donner des secours à ceux qu'on croit noyés*.

Depuis cette époque, l'administration n'a cessé de s'occuper de ce sujet important, soit sous forme d'instructions publiées, soit sous forme de moyens matériels de secours, rapprochés autant que possible du théâtre des accidents. Nous ne saurions mieux faire que de reproduire l'ordonnance relative aux secours à donner aux noyés, asphyxiés ou blessés, en y joignant les dernières instructions rédigées en 1850 par le Conseil de salubrité de Paris, et applicables à tous les genres d'accidents que nous avons énumérés.

ORDONNANCE (DU 17 JUILLET 1850) CONCERNANT LES SECOURS A DONNER AUX NOYÉS, ASPHYXIÉS OU BLESSÉS.

Nous, Préfet de police,

Vu l'ordonnance de police en date du 1er janvier 1836, et l'instruction qui y est annexée;

Considérant qu'il est utile de renouveler les instructions relatives aux secours à donner aux asphyxiés ou blessés, et de faire connaître les modifications et les améliorations obtenues par l'expérience dans la manière d'administrer les secours pour les rendre plus efficaces ;

Vu : 1° la loi du 16-24 août 1790 ; 2° les art. 2, 24 et 42 de l'arrêté du gouvernement du 12 messidor an VIII (1er juillet 1800); 3° le décret du 13 juin 1811 ;

Ordonnons ce qui suit :

Art. 1er. La nouvelle instruction sur les secours à donner aux asphyxiés et noyés, rédigée par le Conseil de salubrité du département de la Seine, sera imprimée, publiée et affichée.

Art. 2. Tout individu trouvé blessé sur la voie publique, ou retiré de l'eau en état de suffocation, ou asphyxié par des vapeurs méphitiques, par le froid ou par la chaleur, devra être immédiatement transporté au dépôt de secours le plus voisin ou dans un hôpital, s'il s'en trouve à proximité, pour y recevoir les secours nécessaires.

Art. 3. Lorsqu'un individu sera retiré de la rivière, il n'est pas nécessaire, comme on pourrait le croire assez généralement, de lui laisser les pieds dans l'eau jusqu'à l'arrivée des agents de l'autorité ; les personnes présentes devront immédiatement s'occuper de lui administrer des secours sans attendre l'arrivée des hommes de l'art ou des agents de l'autorité.

On devra également porter des secours immédiats à tout individu trouvé en état d'asphyxie par strangulation ou pendaison ; les personnes qui arriveront les premières sur le lieu de l'événement devront s'empresser de détacher ou de couper le lien qui entoure le cou.

Art. 4. Si l'individu rappelé à la vie a besoin de secours ultérieurs, il sera transporté à son domicile s'il le demande, sinon à l'hospice le plus voisin.

Art. 5. Aussitôt qu'un officier de police judiciaire aura été averti qu'une personne a été asphyxiée, noyée, blessée ou victime de tout autre accident grave, il se transportera à l'endroit où se trouve l'individu ou sur le lieu de l'événement, et il en dressera procès-verbal ; il devra être assisté d'un médecin.

Le procès-verbal contiendra : 1° La désignation du sexe, le signalement, les nom, prénoms, qualité et âge de l'individu, s'il est possible de les connaître;

2° La déclaration de l'homme de l'art sur l'état actuel de l'individu ;

3° Les renseignements sur le fait ou sur l'accident ;

4° Les dispositions des témoins ou de toutes les personnes qui auraient connaissance de l'événement.

Art. 6. Il sera alloué, à titres d'honoraires, récompense ou salaire, aux personnes qui auront repêché, secouru ou transporté un noyé ou asphyxié ou un blessé, savoir :

1° Pour le repêchage d'un noyé rappelé à la vie, vingt-cinq francs.

2° Pour le repêchage d'un noyé mort ou non rappelé à la vie, quinze francs.

3° Pour le transport à l'hospice ou à son domicile d'un noyé, asphyxié ou blessé, trois à cinq francs, selon les distances.

Néanmoins les maires des communes du ressort de la préfecture de police pourront, lorsque le transport exigera l'emploi d'une charrette et d'un cheval, allouer au voiturier la somme qui leur paraîtra rigoureusement juste.

4° A l'homme de l'art, les honoraires déterminés par le décret du 18 juin 1811, plus, s'il y a lieu, une indemnité qui sera calculée sur la durée et l'importance des secours.

Ces frais seront payés à la caisse de la préfecture de police, après la réception du procès-verbal et sur le vu des certificats séparés qui seront délivrés aux parties intéressées.

Nous nous réservons de faire remettre une médaille de distinction à toute personne qui se ferait remarquer par son zèle et son dévouement à secourir un noyé ou asphyxié.

Art. 7. Le directeur des secours publics veillera constamment à l'entretien et à la conservation des brancards et de leurs accessoires, des boîtes de secours et des instruments, médicaments et autres objets qui les composent.

Art. 8. L'officier de police et le commandant du poste où une personne à secourir aura été transportée veilleront à ce qu'après l'administration des secours et le transport de l'individu, les brancards et accessoires en dépendant soient rapportés au lieu ordinaire de leur dépôt, comme aussi à ce que les ustensiles et médicaments soient fidèlement réintégrés dans la boîte de secours.

Si quelque ustensile se trouvait dégradé ou quelque médicament épuisé, l'officier de police ou le commandant du poste nous en rendrait compte immédiatement. L'un et l'autre veilleront à ce que, dans le cas de déplacement de la boîte de secours, elle soit promptement reportée au lieu ordinaire du dépôt.

Art. 9. Les propriétaires des bains chauds et des bains froids, établis sur la rivière sont tenus d'avoir à leurs frais, et d'entretenir en bon état, une boîte de secours dans chacun de leurs établissements.

Art. 10. Les propriétaires de bateaux à vapeur partant de Paris et ayant à bord des voyageurs, sont aussi tenus d'avoir à leurs frais, et d'entretenir en bon état, une boîte de secours sur chaque bateau.

INSTRUCTION SUR LES SECOURS A DONNER AUX ASPHYXIÉS ET NOYÉS.

Remarques générales. — 1° Les personnes asphyxiées ne sont souvent que dans un état de mort apparente.

2° Pour les personnes étrangères à la médecine, la mort apparente ne peut être distinguée de la mort réelle que par la putréfaction.

3° La couleur rouge, violette ou noire du visage, le froid du corps, la roideur des membres, ne sont pas toujours des signes certains de mort.

4° On doit donc, à moins que la putréfaction ne soit évidente, administrer des secours à tout individu noyé ou asphyxié, même après un séjour assez prolongé dans l'eau ou dans le lieu où il a été asphyxié.

5° Les secours les plus essentiels à prodiguer aux asphyxiés peuvent leur être administrés par toute personne intelligente ; mais, pour obtenir du succès, il faut les donner sans se décourager, quelquefois pendant plusieurs heures de suite.

On a des exemples d'asphyxiés rappelés à la vie après des tentatives qui avaient duré six heures et plus.

6° Quand il s'agit d'administrer des secours à un asphyxié, il faut éloigner toutes les personnes inutiles; cinq ou six individus suffisent pour les donner, un plus grand nombre ne pourrait que gêner ou nuire.

7° Le local destiné aux secours ne devra pas être trop chaud ; la meilleure température est de 17 degrés du thermomètre centigrade (14 degrés de celui de Réaumur).

Enfin, les secours doivent être administrés avec activité, mais sans précipitation, et avec ordre.

Asphyxiés par submersion (noyés). — *Règles à suivre par ceux qui repêchent un noyé.* — 1° Dès que le noyé est retiré de l'eau, on doit le coucher sur le côté, et de préférence sur le côté droit. On incline légèrement la tête en avant, en la soutenant par le front ; on écarte doucement les mâchoires, et l'on facilite ainsi la sortie de l'eau qui pourrait s'être introduite par la bouche et par les narines. On peut même immédiatement, après le repêchage du noyé, pour mieux faire sortir l'eau, placer à différentes reprises la tête un peu plus bas que le corps, mais il ne faut pas la laisser chaque fois plus de quelques secondes dans cette position.

2° Pendant cette opération, qui ne doit pas être prolongée au delà d'une minute, on comprime doucement et alternativement le bas-ventre de bas en haut, et les deux côtés de la poitrine, de manière à faire exercer à ces parties les mouvements qu'on exécute lorsqu'on respire.

3° Immédiatement après ces premiers soins, qui n'occuperont que quelques instants, le noyé doit être enveloppé, suivant la rigueur de la saison, de couvertures, ou, à défaut de couvertures, de foin ou de paille, et transporté au bureau de secours promptement et sans secousses.

Pendant ce transport, la tête et la poitrine seront placées et maintenues dans une position plus élevée que le reste du corps ; la tête restera libre et le visage découvert.

Des soins à donner lorsque le noyé est arrivé au dépôt des secours médicaux. — 1° Aussitôt après l'arrivée du noyé, on lui ôtera ses vêtements le plus promptement possible. Il sera essuyé, revêtu d'une chemise ou peignoir de laine, coiffé d'un bonnet de laine et posé doucement sur une paillasse ou un matelas, entre deux couvertures de laine.

2° On couchera encore une ou deux fois le corps sur le côté droit; on fera légèrement pencher la tête en la soutenant par le front, pour lui faire rendre l'eau. Cette opération, comme il a été dit, ne devra durer que quelques secondes chaque fois. Il est inutile de la répéter, s'il ne sort pas d'eau, de mucosités ou d'écume; dans le cas où les mucosités ou glaires ne s'écouleraient qu'avec peine, on en faciliterait la sortie à l'aide du doigt, des barbes d'une plume ou d'un bâtonnet couvert d'un linge.

3° On cherchera à imiter les mouvements que font la poitrine et le ventre lorsqu'on respire, en exerçant avec les mains, sur ces parties, des pressions douces, lentes et alternatives. On laissera entre ces pressions un intervalle d'environ un quart de minute; on les réitérera quinze à vingt fois de suite, et on les suspendra pendant environ dix minutes. Il conviendra d'y revenir à plusieurs reprises. On peut recourir en même temps à l'insufflation pulmonaire de bouche à bouche, ou à l'aide d'une canule.

4° Aussitôt que la respiration tend à s'établir, c'est-à-dire dès qu'on s'aperçoit que le noyé happe pour ainsi dire l'air, il faut cesser tout moyen spécialement dirigé vers le rétablissement de cette fonction.

5° Si les mâchoires sont serrées, il convient de les écarter légèrement et sans violence en employant le petit levier de buis. On maintient l'écartement obtenu en plaçant entre les dents un morceau de liége ou de bois tendre.

6° Pendant les opérations qui viennent d'être décrites, on s'occupera de la préparation de tout ce qui est nécessaire pour réchauffer le corps. A cet effet, on remplira d'eau le caléfacteur, et l'on versera dans la galerie inférieure l'alcool nécessaire pour porter cette eau à l'ébullition; une fois ce résultat obtenu, on introduira l'eau chaude dans la bassinoire, que l'on promènera ensuite, par-dessus le peignoir de laine, sur la poitrine, le long de l'épine du dos et sur le bas-ventre, en s'arrêtant plus longtemps au creux de l'estomac et aux plis des aisselles.

7° Quels que soient les moyens qu'on emploie pour réchauffer le corps d'un noyé, il faut se régler sur la température extérieure. Tant qu'il ne gèle pas, on peut être moins circonspect. Cependant il ne faut jamais, particulièrement dès le début des secours, exposer le corps des noyés à une température supérieure à 35 degrés centigrades. La bassinoire a, il est vrai, un degré de chaleur plus élevé; mais comme elle agit à travers une couverture ou une chemise de laine, et ne reste pas longtemps appliquée sur la même place, son action se trouve par cette raison suffisamment affaiblie.

8° Tout en employant les moyens nécessaires pour réchauffer le noyé et pour rétablir la respiration, on le frictionnera avec des frottoirs de laine chaude sur les cuisses, les bras et principalement le long de l'épine du dos et sur la région du cœur; on brossera doucement, mais longtemps, la plante des pieds ainsi que le creux des mains; on pourra aussi frotter avec les frottoirs de laine le creux de l'estomac, les flancs, le ventre et les reins dans les intervalles où l'on n'y promènera pas la bassinoire.

9° Si le noyé donne quelques signes de vie, il faut continuer les frictions et l'emploi de la chaleur; s'il fait des efforts pour respirer, il faut discontinuer pendant quelque temps toute manœuvre qui pourrait comprimer la poitrine ou le bas-ventre et contrarier leurs mouvements.

10° Si, pendant les efforts plus ou moins pénibles que fait le noyé pour respirer, on s'aperçoit qu'il a des envies de vomir, il faut provoquer le vomissement en chatouillant le fond de la bouche avec les barbes d'une plume.

11° Il ne faut pas donner de boisson à un noyé, avant qu'il ait repris ses sens et qu'il puisse facilement avaler. Cependant on peut, en vue de le ranimer, lui introduire dans la bouche quelques gouttes d'eau-de-vie ordinaire, d'eau-de-vie camphrée, d'eau de mélisse, d'eaude Cologne.

12° Si le ventre est tendu, on donne un demi-lavement d'eau tiède, dans laquelle on a fait fondre une forte cuillerée à bouche de sel.

13° Dans le cas où, après une demi-heure d'administration assidue, les secours indiqués plus haut auraient été inutiles, et où le noyé ne donnerait aucun signe de vie, si le médecin n'était pas encore arrivé, on pourrait recourir à l'insufflation de la fumée de tabac par le fondement.

Voici la manière de la pratiquer. L'appareil qui sert à cet usage se nomme appareil fumigatoire. Pour le mettre en jeu, on humecte du tabac à fumer, on en charge le fourneau formant le corps de la machine fumigatoire, et on l'allume avec un morceau d'amadou ou avec un charbon; ensuite, on adapte le soufflet à la machine. Quand on voit la fumée sortir abondamment par le bec du chapiteau, on ajoute la canule, qu'on introduit dans le fondement du noyé.

On fait mouvoir le soufflet, afin de pousser la fumée dans les intestins. Si la canule se bouche, en rencontrant des matières dans le fondement, ce qu'on reconnaît à la sortie de la fumée à travers les jointures de la machine, ou à la résistance du soufflet, on la nettoie à l'aide de l'aiguille à dégorger et l'on recommence, en ayant soin de ne pas introduire la canule aussi profondément.

A défaut de l'appareil fumigatoire, on pourrait se servir de deux pipes. On en charge une, que l'on allume, et dont on introduit le tuyau dans le fondement du noyé, en guise de canule; on souffle par le tuyau de l'autre, qui est appliquée sur la première, fourneau contre fourneau.

Chaque injection de fumée devra durer une ou deux minutes au plus, et, dans aucun cas, elle ne devra être portée au point qu'on s'aperçoive que le ventre se gonfle et se distende.

Après chaque opération, qu'on pourra répéter plusieurs fois, de quart d'heure, en quart d'heure, on exercera à plusieurs reprises une légère pression sur le bas-ventre, de haut en bas; et, avant de procéder à une nouvelle fumigation, on introduira dans le fondement une canule fixée à une seringue ordinaire vide, dont on tirera le piston vers soi, de manière à retirer l'air ou la fumée que les intestins pourraient contenir de trop.

14° Quand le noyé revient à la vie, il faut le coucher dans un lit bassiné, et l'y laisser reposer pendant une heure ou deux. Si l'on ne peut pas disposer d'un lit, on porte le noyé à l'hôpital, en prenant les précautions convenables pour le soustraire à l'action du froid.

Si la face, de pâle qu'elle était, se colore fortement pendant le sommeil, et qu'en réveillant le malade il retombe aussitôt dans un état de somnolence, on doit préparer les sinapismes (pâte de farine de moutarde et d'eau tiède), et lui en appliquer entre les épaules ainsi qu'à l'intérieur des cuisses et aux mollets. On lui posera en même temps six à huit sangsues derrière chaque oreille. Il est entendu qu'on n'aura recours à ces moyens qu'autant qu'il n'y aurait pas de médecin présent; car, dans le cas contraire, ce serait à lui à décider s'il faut tirer du sang, en quelle quantité, sur quel point et par quel moyen.

Asphyxiés par les gaz méphitiques. — 1° Il faut retirer le plus promptement possible l'asphyxié du lieu méphitisé et l'exposer au grand air.

2° Aussitôt arrivé à l'air libre, on le débarrassera de ses vêtements. Cependant, si l'asphyxie a lieu dans une fosse d'aisances, et si l'on a de l'eau chlorurée à sa disposition, il faut tout d'abord, et avant de déshabiller l'asphyxié, l'arroser largement avec cette eau.

3° Le malade, dépouillé de ses vêtements, placé dans un lieu d'une température modérée, doit être assis dans un fauteuil ou sur une chaise, et maintenu dans cette position, en soutenant la tête verticalement.

On lui jettera dès lors avec force de l'eau froide par potée, sur le corps, et principalement au visage; cette opération doit être continuée longtemps, surtout dans l'asphyxie par la vapeur du charbon, des cuves en fermentation, en un mot, dans l'asphyxie par le gaz acide carbonique.

4° De temps à autre on s'arrêtera, pour tâcher de provoquer la respiration, comme il a été dit précédemment, à l'occasion des noyés.

5° Si l'asphyxié commence à donner quelques signes de vie, il ne faut pas discontinuer les affusions d'eau froide, seulement il faut faire attention à ne pas lui jeter de l'eau, principalement sur la bouche, pendant qu'il fait des mouvements d'inspiration.

6° S'il fait quelques efforts pour vomir, il faut les favoriser en chatouillant l'arrière-bouche avec les barbes d'une plume.

7° Dès que l'asphyxié pourra avaler, on devra lui faire boire de l'eau vinaigrée.

8° Lorsque la respiration sera rétablie, il faudra, après avoir bien essuyé le malade, le coucher dans un lit bassiné, et lui administrer un lavement avec de l'eau dégourdie, dans laquelle on aura fait fondre gros comme une noix de savon, ou encore à laquelle on aura ajouté, pour chaque lavement, deux cuillerées à bouche de vinaigre.

C'est au médecin à juger ensuite s'il y a lieu de donner un vomitif, de faire inspirer de l'ammoniaque, et surtout de pratiquer une saignée; c'est à lui seul qu'il appartient de prescrire les moyens de traitement à employer après que l'asphyxié est revenu à la vie.

Asphyxiés par la foudre. — Lorsqu'une personne a été asphyxiée par la foudre, il faut immédiatement la porter au grand air, la dépouiller promptement de ses vêtements; faire des affusions d'eau froide, comme il a été dit à l'article 3 du paragraphe précédent; pratiquer des frictions aux extrémités, et chercher à rétablir la respiration par des compressions alternatives de la poitrine et du bas-ventre, comme pour les noyés.

Asphyxiés par le froid. — 1° On portera l'asphyxié, le plus promptement possible, de l'endroit où il a été trouvé au lieu où il devra recevoir des secours; pendant ce transport, on enveloppera le corps d'une couverture, ou bien, à défaut de couverture, de paille ou de foin, en laissant la face libre. On évitera aussi d'imprimer au corps, et surtout aux membres, des mouvements brusques.

2° Dans l'asphyxie par le froid, il est de la plus haute importance de ne rétablir la chaleur que lentement et par degrés. Un asphyxié par le froid qu'on approcherait du feu, ou que, dès le commencement des secours, on ferait séjourner dans un lieu échauffé, même médiocrement, serait irrévocablement perdu. Il faut, en conséquence, le porter d'abord dans une chambre sans feu, et là, lui administrer les premiers secours que réclame sa position.

3° Si l'asphyxie ou la submersion ont eu lieu par un froid de plusieurs degrés au-dessus de zéro, et que le malade conserve encore de la souplesse, on le déshabillera et l'on couvrira tout le corps, y compris les membres, de linges trempés dans l'eau froide, qu'on rendra plus froide encore en y ajoutant des glaçons concassés.

4° Si le corps était tellement frappé par le froid qu'il fût dans un état de rigidité prononcée, il y aurait avantage à le plonger dans une baignoire contenant assez d'eau pour que le tronc et les membres en fussent couverts. Cette eau devrait être aussi froide que possible, et l'on en élèverait la température par degrés, de dix en dix minutes.

5° Lorsque les membres auront perdu leur roideur et offriront de la souplesse, on fera exercer à la poitrine et au ventre quelques mouvements dans le but de provoquer la respiration, comme il a été dit à l'occasion des noyés. On continuera en même temps les frictions sur le corps et les membres, soit avec de la neige, si l'on a pu s'en procurer, soit avec des linges trempés dans l'eau froide.

6° Lorsque le malade commence à se réchauffer, ou qu'il se manifeste des signes de vie, on doit l'essuyer avec soin et le placer dans un lit qui ne doit pas être plus chaud que le corps lui-même. Il ne faut pas non plus allumer du feu dans la pièce où est le lit, avant que le corps n'ait recouvré entièrement sa chaleur naturelle.

7° Aussitôt que le malade peut avaler, on peut lui faire prendre un demi-verre d'eau froide, dans laquelle on a ajouté une cuillerée à café d'eau de mélisse, d'eau de Cologne, ou de tout autre spiritueux.

8° Si, au contraire, l'asphyxié avait de la propension à l'engourdissement, on lui ferait boire un peu d'eau vinaigrée, et si cet assoupissement était profond, on administrerait des lavements irritants, soit avec de l'eau salée, soit avec de l'eau de savon.

Il est inutile de faire observer que de toutes les asphyxies, l'asphyxie par le froid est celle qui laisse, selon l'expérience des pays septentrionaux, le plus de chances de succès, même après douze ou quinze heures de mort apparente.

Mais, d'un autre côté, cette asphyxie exige aussi plus que toute autre une grande précision dans l'emploi des moyens destinés à la combattre, et notamment dans le réchauffement du malade.

Asphyxiés par strangulation ou suspension (pendaison). — 1° La première opération à pratiquer consiste dans ce cas à détacher, ou plutôt, pour aller plus vite, à couper le lien qui entoure le cou, et s'il y a suspension (pendaison), à descendre le corps en le soutenant, de manière qu'il n'éprouve aucune secousse. Tout cela doit être fait sans délai, et sans attendre l'arrivée de l'officier public.

Il faut, tout aussitôt ensuite, enlever ou desserrer les jarretières, la cravatte, les cordons de jupon, le corset, la ceinture de culotte, en un mot, toute pièce de vêtement qui pourrait gêner la circulation.

2° On placera le corps, toujours sans lui faire éprouver de secousses, selon que les circonstances le permettront, sur un lit, sur un matelas, sur de la paille, etc., de manière cependant qu'il y soit commodément, et que la tête, ainsi que la poitrine, soient plus élevées que le reste du corps.

3° Si le corps est dans une chambre, on doit veiller à ce qu'elle ne soit ni trop chaude, ni trop froide, et à ce qu'elle soit aérée.

4° Il est instant d'appeler le plus tôt possible un homme de l'art, parce que la question de savoir s'il faut ou s'il ne faut pas pratiquer une saignée reposant, en grande partie, sur des connaissances anatomiques, et sur l'examen de la direction de la corde ou du lien, il n'y a que le médecin qui puisse bien apprécier les circonstances de ce genre et ordonner ce qui convient.

5° Après l'enlèvement du lien, si les veines du cou sont gonflées, la face rouge tirant sur le violet; si l'empreinte produite par le lien est noirâtre, et si l'homme de l'art tarde d'arriver, on peut mettre derrière chaque oreille, ainsi qu'à chaque tempe, six à huit sangsues.

6° Si la suspension ou la strangulation a eu lieu depuis peu de minutes, il suffit quelquefois, pour rappeler le malade à la vie, de faire des affusions d'eau froide sur la face, d'appliquer sur le front et sur la tête des linges trempés dans de l'eau froide, et de faire en même temps des frictions aux extrémités inférieures.

7° Dans tous les cas il faut, dès le commencement, exercer sur la poitrine et le bas-ventre des compressions intermittentes, comme pour les noyés, afin de provoquer la respiration.

8° On ne négligera pas non plus de frictionner l'asphyxié avec des flanelles ou des brosses, surtout à la plante des pieds et dans le creux des mains.

9° Dès qu'il peut avaler, on lui fait prendre par petites quantités de l'eau tiède, additionnée d'un peu d'eau de mélisse, de Cologne, de vin, ou d'eau-de-vie.

10° Si, après avoir été complétement rappelé à la vie, le malade éprouve de la stupeur, des étourdissements, les applications d'eau froide sur la tête deviennent utiles.

11° En général, il doit être traité, après le rétablissement de la vie, avec les mêmes précautions que les autres asphyxiés.

Asphyxiés par la chaleur. — 1° Si l'asphyxie a eu lieu par l'effet du séjour dans un lieu trop chaud, il faut porter l'asphyxié dans un endroit plus frais, mais pas trop froid, le débarrasser de tout vêtement qui pourrait gêner la circulation.

2° Dans toute asphyxie par la chaleur, la première indication à remplir est de débarrasser le cerveau, en tirant du sang. S'il n'y avait pas de médecin pour pratiquer une saignée, et que quelqu'un des assistants fût apte à le faire, il ne devrait pas hésiter un seul instant, principalement dans les contrées et les saisons chaudes.

3° Les bains de pieds médiocrement chauds, auxquels on peut ajouter des cendres ou du sel, sont indiqués.

4° Tout aussitôt que le malade peut avaler, il faut lui faire boire par petites gorgées de l'eau froide acidulée avec du vinaigre ou du jus de citron, et lui donner des lavements d'eau vinaigrée, mais un peu plus chargée de vinaigre que l'eau destinée à être bue.

Les boissons aromatiques ou vineuses sont toujours nuisibles en pareil cas.

5° Si la maladie persiste, si elle fait des progrès, et si aucun des assistants n'est apte à pratiquer une saignée, on peut sans attendre l'arrivée du médecin, appliquer huit à dix sangsues derrière chaque oreille, ou quinze à vingt à l'anus.

6° Si l'asphyxie a été déterminée par l'action du soleil, comme cela arrive surtout aux moissonneurs et aux militaires, le traitement est le même; mais il faut, dans ce cas, insister sur les applications d'eau froide sur la tête. Il est à noter que c'est surtout dans ces circonstances que la saignée est efficace.

Etat des objets qui doivent être contenus dans les boîtes de secours, suivant l'ordre dans lequel on les emploie ordinairement. — 1° Une paire de ciseaux de 16 centimètres de long, à lames mousses ; 2° un peignoir de laine ; 3° un bonnet de laine ; 4° un levier de bois ; 5° un caléfacteur de demi-litre à un litre ; 6° deux frottoirs de laine ; 7° deux brosses ; 8° une bassinoire à eau bouillante ; 9° le corps de la machine fumigatoire ; 10° son soufflet ; 11° un tuyau et une canule fumigatoires ; 12° une boîte contenant du tabac à fumer ; 13° une seringue à lavement, avec canule ; 14° une aiguille à dégorger la canule ; 15° des plumes pour chatouiller la gorge ; 16° une cuiller étamée ; 17° un gobelet d'étain ; 18° un biberon ; 19° une bouteille contenant de l'eau-de-vie camphrée ; 20° un flacon contenant de l'eau de mélisse spiritueuse ; 21° un flacon renfermant un demi-litre d'alcool ; 22° une petite boîte renfermant plusieurs paquets d'émétique de 10 centigrammes chacun ; 23° un flacon à l'émeri à large ouverture, contenant 500 grammes de chlorure de chaux en poudre ; 24° un flacon de 200 grammes de vinaigre ; 25° un flacon à l'émeri contenant 50 grammes d'éther sulfurique; 26° un flacon à l'émeri renfermant 50 grammes d'ammoniaque (alcali volatil); 27° 100 grammes de sel gris, en trois paquets; 28° des bandes à saigner, des compresses, de la charpie; 29° un nouet de poivre et de camphre, pour la conservation des objets de laine; 30° une palette; 31° un briquet.

Outre ces objets, on placera un thermomètre centigrade dans chaque localité où il sera possible de le faire.

Bibliographie. — Marc, *Nouvelles recherches sur les secours à donner aux noyés et asphyxiés.* Paris, 1835. — *Recueil des principaux travaux des conseils de salubrité du département de l'Aube*, septembre 1835, p. 66. — Ollivier (d'Angers), *Relation médicale des événements survenus au champ de Mars, le 14 juillet* 1837 (*Bulletin de l'Académie de médecine*, t. I, p. 331). — Tourdes, *Relation médicale des asphyxies occasionnées à Strasbourg par le gaz de l'éclairage*, Paris 1841. — Guérard, *Observations sur les secours à donner aux noyés et aux asphyxiés* (*Annales d'hygiène*, etc., 1850, t. XLIV, p. 271).

ASSAINISSEMENT.—L'assainissement consiste dans la recherche et l'emploi méthodiques des moyens propres à faire disparaître les cause d'insalubrité très diverses, qui peuvent exister d'une manière fixe ou accidentelle dans les différentes localités; en d'autres termes, l'assainissement est l'objet même de la salubrité, et pour ainsi dire, la partie essentielle de l'hygiène publique.

On comprend, d'après la généralité de ce terme et des sujets qu'il embrasse, qu'il ne saurait donner lieu ici à de longs développements, et que les détails importants qui s'y rattachent doivent être exposés à part et avec tout le soin nécessaire dans un grand nombre d'articles spéciaux. Nous avons voulu seulement rappeler quelques principes généraux qui permettront de considérer d'un seul coup d'œil l'ensemble des moyens d'assainissement, et réunir dans une même indication bibliographique la liste sommaire des principaux travaux qui ont eu en vue quelques-unes des formes de l'assainissement.

L'air, les eaux, le sol, tels sont, dans l'ordre éternellement vrai, indiqué par le père de la médecine, les sources où l'homme puise la vie, et dont l'altération peut engendrer la maladie et la mort. C'est à entretenir leur pureté et à détruire les principes délétères qui peuvent s'y former ou s'en dégager, que doit tendre l'hygiéniste et que doivent concourir les méthodes rationnelles d'assainissement. Elles s'adressent dans ce cas aux conditions géographiques, géologiques et climatologiques d'un lieu, et peuvent consister dans ces grands travaux de colonisation, de défrichement, de desséchement et de culture, qui transforment peu à peu la face du globe, et marquent en quelque sorte, dans chaque pays, les premiers pas de la civilisation.

A un point de vue non moins élevé, mais plus restreint, les causes d'insalubrité peuvent se montrer dans les lieux habités à l'extérieur ou à l'intérieur des habitations, et dépendre soit de l'agglomération des hommes, soit de leurs travaux et de leur genre de vie; d'où résulte la double nécessité de pourvoir à l'assainissement des villes au moyen d'une bonne voirie, et à celui des édifices tant publics que privés, par la surveillance active et l'amélioration constante de leurs dispositions et aménagements, aussi bien que des procédés industriels usités dans certaines professions plus ou moins incommodes ou insalubres.

Le savant M. Chevreul, dans une communication pleine d'intérêt faite à l'Académie des sciences le 16 novembre 1846, a parfaitement résumé les principes de l'assainissement des villes. Les moyens propres à y assurer la salubrité sont les uns préventifs, les autres curatifs. Les premiers consistent à diminuer la masse des matières organiques qui pénètrent dans le sol : tels sont l'établissement des sépultures et des voiries hors des villes, la bonne construction des fosses d'aisance, le lavage des ruisseaux des rues par les fontaines, les multiplications des égouts dans lesquels devront se trouver les conduites d'eau et celles du gaz de l'éclairage. Les moyens curatifs sont de trois ordres : par les uns, on fait arriver l'oxygène atmosphérique et la lumière partout où existent des matières organiques susceptibles de devenir insalubres par un commencement de décomposition. Par l'influence réunie de ces deux agents, les matières dont il s'agit se brûlent lentement et se transforment en eau, en acide carbonique et en azote. C'est à cet ordre de moyens qu'appartiennent l'élargissement des rues, l'agrandissement des cours, etc. Un second moyen d'assainissement est le percement de puits où l'eau se renouvelle avec facilité et où l'on puise incessamment. En effet, cette eau reçoit directement l'action de l'oxygène atmosphérique; toutefois l'efficacité de ces puits est fort limitée, à raison des conditions qu'ils offrent dans les cités populeuses dont le sol est infecté. Les plantations constituent un troisième moyen d'assainissement et de purification du sol, puisque les arbres ne peuvent s'accroître qu'en y puisant des matières altérables, cause prochaine ou éloignée d'infection. Mais ces plantations doivent être faites avec intelligence quant au nombre, à la répartition et même au choix des arbres. Il importe en effet que les racines puissent, tout en s'étendant assez, satisfaire au besoin des espèces qu'on plante, sans jamais être exposées à atteindre un sol infecté où l'oxygène atmosphérique ne pourrait pas pénétrer.

Dans l'intérieur des habitations, la capacité proportionnée au nombre des habitants, le renouvellement de l'air confiné, l'absorption des principes étrangers qui peuvent s'y mêler, constituent les premières conditions de l'assainissement. La science possède les moyens de les remplir. Nous aurons plus d'une fois l'occasion de signaler les procédés de chauffage et de ventilation à l'aide desquels on peut renouveler et purifier l'atmosphère, et auxquels restera attaché avant tout autre le nom de d'Arcet; nous ferons connaître aussi les perfectionnements souvent merveilleux par lesquels se corrige incessamment l'insalubrité de certaines professions. La science est d'ailleurs sur ce point sanctionnée par la loi qui, soit en prescrivant l'assainissement et même l'expropriation des habitations malsaines, soit en réglementant les établissements industriels, a favorisé par les plus louables progrès l'assainissement des lieux habités, et amélioré les conditions essentielles de la vie humaine.

Il est à regretter que dans quelques circonstances les intérêts particuliers, l'ignorance surtout et les préjugés viennent, ainsi que l'a montré Parent-Duchâtelet, mettre obstacle à la réalisation des projets les plus utiles à la santé publique. Il importe que l'administration et les conseils dont elle est entourée ne fléchissent pas dans l'accomplissement de toutes les mesures tutélaires, et ne s'arrêtent pas dans les voies de progrès où pourraient nous devancer des nations voisines, qui ont tant fait dans ces derniers temps pour l'assainissement des villes et la propagation des bienfaits de l'hygiène publique.

Mais la grande question de l'assainissement des villes qui, depuis ces dernières années et aujourd'hui encore, est à l'ordre du jour exige des développements particuliers. La grande méthode d'assainissement c'est la circulation de l'eau, et nous ne pouvons mieux faire pour l'exposer sous son vrai jour que de donner un aperçu de la vaste enquête à laquelle un ingénieur des plus distingués, M. Mille, a procédé en 1855 en Angleterre.

Le travail de M. Mille est divisé en trois parties : la première renferme des détails administratifs d'un grand intérêt ; tout en regrettant que le défaut d'espace ne nous permette pas de la reproduire en entier, nous en avons intercalé quelques passages dans les deux autres que nous donnons presque textuellement.

Nous verrons successivement, dit l'auteur de ce travail : 1° dans Londres, l'assainissement de la Cité, le projet des égouts latéraux à la Tamise, et le service amélioré des eaux de rivière ; 2° Dans Glascow, le service des eaux de montagne ; 3° Dans Rugby, un service combiné d'eaux pures prises au drainage du sous-sol et d'égouts de petit diamètre exécutés complétement en poterie.

Londres. — La Cité est une place de commerce, avec un trafic énorme entre le pont de Londres, la banque et Temple-Bar, avec des maisons occupées, depuis le bas étage jusqu'au troisième, par des magasins ou des comptoirs. A côté des rues de grande circulation, il faut voir des cours et allées étroites où s'entassent, dans de petites maisons, des familles d'ouvriers. L'administration est ici compacte; elle est représentée par le lord maire assisté des aldermen ou adjoints et du *common council* ou conseil municipal, chaque branche importante du service ayant d'ailleurs à sa tête un comité spécial, comme la commission des égouts dont nous allons parler.

L'institution des commissions des égouts remonte à Henri VIII; mais pour chaque localité le titre organique est presque toujours, non le statut général, mais un acte spécial du parlement. La commission de la Cité réorganisée par les actes de 1848 et 1851, fut alors investie des attributions les plus étendues en matière d'assainissement et de viabilité.

Les commissaires nommés par le conseil et présidés de droit par le lord maire, ont pouvoir de construire, réparer ou prescrire tous égouts ou drains qu'ils jugeront nécessaires; ils sont chargés, en même temps, du pavage, du nettoiement et de l'éclairage des voies publiques; ils arrêtent les alignements et les percements; ils ont enfin la police des logements et des établissements insalubres. C'est la commission qui délivre les autorisations, fait les commandements, arrête les projets, passe les marchés et décide même les expropriations.

A la tête du service d'exécution se trouvent un ingénieur qui dirige les travaux et l'entretien, un médecin qui surveille les mesures d'hygiène, et un secrétaire qui centralise les affaires et la comptabilité. Les frais sont couverts au moyen d'un taxe d'environ 6 0/0 sur le montant des loyers, taxe qui porte le nom de consolidée, à raison de la fusion des services qu'elle alimente. Le revenu est d'environ 2 000 000 de francs; il constitue le budget des travaux publics. Voyons maintenant l'administration à l'œuvre.

La Cité est pavée et bien pavée; les trottoirs, les cours et les allées sont dallés en pierre blanche; le bitume est peu employé à Londres. Pour le drainage, il y a sous les voies publiques 80 kilomètres d'égouts; c'est presque moitié de ce qu'il y a dans Paris. Pas de bornes-fontaines lavant les ruisseaux, parce que les maisons versent directement à l'égout; au lieu des bouches sous-trottoirs, des grilles à siphon en simple poterie. Les trappes de regard sont sur le trottoir. Les ventilateurs ou petites cheminées d'aérage des galeries coupent seuls la continuité du pavage.

Le nettoiement des rues fut fait, de 1852 à 1853, par le *street ordely System*, service qui consistait à avoir sur place assez d'hommes et assez de matériel pour enlever la boue et la poussière au fur et à mesure qu'elles se produisent. A l'expiration du délai d'essai, au 25 juin 1854, les dépenses, qui avaient doublé, furent trouvées excessives, sans que le résultat parût satisfaisant ; on résolut de borner le travail à un seul nettoiement par jour dans chaque rue, nettoiement qui doit être parfait et pour lequel on a passé des marchés à forfait.

Pour un bloc de 125 000 fr., l'entrepreneur est tenu de balayer, curer à vif et débarrasser de toute ordure, chaque jour, les rues de grand trafic, avant neuf heures du matin; les cours et les allées, avant une heure. Un second balayage peut être prescrit dans la journée par l'inspecteur, si les circonstances l'exigent. Deux fois par semaine, l'entrepreneur va prendre dans les maisons particulières les débris, les épluchures, les cendres déposés ordinairement en face de la cuisine, dans le bas étage, sous le trottoir. Tous les travaux doivent être faits à l'entière satisfaction de la commission; et en cas de procès-verbal, il y a pénalité par des amendes de 250 fr.

Les boues et les immondices sont dirigées sur des dépôts établis dans la campagne, où l'on vient prendre des engrais pour la petite culture. Il n'y a, du reste, rien de bien organisé en ce genre.

Quant aux égouts, on les nettoie le plus possible par des chasses; on termine par le curage au rabot et à la pelle, et par l'enlèvement au tombereau. Il paraît que les matières solides proviennent en grande partie des ordures qu'on jette furtivement par les grilles ou trappes d'eau ; car, en principe, les égouts ne doivent recevoir que les liquides non susceptibles de former dépôt et d'obstruer les radiers; mais les prescriptions à cet égard sont souvent éludées.

La question du service d'hygiène est la plus neuve à examiner.

Le territoire est coupé en six sections confiées à des inspecteurs qui, pour les travaux et la surveillance, relèvent de l'ingénieur, mais qui, en même temps, rendent compte au médecin chef de l'hygiène. Toutes les semaines ils visitent un certain groupe de maisons et ils remettent une note spécifiant quelles sont les habitations à laver et à blanchir à la chaux, à débarrasser de leurs ordures, à paver dans les cours ou les caves, à approvisionner d'eau, à drainer, à ventiler, enfin à assainir d'une manière quelconque. Le médecin visite les lieux, juge les propositions des inspecteurs, et dresse une feuille de signalement, fixant les prescriptions à imposer à chaque habitation.

Sur le vu de la feuille, des commandements sont remis au propriétaire, qui doit s'exécuter dans un délai ne dépassant pas quinzaine. S'il s'agit de drainage et d'améliorations essentielles, la formule a la teneur suivante :

« Ordonne la commission......, que M......., propriétaire, rue.....,
» n°......., ait à exécuter, dans le délai de......., la jonction souter-

» raine de la maison avec l'égout publique. Les privés ou water-» closets seront munis de fermetures hermétiques, et pourvus de » l'eau nécessaire pour emporter les vidanges. Les cours, écuries, » cuisines et toitures perdront aussi souterrainement leurs eaux. » Une citerne et un appareil convenable seront établis, pour assurer » aux occupants un approvisionnement suffisant de belle et bonne » eau; enfin, les fosses actuellement existantes seront vidées, puis » comblées avec des remblais de bonne qualité. »

A ce commandement est joint un plan complet de drainage, dressé par l'ingénieur et présentant les plans, profils et estimations de la pose des conduits. L'exécution jusqu'au rez de façade appartient à la commission. Les travaux intérieurs concernent le propriétaire, si mieux il n'aime les confier à l'entrepreneur public. De toute façon, le plan et les niveaux sont obligatoires. La copie représentant l'état des lieux reste déposée aux archives.

En 1853, les inspecteurs ont visité 3147 maisons; c'est un peu plus d'un cinquième de la Cité; 1587 signalements ont été envoyés, et le nombre des maisons drainées s'est élevé à 280.

Il faut remarquer que, sur 16 000 maisons composant la Cité, il y en a à peine 4000 qui ne soient pas drainées ou dont le drainage ne soit pas officiellement connu. En imposant d'office l'eau et le water-closet, on attaque des exceptions, on poursuit des logements notablement insalubres. Les maisons qui n'ont pas l'eau dans l'habitation et la perte des vidanges à l'égout sont dans un état d'infériorité réelle, comme les maisons qui, à Paris, n'ont pas encore de trottoirs.

Pour poursuivre une œuvre d'amélioration commencée avec tant de vigilance et de fermeté, le médecin distingué qui dirige l'hygiène, M. J. Simon, propose d'interdire, à partir du mois de mai, toute tranchée dans les bas quartiers, là où le sol est formé d'une boue qui fermente par la chaleur; il désire qu'en attendant le service d'eau à robinet libre, on obtienne le remplissage régulier des citernes tous les jours; enfin il représente comme de la dernière urgence de provoquer la construction d'égouts latéraux, qui verseront hors de l'atmosphère de la ville les eaux infectes qui salissent la rivière en tous les points de son cours.

L'idée des égouts latéraux est, du reste, complétement acceptée aujourd'hui; elle a été étudiée à fond par M. Forster, ingénieur de la grande commission de la métropole. Les projets, un peu modifiés après sa mort, ont enfin reçu l'assentiment des enquêtes préparatoires et sont actuellement soumis au parlement.

M. Mille donne la substance des projets de M. Forster, lesquels consistent à diviser la rive gauche et la rive droite de Londres en plusieurs bassins. Le drainage de chacun de ces bassins est recueilli, soit par le lit d'un ancien cours d'eau mis en galerie et chargé de l'assainissement des communes rurales, soit par des égouts latéraux, véritables grandes artères, affectés les uns aux districts élevés de la ville, et les autres au service de l'agglomération la plus compacte et la plus exigeante. Ces égouts aboutissent à des espèces de puits ou dépotoirs, où les eaux, amenées par la gravité, sont reprises par des machines et élevées à un niveau supérieur de 10 mètres. Cette disposition a pour but de renvoyer les eaux à la mer, à un point où la marée ne puisse en repousser les produits vers Londres. Une branche mère ou réservoir couvert est destiné à emmagasiner les produits à marée haute et à alimenter de produits chimiques ou d'engrais les usines qui voudraient venir prendre des matières premières.

Il est un point sur la rive droite où, faute de pouvoir rattacher l'assainissement au système général, on est obligé de traiter avec la Compagnie générale des engrais, et de supposer que toutes les eaux seront travaillées et renvoyées pures à la rivière. Le projet de travailler les eaux d'égouts pour en faire des engrais solides a déjà été régulièrement autorisé pour une ville de 70 000 âmes, Leicester, qui a traité avec une Compagnie dont les travaux sont presque terminés. Le procédé consiste à précipiter les matières organiques par la chaux, à reprendre le précipité par une vis d'Archimède, à le dessécher par les turbines et à le découper en mottes susceptibles d'être portées au loin.

L'amélioration par les égouts latéraux est, en définitive, un vaste travail qui ne représente pas moins de 40 millions de dépense, et qui ne peut être mené à fin que successivement.

En 1850, neuf Compagnies avaient le privilége de la distribution des eaux. Elles s'alimentaient toutes à la Tamise ou à ses affluents, et versaient dans la consommation journalière l'énorme quantité de 200 000 mètres. Au bout de l'année, c'était assez pour représenter la pluie tombée sur l'étendue de la métropole. Si l'on observe qu'à peine 22 000 mètres ou 11 0/0 allaient aux services publics, chassés dans les égouts, arrosement des rues, incendies, on jugera que le service domestique était largement traité. Des 288 000 maisons composant l'agglomération (ce chiffre atteint aujourd'hui 300 000), 270 000 avaient des abonnements; 18 000 ou 6 0/0 s'alimentaient encore par des pompes ou des bornes-fontaines; il y avait, en définitive, pour chaque maison 740 litres par jour; la quantité eût été suffisante si la qualité et le mode de distribution n'eussent été imparfaits.

En général, on trouvait dans les cours un tonneau ou une cuve de plomb remplie chaque jour par la Compagnie. Le réservoir était souvent en mauvais état, le bois vieux et échauffé, le plomb sali ou altéré. L'eau, après un séjour de vingt-quatre heures, se couvrait de poussière, de corps étrangers, d'infusoires; elle absorbait les gaz infects qui passaient au-dessus d'elle, et devenait une boisson détestable. Le matin, avant l'ouverture des robinets, il fallait la faire couler en pure perte à l'égout. Le système intermittent était évidemment mauvais et onéreux pour l'habitant, dispendieux même pour la Compagnie, en grossissant les conduites, en multipliant les appareils, les chocs, les causes de rupture.

Mais la qualité surtout était défectueuse. L'eau puisée dans la Tamise, aux points salis par la marée ou par le drainage de la métropole, n'était pas même filtrée. Elle était donc livrée corrompue par des matières organiques en pleine décomposition. De plus, par sa nature et quelque bien clarifiée qu'on la prît, elle restait fortement calcaire et dure; or une eau dure contrarie tous les usages domestiques ou industriels. La dureté des eaux peut se mesurer : elle réside dans la proportion des sels calcaires ou des bicarbonates que contient l'unité de volume. En adoptant le procédé du docteur Clarke, qui, répétant l'expérience de toutes les ménagères, sature les bicarbonates par le savon lui-même, on peut classer les eaux d'après la quantité de savon qu'elles absorbent avant de devenir mousseuses. On trouve ainsi que l'eau de la Tamise marque 16 degrés, tandis que les eaux de montagne qui alimentent Glascow ne marquent guère que 5 degrés.

La commission d'enquête nommée en 1848 maintint les eaux de rivière dans la distribution, mais sous la condition qu'elles seraient prises en amont de la marée et préalablement filtrées. Deux Compagnies déjà se sont exécutées et ont satisfait aux prescriptions nouvelles sous l'habile direction de leur ingénieur, M. Simpson, aujourd'hui président de la Société des ingénieurs civils.

Les derniers flots de la marée viennent mourir un peu au-dessous de *Thames Ditton*, à 33 kilomètres de Londres, bien au delà du parc de Richmond. C'est en face des ombrages d'*Hampton Court*, choisis par le cardinal Wolsey, à cause de l'air salubre qu'on y respire, que les prises nouvelles ont été placées. La rivière, semblable à un canal, circule au milieu des prairies et des îles, et roule sur un fond de cailloux et de gravier.

Sur la rive droite, on a élevé un long mur de quai, et sous sa protection on a, en arrière, creusé des bassins à talus perreyés. Un premier système reçoit les eaux et leur donne le temps de déposer; un second système les filtre en leur faisant traverser des couches de sable et de gravier posées sur drains; la production moyenne est de 1 mètre cube par mètre superficiel et par heure. Les eaux, ainsi clarifiées par le drainage se rendent au puisard des pompes, qui, au nombre de quatre, les refoulent sur les réservoirs, au moyen d'une conduite en fonte de 0m,75 de diamètre. Le réservoir, pour l'une des Compagnies, est sur une hauteur appelée *Brixton Hill*, à 18 kilomètres de distance et à 36 mètres de hauteur. Le travail journalier est de 45,000 à 48,000 mètres en vingt-quatre heures. Toutes les dispositions sont prises pour doubler la production, le jour où la Compagnie verra la nécessité de s'agrandir.

Ces données d'un service par machines sont traitées avec un soin extrême dans les détails.

Les filtres puisent directement à la rivière quand les eaux sont belles; au moment des troubles, les bassins de dépôt fonctionnent comme réserve; on peut, d'ailleurs, marcher à simple ou à double filtre, suivant la quantité des matières en suspension. Pour la vidange, aux jours de nettoyage, il y a des conduites de décharge aboutissant à des pompes spéciales qui peuvent élever beaucoup d'eau à une faible hauteur en peu de temps.

Les pompes maîtresses, à gros diamètre (0m,60) et à grande course (2m,40), sont une heureuse combinaison de la pompe aspirante et de la pompe foulante ordinaires; il y a la soupape mobile de l'une et le piston plongeur de l'autre; il en résulte qu'il y a mouvement de la colonne ascensionnelle dans les deux périodes de la course. Les soupapes sont à boulet, ouvrant et se fermant toujours parallèlement à l'axe.

Chaque pompe a son balancier et sa machine spéciale; mais elle est conjuguée avec la pompe voisine au moyen d'un volant commun. On peut se figurer la chambre des machines, en imaginant quatre balanciers, mus, chacun, à une extrémité, par les pistons d'un double cylindre, et emportant, à l'autre extrémité, les tiges des pompes; entre chaque couple, un volant et un réservoir d'air régularisent les variations et dans le moteur et dans la conduite.

Les machines sont du système de Woolf, à deux cylindres, à détente et à condensation; elles représentent 300 chevaux par paire; elles marchent soit en service simple sur le réservoir, soit en service mixte lorsqu'il y a distribution en route; elles varient à la main du mécanicien de 8 à 14 coups à la minute, sans que le moindre bruit frappe l'attention. Enfin, le travail en plein, quand les quatre pompes mises en jeu envoient au réservoir près de 2000 mètres par heure, est si régulier que la colonne manométrique de 45 mètres, mesurant la charge, varie à peine de 2m,40 à chaque oscillation des tiges.

Quant à la consommation, elle est réduite par des précautions constamment attentives. Les chaudières longues et à foyer central utilisent, par une combustion lente, toute la chaleur de la flamme; à peine si l'on ramasse des cendres dans le foyer, et si la fumée se distingue au haut de la cheminée. On ne brûle pas 2 kilogrammes par heure et par force de cheval.

Si l'on cherche à apprécier le degré de perfection d'une machine d'après la réalisation plus ou moins compliquée des conditions théoriques du travail, on pourra critiquer le choix des machines à balancier, alors qu'un cylindre moteur, placé directement au-dessus des pompes, eût supprimé les transmissions; mais on approuvera le double effet des pompes, en vertu duquel la colonne ascensionnelle reçoit, dans la conduite, une double impulsion, et ne prend plus que des oscillations réduites à moitié. A l'occasion des filtres, on sera porté à penser que le drainage de si larges surfaces de sables n'est encore qu'une approximation, et qu'il faut arriver à puiser directement des eaux filtrées dans la rivière, en usant de la force horizontale du courant pour créer un filtre *self-acting*, se nettoyant lui-même. Mais, si l'essentiel en industrie est de faire des machines douces, maniables, régulières, consommant peu et rendant des produits, les installations de M. Simpson sont excellentes, et il suffirait de les répéter pour organiser tout de suite ailleurs un bon service d'eaux de rivière.

Glascow. — Mettons en regard des installations mécaniques appliquées à *Thames Ditton*, le service par la gravité, tel qu'on le trouve à Glascow, à Manchester, à Liverpool, là où il y a, dans les montagnes, des eaux coulant sur le roc et des terrains livrés seulement au pacage des troupeaux. Il faut aussi qu'on ait, comme dans le Nord, des pluies annuelles de plus de 1 mètre, qui, après évaporation et absorption, laissent encore une hauteur disponible de 60 centimètres. Un bassin de 1000 hectares, par exemple, va procurer tout de suite 6,000,000 de mètres, qui, ramassés dans un creux de vallée, deviendront un approvisionnement suffisant pour alimenter une distribution journalière 15 à 16,000 mètres. C'est ce que l'on trouve à Glascow.

Glascow a commencé, depuis un siècle, à profiter des avantages de sa position et de son sol. La construction des navires à vapeur le long de la rivière, la fabrication des tissus de coton sur les collines, la production de la fonte, du fer et des métaux, qui abondent dans l'étendue même du bassin houiller, développent singulièrement l'activité d'une population de 400,000 âmes. La rive droite est alimentée en eaux de rivière par une Compagnie ancienne, qui, au moyen de sept pompes et de trois conduites maîtresses, répand journellement 50,000 mètres d'eau filtrée; mais les charges du service sont lourdes. La ville tend à se porter vers la mer ou à monter sur des hauteurs qui dominent de 60 à 90 mètres la vallée. Les machines travaillent vingt-deux heures, et il n'y a pas de réservoirs d'extrémité. Aussi la rive gauche est-elle abandonnée à une autre Compagnie, qui, elle, fonctionne par le principe de la gravité, fait descendre sans frais, dans Glascow, des eaux de montagne réunies sur une paroisse, à 10 kilomètres de distance et à 68^{m},50 de hauteur au-dessus des quais de la rivière de la Clyde. Les projets et les travaux sont de M. Gale, ingénieur, qui a, le premier, appliqué en grand les réserves en pays haut.

Un ruisseau a été barré avant qu'il descende aux usines et aux blanchisseries établies sur son cours. Quoique réduit, le bassin de collection représente encore 1100 hectares. Les eaux de pluie et de sources, très pures parce qu'elles ont traversé un sol à peine cultivé et qu'elles ont coulé sur le basalte, descendent dans de grands étangs étagés, en suivant le profil et les anfractuosités de la vallée. A chaque gorge est un remblai de 25 à 30 mètres de hauteur, traversé par les conduites ou les puits de communication, c'est-à-dire que, pour puiser aux couches ou les plus reposées, ou les plus fraîches, il y a au dernier étang une tour avec des robinets-vannes situés à différents étages ; on ouvre à hauteur convenable, et l'on envoie sur des filtres de sable et de gravier, qui finissent la clarification déjà commencée par le repos. L'eau ainsi versée dans la distribution est limpide, fraîche et très pure ; elle convient et pour les usages domestiques et pour l'industrie, car elle est d'une qualité supérieure. Il faut remarquer les faibles dépenses du service ; un simple gardien suffit à la manœuvre des vannes et à la mise en charge des conduites.

On a eu soin de tracer à l'ancien cours d'eau un lit latéral qui sert de décharge ou de déversoir ; de cette façon, les troubles qui, par les fortes pluies d'hiver, arrivent chargés de tourbe ou d'argile, trouvent un écoulement sans pénétrer dans les étangs.

D'autres fois, comme à Manchester, où les étangs sont plus vastes et plus multipliés, on reçoit les troubles dans des compartiments spéciaux, et on les utilise pour le service des usines inférieures. L'aménagement des eaux dans la montagne présente alors trois fonctions : préserver la vallée, alimenter les usines, et livrer des eaux pures à la distribution. Mais comme la sécurité du service veut des approvisionnements de 100 à 120 jours, on arrive à des réserves énormes. A Glascow, les trois étangs exécutés ou à finir tiendront 4 560 000 mètres cubes. A Manchester, où l'on a travaillé pour une population de 400 000 âmes, la réserve est de 18 000 000 de mètres cubes ; ce sont de véritables bassins d'alimentation de canaux.

Glascow, avec deux sources d'approvisionnement qui lui assurent déjà 60 000 mètres cubes ou 150 litres par habitant, n'en a pas encore assez. L'usage de l'eau y est singulièrement répandu. Dans les maisons aisées, on trouve parfois à chaque étage un water-closet, un bain chaud et un *shower-bath*, espèce de pluie froide qui produit une réaction salutaire en raison de l'humidité du climat. Des logements d'ouvriers valant de 125 à 150 francs de loyer ont un robinet de cuisine, un water-closet et un shower-bath, le tout pour 7 à 8 fr. de dépense annuelle fixée à environ 5 p. 0/0 de la valeur locative. Enfin les industries de tissus et d'impressions consomment beaucoup. Or la Clyde, à l'époque des troubles, est noircie par la tourbe arrachée des montagnes, et les usines comme les ménages se plaignent. La Compagnie des eaux de rivière, poussée à bout par les exigences du service, a d'elle-même proposé d'améliorer sa distribution, en allant chercher une dérivation du lac Lubnaig, à 40 kilomètres de Glascow.

C'est alors que M. Bateman, ingénieur des eaux de Manchester, présenta un projet plus important et qui réunit immédiatement toutes les sympathies. Au lieu d'aller au lac Lubnaig par une route singulièrement tourmentée, il s'agirait de remonter jusqu'au lac Katrin. Ce beau réservoir de 1000 hectares de superficie est taillé dans le schiste micacé; ses bords à pic sont à peine couverts de broussailles, et son bassin de 900 hectares reçoit des pluies annuelles de 1^{m},40, représentant un minimum de 1^{m},00, tant l'évaporation est faible sous ce ciel brumeux et froid. D'eaux plus vives et plus pures, il n'y en a pas; elles contiennent à peine le quinzième de la chaux que présentent les eaux de la Tamise.

En manœuvrant le niveau de manière à lui donner une oscillation totale de 1^{m},50, on forme une réserve de 15000000 de mètres cubes, qui assurent un service de 100000 mètres cubes pendant 150 jours de sécheresse. Le tracé entraîne des souterrains dans le schiste micacé, le grès rouge et le basalte; mais la traversée des vallées est facile. Avec sa longueur de 50 kilomètres environ, l'aqueduc ne coûterait que 15 millions; il déboucherait à 96 mètres au-dessus des quais de la Clyde, pourrait livrer 100000 mètres par jour, dès à présent, et plus tard le double, quand les besoins de la population l'exigeraient.

Tel est l'ensemble d'une entreprise qui absorberait les deux Compagnies existantes et leur substituerait la ville, agissant dans l'intérêt général des administrés. La ville, en effet, poursuit l'affaire devant le parlement.

Nous avons à dessein suivi le développement de la distribution à Glascow, pour montrer ce qu'on entendait, en Angleterre, par service de la gravité. La solution du lac Katrin en est la dernière expression. Au lieu de créer des étangs toujours insuffisants et singulièrement coûteux d'indemnités et de barrages, on choisit les lacs que la nature a placés elle-même au milieu des montagnes, et ces sites deviennent le point d'appui de l'assainissement des grandes villes.

Rugby. — La grande commission instituée, en 1848, par le parlement, sous le nom de *General Board of health*, posait en principe que l'on ne devait jamais séparer la distribution et le drainage, et recommandait, comme élément d'exécution, les eaux de sources et les tuyaux de grès; elle établissait que les sources donnaient seules une eau pure, limpide et fraîche, et que les tuyaux à pente forte et courant continu étaient les seuls égouts qui eussent la propriété de ne pas s'engorger.

Plusieurs villes d'importance secondaire, Rugby, Croydon, Morpeth, Warwick, Douvres même, ont adopté les principes du *Board;* leur assainissement a été créé de toutes pièces. L'entreprise est devenue une œuvre purement municipale, dont les frais ont été couverts par une taxe proportionnelle, espèce d'impôt mobilier qui crée en Angleterre les ressources ouvertes chez nous par l'octroi.

Nous décrirons Rugby, dont l'assainissement a été souvent cité; le projet et l'exécution sont de M. Rammell, ingénieur inspecteur du *Board*.

Rugby, petite ville de 8000 habitants et de 1100 maisons, est située sur la pente d'une plaine cultivée qui descend au ruisseau de l'Avon. La circulation y est peu de chose. Dans la campagne, le sol arable est séparé des argiles bleues, du lias, par un lit de gravier, où les eaux de pluie circulent comme dans un filtre, en déposant les matières qu'elles tiennent en suspension et sans rien dissoudre. Aussi a-t-il suffi de poser des collecteurs sous deux grandes routes, pour créer les artères d'une alimentation qui grossit au fur et à mesure que les propriétaires riverains veulent s'assainir en drainant ou en laissant drainer leurs cultures. Comme le produit de ces sources artificielles est variable suivant les saisons, on le modère ou on l'accumule dans les diverses régions de la couche filtrante, au moyen de barrages de terre glaise échelonnés intérieurement sur les pentes. C'est par des manœuvres de vannes d'arrêt que l'on épuise l'une après l'autre les réserves qui ont eu le temps de se former dans les gradins successifs du sous-sol.

Les eaux ainsi recueillies sur des points divers de la circonférence du bassin sont amenées par un tuyau de grès de 0m,18 à un réservoir souterrain de 900 mètres cubes de capacité, puis reprises par les pompes d'une machine horizontale de 10 chevaux et refoulées au sommet d'une tour qui domine de 33 mètres le pays. Là est la cuve formant château d'eau, d'où part la conduite maîtresse qui circule dans la ville, et qui doit donner à chaque maison de l'eau à discrétion pendant la durée entière du jour. A cet égard, la promesse n'est tenue encore qu'à moitié, car la conduite ne reste en charge que jusqu'à midi, attendu que la moitié seulement des terrains de collection est aujourd'hui drainée.

Sur les 1100 maisons, 700 à 750 ont exécuté leurs prises et ont au moins deux robinets, l'un dans la cuisine, l'autre au water-closet. Le robinet de cuisine n'a de particulier, parfois, qu'un appareil *self-acting*, pour l'alimentation du réservoir d'eau chaude ménagé dans le fourneau. Le water-closet a été réduit à quelque chose de fort simple. C'est, dans les maisons pauvres, une cuvette conique, de grès, surmontant un tube à siphon. Le bouton d'eau est à la partie supérieure; on le manœuvre soit librement, soit par le mouvement de la porte, quand on redoute l'incurie des occupants.

Les pertes des cours et des cuisines sont établies sur le même principe; elles consistent en une plaque percée de trous, avec tube à siphon, pour conduire les eaux à l'égout. Les divers branchements qui reçoivent les pertes sont ordinairement en diamètre de $0^{m},10$ à $0^{m},15$; ils versent à un train principal qui a $0^{m},20$ à $0^{m},25$, lequel aboutit à une ligne sous-chaussée de $0^{m},30$ et grandissant successivement jusqu'à $0^{m},50$, à mesure que le nombre des affluents augmente. Le dernier tuyau qui jette le drainage au ruisseau d'Avon a même $0^{m},55$. Toute la canalisation est en poterie de grès émaillé, gris brun, dur et sonore. Les tuyaux ont l'assemblage par emboîtement et le joint se fait avec l'argile. La pose exige le plus grand soin dans la vérification des niveaux; et même, pour obvier aux tassements du sol, chaque tuyau est noyé au milieu d'un lit de beton.

Il n'y a pas de drain qui ait moins de $0^{m},02$ d'inclinaison dans l'habitation. Dans la rue, où les tuyaux sont en moyenne à $2^{m},40$ de profondeur de tranchée, il y a ordinairement aussi de $0^{m},01$ à $0^{m},02$ de pente. Enfin, de distance en distance, on a ménagé des regards en forme de puits, arasant le dessus des drains, et permettant d'y introduire une chasse d'eau vive alimentée par la distribution.

On a complété l'amélioration, en passant un marché avec un fermier des environs pour l'application des eaux d'égout à la culture. Le fermier a acheté, au prix de 1250 francs par an, le droit de prendre à l'égout la quantité de liquide nécessaire à ses arrosements; il a déjà construit des citernes, monté une machine de 10 chevaux, et commencé la pose des conduits au milieu d'une exploitation de 200 hectares. On reconnaît d'ailleurs que là où l'on a répandu les eaux, l'herbe est plus touffue et plus broutée par le bétail.

La canalisation sous les voies publiques a été exécutée par la ville; les branchements sont faits par le particulier. La part de la ville pour les travaux de machines, de conduites et de tuyaux, s'élève à environ 375 000 fr.; les ouvrages particuliers ont varié de 125 fr.

à 1 250 fr. par maison. Si l'on tient compte des compléments reconnus nécessaires, de la pose d'une deuxième machine, d'une plus grande extension à donner au drainage des eaux pures ; si l'on ajoute les frais à faire dans les maisons encore non rattachées à l'assainissement, on arrive à un total de 600 000 francs pour l'ensemble de la ville, bien pourvue d'eau et complétement drainée.

Les travaux de Rugby sont intéressants, non parce qu'ils ont procuré une distribution d'eaux souterraines et un drainage en tuyaux de grès, mais parce qu'ils ont sagement utilisé les ressources existant dans la localité. Ainsi le sous-sol était pénétré d'eau qui circulait dans un filtre naturel ; on en a profité pour assainir les cultures et porter dans l'habitation le service mécanique des eaux pures. Il y avait en ville de vieux égouts qui ne fonctionnaient que pour les ruisseaux des rues, on a posé tout à côté un système de lignes bien agencées comme tracés et comme pentes, dans lesquelles descendent immédiatement les eaux infectes de l'habitation ; et quand ce courant abondant, mais sale, va tomber au ruisseau, on le livre au cultivateur, qui le répand comme engrais liquide sur ses champs et ses prairies. La terre qui a donné l'eau pure en reçoit l'engrais.

Il y a, dans cette rotation si conforme aux lois de la nature, une idée qui méritait de préoccuper des hommes désireux d'améliorations. Il est certain que, pour beaucoup de petites agglomérations situées au milieu de la campagne, le service combiné est applicable et serait un bienfait.

Au retour de la course que nous avons faite à travers l'Angleterre jusqu'aux lacs d'Écosse, après avoir entendu des avis bien divers et visité des travaux conçus sur des bases complétement différentes, nous avons à nous demander ce qui est bon, ce qui est vrai, ce qui, en définitive, est applicable aux besoins et aux habitudes de la France.

Or, du milieu des efforts d'assainissement qui se produisent sur tous les points du pays que nous avons parcouru, deux faits se montrent avec la généralité, avec l'énergie d'un principe : *l'eau dans l'habitation*, *la perte des vidanges à l'égout*. Il en est un troisième qui n'est qu'un moyen, mais dont l'importance mérite d'être mise en relief : c'est l'emploi des machines.

A Londres, les 300 000 maisons qui appartiennent à des classes diverses, bien plus nuancées que celles de la société française, ont de l'eau ; car on ne doit pas compter ces quelques milliers d'habitations pauvres et malsaines que l'on traite comme un reste de barbarie, et qui sont suivies, cernées par la police de l'hygiène. Et par l'eau dans la maison, il faut entendre le service de deux robinets au moins, l'un dans la cuisine, l'autre au water-closet. Dès qu'on s'adresse à des habitudes plus élevées, on trouve l'eau dans le cabinet de toilette et l'on y trouve même le bain. Comme conséquence forcée, arrive le drainage ou la perte des eaux aussitôt qu'elles ont servi. Une maison pourvue d'eau est une maison drainée ; on ne peut obtenir le courant d'eaux pures sans ouvrir en même temps la route au courant des eaux infectes. C'est parce que les maisons de Londres ont voulu avoir de l'eau, qu'il a fallu créer ce réseau d'égouts et de conduites qui fait du sous-sol de la Cité une sorte de système artériel dont les veines sont partout.

A Manchester, à Glascow, à Édimbourg, l'essentiel est fait ; la distribution d'eaux existe et se propage. Les villes ont consenti à de lourds sacrifices pour l'obtenir, mais la canalisation du drainage est encore à ses premiers pas. On se débarrasse en perdant les vidanges au cours d'eau le plus rapproché, sans s'inquiéter encore si ce cours d'eau traverse l'agglomération et s'il en vicie l'atmosphère.

Dans les petites villes et sous l'inspiration du *Board of health*, on a agi avec plus d'ensemble ; on a créé l'assainissement de toutes pièces, en établissant le même jour l'ensemble de la distribution et du drainage, et surtout en procurant l'expulsion des eaux infectes hors du rayon.

Partout, en définitive, on a cherché le bien de l'habitation en y portant l'eau, donnée le plus libéralement possible, et appliquée soit à alimenter elle-même les besoins de la vie, soit à emporter au loin les matières qui affectent désagréablement nos organes et dont la décomposition rapide est un danger. Jamais on n'a proposé un pas en arrière, jamais on n'a pensé à rouvrir les fosses, quelque importance qu'on donnât à la récolte des engrais, et personne n'a contesté cette vérité : « que la mauvaise odeur dans l'habitation ou dans la rue signale une atteinte à la santé publique. »

De l'eau à pleine pression et à robinet libre, voilà ce que les compagnies ou les administrations cherchent à établir ou à répandre, en même temps qu'elles repoussent au loin les vidanges. Quant aux sources d'approvisionnement, elles sont ce que la nature les a faites dans le voisinage des localités elles-mêmes. Londres a des eaux de rivière, et, dans la condition où les mettent la prise en amont du flot et le filtrage, la qualité devient acceptable. Manchester recueille ses eaux sur les hauteurs qui couronnent la formation de grès rouge sur laquelle elle repose. Glascow veut utiliser les magnifiques ressources des lacs. Édimbourg a pris des eaux vives qui sortent du granit. Rugby profite d'un banc de gravier ; Douvres d'un puits ouvert dans le calcaire. Le but est partout le même, mais les moyens diffèrent suivant les conditions géologiques du sol, suivant les ressources financières dont on dispose.

Il en est de même du drainage. Il faut perdre, voilà la règle. Quant aux procédés, tuyaux de grès, de fonte et de tôle, égouts de briques, de pierre ou de ciment, tout cela n'est qu'un matériel mis à la disposition de l'ingénieur pour produire le maximum d'effet avec le minimum de dépense.

Quant aux machines, elles font à l'Angleterre une supériorité réelle. Les mouvements sont partout à peu près aussi directs que le travail théorique peut l'exiger. Dans la grande étude d'amélioration du drainage de Londres, les deux niveaux importants, exigeants, difficiles, sont assainis par des stations de machines et de pompes élévatoires.

L'agriculture a suivi l'industrie dans cette voie. Il y a plusieurs siècles qu'à Milan et à Édimbourg on applique les eaux d'égout à l'irrigation des prairies, parce que, dans ces deux villes, les vidanges des maisons particulières, comme les boues liquides des rues, sont perdues à de petits cours d'eau qui traversent la campagne.

A cet égard, la science agricole vient de faire un grand pas. Le procédé Kennedy a montré tout le parti qu'on pouvait tirer de l'engrais liquide versé par arrosement. La ferme de M. Kennedy, en Écosse, est une exploitation de 130 hectares. On a drainé d'abord assez profond, puis on a posé des conduites écartées de 600 mètres environ, et qui puisent à des réservoirs couverts où vont aboutir toutes les urines des étables, toutes les eaux de lavages et de vidange. On mélange avec trois ou quatre fois le volume en eau pure, et l'on y fait digérer les fumiers, dissoudre tous les engrais qu'on veut donner à la terre. Alors, au moyen d'une machine à vapeur de 12 chevaux, on refoule dans les conduites, et, vissant sur elles des tuyaux de gutta-percha, on fait de l'arrosage à la lance. Un homme et un enfant suffisent à arroser 3 hectares par jour. On répète six ou sept fois par saison, et l'on arrive à quadrupler les produits.

Autour d'Édimbourg, chaque ferme a une machine à vapeur qui commande dans les écuries la distribution des eaux et dans les granges la machine à battre, les hache-paille, la machine à moudre, etc. On fait bouillir par la vapeur la nourriture des bestiaux et des chevaux. Dès qu'on est arrivé là, la pose des conduites sur l'étendue des cultures et l'arrosement à la lance n'ont plus rien de nouveau ni de difficile. La mise en charge des conduites n'est qu'un travail qui utilise mieux le moteur. Dans les fermes qui recueillent les eaux d'étable, aux environs d'Édimbourg, la proportion des eaux qui servent à couper le mélange va croissant. L'infection cesse d'être un mérite agricole, et, en répétant les arrosements avec des liquides faibles, mais abondants, on peut récolter non-seulement des herbages, mais des céréales et des fruits.

Aussi l'application des liquides d'égouts à la culture nous paraît une question de mécanique. Laissons à nos agriculteurs le temps de prendre cette conviction qu'une machine à vapeur est un excellent garçon de ferme, toujours prêt, toujours obéissant, pourvu qu'on le soigne, et nous ne tarderons pas à voir apprécier ce que valent les eaux perdues des villes.

Remarquons maintenant combien nos maisons de Paris sont bien disposées pour recevoir l'eau pure et se débarrasser des vidanges. Tous les logements se superposent. Les branches ascensionnelles montent presque verticalement au sortir de la conduite mère ; les tuyaux de chute, également verticaux, ont la pente la plus favorable à l'action énergique des eaux. Nous n'avons pas de poterie comme en Angleterre, mais nous avons mieux ; les tuyaux de tôle bitumée sont d'excellents matériaux de drainage, d'une pose facile, d'un service très sûr et d'un prix qui baissera ; car on travaille à simplifier encore l'enveloppe bitumée et les assemblages. De plus, la gutta-percha peut avec économie remplacer le plomb dans les branchements, et déjà quelques maisons de la rue de Rivoli ont une distribution toute montée en gutta.

Nous désirons, nous appelons la distribution à robinet libre et à tout étage; nous voudrions que le moindre logement eût les deux robinets de rigueur, l'un dans la cuisine et l'autre au water-closet ; mais cela réclame un mode d'abonnement simple. A cet égard, la taxe proportionnelle aux loyers, si usitée chez nos voisins, répond au but. Au taux de 5 p. 0/0, elle ne serait même pas trop lourde. Un logement de 240 fr., occupé par une famille d'ouvriers, payerait 12 fr. Il est certain que l'eau à domicile lui procurerait plus de 12 francs de bien-être et d'économie. La suppression de l'impôt des vidanges serait d'ailleurs un prime offerte au propriétaire pour le décider à établir chez lui les appareils. On continuerait à traiter avec les usines et les industries spéciales au mètre cube et au comptant.

Donner aux maisons de Paris l'eau et le drainage, c'est procurer à la grande ville l'un des avantages essentiels qu'elle peut envier à sa rivale.

Notre agriculture n'y perdra pas, car de deux choses l'une : ou l'on parviendra à travailler les eaux d'égout, comme on va l'entreprendre à Leicester, comme on le suppose même pour l'une des lignes de la canalisation de Londres, et l'on retirera, par des procédés industriels, les sels ammonicaux et les matières organiques à transformer en engrais solides; ou bien encore l'exemple de l'Angleterre, les progrès de la science et l'aide des capitaux, modifieront profondément les habitudes de la campagne, y répandront de jour en jour davantage le service économique et nécessaire des machines.

Alors, après avoir épuisé les liquides d'étables, nos cultivateurs seront heureux de trouver les liquides d'égouts, et de pouvoir engraisser la terre avec des eaux que les villes ne peuvent garder dans leur sein sans vicier l'air et le sol où vit leur population. Ainsi, suivant nos convictions, la salubrité des villes repose sur deux conditions essentielles : *l'eau à discrétion dans l'habitation, la perte immédiate des vidanges à l'égout.*

Bibliographie. — *Collection des mémoires relatifs à l'assainissement des ateliers, des édifices publics et des habitations particulières*, par F.-P.-J. d'Arcet, mis en ordre par M. Grouvelle. In-4o, Paris, 1843. — *Traité de la salubrité dans les grandes villes*, par Montfalcon et Polinière, *passim.* — *Des puits forés ou artésiens employés à l'évacuation des eaux sales et infectes et à l'assainissement de quelques fabriques*, par MM. Girard et Parent-Duchâtelet (*Ann. d'hyg. et de méd. lég.*, t. X, p. 317). — *Mémoires de la Société d'encouragement*, collection *passim*, et notamment janvier et novembre 1835 et 1836. — *Assainissement des villes*, par M. A. Chevallier (*Ann. d'hyg. et de méd. lég.*, t. XXIV, p. 283). — *De l'emploi des corps gras comme hydrofuges*, par MM. d'Arcet et Thenard (*Ann. de chim. et de phys.*, t. XXXII, p. 24, et collection de mémoires déjà cités). — *Assainissement des habitations*, par M. d'Arcet. (*Ann d'hyg. et de méd. lég.*, t. XXIX, p. 332, et XXX, p. 43). — *Assainissement des habitations récemment construites* (*Ibid.*, t. XXXVII, p. 120). — *Instructions sur les moyens de prévenir ou de faire cesser les effets de l'humidité dans les bâtiments*, par L. Vaudoyer. Paris, 1844. — *Régénération du vieux Paris*, par M. Perreymond (*Revue de l'architecture et des travaux publics*, 1842-1843). — *Rapport fait à la Société centrale des architectes de Paris sur l'assainissement des habitations insalubres*, par M. Adolphe Lance. Paris, 1850. — *Études d'hygiène publique sur l'Angleterre*, par M. Antoine Ostrowski (*Ann. d'hyg. et de méd. lég.*, t. XXXVII, p. 1). — *Mémoire sur les plantations d'arbres dans l'intérieur des villes*, par le docteur Jeannet (*Ann. d'hyg. et de méd. lég.*, t. XLIII, p. 49). — *Études d'un nouveau système d'alignements et de percements de voies publiques, faites en 1840 et 1841*, par MM. Grillon, G. Callou et Th. Jacoubet. — *Traité de la législation des travaux publics et de la voirie en France*, par M. Armand Husson. Paris, 1850. — *Rapports des Conseils de salubrité des départements de la Seine, des Bouches-du-Rhône, de la Loire-Inférieure, du Nord, de la Seine-Inférieure, de la Gironde, du Rhône, de l'Aube, de la Nièvre, de la Moselle, du Pas-de-Calais, de Tarn, de l'Eure, etc.* — *Ordonnance du préfet de police de la Seine, suivie d'une Instruction du Conseil de salubrité, concernant les moyens d'assurer la salubrité des habitations*, du 20 novembre 1848. — *Compte rendu des travaux du Conseil central de salubrité publique de Bruxelles.* — *Projet d'association pour l'assainissement des quartiers habités par la classe ouvrière à Bruxelles*, par M. Ducpétiaux. Bruxelles, 1846. — *Exposé avec plan d'un système complet et remarquablement économique d'assainissement des propriétés et des voies publiques*, par M. Allain. In-4, Paris, 1855. — *Rapport sur le mode d'assainissement des villes en Angleterre et en Écosse*, par M. Mille (*Ann. d'hyg. et de méd. lég.*, 2e série, t. IV, p. 199). — *Consultation sur l'assainissement d'une petite ville*, par A. Chevallier (*Ann. d'hyg. et de méd. lég.*, 2e série, t. XI, p. 336). — *Report of the Commissioners for inquiring into the state of large towns and populations districts.* London, 1844, 3, *passim.* — *Report on the present state of certain parts of the metropolis and on the model lodging houses of London*, by R. D. Grainger, esq., 1851. — *Report by the general Board of health on the supply of water to the metropolis*, 1850, with *Appendix*, nos 1, 2, 3, 4. — *Report on a preliminary Inquiry into the sewerage, drainage and supply of water and the sanitary conditions* *of the inhabitants of the towns of Leamington, Darlington, Maulesfield*, etc. — Voyez, en outre, la bibliographie des mots AIR, AMPHITHÉATRES, ARROSEMENT, BALAYAGE, BOUES, CANAUX, CASERNES, CHAUFFAGE, COLMATAGE, CURAGE, DÉBOISEMENT, DÉFRICHEMENT, DÉSINFECTION, DRAINAGE, EAUX, ÉGOUTS, HABITATIONS, HOPITAUX, IMMONDICES, LANDES, MAGNANERIE, MARAIS, NETTOIEMENT, PAVAGE, PLANTATIONS, PUISARDS, PUITS, RIZIÈRES, VENTILATION, VOIRIE, ETC.

ASSISTANCE. — Le nom d'*assistance publique* est un mot nouveau; mais il exprime une chose qui ne l'est pas. C'est l'organisation des secours que la société doit à ceux de ses membres qui sont impuissants à se suffire à eux-mêmes.

Il y a, dit M. de Gérando, une bienfaisance collective comme une bienfaisance individuelle : la première agit en commun, comme la seconde agit isolément. Toutes deux ont le même but, le même motif. Leurs moyens diffèrent en partie; loin de s'exclure, elles s'aident et se suppléent mutuellement; elles sont même nécessaires l'une à l'autre.

La *bienfaisance publique* n'est autre chose que la bienfaisance collective, exercée dans sa forme la plus générale, au nom de la société entière.

L'indigence dans ses douleurs invoque à la fois ce double appui; elle est l'objet commun de la bienfaisance publique et de la charité privée. Comme infortune personnelle, elle sollicite la seconde; comme fléau, elle appelle la première. A l'une, elle demande des soins de détails; à l'autre des prévisions étendues et une protection puissante.

L'assistance, dit aussi M. Thiers, c'est « la bienfaisance publique, complément de la bienfaisance privée, agissant là où il reste du bien à accomplir, songeant à tout ce qui n'a pas été fini, pansant les plaies qui sont restées saignantes, et joignant aux vues individuelles, qui peuvent être bornées, des vues d'ensemble qui embrassent tout, parce qu'elles ne préjugent rien, et que leur sollicitude pour les maux de l'humanité est égale. »

La division la plus générale que l'on puisse établir, dans l'organisation de l'assistance publique, est celle des secours à domicile, et celle des hôpitaux, hospices ou asiles.

Les secours à domicile sont peut-être la branche la plus importante des secours publics. Les hôpitaux et les hospices ne doivent en être en quelque sorte que le supplément; ils sont nécessaires pour ceux qui se trouvent dans un dénûment absolu, sans parents, sans amis, sans aucun moyen personnel d'existence. Mais à l'aide des secours à domicile, on peut diminuer considérablement le nombre de ceux qui demandent à y être admis, en les retenant dans le sein de leur famille.

Mais, comme l'a fait observer M. Thiers dans le remarquable rapport que nous avons déjà cité, « les misères de l'homme changent suivant les âges ; les moyens de les soulager changent également. Il y a les malheurs de l'enfance, de l'adolescence, de l'âge mûr et de la vieillesse. »

On peut donc classer ainsi les moyens que l'assistance publique met en œuvre pour venir à l'aide de ces différentes catégories d'infortunes. Pour l'enfance et l'adolescence, les Enfants trouvés, les sociétés de charité maternelle, les bureaux de nourrices, les crèches, les salles d'asile, les jeunes détenus et les colonies pénitentiaires et agricoles, les hospices des sourds-muets et des jeunes aveugles. Pour l'âge adulte, les hôpitaux, les secours à domicile, les sociétés de secours mutuels, les dépôts de mendicité, l'amélioration des logements insalubres, la médecine gratuite, les eaux médicinales. Pour la vieillesse, enfin, les hospices et les secours pour inhumation. Les fonds de secours que la république française (*loi du* 19 *mars* 1793) destinait à l'indigence se divisaient de la manière suivante : Travaux de secours pour les pauvres valides dans les temps morts au travail ou de calamité ; secours à domicile pour les pauvres infirmes, leurs enfants, les vieillards et les malades ; maisons de santé pour les malades qui n'ont point de domicile ou qui ne peuvent y recevoir de secours ; hospices pour les enfants abandonnés, pour les vieillards et les infirmes non domiciliés ; secours pour les accidents imprévus.

Les pouvoirs publics ont, depuis la révolution de 1848, abordé sur plus d'un point les difficiles problèmes de l'assistance publique. Une loi du 10 janvier 1849 en a réglé l'organisation à Paris. En 1851, on l'a étendue aux établissements hospitaliers de toute la France, mais il reste encore un grand nombre de sujets à l'étude. Nous citerons l'arrêté qui se rapporte à la première de ces lois.

Arrêté qui détermine la composition du conseil de surveillance de l'administration de l'assistance publique a Paris (du 24 avril 1849).

Le Président de la République, sur le rapport du ministre de l'intérieur, vu la loi du 10 janvier 1849, etc., le conseil d'État entendu, arrête :

Article 1er. Le conseil de surveillance institué par la loi du 10 janvier 1849 est composé ainsi qu'il suit :

Le préfet de la Seine, président ;

Le préfet de police ;

2 membres du conseil municipal ;

2 maires ou adjoints ;

2 administrateurs des comités d'assistance des arrondissements municipaux ;

1 conseillier d'État ou un maître des requêtes ;

1 membre de la cour de cassation ;
1 médecin des hôpitaux et hospices en exercice ;
1 chirurgien des hôpitaux et hospices en exercice ;
1 professeur de la Faculté de médecine de Paris ;
1 membre de la chambre de commerce ;
1 membre d'un des conseils de prud'hommes ;
5 membres pris en dehors des catégories.

Art. 2. Les membres du conseil, à l'exception des deux préfets, sont nommés par le Président de la République, sur la proposition du ministre de l'intérieur.

A cet effet, pour chaque nomination, il est adressé au ministre de l'intérieur une liste de candidats.

Ces listes, à l'exception de celle présentée par les conseils des prud'hommes devront porter trois noms.

Ces listes sont établies, savoir :

Par le conseil municipal, Par le conseil d'État, Par la cour de cassation, Par la Faculté de médecine, Par la chambre de commerce.	Pour les candidats à présenter par chacun de ces corps.
Par la réunion des médecins des hôpitaux et hospices en exercice.	Pour le médecin appelé à faire partie de ce conseil.
Par la réunion des chirurgiens des hôpitaux et hospices en exercice.	Pour le chirurgien.
Par les conseils de prud'hommes, présentant chacun un candidat.	Pour le prud'homme appelé à faire partie du conseil.
Par le préfet.	Pour les candidats à choisir parmi les maires, les administrateurs des comités d'assistance, les membres pris en dehors.

Art. 3. Les membres du conseil, à l'exception des deux préfets, sont renouvelés par tiers tous les deux ans.

Le renouvellement des deux premiers tiers a lieu par la voie du sort.

Le membre qui sera nommé par suite de vacance provenant de décès ou de toute autre cause sortira du conseil au moment où serait sorti le membre qu'il aura remplacé.

Les membres sortants sont rééligibles.

Art. 4. Le conseil est présidé par le préfet de la Seine, et, à son défaut, par un vice-président choisi par le conseil, dans son sein, et élu tous les deux ans.

En cas de partage, la voix du président est prépondérante.

Le secrétaire général de l'administration remplit les fonctions de secrétaire du conseil.

Le préfet convoque le conseil au moins une fois tous les quinze jours. Le conseil se réunit plus souvent, s'il y a lieu, sur la convocation du préfet.

Art. 5. Le directeur de l'administration de l'assistance publique a droit d'assister aux séances du conseil de surveillance.

Art. 6. Le directeur a sous ses ordres tout le personnel de l'administration centrale, de l'inspection et celui des établissements.

Les employés de tout grade, tant de l'administration centrale et de l'inspection que des établissements, ayant droit à une pension de retraite, les architectes et inspecteurs des travaux, les préposés et médecins du service des Enfants trouvés, sont nommés par le préfet, sur une liste de trois candidats présentés par le directeur.

Le directeur nomme les surveillants et gens de service. Les révocations sont prononcées par l'autorité qui a nommé aux emplois.

Art. 7. Le ministre de l'intérieur est chargé de l'exécution du présent arrêté, qui sera inséré.

Bibliographie. — Il n'entre pas dans notre cadre de traiter ici de l'assistance publique considérée d'une manière générale ; nous nous contenterons d'énumérer les articles que nous avons consacrés à cette branche importante de l'hygiène publique : on trouvera à chacun d'eux l'indication des sources nombreuses auxquelles nous avons dû puiser. Nous citerons seulement un intéressant travail de M. l'inspecteur principal, F. Blondel, sur l'*Assistance publique dans ses rapports avec l'hygiène* (*Annales d'hygiène et de médecine légale*, 2e série, t. IX, p. 97), et *Annual Report of the commissaries for administering the laws for relief of the poor in Ireland*. Dublin, 1854. — *Voy.* Aliénés, Asile (Salle d'), Aveugles (jeunes), Bains, Bureau de bienfaisance, Bureau de nourrices, Cités ouvrières, Dispensaires, Eaux minérales, Enfants de fabriques, Enfants trouvés, Fourneaux économiques, Hôpitaux et Hospices, Idiots, Médecins cantonaux, Mendicité, Nourrices (Bureau de), Secours a domicile, Sevrage, Tours, Travail des enfants, Etc.

ASTICOTS. — On donne le nom d'*asticots* aux vers provenant des œufs que plusieurs espèces de mouches déposent dans les viandes en putréfaction.

Ces vers, qui ne servaient guère autrefois que pour la pêche à la ligne, sont aujourd'hui utilisés pour la nourriture des faisans et de la volaille.

Voici comment on les fait naître et on les récolte dans les clos d'équarrissage. Dans un endroit particulier, ordinairement dans l'angle de deux murs, on étale sur le sol les chairs, les organes, et particulièrement les intestins des chevaux qui ont été équarris ; on forme de toutes ces parties une couche de 2 décimètres d'épaisseur, sur laquelle on jette quelques poignées de paille, pour préserver le tout de l'action trop vive des rayons solaires, et empêcher une dessiccation trop prompte de la surface. Bientôt certaines mouches s'insinuent à travers les brins de paille, viennent déposer leurs œufs ou leurs petits sur ces matières animales, à la place desquelles on ne trouve plus, au bout de quelques jours, qu'une masse mouvante composée de myriades de vers, et de quelques détritus de matières animales formant une espèce de terreau. On sépare avec la main ou avec la pelle de bois, on les mesure comme du grain, et on les expédie dans des sacs de la capacité de 1 à 3 hectolitres. A Paris, la production de ces asticots est en permanence depuis les premières chaleurs jusqu'aux premiers froids.

Les asticots sont vendus en détail, sur les quais de Paris, à raison de 10 à 12 francs l'hectolitre.

Si l'on considère la production des asticots sous le rapport de l'hygiène publique, et comme une industrie particulière, dit Parent-Duchâtelet, on sera obligé de la mettre à la tête des fabriques de première classe, c'est-à-dire qui répandent les odeurs les plus infectes. Rien, en effet, ne peut être comparé à la puanteur qui s'exhale des matières animales ainsi disposées, et des asticots eux-mêmes. C'est donc à une grande distance des habitations qu'il faudra reléguer l'emplacement destiné à cette production; et si elle devenait l'objet d'une exploitation en grand, le fabricant serait tenu de se conformer à tous les règlements qui régissent les manufactures de première classe.

L'usage que l'on fait des asticots dans l'alimentation des volailles donne une importance réelle au fait suivant. Des vers formés sur des cadavres empoisonnés ont absorbé une quantité considérable d'arsenic sans en ressentir aucun effet fâcheux. Mais on comprend qu'il pourrait en être autrement pour les animaux qui se nourriraient de ces vers.

Bibliographie. — *Dictionnaire de l'industrie, etc.*, 1833, t. I, p. 585. — Parent-Duchâtelet, *Des chantiers d'équarrissage de la ville de Paris* (*Ann. d'hyg., etc.*, 1832, t. VIII.)

ATELIERS. — Les conditions dans lesquelles existent les ateliers sont trop différentes pour qu'il soit facile de présenter à leur sujet autre chose que des considérations applicables à tous les établissements où les hommes se réunissent pour travailler en commun. Capacité relative à la population qu'ils renferment, condition de ventilation et de chauffage convenables, exposition favorable; il n'y a rien là qui soit spécialement relatif aux établissements industriels. Nous mentionnerons cependant quelques circonstances qui méritent une attention spéciale.

Il y a des ateliers qui sont insalubres par leur température élevée, ainsi pour les verriers, les forgerons, les boulangers, etc.; dans d'autres, les ouvriers sont exposés à certains accidents par suite du jeu des machines, de la rupture des meules; ailleurs, ce sont les poussières ou les gaz que l'on respire, ou encore les parcelles minérales ou métalliques qui se projettent et deviennent la cause d'accidents ou de maladies plus ou moins graves. La durée du travail pour les enfants surtout, et aussi pour les adultes; les conditions hygiéniques propres aux ouvriers, tout cela se rattache également à l'étude hygiénique des ateliers et à celle de la classe ouvrière. Ces différents points seront traités dans des articles séparés. Nous avons dû nous contenter de les énumérer succinctement.

Aucune loi spéciale n'a jusqu'ici réglé la police intérieure des ateliers et manufactures. Elle demeure donc à peu près abandonnée à la vigilance des chefs d'établissement, à leur humanité, aux scrupules et à l'intérêt des ouvriers dont ils se servent. Et cependant ces grandes exploitations, qui réunissent quelquefois jusqu'à cinq cents, mille et même plusieurs milliers d'ouvriers de tout âge et de tout sexe, méritent à bien des égards et à un haut degré la sollicitude de l'administration. Il faut rechercher les dispositions applicables à la police des ateliers dans les diverses parties de la législation industrielle. (*Voy.* ÉTABLISSEMENTS, MACHINES, TRAVAIL DES ENFANTS, ETC.)

Bibliographie. — Montfalcon et de Polinière, *Traité de la salubrité dans les grandes villes*, 1846. — *Dictionnaire général d'administration*. Paris, 1846. — *Collection officielle des ordonnances de police.*

AUTOPSIES. — L'ouverture des cadavres, quand elle n'est pas ordonnée par la justice, ne peut être pratiquée, soit dans les hôpitaux, dans un but scientifique, soit dans l'intérieur des familles, comme préliminaire de l'embaumement ou pour rechercher la cause de la mort, que sous certaines conditions d'hygiène et d'ordre publics.

Dans les hôpitaux, les autopsies ne peuvent avoir lieu que s'il n'y a aucune opposition formulée explicitement et par écrit par les parents ou les proches des décédés, et si le corps n'est pas réclamé.

Dans les familles, de grands abus ont pu se produire. L'article 77 du Code civil, en interdisant de procéder à aucune inhumation avant vingt-quatre heures à dater du décès, contenait bien implicitement la défense de procéder à l'ensevelissement, à la mise en bière, à l'autopsie, au moulage. Cependant cette disposition de la loi était tous les jours enfreinte par les familles même des décédés, et par les médecins ou autres appelés par elles pour pratiquer les opérations ci-dessus. L'autorité a dû s'efforcer de faire cesser un tel état de choses, et c'est dans ce but que M. le préfet de police et M. le préfet de la Seine ont pris, à la date du 6 septembre 1839 et du 21 janvier 1841, différents arrêtés ayant pour objet de pourvoir à ce grave intérêt. Nous donnons le texte de la première ordonnance.

ORDONNANCE DU 6 SEPTEMBRE 1839, CONCERNANT LE MOULAGE, L'AUTOPSIE, L'EMBAUMEMENT ET LA MOMIFICATION DES CADAVRES.

Nous, conseiller d'État, préfet de police,

Considérant qu'il importe que les cadavres ne soient soumis, avant les délais fixés par la loi pour procéder aux inhumations, à aucune opération capable de modifier leur état, ou de transformer en décès réel une mort qui ne serait qu'apparente ;

Considérant que l'autorité, chargée de veiller à la salubrité publique, doit fixer les délais qui peuvent être accordés, selon les circonstances, pour surseoir aux inhumations et prescrire les mesures de précaution que nécessiterait la conservation des cadavres au delà du terme d'usage ;

Vu les arrêtés du gouvernement des 12 messidor an VIII et 3 brumaire an IX,

L'ordonnance de police du 25 janvier 1838, concernant les autopsies,

Ordonnons ce qui suit :

Article 1er. A Paris et dans les autres communes du ressort de la préfecture de police, il est défendu de procéder au moulage, à l'autopsie, à l'embaumement ou à la momification des cadavres, avant qu'il se soit écoulé un délai de vingt-quatre heures depuis la déclaration du décès à la mairie, et sans qu'il en ait été adressé une déclaration préalable au commissaire de police, à Paris, et au maire dans les communes rurales.

Art. 2. Cette déclaration devra indiquer que l'opération est autorisée par la famille ; elle fera connaître, en outre, l'heure du décès, ainsi que le lieu et l'heure de l'opération.

Art. 3. Les maires et les commissaires de police devront nous transmettre ces déclarations, après s'être assurés que l'on s'est conformé aux déclarations de l'art. 1er.

Art. 4. Il n'est fait exception aux dispositions de la présente ordonnance que pour les cadavres des personnes dont le décès aurait été constaté judiciairement.

Art. 5. Les infractions aux dispositions qui précèdent seront constatées par des procès-verbaux qui nous seront adressés pour être transmis aux tribunaux compétents.

Art. 6. Les dispositions de la présente ordonnance ne sont point applicables aux opérations qui sont pratiquées dans les hôpitaux et hospices et dans les amphithéâtres de dissection légalement établis.

(*Voy.* AMPHITHÉATRES, EMBAUMEMENT, INHUMATION).

Bibliographie. — Ad. Trébuchet, *Jurisprudence de la médecine, de la chirurgie et de la pharmacie en France*. Paris, 1834. — Livois, *Supplément du Dictionnaire des dictionnaires*, art. INHUMATION. Paris, 1851. — *Collection officielle des ordonnances de police.*

AUTORISATIONS. — *Voy.* ÉTABLISSEMENTS CLASSÉS.

AVEUGLES. — Sans parler de l'établissement des Quinze-Vingts dû au roi saint Louis, jusqu'à la fin du siècle dernier, on ne s'était pas occupé du sort ni de l'instruction des aveugles ; on les recevait sans difficulté dans les hôpitaux, mais leur avenir n'avait d'autre perspective que les secours de la charité.

En 1780, Valentin Haüy imagina une éducation spéciale pour les jeunes aveugles, et fut encouragé dans ses essais par l'Académie des sciences. C'est sur ses indications que la Société philanthropique fonda, en 1784, l'institution actuelle, qu'un décret des 21-29 juillet 1791 reconnut comme établissement public et mit à la charge de l'État. Un autre décret des 28 septembre et 12 octobre de la même année réunit cet établissement à celui des sourds-muets ; enfin la Convention, par un troisième décret du 10 thermidor an III, porta de 30 à 86 le nombre des places gratuites, et le soumit à une nouvelle organisation.

Suivant le docteur Julien, on compte en Prusse environ 18 000 aveugles sur une population de 13 000 000 d'habitants, environ 1 sur 1600. En Belgique, d'après un recensement officiel exécuté en 1835, on comptait 4117 aveugles de tout âge sur 4 155 000 habitants, ou environ 1 sur 1000. Ce rapport est à peu près le même en France. En Danemark, il a été trouvé de 1 sur 798. En Angleterre, il ne serait, suivant M. de Gérando, que de 1 sur 2000.

Il existe actuellement en Europe et en Amérique un assez bon nombre d'établissements destinés aux jeunes aveugles. Les plus considérables sont ceux de Londres et de Liverpool, lesquels comptent chacun plus de 100 élèves. Celui d'Édimbourg mérite d'être cité comme un modèle. Dans le Wurtemberg et à Zurich, on a imaginé de rapprocher l'institut des aveugles de celui des sourds-muets, comme l'Assemblée constituante avait projeté de le faire en France. M. de Gérando a vu, dans ces deux instituts, les sourds-muets et les aveugles se promener deux à deux, chaque sourd-muet tenant un aveugle par la main.

L'institution des Jeunes Aveugles à Paris est le seul établissement de ce genre qui existe actuellement en France. Elle est aujourd'hui considérée comme un établissement mixte d'hospitalité et d'éducation, et soumise à une organisation spéciale.

L'idée féconde de Haüy, digne émule de l'abbé de l'Épée, dont le principe consistait à suppléer la vue par le toucher, est aujourd'hui complétement réalisée. Les sciences, la littérature, la musique, les arts et métiers sont enseignés aux jeunes aveugles, et quelques-uns parviennent à y exceller. On remarque, parmi les travaux manuels, ceux du vannier et du tisserand comme les plus propres à développer leur habileté. Malheureusement cette admirable institution est beaucoup trop restreinte, puisqu'elle compte à peine une centaine de pensionnaires sur les 30 ou 40 000 aveugles qui existent en France.

Jusqu'ici ce n'était que par approximation qu'on avait pu déterminer le nombre des aveugles et des sourds-muets en France. L'un des derniers recensements officiels a rempli cette lacune en produisant à cet égard des données auxquelles les recensements subséquents ajouteront un plus haut degré d'exactitude; car, comme on sait, en statistique, c'est par la constatation des mêmes faits à de certains intervalles réguliers qu'on découvre et qu'on établit la vérité. Quoi qu'il en soit, les résultats obtenus en 1851 présentent déjà quelques aperçus comparatifs fort curieux que M. Dufau a signalés dès 1854. Le nombre total des aveugles est de 37 666; celui des sourds-muets, de 29 512.

Rapport à la population : 1 aveugle sur 950 habitants; 1 sourd-muet sur 1212 habitants.

C'est-à-dire qu'on compterait près d'un quart d'aveugles de plus que de sourds-muets; disproportion considérable, et qui ne s'est pas encore présentée dans les contrées où l'on s'est livré à de telles recherches. En général, les nombres se sont à peu de chose près équilibrés, et parfois c'est celui des sourds-muets qui s'est trouvé le plus élevé. Ainsi en Prusse, qui est le pays dans lequel les recensements paraissent avoir été opérés pour ces deux classes d'infirmes avec le plus de soin, on a trouvé, il y a quelques années, 1 aveugle sur 1378 individus, et 1 sourd-muet sur 1269; d'où résulte, comme on voit, que c'est ici le nombre des sourds-muets qui l'emporte d'un douzième environ.

Si l'on rapproche ces données relatives à la Prusse de celles que présente notre pays, on reconnaît qu'il y a dans le royaume allemand un peu moins de sourds-muets et beaucoup plus d'aveugles qu'en France. Depuis longtemps, au reste, on a établi, pour ce qui concerne les aveugles, que le nombre s'en accroît au fur et à mesure qu'on avance des régions centrales de l'Europe vers le pôle ou vers l'équateur. Ce principe trouverait son application dans les calculs qui attribuent plus d'aveugles à la France qu'à la Prusse. Comme on le verra ci-après, au sein même de la France, le rapport s'élève dans la région méridionale ; d'autre part, il est constant que la proportion du nombre des aveugles est bien plus forte vers les latitudes polaires que dans les zones tempérées. Ainsi c'est 1 aveugle sur 500 à 600 habitants qu'on compte en Norvége. On ne connaît pas le rapport des aveugles à la population dans les contrées qui avoisinent la ligne équinoxiale, mais tout donne à croire que le nombre en est très élevé.

Relativement aux sourds-muets, c'est une autre loi qu'a révélée l'étude des faits : le nombre s'en accroît dans les diverses contrées en raison de leur situation plus ou moins élevée au-dessus du commun niveau, de telle sorte que les régions montueuses en présentent toujours plus que les plaines. On a reconnu, par exemple, qu'il est tel canton suisse qui renferme, relativement, quatre à cinq fois plus de sourds-muets que la France moyenne. Un frappant témoignage va venir ci-après à l'appui de cette observation.

Le recensement de 1851 ne détermine ni le sexe ni l'âge des aveugles et des sourds-muets français. A l'étranger, des renseignements précis sur ces deux points ont amené d'intéressants résultats. Ainsi, on sait que, bien qu'il naisse un peu plus de garçons que de filles, quand on fait le recensement d'une contrée, il s'y trouve toujours un peu plus de femmes que d'hommes. Eh bien, c'est justement le fait contraire qui se présente lorsqu'il s'agit d'aveugles et de sourds-muets. Le nombre des individus du sexe masculin affectés d'une de ces infirmités l'emporte dans une assez forte proportion. Ainsi, en Prusse et dans les contrées limitrophes, on compte 100 aveugles hommes pour 87 aveugles femmes, et 100 sourds-muets pour 76 sourdes-muettes !

Sous le rapport de l'âge s'établit également un rapprochement très curieux. On est sourd-muet dès le berceau, tandis qu'on peut devenir aveugle dans toute la durée de l'existence. De là naturellement il résulte qu'il doit y avoir relativement un bien plus grand nombre de jeunes sourds-muets que de jeunes aveugles. On a calculé, en effet, que dans le royaume qui nous a déjà fourni d'autres données intéressantes, sur 100 sourds-muets, il y en a 70 de 1 an à 30 ans, et 30 au-dessus de cet âge; le rapport se trouve à peu près renversé pour les aveugles, qui, sur 100 individus, n'en présentent que 24 âgés de 1 an à 30 ans, et, par conséquent, 76 au-dessus de cet âge.

Les mêmes recherches ont permis d'établir une longévité comparative très marquée en faveur des aveugles.

Il faut émettre le vœu que les prochains recensements permetten, de vérifier jusqu'à quel point ces résultats sont conformes aux faits que présente notre pays à cet égard.

M. Dufau, au sujet de la répartition des deux catégories d'êtres entre les diverses portions de notre territoire, a essayé de montrer tout ce qu'il y a de défectueux dans le classement des données statistiques par départements disposés selon l'ordre alphabétique. Il en résulte, en effet, que des parties du territoire entre lesquelles il n'y a aucune sorte d'analogie se trouvent capricieusement rapprochées, de manière à présenter un amalgame confus de rapports où se perdent l'esprit et la mémoire. Au contraire, en groupant un certain nombre de départements contigus et entre lesquels existent des liens naturels, on diminue le nombre des rapports, on obtient des données plus importantes, on arrive à des rapprochements d'un haut intérêt.

C'est la méthode que M. Dufau adopte dans ce travail. Les départements sont distribués en dix-sept groupes de cinq départements chacun, la Corse restant en dehors. Ces groupes se composent comme suit :

I. Aisne, Nord, Oise, Pas-de-Calais, Somme (Picardie, etc.).
II. Calvados, Eure, Manche, Orne, Seine-Inférieure (Normandie).
III. Côtes-du-Nord, Finistère, Ille-et-Vilaine, Morbihan, Loire-Inférieure (Bretagne).
IV. Indre-et-Loire, Loir-et-Cher, Maine-et-Loire, Mayenne, Sarthe (Anjou, etc.).
V. Eure-et-Loire, Loiret, Seine, Seine-et-Marne, Seine-et-Oise (Ile-de-France, etc.),
VI. Ardennes, Aube, Marne, Haute-Marne, Meuse (Champagne).
VII. Côte-d'Or, Doubs, Jura, Haute-Saône, Yonne (Bourgogne).
VIII. Meurthe, Moselle, Haut-Rhin, Bas-Rhin, Vosges (Loraine, etc.).
IX. Charente, Charente-Inférieure, Deux-Sèvres, Vendée, Vienne (Poitou, etc.).
X. Aveyron, Dordogne, Gironde, Lot, Lot-et-Garonne (Guyenne).
XI. Gers, Landes, Basses-Pyrénées, Hautes-Pyrénées, Lot-et-Garonne (Gascogne).
XII. Ariége, Aude, Haute-Garonne, Pyrénées-Orientales, Tarn (Languedoc),
XIII. Ardèche, Gard, Hérault, Haute-Loire, Lozère (Languedoc).
XIV. Cantal, Corrèze, Creuze, Puy-de-Dôme, Haute-Vienne (Auvergne, etc.).
XV. Allier, Cher, Indre, Nièvre, Saône-et-Loire (Berry, etc.).
XVI. Ain, Drôme, Isère, Loire, Rhône (Lyonnais, etc.).
XVII. Basses-Alpes, Hautes-Alpes, Bouches-du-Rhône, Var, Vaucluse (Provence).

D'après ces bases, M. Dufau obtient le tableau ci-après :

Groupes.	Nombre des aveugles.	Nombre des sourds-muets.	Rapport à la population (aveugles).	Rapport à la population (sourds-muets).
I. Picardie. . . .	3675	2890	1 sur 920 hab.	1 sur 1168 hab.
II. Normandie. .	3352	2041	— 838	— 1328
III. Bretagne . . .	2964	2051	— 957	— 1384
IV. Anjou	1614	1267	— 1202	— 1531
V. Ile-de-France.	3016	1601	— 953	— 1796
VI. Champagne. .	1908	1264	— 821	— 1255
VII. Bourgogne. .	1978	1360	— 879	— 879
VIII. Lorraine. . .	2420	2933	— 999	— 825
IX. Poitou. . . .	1641	1427	— 1145	— 1306
X. Guyenne. . .	2285	1537	— 937	— 1400
XI. Gascogne . .	1620	1588	— 954	— 973
XII. Languedoc. .	1901	1291	— 833	— 1226
XIII. Languedoc. .	2218	1514	— 763	— 1118
XIV. Auvergne . .	1574	1716	— 1129	— 1036
XV. Berry	1400	1394	— 1298	— 1303
XVI. Lyonnais. . .	1931	2181	— 1217	— 1078
XVII. Provence. . .	1730	1113	— 772	— 800
Corse	435	344	— 513	— 686

Notons les résultats les plus importants qui ressortent de ce tableau.

En ce qui concerne les aveugles, si nous composons des dix-sept groupes trois zones, de manière à former avec régularité, sauf un petit nombre de départements qui ne se trouvent peut-être pas enclavés avec une entière exactitude : 1° une région septentrionale, composée des 1er, 2e, 3e, 5e, 6e et 8e groupes; 2° une région centrale, des 4e, 7e, [illegible]e, 15e, 16e et 14e ; 3° une région méridionale, des 10e, 11e, 12e, 13e et 17e, nous obtenons les rapports suivants :

Région septentrionale. . .	1 aveugle sur	915 habitants.
Région centrale.	1 —	1145
Région méridionale. . . .	1 —	852

D'où résulte ce fait singulier, que les aveugles sont répartis en France comme ils le sont dans notre hémisphère boréal, c'est-à-dire que c'est dans la partie centrale qu'on en compte le moins, et dans la partie méridionale qu'on en compte le plus. Il est digne de remarque, en effet que, dans les contrées de la France qui sont considérées comme les moins avancées (Poitou, Berry, Auvergne, etc.), où le mouvement industriel est peu prononcé, où la population des campagnes est généralement placée dans des conditions assez défavorables, on compte pourtant moins d'aveugles que dans le Nord. C'est que, dans cette région, foyer principal du mouvement industriel de la France, des causes bien connues amènent, dans les villes surtout, parmi la population ouvrière, des affections qui peuvent engendrer la cécité. Quant à la défaveur dont est atteinte la région méridionale, elle est conforme au principe que nous avons posé ci-dessus, et elle lui servirait au besoin de confirmation.

En ce qui concerne les sourds-muets, M. Dufau établit une autre répartition des groupes : il forme en quelque façon la ceinture orientale et méridionale de la France, des Ardennes aux Pyrénées, y compris les Vosges, le Jura, les Cévennes, etc., en réunissant les groupes ci-après, savoir : les 6e, 7e, 8e, 11e, 12e, 13e, 14e, 16e et 17e, et compose une région occidentale des 1er, 2e, 3e, 4e, 5e, 9e, 10e et 15e groupes.

Or les rapports s'établissent comme suit :

Région orientale.	1 sur 1081 habitants.
Région occidentale. . . .	1 sur 1402 »

Ainsi, dans toutes les contrées montagneuses de notre pays, le nombre de sourds-muets est de près d'un tiers plus élevé que dans le plat pays, résultat parfaitement d'accord avec ceux qui ont été constatés en divers pays étrangers, ainsi qu'il a été dit plus haut.

En comparant entre eux les groupes dans les deux catégories, on reconnaît qu'il y a plus d'aveugles que de sourds-muets dans sept groupes, les 2e, 3e, 5e, 6e, 10e, 12e et 13e; plus de sourds-muets que d'aveugles dans cinq groupes, les 8e, 11e, 14e, 15e et 16e, et que la proportion est à peu près la même dans les cinq groupes restants, 1er, 4e, 7e, 9e et 17e. Quant à ce dernier groupe (Provence), on remarquera combien il est peu favorisé sous ce double rapport, puisqu'il occupe le dernier rang pour les sourds-muets, et l'avant-dernier pour les aveugles. La Corse, où les rapports sont encore plus défavorables dans l'une et dans l'autre catégorie, vient à la suite de la contrée dont elle n'est séparée que par un bras de mer, et donne un nouveau degré de force aux résultats constatés par l'examen auquel M. Dufau s'est livré.

Bibliographie. — *Histoire de l'administration des secours publics en France*, par le baron Dupin. Paris, 1820. — *De la bienfaisance publique*, par le baron de Gérando. Paris, 1839. — *Code de l'administration des établissements de bienfaisance*, par A. de Valteville. Paris, 1839. — *Répertoire des établissements de bienfaisance*, par E. Durieu. Paris, 1842. — *Notice historique sur l'hospice des Quinze-Vingts*, par le docteur Isid. Bourdon. — *Encyclopédie nouvelle*, art. Cécité, par Th. Fabas. Paris, 1837. — *Statistique comparée des aveugles et des sourds-muets en France*, par P.-A. Dufau. Paris, 1854.

AZOTATES. — *Voy.* Nitrates.

AZOTIQUE (Acide). — *Voy.* Nitrique (Acide).

BACHES. — *Voy.* Plomb.

BAGNES. — Les bagnes, établissements pénitentiaires maritimes où sont détenus les condamnés aux travaux forcés, bien que leur disparition soit décidée en principe, existent encore, et nous ne pouvons les rayer de notre cadre.

Les bagnes sont caractérisés beaucoup plus par la population qu'ils renferment que par les conditions mêmes de leur propre organisation. Le forçat est l'homme de peine de nos arsenaux maritimes. On l'emploie à la *grande* ou à la *petite* fatigue, soit dans le port, soit dans les ateliers spéciaux, s'il est pourvu d'une profession. Ceux d'entre les condamnés qui le méritent par leur bonne conduite et leur intelligence sont employés dans les bureaux comme écrivains, ou dans les hôpitaux comme infirmiers. Mais les conditions morales dans lesquelles ils se trouvent, non moins que les rudes travaux qui leur sont imposés, exercent sur la mortalité des bagnes une influence prononcée.

Il résulte d'une statistique dressée par M. Chassinat, sur 118 119 hommes ou femmes, forçats ou condamnés dans les maisons centrales de force ou de correction, que les chances de mort annuelle étant égales à 1 dans la vie en liberté, elles sont égales à

3,84 pour les forçats dans les bagnes, à 5,09 pour les hommes, et 3,59 pour les femmes dans les maisons centrales. Dans les bagnes, les chances de mort les plus grandes existent pour la période de trente à quarante ans; dans les maisons centrales, elles se montrent à leur plus haut degré à l'époque de la puberté, dans les deux sexes. D'un autre côté, la vieillesse confirmée se trouve moins bien du régime des bagnes que de celui des maisons centrales, quoiqu'il en soit autrement pour tous les autres âges.

C'est, en général, pendant la première année que la mortalité est le plus considérable dans les bagnes, plus tard dans les maisons centrales. Les habitants des campagnes, les individus employés à l'exploitation du sol; d'un autre côté, les soldats, les marins, et en même temps, les vagabonds, les mendiants, succombent en beaucoup plus grand nombre, toutes choses égales d'ailleurs, dans les bagnes, que les condamnés placés dans les autres conditions professionnelles. Viennent ensuite les forçats ayant exercé une profession active, puis les catégories des professions libérales, et, en dernier lieu, les ouvriers des diverses professions sédentaires, habitants des villes pour la plupart : leur mortalité est représentée par 121, quand celle des autres catégories est de 130, 132, 147 et 151.

Le bagne de Rochefort, aujourd'hui supprimé, présentait en particulier les conditions les plus défavorables, que les forçats partageaient, il est vrai, avec les habitants de Rochefort et de ses environs, mais dans une proportion à peu près semblable à celle que nous avons indiquée plus haut. Quelque amélioration avait été obtenue, il est vrai, depuis le commencement de ce siècle, avant lequel, suivant M. Villermé, la mortalité était telle, que la condamnation aux travaux forcés, pour le plus court terme actuel, équivalait, pour la très grande majorité de ces malheureux, à la peine de mort.

La mortalité, sur une population moyenne de 1689 individus, dont l'âge moyen était de trente-quatre ans et demi, a été :

De 1767 à 1778, de 1 sur.	4,89
De 1779 à 1790, de 1 sur.	3,57
De 1791 à 1802, de 1 sur.	3,86
De 1803 à 1814, de 1 sur.	7,61
De 1816 à 1827, de 1 sur.	11,51

Le nombre moyen des maladies excédait en général de beaucoup le nombre des hommes : de 1810 à 1820, il a été comme 6 est à 4.

Il ne faut pas attribuer seulement à l'insalubrité de Rochefort l'énorme mortalité qu'indiquent les relevés précédents.

Voici un tableau comparatif de la mortalité des marins, ouvriers et soldats, c'est-à-dire de la partie de la population de Rochefort qui vivait dans les conditions les plus rapprochées possibles de celles dont les habitants du bagne pouvaient recevoir l'influence, et de la mortalité des forçats.

	Marins, ouvriers et soldats.	Forçats.
De 1800 à 1808,	1 décès sur 19,11 guérisons;	8,62 guérisons.
De 1810 à 1819,	1 décès sur 27,19 guérisons;	17,70 guérisons.
De 1820 à 1825,	1 décès sur 40,35 guérisons;	13,78 guérisons.

On a remarqué que le suicide est rare parmi les forçats. Un relevé du bagne de Brest n'a constaté que 11 suicides de 1829 à 1839 : c'est moins de 1 par an. L'influence et l'utilité des bagnes seront examinées à l'occasion du SYSTÈME PÉNITENTIAIRE.

Bibliographie. — Villermé, *Note sur la mortalité parmi les forçats du bagne de Rochefort* (*Annales d'hygiène, etc.*, 1831, t. VI, p. 13). — Chassinat, *De la mortalité dans les bagnes, etc.* (*Annales d'hygiène, etc.*, t. XXXII, p. 220). — Lauvergne, *Les forçats considérés sous le rapport physiologique, moral et intellectuel*, in-8, 1840.

BAINS. — L'utilité de la vulgarisation des bains, au point de vue de l'hygiène publique, ne saurait être contestée. Non pas que l'on n'ait exagéré peut-être les avantages de quelques bains pris de temps en temps par des gens voués, par leur profession, leurs habitudes et leur pauvreté, à un oubli d'eux-mêmes aux conséquences duquel une pratique aussi rare ne saurait remédier; peut-être a-t-on méconnu les inconvénients possibles de bains chauds prolongés, plutôt énervants que toniques, augmentant la susceptibilité du corps à l'égard des variations de température, pris sans précautions par des individus sans cesse obligés de réagir contre les mauvaises conditions que les privations, certains travaux et une mauvaise hygiène, entretiennent autour d'eux.

Cependant on ne saurait nier qu'à un point de vue très général, il ne soit conforme, et aux principes de l'hygiène et aux progrès bien entendus de la société, de populariser l'usage des bains et de les mettre à la portée du plus grand nombre d'individus possible. Il est d'ailleurs plusieurs professions dont nous parlerons tout à l'heure, et dont l'exercice exige impérieusement l'emploi fréquent de bains et de lotions, afin de prévenir les dangers du contact prolongé de certaines substances nuisibles.

Des progrès incontestables ont été déjà réalisés sous ce rapport. Si les bains n'ont pas encore été mis à la portée de la plus grande partie de la population pauvre des villes, cependant leur usage est devenu facile et habituel pour toute la bourgeoisie, et pour la partie la plus aisée et la plus intelligente, disons aussi la plus rangée de la classe ouvrière.

En 1816, on pouvait compter 500 baignoires publiques dans les différents quartiers de Paris; mais de 1817 à 1831, les eaux du canal de l'Ourcq ayant été livrées à la consommation, on en vit le chiffre s'élever considérablement. En 1831, il existait 2374 baignoires fixes, et 1059 pour bains à domicile, plus 335 sur bateaux : ce qui faisait en tout 3768 baignoires. En 1852, sans compter les hôpitaux, 5958 baignoires dont 4064 sur place : on distribuait annuellement, en ne comptant pas les quatre grands établissements du pont Marie, du Pont-Neuf et du pont National, 1 818 500 bains, pour lesquels il est concédé en moyenne une quantité de 18 185 hectolitres d'eau de Seine, de Grenelle et de l'Ourcq. M. Husson ajoute pour les quatre établissements de bains chauds situés sur la rivière, 350 000 bains; pour les hôpitaux et hospices qui ont un service externe de bains 109 900; et pour les 21 établissements de bains froids sur la Seine et sur le canal Saint-Martin, 500 000; ce qui porte à 2 778 400 le nombre de bains chauds et froids pris annuellement à Paris.

Cependant il est un grand nombre de personnes pour la bourse ou pour les habitudes desquelles les bains sont encore demeurés inaccessibles. Une carte dressée au ministère de l'agriculture et du commerce démontre que les établissements de bains sont groupés dans les quartiers les plus riches de Paris, tandis que les lavoirs et les buanderies sont placés dans les quartiers les plus pauvres.

Le prix des bains s'est cependant fort abaissé à Paris : de 1 franc qu'ils coûtaient, il y a quelques années encore, ils sont descendus à 75 centimes; en général, 60 et même 45 centimes par abonnement, plus de moitié moins qu'au XIIIe siècle.

Mais les progrès accomplis ne sont qu'une raison d'en exiger d'autres. L'Angleterre, fort arriérée jusque-là, puisque le prix des bains s'y était maintenu entre 4 et 5 francs, a pris, il y a quelques années, l'initiative des bains à prix réduit pour la classe ouvrière. Nous ne devons laisser perdre ni l'exemple qu'elle nous a donné, ni les expériences qu'elle a faites. C'est dans ce double objet que M. Dumas, ministre de l'agriculture et du commerce, après avoir nommé, le 6 novembre 1849, une commission chargée de recueillir en France et à l'étranger tous les documents relatifs aux *moyens de créer dans les grands centres de population des bains et lavoirs publics*, avait présenté à l'Assemblée législative, le 31 mai 1850, un projet de loi portant une demande de crédit de 600 000 francs, pour encourager dans les grandes villes la création d'établissements modèles pour les bains et lavoirs à prix réduit. On remarque, en effet, que l'étude des bains et des lavoirs, que nous sommes obligé de scinder ici en deux articles, a toujours été abordée simultanément.

C'est en 1842 que le premier établissement de bains publics fut fondé à Liverpool : un grand nombre de villes industrielles suivirent cet exemple, et en août 1846 et juillet 1847, une loi fut adoptée par le parlement pour autoriser les paroisses à emprunter pour fonder des établissements de ce genre.

Les bains, en Angleterre, sont généralement divisés en deux classes :

Première classe. .	Froid.	20 centimes.
	Chaud..	40
Deuxième classe. .	Froid.	10
	Chaud..	20

Ces établissements ont été promptement fréquentés par la classe ouvrière ; car une seule administration donne plus de 100 000 bains par an.

Dans l'établissement d'*Easton square*, créé par une association particulière, il y a 49 cabinets de bains de 1re et de 2e classe ; 2 bassins de natation : l'un de 1re, l'autre de 2e classe ; plus un lavoir.

Dans l'établissement, dit *modèle*, de *Goulston square*, les cabinets de bains, séparés par un mur d'environ 2 mètres de haut, contiennent chacun une baignoire, une chaise et une glace. La baignoire est de fonte, recouverte d'un émail blanc, ayant plus de 60 centimètres de large et 60 centimètres de profondeur. Il est accordé à chaque baigneur de 182 à 227 litres d'eau pure, chaude ou froide, ne servant qu'une fois, et deux serviettes pour la 1re classe, une pour la 2e. L'établissement comprend en outre 6 bains de vapeur et 12 bains à douche.

Il ne paraît pas que la plupart des établissements de Londres soient encore parvenus à égaliser leurs recettes avec leurs dépenses ; mais il faut dire qu'il y a peu d'années qu'ils fonctionnent, et que quelques-uns d'entre eux sont construits avec un luxe inutile. Cependant, des deux que nous avons désignés plus haut, le premier réalise déjà quelques bénéfices, et le second paraît devoir être, dans peu de temps, dans des conditions aussi avantageuses.

Il n'avait été fait jusqu'à ces derniers temps, en France, rien de semblable à ce qu'ont créé, en Angleterre, les souscriptions particulières et les paroisses. Cependant il y a déjà longtemps que M. Chevallier a signalé les avantages que l'on pourrait tirer, pour créer économiquement des établissements de bains, de l'emploi de l'*eau perdue des machines à vapeur*. Il est à regretter, disait-il, que dans une ville comme Paris, où il existe un grand nombre d'indigents, on n'ait pas encore utilisé les eaux chaudes en les réunissant dans des bassins, où la classe malheureuse pourrait prendre ce qui lui serait nécessaire pour le lavage de son linge, pour des bains et pour tous les usages domestiques.

En effet, l'État, la ville, l'industrie privée, possèdent, dans l'intérieur de Paris, des machines à vapeur dont l'eau de condensation descend aux égouts, emportant avec elle une température moyenne de + 30 degrés, qui n'est point utilisée et qui pourrait l'être. La seule machine à vapeur de Chaillot fournirait un volume de 200 hectolitres par jour, ce qui permettrait de délivrer 700 bains. Rien n'empêcherait même de porter ces eaux à distance ; car il résulte d'expériences faites, en 1849, sur les conduites alimentées par les eaux chaudes du puits artésien de Grenelle, que le refroidissement de l'eau en mouvement, dans des tuyaux posés sans aucune espèce de soin en terre, n'est que de 1°,3 environ pour chaque 500 mètres de parcours, et qu'en maintenant le liquide au repos pendant huit heures, au moyen de la fermeture de robinets placés aux extrémités de la conduite, le refroidissement n'a été, dans les points où l'on a cherché à en déterminer la loi, que de 1°,70 en huit heures.

Du reste, il est à notre connaissance que, dans un grand nombre de nos villes industrielles, d'honorables chefs d'usines ont utilisé de cette façon les eaux de condensation de leurs machines à vapeur en établissant des baignoires dont ils laissent la disposition à leurs ouvriers. C'est là un exemple qui mérite d'être cité.

Le prix de revient des bains dans le centre de Paris, en tenant compte du chauffage, du personnel, des loyers et impositions, des eaux et des frais généraux, est d'environ 47 centimes. A la Salpêtrière, où il n'y a à comprendre ni loyer, ni personnel, les frais de chauffage et d'entretien du matériel sont de 20 centimes.

M. Darcy propose d'instituer, dans les établissements de bains, des classes différentes, comme il existe des places différentes dans les chemins de fer. Il suppose que, la ville concédant l'eau gratuitement pour la classe inférieure seulement, et les frais, soit de luxe d'établissement, soit de personnel, étant relativement beaucoup moindres (puisque, quelle que soit l'importance d'un établissement, un chauffeur et un receveur suffisent également), le prix de revient des bains pourrait, de 47 centimes, descendre à 22 centimes. Que si l'on usait de l'eau chaude que peuvent fournir les usines, cette économie nouvelle permettrait de réduire à 12 centimes le prix de revient des bains destinés à la classe pauvre.

Le projet dû à la libérale initiative du gouvernement, et destiné à doter notre pays d'une institution bienfaisante au double point de vue de l'assistance et de l'hygiène, reçut la sanction des pouvoirs publics ; et nous devons reproduire ici la loi du 3 février 1851, relative à la création d'établissements modèles de bains et lavoirs publics; nous y joignons la circulaire ministérielle qui a eu pour objet d'assurer l'exécution de cette loi. La confiance du ministre à qui étaient confiés les intérêts de la santé publique nous a appelé à faire partie de la commission constituée en vertu de l'article 2 de la loi. Nous avons pu, en appréciant le bien qui aurait pu résulter de l'institution projetée, regretter que les communes n'aient pas répondu en plus grand nombre à l'appel qui leur avait été fait, et que leur inertie ait presque partout paralysé les intentions libérales du législateur.

LOI RELATIVE A LA CRÉATION D'ÉTABLISSEMENTS MODÈLES DE BAINS ET LAVOIRS PUBLICS.

Article 1er. Il est ouvert au ministère de l'agriculture et du commerce, sur l'exercice 1851, un crédit extraordinaire de six cent mille francs (600 000 fr.), pour encourager, dans des communes qui en feront la demande, la création d'établissements modèles pour bains et lavoirs publics gratuits ou à prix réduits.

Art. 2. Les communes qui voudront obtenir une subvention de l'État devront : 1° prendre l'engagement de pourvoir, jusqu'à concurrence des deux tiers au moins, au montant de la dépense totale ; 2° soumettre préalablement au ministre de l'agriculture et du commerce les plans et devis des établissements qu'elles se proposent de créer, ainsi que les tarifs, tant pour les bains que pour les lavoirs.

Le ministre statuera sur les demandes, et déterminera la quotité et la forme de la subvention, après avoir pris l'avis d'une commission gratuite nommée par lui.

Chaque commune ne pourra recevoir de subvention que pour un établissement, et chaque subvention ne pourra excéder vingt mille francs (20 000 fr.).

Art. 3. Les dispositions de la présente loi seront applicables, sur l'avis conforme du conseil municipal, aux bureaux de bienfaisance et autres établissements reconnus comme établissements d'utilité publique qui satisferaient aux conditions énoncées dans les articles précédents.

Art. 4. Au commencement de l'année 1852, le ministre du commerce publiera un compte rendu de l'exécution de la présente loi et de la répartition du crédit ou de la partie du crédit dont l'emploi aura été décidé dans le courant de l'année 1851.

CIRCULAIRE MINISTÉRIELLE DU 26 FÉVRIER 1851, RELATIVE A L'EXÉCUTION DE LA LOI SUR LES BAINS ET LAVOIRS PUBLICS.

Monsieur le préfet, un crédit extraordinaire de 600 000 francs est mis, par la loi du 3 février dernier, à la disposition de mon ministère pour encourager la création d'établissements modèles de bains et lavoirs publics, gratuits ou à prix réduits.

Cette loi est une nouvelle preuve de la sollicitude du gouvernement en faveur des classes laborieuses ; aussi suis-je assuré à l'avance de l'empressement que vous mettrez à inviter les communes, les bureaux de bienfaisance ou autres établissements reconnus comme établissements d'utilité publique, à satisfaire aux conditions de la loi pour obtenir une part du crédit de 600 000 francs.

Il importe, monsieur le préfet, de donner à la loi nouvelle la plus grande publicité possible. Je vous recommande donc de prendre immédiatement les mesures nécessaires à cet effet : je vous engage à ne point vous borner à la faire insérer dans le recueil des actes administratifs de votre préfecture ; je désire que vous la fassiez publier par voie d'affiches, surtout dans les grands centres de population. Vous devrez vous appliquer, d'ailleurs, à bien faire comprendre aux autorités locales l'esprit dans lequel elle a été conçue, le but important qu'il s'agit d'atteindre et les moyens à l'aide desquels on y est déjà parvenu dans un pays voisin.

Pour vous faciliter cette tâche, j'ai l'honneur de vous adresser, avec un exemplaire de la loi, un volume dans lequel mon prédécesseur, M. Dumas, a fait recueillir les documents les plus importants que l'administration possède sur cette matière ; vous y trouverez l'exposé des motifs de la loi, et ce document vous mettra à même de vous pénétrer des considérations de divers ordres qui en recommandent l'objet à la sollicitude de tous les gens de bien. Il y a toutefois, dans cet exposé, un point qui a cessé d'être d'accord avec l'esprit de la loi votée. Dans la pensée du gouvernement, la création d'établissements modèles de bains et lavoirs ne devait avoir lieu que dans les villes les plus populeuses. L'Assemblée nationale n'a pas partagé cette manière de voir ; elle a voulu que les plus petites communes pussent être appelées à participer à la subvention que la loi permet d'accorder, si elles consentaient à s'imposer les sacrifices nécessaires. Vous ne devrez donc pas vous borner à signaler aux autorités des grandes villes les bienfaits que la loi a pour but de procurer aux populations ; il doit demeurer bien entendu que les communes rurales, comme les communes urbaines, peuvent se mettre sur les rangs et présenter leurs projets.

Le volume que je vous transmets contient, en outre, les principaux rapports qui ont été présentés à la commission que mon prédécesseur avait instituée, au mois de novembre 1849, par ordre de M. le Président de la République, pour étudier les moyens de doter notre pays d'établissements de bains et lavoirs pouvant rivaliser avec ceux que possède la Grande-Bretagne. Il renferme également les rapports parvenus à mon administration sur les établissements fondés en Angleterre, ainsi que les plans des principaux d'entre eux. Ces différents documents vous permettront de fournir aux autorités locales ou aux architectes chargés de l'étude des projets des éclaircissements d'une grande utilité, notamment sur les tarifs, les dispositions les plus convenables à adopter pour les constructions, l'établissement des appareils d'essorage et de séchage, les mesures de police intérieure, etc.

La loi a indiqué les formalités particulières que les communes qui voudront obtenir une subvention de l'État auront à remplir. Elles devront :

1° Prendre l'engagement de pourvoir, jusqu'à concurrence des deux tiers au moins, au montant de la dépense totale ;

2° Soumettre préalablement au ministre de l'agriculture et du commerce les plans et devis des établissements qu'elles se proposent de créer, ainsi que les tarifs, tant pour les bains que pour les lavoirs.

La commune devra justifier, d'ailleurs, par la production de son budget, qu'elle est dans une situation financière qui ne lui permet pas de se charger de la totalité de la dépense ; il conviendra, de plus, que le Conseil d'hygiène publique et de salubrité de l'arrondissement soit toujours appelé à donner son avis sur les projets présentés.

C'est seulement lorsque ces formalités essentielles auront été remplies qu'il me sera possible de prendre l'avis de la commission que je suis tenu de consulter, aux termes de la loi, avant de statuer sur les demandes et de déterminer la quotité et la forme de la subvention unique que la même commune pourra recevoir, et qui ne pourra excéder 20 000 francs.

Vous pouvez être assuré, monsieur le préfet, que je ferai tout ce qui sera en mon pouvoir pour que, en ce qui me concerne, les demandes soient examinées avec la plus grande diligence ; mais, bien que mon ministère soit chargé de la distribution du crédit, il ne sera pas le seul, dans bien des cas, à concourir à l'exécution de la loi. Les communes devant faire les deux tiers au moins de la dépense, les demandes de subvention pourront se rattacher souvent à des projets qui se compliqueront de questions d'emprunts, d'acquisitions de terrains et autres analogues, et l'intervention du ministre de l'intérieur, celle même du conseil d'État, pourront devenir indispensables. Il conviendra, néanmoins, que mon département reçoive d'abord toutes les pièces de l'instruction, sauf à renvoyer au ministère de l'intérieur celles qui le concerneraient, lorsqu'il aura été statué sur la valeur des projets et l'opportunité d'accorder une subvention. Je me réserve de demander à mon collègue, M. Waïsse, de vouloir bien faire examiner d'urgence toutes les affaires communales qui se rattacheront à la création d'établissements modèles de bains et lavoirs. Je vous recommande de veiller de votre côté, monsieur le préfet, avec une attention toute particulière, à ce que les demandes que vous aurez à me transmettre soient instruites d'une manière complète, sur tous les points sur lesquels l'administration centrale aura à prendre une décision.

Parmi les communes où la création d'un établissement modèle de bains et lavoirs publics présentera un caractère particulier d'utilité, il pourra s'en trouver qui ne seront pas en état de s'imposer les sacrifices nécessaires pour avoir droit à une subvention. La loi a prévu cette éventualité, en admettant les bureaux de bienfaisance et autres établissements reconnus comme établissements d'utilité publique à participer aux bénéfices de ses dispositions, aux mêmes conditions que les communes elles-mêmes, pourvu que le conseil municipal y donne son consentement. J'écris à M. le ministre de l'intérieur pour appeler son attention sur cette disposition, et pour lui demander de vouloir bien transmettre, en ce qui le concerne, les instructions qui pourraient en faciliter l'exécution.

La disposition que je viens de rappeler ne préjudicie en rien, d'ailleurs, au droit que possèdent les communes de concéder, pour un temps plus ou moins long, à une compagnie particulière formée, soit dans un but industriel, soit dans un but de pure bienfaisance et au moyen de dons volontaires, la création des établissements dont il s'agit, comme elle pourrait le faire pour l'établissement d'une halle ou d'un abattoir ; et, dans ce cas, les communes pourront seconder de plusieurs manières l'action de l'industrie privée ou des associations charitables : tantôt par des concessions d'eau gratuites, tantôt en fournissant les terrains sur lesquels les bains et lavoirs seraient construits, ou en ajoutant une subvention à celle qui serait accordée par l'État, ou bien encore par la garantie d'un minimum d'intérêt.

Dans les villes industrielles, il sera bon de rechercher quel parti on pourrait tirer des eaux de condensation provenant des machines à vapeur. Vous verrez, par un des documents contenus dans le recueil que je vous envoie, comment un ingénieur habile, soutenu par les seuls efforts de la charité privée, a su mettre à profit ces eaux de condensation, pour créer, dans la ville de Rouen, un établissement qui a déjà rendu d'importants services à une partie de la classe pauvre de cette cité populeuse. C'est un exemple que vous ne devrez par manquer de signaler à l'attention des autorités des communes où il pourrait être imité, et je ne doute pas que les chefs d'industrie ne se montrent partout disposés à faciliter de tout leur pouvoir la réalisation des vues bienfaisantes de la loi.

Sur tous les points où cela pourra vous paraître utile, n'hésitez pas à créer des commissions locales pour provoquer des souscriptions, et s'associer ainsi à l'intervention du gouvernement et aux sacrifices des communes. Vous n'ignorez pas que, lorsqu'un appel est fait par l'autorité ou par des associations charitables, dans l'intérêt d'une création utile, cet appel est presque toujours entendu. Ne craignez donc pas de recourir à tous les dévouements ; le concours de la bienfaisance et de la charité, lorsqu'il s'agit de réaliser une pensée profondément philanthropique, ne saurait vous manquer.

Je termine, monsieur le préfet, en vous recommandant de me tenir exactement informé de la suite que vous aurez donnée à ces instructions. Je vous promets, de mon côté, d'accorder une attention suivie aux communications et aux demandes que vous auriez à m'adresser. Il importe, en effet, de ne pas perdre de vue que mon département ne peut disposer du crédit dont il s'agit que pendant l'année 1851. *Signé* SCHNEIDER.

Nous n'avons pas à entrer ici dans les détails relatifs à l'action physiologique des bains et au meilleur usage qu'il y aurait à en faire, étude qui rentrerait dans le domaine de l'hygiène privée. Nous reviendrons seulement sur une remarque déjà faite, que certaines professions exigent impérieusement l'usage fréquent de bains, soit à cause de la nature chimique des substances qui sont mises journellement en contact avec la peau, et qui exposent, en y demeurant attachées, à une absorption incessante de principes nuisibles, soit simplement pour entretenir la propreté et le libre exercice des fonctions de la surface cutanée, que l'adhérence de substances grasses et malpropres peut irriter ou entraver dans sa perspiration. Nous signalerons à ce sujet les professions suivantes : amidonniers, ouvriers travaillant le blanc de plomb, le massicot et le minium ; chapeliers, couverturiers, hongroyeurs, mégissiers, teinturiers, ouvriers employés à l'étamage des glaces ou à la fabrication du noir animal, etc.

Les établissements de bains publics appellent l'attention et la surveillance de l'autorité au double point de vue de la sécurité du public et de la salubrité. Le Conseil d'hygiène et de salubrité de la Seine a donné à cet égard des préceptes qu'il est utile de consigner ici.

Bains chauds. — Donner aux cabinets les dimensions suivantes : 1 mètre 50 centimètres en largeur, 2 mètres en profondeur et en hauteur. Construire le robinet à eau chaude en ivoire, bois ou corne, de manière à ne jamais brûler la main, à pouvoir s'ouvrir et se fermer avec la plus grande facilité, et à ce que la tige obturatrice ne puisse en aucun cas se détacher du robinet. Placer la sonnette d'appel à la portée de la main. Donner aux portes la facilité de s'ouvrir des deux côtés (dehors et dedans). Établir un vasistas ou ventilateur à la partie supérieure du cabinet. Frapper de temps en temps à la porte des baigneurs jusqu'à ce qu'ils répondent.

Bains médicamenteux, sulfureux surtout. — Ne jamais permettre l'écoulement sur la voie publique d'eaux chargées de matières colorées ou odorantes.

Bains d'étuve ou de vapeurs. — Le baigneur ayant intérêt à prendre ses bains : 1° dans une étuve qui n'a pas été trop chauffée ; 2° dans une étuve assez spacieuse pour pouvoir y respirer facilement malgré la présence de la vapeur dans l'air ambiant ; 3° à recevoir dans l'étuve une vapeur qui soit à une température fort élevée, il faudra : 1° Que les étuves ne soient point en bois, car le bois s'échauffe et produit une raréfaction de l'air, telle que le bain de vapeurs se transforme en bain d'air chaud comme dans les boîtes à fumigation, et en a tous les inconvénients. La construction des étuves en bois procure une économie de vapeur et de combustible. Il faut les proscrire dans l'intérêt de l'hygiène. 2° Qu'elles n'aient pas moins de 10 mètres cubes d'air ; cela représente une pièce de 2 mètres carrés sur 2 mètres 50 centimètres de hauteur. 3° Qu'elles soient très éclairées et prennent jour par en haut, afin de pouvoir surveiller le malade malgré la vapeur qui remplit l'espace. 4° Qu'à leur voûte existe un vasistas de 40 centimètres de diamètre, et dans l'intérieur de l'étuve un robinet à eau froide. 5° Enfin, une condition capitale est d'exiger une machine à vapeur, uniquement destinée au service des bains de vapeur, afin de ne jamais faire arriver dans l'étuve qu'une vapeur douce et graduée, et non brûlante et sujette aux variations déterminées par un service commun. Il y aura pour le service des bains un garçon spécial habitué à remplir ces fonctions. Dans l'intérieur de l'étuve et dans un endroit très apparent sera attaché un thermomètre centigrade à liquide coloré, qui ne devra jamais marquer plus de 50 degrés. Le baigneur ne sera jamais abandonné. L'eau froide sera à sa disposition, mais jamais le robinet de vapeur. Les *bains de vapeur donnés en ville* offrent parfois des dangers à cause des moyens de chauffage employés : les surveiller attentivement ainsi, que les bains de fumigation dans des boites, dont la température trop élevée peut causer de graves accidents. — Les *bains froids publics* auront tous un règlement visé par l'administration. Enfin les établissements d'*hydrothérapie* devront être inspectés à l'égal des bains publics. (*Voy.* CITÉS OUVRIÈRES, LAVOIRS.)

Bibliographie. — Dumas, *Exposé des motifs du projet de loi des bains et lavoirs.* — A. Pinède, *Rapport adressé à M. le ministre de l'agriculture et du commerce sur les bains et lavoirs publics de l'Angleterre.* Paris, 1849. — *Acte pour encourager l'établissement de bains et de lavoirs publics, 9e et 10e du règne de la reine Victoria, chapitre 74.* Londres, août 1846. — *Acte modificatif du précédent.* Londres, juillet 1847. — *Premier rapport de M. Darcy, ingénieur en chef, directeur des ponts et chaussées, adressé à M. le ministre de l'agriculture et du commerce.* Paris, 1849. — *Conseils relatifs à la construction et à l'organisation des établissements à l'usage de bains et lavoirs publics,* publiés par le comité formé dans le but de propager ce genre d'établissements pour l'usage des classes ouvrières, par George Woolcott, secrétaire-adjoint du comité, 1850 (voy., la bibliographie de l'article LAVOIRS PUBLICS). — *Rapport de M. de Saint-Léger, ingénieur en chef des mines, sur un établissement comprenant des bains et un lavoir publics situés à Rouen,* 1849. — *Rapport de M. de Saint-Léger, ingénieur en chef des mines, sur un voyage en Angleterre pour visiter des établissements de bains et lavoirs publics.* Paris, 1850. — *Journal des connaissances usuelles pratiques,* par M. Chevallier, t. XIII. — *Recherches sur les établissements de bains publics à Paris, depuis le IVe siècle jusqu'à nos jours,* par P.-S. Girard (*Annales d'hygiène, etc.*, t. VII, p. 1). — *Description d'une salle de bains présentant l'application des perfectionnements et des appareils accessoires convenables à ce genre de constructions.* Paris, 1827. — *Études d'hygiène publique sur l'Angleterre,* par M. Ostrowki (*Annales d'hygiène, etc.*, t. XXXII, p. 1). — *De l'hygiène publique en Belgique,* par M. Bussy. — *Compte rendu du congrès général d'hygiène publique.* Bruxelles, 1852. — *Dictionnaire de l'industrie,* t. II. — *Collection des rapports spéciaux du Conseil de salubrité de la Seine,* par de Moléon, t. I. — *Dictionnaire général des eaux minérales et d'hydrologie médicale,* par MM. Durand-Fardel, E. Le Bret, J. Lefort. Paris, 1860, t. I, p. 191, art. BAIN.

BALANCES (DE CUIVRE). — A l'article BOULANGERIE, nous montrerons les dangers de l'usage des balances de cuivre destinées à peser certaines denrées, et nous indiquerons en même temps les moyens d'y remédier. (*Voy.* BOULANGERIE.)

BALAYAGE. — C'est sous Philippe-Auguste que l'on rencontre les premiers édits relatifs au nettoiement des rues de Paris. Depuis cette époque, un nombre infini de règlements et d'ordonnances ont été rendus sur cette matière, mais leur nombre même et leur insistance montrent avec quelle difficulté les habitants de la ville se plièrent aux salutaires exigences de la police municipale. Tantôt c'étaient les habitants eux-mêmes qui étaient astreints au balayage et à l'enlèvement des immondices; tantôt l'administration se voyait forcée de se charger de cette branche de police, au moyen de taxes établies sur les maisons, mais dont la perception était à chaque instant entravée par quelque événement, contagion ou troubles publics, misère des petits ou résistance des grands.

Sous Henri IV, le nettoiement des rues fut concédé à des entrepreneurs, mais ceux-ci ne pouvaient se faire payer ni des seigneurs, ni des communautés, et il fallut y renoncer. Paris était un véritable cloaque, dit l'auteur du *Traité de la police*. Mais la création de la charge de lieutenant de police vint changer cet ordre de choses. Toutes les parties de la voirie furent améliorées, y compris le nettoiement des rues. Taxes sur les propriétés et fermage du service du nettoiement de la ville, tel fut le système définitivement adopté.

On a proposé à plusieurs reprises, pour faciliter l'entretien des rues, d'ordonner aux habitants de conserver les ordures et autres immondices dans des paniers, tines ou baquets, jusqu'au passage des tombereaux chargés de les transporter hors de la ville. Cet usage des paniers, proposé une dernière fois en 1782, était depuis longtemps pratiqué en Angleterre, et avait été plusieurs fois prescrit à Paris (édit de François Ier du 28 janvier 1539, arrêt du parlement du 30 avril 1663) ; mais on ne voit pas qu'il ait jamais été donné suite à de telles prescriptions.

Dès le XIIe siècle, il existait à Paris des balayeurs. Ces places ne tardèrent pas à être très recherchées, même par des gens de qualité, qui prenaient le nom de *placiers balayeurs* des places et marchés. Ils percevaient un droit sur chaque espèce de marchandise qui s'y vendait, et faisaient faire leur service par des préposés. Mais ces balayeurs, placés sous la juridiction des prévôts de Paris, puis du lieutenant de police, ne servaient qu'au nettoiement des places et marchés, dont ils devaient enlever et transporter aux voiries les immondices, ainsi que les glaces et les neiges qui s'y amassaient l'hiver.

Depuis l'ordonnance du 13 décembre 1800, dont les principales dispositions furent prises dans l'arrêt du conseil du 30 avril 1663, et dans l'ordonnance du 8 novembre 1780, les préfets de police ont publié périodiquement des ordonnances sur le balayage des rues, et y ont successivement apporté toutes les modifications que réclamaient les agrandissements de la ville et les besoins de la population, au point de vue de la salubrité. Celle du 1er avril 1843, en particulier, contient sur le nettoiement et sur le transport des matières insalubres des dispositions qui forment en quelque sorte un code complet de nettoiement, et qui sont aujourd'hui prises pour modèle dans la plupart des grandes villes, non-seulement en France, mais à l'étranger.

Dans ces derniers temps, de nombreuses inventions ont eu pour objet de faciliter le nettoiement et le balayage des voies publiques.

L'Exposition universelle de 1855, à Paris, a réuni plusieurs modèles ingénieux de machines destinées à cet usage. L'une, due à un médecin, le docteur Colombe, consiste en une petite voiture à bras dont les roues font mouvoir à l'aide d'un engrenage un balai circulaire qui chasse les ordures dans une caisse ou récipient que l'on vide quand il est rempli. Une autre se composait d'un chariot de la forme et des dimensions d'un tombereau ordinaire, muni sous l'essieu d'un double rang de balais de bouleau et de palettes mobiles obliquement dirigé, mais sans récipient pour les immondices qui sont simplement refoulées sur le côté pour être enlevées ensuite; système incomplet et bien inférieur à celui où la balayeuse enlève à la fois les immondices. Mais la machine la mieux appropriée à son objet, et qui peut rendre des services réels à la salubrité, a été exposée par M. Whitworth (de Manchester). Elle consiste en une voiture élégante conduite par un cheval et dont les roues font mouvoir par un engrenage un système de balais analogue à un système de drague, et enlève les immondices jusque dans une large caisse qui a la capacité d'un tombereau ordinaire. Enfin nous citerons pour mémoire un appareil spécialement destiné à déblayer les routes et chemins obstrués par les neiges; lourd et volumineux traîneau terminé en avant par une proue très tranchante et muni de brancards pour les chevaux de trait.

Nous allons reproduire les principales dispositions du TITRE PREMIER, de l'ORDONNANCE DU 1er AVRIL 1843, concernant *le balayage de la voie publique et le nettoiement des trottoirs, des ruisseaux, des devantures de boutiques, des grilles d'égouts et des abords des bâtiments en construction, ateliers ou chantiers de travaux.*

Art. 1er. Les propriétaires ou locataires sont tenus de faire balayer complétement, chaque jour, sauf les cas prévus par l'art. 2 ci-après, la voie publique au devant de leurs maisons, boutiques, cours, jardins et autres emplacements.

Le balayage sera fait jusqu'aux ruisseaux, dans les rues à chaussée fendue.

Dans les rues à chaussée bombée et sur les quais, le balayage sera fait jusqu'au milieu de la chaussée.

Le balayage sera également fait sur les contre-allées des boulevards jusqu'aux ruisseaux des chaussées.

Les boues ou immondices seront mis en tas; ces tas devront être placés de la manière suivante, selon les localités, savoir :

Dans les rues sans trottoirs, entre les bornes; dans les rues à trottoirs, le long des ruisseaux du côté de la chaussée, si la rue est à chaussée bombée; et le long des trottoirs, si la rue est à chaussée fendue; sur les boulevards, le long des ruisseaux de la chaussée, côté des contre-allées.

Dans tous les cas, les tas devront être placés à une distance d'au moins deux mètres des grilles et des bouches d'égouts.

Nul ne pourra pousser les boues et immondices devant les propriétés de son voisin.

Art. 2. Le balayage sera fait entre six heures et sept heures du matin, depuis le 1er avril jusqu'au 1er octobre, et entre sept heures et huit heures du matin, depuis le 1er octobre jusqu'au 1er avril.

En cas d'inexécution, le balayage sera *fait d'office* aux frais des propriétaires ou locataires.

L'art. 3 a trait aux prescriptions relatives à l'exécution des travaux de pavage.

Art. 4. En outre du balayage prescrit par l'art. 1er, les propriétaires ou locataires seront tenus de faire gratter, laver et balayer, chaque jour, les trottoirs existant au devant de leurs propriétés, ainsi que les bordures desdits trottoirs, aux heures fixées par l'art. 2.

L'eau du lavage des trottoirs et des dalles devra être balayée et coulée au ruisseau.

Les propriétaires ou locataires devront également faire nettoyer intérieurement et dégager les gargouilles placées sous les trottoirs des rues et sous les dallages des boulevards, de toutes ordures et objets quelconques qui pourraient les obstruer. Ce nettoiement doit être fait chaque jour aux heures prescrites pour le balayage.

Art. 5. Les devantures de boutique ne pourront être lavées après les heures fixées pour le balayage, et l'eau du lavage devra être coulée au ruisseau.

Art. 6. Dans les rues à chaussée bombée, chaque propriétaire ou locataire doit tenir libre le cours du ruisseau au devant de sa maison ; dans les rues à chaussée fendue, il y pourvoira conjointement avec le propriétaire ou locataire qui lui fait face.

Les ruisseaux sous trottoirs, dits en encorbellement, devront être dégagés des boues et ordures, et tenus toujours libres et en état de propreté.

Pour prévenir les inondations par suite de pluie et de dégel, les habitants devant la propriété desquels se trouvent des grilles d'égout les feront dégager des ordures qui pourraient les obstruer. Ces ordures seront déposées aux endroits indiqués en l'art. 1er.

Art. 7. Il est prescrit aux entrepreneurs de travaux exécutés sur la voie publique ou dans des propriétés qui l'avoisinent, de tenir la voie publique en état constant de propreté, aux abords de leurs ateliers ou chantiers, et sur tous les points qui auraient été salis par suite de leurs travaux ; il leur est également prescrit d'assurer aux ruisseaux un libre écoulement.

Bibliographie. — A. Chevallier, *Notice historique sur le nettoiement de la ville de Paris, depuis 1184 jusqu'à l'époque actuelle* (*Annales d'hygiène, etc.* 1849, t. XLII, p. 262.) — *Collection officielle des ordonnances de police.* — *Annales d'hygiène, etc.*, 1848, t. XL, p. 460.

BALEINE. — Le travail des fanons de baleine qui répand d'abondantes vapeurs d'une odeur forte et tenace, et des eaux faciles à putréfier quand on n'a pas le soin de les jeter immédiatement, est placé dans la troisième classe des établissements incommodes.

BARDEURS. — On appelle *bardeurs*, les ouvriers chargés de cette espèce de transport que l'on nomme *bardage*, et qui consiste à transporter à bras, sur des *bards*, ou sorte de civières, des pierres de taille dans l'étendue des ateliers de construction, depuis l'endroit où elles ont été taillées jusqu'à *pied d'œuvre*, c'est-à-dire jusqu'à l'endroit où elles doivent être posées, ou jusqu'à la machine à l'aide de laquelle on doit en opérer le montage.

Ces ouvriers doivent nécessairement posséder une grande force ; ils sont exposés aux efforts violents et exagérés que nécessite le transport de fardeaux quelquefois trop lourds, et aux accidents qui peuvent résulter de la chute des pierres qu'ils ont à mouvoir.

BATEAUX A LESSIVE. — Les bateaux de blanchisseuses ne peuvent être établis sur les cours d'eau sans une autorisation préalable[1] et sont astreints à des règles de police qui sont consignées dans les deux ordonnances que nous citons ici :

ORDONNANCE DE POLICE (DU 9 MAI 1805) CONCERNANT LES BATEAUX A LESSIVE.

1. Il ne peut être établi dans Paris aucun bateau à lessive sans une permission du préfet de police.

2. Les permissions de tenir bateaux à lessive accordées jusqu'à présent sont révoquées.

3. Les propriétaires des bateaux à lessive seront tenus de se pourvoir de permissions dans un mois au plus tard, à compter du jour de la publication de la présente ordonnance.

Ils indiqueront dans leurs pétitions le nombre et les dimensions de leurs bateaux et l'emplacement qu'ils occupent.

4. Les permissions de tenir bateaux à lessive ne seront accordées qu'à condition qu'il y sera réservé des places où les indigents pourront laver leur linge sans payer aucune rétribution.

Le nombre de places sera fixé par le préfet de police, en proportion de la grandeur et du produit présumé des bateaux.

5. Il est défendu d'étendre du linge sur les berges.

Les pierres, tréteaux, planches, perches et autres ustensiles qui seraient placés sur les bords de la rivière pour laver, étendre ou sécher le linge, seront enlevés.

6. Il sera pris envers les contrevenants aux dispositions ci-dessus telle mesure de police administrative qu'il appartiendra, sans préjudice des poursuites à exercer contre eux par devant les tribunaux, conformément aux lois et aux règlements qui leur sont applicables.

EXTRAIT DE L'ORDONNANCE DU 25 OCTOBRE 1840.

Art. 184. Les propriétaires de bateaux à lessive seront tenus d'établir des chemins solides et bordés de garde-fous à hauteur d'appui, pour faciliter l'accès de ces bateaux.

Les embarcations ou bateaux destinés à supporter les chemins devront avoir au moins trois mètres de longueur sur deux mètres de largeur.

Art. 185. Les bateaux à lessive devront en tout temps être solidement amarrés et munis de cordes, crocs, perches, etc., pour porter secours en cas de besoin.

Dans le même but, un bachot muni de ses agrès devra toujours être attaché à chacun de ces établissements. Les propriétaires desdits bateaux sont, en outre, tenus d'avoir constamment à bord de leurs établissements un gardien bon nageur, agréé par l'administration, et une boîte de secours en bon état.

Art. 186. Les bateaux à lessive ne pourront être modifiés dans leur construction sans une autorisation spéciale.

Ajoutons que ces bateaux doivent être couverts pendant l'hiver et convenablement ventilés en été. Ils ne sont autorisés que sur le rapport de l'ingénieur chargé de l'inspection de la navigation.

BATTAGE, BATTERIES MÉCANIQUES, BATTES, BATTEURS. — Parmi les travaux agricoles et industriels, il en est qui nécessitent un battage plus ou moins fort, qui s'opère tantôt à bras d'homme, tantôt à l'aide de moyens mécaniques.

Cette pratique, quels que soient le mode suivi et l'objet auquel elle s'applique, présente des inconvénients communs qui sont le dégagement d'une poussière épaisse, le bruit souvent fort incommode et la fatigue musculaire des hommes qui s'y emploient. Nous allons examiner rapidement ces influences diverses dans le battage des grains, les batteries de fil, chez les batteurs d'or et dans le battage des tapis.

A. **Battage des grains.** — Ce battage, qui a pour objet de séparer le grain de l'épi, se fait soit au fléau par les batteurs en grange, soit à l'aide de batteries mécaniques (le dépiquage par le piétinement des chevaux, peu usité et dans le Midi seulement, n'offrirait ici rien d'intéressant à noter). Le battage au fléau est de tous les travaux de la ferme le plus rude et le plus nuisible à la santé des hommes qui s'y livrent, et en même temps le moins lucratif. Ajoutons que ce moyen ne donne, au point de vue du rendement des grains, que des résultats très imparfaits. Ramazzini signalait chez les batteurs en grange tous les accidents qui résultent de l'inspiration d'une grande quantité de poussière irritante ; on peut y joindre l'excessive fatigue qui résulte d'un ouvrage si pénible, et auquel conviennent seulement les hommes les plus robustes. On doit donc attacher un double avantage à l'emploi des batteries mécaniques, auxquelles peut se joindre un tarare pour vanner le grain, et qui n'exige que la surveillance d'un petit nombre d'ouvriers.

Il existe un moyen des plus simples et peu dispendieux de se soustraire à l'action délétère de la poussière des granges. Les vanneurs et les batteurs de grains, employés aux machines nouvelles que le progrès et la civilisation ne tarderont pas à introduire dans toutes nos fermes, n'auraient qu'à se couvrir le visage d'un voile pareil à celui dont font déjà usage les scieurs de long.

B. **Battage des fils et des laines au moyen des battes mécaniques.** — Le battage qui a pour objet de lisser le fil, après s'être opéré à la main dans des ateliers annexes des établissements de filerie, constitue aujourd'hui une industrie spéciale, qui s'exerce au moyen de battes mécaniques mues par la vapeur, dans des usines actuellement très répandues dans le département du Nord. Cette modification dans les procédés industriels a soulevé plusieurs questions de salubrité très graves, qui ont pendant plusieurs années fixé l'attention du Conseil central de salubrité du département du Nord, et ont donné lieu dans son sein à des travaux extrêmement remarquables, qui ont eu pour résultat le classement des usines dans lesquelles on fait usage de battes mécaniques mues par la vapeur dans la deuxième classe des établissements dangereux, insalubres ou incommodes.

Nous ne pouvons mieux faire, pour éclairer cette question importante et neuve, que de reproduire un extrait étendu d'un rapport excellent fait sur ce sujet le 3 juin 1844, par M. Trachez, au nom d'une commission composée, outre le rapporteur, de MM. Barrois, Delezenne et Duhamel, rapport qui résume non-seulement ceux qui l'ont précédé, mais encore les discussions qui ont eu lieu à leur occasion dans le Conseil.

« Le Conseil central de salubrité a été appelé plusieurs fois par l'autorité supérieure à donner son avis sur l'établissement d'ateliers, très répandus à Lille, où s'opère le battage du fil. Soit que ce genre d'industrie ait été inconnu au législateur, soit qu'il ait laissé aux autorités locales le soin de faire remédier à l'incommodité du bruit, on ne trouve dans la législation et la jurisprudence des ateliers insalubres ou incommodes aucune classification dans laquelle on puisse le ranger.

» Le conseil a pensé que, dans le but d'en obtenir le classement, il était utile de faire ressortir les inconvénients plus ou moins graves qui y sont attachés.

» Pour faire connaître ces inconvénients, nous indiquerons : 1° les procédés employés et leur but; 2° l'incommodité sous le triple rapport du bruit, de l'ébranlement et du dégagement de la poussière. Nous terminerons notre rapport en vous rappelant rapidement le travail fait par différentes commissions prises dans votre sein, et, en particulier, par plusieurs membres du Conseil, sur les moyens à proposer pour amoindrir le bruit assourdissant des battes et l'ébranlement qu'elles produisent par leur action continue; enfin nous ferons sentir la nécessité du classement de cette industrie.

» Le fil soumis à l'action des battes est ordinairement tors; il est teint ou écru; mais, arrivé à ce point, il lui manque de la souplesse, du moelleux, du lustre et du poli, ce qu'on obtient au moyen du battage. Voici comment on l'exécute.

» Le travail s'opère le plus ordinairement soit dans des caves, soit au rez-de-chaussée. Une forte table ou un gros tronc d'arbre, revêtu supérieurement d'une pierre lisse et d'un grand poids, est assis sur le sol, et le fil sec, disposé en écheveaux, y est placé à plat. Les ouvriers, en plus ou moins grand nombre, sont munis chacun d'une batte, de bois épais et solide, du poids de 2 kilogrammes environ; ils la soulèvent à une hauteur de 40 à 50 centimètres et la font tomber sur le fil, la relèvent aussitôt pour recommencer incontinent. Ce mouvement alternatif n'aplatit point le fil; il lui laisse le temps de reprendre sa forme ronde, lui ôte sa roideur, lui donne du lustre et le débarrasse de la poussière.

» Cette opération produit trois effets nuisibles, surtout quand elle est pratiquée au rez-de-chaussée, sur la voie publique et entre des maisons attenantes : c'est l'incommodité de la poussière, le bruit assourdissant et l'ébranlement des murs voisins. Cet ébranlement est bien plus considérable encore, lorsque les battes sont mues par une machine à vapeur, parce que leur nombre s'élève quelquefois à 40, 60 ou même 80, et que leur poids est décuple; dans ce cas, le bruit est intolérable, et l'ébranlement va jusqu'à crevasser les murs mitoyens; des pendules ou d'autres meubles, placés sur les tablettes de cheminées voisines, changent de place par l'effet seul de l'ébranlement. Quelques maisons ont été abandonnées, et l'on n'a trouvé à les louer qu'à des prix très bas. Des malades ont été dans l'obligation de changer de demeure.

» Pendant l'opération du battage, il s'élève dans l'atelier une grande quantité de poussière qui nuit beaucoup aux organes de la respiration, surtout lorsque les fils sont teints. Quand les ateliers donnent sur des rues très étroites, que les croisées s'y ouvrent, l'air semble contenir un nuage épais, et la poussière pénètre dans les habitations voisines, souille les meubles, entre dans la poitrine et gêne la respiration. Cette grande incommodité oblige les habitants à tenir leurs croisées fermées une grande partie de la journée, ce qui rend les habitations malsaines; de plus, il est impossible, à moins qu'on n'y soit habitué, de soutenir longtemps le bruit assourdissant du battage du fil. Il serait possible d'amoindrir le bruit, par suite l'ébranlement, et de diminuer l'effet nuisible de la poussière, et plusieurs commissions se sont occupées de cet objet. M. Th. Barrois, un des membres du Conseil qui a été chargé de faire plusieurs rapports sur l'industrie en question, dans le but d'amoindrir le bruit des battes et l'ébranlement, a proposé : 1° d'entourer les ateliers de tentures flottantes, qui, en arrêtant les vibrations de l'air, diminueraient le bruit; mais il faudrait que l'on prît de grandes précautions contre l'incendie ; 2° de prendre, pour recevoir les coups de la batte, des blocs de pierre beaucoup plus lourds que ceux actuels, et de les établir au milieu d'une grande pièce de bois qui ne poserait sur le sol qu'à ses deux extrémités : le bois, faisant alors ressort, rendrait le choc moins sensible. M. Barrois donne à l'appui de ce moyen ce qui se passe à Lyon : on met quelquefois au troisième ou au quatrième étage une enclume sur une longue pièce de bois posant près des maîtres murs, et l'on y bat le fer sans donner d'ébranlement bien sensible. 3° Il propose encore un mécanisme de deux cylindres entre lesquels passeraient les fils. Ces cylindres, que M. Barrois a lui-même perfectionnés, et qu'il emploie dans sa filature de coton, remplaceraient quelques-uns des effets du battage; mais on lui fit l'observation, dont il reconnut l'exactitude, que l'effet continu des cylindres aplatirait le fil, tandis que l'intermittence du mouvement des battes permet au fil de réagir, de présenter au choc diverses faces, de manière à sortir du travail avec sa forme arrondie en même temps qu'il se trouve lissé. Il pense cependant qu'en ajoutant un troisième moyen qui ferait exécuter un mouvement de droite et de gauche, on conserverait au fil sa forme ronde : c'est ce que l'expérience seule pourrait confirmer; d'ailleurs, par ces procédés, on n'enlèverait pas la poussière au fil, ce qui nécessiterait une autre opération.

» On a encore proposé, comme moyen palliatif, de revêtir les blocs et les battes d'un cuir peu élastique qui pourrait amoindrir le bruit ; mais il faudrait s'assurer que ce moyen ne nuisît point au but du travail. On a proposé, dans l'intention d'atténuer le bruit et l'ébranlement, d'exiger que les ateliers fussent établis au rez-de-chaussée, dans un appartement dont les murs auraient une brique et demie d'épaisseur, et qui, de toutes parts, serait séparé des maisons attenantes par un appartement excavé et voûté, ayant 4 mètres au moins de largeur; toutes les ouvertures de l'atelier devraient en outre avoir lieu dans l'établissement même, les autres faces étant exactement murées.

» Enfin, dans l'intention de remédier au bruit et à l'incommodité de la poussière, un membre du Conseil a pensé qu'il y a quelques moyens qui peuvent être considérés comme des palliatifs susceptibles d'être mis en pratique. De ce nombre on pourrait ranger les dispositions du local de l'atelier de batterie, de manière à le priver d'ouvertures sur la voie publique, et de faire diriger les colonnes d'air en vibration, et la poussière, dans le haut du bâtiment, par une ouverture pratiquée au plafond ou à la voûte du local : telle est la proposition de M. Demesmay.

» Voilà les principaux moyens qui ont été proposés ; cependant, soit qu'on les emploie isolément ou qu'on les coordonne, on ne pourra en reconnaître l'efficacité que lorsque l'expérience l'aura constatée : jusque-là le problème ne sera pas résolu. Néanmoins il y a ici une distinction à faire parmi les établissements où s'opère le battage du fil. Il en existe à Lille de très bruyants sans doute ; mais d'autres, par leur mécanisme et leurs positions, incommodent très peu ou point au dehors. Ces ateliers sont placés dans des souterrains entourés de murs épais, ou au rez-de-chaussée, mais au fond du local et presque isolés de toute habitation par des cours ou des jardins. Voici comment ils sont disposés.

» Une grosse pièce de bois, très volumineuse et recouverte d'une lourde pierre unie, repose sur quelques traverses de bois assises sur le sol et n'ayant aucun contact avec les murs, de sorte que l'air, entourant cette masse de toutes parts, contribue beaucoup à amoindrir l'ébranlement. Le fil, disposé en écheveaux, est étendu à plat au-dessus de la table sans y toucher, étant retenu à une hauteur de 27 à 35 millimètres par deux petits cylindres tournant sur leurs axes et tenant tendu l'écheveau de fil par ses deux anses ; le mouvement continu du fil, joint à l'action alternative des béliers, bat le fil convenablement, lui donne de la souplesse et le débarrasse de la poussière. Les béliers, à tête plate et large, tombent verticalement sur les écheveaux élargis, les appliquent sur le bloc, sans bruit bien remarquable et sans ébranlement bien sensible soit du sol, soit des murs. Le rapporteur a visité les établissements de MM. Saint-Léger et Delesalle-Desmett, filateurs en cette ville, où le battage a lieu comme nous venons de le faire connaître. De grandes croisées ouvertes sur un jardin, ou une grande et large ouverture à l'entrée de l'atelier donnant sur une vaste cour, procurent à la poussière une libre issue au dehors, et l'on pourrait, à la rigueur, rendre la stagnation de la poussière presque nulle, en employant de temps en temps un moyen de ventilation.

» Munie de toutes ces données, la commission pense que lorsqu'un classement sera ordonné, il vous sera facile d'indiquer les conditions qu'il conviendra d'imposer à ce genre d'industrie.

» Lecture faite de ce rapport, le Conseil, après une discussion approfondie à laquelle presque tous ses membres ont pris part, considérant :

» Que si, jusqu'à présent, cette industrie, très ancienne dans la fabrique de Lille, n'a soulevé aucune plainte, cela était dû à la manière dont elle était exercée ;

» Que le battage des fils, ayant lieu précédemment dans chaque fabrique, le plus ordinairement dans des caves voûtées n'ayant que de petites ouvertures sur la voie publique, et par le moyen de battes légères, en petit nombre dans chaque établissement, tenues à la main, ne présentait réellement pas d'incommodité sensible pour le voisinage ;

» Que cette industrie, au lieu de rester disséminée comme autrefois, se concentre dans des filatures, s'exerce plus en grand, par suite du développement des établissements spéciaux, et change de caractère en ce qu'elle ne s'exerce plus avec des battes légères de 2 à 3 kilogrammes, mues à la main, mais à l'aide de béliers ou étampes, en nombre toujours considérable, mus par la vapeur, du poids de 20 kilogrammes au moins, et placés le plus souvent au rez-de-chaussée, en face d'ouvertures plus ou moins larges donnant sur des rues souvent étroites ;

» Que le résultat inévitable du mode actuel est un bruit continu, retentissant au loin, et tellement assourdissant, que les maisons voisines deviennent réellement inhabitables ;

» Qu'indépendamment du bruit, cette industrie entraîne un autre inconvénient grave par la production d'une énorme quantité de poussière, quelquefois chargée de matière colorante, poussière qui se répand assez loin et s'introduit dans les habitations voisines, ce qui oblige de les tenir closes ;

» Que la législation des établissements insalubres ou incommodes a prévu les cas où le bruit pourrait être une cause suffisante pour autoriser l'administration à ne permettre l'établissement de quelques industries que sous certaines réserves ; que c'est ainsi qu'elle a choisi celle de batteur d'or et d'argent, la fabrication des boutons métalliques, les moulins à farine dans les villes, etc.;

» Qu'aucune de ces industries classées ne peut entrer en comparaison sous le rapport des inconvénients qu'elles produisent avec le battage des fils :

» Pense qu'il y a lieu à solliciter de nouveau une ordonnance de classement, et que les inconvénients reconnus sont d'une telle gravité, qu'ils doivent faire ranger ces établissements, sinon dans la première classe, au moins dans la seconde ;

» Que relativement aux moyens d'atténuer l'incommodité résultant soit du bruit, soit de la poussière, qui est toujours très abondante et nuisible tant aux ouvriers qu'au voisinage, ils doivent varier suivant diverses circonstances de disposition intérieure des locaux, d'éloignement, etc., et ne peuvent être indiqués d'une manière générale. »

C'est à la suite de ce lumineux rapport qu'est intervenu, au mois d'avril 1845, l'arrêté préfectoral suivant, portant classement des *batteries mécaniques* de fils dans la deuxième catégorie des établissements dangereux ou incommodes.

« Nous, conseiller d'État, préfet du Nord : Vu les réclamations d'un grand nombre d'habitants de la ville de Lille, dans lesquelles ils signalent les graves inconvénients que leur fait éprouver l'établissement de battes mécaniques mues par la vapeur ;

» Vu l'avis du Conseil central de salubrité ;

» Vu la lettre de M. le ministre de l'agriculture et du commerce, en date du 29 mars dernier ;

» Vu le décret du 15 octobre 1810 ;

» Vu l'article 5 de l'ordonnance royale du 14 janvier 1815, portant que les préfets sont autorisés à faire suspendre la formation ou l'exercice des établissements nouveaux, dangereux, insalubres ou incommodes, qui, n'étant point compris dans les nomenclatures publiées par le gouvernement, seraient cependant de nature à y être placés ; qu'ils pourront accorder l'autorisation d'établissement pour tous ceux qu'ils jugeront devoir appartenir aux deux dernières classes de cette nomenclature, en remplissant les formalités prescrites par le décret du 15 octobre 1810 ;

» Considérant que l'établissement de battes mécaniques mues par la vapeur donne lieu à un bruit continu, retentissant au loin et tellement assourdissant, que les quartiers dans lesquels elles sont établies deviennent réellement inhabitables ; qu'indépendamment de ce bruit, cette industrie entraîne un autre inconvénient grave, par la production d'une énorme quantité de poussière, très souvent chargée de matières colorantes, poussière qui se répand fort loin et s'introduit dans les habitations, ce qui oblige à les tenir closes, et par conséquent nuit à leur salubrité ; qu'à ces inconvénients se joint encore le danger d'incendie par le grand approvisionnement de fils en magasin ;

» Considérant qu'en présence d'un état de choses si contraire à la sûreté et à la salubrité publiques, il convient, jusqu'à ce qu'il ait été statué par une ordonnance royale sur le classement définitif de cette nouvelle industrie, de faire usage de la faculté qui nous est accordée par l'article 5 de l'ordonnance royale précitée du 14 janvier 1815, d'en opérer le classement provisoire,

» Arrêtons :

» Art. 1er. Les usines dans lesquelles on fait usage de battes mécaniques mues par la vapeur sont rangées dans la deuxième classe des établissements dangereux, insalubres ou incommodes. En conséquence, les usines de cette nature ne pourront être établies qu'après l'accomplissement des formalités prescrites par le décret du 15 octobre 1810, et l'ordonnance réglementaire du 14 janvier 1815 pour les établissements appartenant à cette classe.

» Art. 2. Le présent arrêté sera inséré dans le recueil des actes de la préfecture.

» Art. 3. Les sous-préfets et les maires sont chargés d'en assurer l'exécution et de lui donner la plus grande publicité. »

Depuis cet arrêté, le Conseil d'hygiène publique et de salubrité eu plusieurs fois à examiner des demandes d'autorisation pour l'établissement de batteries de fil, et a fait une sage application des principes exposés dans le rapport de M. Trachez, en posant des conditions qui atténuent autant que possible les inconvénients de ces sortes d'usines.

C. **Battage des métaux.** — L'argent, le cuivre et l'or surtout sont réduits en feuilles très ténues au moyen du battage par le marteau. Les ateliers où se pratique cette opération sont, en raison du bruit très incommode qu'elle occasionne, rangés dans la troisième catégorie des établissements classés. Les batteurs d'or et d'argent ne sont exposés à aucune cause particulière d'insalubrité ; ils sont, selon l'expression de Turner Thackrah, bien portants et robustes.

D. **Battage des tapis.** — Il nous reste à parler du battage des tapis, qui a donné lieu à un examen particulier du Conseil de salubrité du département de la Seine.

On reproche à cette opération deux sortes d'inconvénients, les uns relatifs à l'insalubrité, les autres à l'incommodité que déterminerait cette industrie, et pour les individus qu'elle emploie, et pour les habitants des demeures environnantes.

Il paraît naturel, en effet, de supposer que la poussière et les détritus laineux que développe le battage des tapis agissent d'une manière fâcheuse sur les poumons de ceux qui les respirent ; l'anémie, la bronchite, l'hémoptysie, et, par suite, la phthisie pulmonaire, ont été considérées comme le résultat possible de la respiration d'une atmosphère chargée d'une pareille poussière. Les recherches faites par Parent-Duchâtelet tendraient à rassurer sur ce point.

Ces recherches ont eu lieu à l'occasion d'une plainte soulevée par un certain nombre de propriétaires contre un batteur de tapis qui avait obtenu l'autorisation d'exercer son industrie dans la rue Marbœuf, à Chaillot. Les motifs d'opposition allégués contre cette autorisation étaient relatifs à l'insalubrité, à l'incommodité et à la dépréciation des habitations et des terrains voisins. Parent-Duchâtelet visita les ateliers où étaient battus les matelas de tous les hôpitaux et hospices de Paris ; et, des questions adressées aux ouvriers qui y étaient employés, il résulta pour lui que tout individu bien portant pouvait vivre impunément dans cette atmosphère infecte et tellement chargée de poussière, qu'à peine pouvait-on y voir ; mais que tout individu déjà phthisique ou disposé à la phthisie ne pourrait y résister. Les mêmes recherches faites dans les ateliers où se confectionnent les matelas des différents corps de la garnison de Paris eurent le même résultat.

Parent-Duchâtelet visita à Saint-Ouen, dans les ateliers de M. Ternaux, l'endroit où l'on battait les poils de cachemire et de chameau. On ne peut se faire une idée, dit-il, de la poussière épaisse et suffocante qui existait dans cet endroit; et cependant, de l'aveu des ouvriers et de M. Ternaux lui-même, elle n'altérait pas leur santé, bien qu'elle fût très incommode. Quelques-uns de ces ouvriers n'avaient pas quitté cet atelier depuis plusieurs années.

Il ne paraît donc pas que les duvets et les débris laineux qui remplissent l'atmosphère autour des batteries de tapis exercent une action nuisible sur la santé des ouvriers qui y sont employés, et, à plus forte raison, des habitants des propriétés environnantes.

Mais cette industrie entraîne d'autres inconvénients qui, pour être moins graves, n'en méritent pas moins d'être pris en considération.

Il sort de ces tapis une poussière considérable que son poids fait, il est vrai, retomber en grande partie dans le voisinage du métier, et qui ne s'étend guère en général au delà de 60 à 80 pieds. Cependant un courant d'air ou un vent un peu violent peut la porter beaucoup plus loin. On pourrait, jusqu'à un certain point, garantir de cette poussière les propriétés voisines au moyen d'un mur de 15 à 20 pieds de haut.

Il est un inconvénient plus grave encore : c'est le bruit que détermine le battage des tapis, bruit monotone et assourdissant, qui, pendant quatre ou cinq mois de l'année, dure sans interruption depuis le matin jusqu'au soir. Ce bruit, qui s'étend à une grande distance, avait obligé déjà l'administration de forcer des batteurs de tapis de quitter le quartier Saint-Avoye, et, plus tard, le dessous d'une arche du Pont-Neuf, où ils s'étaient établis.

Le Conseil de salubrité, consulté au sujet de l'établissement installé à Chaillot, dont nous avons parlé tout à l'heure, a été d'avis de refuser également l'autorisation demandée à son sujet, non pour cause d'insalubrité, mais à cause des inconvénients occasionnés par la poussière, et surtout par le bruit particulier au battage des tapis, inconvénients tels qu'il en devait résulter une dépréciation complète des propriétés voisines.

Bibliographie. — *Rapport fait au Conseil de salubrité sur les inconvénients que présente le battage des tapis*, par M. Parent-Duchâtel (*Annales d'hygiène, etc.*, 1833, t. X. p. 65. — *Dictionnaire de l'industrie*, t. II. Paris, 1834. — *Rapports sur les travaux du Conseil central de salubrité du département du Nord.* Lille, 1842, 1845, 1847 et 1849.

BAUDRUCHE. — *Voy.* Boyauderies.

BENZINE. — *Voy.* Essences, Houille.

BERGERIES. — *Voy.* ABATTOIRS, VACHERIES.

BETTERAVES. — *Voy.* DISTILLERIES, SUCRE.

BEURRE. — Le beurre, matière grasse du lait, dont l'utilité et les usages n'ont pas besoin d'être rappelés, tient une place considérable dans la consommation, et intéresse à ce titre l'hygiène publique. Le chiffre de cette consommation s'est accru dans des proportions énormes et a plus que doublé depuis la fin du siècle dernier, ainsi que le démontrent les nombres que nous empruntons à l'excellent ouvrage statistique de M. Husson :

En 1788. . .	2 862 990 kil.,	soit, par tête :	4,77 kil.	par an,	13 gram. par jour.
1804. . .	2 243 256	—	3,49	—	10
1817. . .	3 292 904	—	4,61	—	13
1826. . .	4 136 850	—	5,51	—	15
1846. . .	4 557 057	—	4,32	—	12
1851. . .	9 231 954	—	8,76	—	24
1853. . .	10 198 239	—	9,68	—	27
1859. . .	20 409 520		«	—	»

Le beurre peut présenter des altérations spontanées ou provenant d'un mode de préparation vicieux et des falsifications.

Le beurre conservé au delà d'un temps variable, suivant la saison, rancit, devient âcre, et finit par être complétement impropre à tout usage. On prévient ou l'on retarde considérablement cette altération par la salaison ou par la fusion. On a vu alors le beurre contenir de l'oxyde de cuivre par suite de sa fusion et de son refroidissement dans des vases de cuivre.

Le beurre peut être frelaté, suivant M. Chevallier, par la craie, la fécule de pomme de terre, les pommes de terre cuites, la farine de blé, le lait durci au feu, le beurre de qualité inférieure, le suif de veau, le carbonate ou l'acétate de plomb.

Presque toutes ces falsifications peuvent être reconnues en faisant fondre le beurre et en recueillant les matières étrangères qui se précipiteront, et seront reconnues aux caractères qui leur sont propres. Les plus graves d'entre elles, celles que l'on opère au moyen des sels de plomb, pourront être décelées, suivant M. Chevallier, par l'incinération du beurre ; la cendre, reprise par l'acide nitrique, donnera une liqueur (nitrate de plomb) qui précipitera en blanc par le sulfate de soude, en jaune par le chromate de potasse, l'iodure de potassium, en noir par l'hydrogène sulfuré.

La présence de beurre de qualité inférieure ou avarié se reconnaît toujours aisément, parce que le bon beurre ne recouvre le premier que d'une couche mince.

Enfin, on emploie quelquefois le safran, le suc de carotte, l'orcanette, les fleurs de souci ou de renoncule, la baie d'asperge, le fruit d'alkékenge ou le suc de chélidoine, pour donner au beurre une belle couleur jaune.

Bibliographie. — *Traité de la salubrité dans les grandes villes*, par Montfalcon et de Polinière, 1846. — *Dictionnaire des altérations et falsifications, etc.*, par M. Chevallier, t. I. p. 111. — *Les consommations de Paris*, par M. A. Husson. Paris, 1856.

BIÈRE. — La bière est une boisson fermentée fabriquée avec les matières amylacées des céréales, et principalement de l'orge, et avec le houblon. On la connaissait, au moyen âge, sous le nom de *cervoise*.

La fabrication de la bière comprend quatre périodes : 1° *Maltage*, qui a pour but de faire naître dans l'orge le principe qui opère la transformation de l'amidon en dextrine et en glycose. Il consiste essentiellement à faire germer l'orge sous l'influence d'une hydratation et d'une température convenables. La diastase se forme à la naissance des gemmules, et c'est elle qui, dans l'opération suivante, transformera l'amidon en dextrine et en glycose solubles. — 2° *Préparation du moût*, ou saccharification du malt, qui consiste à traiter par l'eau, à une température convenable, le malt broyé, pour faire agir la diastase sur l'amidon et dissoudre la dextrine et la glycose qui résultent de cette action. — 3° *Décoction avec le houblon*, qui consisteà chaufferle moût avec la fleur de houblon pour lui donner une saveur et un arome particuliers. — 4° *Fermentation*, qui consiste à abandonner avec un ferment le moût refroidi, pour opérer la conversion de la glycose en alcool. — Voici comment sont généralement conduites ces différentes opérations. On commence par remplir d'eau froide la cuve *trempoire*, et l'on y fait tomber en courant continuel l'orge, dont les grains creux ou *manqués* viennent nager à la surface et sont enlevés avec des écumoires ; ils ne peuvent servir qu'à la nourriture des volailles. Quand l'orge a été suffisamment gonflée, on la retire de la cuve et on la réunit en tas plus ou moins élevés sur l'aire du *germoir ;* la température s'élève à 15 degrés. On retourne fréquemment la masse, et l'on voit apparaître à la base du grain un point blanc qui indique le développement de la racine, qui s'offre bientôt divisée en trois petites branches. Quand celles-ci ont acquis à peu près la longueur du grain, on doit se hâter d'en arrêter le développement ultérieur. Il faut avoir soin que la température ne soit ni trop élevée, ni trop basse, et, suivant la saison, diminuer ou augmenter l'épaisseur des tas. C'est à l'automne, et surtout au printemps, que s'opère le mieux la germination ; de là vient la réputation de la *bière de mars*.

L'orge est ensuite transportée sur le plancher de la *touraille*, où elle se trouve soumise à une température de 60 degrés, destinée à en détacher les radicules; celles-ci sont ensuite séparées au crible, et l'orge n'a plus besoin que d'être moulue, c'est-à-dire concassée et non pas réduite en farine, pour être convertie en *malt*, et servir à la préparation de la bière.

La drèche est alors introduite dans une cuve à double fond, appelée *cuve-matière*, dans laquelle on fait arriver de l'eau à 50 degrés environ, en agitant bien pour mêler intimement le malt avec le liquide, et à mesure que le mélange s'opère, on fait arriver l'eau de plus en plus chaude, pour obtenir une température moyenne de 50 à 60 degrés, que l'eau conserve en couvrant exactement la cuve. Après trois heures environ, la liqueur est soutirée et remplacée par une nouvelle quantité d'eau, à laquelle on en fait succéder une dernière, qui ne peut être utilisée que pour fabriquer la *petite bière*.

C'est alors qu'a lieu l'addition du houblon, qui a pour objet non-seulement de donner à la bière une saveur particulière, mais surtout de s'opposer, à l'aide des principes aromatiques qu'il contient, à l'acétification rapide des liqueurs provenant de ces opérations. On jette le houblon dans le moût, dans la proportion de 1 kilogramme par hectolitre de bière de table, et de 2 kilogrammes par hectolitre de bière de garde; on maintient la température au-dessous du point d'ébullition, pendant deux ou trois heures, et l'on fait bouillir seulement quelques instants. La filtration du moût au travers d'un tissu métallique suffit pour séparer le houblon.

On fait refroidir ensuite le moût à 15 ou 16 degrés, le plus rapidement possible, et on le mêle avec de la levûre; la fermentation s'opère, et quand la mousse s'affaisse, il suffit de soutirer la liqueur et de la renfermer immédiatement dans des tonneaux pour être conservée, ou de la placer dans des quarts, pour lui laisser jeter son écume, et remplir ensuite avec de la bière fraîche. Enfin, il reste encore à la *coller*, ce que l'on fait avec la colle de poisson, les fœtus de vache ou les pieds de bœuf ou de veau.

La fabrication de la bière a soulevé récemment une question qui peut intéresser les brasseurs. On s'est demandé si les dispositions de l'ordonnance de police relative à la prohibition des vases de cuivre non étamés dans la préparation des substances alimentaires, étaient applicables aux chaudières où l'on fait bouillir le malt et le houblon. Un arrêté du préfet de la Seine-Inférieure, qui reproduisait cette ordonnance, a soulevé des réclamations, et le Comité consultatif d'hygiène publique, appelé par M. le ministre à prononcer sur cette difficulté, a pensé, sur le rapport de M. Bussy, en date du

11 mars 1861, et conformément à l'avis du Conseil d'hygiène de Rouen, qu'il n'y avait pas lieu d'exiger l'étamage des chaudières de cuivre employées dans les brasseries à la cuite de l'orge germée et du houblon, et que d'ailleurs l'ordonnance précitée ne lui était pas applicable.

On distingue plusieurs sortes de bières : la *bière double*, ou *bière de table;* la *bière blanche*, la *bière simple*, ou *petite bière*, faite avec les liquides de la troisième trempe du malt et passée sur du houblon ayant servi à faire la bière forte ; la *bière* dite *de Strasbourg*, ou *bière de garde*, intermédiaire entre l'ale et la bière de Paris, ou bière de luxe, qui se consomme quelques jours après sa fabrication; l'*ale*, le *porter*, la *bière de Louvain*, ou bière blanche faite avec de l'orge, du genièvre et de l'avoine non germés; le *Peeterman*, ou *bière de Louvain forte.* Ces diverses variétés de bières proviennent du degré de concentration du moût, du degré de torréfaction et des proportions de malt et de houblon.

La bière est une des liqueurs fermentées les plus précieuses, non-seulement parce qu'elle remplace le vin dans les pays où la vigne ne peut croître, mais encore parce qu'à ses qualités excitantes ou rafraîchissantes, suivant l'usage qu'on en fait, elle paraît joindre des propriétés réparatrices. Boire quelques pots de bière, dit le docteur Ch. Roesch, non sans quelque exagération, c'est à la fois boire et manger.

Dans les pays même où le vin existe en abondance, on fait aujourd'hui une consommation considérable de bière. Il est intéressant de comparer, à cet égard, Londres et Paris.

Les brasseurs de Londres formaient au commencement du XVe siècle une corporation qui exerçait une influence considérable sur tous ceux qui s'occupaient de la vente de cet article; mais l'ale de ces temps-là était faible et offrait une triste boisson, car le genêt, les baies de laurier ou de lierre remplaçaient le houblon, qui ne fut cultivé en Angleterre que vers 1524 ; et l'on mêlait souvent de l'avoine au malt. Lorsque l'usage du houblon fut devenu général, on donna à la liqueur plus forte, qui lui empruntait son amertume, le nom de *bière.* Mais nous ne reconnaissons aucune ligne de démarcation bien tranchée entre la signification de ces deux mots ; *ale* et *bière.* D'après Stow, on comptait dans la Cité et dans Westminster trente-six brasseurs en 1585 ; quelques-uns étaient étrangers et possédaient l'art de cultiver le houblon. La plupart des brasseries s'élevaient sur les bords de la Tamise ; plusieurs exportaient tous leurs produits, et l'on évalue, pour une année, à 648 960 barriques la quantité fournie par ces établissements réunis.

Des documents authentiques permettent d'affirmer que la consommation a décru depuis cette époque, et qu'elle était proportionnellement de trois quarts plus forte il y a cent ans qu'aujourd'hui. A Londres, on ne connaît que de nom les bières d'outre-mer, telles que la *chica* ou bière de maïs, de l'Amérique méridionale ; la *bouza* ou bière de millet des Tartares de la Crimée ; la *koumiss* ou bière de lait des Turcomans; la *cava* ou bière poivrée des îles du Sud ; mais on y consomme des quantités prodigieuses de bière faite d'orge et de houblon. Le maltage n'enlève pas à l'orge son principe farineux, il modifie seulement la nature du grain, tandis qu'il est encore enveloppé de sa pellicule. Voici en quoi consiste cette opération. On mouille l'orge, puis on la laisse tremper dans l'eau ; elle gonfle, devient lourde et change de couleur. On l'étend soigneusement sur une couche pour qu'elle sèche : lorsqu'elle est sèche, elle est plus dure, plus chaude et plus douce ; elle contient du sucre au lieu de farine, et quand elle a passé au four sur une planche perforée, elle prend le nom de *maltpale*, doré ou brun, suivant le mode ou le degré de séchage. Le poids de l'orge diminue par le maltage, mais son volume augmente : ainsi, 100 livres d'orge produisent environ 92 livres de malt, et 100 boisseaux d'orge donnent 108 boisseaux de malt. Ce n'est pas à Londres que se prépare le malt qu'on y emploie, il vient en grande partie des environs de Hertford, de Ware et de Kingston sur la Tamise. On n'en fait aucune expédition à l'étranger, et la consommation intérieure du royaume uni est portée à 36 812 727 boisseaux.

La culture et la récolte du houblon, cet autre principe de la bière, se présentent dans des conditions trop remarquables pour que nous n'en disions pas quelques mots. Il y a en Angleterre 50 à 60 000 acres de champs de houblon, dont la moitié est située dans le comté de Kent. East-Farleigh, que l'on cite comme la plus riche paroisse en ce genre, se vante de posséder un cultivateur dont la fortune, en perches à houblon, est évaluée à 70,000 livres sterling. Un autre, qui réside dans une partie différente de Kent, passe pour avoir 500 acres plantées de houblon, et pour occuper parfois, au moment de la récolte, 4000 personnes.

Peu de terrains conviennent au houblon, dont le rendement est on ne peut plus variable ; il produit au minimum un quintal, au maximum vingt quintaux par acre, et laisse jusqu'au dernier moment le cultivateur dans l'incertitude. Grâce à cet état de choses, des paris s'engagent sur la somme probable que le fisc aura à percevoir, laquelle est soumise aux chances bonnes et mauvaises de la récolte. Ces paris ne diffèrent en rien de nos jeux de bourse, et ont souvent d'aussi funestes résultats. On estime qu'une acre de houblon peut coûter de 20 à 25 livres sterling par an, tant en engrais (des chiffons et des débris de poisson), en frais de labour, de plants, de sarclage, que pour faire étayer, élaguer les tiges, cueillir, sécher et emballer les fleurs, soit en sacs, soit en balles. Les fleurs de houblon se réduisent, en séchant, à un quart ou à un cinquième de leur poids; on les tasse dans des sacs pour les envoyer au marché, les plus belles dans des sacs contenant un quintal et demi chacun, les plus communes dans des balles pesant deux quintaux et demi. La récolte est chose curieuse à voir, et les champs de houblon offrent un tableau animé en septembre, époque à laquelle la plante arrive à maturité. Hommes, femmes, garçons et filles venus de toutes parts, vont et viennent, affairés; car lorsque le houblon est mûr, il faut le ramasser le plus promptement possible, et toutes les mains sont alors mises en réquisition. Le brasseur ne se sert que de la gousse qui renferme la graine, et les propriétés puissantes de la plante appartiennent à une poussière jaune et aromatique qui se trouve à la base de la fleur. Les Anglais apprécient à tel point les qualités de cette poudre, qui donne du ton et de l'amertume à la bière ou à l'ale, augmente l'effet saporifique de ces boissons, les clarifie et empêche qu'elles ne s'aigrissent aussi vite, qu'on affirme que la moitié du houblon récolté dans le monde entier croît en Angleterre; si bien qu'en septembre et octobre les stations du *South-Eastern railway* en sont encombrées, et que les employés des entrepôts ne suffisent pas à l'emmagasiner, les arrivages étant plus rapides que la vente, et le chemin de fer amenant en un jour jusqu'à 1 330 000 livres de houblon.

Dans les premières années du règne de George III, l'ale blanche se payait à Londres 30 shil. la barrique, et la brune, de 19 à 22 sh. On ne connaissait alors que ces deux sortes; elles ne se brassaient pas dans les mêmes établissements, et l'émulation qui animait les maisons rivales les conduisit naturellement à tenter des mélanges. Les brasseurs d'ale brune ou bière forcèrent la dose de houblon, pour qu'elle ressemblât davantage à l'ale blanche. Des détaillants ayant acheté plusieurs qualités d'ale, qu'ils mélangeaient après les avoir gardées quelque temps, les brasseurs essayèrent de produire une liqueur analogue, et, comme elle provenait d'un seul tonneau, on lui donna le nom d'*entière;* puis, comme on la reconnut nourrissante et propre à soutenir les forces des porteurs et des hommes assujettis à de rudes travaux, l'usage lui imposa bientôt celui de *porter beer* ou *porter*. Londres compte quinze grandes brasseries; deux surtout sont établies sur des bases gigantesques. L'une, entre autres, fondée il y a plus d'un siècle, a, dit-on, un matériel d'une valeur d'environ un million et demi, et, lorsqu'en 1781 on la vendit à la criée, les enchères montèrent jusqu'à la somme incroyable de 135 000 livres sterling. Elle est située dans Southwark, et couvre un espace de 10 à 12 acres; elle a près d'un tiers de mille de circonférence. On y emploie 100 000 gallons (1) d'eau par jour; on y compte vingt ou trente huches à malt, chacune de la grandeur d'une maison ordinaire. La brasserie proprement dite n'est pas de beaucoup plus petite que l'abbaye de Westminster. On y voit cinq chaudières de cuivre pouvant contenir chacune 12 000 gallons de moût ou jus de malt; on y use 6 à 700 tonnes de charbon par an; une étendue de plusieurs milliers de pieds carrés est consacrée à rafraîchir la bière; les cuves où le liquide fermente contiennent chacune 1500 barriques, et le réservoir qui reçoit la bière prête à mettre en fûts pourrait, lorsqu'il est plein, supporter une grande barque. Il y a deux cents cuves en réserve, dont la capacité varie de 30 000 à 100 000 gallons; l'établissement possède en outre 70 000 tonneaux, barriques, etc., dans lesquels se transportent ses produits, et deux cents magnifiques chevaux qui traînent par la ville les baquets et les tonneaux. La brasserie de Truman peut se placer au même rang que celle de Barclay, et l'on est en mesure d'apprécier l'importance que doit avoir ce commerce à Londres, lorsqu'on sait que chacune de ces immenses fabriques livre 50 000 gallons de bière par jour.

Le malt est la base première de toutes les opérations : les malteurs l'envoient dans des sacs; on le serre dans des huches d'où on le sort quand besoin est, pour le réduire en farine au moyen de cylindres d'acier. La farine tombe dans un énorme bassin où elle est remuée dans de l'eau chaude jusqu'à ce qu'elle ait donné tout son suc. Cette préparation, qui prend alors le nom de moût, est ensuite transférée dans une chaudière où on la fait bouillir avec du houblon jusqu'à ce qu'elle ait acquis un degré d'amertume suffisant. Cela obtenu, la liqueur coule dans un grand vase carré dont le fond est perforé; les fleurs de houblon sont arrêtées par cet obstacle, et la bière passe dans une autre salle où elle rafraîchit promptement. Le malt se brasse et le houblon se fait bouillir deux ou trois fois pour extraire tous les éléments précieux qu'il possède; lorsque ni l'un ni l'autre n'a plus d'utilité pour le brasseur, on se sert du premier pour nourrir les bestiaux, et l'on vend le second comme engrais. La fermentation du moût refroidi a lieu dans d'immenses cuves de bois, et quand elle est arrivée à un certain point, on place le liquide dans des vases plus petits, où il bouillonne jusqu'à ce que la levûre s'en soit allée. Ce liquide est enfin de la bière, et on l'introduit au moyen d'une pompe dans de vastes cuves d'où on le transfère après un séjour momentané dans ces tonnes, si familières aux Londoners, qui contiennent 108 gallons, ou 3 barriques de 36 gallons.

(1) Le gallon équivaut à 4 litres 54,345.

La consommation de Londres a proportionnellement diminué depuis quelques années, tandis qu'elle a augmenté à Paris; pourtant, les chiffres sont loin de correspondre. M. Dodd, en effet, parle de 40 millions de boisseaux de malt employés dans le royaume uni à la fabrication de 15 millions de barriques de bière ou d'ale, équivalant à 540 millions de gallons d'une valeur de 40 millions de livres sterling; il porte la quantité consommée à Londres à 1 200 000, et même à 2 millions de barriques; et voici, d'après M. Husson, la consommation de Paris de 1821 à 1854 :

Périodes.	Bières fabriquées dans Paris.			Bières venant du dehors	Total de la consommation.
	Bière forte.	Petite bière.	Total.		
	hect.	hect.	hect.	hect.	hect.
De 1821 à 1830, moyenne de dix ans	103 526	33 044	136 570	3 234	139 804
De 1831 à 1840, moyenne de dix ans	75 477	34 129	109 606	6 748	116 354
De 1841 à 1850, moyenne de dix ans	64 041	36 049	100 090	17 605	117 695
De 1851 à 1853, moyenne de quatre ans	74 663	28 413	103 076	36 939	140 015
De 1851 à 1854 (y compris 11 789 hectol. bus annuellement aux barrières par les habitants de Paris)	»	»	»	»	151 804

Toutes ces bières, à Paris, sont en général renfermées et transportées dans de petits tonneaux appelés *quarts*, dont la contenance est de 75 litres. La petite bière est principalement consommée par les personnes qui adoptent cette boisson par économie et la substituent au vin; elle est à la bière forte ce que la piquette est au vin. La plupart des bières vendues sous différents noms, même les bières anglaises, se fabriquent à Paris. M. Payen établit ainsi les proportions d'alcool que renferment ces divers breuvages sur 100 parties de leur volume.

Bières françaises.

Bière de Strasbourg, de.	2,5 à 4,5
Bière de Lille, de.	2,9 à 3,5
Bière de Paris double, de.	2,5 à 3
Petite bière de Paris, de.	1 à 1,1

Bières anglaises.

Ale-Burton.	8,2
Ale-Edimbourg.	5,7
Porter Londres, de.	3,9 à 4,5
Petite bière de Londres	1,2

Le même savant affirme que la bière de bonne qualité contient 48 grammes par litre de matière solide, équivalant à 48 grammes de pain.

Cela nous rappelle que M. Dodd indique une découverte curieuse et d'un assez puissant intérêt, sinon pour les grands centres où se prépare la bière, du moins pour le voyageur et pour les habitants des contrées éloignées auxquelles la nature a refusé ses richesses. Il s'agit d'un extrait de malt brassé, rendu amer avec du houblon, adouci avec du sucre, concentré par la chaleur et versé dans des boîtes de bois doublées de feuilles d'étain. On a donné à cette substance compacte, que le consommateur peut faire dissoudre et voir fermenter instantanément, le nom de *biersten*, ou pierre de bière. Cette découverte est due à M. Rietsch, et une société s'est établie à Bomish-Rudoletz, en Moravie, pour l'exploiter.

La consommation de Paris se borne donc par an à 151 804 hectolitres de bière, auxquels on pourrait ajouter, il est vrai, 32 906 hectolitres de cidre qui se boivent dans les mêmes conditions; nous restons encore, malgré cela, bien loin des chiffres de M. Dodd, et nous aurions plutôt dû mettre en regard du tableau de M. Husson celui de la consommation du vin en Angleterre, car il y est, comme la bière chez nous, une boisson en dehors des nécessités de la vie.

Nous pouvons ajouter quelques renseignements intéressants en ce qui touche les départements du nord et de l'est de la France. L'Alsace a la réputation d'être la contrée de la France où l'on fabrique et surtout où l'on consomme la plus grande quantité de bière. Cependant les renseignements semblent démontrer que, dans le département du Nord, la production et la consommation de la bière prennent une extension considérable et dépassent même celles des départements du Rhin.

La statistique quinquennale de l'arrondissement de Strasbourg évalue à 158 000 hectolitres la fabrication annuelle de la bière forte dans cet arrondissement, dont 6440 hectolitres dans le canton de Bischwiller, 1056 dans celui de Brumath, 4828 dans celui de Haguenau, 7008 dans celui de Molsheim, 20 390 dans celui de Schiltigheim, 6160 dans celui de Wasselonne, et enfin 111 990 dans les quatre cantons de la ville de Strasbourg. La valeur totale de cette fabrication est estimée à 2 836 000 francs.

Eh bien ! le chiffre de la production de la bière dans l'arrondissement de Valenciennes, département du Nord, est bien supérieur à celui de l'arrondissement de Strasbourg. Il était déjà de 198 000 hectolitres de bière forte en 1845; il a atteint 226 000 hectolitres en 1854, ce qui donne approximativement 145 litres de bière forte par habitant à Valenciennes. La valeur de ce produit est de plus de 3 millions de francs.

La fabrication de la petite bière est, en outre, de 108 000 hectolitres dans l'arrondissement de Valenciennes, tandis que la statistique quinquennale de l'arrondissement de Strasbourg n'accuse qu'une fabrication de 400 litres pour tout notre arrondissement.

Le nombre des brasseurs, qui était de 141 à Valenciennes en 1845, s'est trouvé de 161 en 1854. Cela fait, dans cet arrondissement, 1 brasseur sur 1000 habitants.

Les anciens préparaient et buvaient déjà, en remplacement du vin, une bière qu'à la vérité ils fabriquaient autrement que les nôtres. On sait que nos ancêtres (en Allemagne) en faisaient usage aussi, longtemps avant que la culture de la vigne fût répandue partout. La bière est bien en général une liqueur spiritueuse, et, comme telle, elle exerce sur l'organisme la même influence que l'alcool; mais celui-ci s'y trouve étendu d'une si grande quantité d'eau, que ses effets sont considérablement modifiés, affaiblis et corrigés à certains égards. D'un autre côté, les principes nourriciers que cette boisson renferme doivent la rendre excellente pour les classes ouvrières.

Les bières fortes, et particulièrement les bières brunes, sont difficilement supportées par quelques personnes. Ces liqueurs exercent sur l'économie animale une action particulière, et donnent lieu quelquefois à une ivresse qui offre des caractères très différents de ceux que présente l'ivresse du vin, et souvent plus dangereuse. La bière, prise modérément, stimule légèrement l'estomac, aide à la digestion, accroît la sécrétion urinaire; prise habituellement en trop grande quantité, elle peut donner lieu à de la diarrhée ou à des écoulements uréthraux.

« Il faut, dit le docteur Roesch, que la bière ne soit pas trop nouvelle, trop riche ou trop pauvre en drèche, trouble ou acide, épaisse et mucilagineuse. Elle doit ne point causer de coliques ni d'affections des voies urinaires, ne pas charger l'estomac, ne point alourdir la tête. »

On doit à M. Strehler, professeur de chimie à Ingolstadt, des détails intéressants sur les moyens d'apprécier avec certitude les qualités physiques et chimiques de la bière, sujet plein d'importance, que l'on considère cette liqueur fermentée comme aliment ou comme article de commerce.

« Anciennement, dit M. Strehler, l'autorité avait chargé les principaux brasseurs, et plus tard les personnes qui s'étaient acquis une certaine réputation de buveurs et d'amateurs, de l'examen des bières fabriquées. Mais de tels experts ne pouvaient se livrer qu'à une appréciation tout à fait superficielle et insuffisante. On a cherché depuis longtemps à reconnaître, au moyen d'aréomètres plus ou moins perfectionnés, le degré de densité de la bière ; mais parmi les substances multiples qui entrent dans la composition de cette liqueur, on voit que le sucre, la gomme et l'extrait de houblon, augmentent la densité de l'eau, tandis que l'alcool et l'acide carbonique la diminuent. La densité de la bière pourra donc varier, indépendamment de la bonne qualité de fabrication, suivant que les unes ou les autres de ces substances y domineront. Le poids spécifique de la bière varie généralement entre 1,01 et 1,03, le poids étant 1. Mais si la bière contient beaucoup d'acide carbonique, elle peut devenir moins dense que l'eau.

» Il n'en est pas de même pour le moût, qui ne contient que des parties plus denses que l'eau, et pour lequel l'emploi de l'aréomètre offre une grande certitude. Il est à regretter que les brasseurs n'en fassent pas un usage constant, car ce serait un moyen certain de donner à leurs produits une grande perfection. Le docteur Kaiser (de Munich), a fait construire par le mécanicien P. Rath un aréomètre pour peser le moût, qui joint à une grande perfection la modicité du prix.

» Le docteur Steinhell (de Munich), a appliqué la réfraction de la lumière par les liquides à l'examen des propriétés physiques de la bière, ce qu'il a appelé *essai optique* de la bière. Mais tous ces moyens n'aboutissent qu'à l'appréciation des propriétés physiques de la bière ; la chimie seule peut fournir des lumières certaines sur sa composition elle-même.

» Elle nous apprend en effet à décomposer la bière dans ses éléments, à en isoler l'eau, l'extrait, l'alcool et l'acide carbonique, et à donner le poids de chacun de ces corps séparément. Reim, Neumann, Schrader, Wackenroder et Lampadius s'occupèrent les premiers de l'analyse chimique de la bière ; mais, de tous les procédés employés, celui qui a donné les résultats les plus parfaits, est le procédé du professeur J.-N. Fuchs (de Munich), connu sous le nom d'*essai halimétrique* de la bière.

» M. Fuchs a trouvé, au moyen de nombreuses expériences, que l'eau de zéro à 32 degrés Réaumur, dissout 36 pour 100 de sel marin. Il a aussi constaté que les éléments extractifs de la drèche et du houblon cédaient toute leur eau au sel, et que l'alcool seul conservait quelques parties d'eau. Des expériences ultérieures lui permirent d'estimer même ces quantités d'eau, et le docteur Steinhell (de Munich), a publié une table qui indique ces quantités.

» L'analyse halimétrique se décompose en deux expériences. Par la première, on arrive à évaluer la quantité d'eau et de partie extractive; par la seconde, on analyse cette dernière. En ajoutant à ce procédé l'examen des propriétés physiques de la bière, on arrive à un résultat satisfaisant. M. Fuchs a publié son procédé en 1836.

Voici quelques chiffres sur la composition de la bière, obtenus par la méthode halimétrique.

« Pour 1000 parties de bière à 12 degrés 1/2 Réaumur.

» *Nouvelle bière forte de Munich*, poids spécifique, 1,022 : eau, 840,84; alcool, 88,17; extrait, 69,19; acide carbonique, 1,8.

» *Bière de table de Maier*, poids spécifique, 1,013 : eau, 881,67; alcool, 74,02; extrait, 42,51; acide carbonique, 1,8.

» *Bière blanche*, poids spécifique, 1,0116 : eau, 890,28; alcool, 71,35; extrait, 36,47; acide carbonique, 1,9. »

Suivant M. Chevallier, la bière double donne à la distillation de 6 à 8 pour 100 d'alcool; la bière forte, de 3 à 6 pour 100; l'ale, de 8 à 3 pour 100; le porter, 4 pour 100. D'après les analyses de Bley, les différentes espèces de bières allemandes renferment de 0,95 à 9,5 pour 100 d'alcool; le plus grand nombre en contiennent de 5 à 8 pour 100.

La bière de Paris renferme quelquefois une quantité notable de sulfate de chaux, qu'il ne faudrait pas prendre pour l'indice d'une falsification, mais qui tient tout simplement à la nature de l'eau qui a servi à la fabrication.

Voici plusieurs analyses, dues à Barruel, concernant les diverses proportions de substances salines qui peuvent se rencontrer dans la bière.

Demi-litre de petite bière de Paris.

	Gram.
Sulfate de chaux	0,18
Phosphate de chaux	0,20
Carbonate de chaux	0,14
Sulfate de potasse }	
Chlorure de potassium }	0,64
Chlorure de sodium }	
	1,16

Demi-litre de petite bière de Paris.

Phosphate de chaux	0,77
Carbonate de potasse }	
Chlorure de potassium }	1,18
Chlorure de sodium }	
Beaucoup de sulfate de potassium }	
	1,95

Bonne bière provenant d'une bonne brasserie de Paris.

	Gram.
Phosphate de chaux.	0,45
Carbonate de chaux.	0,20
Sulfate de chaux.	0,08
Beaucoup de sulfate de potasse. Chlorure de potassium. Chlorure de sodium.	1,06
	1,77

M. Strehler pense que les falsifications de la bière sont beaucoup plus rares qu'on ne l'a dit, parce qu'il est difficile de modifier d'une manière notable la fabrication de la bière, sans en altérer le goût d'une manière qui empêchera presque toujours les brasseurs de chercher à tromper le public sous ce rapport. M. Chevallier pense également que plusieurs des sophistications attribuées aux fabricants de bière ne reposent que sur des allégations peu dignes de foi. Cependant M. Strehler signale des tentatives, de la part des brasseurs et des hôteliers, pour rendre potable de la bière aigrie. C'est toujours de la potasse, de la craie, de la corne de cerf calcinée, de la magnésie, qu'on emploie dans ce but; mais ces moyens sont purement palliatifs, et donnent toujours un mauvais goût à la bière.

On a cherché quelquefois à remplacer le houblon, la substance la plus chère qui entre dans la composition de la bière, par des substances végétales amères, telles que feuilles et écorce de buis, feuilles de ményanthe, fleurs de tilleul, gentiane, têtes de pavot, bois de gaïac, jus de réglisse, etc.; mais il est impossible de reconnaître de pareilles fraudes au moyen de l'analyse chimique.

Il n'en est pas de même de certaines altérations accidentelles, telles que du plomb, qui peut provenir, ou du sirop de fécule que l'on substitue en tout ou en partie à l'orge maltée, ou de l'emploi, soit de bacs à repos doublés de plomb, soit de tuyaux de plomb adaptés aux pompes qui servent, en Belgique et dans le nord de la France, au débit de la bière. Ces altérations se constateront en évaporant la bière en consistance d'extrait et en soumettant à l'incinération; les cendres, reprises par l'acide nitrique, seront traitées par les réactifs propres à faire reconnaître la présence du plomb. (*Voy.* BRASSERIE.)

Bibliographie. — *Leçons sur les boissons dont l'homme fait usage, et en particulier de la bière*, par Michel Buniva. Turin, 1832, in-8. — Barruel, *Analyse d'une bière qu'on croyait falsifiée* (*Annales d'hygiène, etc.*, 1833, t. X, p. 74). — *Dictionnaire de l'industrie manufacturière, commerciale et agricole* t. II, 1834. — Docteur Ch. Roesch, *De l'abus des boissons spiritueuses considérées sous le point de vue de la police médicale et de la médecine légale* (*Annales d'hygiène, etc.*, t. XX, 1839).

— Chevallier, *Dictionnaire des altérations et falsifications des matières alimentaires, etc.*, 3e édition, 1857, t. I. — Regnault, *Cours élémentaire de chimie*, 5e édit., 1860, t. IV, — Payen, *Traité de chimie industrielle*, 4e édit. Paris, 1859, t. II. — Boussingault, *Économie rurale*. Paris, 1850. — Gaudin, *Encyclopédie nouvelle*, article Bière. — — H. Royer-Collard, *Encyclopédie du XIXe siècle*, article Bière. — Rohart, *Traité de la fabrication de la bière*. Paris, 1851. — A. Husson, *Des consommations de Paris*. Paris, 1856. — Lacambre, *Fabrication des bières et distillation des grains*, 2 vol. Bruxelles, 1851. — Balling, *Die Gahrungochimie*, 2 vol. Prag, 1845. — Mulder, *De la bière, sa composition chimique, sa fabrication, son emploi comme boisson*. Traduit du hollandais par A. Delondre, revu par l'auteur. Paris, 1861.

BISCUITS. — Les biscuits dits *de Reims*, dont la fabrication, il y a peu d'années, s'élevait à Paris à plus de 18 000 douzaines par jour, et dont la consommation, pour Paris seulement, atteignait le chiffre de 2 555 000 douzaines par an, peuvent donner lieu à quelques remarques qui intéressent la santé publique. En effet, ils contiennent quelquefois du carbonate d'ammoniaque, que l'on introduit dans leur pâte pour lui donner plus de volume, et y développer ce qu'on nomme des *yeux*. On a reconnu qu'ils pouvaient contenir aussi du carbonate de plomb, que le carbonate d'ammoniaque retient quelquefois dans sa préparation en grand, et même une très faible quantité de chlorhydrate d'ammoniaque. Huit biscuits ainsi préparés et laissés en macération pendant vingt-quatre heures dans l'eau pure, ont donné une liqueur précipitant par le chlorure d'argent.

On s'est également servi de bicarbonate de soude pour faire lever la pâte des macarons. Cette introduction, dit M. Chevallier, sans être dangereuse, se reconnaîtra en faisant macérer dans l'eau une certaine quantité de macarons; le solutum aqueux, traité par un acide, donnera lieu à une effervescence produite par le dégagement de l'acide carbonique du carbonate de soude, qui est resté dans la pâte. (*Voy.* Pain.)

BISCUIT-VIANDE. — Il y a peu d'années, des industriels américains et un inventeur français, M. Callamand, ont imaginé de fabriquer, sous le nom de biscuit-viande ou biscuit-bœuf, une sorte de mélange de farine, de viande et de légumes brassés ensemble, desséchés et réduits en un petit volume par la cuisson. 25 kilogrammes de viande, 10 kilogrammes de légumes et 50 kil. de farine ont donné, dans une expérience à laquelle nous avons assisté comme membre d'une commission nommée à la demande de M. le ministre de la guerre, 237 biscuits pesant ensemble 28 kilogrammes.

Ce biscuit, destiné à la marine et aux soldats en campagne, donnait une soupe grasse, malheureusement fort médiocre ; il suffisait de réduire le biscuit en poudre et de le faire bouillir, pendant un quart d'heure dans deux litres d'eau, en ajoutant du sel et du poivre.

BITUME. — On appelle *bitume*, des substances liquides ou visqueuses ou solides, combustibles, composées surtout de carbure d'hydrogène, beaucoup plus analogues aux huiles et aux poix végétales qu'aux minéraux proprement dits. On les divise en plusieurs espèces : le naphte, le pétrole, bitumes liquides ; le malthe ou pissasphalte, bitume glutineux, et l'asphalte (bitume de Judée, des momies), bitume solide. On a pensé, en s'appuyant surtout sur la ressemblance qui existe entre certains bitumes naturels et les matières bitumineuses qu'on extrait de la houille, que les bitumes provenaient du règne végétal, et résultaient d'une sorte de distillation naturelle des houilles. Mais les géologues, revenant à l'opinion des anciens, pensent plutôt que les bitumes, comme les dépôts de sel, de soufre, de gypse, comme les sources thermales, minérales, sont des produits volcaniques indirects, ou une nouvelle sorte de manifestation de l'activité de ces causes souterraines qu'on désigne généralement sous le nom d'*agents plutoniques.*

Le bitume asphaltique ou pissasphaltique existe dans beaucoup de points du globe. Les Égyptiens s'en servaient pour la préparation de leurs momies, et les briques employées à la construction des murs de Babylone étaient réunies entre elles par du bitume. On en a trouvé en France, depuis un certain nombre d'années, des gîtes nombreux et assez considérables.

Ces bitumes sont aujourd'hui très employés dans les constructions, et surtout pour le dallage des trottoirs ; on a également essayé d'en faire des chaussées pour les voitures. On a extrait du noir de fumée du résidu bitumineux des usines à gaz.

Que l'on se serve de bitume naturel ou du résidu des usines à gaz, il faut épaissir ou solidifier avec de la craie cette substance naturellement pâteuse ou fluide. Pour cela, on la ramollit dans de grandes chaudières, et pendant cette opération il se dégage des vapeurs composées elles-mêmes de principes volatils, très odorants, qui pénètrent partout, et qui probablement, plus pesants que l'atmosphère, ne sont pas disséminés aussi facilement que beaucoup d'autres vapeurs dans la masse d'air environnante.

Ces vapeurs qui, pour beaucoup de personnes, ne sont pas très désagréables lorsqu'elles se trouvent très étendues, deviennent âcres, pénétrantes et insupportables, quand elles sont concentrées. On les a vues autour de l'usine de M. Briantais, aux Thernes, près Paris, imprégner le linge que les blanchisseuses étendaient pour le sécher, et un pareil voisinage peut rendre difficiles à habiter les propriétés qui y sont exposées.

Voici quelles ont été les conclusions d'un rapport de Parent-Duchâtelet sur cette matière : L'odeur du bitume, développée avec un certain degré d'intensité et d'une manière continuelle dans l'intérieur d'une maison, doit en faire fuir ceux qui ne sont pas contraints par des raisons majeures d'y demeurer; la présence de cette odeur, dans l'intérieur d'une maison et dans les appartements qui la composent, doit en écarter les personnes qui auraient l'intention de venir l'occuper, et par conséquent nuire à la valeur de la propriété. Il paraît certain cependant que ces émanations n'ont rien de nuisible à la santé; néanmoins elles pourraient incommoder sérieusement des personnes nerveuses ou délicates.

La fabrication du granit bitumineux avec le goudron de la houille expose en outre à des risques d'incendie; aussi a-t-elle été classée pour cette cause dans la deuxième classe des établissements dangereux. Cette fabrication doit se faire dans des lieux isolés, entourés de murailles élevées, et les ateliers ne doivent pas être contigus aux maisons d'habitation.

Le Conseil d'hygiène et de salubrité de la Seine a proposé d'imposer à tous les fabricants de bitume et à tous les ateliers où l'on se servira de matières analogues les conditions suivantes :

1° Les ateliers pour la préparation et la confection des bitumes ne pourront être contigus aux habitations.

2° Les bitumes liquides ou goudrons employés comme matière première seront placés et conservés dans des citernes ou bassins étanches, recouverts au moins de 2 décimètres d'eau ; ces bassins seront enclos.

3° La concentration des goudrons ou bitumes, pour être amenés à l'état de pissasphalte, ne pourra avoir lieu que dans des appareils distillatoires.

4° Le foyer du fourneau à distillation aura son ouverture à l'extérieur, et ne pourra communiquer avec la partie de l'atelier ou la pièce où les réfrigérants et vases de réception de l'huile volatile seront établis.

5° La partie de l'atelier des bitumiers où se fera la distillation sera même isolée du reste de l'atelier ou des magasins; elle sera construite en matériaux incombustibles, charpente de fer.

6° Les chaudières où se fait le mélange du goudron avec les matières terreuses seront recouvertes d'une hotte dont le tirage sera déterminé par une des cheminées de l'établissement.

7° Les chaudières seront garnies du couvercle à bascule avec soupape décrit dans le rapport.

8° Les chaudières portatives pour l'application du bitume sur place seront garnies du même couvercle.

9° Les fabricants de bitume seront de plus astreints à se conformer aux conditions particulières qui pourront leur être prescrites en raison des circonstances qui ne peuvent être prévues ici.

10° Les fabriques qui travailleront en observant les conditions prescrites ci-dessus devront être considérées comme appartenant à la deuxième classe.

11° Le Conseil est d'avis que celles qui travailleront sans observer les conditions prescrites ici, et à vases ouverts, soient considérées comme de première classe.

Bibliographie. — Parent-Duchâtelet, *Influences des émanations asphaltiques* (*Annales d'hygiène, etc.*, 1835, t. XIV). — *Dictionnaire universel d'histoire naturelle*, 1842, t. II, — Monfalcon et de Polinière, *Traité de la salubrité dans les grandes villes*, 1846. — D'Orbigny et Gente, *Traité de géologie appliquée aux arts et à l'agriculture*. Paris, 1851.

BLANC DE BALEINE. — Les raffineries de blanc de baleine où la matière grasse extraite de la tête des cétacés est traitée par la potasse, qui décompose les matières animales étrangères et produit des écumes noirâtres, impures, odorantes, sont rangées dans la deuxième classe des établissements insalubres. On doit prescrire pour ces ateliers la séparation des foyers et des cendriers; la fermeture hermétique des chaudières à l'aide d'un couvercle métallique; une ventilation complète, un écoulement convenable des eaux, une élévation suffisante de la cheminée, et toutes les précautions convenables contre l'incendie. — *Voy.* Bougies.

BLANC D'ESPAGNE. — Les fabriques de blanc d'Espagne, argile blanche, ou plus souvent craie, carbonate de chaux, ne sont qu'incommodes, et placées dans la troisième classe des établissements classés.

BLANC DE FARD. — *Voy.* Cosmétiques.

BLANCHIMENT. — Le blanchiment des tissus et des fils de laine ou de soie par le gaz ou l'acide sulfureux, dont les émanations sont insalubres; le blanchiment des toiles et fils de chanvre, de lin et de coton par le chlore et par l'acide muriatique, dont les émanations sont désagréables, ont motivé le classement de ces blanchisseries dans la deuxième classe. Le blanchiment des toiles et fils de chanvre, de lin ou de coton par les chlorures alcalins, est rangé dans la troisième classe des établissements incommodes (*voy.* Blanchisseurs, Buanderies). Parmi les inconvénients de ces dernières blanchisseries, on a signalé l'influence qu'exercent les eaux qui s'en écoulent sur le poisson des rivières où elles se perdent. Les Conseils d'hygiène et de salubrité des départements du Nord et de la Somme ont eu à s'occuper à plusieurs reprises de plaintes fondées sur ce fait que des cours d'eau avaient été infectés par le chlore dégagé des eaux des blanchisseries de fils et de toiles.

BLANCHISSEURS. — Cette profession est une des plus pénibles qui soient exercées par des femmes; l'humidité qui les entoure, les positions fatigantes qu'elles sont obligées de conserver pendant des journées entières, le contact fréquent de liquides plus ou moins âcres et irritants, et de matières sordides, les exposent à un grand nombre de maladies.

Les rhumatismes, les affections catarrhales, l'aménorrhée, l'œdème des membres inférieurs, les varices, les ulcères aux jambes surtout, telles sont les maladies les plus communes des blanchisseuses, et celles qui paraissent résulter le plus directement de la nature de leur travail.

L'âcreté de la lessive leur occasionne souvent des gerçures aux mains, qui peuvent devenir assez considérables pour amener des accidents sérieux. M. Patissier a vu plusieurs de ces ouvrières dont les mains étaient devenues calleuses ; leurs doigts, demi-fléchis, ne pouvaient s'étendre qu'incomplétement. Nous avons constaté, sur les mains et les avant-bras des blanchisseuses, l'existence de callosités nombreuses produites par la pression du battoir, ou du rebord soit du baquet, soit du tonneau sur lequel elles prennent leur point d'appui. Autour de ces callosités on trouve, au contraire, le reste de la peau ridé et ramolli par le séjour habituel dans l'eau.

Les vapeurs de la lessive peuvent déterminer l'asphyxie, lorsqu'elles se dégagent dans un endroit rétréci, et où il n'existe pas de courant d'air bien établi : M. Patissier en rapporte un exemple.

M. Benoiston de Châteauneuf a rangé la profession de blanchisseuse parmi celles qui disposent à la phthisie, en soumettant le corps et surtout les extrémités inférieures à l'action de l'humidité.

Nous ne pensons pas que les blanchisseuses soient exposées à contracter des maladies contagieuses pendant les opérations qui constituent le blanchissage lui-même ; mais il ne serait pas impossible qu'en recevant et en triant le linge à blanchir, elles ne vinssent à contracter le germe d'affections transmissibles. Elliotson a cité pourtant l'exemple d'une blanchisseuse qui aurait contracté la morve en lavant des linges qui avaient été souillés par un malade atteint de cette grave affection. Nous parlerons à l'article BUANDERIE des émanations nuisibles qui peuvent résulter des eaux ayant servi au blanchissage. Hallé attribuait à cette cause les maux de gorge gangréneux et les fièvres intermittentes que l'on observait, à ce qu'il paraît, fréquemment chez les blanchisseuses qui habitaient les alentours de la rivière des Gobelins.

Dans les fabriques où l'on *blanchit les tissus de laine au moyen de la vapeur du soufre*, les ouvriers occupés à étendre les pièces qui se déroulent entre les cylindres ont les mains dans un état tout particulier. La peau est ramollie par le contact de l'acide sulfureux ; l'épiderme, complétement blanchi, est ridé, soulevé et détruit par places. Cette disposition est surtout marquée au pouce et à l'index, parce que ce sont ces deux doigts qui saisissent et tendent les pièces, au même degré à l'une et à l'autre main, l'ouvrier ayant soin, pour éviter que la peau s'altère trop profondément, de changer de place et d'occuper alternativement les deux extrémités du cylindre.

Quant aux effets des vapeurs de soufre sur les ouvriers qui nettoient les étoffes de soie ou blanchissent les tissus de laine au moyen de ce procédé, nous renvoyons à l'article SOUFRE.

Bibliographie. — Patissier, *Traité des maladies des artisans*. Paris, 1822, p. 252. — Benoiston de Châteauneuf, *De l'influence de certaines professions sur le développement de la phthisie pulmonaire* (*Annales d'hygiène, etc.*, t. VI, 1831, p. 20. — A. Tardieu, *Recherches médico-légales sur l'identité* (*Annales d'hygiène, etc.*, t. XLII, 1849, p. 398).

BLÉ. — La culture du blé occupe en France plus de 5 500 000 hectares, c'est-à-dire plus des 2/5es de l'étendue des terres cultivées. La quantité de semences employées est de 11 000 000 d'hectolitres pour une production de 70 000 000 d'hectolitres; ce qui donne entre la récolte et la semence un rapport approximatif de 6 1/3 : 1, et environ 1 3/4 hectolitre de blé par individu. Sur 137 000 000 d'hectolitres produits par la France, l'Angleterre, la Belgique, l'Espagne, la Suède, la Pologne, la Hollande et la Prusse, on voit que nous figurons pour plus de la moitié.

Depuis 1829 jusqu'en 1840, l'importation du froment en grain et en farine s'est élevée à 270 892 447 francs, et nous n'en avons exporté que pour 43 129 114 francs, au prix moyen de 20 francs. L'importation équivaut à 1 128 718 hectolitres, ce qui donne en poids 90 297 440 kilogrammes, ou quatre jours et demi de nourriture.

Ainsi, production proportionnelle au nombre des habitants insuffisante, importation nécessaire pour fournir à quatre jours et demi de nourriture, cela ne semble-t-il pas indiquer que tous les efforts devraient se diriger vers la culture du blé? Et cependant, depuis longtemps déjà le blé se vend à vil prix, ou au moins à un taux insuffisant pour couvrir les frais de sa culture. C'est un exemple entre mille qui prouve combien les questions de ce genre sont complexes, et impossibles à résoudre utilement si l'on n'étudie tous les éléments divers qui les composent.

Mais ces questions, bien qu'elles touchent au cœur de l'hygiène publique, appartiennent trop exclusivement à l'agriculture pour que nous nous étendions ici sur la production et la culture du blé. La conservation du blé et l'emploi de cette céréale dans la panification, tels sont les points qui fixeront surtout notre attention.

Il serait important de posséder une analyse exacte de la composition du blé; il serait permis de se rendre compte, par ce moyen, d'un grand nombre de questions qui n'intéressent pas moins les transactions privées que la subsistance publique. Mais la science manque à ce sujet de données précises, et qui surtout puissent être utilisées dans un intérêt pratique.

M. Millon pense que le plus important est d'arriver à déterminer les proportions d'*eau* et de *ligneux* que le blé renferme : ce sont les matériaux inertes, les parties non alimentaires des céréales; quand on en a fait le compte, on connaît par différence la proportion vraie des principes assimilables.

M. Millon, après avoir comparé les différentes méthodes de déshydratation des farines des céréales, a reconnu qu'on arrivait à la déshydratation la plus complète et la plus rapide de la farine en la chauffant de 160 à 165 degrés durant cinq ou six heures. On obtient toute la précision désirable en opérant sur 4 à 5 grammes de matière : on les introduit dans un tube de verre à minces parois, et l'on tient celui-ci plongé dans un bain d'huile, que l'on chauffe par une lampe à l'alcool.

Les différentes farines d'une même année présentent peu de différences d'hydratation. Sur 26 échantillons de provenances différentes, mais comprises dans un certain rayon, la Beauce, la Brie, la Picardie, la Normandie, la Champagne, le minimum d'eau était 14,63 pour 100, et le maximum 16,68. Des échantillons de farine provenant de localités plus éloignées, exotiques et indigènes, et de trois années différentes, ont donné pour maximum 18,2, et pour minimum 14,0. M. Péligot a trouvé de son côté de 13,2 à 15,2 pour 100. Il y a loin de là aux différences étendues qu'on avait signalées antérieurement. M. Millon pense que les quantités d'eau qui atteindraient 20 et 25 pour 100 doivent caractériser des années pluvieuses au moment de la récolte, ou bien des localités exceptionnelles; hors ces conditions spéciales, elles signalent certainement une addition d'eau coupable.

La farine est presque toujours moins hydratée que le blé d'où elle provient, par le fait même du moulin. La différence est plus tranchée si le blé a été accidentellement mouillé, parce que le son retient la plus grande partie de l'humidité; mais pour l'eau de végétation, elle se partage entre la farine et le son.

Le degré d'humidité du blé ou de la farine n'intéresse pas seulement au point de vue de la proportion réelle des parties alimentaires qu'ils contiennent, eu égard à leur poids; il touche également à la question si importante de la conservation du blé; car si un blé sec peut se conserver presque indéfiniment, les blés humides s'avarient avec la plus grande facilité. A cet égard, M. Boussingault fait remarquer que les blés d'origine méridionale sont plus durs, plus cornés que ceux du Nord. Ils paraissent plus riches en principes azotés, et, renfermant moins d'humidité, se conservent mieux.

La séparation du ligneux de la farine, sous forme de son, s'opère au moyen du blutage. Plus une farine est blutée, plus son prix s'élève : la blancheur et une proportion élevée du blutage sont des conditions recherchées et chèrement payées, mais par suite de préjugés que M. Millon s'efforce de combattre, en montrant que le son entraîne avec lui une quantité considérable de matières assimilables.

Il est certain d'ailleurs qu'on s'est singulièrement exagéré la proportion de ligneux contenue dans le blé, et pour la séparation duquel on prélève une quantité de son qui est de 15 à 20 et même de 25 pour 100 du poids de la farine brute.

M. Boussingault évalue le ligneux à 7,5 pour 100 du poids du blé. M. Millon affirme que la proportion la plus forte de ligneux qu'il ait trouvée dans les farines de blé tendre ne dépasse pas 2,28 pour 100, et celle du blé dur 1,25. Le procédé mis en usage par ce chimiste consiste à faire bouillir quinze à vingt minutes la farine brute avec de l'eau acidulée (1 partie d'acide hydrochlorique pour 2 d'eau distillée), puis après, un lavage à l'eau distillée, avec une lessive contenant : eau distillée, 10, et potasse caustique, 1, et en procédant à un nouveau lavage.

L'analyse du son lui-même a donné à M. Millon de 5 à 10 pour 100 de ligneux, de 2,25 à 2,42 pour 100 d'azote (tandis que la farine brute n'en renferme que 0,02), 3,6 de matière grasse, 50 d'amidon, de dextrine et de sucre, et 5,7 de sels. M. Boussingault avait déjà trouvé dans le son 20 pour 100 de gluten, et dans la farine brute 13,4 seulement, et 14,3 dans le blé. Le son est donc une substance essentiellement alimentaire, et la proportion considérable qu'on en sépare de la farine constitue une perte énorme et un sacrifice complétement inutile.

« Après avoir terminé la partie chimique de ce travail, ajoute M. Millon, en ce qui concerne le son, je me suis assuré qu'il ne conduisait pas à des vues spéculatives. Du blé a été moulu sous mes yeux; les sons, mis à part, ont été remoulus finement, ajoutés à la farine, et le pain, fabriqué ainsi avec le blé tout entier, était d'une qualité très remarquable.

» J'ai recherché également si l'on pouvait espérer de réduire le son à la partie ligneuse du grain, en le reportant plusieurs fois à la meule et en le portant ensuite au blutoir. Du son passé ainsi quatre fois à la meule et au blutoir contenait seulement 2 pour 100 de plus en ligneux, 11 pour 100 au lieu de 9. Mais la quantité de gluten s'était élevée en proportion, et le son qui renfermait après la première mouture 13 pour 100 de gluten, en renfermait jusqu'à 16 après le quatrième blutage. Il me paraît à peu près impossible d'atteindre jamais, par des moyens mécaniques, à une séparation complète du ligneux et des parties alimentaires de la farine. »

Cependant M. Péligot, qui s'est également occupé de l'analyse chimique du blé, ne croit pas, comme M. Millon, qu'on puisse avec avantage laisser le son dans la farine destinée à faire le pain. Il pense que, pour le pain de première qualité, les inconvénients de la presence du son résultent principalement de l'existence, dans ce produit, d'une forte proportion de matière grasse, qui s'y trouve en quantité triple de celle qui sert dans la farine. La matière grasse, dont l'existence est indispensable à la panification, paraît avoir pour fonctions de retenir le gluten; peut-être, lorsqu'elle existe en trop grande quantité, l'enveloppe-t-elle de manière à s'opposer aux transformations qu'il doit subir.

Voici, du reste, suivant M. Péligot, les proportions des divers éléments constituants du blé :

Eau.	13,2	à	15,2	pour 100.
Matière grasse.	1,0	à	1,9	
Albumine.	1,4	à	2,4	
Dextrine.	5,4	à	10,5	
Gluten.	8,1	à	19,8	
Amidon.	55,1	à	67,1	
Sels minéraux.	1,4	à	1,9	
Cellulose.	1,4	à	2,2	

M. Péligot n'a pas trouvé de glycose dans le blé.

Le poids du blé est généralement considéré comme l'indice le plus sûr de sa bonne ou de sa mauvaise qualité, et l'administration de la guerre ne reçoit pas de blés pesant moins de 73 kilogrammes l'hectolitre. M. Boussingault donne comme moyenne le chiffre de 77 kilogr. Cependant il est permis de croire que, parmi les trois cents variétés de blé-froment qui ont été décrites, il est des conditions non susceptibles d'en modifier le poids spécifique, et qui peuvent cependant influer sur ses qualités alimentaires ou sur son aptitude à la panification.

Les variétés infinies que le blé comprend se groupent en deux grandes catégories : *blé tendre*, *blé dur*. Ce dernier se trouve principalement dans les climats méridionaux; il diffère de l'autre essence par la ténuité de son enveloppe corticale, par la richesse des principes nutritifs qu'il renferme et par la compacité du grain. Grâce à ces propriétés, le blé dur laisse moins de son, donne plus de farine, et celle-ci procure un plus fort rendement; par suite, le pain qui en provient ressort à un prix beaucoup plus modéré. Mais pour obtenir ces résultats, il faut moudre le blé dur avec intelligence, et affleurer parfaitement ses gruaux, rebelles à l'action d'une meule qui ne serait pas dirigée par une main habile; opération dont la difficulté avait fait accréditer pendant longtemps la pensée que le fabricant de pâtes alimentaires pouvait seul manipuler ce beau produit, sous la force énergique du levier dont il se sert pour le pétrissage.

L'Algérie, qui récolte presque exclusivement du blé dur, en a exporté, en 1854, deux millions d'hectolitres; elle en ignora longtemps toute la richesse. En 1851, l'administration militaire donna l'exemple, et le pain nécessaire aux troupes fut fabriqué en entier avec des farines de cette essence. Stimulées par la cherté de ces dernières années et par les dispositions habiles de l'autorité, l'industrie meunière et la boulangerie civile ont imité l'armée, et la population européenne de la colonie a cessé de demander à Marseille des farines de blé tendre pour la fabrication du pain. Affranchie, dès ce moment, d'importations du dehors, l'Algérie recommence son rôle traditionnel de grenier de la métropole. Depuis 1853, les blés durs entrent pour une large part dans les transactions de la place de Marseille; ils composent aussi de nombreux chargements dirigés sur le Havre et sur Dunkerque, soit pour le commerce, soit pour l'administration de la guerre.

En résumé, les blés d'essence dure, et plus particulièrement ceux de notre colonie, procurent à la France les avantages indiqués ci-après : « Ils sont appelés à donner un grand développement à notre fabrication de pâtes, dont l'Italie avait autrefois le monopole; — ils faciliteront l'entretien des approvisionnements militaires; — enfin ils seront du plus utile secours à l'alimentation publique, surtout en les employant comme mélange avec des farines de blé tendre. » Afin qu'on puisse mieux apprécier ce dernier avantage, on fera observer que, par les motifs développés plus haut, le produit en pain de 300 kilogrammes de blé dur équivaut à celui de 360 kilogrammes de blé tendre, soit une économie d'un cinquième.

On aura pu admirer à l'Exposition universelle la belle qualité des blés durs algériens, celle non moins remarquable des farines de cette essence produites par quelques usines de notre colonie. La meunerie parisienne mérite aussi des éloges pour la perfection qu'elle a apportée à la mouture de ces blés destinés à la garnison de la capitale; les fabricants du reste de la France peuvent donc se procurer facilement les informations nécessaires pour arriver à un résultat semblable, qui mérite d'attirer l'attention générale.

En définitive, il résulte des expériences faites aujourd'hui que, grâce à une mouture perfectionnée, il est possible de tirer du blé dur un pain blanc susceptible de supporter la comparaison avec le pain de blé tendre, et que dès lors le blé dur de l'Algérie, grâce à ses qualités essentiellement nutritives, peut être introduit utilement dans la panification française avec ou sans mélange de farine de blé tendre.

Il est prouvé expérimentalement que le grain du froment augmente en poids dans les régions tempérées, et diminue en s'avançant vers le sud, et que, par une contre-épreuve, le contraire a lieu. Cent grains de blé de Bellemberg, venant du midi de la France ou des contrées avoisinant la mer Noire, pesaient 40; sous le climat de Paris, le même nombre de grains a pesé 66; le blé Pictet, pesant 42 1/2, a donné 79, etc. Sur cinquante-quatre variétés de blé du Midi cultivées à Paris, deux seulement ont diminué de poids, et les autres au contraire ont prodigieusement gagné.

Le blé, menacé pendant son développement par un certain nombre de plantes, dont les plus nuisibles sont des cryptogames, *Uredo rubigo, U. carbo, U. caries,* auxquelles on attribue la rouille, le noir ou mouchet, le charbon, la carie, rencontre, lorsqu'il est conservé à l'état de grains, des ennemis plus redoutables encore dans le règne animal : la calandre ou charançon, l'alucite des grains ou teigne des blés sont les plus redoutés.

Le premier soin à prendre pour la conservation des blés est de leur assurer une ventilation convenable et de les préserver de l'humidité. Le blé mouillé germe facilement, et, dans ces deux conditions, le rendement en farine et en pain diminue notablement. M. Millon a calculé le poids et le rendement du blé mouillé et germé provenant de la récolte de 1850 dans le département du Nord; il a trouvé, par demi-hectolitre :

Blé non mouillé.	Grain, 78 liv.	Farine, 58 liv.	Pain, 70 liv.
Blé non mouillé et germé.	72	51	63
Blé germé et mouillé. . .	68	44	56

Par ces raisons, le blé doit être soigneusement ventilé et conservé dans des greniers bien établis, carrelés ou planchéiés, grillagés aux fenêtres. C'est dans les greniers que le charançon exerce ses ravages d'autant plus funestes que cet insecte se multiplie avec une effroyable rapidité. On a constaté que, lorsque la température ne s'abaisse pas au-dessous de 11 degrés, il suffit de 12 paires de charançons dans un hectolitre de blé pour qu'il surgisse une population de 75000 individus, dont chacun consomme par année trois grains pour sa subsistance. Indépendamment de la perte éprouvée par ce qui est mangé, le blé qui reste s'altère, suivant M. Boussingault, par suite des moisissures et de la fermentation que font naître les grains avariés. L'entassement du blé dans des silos est le moyen de conservation le plus précieux que l'on connaisse. On découvrit en 1707, dans la citadelle de Metz, du blé conservé depuis 1552, et l'on put en faire du pain qui ne différait en rien de celui préparé avec des farines nouvelles. Mais tous les terrains ne sont pas propres à la conservation du blé en silos, et ce moyen ne saurait être employé qu'exceptionnellement dans notre pays, où les froments contiennent une trop forte proportion d'eau.

Nous trouvons dans des expertises judiciaires faites à Cherbourg en 1844, sur du blé vendu après avoir été attaqué par des charançons, des détails propres à donner une idée des ravages exercés par ces diptères. Lorsqu'on ouvrit le sac où étaient renfermés les blés à analyser, il s'en échappa une odeur fort désagréable ; la première apparence était celle de blé au moins de moyenne qualité; mais, en examinant de plus près, on vit qu'un grand nombre de grains de blé (et de grains d'orge qui y étaient mêlés) étaient complétement ou incomplétement vides, logeant encore des insectes morts ; une abondante poussière d'un blond clair, et non terreuse, adhérait aux mains; un certain nombre de grains étaient réunis ensemble par fermentation, accolés sans autre intermédiaire qu'une légère moisissure. Ce blé produisit du pain de couleur bise, mat, exhalant quand on le coupait une odeur infecte. Tous les éléments de cette farine, isolés, furent trouvés altérés, de mauvaise odeur; le gluten, dépourvu d'élasticité, contenait des corps étrangers dont on n'avait pu le débarrasser. Quatre espèces d'insectes avaient été rencontrées dans ce blé : le *Calandra granaria*, le *Calandra oryzæ*, l'*Apate longulus* et le *Margus ferrugineus*. Les deux premières seules sont propres aux céréales. Du reste il est reconnu, et Parmentier l'avait déjà signalé, que la présence de ces insectes par eux-mêmes ne saurait ajouter au pain des qualités nuisibles. Un premier rapport, fait par des experts de Cherbourg, conclut que ce blé était gâté, parce qu'il ne contenait que le tiers de gluten que l'on rencontre dans le pain ordinaire ; qu'il était corrompu par la présence d'un grand nombre d'insectes morts ; enfin, qu'il était nuisible à la santé. Un certain nombre de personnes qui avaient acheté et mangé de ce pain en avaient été indisposées, ou n'avaient pu supporter son odeur. Aussi, malgré un rapport plus favorable de MM. Chevallier, Lassaigne et Ollivier (d'Angers), déclarant que la présence des charançons dans le blé ne peut le rendre insalubre; que l'emploi dans la panification de farines provenant de blé charançonné n'a jamais produit d'accidents ; qu'il était facile de débarrasser par le lavage le blé en question des insectes et des corps étrangers qui le salissaient; enfin que les experts eux-mêmes avaient fait usage sans le moindre inconvénient de pain fait avec ce même blé, un jugement fut rendu par le tribunal de Cherbourg, le 11 janvier 1845, lequel condamnait à 6 francs d'amende et aux frais, montant à 1382 francs 90 centimes, plus à la destruction du blé saisi, les vendeurs de ce blé « comme ayant exposé en vente des comestibles gâtés, corrompus et nuisibles. »

Un grand nombre de procédés ont été proposés pour prévenir le développement des charançons, ou pour détruire ceux-ci lorsqu'ils se sont formés, ou encore pour les forcer à abandonner le grain. Les uns sont basés sur la ventilation, les autres sur l'élévation de la température; d'autres sur la rotation combinée avec la ventilation, au moyen de greniers mobiles dans lesquels, en dépensant peu de forces, on met en mouvement des quantités considérables de blé dont on favorise en même temps la dessiccation. M. Caillac a recommandé plus récemment le goudron, dont l'odeur est mortelle pour les charançons, ou au moins les fait fuir, et permet, par le déplacement successif d'un tonneau enduit de goudron, de les pourchasser jusqu'à ce qu'on en soit enfin débarrassé. Mais aucun de ces moyens n'a complétement réussi, ou au moins n'a encore été sanctionné par une expérience suffisante.

M. L. Doyère a attaché son nom à des recherches persévérantes sur cette question, et l'on nous saura gré d'en présenter ici un résumé exact. Depuis Duhamel, c'est-à-dire depuis un siècle, l'attention des physiciens ou des naturalistes ne s'y était jamais arrêtée qu'en passant, et dans les tentatives faites à plusieurs reprises, avec plus ou moins d'éclat pour conserver des grains, l'oubli ou l'ignorance des premiers principes de la science fut poussée jusqu'à l'extrême. Ces tentatives réussirent néanmoins souvent, et ce fut surtout en demandant la cause probable de ces succès à la théorie des fermentations que M. Doyère crut pouvoir annoncer que des grains, au degré de siccité où beaucoup se trouvent, même chez nous, se conserveraient sous terre indéfiniment, sans altération et sans déchet, s'ils y étaient renfermés dans des vases clos et imperméables à l'humidité; que ce devait être la solution complète et pratique du problème. Il ajoutait que l'on trouverait la confirmation de ces vues, si l'on allait étudier les restes des greniers souterrains dans lesquels il se fit autrefois des réserves durables, au dire des historiens, et les pratiques analogues qui sont encore en usage dans certaines contrées.

« Ces vues furent exposées dans mon mémoire sur l'alucite, en juillet 1852, ajoute M. Doyère. Je n'avais voulu, dans l'origine, que montrer la voie qu'il fallait suivre et les études qu'il y avait à faire; mais l'accueil que ce programme reçut de l'administration de l'agriculture, et la position que j'occupais alors, me firent un devoir de songer à le remplir. Je demandai donc et j'obtins immédiatement une mission pour les pays où l'emmagasinement souterrain des grains se pratiqua jadis et se pratique encore aujourd'hui. A en croire les opinions reçues et les dires que l'on s'est plu à réunir dans certains ouvrages, je devais y être témoin de faits qui renverseraient toutes mes idées, et il y avait là une source d'objections, d'incertitudes et de retours vers les mauvaises pratiques, dont il fallait débarrasser le terrain avant d'aller plus loin dans la voie des déductions scientifiques. C'était d'ailleurs une épreuve qu'il fallait subir; elle a été décisive. J'ai parcouru l'Andalousie, allant partout où l'on m'indiquait des silos des anciens Maures ou quelques traces encore subsistantes de leurs procédés de conservation; j'ai été voir ensiler des grains et vider des silos en Estramadure : j'ai visité les silos de Tanger et recueilli sur ceux du Maroc entier des renseignements précis. Je suis resté un mois dans les provinces d'Oran, d'Alger, à étudier la manière dont les grains des Arabes se conduisent dans la terre, et ce qui reste des greniers romains de l'ancienne Numidie, et les constructions extérieures au sol que le ministère de la guerre a fait exécuter pour loger les approvisionnements de l'armée d'Afrique, et les greniers souterrains de MM. Dupré de Saint-Maur et Ch. Héricart de Thury, les habiles et courageux colons d'Arbal; je connais les greniers d'abondance de Burjasot, près de Valence, et les silos de Barcelone par les rapports très détaillés que m'en a faits M. Hudelo, qui est allé les examiner pour moi, après m'avoir accompagné jusqu'à Cordoue; nulle part, et ni dans ce que j'ai vu par moi-même, ni dans les récits qui m'ont été faits avec un caractère imposant la croyance, je n'ai rien trouvé qu'il n'eût été possible de prédire, même d'après les seules notions de science qui s'enseignent dans toutes nos écoles. »

M. Doyère, après être entré dans des développements étendus sur les silos des Maures, sur ceux qu'il a vus fonctionner encore à Rota, sur les greniers souterrains des Romains et enfin sur les simples trous creusés dans la terre que M. Ternaux eut la malheureuse idée de vouloir imiter à Saint-Ouen près Paris, termine en disant : « Ainsi la recherche de ce qui dut se passer autrefois et l'observation de ce qui se passe aujourd'hui nous conduisent irrévocablement aux mêmes conclusions, savoir : que partout où se trouvent les conditions qui empêchent ou modèrent les fermentations, les grains se conservent sous terre; que la conservation, quant à ses résultats et à sa durée, est en raison directe du plus ou moins de perfection avec laquelle ces conditions sont remplies; que partout où la conservation souterraine n'a pas réussi, c'est que ces conditions manquaient. »

Quelles sont, avec précision, ces conditions? Les recherches que l'auteur a entreprises l'ont conduit à reconnaître que par des températures égales ou inférieures à 15 degrés centigrades, comme celles du sol à 2 mètres de profondeur et au-dessous :

1° Dans les grains sains contenant moins de 16 pour 100 d'eau il ne se produit qu'une fermentation alcoolique excessivement faible et sans développement de goût ni d'odeur, appréciable seulement par les procédés les plus délicats de la chimie. D'ailleurs cette fermentation même, presque tout à fait théorique si le blé ne renferme pas plus de 15 pour 100 d'eau, s'arrête dans les vases fermés après qu'elle y a déterminé l'absorption complète de l'oxygène, et son remplacement par l'acide carbonique.

2° Vers le chiffre de 16 pour 100 d'eau, l'altération des grains commence à se produire et prend une activité rapidement croissante avec l'humidité par l'apparition des réactions qui caractérisent les fermentations caséeuse et butyrique. On sait que M. Lucien Bonaparte avait déjà reconnu les produits de cette dernière dans les grains avariés.

Il faut donc, pour que les blés se conservent, qu'ils contiennent moins de 16 pour 100 d'eau; mais cette condition existant, il est impossible d'imaginer ce qui les ferait se gâter plutôt dans des vases clos sous terre qu'à l'air libre, et M. Doyère va faire voir dans son mémoire qu'il y a, pour qu'ils s'altèrent à l'air libre, des causes qui n'existent pas dans des vases clos sous terre. Ces causes sont l'action même de l'air qui se renouvelle sans cesse; l'humidité, qui est variable comme celle de l'atmosphère; la température, qui atteint ou dépasse pendant la moitié de l'année le degré au-dessus duquel toutes fermentations prennent une activité extrême.

Quelle est la proportion d'eau contenue dans les blés tels que l'agriculture les produit et les livre au commerce? M. Doyère a trouvé 8 à 12 pour 100 en Espagne immédiatement après la récolte. Les blés de l'Algérie sont plus humides, et ceux que les Arabes retirent de leurs silos pour les porter sur les marchés égalent presque, sous ce rapport, nos blés humides de France eux-mêmes. L'humidité des blés de France est extrêmement variable. Les plus secs contiennent 14 à 16 pour 100 d'eau; mais sur 46 échantillons de blés du Calvados que M. Doyère a reçus au commencement de 1854, six seulement en contenaient moins de 18 pour 100, et deux en contenaient 23. Ainsi, dit-il, tous nos blés sont loin d'être conservables, s'ils ne trouvent pas dans les procédés employés pour arriver à ce but des conditions qui neutralisent les effets de l'humidité. Il consacre une partie de son mémoire à examiner, sous ce rapport, les divers procédés qui ont été proposés. Il leur adresse des objections qui lui paraissent devoir rester sans réponse autre que des succès bruts, qui s'expliquent par l'état des grains, par le peu de durée des expériences et par l'insuffisance des constatations. Les grains secs, pour se conserver, n'ont besoin que de n'être pas rendus humides, et l'on n'a jamais songé à se guider sur la détermination directe de l'humidité des blés pour mettre les procédés en expérience ni pour apprécier leurs résultats. Cet oubli frappe de nullité les conclusions que l'on s'est cru en droit d'admettre en faveur de certains d'entre eux, du moins quant à la généralité de leurs applications.

Les procédés fondés sur l'emprisonnement des grains dans des vases fermés et remplis par des atmosphères artificielles, n'ont aucune raison suffisante dans la science, et sont en contradiction avec ce fait, que du blé humide se gâte dans un flacon bouché, quoique l'oxygène y disparaisse rapidement, remplacé par l'acide carbonique. Quant à ceux qui reposent sur l'aérage et la ventilation, ils améliorent l'état des grains qui s'échauffent spontanément, en les ramenant sans cesse à la température atmosphérique : c'est là le principe de leur utilité pratique ; mais, pour qu'ils empêchassent la fermentation, ainsi qu'on croit pouvoir le promettre, il faudrait ou que l'air fût un principe antiseptique, ce que personne n'oserait seulement énoncer, ou que les fermentations des grains humides ne pussent avoir lieu par des températures de 15 à 50 degrés, comme celles qu'a l'air introduit du dehors dans les greniers pendant plus de la moitié de l'année en France ou en Algérie, ce qui est à peine plus sérieux, ou enfin que la ventilation possédât un pouvoir desséchant tel, que tous les grains dussent être ramenés promptement à l'état sec. Cette dernière hypothèse exige d'être discutée, et M. Doyère consacre à cette discussion un passage assez étendu de son mémoire, dans lequel il montre par les expériences mêmes qu'on se croirait le plus en droit de lui opposer, que la ventilation n'a qu'un effet très limité pour dessécher de grandes masses de grains humides. D'ailleurs, cet effet doit varier dans une pratique aveugle, comme l'état hygrométrique de l'atmosphère elle-même, et la ventilation est un moyen aussi efficace pour humidifier les blés secs que pour sécher les blés humides.

A égalité de température et d'humidité des grains, la ventilation, comparée à l'état de repos, triple la production de l'acide carbonique dans une couche ou dans un grenier perfectionné. Tel est le résultat des expériences directes que M. Doyère a faites pour s'éclairer sur l'effet réel de ces pratiques.

Sa conclusion est que la seule solution qui puisse promettre, avec quelque apparence de raisons sérieuses, de conserver les grains indéfiniment, sans altérations et sans déchet, c'est celle qui consiste à les loger sous terre, suffisamment secs, dans des vases hermétiquement clos, et qui joint à ces avantages fondamentaux l'avantage énorme de n'entraîner aucuns frais autres que l'intérêt des capitaux immobiliers. Le système de constructions aujourd'hui exécuté sur une grande échelle, et qui paraît propre à réaliser cette solution dans toutes ses exigences, se compose de vastes flacons de tôle très mince, préservée contre l'oxydation par un revêtement extérieur et par une enveloppe en maçonnerie de béton qui porte toutes les charges. Des regards pratiqués à la partie supérieure permettent de surveiller sans cesse, au moyen d'une sonde, les grains qu'ils contiennent, et d'obtenir ainsi sur leur état une sécurité entière. D'ailleurs, avant de les ensiler, M. Doyère détermine leur degré d'humidité par une application nouvelle de l'hygromètre de De Saussure, dont il a fait pour cet objet une étude toute particulière, et il sèche ceux qui sont trop humides dans une étuve réglée par l'emploi du thermomètre, emploi justifié par ses expériences antérieures, pour l'application de l'étuvage à la destruction des insectes des grains. Ces greniers, d'après ce qu'ont coûté les constructions faites à Paris et dans des conditions extrêmes de prix et d'épaisseur, ne reviendraient qu'à environ 3500 francs pour des capacités de 1000 hectolitres.

Des expériences qui ont duré près de six mois, ont justifié entièrement les prévisions dans lesquelles elles avaient été conçues. Ensilés dans le courant du mois de juillet, tous les blés se sont refroidis progressivement jusqu'à ce qu'ils aient été en équilibre de température avec le sol. Celui qui contient 19 pour 100 s'altère, mais avec une extrême lenteur; un autre qui contient 17 pour 100 d'eau, n'a éprouvé encore aucune altération; mais l'oxygène a disparu de l'air qu'il contient, et est remplacé par de l'acide carbonique. Enfin, deux blés, déjà précédemment altérés, ont été ensilés après qu'on les a eu réduits, par la dessiccation artificielle, à ne contenir plus que 14 et 13 pour 100 d'eau; ils ont perdu le goût et l'odeur qu'ils avaient, et ont si peu fermenté pendant un été et un automne passés sous terre, qu'ils n'ont pas altéré l'air contenu avec eux dans les silos d'une manière appréciable.

Un peu plus tard, M. Doyère a ajouté un perfectionnement important en assurant la destruction complète des insectes qui peuvent résister à l'ensilage dans les blés secs. Il a employé à cet effet le sulfure de carbone, dont 5 grammes suffisent pour anéantir sans retour dans 100 kilos de grains tous les insectes et tous leurs germes, sans faire subir au grain la plus légère altération, sans lui communiquer aucune qualité nuisible, sans modifier son odeur ni son goût.

Il est un document propre à compléter les renseignements que nous venons de rassembler sur l'intéressante question de la conservation des grains, c'est le rapport de M. le maréchal Vaillant sur les greniers conservateurs, à l'occasion de l'invention de Philippe de Girard.

« En 1844, feu M. Philippe de Girard a présenté à l'Exposition des produits de l'industrie, les dessins d'un projet de magasin à grains, en déclarant qu'il faisait hommage de son invention au gouvernement. Aucune administration publique n'ayant adopté ce projet, qui n'a pas non plus, à notre connaissance du moins, reçu d'exécution dans les établissements de l'industrie privée, la conception de Philippe de Girard paraît être restée sans application immédiate.

Dix ans plus tard, en 1854, M. Henri Huart, négociant en grains, est venu proposer à l'administration de la guerre l'adoption d'un modèle de grenier qu'il a monté à Cambrai, dans son propre établissement, d'après un système dont il a pris brevet en 1852. Après un mûr examen de ce système, la commission supérieure des subsistances militaires ayant proposé au ministre d'en faire l'essai sur une vaste échelle, cette expérience fut aussitôt entreprise dans les magasins de la manutention du quai de Billy.

Prévenue de ces faits, et croyant reconnaître dans le grenier de M. Huart l'exécution presque conforme du projet oublié de M. de Girard, madame la comtesse de Vernède, nièce de ce dernier, mue par un sentiment de piété pour la mémoire de son oncle, a revendiqué pour lui la priorité et l'honneur de l'invention. Afin que la question fût jugée souverainement, elle a prié l'Académie d'en vouloir bien connaître, et lui a présenté, à l'appui de sa réclamation, les dessins et les mémoires de Philippe de Girard.

Les pièces communiquées par madame de Vernède renferment une exposition complète, sinon détaillée, du système de grenier de l'illustre inventeur de la filature mécanique du lin.

Ce grenier se compose d'une réunion de silos extérieurs, rangés les uns à côté des autres, et formés par des cloisons en bois ou en maçonnerie reposant soit sur des poteaux, soit sur des voûtes. Chaque silo est terminé à sa partie inférieure par une trémie ou pyramide renversée construite en tôle ; tous sont fermés et recouverts par un plancher commun percé d'ouvertures pour verser le blé. Une ouverture pratiquée à la partie inférieure du fond pyramidal de chaque silo est fermée par une coulisse qui permet ou arrête à volonté la sortie du grain.

Le remuage du blé s'opère, à l'intérieur de chaque silo, au moyen d'un chapelet à godets placé, suivant l'axe du silo, dans une gaîne verticale ouverte à sa partie inférieure, laquelle est suspendue à un décimètre environ au-dessus du fond de la trémie. Le blé peut ainsi passer par-dessous le bord inférieur de la gaîne et remplir toujours le sommet de la pyramide. Là il est pris par des godets du chapelet qui l'élèvent et le déversent sur un crible en toile métallique placé à la partie supérieure du silo; ce crible laisse glisser le blé sur le sommet du tas et fait tomber dans une boîte, mobile sans doute, les petits grains et les charançons. Le mouvement de rotation est donné à l'axe supérieur du chapelet soit par une manivelle, soit par une machine à vapeur.

La ventilation s'opère au moyen d'un courant d'air que l'on force à passer à travers toute la masse du grain renfermé dans le silo. A cette effet, la trémie en tôle est garnie sur ses quatre faces intérieures d'une série de planchettes inclinées qui, comme des lames de jalousie, se recouvrent mutuellement en laissant entre elles un espace vide pour le passage de l'air. Ces planchettes ne reposent pas immédiatement sur les parois du fond, mais sur des supports qui les soutiennent à un pouce environ au-dessus de ces parois, de manière à former un entre-fond où l'air peut circuler librement. On peut, dit l'inventeur, au moyen de cette disposition, forcer l'air à traverser la masse du blé, soit en le comprimant dans l'entre-fond, et dans ce cas, l'air passant entre les planchettes monte à travers la masse et va sortir par la partie supérieure ; soit en produisant un vide partiel dans l'entre-fond, et dans ce cas, l'air extérieur est forcé de descendre à travers la masse du blé, en vertu de la pression atmosphérique : c'est ce dernier moyen que préfère Philippe de Girard.

A cet effet, il place, au-dessous de chaque série longitudinale de silos, un canal qui règne dans toute la longueur du magasin et qui communique, par des tubes, avec l'entre-fond de chaque silo. A l'extrémité de ce canal, un ventilateur à force centrifuge extrait l'air des tuyaux et produit, par suite, un courant d'aérage de haut en bas, à travers la masse des grains emmagasinés.

Tels sont les traits essentiels du grenier de Philippe de Girard. Nous nous sommes attaché, en les exposant sommairement, à reproduire le plus textuellement possible la description même de l'inventeur. C'est assez pour permettre d'apprécier le mérite du projet.

Les silos, soit souterrains, soit construits au-dessus du sol, offrent l'avantage incontestable de contenir, dans un espace donné, une plus grande quantité de grains que toute autre espèce de magasin. Ils semblent aussi posséder, mieux que tout autre grenier, la propriété de mettre le blé à l'abri des larcins.

Ce dernier avantage paraît surtout avoir frappé Philippe de Girard, qui s'était proposé particulièrement l'étude d'un grenier d'abondance, dans lequel divers propriétaires pourraient déposer leur récolte, avec toute garantie d'une bonne conservation et en toute sécurité contre les vols et les substitutions.

Mais, on l'a dit depuis longtemps et mainte expérience l'a prouvé, si le blé se garde fidèlement dans les silos, il ne s'y conserve pas dans l'immobilité, sous le climat du Nord, et il est indispensable de l'agiter et de l'aérer, pour en éviter la détérioration.

Philippe de Girard a reconnu, comme ses devanciers, la nécessité de cette double opération ; mais, toujours préoccupé de la condition de sécurité qui dominait le problème qu'il s'était posé, il s'est ingénié à trouver le moyen d'exécuter la manutention du grain à l'intérieur même de chaque silo. C'est, nous le répétons, le caractère particulier de la solution qu'il a proposée pour l'emmagasinage des blés, et de là les inconvénients que l'examen fait reconnaître dans son appareil.

Ces inconvénients consistent dans le défaut d'énergie de la manutention. Il y a lieu de croire, autant qu'on peut le préjuger, en l'absence de toute expérience, que les procédés de remuage et de ventilation proposés par Philippe de Girard ne s'opposeraient pas avec efficacité à la fermentation du grain emmagasiné par grandes masses.

En effet, le grain n'est véritablement remué dans le silo qu'au moment où il est pris au fond de la trémie par les godets du chapelet, et surtout au moment où il est déversé par eux sur le crible et de là sur le sommet du tas. Le mouvement descensionnel de la masse du grain dans le silo, mouvement très lent et sans agitation, ne constitue pas un remuage.

Or, en admettant que le travail du chapelet procure un remuage suffisant, ce qui n'est pas démontré pour nous, encore faudrait-il que toute la masse du grain y participât. Il est fort douteux qu'il en arrive ainsi dans le silo de Philippe de Girard.

On sait, en effet, que si l'on pratique une ouverture dans le fond d'un vaisseau quelconque rempli de blé, l'écoulement s'opère suivant un cône très peu ouvert, dont les sections horizontales sont partout semblables à la figure de l'orifice de sortie. Le sommet du tas, d'abord horizontal, s'infléchit peu à peu, des parois du récipient au centre du cône, suivant un talus de 30 degrés environ, et tout autour du cône en mouvement le grain reste immobile, de sorte que, si les grains de blé écoulés sont, par un mécanisme quelconque, rejetés sur le tas au fur et à mesure de leur sortie, il arrivera que ces grains seuls recevront un mouvement continu, auquel la masse ne participera pas.

Il est propable que ce phénomène si différent de ceux que présentent les fluides, doit se produire dans le silo de Philippe de Girard, bien que le chapelet occupe l'axe du cône en mouvement et malgré l'inclinaison des faces de la trémie, il y a lieu de craindre que les godets reprenant sans cesse et exclusivement, en bas de leur course, les grains qu'ils ont élevés et rejetés sur le sommet du tas, ne donnent le mouvement qu'à une minime portion, toujours la même, de la masse emmagasinée.

On ne saurait donc pas beaucoup compter sur l'efficacité de ce remuage, probablement incomplet ; et malheureusement le procédé de ventilation mis en œuvre par Philippe de Girard n'est pas de nature à suppléer à cette insuffisance de la manutention.

Il ne suffit pas en effet d'aérer le blé en vase clos pour le rafraîchir, il faut en outre le ventiler à l'air libre pour le purger de la poussière, des matières étrangères, des grains cariés et cloqués, des détritus animaux et végétaux qui s'y trouvent mêlés et qui hâtent sa fermentation. L'aérage, comme le pratique Philippe de Girard, c'est-à-dire un courant d'aspiration ou d'insufflation traversant la couche de blé dans le sens de sa hauteur, à savoir dans le sens de sa plus grande dimension, et n'ayant qu'une issue étranglée, serait sans doute impuissant à dégager le grain des impuretés qu'il contient, et à prévenir la contagion que ces impuretés développent. Il ne saurait surtout suffire, sans le complément d'une agitation qui semble manquer ici, à arrêter la reproduction et les ravages des insectes. Pendant les jours humides, d'ailleurs (et la mauvaise saison, dans nos climats, en amène souvent de longues séries continues), le jeu du ventilateur devra être suspendu, ainsi que le recommande Philippe de Girard lui-même. Ajoutons que bien des causes inhérentes à la difficulté de la construction viendront s'opposer, en outre, au fonctionnement régulier du ventilateur, lequel exige la fermeture hermétique des parois de chaque silo et des canaux d'aspiration.

Ainsi, selon toute apparence du moins, car, à défaut d'expérimentation du système nous ne pouvons l'apprécier qu'à l'aide d'inductions théoriques, la combinaison de Philippe de Girard présente un égal défaut d'énergie dans les procédés du remuage et de la ventilation, double opération si essentielle pourtant pour assurer la bonne conservation des grains. L'imperfection tient, on le voit, à cette obligation rigoureuse, que Philippe de Girard avait cru s'imposer d'exécuter la manutention en vase clos, sans que la main de l'homme pût approcher du grain. Le génie de l'inventeur n'a pu lutter victorieusement contre les difficultés de cette condition restrictive, dont il nous paraît s'être étrangement exagéré l'importance en général, et qui nous semble n'en avoir une réelle que pour le cas particulier du magasin banal qu'il avait en vue.

Nous croyons hors de notre sujet de discuter ici les conditions économiques de l'établissement et du fonctionnement de ce mécanisme. Au point de vue où l'Académie doit se placer, cette question est du moins toute secondaire ; et il est plus intéressant de rechercher quelle est la part d'invention et de propriété scientifique qui doit revenir à Philippe de Girard dans la conception de l'appareil que nous venons de décrire.

L'idée de remuer le grain dans les silos n'est pas nouvelle, et Philippe de Girard ne songe pas à en revendiquer l'invention.

« On a proposé depuis longtemps, dit-il, des magasins en forme de tour creuse que l'on remplirait de blé, et dont on retirerait de temps en temps quelques mesures par la partie inférieure pour les reporter à la partie supérieure, ce qui occasionnerait nécessairement un mouvement sur toute la masse. »

Ajoutons que Dartigues a proposé de conserver le grain en le plaçant dans une série de trémies superposées les unes aux autres, et par lesquelles toute la masse de blé s'écoulerait successivement pour être successivement reportée de la trémie inférieure à la trémie supérieure. « Mais, dit Philippe de Girard, ces manœuvres, qui, pendant le travail, mettraient le blé à la discrétion des ouvriers, priveraient cette sorte de magasins d'un des principaux avantages que j'ai en vue..., et j'ai dû trouver un nouveau moyen pour exécuter l'opération dans chaque silo sans en retirer le blé. J'emploie, à cet effet, un appareil que j'ai vu dans un grand nombre de moulins en Angleterre et qui sert à élever le blé du rez-de-chaussée aux étages supérieurs. Il consiste en une chaîne sans fin, qui porte une série de godets, et qui est suspendue entre deux axes prismatiques autour desquels elle se meut. On voit que cet appareil n'est autre que le noria ou chapelet que l'on emploie fréquemment dans le Midi à l'élévation des eaux. »

Ainsi, de l'aveu même de Philippe de Girard, ni l'idée de remuer le grain des silos, ni le procédé qu'il emploie dans ce but, ne sont à lui. Il n'est en possession que de la combinaison qui consiste à opérer le mouvement dans l'intérieur même du silo.

Quant au procédé de ventilation proposé par Philippe de Girard, l'invention en appartient tout entière à Duhamel du Monceau. Cet illustre agronome, après avoir, lui aussi, renfermé le blé dans de grandes caisses de forme cubique, a eu également l'idée de faire traverser la masse du grain par un courant d'air. Il insuffla d'abord ce courant au moyen de simples soufflets en cuir, puis à l'aide de ventilateur à force centrifuge, et enfin avec le soufflet de l'ingénieur anglais Hales.

Il consacra longtemps sa patience et ses soins à ses expériences d'aérage, et sans doute le résultat de ses essais ne lui inspira pas une pleine confiance, puisqu'il jugeait nécessaire de dessécher préalablement, dans des étuves chauffées jusqu'à 90 degrés, le blé qu'il confiait à ces caisses ventilées.

A une époque plus rapprochée de nous (1841), mais antérieure encore au projet qui nous occupe, M. Vallery, dans son ingénieux modèle de grenier mobile, bien connu de Philippe de Girard, qui en fait mention dans son mémoire, fait aussi passer un courant d'air au travers du blé qu'il emmagasine.

Ici encore Philippe de Girard s'est borné à suivre une route déjà frayée, sans y faire un pas de plus que ses devanciers.

Ainsi, et pour nous résumer, nous pouvons assurer, sans crainte de nous montrer injuste envers un homme qui a d'ailleurs de si nombreux et de si grands titres à la qualification d'inventeur, que le grenier de Philippe de Girard n'est rien autre chose qu'une combinaison, projetée en vue d'une application toute particulière, des procédés connus avant lui pour l'emmagasinage et la conservation des blés. Cette combinaison lui appartient, mais aucune partie du mécanisme qui la compose n'est sa propriété.

Cette conclusion nous dispenserait, à la rigueur, de l'examen comparatif du grenier de M. Henri Huart, à qui le reproche a été adressé d'avoir emprunté, sans modifications notables, les principes et les procédés de Philippe de Girard. Mais l'importance qui s'attache au grand problème de la conservation des grains fait un devoir à l'Académie de ne laisser passer inaperçu aucun des efforts sérieusement tentés pour le résoudre.

Le grenier que M. Huart a construit à Cambrai est d'une contenance d'environ 10 000 hectolitres. Il est divisé en dix compartiments verticaux, recouverts d'un plancher commun et ayant chacun dans œuvre 10 mètres de hauteur, 4 mètres de longueur et 3 mètres de largeur.

Les parois de chaque compartiment sont formées par un coffrage horizontal de planches de sapins assemblées à rainures et languettes, et clouées sur des montants également de sapin, qui sont espacés d'un mètre. Pour résister à la poussée du grain, les montants opposés sont reliés deux à deux par des tirants de fer rond, au nombre de six. De la partie supérieure à la partie inférieure du grenier, l'espacement de ces tirants diminue progressivement, en même temps que leur force augmente jusqu'au diamètre de 25 millimètres.

Le fond du compartiment, formé par un coffrage semblable à celui des parois, est disposé suivant une double pente à 45 degrés, et s'appuie sur des poutrelles de sapin espacées d'environ 35 centimètres, qui reposent sur des semelles de chêne portées par un mur de maçonnerie. Il présente ainsi deux angles dièdres de 90 degrés, à la saillie desquels une ouverture de 5 centimètres de largeur est ménagée sur toute la longueur de l'arête, pour l'écoulement du grain. Des trappes, disposées entre chaque cours de poutrelles, s'ouvrent et se ferment à volonté pour donner ou arrêter l'écoulement.

Un conduit mobile, qui peut glisser au-dessous de chaque trappe, reçoit le grain à sa sortie du compartiment et le déverse dans un auget horizontal, parallèle aux arêtes du fond.

Le grain est mis en mouvement, dans cet auget, par une vis dont la spirale porte à chaque pas une petite palette qui le retourne, comme ferait un coup de pelle, et il est conduit par cette vis dans un petit réservoir, où il est reçu par les godets d'un élévateur juxtaposé à la paroi extérieure du compartiment. Cet élévateur consiste en une courroie sans fin, enroulée verticalement sur deux poulies, dont l'inférieure, recevant l'axe carré de la vis, en règle le mouvement, et dont la supérieure est commandée par un arbre de couche longitudinal armé de poulies, qui, placé au-dessus des compartiments, est mû par une machine à vapeur disposée à l'étage supérieur du magasin.

Les godets de l'élévateur, après avoir transporté le grain au-dessus du compartiment dans lequel il était renfermé, le déversent, au moyen d'un conduit, sur le plan incliné d'un crible ventilateur mis en mouvement par l'élévatenr lui-même. Le grain y est rafraîchi et débarrassé de la poussière, des balles, des grenailles, des insectes, vers, alucites et charançons qu'il contenait au moment de l'emmagasinage. Ainsi nettoyé, il glisse sur le plancher supérieur du compartiment, dans lequel il retombe en pluie par une fente étroite ménagée dans le plancher.

Le mouvement descensionnel du grain dans l'intérieur des compartiments s'opère par tranches verticales et par couches horizontales, de telle sorte qu'il suffit d'ouvrir successivement chacune des trappes disposées entre les poutrelles du fond pour que tout le blé emmagasiné ait été remué. Le travail des godets restant le même, on peut, en ouvrant une trappe seulement ou plusieurs trappes à la fois, c'est-à-dire en donnant le mouvement à une ou plusieurs tranches verticales de la masse du grain, accélérer ou retarder l'écoulement partiel, suivant que la qualité du blé le rend convenable. Cette considération a conduit M. Huart à négliger l'emploi plus simple, mais trop régulier, d'un mécanisme pour la manœuvre des trappes.

Pour régler le mouvement descensionnel et en assurer la continuité, M. Huart a rencontré de grandes difficultés, par suite du phénomène que nous avons rappelé tout à l'heure, et qu'il a rencontré dès ses premiers essais, lorsque, ayant d'abord disposé le fond de ses compartiments sous la forme d'une trémie présentant une ouverture unique et carrée, il remarqua qu'il ne s'opérait point de glissement sur les plans inclinés de cette trémie, et que le débit de l'orifice de sortie se bornant à rejeter sans cesse les mêmes grains que l'élévateur ramenait sans cesse au sommet, toute la masse du blé restait immobile.

Or, il fallait donner le mouvement à toute la masse, et c'est dans ce but que l'inventeur a substitué au fond de trémie la disposition ci-dessus décrite, qui fait écouler le grain par tranches verticales succcessives, ayant pour hauteur celle du compartiment et pour épaisseur l'intervalle compris entre deux poutrelles voisines. En outre, pour assurer le mouvement de chaque tranche sur toute sa longueur, M. Huart a divisé le fond du compartiment par plusieurs séries de diaphragmes inclinés à 45 degrés, dont les intervalles et les dimensions ont été calculés de manière à livrer simultanément passage, sur toute la longueur de la tranche, à une même quantité de grain qui s'écoule avec une vitesse rendue uniforme par l'égalité du frottement.

L'effet de cette disposition ingénieuse est de forcer la masse entière de la tranche à contribuer régulièrement au débit de l'orifice de sortie, en déterminant un mouvement général de descente qui entraîne le grain par couches horizontales. La régularité de ce mouvement peut être constatée au travers de lames de verre que M. Huart a disposées dans le coffrage d'un des compartiments extrêmes de son magasin.

Le frottement continuel que la tranche en mouvement exerce contre la tranche voisine, contre les parois verticales du compartiment et contre les plans inclinés du fond et des diaphragmes, celui que les diverses colonnes de la même tranche exercent les unes contre les autres en se présentant concurremment aux ouvertures des diaphragmes et à l'orifice de sortie, constituent un véritable brossage dont l'action rend plus efficaces encore le retournage du grain par la vis et son nettoyage par le crible.

Une machine à vapeur de la force de quatre chevaux donne le mouvement au système ; un homme suffit à diriger et à surveiller le fonctionnement de ce mécanisme dont le jeu retourne, en moins de vingt-quatre heures, les 10 000 hectolitres emmagasinés.

On voit que, dans le grenier Huart, le mouvement et l'aérage sont continuels et énergiques. Le blé, s'écoulant par l'orifice de sortie, glissant par petites nappes dans l'auget inférieur, conduit et retourné par la vis, reçu par l'élévateur, transporté par des godets au sommet du grenier et rejeté par eux sur le crible, rafraîchi et ventilé par ce crible et retombant en pluie sur le sommet du tas, est remué de la manière la plus complète, et tous les grains, sans exception, reçoivent à plusieurs reprises la salutaire influence des courants d'air.

Ces diverses opérations dégagent si parfaitement le blé des impuretés qui y étaient mêlées, qu'après un mois de séjour dans le grenier, il ne donne plus qu'un déchet de 0,50 pour 100 au nettoyage ordinaire de meunerie.

La dessiccation du grain s'opère, dans le grenier Huart, par le seul fonctionnement de la machine. Du blé emmagasiné humide y acquiert bientôt de la coriacité et de la souplesse, devient brillant, glissant à la main et sec à ce point, que M. Huart, qui est aussi meunier, se voit parfois obligé, pour lui rendre le degré d'humidité convenable à la mouture, de le soumettre à un jet de vapeur quelques heures avant de l'envoyer au moulin.

Après avoir vu fonctionner le magasin de M. Huart, à Cambrai ; après en avoir discuté le mérite et reconnu les avantages, la commission supérieure des subsistances militaires en a recommandé l'emploi au ministre de la guerre, dans les termes suivants :

« De quelque perfectionnement que le système de M. Huart soit encore susceptible, nous pensons qu'il réunit dès aujourd'hui, tel que l'inventeur le présente, toutes les conditions désirables pour la conservation des grains, à savoir :

» Économie d'établissement, faible dépense d'entretien, capacité considérable, mouvement périodique ou continu de toute la masse du grain, ventilation, nettoyage, entretien d'une température basse, dessiccation progressive et préservation des insectes et des animaux rongeurs.

» Nous sommes convaincus, par suite, que l'adoption du magasin Huart dans le service des subsistances militaires procurerait à l'administration de la guerre des avantages qu'elle a vainement cherché à réaliser jusqu'à ce jour. L'application de ce système lui permettrait désormais d'entretenir, sans déchet de conservation, sans frais extraordinaires, les approvisionnements de réserve qu'elle pourra former pendant les années d'abondance ; de centraliser le service de la manutention des grains dans quelques grandes places de l'intérieur ; de créer de vastes entrepôts dans nos principaux ports de l'Océan et de la Méditerranée ; de réunir enfin, au moment du besoin, sur tel point déterminé de notre territoire, toute la quantité de blé nécessaire à l'alimentation d'un rassemblement inopiné.

« Enfin, et surtout, la nourriture du soldat serait désormais assurée dans des conditions de salubrité que notre système actuel d'emmagasinage n'a pas toujours permis de remplir, surtout lorsque l'administration, contrainte, au moment des disettes, à faire des achats considérables sur les marchés étrangers, a dû entasser dans ses greniers des blés de toute provenance et d'une conservation difficile. »

Le ministre de la guerre a accueilli les propositions de la commission, et il a décidé, au mois de juillet dernier, qu'un grenier du système Huart, de la capacité de 20,000 hectolitres environ, serait établi dans les magasins du quai de Billy. Ce grenier est aujourd'hui terminé, et il fonctionne depuis plus d'un mois; les résultats de l'expérience ont justifié jusqu'à ce jour les espérances de l'administration (1).

La description que nous venons de donner des greniers de M. Huart suffira sans doute à l'Académie pour lui permettre de reconnaître que leur seul rapport avec les greniers de Philippe de Girard consiste dans le principe de l'emmagasinement par grandes masses, avec mouvement et aérage. Ce principe n'est la propriété ni de celui-ci, ni de celui-là, il est dans le domaine public depuis un siècle.

Quant aux procédés mis en œuvre pour le remuage et la ventilation, ils diffèrent de la manière la plus notable dans les deux systèmes.

M. Huart, en négligeant de s'astreindre à la condition de renfermer la manutention dans l'intérieur des silos, condition que la surveillance des grands établissements publics rend superflue, a résolu d'une manière ingénieuse le problème de l'écoulement régulier du grain; tandis que Philippe de Girard, en négligeant de résoudre cette difficulté, qu'il ne paraît pas même avoir soupçonnée, a probablement manqué le but qu'il se proposait d'atteindre. Si M. Huart emprunte, comme son prédécesseur, le mécanisme du chapelet, c'est dans des conditions différentes, car cet appareil n'a guère dans son système que le rôle d'élévateur, le remuage du grain étant opéré par d'autres mécanismes; tandis qu'il remplit à lui seul celui d'agitateur dans le système de Philippe de Girard. Enfin, le mode d'aérage en vase clos de Philippe de Girard ne trouve aucune application dans le grenier de M. Huart, qui ventile, à l'air libre, le blé retiré des silos.

Sans nous immiscer dans une question de propriété, qui est du ressort des tribunaux, et nous bornant à l'examen que nous venons de faire des dispositifs et appareils proposés jusqu'à ce jour pour la conservation des blés, nous croyons devoir déclarer que celui de M. Huart est supérieur à tous les autres, et qu'à lui

(1) Vers 1848, un système de grenier fondé sur les mêmes principes avait été proposé à l'administration de la guerre par M. Garnot, employé des subsistances militaires en Algérie.

Le *coffre-magasin* de M. Garnot est un silo extérieur terminé par un fond de trémie. Le blé s'écoulant par l'ouverture de la trémie, est reçu par les godets d'un élévateur juxtaposé au silo, qui élèvent le grain et le rejettent sur un crible, d'où il retombe sur le tas.

Pour aérer le blé, M. Garnot propose de ménager dans le silo « des traverses ayant la forme de toits, et destinées à protéger les courants d'air intérieurs que l'on obtient en pratiquant des ouvertures dans les parois aux extrémités de chacune des traverses. »

On voit que le procédé de remuage de M. Garnot est à peu près le même que celui de Philippe de Girard, et donne lieu aux mêmes critiques. Quant à son procédé d'aérage, il serait, sans nul doute, complétement inefficace.

revient l'honneur d'avoir le mieux résolu jusqu'à ce jour cette question importante.

Si parmi les nombreux problèmes que s'est proposés Philippe de Girard, et dont il n'a pas toujours poursuivi la solution jusqu'au succès, il en est quelques-uns qui ont été plus heureusement abordés et résolus par d'autres, sa mémoire ne saurait en souffrir, et il a rendu d'assez grands services à l'industrie pour que sa place soit toujours marquée au premier rang des inventeurs utiles.

Les conclusions de ce rapport sont adoptées.

La carie attaque le blé sur pied ; et comme elle est très contagieuse, les grains sains auxquels elle s'attache la transmettent inévitablement à la récolte suivante. Le grain carié est un peu plus petit qu'à l'ordinaire, légèrement ridé, un peu grisâtre, et rempli d'une poudre noire, fétide, qui ne paraît pas à l'extérieur pendant la végétation du froment. C'est cette poudre qui s'attache aux grains sains et leur communique la faculté de transmettre la maladie. Lorsqu'elle est abondante, elle communique à la farine une odeur désagréable, et paraît la rendre malsaine. On ne peut s'opposer au développement de la carie dans le blé sur pied ; mais tous les efforts doivent tendre à débarrasser les grains sains de la poussière contagieuse qui a pu s'y attacher et qui menace d'infecter la récolte suivante. Le moyen auquel on a recours consiste à soumettre le grain à l'action d'une substance propre à altérer la poussière de la carie, sans nuire au grain lui-même : c'est cette opération qu'on a appelée *chaulage*.

Quant à la conservation des blés récemment coupés, des instructions dont nous allons donner le texte sont publiées par les soins du ministère de l'agriculture, du commerce et des travaux publics.

« Il convient de signaler d'abord le procédé que M. Mathieu de Dombasle indique. Dans les étés excessivement pluvieux qui se sont succédé de 1828 à 1831, je me suis très bien trouvé de l'adoption d'une méthode usitée dans quelques cantons de la Normandie, et qui consiste à mettre le blé, après le faucillage, en meulons ou *moyettes*, et j'ai reconnu que, dans toutes les circonstances, le grain y acquiert une qualité supérieure à celle du blé qui a été traité autrement. J'ai continué, depuis cette époque, à faire mettre en meulons presque tous mes blés. Cette méthode convient également à l'orge, et je ne pense pas qu'il existe aucun moyen aussi assuré de sauver cette récolte de toute avarie dans les saisons pluvieuses. Ces meulons se font de la manière suivante :

» On place sur un endroit sec et élevé des champs une javelle que l'on replie sur elle-même vers le milieu de la longueur de la paille, en sorte que les épis ne posent pas à terre, mais viennent s'appuyer sur l'extrémité opposée de la javelle. Un homme, auquel cinq ou six femmes apportent successivement les javelles, construit le meulon en les plaçant circulairement autour de la javelle repliée, tous les épis dirigés au centre et reposant sur cette javelle ; en sorte que le meulon a pour diamètre deux fois la longueur des tiges du froment (1). Sur le premier rang des javelles, il en pose un second placé de même, et continue ainsi, en maintenant d'aplomb les parois circulaires du meulon, jusqu'à ce que celui-ci soit parvenu à la hauteur d'environ un mètre. Tous les épis étant réunis au centre, ce point se trouve plus élevé que le pourtour, circonstance fort essentielle, parce que tous les brins de paille ayant ainsi une pente vers le dehors du meulon, l'eau qui pourrait s'y insinuer tend toujours à s'écouler au dehors. Lorsque le meulon est arrivé à cette hauteur, on continue à l'élever de même, mais en croisant toujours un peu plus les épis au centre, ce qui diminue graduellement le diamètre du meulon. Lorsque celui-ci est arrivé à la hauteur de 1 mètre 65 centimètres environ, le centre se trouve fortement bombé et en forme de cône ; on le couvre alors d'une gerbe liée près de son extrémité inférieure, en la renversant sur le sommet du cône, et l'on arrange avec soin les épis tout autour, afin que toute la surface du cône soit également couverte. Lorsque les grains ne contiennent pas beaucoup d'herbes vertes, et qu'ils ne sont pas mouillés au moment où on les faucille, on peut les mettre en meulons immédiatement après qu'ils ont été coupés, quoique la coupe ait été faite avant une complète maturité, comme je l'ai dit tout à l'heure. Dans le cas contraire, il faut attendre qu'ils soient passablement ressuyés ou que l'herbe soit du moins amortie ; mais on peut toujours mettre le grain en meulons beaucoup avant l'instant où il serait possible de le serrer dans les granges, ou même de le lier en gerbes. Une fois qu'il est en meulons, il peut y rester huit à quinze jours, ou même davantage, jusqu'à ce que le temps et les autres travaux permettent de s'occuper de le rentrer ; il n'y souffre aucune intempérie, la maturité du grain s'achève très bien, celui-ci prend une très belle qualité. »

(1) A Roville, on employait aussi pour la confection du meulon, suivant ce que rapporte M. Antoine dans la *Maison rustique du XIXe siècle*, la méthode suivante :

« Après avoir aplani grossièrement le sol en le foulant aux pieds, on dépose triangulairement trois javelles disposées de manière que les épis ne touchent pas le sol. Sur cette première base on place circulairement un rang de javelles, les épis convergeant vers le centre et se touchant en ce point. On continue à disposer pareillement plusieurs lits successifs, jusqu'à ce qu'on soit arrivé à une hauteur de 1 mètre 33 centimètres environ. Alors les couches de grains se placent de manière que les épis se croisent au centre, ce qui ne tarde pas à élever ce point au-dessus de tous les autres. La paille prend une inclinaison de haut en bas comme un toit, disposition qui facilite l'écoulement des eaux pluviales. »

M. Crepet, propriétaire du département de la Seine-Inférieure, a rappelé dernièrement un procédé constamment employé, depuis 1816, par la plupart des cultivateurs de ce département et de celui de l'Eure, dans le même but, et qu'il décrit ainsi :

« A mesure que le blé est coupé, prendre successivement, en plusieurs brassées, une quantité de tiges équivalente à cinq ou six gerbes du poids de 15 kilogrammes ou environ ; les mettre debout, les lier au-dessous de l'épi avec quatre ou cinq autres tiges, ensuite ; enfin les couvrir d'un *chapeau* formé de deux autres brassées, appliquées l'épi en bas, et qu'on assujettira avec un second lien plus fort et plus long que le premier.

» A l'aide de ces précautions, qui ont du rapport avec ce qui se pratique pour le chanvre, la pluie ne fera que glisser le long des tiges ; et alors même qu'elle aurait duré deux ou trois semaines, on pourra profiter du premier jour de beau temps pour mettre en gerbes, sans autre dommage qu'une légère altération peut-être de la paille, à la circonférence du *chapeau.*

» Ce procédé, qu'il serait si important de voir se propager, a depuis longtemps remplacé l'usage des *javelles* dans le département de la Seine-Inférieure. Il n'exige guère plus de main-d'œuvre, dans le cas même où un temps favorable permettrait de la négliger, et il en peut coûter beaucoup moins si un temps contraire mettait les cultivateurs dans l'obligation de tourner et retourner les *javelles ;* il a d'ailleurs l'avantage de rendre la dépense de main-d'œuvre certainement utile, tandis que les *javelles*, quoique tournées et retournées, n'offrent plus, après plusieurs jours d'un temps humide, que du grain et de la paille avariés.

» Une expérience de plus de trente années a fait reconnaître :

» 1° Que le blé destiné à être mis en *villottes* (tel est le nom donné, dans la Seine-Inférieure, à la petite meule que nous avons essayé de décrire) peut être coupé avant son entière maturité ; qu'une fois dans cette position, il achève de mûrir et profite encore dans une proportion plus remarquable que le blé resté en *javelles ;*

» 2° Que sa couleur plus belle lui fait donner la préférence dans les marchés, et lui assure un prix plus élevé de deux francs au moins par sac de 200 kilogrammes (deux hectolitres et demi) ;

» 3° Que la *villotte*, dans les localités où elle est en usage, a procuré une plus grande valeur aux récoltes sur pied, par cela seul qu'elle garantit à l'acheteur la conservation de ce qui lui a été vendu ;

» Et 4° que, grâce à ce procédé, le grain s'échappe moins facilement de l'épi, et qu'il est en outre à l'abri des atteintes de la grêle.

» Les cultivateurs qui ont adopté cet usage s'en sont si bien trouvés, qu'ils l'ont étendu à la récolte des seigles et des avoines, et qu'ils le pratiquent même alors que l'état de l'atmosphère leur inspire le plus de sécurité (1). »

Enfin M. de Dombasle, dans son *Calendrier du bon cultivateur*, indique encore, mais pour les céréales après leur mise en gerbes, un autre moyen de conservation qui lui paraît offrir des avantages :

« Lorsqu'on ne peut, dit-il, charrier immédiatement les gerbes liées, le moyen le plus efficace de les préserver du mauvais temps consiste à les disposer en croix, que l'on construit de la manière suivante. On place sur une partie élevée du billon deux gerbes opposées l'une à l'autre et disposées en ligne droite, de manière que les épis de l'une des deux couvrent ceux de l'autre. On place ensuite deux autres gerbes disposées de même, mais formant un angle droit ou une croix sur le milieu des premières : ces quatre gerbes ont ainsi leurs épis réunis au centre de la croix. On place ensuite deux autres gerbes couchées verticalement au-dessus des deux premières, puis deux autres au-dessus des deux gerbes qui forment l'autre branche de la croix. On ajoute un troisième rang de quatre gerbes disposées de même, de manière que la croix se compose de douze gerbes superposées, trois par trois, les unes aux autres, et dont tous les épis sont réunis au centre, qui se trouve un peu plus élevé, de manière que les quatre gerbes du rang supérieur ont une légère inclinaison du centre vers le dehors. On surmonte le tout d'une treizième gerbe que l'on renverse sur le centre de la croix, les épis tournés vers le bas, et arrangés symétriquement des quatre côtés. Si ces croix sont construites avec soin, les gerbes peuvent y supporter des pluies même assez prolongées, sans éprouver aucun dommage. »

(*Voy.* Blutage, Chaulage, Farine, Pain, Subsistances.)

Bibliographie. — *Dictionnaire de l'industrie, etc.*, t. III, article Carie du blé, 1835. — *Dictionnaire universel d'histoire naturelle*, dirigé par M. Charles d'Orbigny, t. V, art. Froment, 1845. — *Traité d'agriculture*, par M. Gasparin. Paris, 1847. — *Économie rurale*, par J.-B. Boussingault. Paris, 1851, t. I. — *Précis d'agriculture*, par MM. Payen et Richard. Paris, 1851. — *Mémoire sur la meunerie, la boulangerie et la conservation des grains et des farines, précédé de considérations sur le commerce des blés en Europe*, par A. Rollet. Paris, 1847. — *Mémoires sur les céréales*, par Loiseleur-Deslongchamps. — *Note sur le blé germé et mouillé*, par M. Dureau de la Malle (*Comptes rendus de l'Académie des sciences*, 1851, t. XXXI). — *Le blé d'Égypte contenant des charançons peut-il être vendu ? Le pain fait avec la farine obtenue de ce*

(1) Cette méthode, qui est aussi fort usitée dans l'Artois, avait déjà été signalée à la Société centrale d'agriculture, en 1845, par M. Mary, ingénieur en chef, professeur à l'École centrale des arts et manufactures, et décrite dans le Bulletin de ses séances, t. V, n° 2, p. 243. Elle est rapportée également et citée avec éloge par M. le comte de Gasparin, dans son *Cours d'agriculture*, t. III, p. 585.

blé est-il nuisible à la santé? (*Annales d'hygiène, etc.*, 1846, t. XXXV, p. 98.) — *Du blutage et du rendement des farines, et de la composition du pain de munition*, par M. Haussmann, sous-intendant militaire (*Annales d'hygiène, etc.*, 1848, t. XXXIX, p. 43. — *De la proportion d'eau et de ligneux contenue dans le blé et dans ses principaux produits*, par M. E. Millon, pharmacien militaire (*Annales d'hygiène, etc.*, t. XLI, p. 451, et t. XLII, 1849, p. 465). — *Analyse du blé*, par M. Péligot (*Annales d'hygiène*, 1849, t. XLI. p. 447). — *Emploi du goudron pour préserver le blé de l'attaque du charançon* (*Annales d'hygiène, etc.*, 1850, t. XLIII, p. 194). — *Recherches sur l'alucite des céréales*, par L. Doyère. Paris, 1852. — *Mémoire sur la conservation des grains*, par L. Doyère. Paris, 1856. — *Recherches sur l'Anguillule du blé niellé, considérée au point de vue de l'histoire naturelle et de l'agriculture*, par C. Davaine, Paris, 1857.

BLEU. — *Voy.* OUTREMER.

BLEU DE PRUSSE. — La fabrication du bleu de Prusse, cette matière colorante si employée dans les arts, peut s'accompagner de graves inconvénients et de véritables dangers, si l'on suit d'anciens procédés auxquels on possède aujourd'hui les moyens de remédier.

Toutes les substances organiques azotées peuvent servir à la préparation du bleu de Prusse. Celles que l'on emploie ordinairement sont le sang desséché, les cornes, les sabots de chevaux, le cuir, que l'on fait chauffer dans un creuset avec un huitième de potasse et un peu de limaille de fer. Lorsque toutes ces matières sont converties en une pâte, on les enlève avec une cuiller de fer, et on les projette dans de l'eau chaude; il se fait en ce moment de violentes détonations, et qui pourraient être dangereuses pour les ouvriers si la chaudière n'était recouverte d'un dôme de tôle ne présentant qu'une ouverture assez grande pour laisser passer la cuiller. La liqueur, après avoir bouilli, est filtrée sur des toiles, et le résidu étant lessivé de nouveau, on réunit toutes les liqueurs pour les précipiter par une dissolution d'un mélange de sulfate de fer et d'alun. Quand on mêle la lessive du sang récente avec la dissolution de sulfate de fer et d'alun, il se dégage une grande quantité d'acide hydrosulfurique qui pourrait donner lieu à des accidents. Mais d'Arcet a proposé un appareil qui en met tout à fait à l'abri : c'est un tonneau fermé par un couvercle, portant un entonnoir par où l'on introduira les liqueurs; un agitateur attaché au moyen d'une peau ou d'une vessie pour les mettre en mouvement; enfin un tuyau destiné à conduire le gaz hydrosulfuré, à mesure qu'il se forme, dans le cendrier d'un fourneau, où il se brûle complétement.

Tous ces inconvénients disparaissent si l'on suit un autre procédé qui consiste à employer le cyanoferrure de potassium, sel qui ne contient pas de sulfures. Nous n'avons pas besoin d'entrer dans de nouveaux détails à ce sujet.

Les fabriques de bleu de Prusse sont rangées dans la première classe, lorsque l'on n'y brûle pas la fumée et le gaz hydrogène sulfuré, à cause de leur insalubrité et de leur odeur désagréable; et seulement dans la deuxième classe, lorsque la fumée et le gaz sont brûlés : les inconvénients, en effet, sont peu considérables si les appareils sont parfaits.

Les Conseils de salubrité n'autoriseront les fabriques de bleu de Prusse qu'autant que toutes les cheminées partielles des chaudières viendront aboutir à la cheminée, haute de 15 pieds, du fourneau de calcination, et que les eaux de lessive de la fabrique ne séjourneront ni dans les rigoles ni sur la voie publique.

Bibliographie. — D'Arcet, *Description de l'appareil salubre pour fabriquer le bleu de Prusse* (*Annales de chimie*, t. LXXXII, p. 1653. — *Dictionnaire de l'industrie, etc.*, 1834, t. II, p. 334. — *Traité de la salubrité dans les grandes villes*, par Monfalcon et de Polinière, 1846, p. 251.

BLUTAGE, BLUTERIE, BLUTOIR. — La *bluterie* est une partie très importante de l'art du meunier. Son objet est de mettre à part la farine et l'écorce, ou le son.

On appelle *blutoirs*, des espèces de cribles ou machines qui servent : 1° à séparer le bon grain du mauvais grain, des ordures et de la poussière qui s'y trouvent mêlés après qu'il a subi, sur l'aire de la grange, la première épuration du son ; à séparer le son de la farine, et les diverses qualités de farines entre elles. Il y a donc le blutoir à blé et le blutoir à farine.

Dans les moulins ordinaires, il y a un blutoir qui ne sert qu'à séparer la farine d'avec le son ; mais, dans les moulins économiques, les blutoirs sont beaucoup plus compliqués, et ils sont composés de plusieurs lés de diverses grosseurs, pour tirer à part, spécialement du froment, la farine, les gruaux blancs, les gruaux bis, le son et même les rougeurs, c'est-à-dire la pellicule interne du son qui ternit la blancheur des gruaux quand elle y reste mêlée.

On comprendra l'importance hygiénique du blutage, si l'on considère que de cette opération et du degré auquel elle est portée dépend la pureté des diverses qualités de farine. Il a, au point de vue de la salubrité, l'inconvénient de dégager une grande quantité de poussière contre laquelle il importerait que les meuniers prissent des précautions. (*Voy.* Blé, Farine, Pain.)

BOG-HEAD. — *Voy.* Goudron.

BOIS. — *Voy.* Chantiers, Charbon.

BOIS DORÉS. — Les brûleries de bois dorés ont très peu d'inconvénients, l'opération se faisant très en petit : ces ateliers sont rangés dans la troisième classe des établissements incommodes.

BOISSONS. — On désigne en hygiène, sous le nom de *boissons*, tout liquide introduit dans les voies digestives, soit pour calmer la sensation de la soif, soit pour aider à l'accomplissement de la digestion, soit enfin pour flatter le goût et stimuler les organes. Les boissons dans lesquelles réside, soit la propriété alimentaire, soit l'action médicamenteuse, rentrent dans les aliments ou dans les médicaments.

Si l'on prend pour base de la division des boissons, leur composition et leur mode d'action sur l'organisme, on distinguera : les boissons aqueuses, les boissons fermentées, les boissons alcooliques et les boissons aromatiques.

Les premières sont constituées par l'eau d'abord, et par les solutions ou infusions légères dont la partie aqueuse fait la base. Les boissons aqueuses ont surtout pour objet de satisfaire la soif, d'aider à la digestion en étendant les principes alimentaires; quelquefois elles sont employées dans un but thérapeutique. (*Voy.* EAU.)

Les boissons fermentées, comme le vin, la bière, le cidre, etc., agissent non-seulement comme désaltérants, mais encore comme toniques ou légèrement stimulants, quand elles sont prises à une dose modérée. Généralement favorables à la santé et même nécessaires dans certaines conditions de constitution ou d'habitude, elles peuvent devenir, par l'abus qu'on en fait, la source d'altérations profondes et irrémédiables dans la santé et dans les facultés morales ou intellectuelles. (*Voy.* BIÈRE, CIDRE, POIRÉ, VIN.)

Les boissons alcooliques n'agissent que comme stimulants, et sont presque uniquement recherchées pour flatter des goûts qui deviennent souvent de funestes passions. En effet, ce que l'on peut dire des effets nuisibles des boissons fermentées s'applique au plus haut degré aux boissons alcooliques; cependant l'usage de ces dernières peut être utile dans certaines conditions de climat ou de genre de vie. (*Voy.* ALCOOLS.)

Les boissons aromatiques sont pareillement stimulantes ; mais la stimulation modérée, agréable et souvent médicamenteuse qu'elles produisent, ne saurait exercer d'effets comparables à ceux des boissons précédentes. L'usage des boissons aromatiques est surtout un résultat de la mode et de l'habitude : elles sont quelquefois nuisibles et rarement nécessaires. (*Voy.* CAFÉ, THÉ.)

Les boissons intéressent l'hygiène publique sous plus d'un rapport. Leurs conditions de salubrité touchent de près à la santé publique par l'usage universel qu'on en fait : branches importantes de l'agriculture, de l'industrie et du revenu public, l'État n'est pas moins intéressé que les particuliers dans ce qui a rapport à elles.

La nature des boissons peut être modifiée, soit quant à leur action physiologique seulement, soit quant à leurs qualités salutaires ou nuisibles, par les vases ou les conduits où elles auront séjourné, ou par les corps avec lesquels elles se seront trouvées naturellement ou artificiellement en contact. C'est ainsi que l'action de l'eau sur la santé est différente, suivant qu'elle aura coulé sur un sol calcaire ou siliceux; qu'elle contiendra des sels de chaux, de magnésie, de fer, ou qu'elle se rapproche davantage de l'état de pureté; qu'elle sera puisée dans une rivière, dans un puits, ou recueillie quand elle tombe sous forme de pluie; l'action du vin, suivant que ce dernier viendra de telle ou telle contrée. La conservation des boissons dans des vases aux parois desquels elles peuvent emprunter quelques principes étrangers, le séjour de l'eau de pluie sur des gouttières de plomb, ajoutent à ces boissons des propriétés nouvelles et généralement malfaisantes.

Les boissons peuvent éprouver des altérations spontanées: ainsi par une conservation trop longtemps prolongée, et par la réaction des principes qu'elles renferment, les uns sur les autres.

Le mode de préparation des boissons fabriquées exerce une action considérable sur leurs propriétés, ainsi que les sophistications ou altérations qu'on leur fait subir dans un but coupable et frauduleux.

Il n'est pas sans intérêt pour l'hygiène publique de comparer les consommations en boissons de Londres et de Paris, ainsi que l'a fait M. E. Danin, d'après les ouvrages de MM. A. Husson et G. Dodd.

Londres est plus vaste, plus peuplé que Paris; la consommation des deux villes ne saurait donc être égale, et il serait bien difficile d'en faire la comparaison exacte, car la boisson usuelle de l'une n'est pas celle de l'autre. A Paris c'est le vin, à Londres c'est la bière que l'on consomme en plus grande quantité : aussi M. Husson nous donne-t-il des renseignements précieux sur l'état et la production de nos vignes, tandis que M. Dodd s'étend longuement sur la prospérité, l'importance des brasseries et sur la fabrication de la bière : il est vrai qu'elle est l'objet d'un commerce immense en Angleterre, où le houblon donne lieu à de nombreuses spéculations, et est la source d'un revenu annuel de 5 à 6 millions de livres sterling pour l'État.

Il nous reste à parler d'un dernier point qui doit compléter l'étude des boissons au point de vue de l'hygiène publique, et qui a occupé à plusieurs reprises le Comité consultatif de France et le Conseil d'hygiène et de salubrité du département de la Seine.

La cherté du vin a donné lieu, il y a quelques années, à de nombreuses demandes pour la vente de boissons artificielles. — L'autorité s'est toujours prêtée à cette fabrication, toutes les fois que ces boissons ne contenaient rien d'insalubre. Il faut donc pour cela qu'elles soient toutes soumises au contrôle des conseils d'hygiène. M. le docteur Vernois a donné les formules d'un assez grand nombre de ces boissons que nous indiquons d'après lui :

1°

Eau.	25 litres.
Raisins secs. . . .	5 kilogr.
Gomme.	50 grammes.
Genièvre.	20 —
Sel marin.	50 —
Quatre fleurs. . . .	20 —
Feurs de sureau. .	5 —
Vinaigre d'Orléans.	1/10e

2°

Sucre.	30 kilogr.
Crème de tartre. .	400 grammes.
Acide tartrique. . .	200 —
Sciure de chêne. .	1 kilogr.
Noix de galle. . . .	80 grammes.
Iris, sureau, coriandre, de chaque.	400 —
Levûre de bière. .	400 —
Eau.	200 litres.

3° Clairette bordelaise.

Raisins secs. . . .	4 kilogr.
Sucre.	3 —
Acide tartrique. . .	100 grammes.
Coriandre.	100 —
Alcool.	1 litre.
Roses trémières. . .	250 grammes.
Eau.	100 litres.

4°

Houblon.	3 grammes.
Sucorée.	5 —
Chicorée.	5 —
Acide tartrique. . .	30 —
Cassonade.	1 kilogr.
Esprit-de-vin . . .	1 décilitre.
Caramel.	20 grammes.
Eau.	20 litres.

5°

Eau de Seine. . . .	100 litres.
Mélasse de canne.	4 kil. 500 gr.
Son fin.	15 litres.
Pommes sèches concassées.	7 kil. 500 gr.
Raisins secs broyés.	1 kilogr.
Acide tartrique. . .	10 grammes.
Tannin.	6 —
Fleurs de tilleul. .	300 —
Fleurs de mauve. .	500 —
Levûre de bière. q. s.	

6° Sombrico mousseux.

Sucre.	40 grammes.
Acide tartrique. .	25 —
Fleurs de sureau. .	5 —
Coriandre.	5 —

Pour 10 litres de liquide rosé, on ajoute, raisins secs, 30 à 50 gram. Fleurs de rose trémière, 5 gram.

7° Œnomale.

Sucre brut.	1 kil. 876 gr.
Vinaigre.	750 grammes.
Fleurs de sureau. .	24 —
Eau.	30 litres.

8° Hymodgème.

Eau.	100 litres.
Baies de genièvre. .	325 grammes.
Sucre	4 kilogr.
Raisins secs	2 —
Houblon.	60 grammes.
Coriandre.	500 —
Acide tartrique . .	50 —

9° Mirthilène.

Eau.	100 litres.
Baies de mirthilène.	250 grammes.
Sucre.	2 kilogr.
Raisins secs. . . .	1 kil. 5 00gr.
Acide tartrique. .	50 grammes.
Vin du Midi. . . .	15 litres.

10° Cidre de sucre mousseux.

Eau.	250 litres.
Sucre.	12 à 15 kilogr.
Fleurs de rose . .	30 grammes.
Fleurs de violette.	30 —
Fleurs de sureau. .	15 —
Levûre de bière. .	1 kilogr.

Colorer avec du jus de réglisse.

Les principes qui doivent diriger l'administration en ce qui touche cet objet consistent à soumettre toutes ces boissons à l'examen de l'autorité, avant de les mettre en vente publique ; à déclarer que l'autorité ne *s'oppose* pas à la vente, et à ne point donner une *approbation* dont on pourrait abuser. C'est donc une simple *tolérance*, susceptible d'être retirée au gré de l'administration. Défendre de vendre ces boissons sous le nom de *vin*, de *bière*, de *cidre*, ou autres liquides dont la composition est bien connue ; rappeler aux exploitants qu'ils devront se soumettre aux lois, règlements et dispositions fiscales relatives à la vente des boissons contenant de l'alcool ; enfin prohiber dans ces boissons toute substance nuisible ou incommode (*alun*, *acétate de plomb*, *buis*, *sels minéraux toxiques*, *acide sulfurique*, etc.).

Bibliographie. — *Dictionnaire d'administration.* Paris, 1846. — *Collection officielle des ordonnances de police.* — *Dictionnaire de l'industrie, etc.*, 1834, t. II. — *Encyclopédie nouvelle*, art. Boissons, par M. Requin. Paris, 1836. — *De l'usage et de l'abus des boissons fermentées et des boissons fermentées et distillées*, par Hippolyte Royer-Collard (thèse de concours). Paris, 1838. — *Causes qui peuvent rendre insalubres les boissons ; moyens de reconnaître cette insalubrité et d'y remédier*, par J.-A. Rochoux (thèse de concours). Paris, 1838. — *The food of London*, par E. Dodd. — *Les consommations de Paris*, par A. Husson. Paris, 1856. — *Traité pratique d'hygiène industrielle*, par M. Vernois. Paris, 1860.

BOITES DE SECOURS. — *Voy.* Asphyxie.

BOL D'ARMÉNIE. — *Voy.* Ocre.

BONBONS. — Les bonbons n'intéressent guère l'hygiène publique qu'au sujet de certaines substances toxiques dont on fait habituellement usage pour les colorer, telles que le vert de Scheele ou de Schweinfurt, le jaune de chrome, le minium, la céruse, et qui ont plusieurs fois donné lieu aux accidents les plus graves.

Déjà le 10 octobre 1740, une ordonnance avait été rendue, qui défendait aux confiseurs ou pastilleurs d'employer, pour colorer les sucres, pastilles, etc., la gomme-gutte, les cendres bleues, le bleu d'azur, les préparations de cuivre, le massicot, le minium, le vermillon et l'orpiment, sauf à donner le coloris à leurs pâtes, pastilles, etc., au moyen des sucs, des fruits, des plantes qui se mangent, et par des ingrédients non suspects, comme cochenille, bois de teinture, safran, etc.

Malgré la sévérité des peines édictées par cette ordonnance, celle-ci ne tarda pas à tomber en désuétude, et ce ne fut qu'en 1829 que le Conseil de salubrité de la Seine, sur la demande de M. le préfet de police, rédigea un premier rapport *sur le danger qui peut résulter de bonbons colorés, et sur les dispositions à prendre pour faire disparaître ces bonbons du commerce.* Dans ce rapport furent spécifiées les substances à interdire et celles qui étaient le plus propres à les remplacer. Le conseil de salubrité appela également l'attention de l'administration sur la coloration des papiers destinés à envelopper les bonbons, ou qui servent à faire les petites capsules où l'on coule certaines préparations de sucre.

Le 10 décembre 1830, parut une première ordonnance de police, concernant le pastillage, les liqueurs et les sucreries colorées, et reproduisant textuellement les prescriptions et les prohibitions contenues dans le rapport précédent.

Un second rapport adressé à M. le préfet de police, sur une visite faite chez les confiseurs, distillateurs, etc., en exécution de l'ordonnance du 10 décembre 1830, donne quelques détails relatifs au pastillage.

On désigne sous le nom de *pastillage*, la fabrication d'objets moulés en pâte, contenant du sucre, non destinés à être mangés, mais exposés à être sucés par les enfants, à cause de leur goût sucré. On fabrique ainsi des figures, des fleurs, des animaux, des sujets tout entiers, et souvent sur un grand modèle et à un prix très élevé. Il parut aux commissaires qu'il était difficile d'interdire, dans la confection des pâtes des pastilleurs et des figuristes, soit l'emploi des couleurs minérales, sous peine d'entraver tout ce mode de travail; soit le sucre, indispensable pour donner à ces pâtes le lien qui permet de les mouler. Ils proposèrent donc d'introduire dans ces pâtes une substance dont le goût repoussant empêchât les enfants de les sucer : ainsi la coloquinte ou l'aloès. Mais, dans les ordonnances rendues depuis cette époque, nous voyons les prohibitions les plus sévères s'adresser aux pastillages comme aux sucreries.

Une nouvelle ordonnance de police sur les pastillages, liqueurs et sucreries colorées, fut rendue le 11 août 1832, renouvelant les prohibitions et les recommandations de celle du 10 décembre 1830. Mais ces diverses ordonnances, ainsi qu'une du 15 novembre 1838, et une autre du 22 septembre 1841, ont été réunies dans une dernière ordonnance du 28 février 1853, concernant les sucreries coloriées, les substances alimentaires, les ustensiles et autres métaux dont nous allons reproduire le titre 1er relatif aux sucreries; liqueurs et pastillages. Nous les ferons suivre de l'instruction du Conseil d'hygiène et de salubrité du département de la Seine, annexe de l'ordonnance précitée.

ORDONNANCE DE POLICE DU 28 FÉVRIER 1853, CONCERNANT LES SUCRERIES COLORIÉES, ETC.

Nous, préfet de police, considérant que de graves accidents sont résultés, soit de l'emploi de substances vénéneuses pour colorier les liqueurs, bonbons, dragées et pastillages;

Que des accidents ont été également causés par des papiers coloriés avec des substances toxiques, et dans lesquels on enveloppe des aliments pour les livrer au public;

Vu: 1° la loi des 16-24 août 1790 et celle du 22 juillet 1791; 2° la loi du 3 brumaire an IX; 3° la loi du 27 mai 1851 et les articles 319, 320, 471 § 15, et 477 du Code pénal; 4° les ordonnances de police des 20 juillet 1832, 7 novembre 1838 et 22 septembre 1841; 5° les instructions ministérielles, en date du 25 octobre 1851, concernant les eaux de fleurs d'oranger, et celles des 20 octobre 1851 et 7 avril 1852, concernant la fabrication des sirops; 6° les rapports du Conseil d'hygiène publique et de salubrité du département de la Seine;

Ordonnons ce qui suit:

TITRE Ier. — *Sucreries, liqueurs et pastillages.*

Art. 1er. Il est expressément défendu de se servir d'aucune substance minérale, le bleu de Prusse, l'outre mer, la craie (carbonate de chaux) et les ocres exceptés, pour colorier les liqueurs, bonbons, dragées, pastillages, et toute espèce de sucreries et pâtisseries.

Il est également défendu d'employer, pour colorier les liqueurs, bonbons, etc., des substances végétales nuisibles à la santé, notamment la gomme-gutte et l'aconit napel.

Les mêmes défenses s'appliquent aux substances employées à la clarification des sirops et des liqueurs.

Art. 2. Il est défendu d'envelopper et de couler des sucreries dans des papiers blancs lissés ou coloriés avec des substances minérales, le bleu de Prusse, l'outre mer, les ocres et la craie exceptés.

Il est défendu de placer des bonbons dans des boîtes garnies, à l'intérieur, de papiers coloriés avec des substances prohibées, et de les recouvrir avec des découpures de ces papiers.

Art. 3. Il est défendu de faire entrer aucune préparation fulminante dans la composition des enveloppes de bonbons.

Il est également défendu de se servir de fils métalliques comme supports de fleurs, de fruits et autres objets en sucre et en pastillage.

Art. 4. Les bonbons enveloppés porteront le nom et l'adresse du fabricant ou marchand; il en sera de même des sacs dans lesquels les bonbons ou sucreries seront livrés au public.

Les flacons contenant des liqueurs coloriées devront porter les mêmes indications.

Art. 5. Il est interdit d'introduire dans l'intérieur des bonbons et pastillages des objets de métal ou d'alliage métallique, capables, par leur altération, de former des composés nuisibles à la santé.

Il ne pourra être employé que des feuilles d'or et d'argent fins pour la décoration des bonbons et pastillages.

Il en sera de même pour les liqueurs dans lesquelles on introduit des feuilles métalliques.

INSTRUCTION DU CONSEIL D'HYGIÈNE ET DE SALUBRITÉ DU DÉPARTEMENT DE LA SEINE.

Des substances colorantes que peuvent employer les confiseurs ou distillateurs pour les bonbons, pastillages, dragées ou liqueurs.

Pour faciliter aux confiseurs et liquoristes les moyens de reconnaître les substances colorantes qu'il est permis d'employer et celles qui sont défendues par la présente ordonnance, il est convenable de les désigner ici sous les divers noms qu'on leur donne dans le commerce, et de faire suivre cette nomenclature de l'indication de quelques procédés simples et faciles.

Couleurs bleues. — L'indigo, le bleu de Prusse ou de Berlin, l'outremer pur. Ces couleurs se mêlent facilement avec toutes les autres, et peuvent donner toutes les teintes composées dont le bleu est l'un des éléments.

Couleurs rouges. — La cochenille, le carmin, la laque carminée, la laque du Brésil, l'orseille.

Couleurs jaunes. — Le safran, la graine d'Avignon, la graine de Perse, le quercitron, le curcuma, le fustet, les laques alumineuses de ces substances.

Les jaunes que l'on obtient avec plusieurs des matières désignées, et surtout avec les graines d'Avignon et de Perse, sont plus brillants et moins mats que ceux que donne le jaune de chrome, dont l'usage est dangereux et prohibé.

Couleurs composées. — *Vert.* — On peut produire cette couleur avec le mélange du bleu et diverses couleurs jaunes ; mais l'un des plus beaux est celui que l'on obtient avec le bleu de Prusse ou de Berlin et la graine de Perse ; il ne le cède en rien, par le brillant, au vert de Schweinfurt, qui est un violent poison.

Violet. — Le bois d'Inde, le bleu de Berlin ou de Prusse. Par des mélanges convenables, on obtient toutes les teintes désirables.

Pensée. — Le carmin, le bleu de Prusse ou de Berlin. Ce mélange donne des teintes très brillantes. Toutes les autres couleurs composées peuvent être préparées par les mélanges des diverses matières colorantes qui viennent d'être indiquées, et que le confiseur ou le distillateur sauront approprier à leurs besoins.

Le liquoriste peut faire usage de toutes les couleurs précédentes ; mais quelques autres lui sont nécessaires. Il peut préparer, avec les substances suivantes, diverses couleurs particulières : pour le curaçao de Hollande, le bois de Campêche ; pour les liqueurs bleues, l'indigo dissous dans l'alcool ; pour l'absinthe, le safran mêlé avec le bleu d'indigo soluble.

Substances dont il est défendu de faire usage pour colorier les bonbons, pastillages, dragées et liqueurs.

Les substances minérales en général, et notamment : les oxydes de cuivre, les cendres bleues ; les oxydes de plomb, le massicot, le minium ; le sulfure de mercure ou vermillon ; le jaune de chrome, ou chromate de plomb ; le vert de Schweinfurt, le vert de Scheele et le vert métis ; le blanc de plomb, connu sous les noms de céruse ou de blanc d'argent. (Voyez, pour les substances minérales permises, celles qui ont été désignées plus haut.)

Les confiseurs et liquoristes ne doivent employer, pour mettre dans leurs liqueurs et décorer les bonbons, que des feuilles d'or et d'argent fins. On bat actuellement du chrysochalque presque au même degré de ténuité que l'or ; cette substance, contenant du cuivre et du zinc, doit être prohibée.

On ne devra jamais employer l'acétate de plomb ou sucre de Saturne dans la préparation des liqueurs, cette matière étant vénéneuse.

Papiers servant à envelopper les bonbons. — Il faut apporter beaucoup de soin dans le choix du papier colorié et du papier blanc qui servent à envelopper les bonbons. Les papiers lissés blancs ou coloriés sont souvent préparés avec des substances minérales très dangereuses.

Ils ne doivent pas servir à envelopper les bonbons, sucreries, fruits confits ou candis, qui pourraient, en s'humectant, s'attacher au papier et donner lieu à des accidents, si on les portait à la bouche.

Le papier colorié avec des laques végétales peut être employé sans inconvénients.

Des procédés à suivre pour reconnaître la nature chimique des principales matières dont l'usage est interdit aux confiseurs et liquoristes.

Couleurs blanches. — Le carbonate de plomb, connu dans le commerce sous les noms de blanc de plomb, céruse, blanc d'argent, étant appliqué en couche mince, à l'aide d'un couteau sur une carte non lissée à laquelle on met le feu, donne naissance à du plomb métallique qui se montre sous la forme de petits globules très multipliés, dont les plus volumineux égalent la grosseur de la tête d'une petite épingle. En opérant cette combustion au-dessus d'une feuille de papier blanc ou d'une assiette de porcelaine, les globules y tombent et sont faciles à apercevoir. Les papiers d'enveloppe lissés à la céruse et les cartes dites porcelaine, donnent aussi lieu, quand on les brûle, à la production des globules de plomb ; de plus, un cercle jaune entoure les parties de carte ou de papier en combustion.

Enfin, le carbonate de plomb et les papiers ou cartes qui sont lissés avec ce corps brunissent quand on les touche avec de l'eau de Baréges non altérée (l'eau de Baréges non altérée dégage l'odeur d'œufs pourris).

Couleurs jaunes. — Le massicot, ou oxyde de plomb, se comporte de la même manière que la céruse. Il en est de même du jaune de chrome, ou chromate de plomb ; mais il faut avoir soin de le mêler très intimement avec un quart de son volume de sel de nitre en poudre ; le mélange est étendu sur la carte, on enflamme celle-ci, et les globules de plomb apparaissent à mesure que la combustion fait des progrès. Cette couleur devient brune avec l'eau hydrosulfurée ; il en est de même du massicot. La gomme-gutte délayée dans l'eau donne un lait jaune qui rougit par l'addition de la potasse ou de l'ammoniaque ; jetée sur les charbons rouges, elle se ramollit, puis brûle avec une flamme et laisse un résidu de charbon et de cendres.

Couleurs rouges. — Le vermillon, ou sulfure de mercure, jeté sur des charbons ardents, brûle avec une flamme bleu pâle, et produit la même odeur que la partie soufrée d'une allumette pendant sa combustion ; une pièce de cuivre rouge nettoyée au grès étant tenue au-dessus de la fumée ou vapeur blanche, se couvre d'une couleur blanchâtre de mercure métallique. Le carmin mêlé de vermillon se comporte de la même manière. Le minium, ou oxyde de plomb, se comporte comme le massicot et la céruse.

Couleurs vertes. — Les verts de Schweinfurt, de Scheele et métis sont des arsénites de cuivre ; mis en contact, dans un verre, avec de l'ammoniaque ou alcali volatil, ils s'y dissolvent en donnant lieu à une liqueur bleue.

Quand on en jette une très petite quantité sur les charbons rouges, ils produisent une fumée blanche qui a une odeur d'ail très prononcée : on doit s'abstenir de respirer cette fumée. Les papiers coloriés avec ces substances se décolorent au contact de l'ammoniaque : une goutte suffit pour blanchir le papier dans le point qu'elle touche, et elle prend ensuite presque instantanément la couleur bleue. Enfin, ces papiers, en brûlant, dégagent l'odeur d'ail. Les cendres qu'ils laissent ont une teinte rougeâtre et sont constituées en grande partie par du cuivre métallique.

Une couleur verte est aussi préparée avec la gomme-gutte et le bleu de Prusse ou indigo. Il est facile de reconnaître la gomme-gutte dans la couleur verte, en traitant cette dernière, réduite en poudre, par l'éther ou même l'alcool ; la gomme-gutte se dissout en colorant le liquide d'une couleur jaune d'or ; une partie de ce liquide versée dans un peu d'eau donne une émulsion de couleur jaune ; un peu de potasse ou d'ammoniaque versé dans ce mélange et dans la dissolution de gomme-gutte avec l'alcool ou l'éther donne une coloration rouge foncé, ou orange, lorsque le liquide est étendu.

Couleurs bleues. — Les cendres bleues (oxyde ou carbonate hydraté de cuivre) donnent, avec l'ammoniaque, une couleur bleue. L'outre mer pur ne colore pas l'ammoniaque ; mais quand il a été falsifié par le carbonate hydraté de cuivre, il acquiert la propriété de communiquer à cet alcali liquide une couleur bleue, caractéristique de la présence d'un composé cuivreux.

Feuilles de chrysochalque. — Elles se dissolvent facilement dans l'acide nitrique étendu de son volume d'eau, et donnent une couleur bleue par l'addition d'une petite quantité d'ammoniaque ; elles se dissolvent aussi peu à peu dans l'ammoniaque, qui se colore en bleu.

Papiers peints.

Des accidents graves ont été causés par l'emploi des papiers peints dont se servent quelquefois les charcutiers, les fruitiers, les épiciers et autres marchands de comestibles, pour envelopper les substances alimentaires qu'ils livrent à la consommation.

Les papiers les plus dangereux sous ce rapport sont les papiers peints ou teints en vert et en bleu clair, qui sont ordinairement coloriés avec des préparations métalliques. Viennent ensuite les papiers lissés blancs et les papiers aurore. Ces papiers, mis en contact avec des substances molles et humides ou grasses, peuvent leur communiquer une portion de leur matière colorante ; il peut dès lors en résulter, suivant la proportion de matière colorante mêlée à l'aliment, des conséquences plus ou moins graves.

Pour reconnaître la matière des substances qui colorent ces papiers, on peut consulter les renseignements qui ont été donnés ci-dessus.

Indication générale. — Tout papier peint brunissant par le contact de l'eau hydrosulfurée (acide hydrosulfurique liquide) doit être considéré comme suspect.

Malgré ces prescriptions détaillées, il n'en faut pas moins exercer sur la fabrication des bonbons une surveillance vigilante ; car il se commet encore de fréquentes infractions à ces règles importantes. Indépendamment des fautes imputables aux fabricants eux-mêmes, ceux-ci peuvent être trompés par les chefs d'office, à qui ils laissent quelquefois la direction de leurs maisons : on a vu des ouvrières coloristes acheter, de leur argent, des couleurs plus vives, ainsi du jaune de chrome ; les marchands de couleur tromper eux-mêmes les fabricants sur la nature des couleurs qu'ils leur remettaient.

Ce n'est pas seulement à Paris que de tels faits ont été observés, et que l'on a senti la nécessité de telles prescriptions.

Le collége de santé de Zurich, à l'occasion de l'empoisonnement d'un enfant de cinq ans par des bonbons coloriés, a publié, au mois de janvier 1825, un avis sur le danger de ces bonbons, et pris toutes les mesures possibles pour empêcher les confiseurs de la ville de préparer des sucreries coloriées.

Mêmes observations ont été faites à Londres par M. B. O'Sanghnessy et communiquées par lui à l'administration ; en Allemagne, par Rœmer, qui cite l'emploi de l'orfana, de l'argent à bas titre, pour recouvrir différents pastillages, de quelques plantes toxiques qui fournissent les matières colorantes, *aconit napel*, *delphinium consolida*. Les ingrédients désignés par l'ordonnance suivie en Autriche, pour la coloration des bonbons, sont : la *gomme adragante*, la *cochenille*, le *carmin*, le *jus d'alkermès*, la *fleur rouge des blés*, le *safran*, les *violettes*, le *bluet* et le *jus d'épinards*.

Les accidents dus au coloriage des bonbons sont aujourd'hui assez rares à Paris ; mais en province, où la même surveillance n'est pas exercée, il n'en est pas de même. Ainsi, en 1838, cinq enfants ont été empoisonnés à Épinal (Vosges) par des bonbons coloriés en vert arsenical. En 1840, des accidents nombreux ont été observés à Béziers, à l'époque du jour de l'an, que l'on a reconnus devoir être attribués au vert de Schweinfurt et au chromate de plomb.

Au mois d'octobre 1831, sur la proposition de M. Girardin, membre du Conseil de salubrité du département de la Seine-Inférieure, le Conseil sollicita et obtint du préfet une ordonnance concernant la vente des sucreries et liqueurs coloriées, analogue à celle qui venait d'être rendue à Paris (le 10 décembre 1830), et basée sur les mêmes considérations.

Cet exemple a été suivi dans quelques autres départements, mais en petit nombre; aussi voit-on fabriquer à Paris des bonbons confectionnés contrairement aux règlements, pour les expédier en province, là où l'administration municipale n'exerce aucune surveillance. Nous ne pouvons donc que nous unir au vœu suivant, émis par M. Chevallier, qu'on fasse faire en province, comme à Paris, soit par les membres du Conseil de salubrité, soit par des pharmaciens habiles, une visite annuelle des magasins et laboratoires des confiseurs et fabricants, pour examiner les bonbons et les sucreries confectionnées; que MM. les préfets prennent dans tous les départements un arrêté par lequel les prescriptions imposées par M. le préfet de police aux confiseurs de Paris seraient applicables à ceux de la province.

Bibliographie. — *Rapport du Conseil de salubrité sur le danger qui peut résulter de bonbons coloriés, et dispositions à prendre pour faire disparaître ces bonbons du commerce* (*Annales d'hygiène, etc.*, t. IV, p. 48). — *Ordonnance de police concernant le pastillage, les liqueurs et sucreries coloriées, du 10 décembre 1830* (*Annales d'hygiène*, t. V, p. 238.) — *Rapport au préfet de police sur une visite faite chez les confiseurs, distillateurs, etc., en exécution de l'ordonnance du 10 décembre 1830* (*Annales d'hygiène*, t. VII, p. 114). — *Ordonnance de police sur les pastillages, liqueurs et sucreries coloriées, du 11 août 1832, renouvelant les prescriptions de celle du 10 décembre 1830* (*Annales d'hygiène*, t. XVII, p. 475). — *Ordonnance de police concernant les liqueurs, sucreries, dragées et pastillages coloriés, du 22 septembre 1841, rapportant les ordonnances précédemment citées* (*Annales d'hygiène*, t. XXIX, 1843, p. 359). — *Ordonnance rendue par M. le préfet de la Seine-Inférieure, sur la proposition du Conseil de salubrité du département, concernant la vente des sucreries et des liqueurs coloriées* (*Annales d'hygiène*, t. X, p. 184). — *Dictionnaire de l'industrie manufacturière, etc.*, t. III. — Chevallier et Habert (de Damblin), *De la nécessité d'indiquer légalement aux confiseurs, pastilleurs, qui habitent les départements, etc., les matières colorantes qu'ils doivent employer pour colorier leurs produits* (*Annales d'hygiène*, 1842, t. XXVIII, p. 55).— Chevallier, *Dictionnaire des altérations et falsifications des substances alimentaires*, etc., 3e édition, 1857, t. I, p. 154. — *Collection officielle des ordonnances de police.*

BORAX. — Les fabriques de borax artificiel et les ateliers de raffinage du borax n'ont que peu d'inconvénients, et appartiennent à la troisième classe des établissements classés.

BORNES-FONTAINES. — *Voy.* Fontaines.

BOUCANAGE. — *Voy.* Viande.

BOUCHERIE. — La nature du commerce de la boucherie, l'influence que peut avoir la manière dont il est exercé, sur la santé et même sur l'existence des populations, le rend un des plus importants à réglementer et à tenir sous la surveillance de l'autorité.

Aussi, dès les premiers temps de l'histoire de Paris, voyons-nous la charge d'acheter des bestiaux, d'en avoir une provision suffisante et d'en débiter les chairs, limitée à un certain nombre de familles, réunies en corps, et élisant un chef qui s'appelait *maître des bouchers*. Au commencement du XVe siècle, sous le règne de Charles VI, la corporation des bouchers jouait déjà un rôle important dans les troubles sanglants qui déchirèrent alors la capitale du royaume.

Une sentence du Châtelet du 12 janvier 1590 prescrit les mesures suivantes : « Les quatre jurés qui gouvernent la communauté de la boucherie sont élus, de deux ans en deux ans, dans l'assemblée des maîtres et en présence du procureur du roi.

» Les maîtres bouchers sont tenus, en leur propre et privé nom, de bien et dûment visiter les bêtes qui sont amenées, tuées et exposées aux boucheries; ensuite, qu'aucune bête, morte ou malade, ne soit vendue ou débitée au peuple, à peine d'amende que payera le maître boucher trouvé en contravention.

» C'est pareillement aux jurés à faire la visite, depuis Pâques jusqu'à la Saint-Remy, des viandes qui restent du jeudi au samedi, pour empêcher qu'elles ne soient mises en vente si elles sont gâtées, et cela sous les mêmes peines contre les jurés et les contrevenants. »

Il se fit peu de modifications dans le commerce de la boucherie depuis cette époque jusqu'en 1791, où les maîtrises et les jurandes ayant été détruites, le commerce de la boucherie devint libre comme les autres, état qui s'est maintenu dans les départements. Quant à la boucherie de Paris, réorganisée sous le Consulat, elle fut soumise au régime restrictif qui aboutit en 1811 à la limitation du nombre des bouchers. Ce système, abandonné en 1825, puis rétabli en 1829, a été définitivement mis de côté par la réforme qui a, dans ces dernières années, changé la face du commerce de la boucherie.

Non-seulement la santé des populations, mais l'agriculture, un grand nombre d'industries spéciales, et enfin un capital considérable, sont intimement intéressés au commerce de la boucherie.

Statistique, provenance et poids des animaux de boucherie. — Le tableau suivant, dressé par M. A. Husson et comprenant le nombre et les prix moyens des bestiaux introduits dans Paris de 1812 à 1852, donnera une idée de l'importance du commerce de la boucherie.

PÉRIODES.	BŒUFS.	VACHES.	VEAUX.	MOUTONS.	TOTAL DES TÊTES.
De 1812 à 1824 (13 années), moyenne annuelle.......	104 705	12 442	83 437	435 304	635 889
De 1825 à 1834 (10 années), moyenne annuelle.......	118 109	17 331	97 568	543 358	776 367
De 1835 à 1844 (10 années), moyenne annuelle.......	128 759	23 003	108 069	760 422	1 020 253
De 1845 à 1852 (8 années), moyenne annuelle.......	150 683	31 095	120 275	916 388	1 219 470

Le recensement des *troupeaux* en Europe a fourni, à diverses époques, les résultats ci-après :

Époques.	Pays.	Nombre d'animaux.	Par 100 habitants.
1823.	Angleterre.......	26 248 000	920
1831.	Écosse.........	3 755 000	150
1818.	Danemark.......	1 500 000	136
1824.	Sardaigne.......	600 000	125
1803.	Espagne.........	12 000 000	116
1840.	Prusse.........	16 344 018	110
1840.	France.........	32 151 430	97
1816.	Empire d'Autriche...	10 867 000	29

Nous ne suivrons pas plus loin cette statistique ; mais on remarquera que la France, qui occupe le premier rang pour le nombre des bestiaux, ne possède que le septième rang pour la proportionnalité.

La manière dont s'opère l'approvisionnement de Paris est d'une haute importance.

Les départements qui fournissent le plus de bœufs à Paris sont les suivants : Calvados, Maine-et-Loire, Orne et Vendée. Ceux qui viennent le plus près ensuite sont : ceux de la Nièvre, de la Haute-Vienne, de la Charente, de la Sarthe, de la Dordogne, de la Charente-Inférieure, de la Creuse, de la Côte-d'Or et du Cher.

La consommation du mouton présente ceci de particulier, qu'elle s'accroît hors de toute proportion avec la production de ce bétail.

En 1830, la France comptait, d'après des documents officiels publiés par M. le ministre du commerce 31 815 000 habitants. Cette même année, la race ovine comptait 29 130 000 têtes, et la boucherie a abattu 3 021 100 moutons. En 1840, la population du royaume s'élevait à 34 226 000 habitants. On comptait 32 151 430 têtes de moutons; il en a été consommé 5 804 700. Depuis cette époque, la consommation va toujours en augmentant : à Paris, elle s'est élevée en 1830 à 288 000 têtes environ, et en 1846 à 487 500. Nous n'avons pas besoin d'insister sur les conséquences d'une telle disproportion entre les progrès de la consommation et ceux de la production. Une des premières est de nous obliger à recourir aux marchés étrangers. L'Allemagne a fourni, à Paris seulement, 100 561 moutons en 1846; la Belgique, 7589.

Les vaches arrivent surtout de la Seine, de Seine-et-Oise, de l'Orne et de la Sarthe. Les moutons, de Seine-et-Oise, du Cher, du Loiret et de l'Allemagne. Les veaux, de Seine-et-Oise, d'Eure-et-Loir et de Seine-et-Marne.

Le poids moyen des bestiaux de boucherie a été fixé par les évaluations de M. A. Husson :

	Bœufs.	Vaches.	Veaux.	Moutons.
De 1750 à 1786.	300 kil.	» kil.	35 kil.	20 kil.
1800 à 1818.	325	230	65	22
1819 à 1846.	350	230	70	22

Le prix moyen de la viande est revenu, en moyenne, à 1 fr. 06 c. le kilogramme; mais il faut en défalquer les suifs, les cuirs et autres déchets.

M. Bizet s'est livré à de nombreuses observations pour arriver à déterminer le poids moyen des viandes provenant des bœufs, vaches, veaux et moutons.

Dans les bœufs de première qualité, il y a 57 pour 100 en viande et 43 pour 100 de déchets; dans ceux de la seconde qualité, 54 pour 100 en viande et 46 pour 100 de déchets; enfin, dans ceux de troisième qualité, 51 pour 100 en viande et 49 pour 100 de déchets. Les déchets des bœufs se composent : du cuir, du mou, du suif, des pieds, de la langue, des tripes ou estomacs, du foie, des intestins, de la rate, de la vessie, du cœur, du mufle, du sang et des déjections liquides.

Les vaches dites *de bande*, ou génisses qui n'ont pas vêlé, produisent 54 pour 100 en viande et 46 pour 100 de déchets; les vaches *laitières*, la proportion inverse, 46 pour 100 en viande et 54 pour 100 de déchets.

M. Bizet estime, pour les veaux, le poids des viandes à 60 pour 100, et celui des déchets à 40 pour 100; pour les moutons, à 50 pour 100 celui des viandes et celui des déchets.

Consommation en viande de boucherie. — Suivant M. Boudin, en multipliant le poids net par le nombre des animaux abattus en France en 1840, on constate une consommation annuelle de 673 387 681 kilos de viande, ou de 20 kil.,1 kil. par habitant, soit environ 50 grammes par jour et par individu.

Nous emprunterons encore à cet auteur quelques relevés statistiques.

On comptait en 1789, pour 100 habitants, 28 têtes de bétail, 27 en 1812, 28 en 1825, 29 en 1840.

Le recensement de 1840 constate sur 1789 l'accroissement ci-après :

Bétail.	40 (têtes) pour 100.
Bêtes à laine.	61
Porcs.	23

Mais la population s'est accrue également dans une proportion considérable.

Sur 100 animaux abattus, on compte annuellement :

Têtes de bétail.	27
Moutons.	23
Porcs.	27
Chèvres.	1

M. A. Husson a dressé pour Paris le tableau suivant, qui indique la consommation de chaque habitant en viande de boucherie de 1751 à 1854. On peut compter sur l'exactitude de ces chiffres.

		Kil.		Kil.
De 1751 à 1760,	par tête et par an :	65,138 ;	par jour,	0,178
1761 à 1770	—	64,554	—	0,177
1771 à 1780	—	60,672	—	0,166
1781 à 1786	—	56,625	—	0,155
1799 à 1808	—	61,707	—	0,169
1807 à 1818	—	60,126	—	0,165
1819 à 1830	—	58,286	—	0,159
1831 à 1840	—	51,472	—	0,141
1841 à 1850	—	51,133	—	0,140
1851 à 1854	—	59,353	—	0,163

Transport des animaux de boucherie. — Les bœufs de la Normandie étaient amenés autrefois à Paris, du mois de juillet au mois de décembre, par bandes de 25 à 30 têtes, sous la conduite de leurs éleveurs eux-mêmes; leur journée d'étape n'était que de

6 à 7 lieues, et, pendant le voyage, la bande était nourrie avec des fourrages choisis, afin d'éviter l'amaigrissement considérable qu'éprouvent toujours les bestiaux quand on les fait sortir de leurs habitudes. Aujourd'hui les transports se font généralement par les voies de fer.

Les bœufs des autres parties de la France, qui ne sont pas en général directement élevés pour la boucherie, sont vendus isolément sur les marchés et les foires à des marchands spéciaux. Ils arrivent à Paris par bandes de 30 à 40, faisant des étapes de 10 à 12 lieues par jour, ou même plus, et ne recevant qu'une nourriture médiocre. Chaque province fait ses envois à Paris à des époques déterminées, ce qui amène à la capitale un approvisionnement toujours suffisant.

Les moutons les mieux traités et les mieux soignés, en route comme chez eux, sont les moutons allemands. Ils voyagent par troupeaux de 120 à 150, et ne font guère que 3 à 4 lieues par jour. Ils sont nourris avec de l'avoine, et coûtent jusqu'à 12 francs par tête pour se rendre de leurs pays sur les marchés de la capitale, somme énorme quand on y réunit les droits de douane, qui sont de 5 fr. 50 c. par mouton. Aussi ces troupeaux arrivent sur les marchés dans un état de propreté et de santé qui leur fait toujours obtenir la préférence. Quant aux moutons français, soumis à des étapes quelquefois de 10 et 12 lieues, nourris le plus souvent de foin et de la vaine pâture rencontrée sur la route, presque dépourvus de soins, ils arrivent en général, sur les marchés, haletants, fatigués, la couleur de leur lainage disparaissant sous la boue.

Lorsque ces animaux, bœufs et moutons, ne sont pas surmenés, la fatigue de la route les rend, dit-on, plus tendres et plus savoureux; ce qui revient à dire qu'elle tend à en dissocier les éléments solides et à en faciliter l'imbibition par les humeurs (Guérard). Mais une fatigue excessive a de plus grands inconvénients : on a vu une inflammation aiguë s'emparer des pieds des bêtes bovines et ovines, y déterminer d'atroces douleurs, et rendre la marche impossible; et il se développe chez eux une affection charbonneuse. La cuisson lui enlève sans doute ses propriétés les plus fâcheuses; mais ce qu'il y a de certain, c'est que le contact avant la cuisson suffit pour communiquer cette redoutable maladie.

Le transport des veaux mérite une attention particulière. C'est en général entre l'âge de deux et cinq mois que les propriétaires ou les marchands qui en font le commerce les conduisent au marché. Pour cela, on lie d'abord les pieds de devant, puis ceux de derrière de l'animal; puis on les réunit tous les quatre par un lien plus fort encore. Ce lien est une ficelle d'un assez fort calibre, mais tellement serré, qu'il pénètre dans la peau qu'il entoure cinq ou six fois. Ces opérations terminées, les veaux sont entassés sur des voitures, et placés de manière que leur tête, comme étant la partie la plus légère de leur corps, soit pendante autour des ridelles extérieures du véhicule.

Ces pratiques inhumaines, qui sont répandues par toute l'Europe, ont depuis longtemps soulevé les réclamations les plus vives, au nom de la santé publique aussi bien que d'une juste compassion. Nous trouvons, dans une déclaration adressée par plusieurs médecins bavarois à la Société instituée à Munich *pour la répression des sévices contre les animaux*, que la ligature des pieds et la position pendante de la tête des veaux, pendant de longs trajets, occasionnent souvent dans ces organes des infiltrations sanguines considérables, qui, en changeant complétement la nature des pieds et de la cervelle des veaux, rendent indigestes à un haut degré, et même très nuisibles, des aliments le plus souvent prescrits à des malades ou à des convalescents. Il faut avouer cependant que l'on a moins souvent à Paris, qu'on ne paraît avoir eu en Allemagne, avant l'introduction du nouveau mode de transport en Bavière, en Prusse, en Autriche, etc., l'occasion de constater de tels désordres. Malgré les graves inconvénients que nous avons signalés, le veau est généralement bon en France, et surtout à Paris.

La Société dont nous avons parlé tout à l'heure avait institué des expériences propres à démontrer les avantages d'un mode de transport plus convenable, et l'inanité des objections qu'on avait essayé d'y opposer. Nous rendrons compte d'un premier essai fait sur le trajet de Munich et Fürstenfeldbruck.

K...... est arrivé à F..... avec un transport de dix-huit veaux. Sa voiture avait une largeur telle que les veaux pouvaient se tenir debout et se coucher tout à leur aise. Les deux côtés de la voiture étaient fermés de planches, ainsi que la partie supérieure ; le devant et le derrière se trouvaient clos au moyen de lattes entre-croisées, en sorte que l'air traversait librement le chariot. Des deux côtés, les planches, formant coulisses pour disposer les animaux dans l'intérieur de la voiture, étaient fixées au moyen de tringles et de crochets ; en outre, un espace assez large était ménagé entre ces planches, afin de permettre de donner à manger et d'abreuver facilement les veaux par l'ouverture pratiquée de chaque côté à leur hauteur.

On s'assura, pendant le trajet et à leur arrivée, que, malgré les cahots et certaines pentes rapides de la route, les veaux avaient pu à leur gré se tenir debout ou couchés, qu'ils n'offraient aucune blessure ni trace de contusion ; que la crainte que ces animaux, obéissant à leur instinct, viennent pendant la route à se sucer, et par suite à se mordre, n'avait aucun fondement ; en outre, que les veaux transportés en état de liberté sont arrivés dispos et bien portans et ont fourni une viande blanche, succulente, offrant de la consistance et un aspect appétissant ; tandis qu'au contraire, celle qui provenait des veaux qui avaient été liés s'est presque constamment trouvée blafarde, flasque et facilement putrescible.

Arrivés sur les marchés, les bœufs et les vaches sont attachés parallèlement à de longues barres de fer, tous ceux du même propriétaire ensemble, et formant de longues lignes à travers lesquelles on peut circuler et visiter, palper chacun de ces animaux. Les veaux sont placés sous des hangars, étendus sur de la paille, de manière que l'on puisse tourner autour d'eux. Enfin, les moutons sont enfermés dans des parquets construits avec de fortes tringles de fer, et pouvant avoir 1 mètre de largeur sur 5 de longueur. Les moutons sont placés dans ces parquets par vingt-cinq ou trente, pressés outre mesure, sans pouvoir faire un mouvement, et disposés de manière que le premier et le dernier de la rangée, les seuls que l'on puisse palper ou voir par le flanc, soient les plus gros du troupeau.

Garantie contre la mort des animaux de boucherie. —Les cultivateurs ou herbagers qui approvisionnent Paris se plaignent depuis longtemps de la garantie qui leur est imposée pour la mort naturelle des bestiaux dans les neuf jours, lorsqu'il est jugé, sur rapport d'expert, que la cause de la mort ne peut être attribuée à l'acheteur. Ils soutiennent qu'elle est trop favorable aux bouchers, et demandent que la perte, en pareil cas, soit partagée par moitié entre l'acheteur et le vendeur. « Nos bestiaux, disent-ils, après avoir passé plusieurs mois à l'engrais, ont tout à coup à supporter les fatigues de six à huit jours de marche, et, malgré les soins dont notre intérêt nous commande de les entourer pendant le voyage, on peut croire qu'un dérangement aussi brusque dans leur régime de vie doit les prédisposer à des accidents. Cette mauvaise chance, ajoutent-ils, est encore fort aggravée par les traitements qu'ils ont à subir dans leur trajet de Poissy et de Sceaux à Paris. Passant immédiatement après la vente aux mains des acheteurs, ils sont chassés avec vitesse et brutalité, en troupes nombreuses, vers les abattoirs de Paris, où on les entasse ordinairement sans nourriture ni boisson, harassés de fatigue et souvent blessés par les efforts qu'ils ont faits en fuyant la morsure des chiens qui les poursuivent. Le boucher, rassuré par la lettre de la loi, en prend peu de soin. »

A ces plaintes, les bouchers répondent : « Ce qui prouve que la perte des bestiaux ne doit être attribuée ni à la mauvaise conduite, ni au défaut de surveillance, ce sont les procès-verbaux des experts vétérinaires, qui ont tous constaté que leur mort provenait de causes antérieures à la vente; actes que les marchands de bestiaux se plaisent à qualifier de simples procès-verbaux, mais qui sont bien conformes à toutes les formalités prescrites en pareil cas et dressés par deux experts nommés d'office par le tribunal de commerce chaque fois que le cas se présente, l'un dans l'intérêt du vendeur, et l'autre dans celui de l'acheteur. » Le syndicat des bouchers invoquait aussi des considérations d'intérêt général. « Si le boucher, a-t-il dit, devait supporter la moitié de la perte, il y aurait beaucoup à craindre qu'il ne cherchât à s'y soustraire par tous les moyens possibles, soit par intérêt, soit par impossibilité de payer, et que, malgré toute la surveillance de la police, des viandes insalubres ne fussent livrées à la consommation. »

Les réclamations des cultivateurs et herbagers avaient été rejetées en 1825, d'après un avis du comité de l'intérieur du conseil d'État, se fondant sur ce que la plainte « porte plutôt sur la manière dont la disposition s'exécute que sur le principe en lui-même, puisque l'on semble accuser de partialité les experts, et que ceux-ci étant désignés par le tribunal de commerce, seul juge compétent de pareilles contestations, c'est à ce tribunal, et non à l'administration, de faire droit à ces réclamations. » Elles se sont reproduites depuis lors, non-seulement en 1842, de la part d'une commission du conseil général de l'agriculture, mais encore dans ces dernières années; et le département de l'agriculture et du commerce a cru devoir examiner de nouveau la question.

Il a consulté la préfecture de police et le conseil des professeurs de l'école vétérinaire d'Alfort.

Suivant la préfecture de police, la garantie en question a pour but principal d'empêcher la mise en consommation de viandes insalubres, et elle la croit bonne en principe, tout en reconnaissant qu'en l'état elle donne lieu à des abus. « Bien que les plaintes des marchands de bestiaux soient exagérées, dit-elle dans son rapport du 28 mai 1849, il est vrai que les bouchers, rassurés par la garantie qui leur est accordée, ne donnent pas toujours aux animaux qu'ils ont achetés tous les soins nécessaires, soins qui sont cependant d'autant plus importants que ces animaux sont très fatigués par le long trajet qu'ils ont eu à parcourir. Mais, d'un autre côté, et surtout quand il y a eu hausse à un marché précédent, les marchands de bestiaux ne craignent pas non plus de faire surmener leurs animaux, dans l'espoir qu'en arrivant promptement ils les vendront à un prix élevé. Je reconnais cependant, ajoute-t-elle, que le mode suivi pour constater les causes de la mort des bestiaux laisse à désirer, en ce sens que la déclaration des experts n'est pas contrôlée. Pour obvier à cet inconvénient, il serait convenable que l'acheteur et le vendeur fussent mis en demeure d'assister à l'autopsie, à l'effet de fournir leurs dires pour éclairer les vétérinaires. Cette comparution, très praticable pour les bouchers, le serait également pour les vendeurs, qui sont généralement des commissionnaires domiciliés à Paris; et elle pense, en outre, qu'il conviendrait que la durée de la garantie fût réduite à quatre jours francs après celui du marché, et que les frais résultant des formalités à remplir pour la constatation de la mort naturelle des animaux fussent supportés, *moitié par l'acheteur et moitié par le vendeur*. Ces deux mesures forceraient les bouchers à abattre plus promptement les animaux reconnus trop fatigués, ce qui diminuerait le nombre des accidents, résultat important pour les deux parties. »

Voici le relevé de ces accidents pour quatre années, tel que la préfecture l'avait joint à son rapport :

ANNÉES.	NOMBRE DE BŒUFS MORTS										NOMBRE DE VACHES MORTES									
	le jour même du marché.	le lendemain.	le 2e jour.	le 3e jour.	le 4e jour.	le 5e jour.	le 6e jour.	le 7e jour.	le 8e jour.	TOTAL.	le jour même du marché.	le lendemain.	le 2e jour.	le 3e jour.	le 4e jour.	le 5e jour.	le 6e jour.	le 7e jour.	le 8e jour.	TOTAL.
1845..	3	4	3	2	2	1	»	»	»	15	1	1	»	2	»	»	»	»	»	4
1846..	6	7	5	11	9	4	1	»	»	43	2	1	»	2	»	»	»	»	»	5
1847..	3	8	9	4	6	»	»	»	»	30	»	2	»	»	2	»	»	»	2	6
1848..	»	1	2	3	1	»	»	»	»	7	2	»	»	1	»	»	»	»	»	3
TOTAUX.	12	20	19	20	18	5	1	»	»	95	5	4	»	5	2	»	»	»	2	18

M. le directeur de l'école d'Alfort a fourni, il y a plusieurs années, au nom du conseil des professeurs, un rapport où la question est traitée avec les plus grands développements. Tout en déclarant, dans ce travail, que le nombre des accidents est réduit *des deux tiers* par suite de l'établissement des chemins de fer, dont le service laisserait pourtant beaucoup à désirer quant au transport des bestiaux, on y fixe ce nombre bien plus haut que le document qui précède; d'où il faudrait conclure, ainsi que le rapport l'affirme du reste, que tous les cas n'arrivent pas à la connaissance de l'autorité. Au fond, on pense que si, par des circonstances généralement indépendantes de sa volonté, l'éleveur a mis l'animal qu'il vend dans des conditions favorables au développement des accidents qui amènent sa mort, le boucher, lui aussi, et presque toujours par sa faute ou celle de ses préposés à la conduite des animaux, par son peu de surveillance à leur égard, soit avant, soit après leur arrivée aux abattoirs, exerce sa part d'influence, sinon sur l'origine première de ces accidents, du moins sur leur terminaison plus ou moins prompte par la mort; et, en résumé, le conseil des professeurs émet à l'unanimité l'avis :

1° Qu'il importe de continuer à rendre les marchands de bœufs garants envers les bouchers, sur les grands marchés d'approvisionnement de Paris, de la mort de ces animaux, quelle que soit la maladie qui l'aurait occasionnée, à moins qu'il ne soit prouvé qu'elle est exclusivement du fait de l'acheteur.

2° Qu'il serait juste, lorsqu'il y a lieu à exercice de cette garantie, que la perte qui résulte de la mort de l'animal fût supportée à la fois par le vendeur et l'acquéreur, dans la proportion des trois quarts pour le premier et du quart pour le second, la perte se composant du prix d'achat de l'animal et des frais faits pour la mise en règle.

3° Que le délai de neuf jours pour la garantie imposée aux vendeurs par la législation actuelle est trop long et n'est pas nécessaire; que les intérêts légitimes du boucher acquéreur seraient suffisamment protégés par un délai de trois jours, dans lesquels ne serait pas compris le jour de la livraison, ce délai commençant ainsi à courir du lendemain du jour du marché et finissant le soir du jour du marché suivant.

4° Qu'il conviendrait de rendre moins coûteux les frais obligatoires de la mise en règle, qui, fixés comme ils le sont aujourd'hui, sont véritablement exorbitants relativement à l'objet auquel ils s'appliquent et très onéreux pour les parties.

5° Qu'il y aurait lieu de la part du gouvernement, si cela est possible, à intervenir auprès de l'administration des chemins de fer pour obtenir qu'il fût apporté des améliorations dans les moyens d'embarquement et de débarquement des bœufs transportés par ces voies, et surtout dans l'adaptation de la capacité et des dispositions intérieures des wagons à cette nature de transport.

Régime de la boucherie. — Le régime de la boucherie dans les départements soumis aux règles du droit commun, industriel et commercial, n'a soulevé depuis longtemps aucune plainte ou difficulté sérieuse, si ce n'est au sujet de la taxe du prix de la viande, mesure que l'administration considère avec raison comme très difficile à appliquer d'une manière utile et équitable. Au contraire, le régime exceptionnel de la boucherie de Paris avait donné lieu à de vives et fréquentes réclamations de la part des divers intérêts en présence, savoir : celui des consommateurs et de l'approvisionnement, celui des bouchers de Paris et celui des producteurs.

Dans ces derniers temps, le commerce de la viande et toutes les questions qui s'y rattachent ont donné lieu à des études nouvelles et à des réformes partielles, prélude d'un changement radical dans l'organisation de la boucherie, dans l'industrie du bétail et de la production de la viande. L'Assemblée législative, sur la proposition de M. Cordier (du Calvados), le gouvernement, le conseil général de l'agriculture, les chambres de commerce, les conseils généraux, ont concouru à l'envi à la réalisation de cette réforme, qui doit profiter aux classes pauvres, assurer la vie à bon marché, et qui, à ce titre, intéresse si directement l'hygiène publique.

La commission municipale, invitée par M. le préfet de la Seine, sur la demande du gouvernement, à examiner les questions qui se rattachent à la boucherie de Paris, prenait, dans sa séance du 7 mars 1851, la délibération suivante :

« Considérant qu'avant de résoudre ces questions il est indispensable que M. le préfet de police, dans les attributions duquel se trouve plus spécialement le soin d'assurer l'approvisionnement de Paris en denrées de première nécessité, ait étudié et proposé à l'approbation de la commission municipale une nouvelle réglementation du commerce de la boucherie, qui serait à substituer à l'état de choses existant;

» Considérant qu'en raison de l'impossibilité où l'on est d'emmagasiner et de conserver la viande de boucherie comme on peut le faire pour le blé, la farine et le vin, par exemple, il a toujours été nécessaire de recourir à des mesures spéciales pour garantir l'approvisionnement régulier et pour ainsi dire quotidien de cette partie essentielle de l'alimentation ;

» Considérant que l'établissement de marchés à jours fixes, la création de la caisse de Poissy, la construction des abattoirs et l'organisation du commerce de la boucherie de Paris, avaient eu pour but d'assurer cet approvisionnement régulier, et formaient l'ensemble d'un système auquel il s'agirait de substituer un ordre de choses plus en harmonie avec les besoins et les institutions de notre époque ;

» Considérant, en ce qui touche l'organisation de la boucherie de Paris,

» Qu'elle a été constituée par des ordonnances qui, en fait, ne sont plus observées par les bouchers dans leurs dispositions ;

» Que quelques-unes sont devenues inapplicables à la suite de nouveaux usages, ou sont devenues sans objet et sont tombées en désuétude ;

» Et qu'enfin, en présence de la facilité des transports qui s'augmente chaque jour par la création des chemins de fer, et en raison d'autres faits nouveaux qui se produisent de toutes parts, l'autorité a été conduite à modifier les principes de l'institution en prenant les mesures suivantes :

» 1° Autorisation d'entrer la viande abattue et de la mettre en vente tous les jours dans les marchés ;

» 2° Admission d'un grand nombre de marchands forains à venir concourir à l'approvisionnement de ces marchés ;

» 3° Enfin, l'établissement d'une vente de la viande à la criée sur une grande échelle (1) ;

» Considérant que ces mesures ont été prises dans le but de s'éclairer, et d'arriver sûrement et sans secousse à une nouvelle réglementation du commerce de la boucherie, réclamée par les faits et les besoins nouveaux ;

» Considérant qu'il importe de se rendre compte des résultats que peuvent présenter ces mesures, afin d'arriver promptement à les compléter ;

» Considérant, toutefois, qu'il s'agit avant tout d'assurer de plus en plus l'approvisionnement en viande saine, de bonne qualité et au meilleur marché possible, et que, dans ce but, il importe, d'une part, de régler avec soin toutes les conditions et de prendre toutes les mesures de surveillance auxquelles le commerce des viandes doit être soumis ; d'autre part, de conserver aux approvisionneurs les avantages que leur offre le paiement immédiat du montant de leurs ventes, et de leur laisser la faculté qu'ils ont d'éviter des frais de déplacement plus ou moins considérables ;

» Considérant enfin qu'il y aura, en même temps, à examiner et à résoudre les questions relatives :

» 1° A la tenue des marchés, à leur rapprochement du mur d'enceinte de Paris, et au mode de vente qui devra y être établi ;

» 2° A la division de la vente à la criée, en l'autorisant, soit dans les abattoirs, soit dans les marchés de quartier ;

» 3° A l'assiette *ad valorem* des droits d'octroi sur la viande vendue à la criée ;

» 4° Aux facilités à accorder aux producteurs pour favoriser la vente prompte et sûre de leurs bestiaux, et pour faire abattre ceux qui resteraient invendus à la clôture des marchés ;

» 5° Enfin et à toutes les autres mesures accessoires qui peuvent contribuer à un bon système d'approvisionnement en viande de boucherie, et qui rentrent dans les attributions de l'administration municipale,

» DÉLIBÈRE :

» Il y a lieu de procéder à une nouvelle réglementation du commerce de la boucherie de Paris.

» Cette réglementation devra être immédiatement étudiée par l'administration dans un système qui constitue une surveillance suffisamment active et efficace pour empêcher la mise en vente de toute viande malsaine.

» Elle devra se combiner avec toutes les mesures qui peuvent concourir à assurer l'approvisionnement complet et régulier en viande de bonne qualité, au meilleur marché possible, et résoudre les questions indiquées dans le dernier considérant qui précède.

» M. le préfet de police est invité à faire observer et constater avec soin les résultats que la vente à la criée et les autres mesures récemment prises auront pour les intérêts des producteurs et des consommateurs, afin d'en aider la commission municipale lors de l'examen du projet de réglementation qu'il aura préparé. »

(1) Cette vente de la viande en gros à la criée a été établie à Paris par deux ordonnances de police du 3 mai et du 24 août 1849, approuvées par le ministre de l'agriculture et du commerce.

En conséquence de cette délibération, et par arrêté en date du 8 avril suivant, M. le préfet de police nommait une commission spéciale chargée de préparer les éléments de la réponse demandée par le conseil municipal.

Après les discussions les plus animées et les plus instructives, cette commission posait comme base de la modification à apporter au commerce de la boucherie les conclusions suivantes :

« Le commerce de la boucherie est déclaré libre. Le cautionnement imposé à l'exercice de la profession de boucher est supprimé.

» Il sera établi, aussi près que possible du mur d'enceinte et en dehors du rayon d'octroi, deux marchés à bestiaux : l'emplacement en sera déterminé par l'administration. Ils se tiendront alternativement aux jours et heures qui seront jugés les plus convenables.

» Les éleveurs, approvisionneurs, marchands, etc., pourront envoyer leurs bestiaux sur ces marchés, pour y être vendus, soit directement, soit par mandataires, soit par l'intermédiaire des facteurs dont il va être parlé.

« Il sera institué sur ces marchés des facteurs, en nombre suffisant, dont les fonctions consisteront à recevoir en consignation les animaux sur pied, et à les vendre soit à l'amiable, soit à la criée et aux conditions indiquées par le propriétaire. A défaut de vente sur pied, les bestiaux pourront être dirigés sur les abattoirs, et la viande en provenant y être vendue à l'amiable, exportée ou envoyée au marché intérieur de la criée. Un cautionnement, dont le chiffre sera fixé ultérieurement, garantira leur gestion.

« L'exploitation des abattoirs sera mise en harmonie avec le régime de la libre concurrence. Tout propriétaire d'animaux jouira, comme les bouchers, du droit de faire abattre son bétail aux conditions déterminées par l'administration municipale.

» Le marché à la criée des viandes abattues sera conservé dans l'intérieur de Paris. Il recevra tant les viandes provenant du dehors que celles qui y seraient envoyées des abattoirs.

» La viande sera inspectée à l'abattoir et à son entrée dans Paris; et, soit qu'elle provienne des abattoirs, soit qu'elle arrive par les bureaux d'octroi, elle sera réputée marchandise ordinaire et soumise à la surveillance générale de l'administration, qui s'exerce sur toutes les denrées alimentaires.

» Le principe de la libre concurrence sera appliqué à toutes les institutions qui seront fondées en vue du commerce des viandes.

» M. le préfet de police joignit aux délibérations de la commission un exposé des résultats déjà obtenus par le nouveau système, qu'il adressa au conseil municipal sous forme de lettre, et dont nous extrayons les passages suivants qui offrent pour nous un immense intérêt.

« D'accord avec le ministre de l'agriculture et du commerce, le préfet de police a rendu, les 3 mai et 24 août 1849, des ordonnances qui ont autorisé la vente à la criée, par le ministère d'un facteur, de toutes les viandes abattues expédiées du dehors. Jusque-là, on peut le dire, la concurrence faite par les forains à la boucherie de Paris n'avait pas été complétement libre. Il fallait, en effet, pour cela que les forains fussent tout à fait indépendants des bouchers parisiens, non-seulement quand il s'agissait de vendre, mais encore, et surtout, quand il s'agissait d'acheter. Or les bouchers forains, dont la vente est en général peu importante, et (chose plus grave) dont le débit est très incertain, ne faisaient point, pour la plupart, d'acquisitions sur les marchés d'approvisionnement; ils s'adressaient aux chevillards, près desquels ils se procuraient les quantités et les morceaux dont ils pensaient pouvoir se défaire avec avantage. On voit donc que le prix d'achat se trouvait déterminé par les gros bouchers, ce qui paralysait la concurrence de la boucherie foraine. C'est cet abus que la vente à la criée a eu pour objet de faire disparaître, en même temps qu'elle permettait au producteur de se soustraire à la pression qu'à tort ou à raison on reprochait à la boucherie de Paris d'exercer sur les marchés de Sceaux et de Poissy.

» Maintenant, quelle influence cette autorisation, accordée à tous, d'envoyer à Paris la viande abattue, a-t-elle exercée sur l'approvisionnement des marchés? Je vais la traduire en chiffres pour ce qui concerne la vente sur ces marchés, sauf à y revenir plus loin, afin de l'apprécier dans ses résultats sur la consommation générale de Paris en viande de boucherie.

» J'ai dit plus haut que, dans une période de seize mois, quand les marchés à la viande ne se tenaient que deux fois la semaine, les apports avaient été, pour la boucherie parisienne et la boucherie foraine confondues, de 9 752 223 kilogrammes, et que sous le régime de la vente quotidienne, dans un même espace de temps, ils s'étaient élevés au chiffre de 11 590 647 kilogrammes.

» Eh bien! la vente à la criée est venue donner un nouvel essor à la consommation spéciale qui vient s'alimenter sur les marchés; car dans les seize mois qui viennent de s'écouler (du 1er janvier 1850 au 30 avril 1851) il a été vendu, savoir :

Par les bouchers parisiens.	4 222 967 kilogr.
Par les bouchers forains.	8 175 105
Soit ensemble. . .	12 839 072 kilogr.

» C'est-à-dire qu'il y a un accroissement de 807 425 kilogrammes sur la période déjà favorable de la vente quotidienne.

» Les diverses mesures dont je viens d'indiquer les conséquences vous ont paru, messieurs, avoir été prises dans le but d'arriver, sûrement et sans secousse, à une nouvelle réglementation du commerce de la boucherie, réclamée par les faits et les besoins nouveaux. L'établissement de la vente à la criée surtout a été un moyen décisif. Indiquons les phases diverses qu'il a subies. L'ordonnance du 3 mai 1849, qui autorisait ce mode de vente, excluait le département de la Seine de la faculté, accordée à tous les autres départements, d'envoyer leur viande abattue à ce marché spécial. Cette restriction fut levée par une ordonnance postérieure du 24 août, et les apports ne prirent une certaine importance que vers le mois d'octobre de cette même année. Ils ont été, pour le dernier trimestre de 1849, de 86 326 kilogrammes, en viande de bœuf, veau et mouton. En 1850, ils se sont élevés à 1 630 307 kilogrammes, et, dans les quatre premiers mois de 1851, ils ont déjà atteint le chiffre de 1 001 671 kilogrammes. Cette progression démontre, selon moi, que cette institution répond à un besoin public.

» Vous avez également demandé, après avoir déclaré qu'il y avait lieu de procéder à une nouvelle réglementation de ce commerce à Paris, que cette réglementation fût étudiée par l'administration *dans un système qui constitue une surveillance suffisamment active et efficace pour empêcher la mise en vente de toute viande malsaine.*

» Dans le programme préparé pour être soumis au comité, mon administration s'exprimait ainsi à cet égard :

« Le comité aura donc à se rendre compte des saisies de viandes » insalubres qui ont lieu soit à la criée, soit dans les marchés, soit » dans les étaux; à rechercher les causes d'insalubrité, à constater » les moyens de surveillance existants, et, sous ce dernier rapport » surtout, il jugera de l'insuffisance des ressources dont l'adminis» tration peut disposer. Il reconnaîtra combien il importe de les » accroître et d'organiser un service d'inspection plus étendu et » affranchi des obligations contradictoires qui entravent aujourd'hui » son action. La santé publique est un intérêt de premier ordre, et la » théorie qui prétend contester ou nier le danger des viandes insa» lubres n'est pas assez accréditée encore pour dispenser l'admi» nistration d'une surveillance *active et efficace*, comme la demande » le conseil municipal. »

» Voici, messieurs, des renseignements qui suppléeront au silence du comité sur ce point. Il y a peu de saisies de viandes insalubres dans les étaux particuliers et sur les marchés. Cela s'explique par le soin que prennent les bouchers, dans leurs étaux particuliers, de se défaire, même à vil prix, des viandes qui sont menacées de corruption, afin de ne pas éloigner leur clientèle; sur les marchés, la surveillance des inspecteurs les prévient presque toujours; quant aux viandes vendues à la criée, elles ont donné lieu à des saisies dont l'importance a été de :

Pour 1849 (3 mois).	500 kilogr.
Pour 1850 (12 mois).	3264
Et pour 1851 (4 mois).	6707

» Les causes d'insalubrité de ces viandes sont de plusieurs sortes. C'est tantôt l'état avancé de la viande, qui ne permet pas qu'elle soit impunément livrée à la consommation; tantôt une maigreur excessive; tantôt enfin quelqu'un de ces caractères particuliers qui décèlent, chez l'animal qui l'a produite, la présence d'une maladie qu'il peut être difficile de déterminer avec certitude. Il faut aussi tenir compte des inconvénients du transport des viandes abattues, expédiées quelquefois de loin et sans précautions. Quant aux moyens de surveillance, j'annonçais qu'ils étaient insuffisants, et que les agents chargés de cette surveillance devaient être affranchis des obligations contradictoires qui entravent aujourd'hui leur action. C'est qu'en effet la visite de toutes les viandes qui se consomment à Paris est faite uniquement par six inspecteurs de la boucherie, dont le traitement est à la charge de la boucherie de Paris, et qui relèvent de l'autorité municipale en cela seulement que leur nomination est attribuée au préfet de police, qui les choisit sur la proposition du syndicat. Ces inspecteurs ne peuvent évidemment suffire à la surveillance qui leur incombe. On peut s'en convaincre, en se rappelant qu'ils ont à examiner les viandes abattues dans les cinq abattoirs généraux, à inspecter les marchés, les établissements publics, même les livraisons faites aux troupes de la garnison de Paris et des forts, aux hospices, aux invalides, etc., etc., et, de plus, à déférer aux ordres qui leur sont donnés par le syndicat ou par l'inspection générale. La position de ces agents doit être complétement modifiée; il est indispensable qu'ils soient placés d'une manière plus directe, exclusivement même, sous la main de l'autorité municipale, puisqu'ils remplissent une fonction déterminée par la loi de 1780, celle d'assurer la salubrité des viandes. Ce ne serait pas trop d'élever à douze le nombre de ces inspecteurs, dont le traitement devrait être supporté par la ville. »

Ces tentatives fécondes ont abouti enfin à la grande et radicale réforme de la boucherie réalisée en 1858, à la suite du rapport remarquable que nous publions, et que nous ferons suivre du texte du décret impérial du 24 février, ainsi que de l'ordonnance de police dans laquelle sont venues s'absorber la plupart des anciennes prescriptions administratives.

RAPPORT A L'EMPEREUR, PAR S. EXC. LE MINISTRE DE L'AGRICULTURE, DU COMMERCE ET DES TRAVAUX PUBLICS, CONCERNANT LE COMMERCE DE LA BOUCHERIE A PARIS.

Lorsque le consulat entreprit la grande tâche de rétablir en France l'ordre et la prospérité, aucun service n'était plus en souffrance que celui de l'alimentation de Paris en viande de boucherie.

Les fléaux de toutes sortes qui avaient sévi sur le pays, depuis la révolution, les assignats, la terreur, le maximum, avaient jeté un trouble profond dans toutes les affaires commerciales. Le commerce de la boucherie avait de plus été soumis à des causes particulières de désordre. De 1793 à 1800, la guerre civile avait arrêté la production dans le Poitou, dans le Maine et dans une partie de la Normandie ; les réquisitions de guerre pour les armées de l'intérieur et de l'extérieur avaient achevé de désorganiser les relations habituelles de la boucherie et des éleveurs ; enfin la police insuffisante de la capitale ne parvenait pas à empêcher l'introduction dans Paris et la vente, même sur la voie publique, des viandes les plus malsaines.

Le mal était grand, il fallait le faire cesser sans retard.

Afin de rendre la sécurité au commerce de la boucherie dans Paris et de rappeler dans cette profession des hommes honnêtes et solvables, l'arrêté consulaire du 8 vendémiaire an XI, complété par le décret du 6 février 1811, obligea les bouchers, dont le nombre fut limité, à se munir d'une autorisation du préfet de police et à verser un cautionnement.

Pour déterminer les éleveurs à amener leurs bestiaux sur les marchés d'approvisionnement de Paris, on astreignit les bouchers à faire tous leurs achats exclusivement sur ces marchés, et à les payer comptant par l'intermédiaire d'une caisse municipale, la caisse de Poissy, chargée de leur faire des avances à un intérêt modéré.

La santé publique compromise par les désordres du commerce de la boucherie, et par suite la tranquillité de la capitale menacée, dans un temps où il était nécessaire plus que jamais de l'assurer, justifiaient alors cette dérogation au principe de la liberté commerciale et professionnelle consacré par la loi du 2-17 mars 1791. On ne songea pas toutefois à étendre cette mesure au delà de Paris ; et, dans tout le reste de la France, même dans la banlieue de la capitale, le commerce de la boucherie demeura libre comme tous les autres.

Plus tard, sous le gouvernement de la Restauration, l'ordre n'étant plus compromis, l'approvisionnement de Paris étant assuré, le système de la limitation du nombre des bouchers ne se défendit plus par les nécessités exceptionnelles qui l'avaient fait établir. Les inconvénients inhérents au système, et sur lesquels il avait fallu passer pour en éviter de plus considérables encore, excitèrent des plaintes nombreuses. Les éleveurs et les consommateurs réclamèrent avec persévérance contre l'organisation des bouchers, qui rendait ceux-ci maîtres du prix des bestiaux sur les marchés et du prix de la viande à l'étal. La chambre de commerce et le conseil municipal de Paris, le conseil d'état, le gouvernement, jugèrent ces réclamations fondées, et le système succomba dans ses dispositions principales. Une ordonnance du 12 janvier 1825 y substitua un système mixte et transitoire, où le nombre des bouchers cessait d'être limité, mais où les cautionnements et la caisse de Poissy y étaient maintenus à titre obligatoire.

Cette ordonnance avait blessé des intérêts fort actifs. On n'eut pas la patience de l'expérimenter jusqu'au bout, et quoique les résultats obtenus n'eussent en réalité rien de défavorable, comme le démontrent les documents du temps étudiés avec impartialité, sans consulter aucun des corps dont les délibérations avaient préparé l'ordonnance de 1825, on la rapporta.

L'ordonnance du 18 octobre 1829 rétablit le système entier de l'arrêté de l'an XI, en limitant le nombre des bouchers à quatre cents, et en ajoutant aux dispositions anciennes l'interdiction de revendre, soit sur pied, soit à la cheville, les bestiaux achetés sur les marchés autorisés.

Mais à peine ce système était-il établi, que la force des choses y faisait brèche.

D'abord, on augmenta le nombre des bouchers ; de quatre cents il fut porté à cinq cent un, nombre actuel.

Les marchés, ouverts deux fois par semaine à la vente de la viande en détail, reçurent un plus grand nombre de forains, qui commencèrent à faire une petite concurrence aux bouchers établis.

La préfecture de police déclara ne pouvoir pas faire exécuter les dispositions qui interdisaient la vente à la cheville ; cette vente fut ouvertement tolérée dans les abattoirs, ainsi que l'introduction des viandes à la main directement portées par les forains au domicile des acheteurs. Les bouchers furent même autorisés à acheter leurs animaux en dehors des marchés d'approvisionnement ; mais seulement au delà d'un rayon de 10 myriamètres autour de Paris.

Par ces concessions on ne donna point satisfaction aux réclamations des éleveurs et des consommateurs et l'on excita les plaintes des bouchers. En 1840, lorsque l'administration reprit l'examen de la question, ces plaintes n'étaient pas moins vives et pressantes que celles des éleveurs et des consommateurs.

A partir de 1848, le système fut entamé de nouveau et plus gravement.

On introduisit la vente quotidienne de la viande sur les marchés, et sur cent soixante et une places existant dans ces marchés, cent vingt et une furent données aux forains.

On établit au marché des Prouvaires la vente à la criée en gros des viandes abattues provenant directement de l'extérieur, et sur cinq marchés la vente en détail.

Les réclamations des bouchers devinrent plus vives, le public et les éleveurs ne cessèrent pas de se plaindre : le public, du prix élevé de la viande à l'étal comparativement au bas prix des bestiaux sur pied et de la viande dans les départements ; les éleveurs, du bas prix des bestiaux sur pied comparativement au prix élevé de la viande à l'étal.

Tel était l'état des choses, lorsque survint la crise alimentaire dont le gouvernement de Votre Majesté s'est efforcé de combattre les fâcheux effets par tous les moyens en son pouvoir, et à laquelle la Providence a mis un terme par la dernière récolte. A ce moment les doléances du public prirent un nouveau caractère d'intensité.

Il eût été injuste de rendre la boucherie de Paris responsable de la cherté excessive de la viande, à partir de 1854. Cette cherté tenait à des causes générales, parmi lesquelles on peut signaler sans regret l'accroissement de la consommation de la viande, dû au développement du travail et de la prospérité publique. Depuis plusieurs années, la consommation de la viande a non-seulement augmenté dans une large proportion à Paris et dans la plupart des villes des départements, mais elle s'est accrue encore davantage dans les campagnes : et comme la cherté était plus grande encore à Paris qu'ailleurs, il devenait plus urgent que jamais d'aviser aux moyens de donner satisfaction aux réclamations contre l'organisation de la boucherie dans ce qu'elles avaient de fondé.

Toutefois une dernière épreuve était encore possible : celle de la taxe autorisée par la loi des 19-22 juillet 1791. L'administration résolut, avant de proposer à Votre Majesté un parti définitif, d'en faire un essai sérieux et complet.

La taxe est le correctif ordinaire du monopole. Envisagée théoriquement, il semblerait qu'elle dût satisfaire et concilier tous les intérêts : l'intérêt du boucher, auquel elle assure une juste rémunération ; l'intérêt du consommateur, puisqu'elle prend pour base du tarif le prix de revient dûment constaté, surélevé seulement d'un bénéfice équitable ; l'intérêt de l'éleveur lui-même, puisque le boucher, assuré de son bénéfice dans tous les cas, n'est pas stimulé à faire baisser le prix du bétail au-dessous du prix vrai déterminé par l'offre et la demande mises en présence.

Si la taxe avait pu fonctionner sincèrement dans ces conditions, elle aurait sans doute fait cesser les plaintes, et le système de la limitation devenu inoffensif, il n'y aurait peut-être plus eu de raison très péremptoire pour le détruire.

Mais il a fallu reconnaître, après une épreuve de plus de trois ans, que la taxe ne contenait pas en elle les conditions nécessaires d'une exécution sincère, et qu'en pratique, elle ne produisait pas les résultats que paraissait indiquer la théorie ;

Que les bouchers n'ayant plus un intérêt personnel et direct à discuter le prix du bétail, la taxe devenait la base obligée des transactions du marché, et favorisait ainsi la permanence de la cherté ;

Que malgré les précautions prises, la taxe ne prévoyait pas et ne pouvait pas prévoir toutes les habiletés de métier par lesquelles l'économie de ses calculs est détruite et le bénéfice du boucher indûment augmenté au détriment du public, et d'une manière d'autant plus fâcheuse, que c'est sous le couvert de l'administration, qui ne peut pas l'empêcher, que cet abus se produit.

Il faut donc renoncer à la taxe ; il y a sur ce point évidence entière. Or la taxe supprimée, le monopole subsisterait sans contre-poids ; on n'aurait plus, comme dans la boulangerie et dans l'industrie des chemins de fer, le correctif indispensable du tarif destiné à empêcher l'abus du privilége, et l'on se trouverait en présence d'un système actuellement démantelé de toutes parts, qui, dans l'état où l'on réduit les atteintes qu'il a reçues successivement depuis 1830, et particulièrement depuis 1848, excite les réclamations de tous les intérêts, sans exception.

D'un autre côté, si le système était rétabli dans son intégrité première, il est incontestable qu'il rencontrerait de nouveau, indépendamment de la contradiction incessante du principe auquel il déroge, les difficultés d'exécution, les abus, les plaintes, qui depuis trente ans ont toujours forcé la main à l'administration et ne lui ont jamais permis de le conserver intact.

L'état de choses en vue duquel l'organisation actuelle de la boucherie a été conçue n'a-t-il pas d'ailleurs subi les modifications les plus profondes ? La célérité avec laquelle les chemins de fer permettent d'amener aujourd'hui les bestiaux sur les marchés d'approvisionnement, et la promptitude extraordinaire que procure le télégraphe électrique pour la transmission des ordres dans les pays d'élevage, n'ont-elles pas créé une situation nouvelle avec laquelle l'ancienne réglementation de la boucherie n'est plus en harmonie?

On était donc logiquement amené à se demander si le moment n'était pas venu de renoncer à un système qui n'avait jamais été admis que comme une exception, et de rentrer dans le droit commun; si, au temps où nous sommes, il y avait quelque péril à replacer le commerce de la boucherie sous le principe vrai et fécond de notre droit public moderne, en vertu duquel le régnicole peut exercer sur tel point du territoire où il lui plaît de s'établir, telle profession commerciale ou industrielle qu'il lui convient de choisir.

L'examen approfondi auquel cette question a été soumise dans le sein de votre conseil d'État a levé tous les doutes.

La liberté du commerce de la boucherie dans Paris ne pourrait faire courir de dangers à la sûreté et à la santé publiques que si elle compromettait l'approvisionnement de Paris et la salubrité de la viande livrée à la consommation ; si elle devait avoir pour effet d'élever encore le prix de cette denrée de première nécessité ou de le soumettre à des fluctuations trop considérables.

Il n'est vraiment pas nécessaire d'insister beaucoup pour démontrer que l'approvisionnement de Paris en viande de boucherie ne cessera pas d'être assuré parce que le nombre des bouchers ne sera plus limité, parce que les bouchers ne seront plus obligés d'acheter leurs bestiaux sur les marchés de l'approvisionnement de Paris, ou parce que la caisse de Poissy cessera d'exister. C'est qu'en effet, dans cette situation nouvelle de la boucherie, l'éleveur ou le marchand de bestiaux seront tout aussi sûrs que par le passé de rencontrer sur les marchés de Paris les deux conditions qui les déterminent à y envoyer leurs animaux, savoir : l'affluence des acheteurs et le payement au comptant.

Le payement au comptant est aujourd'hui complétement passé dans les mœurs commerciales pour les denrées vendues sur les marchés, et l'état actuel du crédit fait que le marchand qui achète sur les marchés, quelle que soit la nature de la denrée, n'est nullement embarrassé pour trouver l'argent comptant nécessaire à ses achats.

A la halle de Paris, la vente en gros de la volaille et du gibier, du poisson de mer et du poisson d'eau douce, du beurre, des œufs et des légumes, se fait au comptant pour une somme totale bien supérieure à celle des achats de la boucherie de Paris. Sur les marchés à bestiaux de Paris, les bouchers de la banlieue achètent pour près de 30 millions ; les bouchers des départements avoisinant celui de la Seine, pour près de 18 millions, et payent comptant sans le secours de la caisse de Poissy. Les bouchers de Paris, qui achètent eux-mêmes pour près de 18 millions, ne demandent sur cette somme à la caisse de Poissy que 6 500 000 fr. Le payement comptant restera donc la règle de la boucherie libre, comme il est la règle de tous les autres commerces qui s'approvisionnent dans les marchés : cela n'est pas douteux.

Il est également certain que l'affluence des acheteurs sur les marchés d'approvisionnement de Paris sera toujours la même. En effet, il n'y a pas de raison pour que l'éleveur cesse d'y rencontrer les bouchers de la banlieue de Paris et les bouchers des départements avoisinant celui de la Seine, dont la situation ne sera pas changée. Or, lorsque les bouchers libres de la banlieue et les bouchers libres des départements entourant celui de la Seine dans un rayon de plus de cinquante lieues trouvent leur intérêt à venir s'approvisionner sur les marchés de Paris, parce que c'est là qu'ils peuvent le mieux choisir les animaux qui leur conviennent, et parce que c'est là aussi que l'importance de l'offre modère le plus sûrement le prix, comment douter que les bouchers de Paris ne continuent eux-mêmes à y faire habituellement leurs achats ?

Il n'y a pas davantage de craintes sérieuses à concevoir pour la salubrité des viandes.

Il ne peut pas s'agir, en effet, de restreindre les droits de l'administration pour l'inspection des viandes à l'abattoir et à l'entrée dans Paris, non plus que les pouvoirs qui lui sont attribués par les lois pour assurer la fidélité du débit et la salubrité des viandes vendues dans les étaux ou sur les marchés. L'admirable organisation de la police de la capitale, dont les moyens seront augmentés, s'il en est besoin, et dans la proportion qui sera nécessaire, donne à cet égard toute garantie. Si depuis que la viande à la main, par suite de nouvelles mesures prises dans ces dernières années, entre pour 25 pour 100 dans la consommation parisienne, la préfecture de police a pu en écarter, je ne dis pas seulement les viandes corrompues, qui peuvent facilement être reconnues et contre lesquelles le public est surtout protégé par sa propre vigilance, mais les viandes provenant d'animaux malades ou abattus trop jeunes, dont l'insalubrité est plus difficile à constater, il n'y a pas de raison pour que, sous le régime de la liberté de la boucherie, cette protection ne puisse être rendue tout aussi efficace ; il n'y a là qu'une question de personnel et de mesures sagement combinées pour faciliter l'inspection des viandes à l'abattoir et aux barrières.

Il est à remarquer de plus, à ce point de vue de la salubrité, que la charcuterie, l'épicerie, la vente du poisson, qui présentent autant de dangers, ne sont pas monopolisées, et que la liberté dont elles jouissent n'empêche pas d'exercer une surveillance efficace sur les denrées qu'elles mettent en vente.

Si l'on veut dire que la liberté du commerce de la boucherie augmentera la proportion des viandes provenant d'animaux de moins belles espèces et engraissées avec moins de soins et de dépenses, parce que les bouchers seront amenés par la concurrence à rechercher le bon marché dans les bestiaux, il resterait à démontrer qu'un tel résultat dût être préjudiciable à la santé publique. Loin de là, on peut penser qu'il serait favorable à la classe ouvrière, parce que celle-ci, ayant la facilité de se procurer à bas prix une viande moins belle, il est vrai, mais toujours parfaitement saine et nutritive, pourrait remplacer avec avantage, par la viande de boucherie, une partie de ses aliments actuels.

Quant au prix de la viande, il serait contraire à l'une des lois les mieux démontrées de l'économie politique que la liberté du commerce de la boucherie le rendît plus élevé.

Il est admis partout, il est d'expérience universelle, que dans une profession libre la concurrence amène le bon marché. Il est facile de s'en rendre compte. Le commerçant qui a en face de lui un concurrent et qui ne peut pas transiger et s'entendre avec lui, parce que, dans une profession toujours ouverte, le concurrent qu'il aura désintéressé sera toujours et immédiatement remplacé par un autre, s'ingénie, avant tout, à trouver des combinaisons pour réduire son prix de revient et pouvoir ainsi donner la marchandise à moindre prix que son confrère ; car c'est par le bon marché surtout qu'on attire la masse du public. Si les moyens qu'il emploie ne sont pas toujours légitimes, c'est au public à y regarder de près, à la police à constater les fraudes, à la loi pénale à les réprimer. Mais, ce qu'il y a de certain, c'est qu'en règle générale, la liberté de la concurrence oblige le marchand à baisser ses prix. Et si cela est vrai du commerce en général, pourquoi cela ne serait-il pas vrai aussi du commerce de la boucherie en particulier.

Est-ce qu'il serait plus à craindre dans cette profession que dans aucune autre que la liberté ne se réglât pas elle-même et que le nombre des étaux dépassant de beaucoup les besoins de la population, l'ensemble des frais généraux de la profession s'augmentât dans des proportions sensibles et de nature à augmenter le prix de la marchandise? Qu'on voie ce qui s'est passé en 1825 ; l'illimitation de la boucherie, qui a duré cinq ans, n'a porté le nombre des bouchers dans Paris qu'à cinq cent quatorze, treize de plus seulement que le nombre jugé nécessaire lorsque la limitation fut rétablie.

Est-ce qu'il serait à craindre, en sens opposé, que des capitalistes, venant à accaparer les étaux de la ville de Paris, ou les bestiaux dans les pays d'élève, se rendissent maîtres du prix de la viande sur pied ou du prix de la viande à l'étal, pour rançonner le public ? L'accaparement des bestiaux dans les pays d'élève ne s'est jamais fait jusqu'ici, quoique rien dans les règlements actuels ne s'y opposât ; il est donc bien probable qu'une opération de cette nature offre trop de chances défavorables pour être tentée. Mais si jamais elle devait être reconnue possible et avantageuse, ce n'est pas le maintien du système de la limitation qui y mettrait obstacle, ce n'est pas non plus le système de la liberté du commerce de la boucherie qui la rendrait plus facile. Quant à l'accaparement des étaux de la ville par une grande compagnie, rien n'est plus difficile à comprendre qu'une spéculation de ce genre, dans un commerce où la marchandise dépérit si promptement et exige plus qu'aucune autre, et sous peine de pertes considérables, les soins minutieux et la surveillance directement intéressée du maître.

Telles sont les considérations qui démontrent, au point de vue de la salubrité et du prix des viandes, comme au point de vue de l'approvisionnement de Paris, que le rétablissement des principes de la liberté commerciale dans l'exercice de la profession de la boucherie ne saurait créer aucun péril à la sûreté ou à la santé publiques.

Quoi qu'on en ait dit, cette démonstration est complétement confirmée par l'expérience des faits.

J'ai déjà signalé la cause des désordres de la boucherie parisienne de 1791 à l'an II, qui ne peuvent pas être attribués à la liberté de ce commerce, et qui n'ont été que la conséquence naturelle de la désorganisation générale que le consulat est venu faire cesser.

J'ai dit également que l'épreuve de 1825, étudiée dans ses conséquences, d'après les documents mêmes de l'époque, n'avait eu aucun résultat fâcheux, bien qu'elle ait été incomplète.

J'ajoute que la boucherie est libre dans presque toute l'Europe : en Belgique, en Suisse, en Piémont, en Prusse, en Angleterre, à Berlin, ville de six cent mille âmes, à Londres, ville de deux millions d'âmes, et que dans ces diverses contrées, dans ces grandes capitales, on ne s'est jamais plaint de désordres causés par ce système. Enfin, sans aller plus loin que notre pays, Paris est la seule ville de l'empire qui soit soumise au régime de la limitation. Dans les plus importantes cités de la France, à Lille, à Rouen, à Toulouse, à Bordeaux, à Lyon, le commerce de la boucherie est resté libre; il l'est également aux portes mêmes de Paris, dans ces grandes communes suburbaines des Batignolles, de Montrouge, des Ternes, de la Chapelle, de Montmartre, qui entourent la capitale, et ne contiennent pas une population moins dense que celle de la capitale elle-même. Or, nulle part, en France, on n'a remarqué ou allégué que la santé et la sûreté publiques eussent été compromises du chef de la liberté de la boucherie.

En résumé, le système de la limitation incomplet mécontente tout le monde et froisse tous les intérêts, et complet, il n'a jamais pu se maintenir. D'un autre côté, après un examen approfondi de la question, après une instruction qui a duré plusieurs années, après une enquête qui a éclairé tous les faits, il a été démontré que la liberté de la profession de boucher, à Paris, réclamée au nom d'un principe fondamental de notre droit public, ne peut plus aujourd'hui être la cause ni l'occasion des désordres qui ont motivé pour un temps le sacrifice de ce principe. Après avoir vu ma conviction partagée par le conseil d'État, qui a eu sous les yeux toutes les pièces de l'instruction, et notamment la délibération par laquelle le conseil municipal de Paris et la chambre de commerce de Paris se sont prononcés contre le régime de la liberté de la boucherie, je ne pouvais donc plus hésiter, Sire, à proposer à Votre Majesté de faire rentrer l'exercice de cette profession dans le droit commun.

Tout le système de la limitation est contenu dans l'ordonnance du 18 octobre 1829. L'arrêté de l'an XI et l'ordonnance de 1825 ont été abrogés expressément et dans toutes leurs dispositions. Il suffit, par conséquent, de rapporter l'ordonnance du 18 octobre 1829, pour rétablir de plein droit, dans l'exercice de la profession de boucher à Paris, l'application des règles générales en matière de liberté professionnelle écrites dans la loi de 1791.

L'article 1er du décret que j'ai l'honneur de soumettre à l'approbation de Votre Majesté porte donc abrogation de l'ordonnance du 18 octobre 1829, et ainsi se trouveront supprimés la limitation du nombre des bouchers, le cautionnement et les marchés obligatoires, l'interdiction de la vente à la cheville et de la revente sur pied, et l'obligation imposée aux bouchers d'abattre dans les abattoirs municipaux. Toutefois les tueries particulières dans l'intérieur de la ville resteront toujours frappées d'interdiction par l'ordonnance générale du 15 avril 1838, qui conserve toute sa force.

Ainsi se trouvera aussi supprimée, avec différentes dispositions de détail qui complétaient le système, l'institution du syndicat qui, dans le régime nouveau, ne pourrait pas avoir un rôle d'auxiliaire officiel de l'administration, en vue duquel surtout il avait été créé sous le régime ancien, et qu'une préoccupation peut-être trop vive des intérêts de la corporation lui a quelquefois fait négliger.

La suppression du système de la limitation de la boucherie n'implique pas, comme je l'ai dit déjà, l'abandon des droits de surveillance et d'inspection de l'administration. Le nouveau régime exigera, au contraire, qu'ils soient très sérieusement exercés dans les abattoirs et à l'entrée des viandes dans Paris, aussi bien que dans les étaux et sur les marchés. Il convenait, pour que personne ne s'y trompât, qu'ils fussent expressément réservés. Tel est l'objet de l'article 2.

Il fallait de plus assurer à l'administration les moyens d'accomplir ses devoirs de surveillance, et d'intervenir, comme elle a droit de le faire en vertu de ses pouvoirs généraux de police, et comme elle le fait à l'égard d'autres professions, pour fixer les conditions de salubrité qu'exige dans la tenue des étaux l'intérêt de la santé publique. C'est dans ce but que l'article 2 oblige tout individu qui veut exercer la profession de boucher à faire une déclaration préalable à la préfecture de police.

Enfin, comme cette surveillance nécessaire deviendrait très difficile avec le colportage de la viande, ce mode de vente est interdit par l'article 4, sans qu'il soit d'ailleurs porté atteinte au droit d'apport et de vente à domicile, qui n'offre pas d'inconvénients.

L'article 5 dispose qu'il sera institué sur les marchés aux bestiaux destinés à l'approvisionnement de Paris des facteurs auxquels les propriétaires de bestiaux pourront envoyer leurs animaux en consignation, pour les vendre soit à l'amiable, soit à la criée. Ces facteurs offriront aux éleveurs une double garantie, celle qui résulte du choix de l'administration, et celle de leur cautionnement, qui sera déterminé en raison de l'importance de leur gestion, et qui, conformément aux lois de la matière, répondra par privilége de tous les faits de charge.

Si l'animal sur pied ne trouve pas acheteur aux conditions qui auront été fixées, le facteur pourra, en vertu de l'article 6, et d'après les instructions qu'il aura reçues, l'envoyer immédiatement à l'abattoir même s'il trouve acheteur à l'amiable, ou bien l'expédier à l'extérieur en franchise de droit d'octroi, s'il a avantage à le faire, ou bien encore l'envoyer sur les marchés à la criée de l'intérieur, où toutes les précautions administratives devront être prises pour que la criée fonctionne sincèrement.

La création sur les marchés aux bestiaux de facteurs, offrant les mêmes garanties que ceux qui existent déjà pour la vente des principales denrées destinées à la consommation de Paris, répondra à un vœu formé depuis longtemps par l'agriculture]; et elle est d'autant plus nécessaire, que du moment qu'on veut adopter complétement le régime de la liberté, il serait difficile de maintenir l'institution de la caisse de Poissy. Le conseil d'État avait pensé, il est vrai, qu'on pourrait la conserver avec un caractère purement facultatif; mais ce système aurait l'inconvénient de maintenir deux catégories de bouchers, les uns ayant un cautionnement pour pouvoir se servir de l'entremise de la caisse, et les autres n'en ayant pas et s'affranchissant de l'intermédiaire de cette caisse. D'ailleurs, dans une délibération du 4 décembre dernier, le conseil municipal s'est refusé à faire les fonds qui pourraient être nécessaires pour en assurer le service, si elle était conservée avec un caractère facultatif.

Au surplus, comme institution de crédit, la caisse de Poissy, il faut bien le reconnaître, ne rend plus les mêmes services qu'autrefois. Les avances de cette caisse aux bouchers, qui, en 1820, représentaient près de la moitié du montant des achats des bouchers de Paris, n'en représentent pas en ce moment le dixième ; d'année en année, elles vont toujours en diminuant. Dans l'état actuel des choses, cet établissement n'atteint même pas complétement le but qu'il s'est proposé à l'égard des producteurs. Il assure, il est vrai, le payement au comptant de tous les bestiaux achetés par les bouchers de Paris ; mais en général les éleveurs ne viennent pas sur les marchés, ils expédient leurs bestiaux à des commissionnaires qui sont chargés d'en opérer la vente, et c'est à ces commissionnaires que la caisse remet le prix des animaux qu'ils ont vendus. Cette intervention des commissionnaires, dont les opérations ne sont soumises à aucun contrôle, diminue beaucoup pour les éleveurs l'importance de la garantie du payement au comptant, et il n'est pas douteux qu'ils trouvent une garantie beaucoup plus sérieuse dans l'institution de facteurs assujettis à un cautionnemen tet soumis à la surveillance de l'administration. Par ces divers motifs, je pense qu'il y a lieu de supprimer la caisse de Poissy, et cette suppression fait l'objet de l'article 8 du décret.

Suivant l'article 9, les dépenses relatives à l'inspection de la boucherie et au service des abattoirs, qui étaient prélevées sur l'intérêt du cautionnement des bouchers, reprendront naturellement leur caractère de dépenses municipales, et devront dorénavant être supportées par la ville de Paris, pour laquelle les produits du droit d'abatage, constituent du reste, un revenu important.

Enfin l'article 11 du décret fixe au 31 mars l'époque à laquelle devra commencer son exécution. Ce délai est indispensable pour que l'administration puisse aviser aux mesures de détail que comportera la transition du régime actuel de la boucherie de Paris au régime de liberté qui lui est substitué. Il permettra particulièrement de pourvoir à l'installation des facteurs destinés à remplacer la caisse de Poissy, et qui paraissent appelés à donner au commerce des bestiaux et à celui de la boucherie les garanties et l'utile concours que cette caisse était impuissante à leur assurer.

Le gouvernement doit-il espérer, Sire, que la suppression du système de la limitation des bouchers amène une modification immédiate et favorable au public dans le prix de la viande ? Je ne le crois pas. Les effets d'un monopole survivent pendant un certain temps aux décrets qui en prononcent la suppression ; les intérêts qui peuvent être ou se croient lésés s'agitent, cherchent à reconquérir le privilége qui leur a été enlevé, tout au moins à profiter largement des avantages qui leur sont réservés, grâce à la lenteur inévitable avec laquelle s'installe toujours un régime nouveau, et même, par une habileté facile à comprendre, ils ne manquent pas d'exploiter cette lenteur ou les circonstances extérieures et accidentelles qui peuvent momentanément retarder les avantages du système contre le système lui-même. Mais de telles difficultés sont trop faciles à prévoir pour que le gouvernement ne s'en soit pas rendu compte à l'avance et ne soit pas résolu à les dominer par la persévérance, et, s'il est nécessaire, par sa fermeté. Avec le temps, ces difficultés seront vaincues ; les bouchers honnêtes et intelligents comprendront qu'ils n'ont rien à redouter de la libre concurrence introduite dans leur profession, et le système, fonctionnant sans entraves, produira de salutaires résultats. Sans doute, il ne donnera pas et il ne peut donner le bon marché absolu et permanent, mais il donnera le prix sincère, dégagé autant que possible des frais parasites et des bénéfices exagérés, ce prix sincère que produisent seuls la concurrence et le cours naturel du commerce. La viande sera chère lorsque le bétail sera cher, cela est évident; mais lorsque le bétail sera à bon marché, le public en profitera nécessairement.

Tel sera, avant qu'il soit longtemps sans doute, le résultat définitif du régime nouveau, et, en attendant, sans compromettre aucun intérêt public, il aura eu le mérite de rétablir le droit commun dans une profession où le privilége et l'exception ne se justifiaient plus. Il aura, de plus, dès à présent, rendu à l'administration cet important service, de l'affranchir de la responsabilité pleine de périls que faisait peser sur elle un privilége sujet à abus, institué par elle et dont elle n'était pas maîtresse de régler l'usage : l'impuissance reconnue de la taxe l'a constaté. *Signé* E. ROUHER.

DÉCRET DU 24 FÉVRIER 1858.

NAPOLÉON, par la grâce de Dieu et la volonté nationale, empereur des Français,

A tous présents et à venir, salut :

Sur le rapport de notre secrétaire d'État au département de l'agriculture, du commerce et des travaux publics ;

Vu les lois du 2-17 mars, 14-17 juin 1791 et 1er brumaire an VII ;

Vu les lois du 14 décembre 1789, et 16-24 août 1790 ;

Vu le décret du 6 février 1811, et celui du 15 mai 1813 ;

Vu l'ordonnance du 18 octobre 1829 ;

Vu les délibérations du conseil municipal de Paris, en date du 19 octobre 1855 et 4 décembre 1857 ;

Notre conseil d'État entendu,

Avons décrété et décrétons ce qui suit :

Art. 1. L'ordonnance du 18 octobre 1829, relative à l'exercice de la profession de boucher dans Paris, est abrogée.

Art. 2. Tout individu qui veut exercer à Paris la profession de boucher doit préalablement faire à la préfecture de police une déclaration où il fait connaître la rue ou la place et le numéro de la maison ou des maisons où la boucherie et ses dépendances doivent être établies.

Art. 3. La viande est inspectée à l'abattoir et à l'entrée dans Paris, conformément aux règlements de police, sans préjudice de tous autres droits appartenant à l'administration pour assurer la fidélité du débit et la salubrité des viandes vendues dans les étaux ou sur les marchés.

Art. 4. Le colportage en quête d'acheteurs des viandes de boucherie est interdit dans Paris.

Art. 5. Il sera institué sur les marchés à bestiaux autorisés pour l'approvisionnement de Paris, des facteurs dont la gestion sera garantie par un cautionnement, et dont les fonctions consisteront à recevoir en consignation les animaux sur pied et à les vendre, soit à l'amiable, soit à la criée, et aux conditions indiquées par le propriétaire.

L'emploi de ces facteurs sera facultatif.

Art. 6. Tout propriétaire d'animaux jouit, comme les bouchers, du droit de faire abattre son bétail dans les abattoirs généraux, d'y faire vendre à l'amiable les viandes provenant de ces animaux, de la faire enlever pour l'extérieur en franchise du droit d'octroi, ou de l'envoyer sur les marchés intérieurs de la ville affectés à la criée des viandes abattues.

Art. 7. Les bouchers forains sont admis, concurremment avec les bouchers établis à Paris, à vendre ou faire vendre en détail sur les marchés publics, en se conformant aux règlements de police.

Art. 8. La caisse de Poissy est supprimée.

Les cautionnements des bouchers actuellement versés dans la caisse de Poissy leur seront restitués dans le délai de deux mois, à partir du jour où cette caisse aura cessé de fonctionner.

Art. 9. Les dépenses relatives à l'inspection de la boucherie et au service des abattoirs généraux seront supportées par la ville de Paris.

Art. 10. Les dispositions des décrets, ordonnances et règlements sur la boucherie de Paris, non contraires au présent décret, continueront à recevoir leur exécution.

Art. 11. Le présent décret sera exécutoire à dater du 31 mars prochain.

Art. 12. Notre ministre secrétaire d'État au département de l'agriculture, du commerce et des travaux publics, est chargé de l'exécution du présent décret, qui sera inséré au Bulletin des lois. *Signé* NAPOLÉON.

ORDONNANCE DE POLICE DU 16 MARS 1858, CONCERNANT L'EXERCICE DE LA PROFESSION DE BOUCHER A PARIS.

Nous, sénateur, préfet de police,

Vu le décret impérial en date du 24 février dernier,

Ordonnons ce qui suit :

Art. 1. Tout individu qui voudra exercer à Paris la profession de boucher devra en faire préalablement la déclaration à la préfecture de police, conformément à l'article 2 du décret ci-dessus visé, et indiquer le lieu où il se propose d'ouvrir son étal.

A défaut d'opposition formée par la préfecture de police, dans un délai de quinze jours, l'étal pourra être ouvert.

L'opposition ne pourra être basée que sur l'inexécution des conditions déterminées par l'article 2 ci-après.

Dans le cas d'opposition, le requérant devra, s'il persiste, faire subir au local les appropriations nécessaires ; lorsqu'elles auront été exécutées, il en donnera avis à la préfecture de police, et, si, dans un délai de quinze jours à dater du dépôt de cet avis, la préfecture de police ne notifie pas de nouvelle opposition, le requérant pourra ouvrir son étal.

Art. 2. L'ouverture d'un étal sera subordonnée aux conditions suivantes :

Le local aura au moins 2 mètres 50 centimètres d'élévation, 3 mètres 50 centimètres de largeur, et 4 mètres de profondeur ; il sera fermé dans toute sa hauteur par une grille de fer.

La ventilation devra y être établie au moyen d'un courant d'air transversal.

Le sol sera entièrement dallé, avec pente en rigole et en surélévation de la voie publique.

Les murs seront revêtus d'enduits ou de matériaux imperméables.

Il ne pourra y avoir dans l'étal ni âtre, ni cheminée, ni fourneaux.

Toute chambre à coucher devra en être éloignée ou séparée par des murs sans communication directe.

A défaut de puits ou de concession d'eau pour le service de l'étal, il y sera suppléé par un réservoir de la contenance d'un demi-mètre cube, qui devra être rempli tous les jours.

Art. 3. Notre ordonnance en date du 1er octobre 1855, concernant la taxe de la viande, est rapportée.

En conséquence, le prix de la marchandise sera désormais librement débattu entre le boucher et le consommateur.

Art. 4. La présente ordonnance recevra son exécution à partir du 31 mars courant.

Elle sera publiée et affichée à la suite du décret impérial du 24 février dernier.

Art. 5. Les commissaires de police de la ville de Paris, le directeur de l'approvisionnement, les inspecteurs de la boucherie et les autres préposés de la préfecture de police sont chargés, chacun en ce qui le concerne, d'en assurer l'exécution.

Nous terminerons en rappelant quelques dispositions non abrogées de l'ancienne ordonnance de 1830, qui intéressent plus spécialement l'hygiène publique et la salubrité.

EXTRAIT DE L'ORDONNANCE DE POLICE DU 25 MARS 1830, CONCERNANT L'ORIGINE ET LA DISCIPLINE INTÉRIEURE DU COMMERCE DE LA BOUCHERIE DE PARIS.

TITRE IV. — *Des étaliers et garçons bouchers.*

Art. 154. Il est enjoint aux garçons bouchers de saigner et de dépouiller les bestiaux de manière que les cuirs et les peaux soient intacts et sans hachures.

TITRE V. — *De la police des marchés de Sceaux et de Poissy.*

Art. 161. Les bœufs et vaches seront cordés suivant l'usage, et il sera laissé un espace suffisant entre chaque bande, pour que les acheteurs puissent circuler librement.

Art. 171. L'entrée des taureaux aux marchés de Sceaux et de Poissy est autorisée, sous condition expresse qu'ils y entreront et en sortiront attachés à une charrette, et qu'ils y seront retenus sous double attache aux anneaux placés le long des bouveries.

Art. 174. Les bestiaux seront visités avant l'ouverture de la vente, pour s'assurer s'ils sont ou non susceptibles d'être livrés à la boucherie.

Art. 175. Les bestiaux qui n'auront pas l'âge requis, ou qui seront trop maigres pour être livrés à la boucherie, seront exclus du marché.

Art. 177. Il est défendu d'exposer sur les marchés des bestiaux qui se trouveraient dans des cas rédhibitoires.

Art. 178. Si un bœuf vient à mourir dans les neuf jours de la vente, il sera procédé, d'après les règles établies en l'art. 7, au constatement des causes de la mort par un procès-verbal, pour assurer l'action en garantie contre le vendeur.

Art. 180. Les bestiaux achetés aux marchés ne pourront être conduits que par des bouviers.

Les bœufs qui se trouveraient trop fatigués seront confiés à un bouvier spécialement chargé de les conduire à leur destination séparément et avec les précautions requises.

TITRE IX. — *Concernant le commerce des veaux.*

Art. 208. Les veaux amenés à Paris, par les marchands forains, continueront d'être vendus à la halle, quartier du Jardin-du-Roi.

Art. 217. Il est défendu d'exposer en vente des veaux âgés de moins de six semaines, et d'en vendre la viande dans les marchés ou étaux, et dans quelque lieu que ce soit, à peine de saisie et de deux cents francs d'amende.

Art. 218. Avant l'ouverture de la vente, le commissaire des halles et marchés, ou le préposé commis par lui, examinera les veaux, pour s'assurer s'ils peuvent être livrés à la consommation.

Art. 221. Les bouchers de Paris seuls pourront acheter des veaux à la halle.

TITRE X. — *De la police de la halle à la viande et marchés publics à Paris.*

Art. 247. Il est défendu d'exposer en vente à la halle et dans les marchés publics des viandes insalubres, sous la peine déterminée par l'art. 605 du Code de brumaire an IV.

Art. 249. Les bouchers forains apporteront leurs viandes coupées, savoir : les bœufs, les vaches, ainsi que les veaux en demi-quartiers, et les moutons en quartiers, à peine de saisie des viandes.

Art. 250. Les bouchers forains et les bouchers de Paris appelés à approvisionner la halle et les marchés publics seront tenus d'apporter proportionnellement de trois espèces de viandes.

Il est un grand nombre d'industries spéciales qui sont intimement liées au commerce de la boucherie : les cuirs des bœufs et des vaches sont préparés par les tanneurs pour les bottiers, les selliers, les carrossiers, les bourreliers ; les cornes servent aux tabletiers et aux fabricants de peignes ; les poils ou la bourre aux tapissiers, qui les emploient souvent en guise de crin. La peau des veaux est préparée par les corroyeurs pour les cordonniers, les selliers, les layetiers, les carrossiers, les relieurs, etc. La peau des moutons est préparée par la mégisserie pour la chapellerie, la ganterie, la papeterie, la reliure, les tapissiers, etc. Les suifs sont employés par les fondeurs, les fabricants de chandelles, de bougies de stéarine dites *de l'Étoile*, de savons, les parfumeurs, etc. Les pieds de bœuf fournissent une huile excellente usitée dans l'industrie ; la corne des sabots et les os servent à la tabletterie ; ceux-ci encore à la fabrication du noir animal. On fait de la colle forte avec les *patins* ou tendons d'Achille.

Enfin, les intestins et les vessies servent à la boyauderie ou à la confection des cordes dites *à boyau*, des cordes de piano et de violon, etc.

(*Voy.* ABATTOIR, CHARCUTERIE, SUBSISTANCES, SUIFS, TRIPERIES, VIANDES, ETC.)

Bibliographie. — Bizet, *Du commerce de la boucherie et de la charcuterie de Paris, et des commerces qui en dépendent.* Paris, 1847. — Guérard, *Sur le transport des animaux destinés à la boucherie* (*Annales d'hygiène, etc.*, 1846, t. XXXV, p. 65). — Chevallier et Guérard, *Mémoire sur les résidus liquides provenant des établissements industriels* (*Annales d'hygiène*, 1846, t. XXXVI, p. 98). — Boudin, *De la production et de la consommation de la viande, au point de vue de l'hygiène publique* (*Annales d'hygiène*, 1850, t. XLIV, p. 244). — De Kergorlay, *De la consommation de la viande et de l'organisation du commerce de la boucherie dans Paris* (*Annales d'hygiène*, 1842, t. XXVII, p. 84). — *Rapport au conseil municipal de Paris*, par Boulay de la Meurthe, 1841. — *Notice sur le régime du commerce de la boucherie*, publiée par le ministre de l'agriculture et du commerce. Paris, 1850. — *Documents fournis par M. le préfet de police sur le commerce de la viande.* Paris, 1851. — E. Millon, *De la liberté du commerce de la boucherie.* Paris, 1851. — A. Goubaux, *Études sur les animaux de boucherie; des maniements considérés spécialement chez le bœuf et la vache.* Paris, 1855. — *Les consommations de Paris*, par A. Husson. Paris, 1856. — *Influence du transport par les chemins de fer sur la santé des animaux destinés à la boucherie et à l'engraissement*, par le docteur E.-L. Bertherand (*Archives de l'agriculture du Nord de la France*, Lille, 1856).

BOUES. — Avec quelque soin que soient pavées les rues, il s'y reproduit sans cesse, par la pluie et les temps humides, une boue d'autant plus épaisse, que la circulation des passants et des voitures est plus considérable. Cette boue se compose d'abord du sol, que l'interstice des pavés ramène à leur surface, délayé dans l'eau de la pluie, de l'arrosement, des usages domestiques, puis des déjections des animaux, des résidus des habitations, etc. Dans les rues non pavées, cette boue acquiert une profondeur plus ou moins considérable, suivant la nature du sol, et peut déterminer de véritables cloaques.

Dans les rues à pente un peu considérable et communiquant facilement avec des ouvertures d'égouts, le lavage peut suffire pour opérer le nettoiement, et les pluies d'orage remplissent quelquefois cet office. Mais on comprend que cette ressource est rarement suffisante, et l'accumulation des boues entretient une humidité et des émanations tout à fait nuisibles et incommodes, soit à la circulation des passants, soit à l'habitation même des demeures ainsi exposées.

Aussi voyons-nous, dès les XIVe et XVe siècles, de nombreuses ordonnances contraindre les bourgeois de Paris à nettoyer le devant de leurs maisons, à faire porter les boues aux voiries et non dans la rivière, ou sur les places publiques, ou dans les quartiers éloignés, ainsi qu'on le pratiquait auparavant.

La question de l'enlèvement des boues comprend le balayage, destiné à les ramasser en tas plus ou moins considérables, et leur enlèvement, lequel varie suivant leur nature et l'usage qu'on en veut faire.

Les boues peu considérables ou très liquides peuvent être balayées dans les égouts, lorsque la pente de ces derniers est assez forte, et que l'on peut disposer de courants d'eau assez rapides pour ne pas craindre que la boue n'y stagne, ne s'y accumule et ne nécessite un second travail plus pénible, et surtout beaucoup plus dangereux que le premier.

Lorsque les boues sont très abondantes, ou mêlées de beaucoup de matières solides, ainsi que de résidus domestiques ou de détritus organiques, il faut procéder à leur enlèvement.

Les boues des villes, grâce aux matières organiques qu'elles renferment en quantité, ont été revendiquées par l'agriculture, à laquelle elles fournissent de précieux engrais. Il n'est guère de villes, en France, où en ce moment les boues ne soient affermées ou directement à des cultivateurs, ou bien à des industriels qui se mettent ensuite en rapport avec eux. Aussi une ordonnance de police du 23 novembre 1831 défend-elle aux habitants de la campagne et autres personnes étrangères au service de nettoiement, de ramasser dans Paris, soit de jour, soit de nuit, à l'aide de voitures ou autres instruments de transport, des immondices, petits fumiers ou autres objets déposés sur la voie publique.

La quantité de boues enlevées chaque jour à Bruxelles, dans les temps de pluie ou de neige, est de 250 à 300 mètres cubes ; dans les temps secs, cette quantité varie de 200 à 250 mètres cubes. Les boues sont enlevées par tombereaux jaugeant, les uns $0^{mc},70$ d'autres $1^{mc},30$, et les plus grands $2^{mc},60$. Ces boues sont transportées sur une esplanade, dans l'intérieur de la ville, près d'un canal, où les cultivateurs viennent les enlever par bateaux ou par chariots. Réduites à l'état de terreau, elles servent d'engrais pour les terres fortes et les prairies. La ferme des boues rapporte à la ville 36 000 francs, y compris le curage de la Senne (6000 francs), et l'intérêt de la valeur du matériel, que l'entrepreneur lui paye (3000 francs).

Le Conseil de salubrité de la Seine a émis l'opinion que l'évacuation des boues au moyen d'embarcadères sur la Seine lui paraissait le système le plus simple, le plus facile, le moins onéreux pour l'administration, le plus utile pour l'agriculture, et surtout le plus avantageux pour la salubrité publique. En effet, en 1833 les boues de Paris se transportaient par l'Oise jusqu'à Compiègne, et par la Seine jusqu'à Montereau, où elles étaient enlevées aussitôt que débarquées.

Nous avons reproduit les règlements relatifs au balayage des rues; nous ajouterons seulement ici ce qui a particulièrement trait à l'*enlèvement des boues.*

Art. 9. A l'entrepreneur seul est réservé le droit d'employer les tombereaux ou tous autres moyens de transport analogues pour l'enlèvement des immondices sur toute la voie publique; mais, à moins d'autorisation spéciale, il ne peut employer des voitures de plus de deux colliers.

Art. 10. L'enlèvement des boues doit avoir lieu au plus tard de huit heures du matin jusqu'à onze heures pendant les cinq mois d'hiver; pour l'été, dès sept heures du matin, et être terminé au plus tard à dix heures; de telle sorte que ce service se coordonne avec les heures prescrites par les ordonnances de police relatives au balayage à la charge des habitants.

Art. 11. L'entrepreneur est autorisé, selon les besoins, à employer des voitures à un seul collier après quatre heures en hiver et sept heures en été.

Art. 12. Voitures et autres moyens de transport disposés de manière à ne rien répandre ; entretien et propreté extérieure de ces voitures.

Art. 13. Chaque voiture doit porter une plaque blanche de tôle sur laquelle il y aura un numéro d'ordre noir. Les conducteurs des tombereaux doivent être âgés d'au moins dix-huit ans.

Art. 14. L'enlèvement des boues doit être fait exactement, proprement; les employés ne doivent rien laisser sur le bord des ruisseaux, dans les entre-bornes ni sur aucune autre partie.

Art. 15. Chaque voiture doit avoir une cloche pour annoncer son passage.

Art. 16. Le service, n'étant pas terminé aux heures prescrites, sera continué jusqu'à parfait achèvement, mais l'entrepreneur sera passible de retenue en raison du retard.

Art. 17. L'enlèvement des boues et immondices doit avoir lieu toute l'année, deux fois par jour, dans les halles du centre établies ou à établir, et dans les marchés Saint-Germain et Saint-Honoré. De plus, s'il était nécessaire pour les marchés d'autres quartiers de faire un autre nettoyage que celui du matin, l'entrepreneur devrait le faire le soir et sur l'ordre de l'autorité.

Art. 18. Les lundi, jeudi et samedi de chaque semaine les terres, gravois, sables, décombres et machefers, doivent être enlevés dans le cours du service; ces matières doivent être transportées aux décharges publiques ou particulières aux frais de l'entrepreneur, sauf son recours en dommages et intérêts contre les auteurs de ces dépôts.

Art. 20. Obligation de fournir quarante traîneaux, les chevaux et les hommes nécessaires pour le dégagement des égouts en temps de neige et de glace.

Art. 21. Toutes voiries existantes sont supprimées. Les produits du nettoiement doivent être transportés à 2000 mètres des barrières, sur des terrains dont l'entrepreneur doit se pourvoir à ses frais, risques et périls, en se conformant aux lois et règlements relatifs aux établissements insalubres. (*Voy.* ASSAINISSEMENT, BALAYAGE, VOIRIE.)

Bibliographie. — *Quelques considérations sur la voirie de la ville de Paris dans un rapport au Conseil de salubrité* (*Annales d'hygiène, etc.*, 1833, t. XI, p. 42). — *Considération sur les boues, vases et ordures déposées par les eaux* (*Annales d'hy-*

giène, 1834, t. XI, p. 251). — Chevallier, *De l'assainissement des villes : boues à Bruxelles* (*Annales d'hygiène*, 1840, t. XXIV, p. 284). — *Balayage, nettoiement* (*Annales d'hygiène*, 1849, t. XLII, p. 262). — Boudin, *Études sur le pavage, le macadamisage et le drainage* (*Annales d'hygiène*, 1851, t. XLV, p. 263). — Monfalcon et de Polinière, *Traité de la salubrité dans les grandes villes*, 1846, p. 107. — *De l'enlèvement des boues et immondices de Paris, considéré sous le double rapport de la salubrité et de l'économie dans les dépenses*, par M. Huzard fils. Paris, 1826. — *Rapport des Conseils de salubrité des Bouches-du-Rhône, du Nord, etc.* — *Collection officielle des ordonnances de police.* — *Dictionnaire général d'administration*, art. RÈGLEMENT DE POLICE.

BOUGIES. — La bougie peut se fabriquer avec la cire, le blanc de baleine et l'acide stéarique.

Les bougies de cire, les seules qu'on employât jusqu'au siècle dernier, où leur prix élevé empêcha longtemps leur usage de se répandre, ne sont guère usitées aujourd'hui. La cire est un produit naturel. Tantôt elle provient de diverses plantes, et porte le nom de *cire végétale* ; tantôt elle est sécrétée ou simplement collectée par les abeilles.

Extraite des alvéoles dont la réunion constitue ce que l'on nomme *gâteau*, et que les abeilles construisent pour y déposer leur miel, on la purifie d'abord en la liquéfiant, au bain-marie, dans des chaudières, d'où on la fait écouler par une ouverture placée un peu au-dessus du fond, lorsque toutes les impuretés qu'elle contenait se sont déposées. Divisée ensuite en rubans minces, par un procédé fort simple et très ingénieux, elle est soumise à l'action alternative de la rosée et de la lumière solaire, qui la blanchit.

Le blanc de baleine, *adipocire, sperma-ceti*, est une matière grasse solide, insaponifiable, qui s'extrait principalement de l'huile du corps, et surtout d'une poche graisseuse placée sur le crâne du *cachalot macrocéphale*, où il existe sous forme d'écailles cristallines. A l'arrivée des navires qui reviennent de la pêche de ces cétacés, l'huile de corps et la matière de tête sont jetées dans de grandes chausses qui permettent à l'huile de filtrer et retiennent les écailles cristallines, ou le blanc de baleine ; celui-ci, fréquemment remué avec de grandes spatules, prend la consistance d'une épaisse bouillie. Mais il renferme encore une grande proportion d'huile ou de graisse non cristallisable, et du sang et des matières animales qui le colorent en jaune plus ou moins foncé.

On le débarrasse de ces dernières à l'aide d'une dissolution de potasse et d'huile, par des pressions répétées, auxquelles on ajoute à la fin l'action d'une température élevée.

Pour faire la bougie diaphane, on fond le blanc de baleine dans une chaudière chauffée à la vapeur ou au bain-marie ; on y ajoute

5 pour 100 de cire blanche; on agite le mélange et on le coule ensuite dans des moules d'étain; les bougies colorées s'obtiennent en mêlant au blanc de baleine du carmin, du jaune de chrome, de l'outremer, du verdet.

Le blanc de baleine, qui est en Amérique l'objet d'un commerce très important, n'est pas très usité chez nous. Nos pêcheurs s'adressent presque exclusivement aux baleines proprement dites, et, d'un autre côté, l'importation du blanc de baleine est peu considérable.

La confection des bougies avec les acides gras de la graisse de bœuf (bougies de l'Étoile, du Soleil, stéariques, etc.) s'opère en soumettant d'abord la graisse à l'action de la chaux vive, qui transforme en acide gras les deux principaux éléments, la stéarine et l'oléine. Cette première opération se fait à vases clos. La seconde a pour objet la décomposition, au moyen de l'acide hydrochlorique ou de l'acide sulfurique, du stéarate et de l'oléate de chaux, sels formés par l'action de la chaux sur la graisse. On sépare l'acide muriatique de l'acide oléique; puis on isole, au moyen de la presse hydraulique, l'acide stéarique solide, destiné à devenir bougie, de l'acide oléique liquide, qu'on recueille pour le faire servir à la préparation du savon à base de soude. Le moulage de la bougie se fait au bain-marie et ne donne lieu qu'au dégagement d'une légère odeur de cire.

La confection des bougies stéariques, qui a pris aujourd'hui un développement considérable, n'est pas sans inconvénient pour le voisinage des établissements de fabrication. Dans le but de donner aux produits plus de consistance, et d'augmenter le rendement, on traite préalablement l'huile de palme et les autres matières grasses par l'acide sulfurique avant de procéder à la distillation. Cette opération de l'acidification produit des vapeurs extrêmement fortes et pénétrantes. La cuve dans laquelle se fait le mélange doit donc être recouverte d'un couvercle très épais, et les vapeurs conduites par des tuyaux souterrains jusqu'au générateur, dans lequel elles doivent être brûlées. Cette dernière condition est essentielle; car pour peu qu'elles passent dans la cheminée sans avoir été détruites, et qu'elles se répandent dans l'atmosphère, elles y portent une odeur âcre pénétrante, nauséabonde, extrêmement subtile et d'une incommodité telle, que les propriétés voisines de ces établissement ont été désertées.

On a souvent ajouté de l'acide arsénieux dans les bougies, sous prétexte de rendre les graisses plus combustibles. On a trouvé jusqu'à 0gr,30, ou même 1gr,50 d'acide arsénieux dans une seule bougie, et l'on a reconnu que l'acide dégagé par la combustion de ces bougies se condensait et retombait dans les parties inférieures de la chambre, où il était facile d'en déceler la présence en le recueillant dans des vases remplis d'eau distillée. Des accidents ont été éprouvés par des personnes faisant un usage habituel de ces bougies; l'emploi de l'acide arsénieux dans la préparation des bougies a été interdit aux fabricants par l'autorité.

Il sera toujours facile de reconnaître la présence de cette substance toxique dans les bougies stéariques, soit en les faisant brûler dans des tubes métalliques et en essayant à l'appareil de Marsh l'infusum aqueux du dépôt qui se serait formé dans leur intérieur, soit en faisant bouillir une bougie, à plusieurs reprises, dans de l'eau distillée, et en soumettant pareillement à l'appareil de Marsh la décoction filtrée et concentrée par évaporation.

Quelques fabricants obtiennent les acides stéarique et margarique par la simple pression du suif. Les bougies ainsi préparées coulent plus que les autres et répandent une odeur de suif.

On peut également mélanger frauduleusement à la cire du suif, ou de la poix de Bourgogne, ou de la fécule. La fécule peut en être séparée par la simple fusion et le repos. Le suif se reconnaît à ce que le point de fusion de la cire est abaissé de quelques degrés, et à ce que, par la distillation, on obtient de l'acide sébacique, que l'on peut reconnaître en recevant les produits volatils dans l'eau les y agitant, les filtrant, et y versant du sous-acétate de plomb, qui donne un précipité blanc, qui ne se formerait pas si la cire était pure. La fabrication de la cire avec la stéarine se reconnaît en faisant fondre la cire avec deux parties d'huile, en battant ce cérat avec son poids d'eau pure, et en ajoutant quelques gouttes de sous-acétate de plomb liquide. Il se fait une décomposition instantanée, et le mélange acquiert une solidité remarquable, par la formation de stéarate de plomb.

Le blanc de baleine est souvent falsifié, d'après M. Chevallier, avec la cire, le gras de cadavres, les matières graisseuses que l'on obtient par une longue macération des viandes dans l'eau, ou avec le suif.

La première fraude, assez rare, se reconnaît au moyen de l'éther, qui donne une solution trouble et laiteuse. En outre, le blanc de baleine ainsi falsifié est d'un blanc plus mat ; il est moins lamelleux et moins friable. La seconde fraude, plus fréquente, se reconnaît au point de fusion, qui est alors de 28 à 30 degrés centigrades ; de plus, la matière suspecte, triturée avec la potasse caustique, donne lieu à un dégagement d'ammoniaque facile à constater par les fumées blanches produites au contact d'une baguette de verre imprégnée d'acide acétique ou nitrique, ou par le virement au bleu d'une bande de papier rouge de tournesol. Le mélange du suif au blanc de baleine se reconnaîtrait facilement à l'odeur spéciale et bien connue que cette graisse communique.

Bibliographie. — *Dictionnaire de l'industrie, etc.*, t. II, p. 306, et t. III, p. 421, 1835. — *Traité de la salubrité dans les grandes villes*, par Monfalcon et Polinière, 1836, p. 288. — *Dictionnaire des altérations et falsifications des substances alimentaires*, par M. Chevallier, 1850, t. I, p. 120 et 134.

BOUILLON. — Le bouillon est un aliment liquide très usité, consistant en une décoction aqueuse de viande, et plus spécialement de viande de bœuf.

Le bouillon, soit seul, soit mélangé au pain ou à certaines pâtes, à l'état de soupe ou de potage, tient une trop grande place dans l'alimentation de notre pays, pour que nous n'en disions pas quelques mots, d'autant plus que, dans les établissements publics destinés à la vie en commun, tels que hôpitaux, maisons d'éducation, maisons religieuses, casernes, prisons, etc., la préparation du bouillon acquiert une très grande importance. A ses propriétés se rattache aussi une question désormais jugée, mais qui ne saurait être passée sous silence en raison de l'intérêt qu'elle présente au point de vue de la salubrité et de l'hygiène publiques, celle des qualités alimentaires du bouillon de gélatine.

La chair musculaire cède à l'eau un certain nombre de principes qui lui communiquent une saveur et des propriétés nutritives particulières. L'albumine, la gélatine, la créatine ; une matière grasse; l'acide inosique, combiné avec la baryte et la potasse; quelques matières extractives complexes ; des lactates, phosphates et chlorures dont la potasse et la magnésie forment la base, et qui contiennent seulement quelques traces de soude et de chaux : tels sont les éléments que l'on trouve dans le bouillon. La viande bouillie retient la fibrine, une portion d'albumine et des phosphates de chaux et de magnésie.

De la quantité d'eau et de la durée de l'ébullition dépendent la séparation plus ou moins parfaite des principes solubles et le changement plus ou moins complet que subit, par la cuisson, la chair musculaire. En effet, la viande bouillie consommée sans le bouillon, qui a pris tous les principes solubles, est d'autant moins nutritive qu'elle a bouilli plus longtemps, et dans une plus grande quantité d'eau. Elle est devenue insipide; mais Liebig a fait cette observation très ingénieuse, que cette viande reprend la saveur et les propriétés du rôti si on la chauffe en l'arrosant d'un extrait aqueux concentré de chair fraîche. Elle acquiert alors le goût propre à cet extrait. Ainsi le bouilli de bœuf peut prendre de cette façon la saveur du chevreuil ou de la poule, si on l'arrose avec le bouillon concentré de ces viandes.

Si l'on considère que la fibre musculaire est partout entourée d'un liquide albumineux d'autant plus abondant que l'animal est plus jeune, et que cette albumine, en se coagulant pendant la cuisson, préserve la fibre et l'empêche de durcir et de devenir coriace, on comprendra l'influence qu'exerce la température de l'eau sur la qualité du bouilli et sur celle du bouillon.

Pour avoir la viande la plus succulente, on n'a qu'à plonger la chair dans l'eau bouillante pendant quelques minutes, puis ajouter de l'eau froide et maintenir pendant plusieurs heures la température à 70 ou 75 degrés. L'albumine, immédiatement coagulée, retient alors dans la chair la plus grande quantité de principes solubles; la viande reste aussi savoureuse, aussi tendre que peut l'être le rôti.

Si, au contraire, on veut avoir de bon bouillon, on suit une méthode inverse. On plonge la viande dans l'eau froide, et l'on élève la température graduellement, jusqu'à l'ébullition; les principes sapides et solubles se dissolvent dans l'eau, qui a entraîné l'albumine sous forme d'écume; la fibre devient alors coriace, et la viande perd en qualité ce que gagne le bouillon.

La gélatine, qui donne au bouillon concentré la propriété de se prendre en gelée, a été considérée pendant longtemps comme la partie essentielle de ce liquide. De là les efforts faits pour perfectionner l'extraction de la gélatine des os, et pour généraliser l'emploi du bouillon de gélatine dans les grands établissements hospitaliers, essais auxquels est resté attaché le nom de d'Arcet. Ce n'est pas ici le lieu de rappeler la longue controverse qui s'est élevée sur cette question, et qu'auraient dû terminer les expériences instituées sur ce sujet par la commission dont Magendie fut l'éloquent interprète à l'Académie des sciences. Nous nous bornerons à citer les conclusions du Rapport si lumineux lu à l'Académie de médecine par P. Bérard, rapport que l'on peut considérer comme ayant jugé définitivement la question :

« 1° Les propriétés réparatrices du bouillon ne sont pas proportionnées à la quantité de gélatine qu'il contient.

» 2° Ces propriétés sont dues en grande partie à d'autres principes que la viande abandonne à l'eau dans laquelle on la fait bouillir.

» 3° La dissolution de gélatine dite alimentaire ne contient pas ces principes.

» 4° L'introduction de la gélatine dans le régime ne permet pas de diminuer sensiblement la quantité d'aliments dont on fait usage, et à ce titre elle n'offre aucun avantage économique.

» 5° L'addition de cette substance aux aliments dérange les fonctions digestives chez un grand nombre d'individus, et à ce titre encore son emploi offrirait quelques inconvénients au point de vue de l'hygiène et de la diététique.

» 6° Enfin, il n'y a pas lieu d'encourager la construction d'appareils pour la préparation de cette substance dans les établissements destinés à l'assistance publique. »

Il est bon de faire remarquer d'ailleurs que la gélatine n'entre que pour une très faible proportion dans les éléments que l'eau chaude extrait de la viande par une cuisson prolongée. M. Liebig a noté que 1000 grammes de bœuf haché et soumis à l'ébullition pendant cinq heures donnaient 6 grammes de gélatine.

Le procédé le plus avantageux pour préparer en peu de temps un bouillon des plus fortifiants et des plus aromatiques, consiste à prendre 500 grammes de bœuf maigre et exempt de graisse, réduits en un hachis fin, délayés dans leur poids d'eau. Le tout, porté lentement à l'ébullition, fournit, après séparation de l'albumine coagulée et l'addition d'un peu de sel marin, oignons grillés et autres accessoires, un bouillon des plus aromatiques et très supérieur à celui que l'on obtiendrait par la cuisson prolongée d'un morceau de viande de même poids, avec la même quantité d'eau. M. le docteur Piedagnel, médecin de l'Hôtel-Dieu, avait eu l'idée d'appliquer ce système à la fabrication du bouillon des hôpitaux de Paris. Il eût été sans doute très supérieur à celui qu'indiquait le règlement de 1806, et qui consistait à mettre dans la marmite générale 25 décagrammes de viande crue pour chaque malade; pour ces 25 décagrammes, on mettait dans la marmite 60 centilitres d'eau; cette quantité d'eau était réduite à 50 centilitres par l'ébullition. Par 100 kilogrammes de viande crue, il devait être mis dans la marmite générale 10 kilogrammes de différentes plantes potagères épluchées et 3 kilogrammes de sel. Pour parer le bouillon, on employait un caramel fait avec de la mélasse, à raison de 8 décagrammes par 100 kilogrammes de viande crue. La marmite était trop grande et trop profonde surtout pour que la cuisson pût être bien dirigée.

On a depuis longtemps déjà, et presque dans tous les établissements, substitué à ce mode l'emploi des marmites de la contenance de 50 litres; la viande crue est désossée et dépecée ensuite en morceaux de 5 à 6 kilogrammes, que l'on ficelle avec soin; les os sont divisés et ajoutés dans le fond des marmites. La chaleur est convenablement ménagée et peut être modérée ou activée à volonté, au moyen de soupapes dont le fourneau est pourvu. C'est là, à peu de chose près, et à part l'emploi de la vapeur, le système de la *Compagnie hollandaise*, qui est en possession depuis plusieurs années d'un débit très général dans Paris, et dont l'administration des hôpitaux elle-même s'était faite tributaire pour une partie de sa consommation.

Nous avons vu que la viande est rarement employée seule à la préparation du bouillon. On y ajoute, pour en rendre la saveur plus agréable, des légumes, et principalement des carottes, des navets, des panais, des poireaux, des choux, etc. M. Soubeiran s'est assuré par une expérience directe que les légumes ne fournissent au bouillon qu'une très faible proportion de principes animalisés. Ainsi, dans deux bouillons faits comparativement avec la même viande, dans les mêmes proportions, l'un sans légumes, l'autre avec une proportion de légumes bien plus forte que celle qui est usitée, la proportion de matière azotée ne s'est trouvée augmentée dans le second que d'un dixième seulement. Les légumes augmentent la densité du bouillon par le sucre et la matière gommeuse qu'ils peuvent lui fournir ; mais c'est surtout par leurs parties aromatiques qu'ils concourent à augmenter la qualité du produit. Les choux, les navets cèdent un principe volatil sulfuré et azoté, analogue à celui qui se rencontre dans toutes les plantes crucifères ; les poireaux, les oignons, fournissent une huile volatile.

En prolongeant l'ébullition avec la viande, ou en évaporant à 100 degrés, le bouillon contracte peu à peu une couleur brunâtre et un fumet très fin de rôti. En concentrant davantage, à la température la plus basse possible, on obtient une masse molle brun foncé, dont 15 grammes suffisent pour convertir un demi-litre d'eau, assaisonnée de sel marin, en un bouillon très savoureux.

Cet extrait de viande ne doit pas être confondu avec les tablettes de soupe ou de bouillon usitées en France et en Angleterre, et qui ne sont autre chose que de la gélatine plus ou moins pure, qui ne diffère de la gélatine d'os que par sa cherté. 16 kilogrammes de bœuf maigre, représentant 4 kilogrammes de viande sèche et 12 kilogrammes d'eau, fournissent 500 grammes de cet extrait, dont le prix élevé s'opposera toujours à ce qu'il devienne un article commercial. Mais, ainsi que l'ajoute avec raison M. Liebig, il mérite à un haut degré de fixer l'attention des gouvernements, si les observations des médecins militaires viennent confirmer celles de Parmentier et Proust. Le premier dit avoir remarqué que « l'extrait sec de viande offre aux soldats dangereusement blessés un remède extrêmement fortifiant ; administré avec un peu de vin, il relève immédiatement leurs forces épuisées par les pertes de sang, et les met à même de supporter le transport à l'hôpital. » Maintenant que l'on connaît mieux la composition de l'extrait de viande, il sera facile de distinguer l'extrait pur de l'extrait falsifié. En effet, le premier cède à l'alcool près de 80 pour 100 de substances, tandis que les tablettes de bouillon n'en abandonnent que 4 à 5 pour 100 à ce liquide. La première dissolution renferme de la créatine et de la créatinine; la propriété caractéristique de cette dernière, d'être précipitée par le chlorure de zinc, fournit un nouveau caractère, qui sera corroboré enfin par la nature des sels obtenus en incinérant l'extrait de viande, sels qui consistent principalement en phosphates solubles. Il ne serait pas moins important de faire concourir cet extrait à l'approvisionnement des forteresses et des vaisseaux, pour entretenir l'état sanitaire des troupes, dans le cas où le manque de viandes fraîches et de légumes les réduirait à se nourrir uniquement de viandes salées. (*Voy.* BISCUIT-VIANDE.)

Bibliographie. — *Mémoire sur les principes des liquides de la chair musculaire*, par M. Liebig (*Annales de chimie et de physique*, 3e série, t. XXIII, juin 1848.) — *Dictionnaire de médecine*. Paris, 1833, t. V. art. BOUILLON, par M. Soubeiran. — *Mémoire sur l'hygiène des hôpitaux et hospices civils de Paris*, par A. Bouchardat (*Annales d'hygiène, etc.*, t. XXVIII, p. 56). — Magendie, *Compte rendu de l'Académie des sciences*, 1841, t. XIII, p. 237. — *Rapport de* P. Bérard (*Bulletin de l'Académie nationale de médecine*. Paris, 1851, t. XV, p. 367. — *Encyclopédie nouvelle*. Paris, 1836, art. BOUILLON, par M. Requin. — Fonssagrives, *Hygiène alimentaire*. Paris, 1861, p. 116 et suiv.

BOULANGERIE, BOULANGERS. — La boulangerie est la branche de commerce qui a pour objet la fabrication et la vente du pain, c'est-à-dire de la denrée alimentaire la plus usitée en France, celle que l'on peut considérer comme de la plus absolue nécessité.

On comprend par ce seul énoncé que toutes les questions relatives à la boulangerie intéressent au plus haut degré la salubrité, et l'on peut ajouter la sécurité publiques. Aussi la police de la boulangerie a-t-elle de tout temps excité toute la sollicitude de l'administration, qui s'est efforcée d'assurer le débit constant du pain à un prix modéré, en assujettissant ce commerce à un système réglementaire très sévère et à une surveillance spéciale.

Le but à atteindre dans cette matière est l'approvisionnement constant de chaque localité, la salubrité et la distribution loyale des produits débités. Il n'est pas hors de propos de montrer à quelles conditions ce résultat s'obtient, ou, en d'autres termes, quel est actuellement le régime de la boulangerie, tant en France qu'à l'étranger.

La liberté de l'industrie, substituée par la révolution de 1789 aux priviléges des corporations, maîtrises et jurandes, s'étendit à la boulangerie comme aux autres industries. Mais, le 19 vendémiaire an X, le gouvernement consulaire, voulant faciliter la surveillance des boulangers de Paris, dont quelques-uns avaient, dans des circonstances graves, menacé de fermer leurs boutiques ou refusé de cuire la même quantité de pain qu'auparavant, et désirant mieux assurer l'approvisionnement de cette ville, publia un arrêté qui établit, pour l'exercice de la boulangerie, les conditions suivantes :

1° Obligation d'obtenir une permission spéciale du préfet de police.

2° Versement dans un magasin public, à titre de dépôt de garantie, de quinze sacs de farine de première qualité, de 159 kilogrammes, poids brut.

3° Approvisionnement particulier et permanent de soixante, trente et quinze sacs, suivant l'importance de la fabrication de chaque boulanger, présumée d'après l'importance de ses fournées.

4° Nomination de quatre syndics chargés de la surveillance et de l'administration du dépôt de garantie.

5° Remise du droit de patente à chaque boulanger, à titre d'encouragement.

6° Défense de quitter la profession sans en avoir fait la déclaration six mois à l'avance.

7° Défense de restreindre le nombre des fournées sans l'autorisation du préfet de police.

8° En cas de contravention à la disposition précédente et à l'obligation de l'approvisionnement de réserve, pouvoir pour le préfet de police de prononcer, par voie administrative, contre le boulanger une interdiction momentanée ou absolue de l'exercice de sa profession.

9° Confiscation du dépôt de garantie appartenant au boulanger qui aurait quitté sa profession sans autorisation ou qui aurait été définitivement interdit.

Cet arrêté de l'an X est demeuré la base du régime de la boulangerie, à Paris. Il ne limitait pas le nombre des boulangers, qui cependant, par suite des obligations imposées, s'est successivement réduit et est resté limité par le fait, depuis vingt ans, au chiffre de 601 établissements actuellement existants.

Diverses modifications ont été successivement apportées à la police de la boulangerie; les principales se rapportent à l'approvisionnement. Il serait superflu de les rappeler; nous indiquerons seulement les bases du système actuel, tel qu'il a été établi par les deux grandes mesures de l'institution de la Caisse de la boulangerie et de l'augmentation de l'approvisionnement en nature.

Afin de bien faire comprendre la nature et l'importance de ces nouvelles mesures, nous entrerons dans quelques détails, que nous empruntons surtout au remarquable travail que M. Adolphe de Belleyme, député au Corps législatif, a publié à ce sujet.

La Caisse de la boulangerie de Paris a été créée principalement dans le but de mettre en œuvre le système de compensation du prix du pain. Ce système, ajoute l'honorable membre du Corps législatif, dont le principe est la prévoyance, fait servir l'expérience des temps passés à la préservation de l'avenir. Se fondant sur l'observation de l'alternative périodique, pour ainsi dire, qui existe entre les années d'abondance et celles de disette, il parvient, en élevant presque insensiblement le prix du pain dans les unes, à l'abaisser notablement dans les autres, et à lui imposer, sinon une moyenne, du moins un maximum qui l'empêche d'être jamais trop cher pour les classes pauvres. L'établissement de ce système est l'œuvre du décret du 27 novembre 1853, dont la pensée a été expliquée par les remarquables paroles de l'Empereur à l'ouverture de la session législative de 1854 : « ... Je recommande surtout à votre attention le système adopté par la ville de Paris ; car s'il se répand, comme je l'espère, par toute la France, il préviendra désormais, pour la valeur des céréales, ces variations extrêmes qui, dans l'abondance, font languir l'agriculture par le vil prix du blé, et dans la disette font souffrir les classes nécessiteuses par la cherté excessive. Ce système consiste à créer dans tous les grands centres de population une institution de crédit appelée Caisse de la boulangerie, qui puisse donner, durant les mois d'une mauvaise année, le pain à un tarif beaucoup moins élevé que la mercuriale, sauf à le faire payer un peu plus cher dans les années de fertilité. » Celles-ci étant, en général, plus nombreuses, on conçoit que la compensation s'opère facilement. On peut comprendre par là de quelle importance est la Caisse de la boulangerie qui, comme le fait remarquer M. de Belleyme, « a pour but d'assigner au prix du pain une sorte de maximum qui donne satisfaction à tous les besoins et à toutes les conditions d'existence. »

Les résultats de cette Caisse ont, du reste, pleinement justifié les espérances qu'elle avait fait concevoir. Les opérations de la Caisse ont commencé le 1er septembre 1853; depuis cette époque jusqu'au 1er octobre 1856, il y a eu 66 quinzaines de détaxe, et depuis le 1er octobre 1856 jusqu'au 31 décembre 1859, il y a eu 84 quinzaines de surtaxe. Les 66 quinzaines de détaxe ont coûté à la Caisse de la boulangerie la somme de 53 557 947 francs; les 84 quinzaines de surtaxe avaient produit, au 31 décembre 1859, une somme de plus de 35 millions, et à cette époque il restait 18 millions à combler. Ainsi, comme le fait remarquer M. de Belleyme, par la Caisse de la boulangerie, on est devenu maître de conjurer les effets de la crise alimentaire si longue et si douloureuse, qui a pesé récemment sur la France, et cela sans perte aucune, puisque la dépense qu'a occasionnée la misère publique à la Caisse de la boulangerie sera couverte en cinq ans. En effet, 35 millions, c'est-à-dire les trois cinquièmes de la dépense, ont été couverts en trois ans, du 1er octobre 1856 jusqu'au 31 décembre 1859, et selon les prévisions de l'honorable membre du Corps législatif, deux années de bon marché seront suffisantes pour couvrir le reste. En outre, M. de Belleyme fait observer que si, dès l'origine de la disette, on avait seulement fait payer le pain 45 cent. le kilogramme, il n'en eût coûté, pour toute sa durée, que 43 523 231 fr., et que, si on l'eût toujours fait payer 50 centimes, on n'aurait eu à avancer que la somme réellement minime, insignifiante même, de 14 582 925 francs. « Ainsi, dit M. de Belleyme, moyennant une avance de 15 millions, dont elle est toujours sûre d'être remboursée, la ville de Paris peut se soustraire aux effets d'une disette de trois années, et les difficultés que le système de la compensation a dû vaincre à son début n'ont plus d'autre effet que de donner la mesure de sa puissance. »

On voit par là de quelle importance et de quelle utilité est la Caisse de la boulangerie. L'augmentation de la réserve en nature est le complément indispensable de la Caisse de la boulangerie, car elle a pour effet, en plaçant à la disposition de l'administration une grande quantité de farine, de permettre d'empêcher un écart subit dans le prix de cette matière première. Elle a été établie par le décret suivant, que nous citons textuellement, ainsi que la circulaire ministérielle qui en a assuré l'exécution.

DÉCRÉT DU 16 NOVEMBRE 1858.

Art. 1er. L'approvisionnement de réserve des boulangers, dans toutes les villes où la boulangerie est réglementée par des décrets ou des ordonnances et dont le tableau est annexé au présent décret, est fixé à la quantité de grains ou de farine nécessaire pour alimenter la fabrication journalière de chaque établissement de boulangerie pendant trois mois.

Art. 2. Dans le délai d'un mois, les préfets des départements, après avoir pris l'avis des administrations municipales, détermineront par des arrêtés spéciaux si les approvisionnements seront établis en grains ou en farine, et fixeront dans la même forme les délais dans lesquels ils devront être constitués, ainsi que la portion de ces approvisionnements qui pourra être déposée dans des magasins publics.

Art. 3. Notre ministre secrétaire d'État au département de l'agriculture, du commerce et des travaux publics, est chargé de l'exécution du présent décret, qui sera inséré au *Bulletin des lois*. *Signé* NAPOLÉON.

CIRCULAIRE DE M. LE MINISTRE DE L'AGRICULTURE SUR L'EXTENSION DES RÉSERVES DE LA BOULANGERIE.

Monsieur le préfet,

La formation, pendant les temps d'abondance, de réserves de grains destinées à atténuer les effets de la cherté pendant les temps de disette, est l'application de la règle la plus élémentaire de la prévoyance. Son utilité et ses bienfaits pour l'ordre et l'alimentation publics ne nécessitent aucune démonstration.

Deux modes de constitution de ces approvisionnements ont été successivement tentés par les gouvernements qui ont voulu aborder la question, l'un purement administratif, l'autre principalement commercial.

Les réserves administratives, achetées à l'aide des deniers publics, conservées et gérées par les soins de fonctionnaires ou d'agents salariés, ont été essayées tantôt d'une manière générale, tantôt dans des proportions restreintes.

Les tentatives embrassant le territoire entier de la France ont toujours été impuissantes. En 1557, Henri III ordonnait aux bonnes villes de France de faire avec les deniers municipaux des achats considérables de grains et de les conserver jusqu'aux époques de disette. L'ordonnance resta à peu près inexécutée.

En 1793, la Convention décrétait l'établissement de greniers d'abondance dans chaque chef-lieu de district et affectait cent millions à des achats de grains. Elle autorisait même la libération, en céréales, des impôts arriérés et de ceux de l'année courante. Les cent millions n'étaient pas à la disposition du pouvoir révolutionnaire, les greniers d'abondance ne furent pas établis.

Les réserves administratives, prescrites dans un cadre plus restreint, ont été réalisées. Louis XV ordonna la formation à Corbeil d'un approvisionnement destiné à Paris. Cette réserve fut maintenue jusqu'en 1789. Des dépôts plus considérables, connus sous le nom de *réserve de Paris*, et confiés à une administration spéciale, ont été reconstitués sous le consulat et l'empire; consommés pendant les disettes de 1811, de 1816 et 1817, ils ont été soigneusement renouvelés et maintenus par l'administration jusqu'en 1830.

A cette époque, le système succomba sous de justes critiques consacrées par une expérience prolongée; l'inhabileté inévitable des administrations publiques pour des opérations de commerce; les frais d'emmagasinement, les dépenses d'un personnel administratif plus nombreux, par-dessus tout les inquiétudes du commerce dont la sécurité était troublée par la possibilité de ventes administratives au-dessous des cours, possibilité qui parfois était devenue un fait.

Mais dès 1811, l'empereur Napoléon Ier avait posé les règles d'un mode de réserve commerciale susceptible d'être étendu à une grande partie du territoire, et qui n'expose l'Etat à aucun sacrifice, le commerce des grains à aucune perturbation subite.

La boulangerie, cette profession placée par nos lois sous l'autorité de l'administration, fut réglementée dans un grand nombre de villes, et la base principale de cette réglementation fut, pour chaque boulanger, l'obligation de maintenir dans ses greniers ou dans des magasins publics un approvisionnement calculé sur sa consommation journalière.

Ces réserves, disséminées dans un très grand nombre de mains et sur toutes les parties du territoire, se trouvaient ainsi formées par l'homme le plus intéressé à faire des achats dans de bonnes conditions, à opérer la manutention la plus économique et la plus soigneuse, puisqu'il était appelé à réaliser tous les bénéfices commerciaux de cet acte d'intelligente prévoyance.

Ce régime est aujourd'hui établi dans cent soixante et quelques villes de l'empire. Malheureusement, des considérations locales, déduites de la facilité, pour certaines cités, de s'approvisionner soit à l'étranger, soit dans les centres de production, ont fait perdre de vue la pensée générale et féconde qui avait imposé à la boulangerie l'obligation des réserves, et celles-ci ont été souvent fixées à des quotités insignifiantes. C'est seulement à une date récente que les boulangeries de la Seine et de Lyon ont été assujetties à des approvisionnements représentant au moins trois mois de leur consommation en farines.

L'abondance des deux récoltes de 1857 et de 1858, l'abaissement extrême du prix actuel des céréales, le souvenir de quatre années de disette, souvenir qui s'efface trop facilement de certains esprits, mais dont le gouvernement ne pouvait laisser stériles les enseignements, ont ramené l'attention et la sollicitude de l'empereur sur la question des réserves de grains.

Or le développement des réserves commerciales par la boulangerie a paru pouvoir favoriser le mieux les intérêts de l'agriculture dans le présent, et ceux de la boulangerie et de la consommation dans l'avenir. Ce développement peut être obtenu en rendant uniforme pour toutes les boulangeries réglementées la quotité proportionnelle d'approvisionnements exigée pour le département de la Seine et pour Lyon.

Tel est l'objet de l'article 1er du décret du 16 novembre, dont j'ai l'honneur, monsieur le préfet, de vous adresser une ampliation. Cet article oblige les boulangers de toutes les villes mentionnées au tableau qui forme l'annexe du décret, à constituer des approvisionnements pouvant suffire à leur fabrication pendant trois mois au moins.

L'article 2 vous confie la mission de déterminer, après avoir consulté les administrations municipales : 1° dans quel délai les réserves doivent être constituées ; 1° si elles doivent l'être en grains ou en farines, ou encore simultanément à l'aide de chacune de ces denrées.

Comme éléments de ces deux prescriptions, vous tiendrez compte de la situation de la boulangerie, des habitudes et des nécessités locales. Vous ne sauriez astreindre les boulangers à satisfaire précipitamment aux obligations que leur impose le décret, mais vous devrez renfermer dans des limites raisonnables les délais qui leur seront accordés. Là où ces commerçants sont encore dans l'usage d'acheter des blés et de les faire moudre, vous croirez probablement utile d'ordonner les approvisionnements en grains. Dans les villes, au contraire, où les acquisitions sont faites en farines, vous jugerez plus rationnel de composer la réserve de cette dernière denrée. Vous tiendrez compte, dans tous les cas, du mode d'approvisionnement qui serait reconnu le plus économique et le plus avantageux.

Le gouvernement ne s'exagère pas, monsieur le préfet, la portée des mesures que je viens d'analyser. Il n'ignore pas qu'elles n'intéressent qu'une moindre partie de la population, aussi a-t-il porté ses regards plus avant, et s'est-il préoccupé de la possibilité d'étendre ses moyens d'action. Les habitants des hameaux ou des villages font eux-mêmes leur panification, et prélèvent sur leur récolte la quantité de blé nécessaire à l'alimentation de la famille pendant l'année. L'intervention du gouvernement à leur égard serait à la fois inutile et impossible. Mais, dans un certain nombre de chefs-lieux d'arrondissements, de cantons ou même de communes populeuses, la boulangerie est chargée de la fabrication d'une partie importante du pain consommé ; cependant elle n'a été l'objet d'aucune réglementation et n'est astreinte à aucun approvisionnement. N'est-il pas possible de placer les boulangers de ces centres de population sous le même régime et de leur imposer la même loi salutaire de prévoyance ? Le gouvernement est disposé à penser que ses prescriptions à cet égard ne rencontreront pas d'objections de principe sérieuses, et à n'attribuer qu'à l'inertie ou à une indifférence déraisonnable la non-application des mêmes règles à des situations pourtant similaires.

Toutefois je crois utile de provoquer vos observations préalablement à toute décision. Je vous prie donc de consulter les administrations municipales et de me faire connaître si vous pensez que les dispositions du décret du 16 novembre puissent être appliquées à des communes de votre département non comprises dans le tableau annexé à ce décret.

L'exécution des mesures qui font l'objet de cette circulaire, qu'elles soient ou non généralisées ultérieurement, présentera deux difficultés : l'appropriation de locaux suffisants pour y recevoir les dépôts obligatoires ; la réalisation des capitaux nécessaires à l'achat des réserves.

Les boulangers devront le plus possible utiliser les dépendances de leurs magasins dont la surveillance est nécessairement facile ; mais vous devez, monsieur le préfet, inviter les municipalités à organiser et à mettre à la disposition de la boulangerie des magasins publics propres à recevoir, moyennant un prix de location déterminé par des tarifs, le complément de toutes les réserves. Je ne doute pas que le concours éclairé des autorités municipales ne rende ces opérations faciles.

Quant à la réalisation des capitaux nécessaires, je suis convaincu que les boulangers feront les plus sérieux efforts pour se procurer les sommes dont ils auront besoin. Un pareil emploi de capitaux a des avantages commerciaux trop caractérisés et leur promet des bénéfices trop légitimes pour que le crédit leur fasse défaut, surtout à un moment où l'intérêt de l'argent est peu élevé. Serait-ce trop présumer, monsieur le préfet, du bon vouloir des capitalistes de chaque commune que d'espérer leur concours en faveur de la boulangerie ? Ne trouveraient-ils pas, dans les réserves constituées, un gage assuré de leurs créances, gage plutôt destiné à augmenter de valeur qu'à dépérir ? Je serais heureux que les efforts que vous voudriez bien faire dans ce but fussent couronnés de succès. Au besoin, je me demande si les municipalités ne devraient pas, à l'instar de ce que fait la Caisse de Paris, créer des ressources, et les employer en avances à la boulangerie. Aussi bien pour encourager et faciliter ces avances, comme pour les multiplier par la circulation, les magasins destinés à recueillir les réserves pourraient recevoir le caractère de *magasins généraux*, et délivrer des *warrants* qui seraient certainement acceptés avec faveur par nos établissements financiers, et notamment par la Banque de France.

Je suis autorisé à penser qu'une circulaire de M. le ministre de l'intérieur appellera votre attention spéciale sur cet ensemble de dispositions.

La question des réserves de grains, monsieur le préfet, laisse entières les thèses relatives à l'exportation des céréales qui se continue toujours sur une vaste échelle, et celles concernant les arrivages des grains étrangers qui sont complétement nuls en ce moment ; je vous entretiendrai prochainement de ce grave sujet.

Veuillez m'accuser immédiatement réception de la présente circulaire, me transmettre, dans un délai de vingt jours, copie de l'arrêté que vous aurez pris en exécution de l'article 2 du décret du 16 novembre courant, et m'adresser, dans le délai d'un mois, au plus tard, votre rapport sur les communes non réglementées, en y joignant les communications que vous aurez reçues des administrations municipales.

Signé E. Rouher.

Dans la plupart des localités de quelque importance, l'autorité municipale juge encore nécessaire de taxer le prix du pain; mais l'administration supérieure s'attache, par ses instructions en cette matière, à faire réduire la taxe à ce que peut exiger l'ordre public, en ne l'appliquant qu'au pain de la consommation la plus générale, ainsi que cela existe à Paris. Enfin, dans un grand nombre de communes, les maires ont publié sur la boulangerie comme sur la boucherie, ou tout autre commerce d'approvisionnement, des arrêtés de police destinés à assurer la fidélité du débit et la salubrité des comestibles exposés en vente.

L'état recueilli en 1847 donnait pour toute la France 42 628 boulangers, c'est-à-dire 1 boulanger pour 830 habitants; la cuisson journalière était de 84 811 66 hectolitres de froment et 5 251 07 de seigle. M. A. Husson indique pour Paris 601 boulangers autorisés.

Les conditions d'apprentissage imposées dans l'exercice de la boulangerie ont été justifiées par cette raison, que l'apprentissage est nécessaire pour acquérir la connaissance des procédés de panification, et qu'il s'est présenté des circonstances, par exemple des coalitions d'ouvriers boulangers, où l'alimentation publique aurait été compromise, si les maîtres boulangers n'avaient pas possédé la pratique du métier. A quoi il est difficile d'objecter que l'on ne connaît guère de circonstances où les boulangers auraient été obligés de remplir eux-mêmes l'office de geindre et d'aide; que dans les grandes villes notamment, les ouvriers employés dans les boulangeries particulières peuvent, en cas de coalition, être remplacés par les ouvriers des manutentions militaires ou d'autres établissements publics, et qu'en pareille occurrence le boulanger, qui depuis longtemps ne se serait pas occupé manuellement des détails de la préparation et de la cuisson du pain, ne pourrait plus s'y livrer utilement. On peut ajouter que loin d'amener des améliorations dans la fabrication du pain, la nécessité d'une justification d'apprentissage tend au contraire à les éloigner, en contraignant l'ouvrier à se servir de préférence des procédés anciens pour se concilier le suffrage des boulangers parmi lesquels il demande à être admis.

La taxe officielle et périodique du pain hors certaines circonstances particulières, n'est, au dire même de l'administration, qu'une cause d'embarras et de difficultés incessantes sans compensation, en même temps qu'elle est pour le consommateur une cause de dommages positifs. Elle n'est pas en usage dans toutes les communes, et il est des départements où la population, loin de la réclamer, ne la verrait établir qu'avec répugnance. Toutefois, dans d'autres localités, on tient beaucoup à la taxe, et il ne serait sans doute pas possible d'y renoncer de longtemps, en raison de la force des habitudes. En attendant, d'après les instructions ministérielles, la taxe, restreinte à ce qu'exige l'ordre public, n'est appliquée qu'aux pains de la consommation la plus générale.

Si nous jetons un coup d'œil sur le régime de la boulangerie à l'étranger, nous pouvons compléter par quelques détails importants les développements dans lesquels nous avons cru utile d'entrer.

En Angleterre, dans toutes les principales villes, à Londres, à Liverpool, à Édimbourg, à Dublin, les boulangers n'ont pour ouvrir leurs établissements aucune condition à remplir; leur nombre n'est pas limité ; ils ne sont astreints à aucun approvisionnement de réserve, et le prix du pain n'est pas taxé par l'autorité. Il n'existe pas d'autre garantie que la concurrence.

Il en est de même en Prusse, en Suède, en Espagne, en Italie. Seulement, dans la plupart des grandes villes de ces États, à Naples, à Madrid, à Barcelone, etc., la municipalité possède des boulangeries ou des fours publics où le pain est vendu à prix réduit ; et si les boulangers surélèvent le prix du pain, l'autorité les contraint à le baisser proportionnellement au prix des grains.

Les approvisionnements de réserve ne sont exigés que dans quelques parties de l'Allemagne : en Brunswick, où l'approvisionnement est fixé à six mois de débit, en farine et en blé; en Saxe, où la quotité est déterminée par les règlements spéciaux des corporations; en Autriche, à Vienne, où l'approvisionnement est fixé chaque semaine par l'autorité municipale pour la semaine suivante; et enfin en Norvége, où les boulangers sont astreints à un approvisionnement de 33 hectolitres 60 litres de seigle.

La taxe du prix du pain est beaucoup plus répandue que la garantie de l'approvisionnement. L'autorité s'est réservé le droit de la fixer officiellement, d'après des bases qui varient peu, et qui consistent principalement dans le prix courant des grains, les droits d'octroi, les frais de fabrication, etc. C'est ce qui a lieu en Belgique dans la plupart des villes et dans quelques communes rurales importantes; en Hollande, en Allemagne, en Bavière, dans les États sardes, dans le royaume des Deux-Siciles, en Autriche, en Pologne, où chaque mois la taxe est fixée sans changer le prix du pain, mais en faisant varier seulement le poids, pratique également suivie à Munich; en Norvége, enfin, où l'autorité n'use pourtant guère du droit de taxe que dans les années de disette. En Danemark, l'autorité communale s'est réservé le pouvoir de rétablir la taxe abolie en 1841. L'Angleterre, la Prusse, la Suède, l'Espagne et le Portugal sont presque les seuls États importants où le droit de taxe n'existe pas.

Quant à la limitation du nombre des boulangers et aux conditions personnelles qui leur sont imposées, c'est là un régime tout à fait exceptionnel. On ne trouve le nombre limité qu'à Francfort-sur-le-Mein, où il peut être augmenté suivant les besoins; en Bavière, où il n'y a pas d'ailleurs de règle fixe et où l'autorité peut accorder et refuser les nouvelles concessions; en Saxe; à Hambourg, à Lubeck, où l'on compte 16 boulangeries pour une population de 25 000 âmes, ce qui est en moyenne moitié moins qu'en France; et à Copenhague, qui possède seulement 50 boulangeries. Les conditions que les boulangers ont à remplir pour ouvrir leur établissement se bornent en général à l'autorisation préalable des administrations municipales, et à la justification d'un apprentissage ou d'un compagnonnage. C'est ce que l'on rencontre dans la plupart des pays où n'est pas en vigueur la liberté illimitée du commerce de la boulangerie.

Nous n'avons que fort peu de choses à ajouter sur l'exercice même de ce commerce et sur les procédés de fabrication, considérés au point de vue de la salubrité. La plupart des détails qui s'y rapportent et l'exposé des progrès récents qui se sont accomplis dans l'art de la boulangerie trouveront leur place à l'article PAIN. Les boulangeries ne figurent pas, avec juste raison, parmi les établissements classés, et l'influence de la fabrication du pain ne se fait pas sentir à d'autres qu'à ceux qui s'y livrent. Le Conseil de salubrité de la Seine a eu cependant à s'occuper de plusieurs questions relatives à la boulangerie et d'un intérêt très général. Il s'agissait en premier lieu de savoir si l'emploi que font les boulangers de Paris de réservoirs de plomb, pour conserver l'eau qui sert à la panification, peut donner lieu à des accidents, et si l'usage de ces réservoirs doit être interdit, ou s'il peut être toléré en leur faisant subir quelques modifications. Après des expériences prolongées et décisives, le Conseil a émis l'opinion formelle qu'il peut être permis aux boulangers de se servir de réservoirs de plomb, mais à la condition qu'ils feront placer un robinet à trois pouces du fond du réservoir, afin que le carbonate insoluble, s'il s'en forme, puisse se déposer dans l'eau au-dessous du robinet, et sous condition encore qu'ils feront nettoyer ces réservoirs une fois par mois. Pour plus de sûreté, le Conseil a pensé qu'on pourrait exiger des boulangers que les feuilles de plomb qui tapissent ces réservoirs fussent enduites d'une légère couche de cire qui empêcherait le contact de l'eau avec le métal, et préviendrait la formation du carbonate de plomb insoluble. Pour appliquer cette cire, il suffirait de chauffer légèrement le plomb, qu'on frotterait rapidement et à plusieurs reprises avec un chiffon de laine enduit de cire.

Le second fait est relatif à l'usage des balances de cuivre pour peser la pâte avec laquelle le pain est confectionné. Un rapport de l'inspecteur de la boulangerie de Paris a fait connaître que, dans

559 boulangeries de la capitale, sur 601 qui existent, on fait usage, pour peser la pâte destinée à faire le pain, de balances dont les plateaux sont de cuivre, et que les plateaux de ces balances, au lieu d'être nettoyés avec des linges, comme on pourrait le penser, le sont avec les chaînes qui suspendent ces balances, chaînes qui, pour cet usage, sont mises en pelote et agissent comme le ferait une brosse. Ce rapport, communiqué au Conseil, a vivement fixé son attention, sous le point de vue du danger qu'il peut présenter. En effet, la pâte, composée d'eau, de farine, et contenant en outre une certaine quantité de sel marin, s'attache aux plateaux des balances et exerce sur le métal une action chimique dont le résultat est l'oxydation du cuivre; l'oxyde ou les sels de cuivre formés pénètrent ensuite dans la portion de la pâte qui, plus tard, est détachée par le frottement des chaînes. On conçoit que, dans ce cas, de l'oxyde de cuivre peut être introduit dans le pain, et qu'il est important, dans l'intérêt de l'hygiène publique, de prendre des mesures pour empêcher que, par négligence ou par imprudence, du pain qui contiendrait même de très petites quantités de sels de cuivre ne soit livré à la consommation. Le Conseil a pensé qu'on préviendrait tout danger :

1° En obligeant les boulangers à n'employer que des balances dont les plateaux seraient de tôle étamée.

2° En prescrivant de nettoyer les plateaux des balances au moyen d'un paquet fait avec des chaînes de fer étamé, qui ne serviraient qu'à cet usage.

3° En les astreignant à laver à l'eau chaude le paquet de chaînes et la terrine où ils le placeront.

4° En défendant aux boulangers d'employer dans leurs boulangeries des ustensiles de cuivre jaune ou rouge et de zinc.

5° Enfin, en ordonnant aux boulangers, si l'on ne trouve pas convenable de leur imposer l'exécution des mesures indiquées dans les articles 1 et 3, de faire étamer solidement les chaînes et les plateaux de leurs balances, et les ustensiles de cuivre jaune ou rouge et de zinc qu'ils pourraient avoir.

Nous devons signaler encore deux points qui méritent toute l'attention des hygiénistes et des administrateurs. Généralement le pain se fait dans des caves étroites, mal aérées, impossibles à tenir convenablement propres; les murs en sont souvent dans un état de délabrement qui offre un abri à une foule d'insectes que l'on retrouve trop souvent dans le pain. Le pétrissage fait par des mains d'homme a en outre quelque chose qui répugne. Et sur ces deux points il serait à désirer que l'action de l'autorité se fît sentir pour hâter la vulgarisation des perfectionnements déjà réalisés dans les dispositions et les procédés des établissements de boulangerie.

La profession de boulanger, signalée d'une manière générale comme fort insalubre, l'est moins peut-être qu'on ne l'a dit. Les garçons boulangers, divisés en *brigadier*, qui façonne et enfourne, en *geindre*, qui pétrit, et en *aide*, qui chauffe et assiste les principaux ouvriers, sont exposés : les uns à l'excessive chaleur du fournil, les autres au travail très pénible de la pâte et à la poussière que fournit la farine. Les diverses opérations de la boulangerie ont lieu pendant la nuit. Et sans s'attacher à l'action que peut avoir sur la constitution physique et morale de l'homme la vie nocturne, action réduite à sa juste valeur par Turner Thackrah, on doit reconnaître qu'il y a là une condition particulière très fâcheuse au point de vue des variations de température qui doit saisir, après le travail du four ou du pétrin, l'ouvrier qui s'expose au froid du matin. Les affections rhumatismales et les phlegmasies aiguës de la poitrine sont en effet, ainsi que l'avait déjà noté Ramazzini, celles qui atteignent le plus fréquemment les boulangers. Dans un rapport de l'institut de Hambourg, cité par T. Thackrah, on lit que le rhumatisme aigu frappe un sixième des boulangers, tandis qu'il ne se montre que sur un quinzième des tailleurs. Tout le monde a remarqué aussi la pâleur vraiment caractéristique des garçons boulangers. On doit l'attribuer surtout à cet état anhémique propre à tous les artisans qui vivent dans une atmosphère très chaude. Cette influence, jointe à celle de l'odeur qu'exhale la pâte chauffée, contribue sans doute à prédisposer les boulangers à la dyspepsie, que déterminent souvent aussi les habitudes d'ivrognerie et de désordre que l'on s'accorde à reconnaître parmi eux, et qui paraissent bien réelles, puisque l'autorité et le syndicat de la boulangerie ont cru devoir les combattre par des mesures réglementaires multipliées et très sévères. La poussière de farine qui pénètre dans les voies aériennes des geindres n'a pas les résultats désastreux qu'on était tenté de lui attribuer ; et les statistiques de MM. Benoiston (de Châteauneuf) et Lombard (de Genève) ont démontré que cette profession n'était pas, ainsi qu'on l'avait dit, décimée par la phthisie. Le premier de ces auteurs a noté en effet que sur 2800 boulangers décédés dans l'espace de dix ans, 57 seulement ont été enlevés par l'affection tuberculeuse. Les matières irritantes mêlées à la farine, telles que les débris d'insectes, les pellicules diverses, peut-être aussi le contact du levain, déterminent sur les mains une éruption squameuse que Ramazzini a peut-être eue en vue en parlant de l'épaississement des mains des boulangers, et qui est rapportée par T. Thackrah à une variété de psoriasis. Cette affection est bien distincte du développement musculaire qu'amène dans les extrémités supérieures le travail du pétrin.

Ces diverses observations sur l'influence hygiénique de la profession de boulanger ne permettent guère de démêler à quelle cause spéciale serait due l'effroyable mortalité qui a frappé ces artisans dans la peste de Venise, au rapport de Mercurialis, et dans celle de Marseille, en 1720, qui les emporta tous en masse. Il est difficile de ne pas penser que quelque influence locale ou quelque coïncidence inaperçue pourrait seule expliquer ce fait extraordinaire. Cette opinion serait confirmée par l'observation de ce qui s'est passé dans la première épidémie de choléra à Paris, où l'on voit les boulangers figurer seulement pour le chiffre de 96 dans la table générale des décès; proportion très inférieure à celle d'une foule d'autres professions réputées beaucoup plus salubres que celle dont il s'agit ici. Il faut noter encore comme un accident dû à l'imprudence, plus qu'aux nécessités du travail des garçons boulangers, la possibilité de l'asphyxie par les vapeurs de la braise mal éteinte. Les plus simples précautions doivent suffire pour éviter les malheurs de cette espèce que l'on a eu à déplorer; et l'on doit prescrire dans toutes les boulangeries, où le four est chauffé au bois, l'usage d'étouffoirs de fonte qui ferment hermétiquement.

Du reste, la plupart des inconvénients que nous venons de signaler disparaîtraient ou seraient notablement atténués par la généralisation des perfectionnements malheureusement trop peu répandus, mais déjà réalisés, dans la fabrication du pain.

(*Voy.* BLÉ, FARINE, PAIN, SUBSISTANCES.)

Bibliographie. — *Notice sur le régime du commerce de la boulangerie*, publiée par le ministre de l'agriculture et du commerce. Paris, 1850. Cette notice excellente, due à M. Julien, directeur du commerce intérieur, nous a fourni les documents les plus importants. — *Annuaire de la boulangerie de Paris, comprenant les arrêtés, décrets, ordonnances, décisions, délibérations et instructions concernant le commerce de la boulangerie de Paris*, 1851. — *Mémoire sur la meunerie, la boulangerie et la conservation des grains et des farines, contenant la description des procédés, machines et appareils appliqués jusqu'à ce jour au nettoyage, à la conservation et à la mouture des blés, à la fabrication du pain et à celle du biscuit de mer en France, en Angleterre, en Irlande, en Belgique, en Hollande, etc., précédé de considérations sur le commerce des blés en Europe*, par A. Rollet, directeur des subsistances de la marine, publié sous les auspices de M. le ministre de la marine et des colonies. Paris, 1847. — *Dictionnaire général d'administration*. Paris, 1846, art. BOULANGERIE. — *Collection officielle des ordonnances de police*. Paris, 1845, passim. — *Dictionnaire de l'industrie*. Paris, 1839, art. PAIN. — *The effects of arts, trades and professions*, by C. Turner Thackrah, 2e édit. London, 1832, p. 121 et 133. — *Dictionnaire des sciences médicales*, t. XXX, art. MALADIES DES ARTISANS, par Mérat. — *Traité des maladies des artisans*, d'après Ramazzini, par Patissier. Paris, 1822. — *De l'influence de certaines professions sur le développement de la phthisie pulmonaire*, par M. Benoiston, de Châteauneuf (*Annales d'hygiène, etc.*, t. VI, p. 1). — *Rapport général sur les travaux du Conseil de salubrité du département de la Seine, pour les années* 1830, 1831, 1832, 1833, 1834. — *Collection de V. de Moléon*, t. II, p. 203. Paris, 1843. — *De* *la boulangerie, des vices de son organisation actuelle et de sa réorganisation*, par Gannal. Paris, 1848. — E. Millon, *Annales d'hygiène publique*, t. XLI, p. 451 ; t. XLII, p. 464.

BOULES PYROGÉNÉES. — *Voy.* CHAUFFAGE.

BOURRE, BOURRELIERS. — Les bourreliers sont exposés à respirer une poussière principalement composée de la chaux dont la bourre est imprégnée. M. Decheneaux avait proposé en 1834 de soumettre celle-ci à un lavage à l'acide hydrochlorique faible ; mais la commission de l'Académie des sciences pour la distribution des prix Montyon n'a pas cru devoir encourager ce procédé, qui ne présentait pas encore de garanties suffisantes de succès et d'économie. Le battage en grand et journalier de la laine et de la bourre est placé dans la troisième classe des établissements incommodes.

Bibliographie. — *Annales d'hygiène, etc.*, 1835, t. XIII, p. 507.

BOUTIQUES. — Les règles qui doivent présider à la construction ou à l'installation des boutiques sont communes à toutes les habitations (*voy.* ce mot). Cependant leur destination spéciale mérite une attention particulière. Il ne faut pas oublier que les boutiquiers et les garçons ou filles de boutiques passent en général leurs journées tout entières dans le même local, sans en sortir, sans faire d'autre exercice que celui qui est nécessaire pour leur service. Aussi semble-t-il que les boutiques doivent offrir des conditions de salubrité plus parfaites encore que bien d'autres lieux d'habitation, où l'on ne reste en général qu'une partie de la journée. Il est loin d'en être ainsi.

La situation nécessaire des boutiques au rez-de-chaussée est déjà une fâcheuse condition ; presque toujours privées d'air et de lumière, c'est la salubrité de la voie publique qui détermine en général la leur propre, ainsi que le font remarquer MM. Monfalcon et de Polinière. C'est la privation de lumière, l'humidité, le défaut d'espace et d'exercice, l'absence de moyens suffisants de ventilation, qui font de la plupart des boutiques un séjour très nuisible à ceux qui les habitent. Les boutiquiers, des grandes villes surtout, se reconnaissent aisément à leur aspect chlorotique, et les enfants surtout qu'ils élèvent auprès d'eux présentent en grand nombre les caractères de la scrofule et du rachitisme.

Les boutiques devraient toujours être planchéiées et chauffées par des poêles doués d'un bon tirage. L'espace qui leur est destiné est presque toujours rétréci encore par les entre-sols qu'on pratique au-dessus. Quant à ceux-ci, qui servent, ainsi que les arrière-boutiques, de chambres à coucher et de salle à manger, ils présentent en général, au plus haut degré, les inconvénients que nous avons signalés dans la disposition ordinaire des boutiques, défaut d'espace, d'air et surtout de lumière.

L'éclairage par le gaz, généralement usité aujourd'hui dans le commerce de détail, a d'autres inconvénients : la lumière vive et blanche qu'il répand est une cause fréquente d'ophthalmie et de céphalalgie, surtout dans les boutiques qui servent en même temps d'ateliers.

BOUTONS. — La fabrication des boutons métalliques, rangée dans la troisième classe des établissements classés, cause un bruit très incommode dû au voisinage et à l'estampage. Aussi faut-il restreindre le nombre des moutons que l'on autorise ; faire placer entre le sol et la pierre qui portent le mouton des tampons de matière élastique ; ne laisser établir ces moutons qu'au rez-de-chaussée à distance des murs mitoyens ; fermer les ouvertures donnant sur les rues et du côté des voisins, et enfin limiter le travail aux heures de jour.

BOYAUDERIES. — La boyauderie comprend la fabrication de divers produits employés dans les arts, à l'aide des intestins des bœufs, des moutons et des chevaux : tels que baudruche, cordes à boyaux, cordes harmoniques, vessies de cochon.

Les boyaudiers commencent par séparer la graisse que les bouchers ont laissée adhérente à l'intestin, et qui sert à faire du suif très commun. Ils débarrassent les intestins des matières qu'ils contiennent, en y faisant couler de l'eau ; puis, pour achever la séparation de la membrane péritonéale dont une partie seulement a été enlevée dans le dégraissage, ils abandonnent les boyaux dans des tonneaux remplis d'eau, pendant six ou huit jours en hiver et deux ou trois en été. Quand la putréfaction est assez avancée, on jette ces boyaux dans des baquets pleins d'eau plusieurs fois renouvelée, et les ouvriers les ratissent dans toute leur étendue en les pressant avec l'ongle. C'est alors que les boyaux peuvent être soufflés. Pour cela, l'ouvrier se sert d'un morceau de roseau qu'il introduit dans la base de l'intestin, et avec la bouche il y insuffle de l'air, et fait une ligature à une distance déterminée par l'état du boyau qui offre souvent des déchirures, lesquelles permettent à l'air de s'échapper. L'action des gaz putrides altère très vite la peau des mains, et les ouvriers sont forcés de discontinuer fréquemment ce travail. Enfin, les boyaux soufflés sont desséchés à l'air, puis portés au *soufroir*, où ils blanchissent et perdent toute leur odeur.

On ne peut se faire une idée de l'horrible infection qui règne dans les établissements de ce genre, et qui se dégage non-seulement des tonneaux où s'opère la putréfaction des intestins, mais encore des résidus solides ou liquides qui encombrent sans cesse le sol, et au milieu desquels les boyaudiers vivent sans chercher à atténuer en rien la puanteur qu'ils développent.

Cette insouciance, dont sont frappés tous ceux qui ont le courage de visiter de tels établissements, vient probablement en partie au moins de ce que l'infection qui y règne n'exerce pas sur la santé l'influence funeste qu'on pourrait en attendre. Parent-Duchâtelet affirme que l'on peut respirer les émanations exhalées par les boyauderies aussi impunément que les odeurs les plus suaves. Ni les ouvriers qui vivent dans cette atmosphère empestée, ni les personnes qui s'y exposent passagèrement, n'en éprouveraient, suivant Parent-Duchâtelet et Guersant, aucune influence fâcheuse. L'insufflation des boyaux offre cependant des indications particulières d'insalubrité. On a peine à comprendre comment un homme peut se livrer à un travail aussi pénible que cette insufflation. L'air infect qui ressort de l'intestin pénètre dans sa poitrine et lui occasionne une fatigue extrême; aussi ne peut-il continuer que quelques jours de suite ce pénible exercice. L'air qui passe au travers du boyau se répand dans l'atelier, et y porte une infection difficile à rendre. MM. Chevallier et Guérard rapportent que, dans les visites qu'ils ont faites à plusieurs reprises dans des boyauderies, il leur a été dit que les ouvriers, au début de leur travail dans ces établissements, étaient, au bout de quelques jours, atteints de fièvre avec trouble dans les fonctions digestives, accidents qui guérissaient à la suite de l'administration des purgatifs.

Cependant, depuis les précieuses applications que Labarraque a faites des propriétés désinfectantes des chlorures, il est possible d'éviter les inconvénients sans nombre, inséparables jusque-là de la préparation des boyaux. Après que les boyaux ont été dégraissés et retournés, et pour un tonneau renfermant les intestins grêles de cinquante bœufs, on emploie de deux à trois seaux d'eau contenant 1500 grammes de chlorure de soude à 12 ou 13 degrés. Les intestins perdent complétement leur odeur, la membrane s'en sépare facilement, et l'insufflation s'en fait sans aucun inconvénient; la désinfection est complète, et rien ne se trouve changé au travail ordinaire des ouvriers. MM. Chevallier et Guérard conseillent de vider les boyaux aux abattoirs mêmes, et de les laver dans les boyauderies avec le chlorure de soude avant de les dégraisser et de les insuffler. Les mêmes auteurs conseillent aux boyaudiers d'utiliser pour l'agriculture les issues et les matières qu'ils sont obligés de rejeter en si grande quantité, après les avoir désinfectées par la poudre charbonneuse ou charbon désinfectant de MM. Payen et Salmon, laquelle n'est autre chose que de la terre contenant des substances végétales, et qui, soumise à la calcination, agit par le charbon très divisé qu'elle renferme.

Les boyauderies ont été rangées, par le décret du 15 octobre 1810, dans la première classe des établissements insalubres. Elles exigent des prescriptions sévères qui ont été édictées d'abord dans l'ordonnance de police du 14 avril 1819, et reproduites à plusieurs reprises dans les instructions des Conseils d'hygiène et de salubrité, notamment de la Seine et du Rhône.

ORDONNANCE DE POLICE CONCERNANT LES BOYAUDIERS ET LES FABRICANTS DE CORDES A INSTRUMENTS (du 14 avril 1819).

Nous, ministre d'État, préfet de police,

Vu le décret du 15 octobre 1810 et l'ordonnance du roi du 14 janvier 1815, contenant règlement sur les manufactures, établissements et ateliers qui répandent une odeur insalubre ou incommode ;

L'avis du Conseil de salubrité,

Et la lettre de Son Excellence le ministre secrétaire d'État au département de l'intérieur, du 11 mars 1819.

Considérant que la situation et la disposition des ateliers de la plupart des boyaudiers et fabricants de cordes à instruments, établis dans le ressort de la préfecture de police, présentent des inconvénients sous le rapport du renouvellement de l'air et l'écoulement des eaux ; que ces inconvénients aggravent encore ceux qui résultent, pour la salubrité publique, de la défectuosité des procédés employés par les fabricants pour la préparation des intestins ; et qu'en attendant qu'il soit possible de prescrire l'emploi des perfectionnements dont l'art de la boyauderie serait reconnu susceptible, il importe d'obliger les fabricants à prendre les précautions et les mesures propres à diminuer les inconvénients signalés ;

En vertu des arrêtés du gouvernement du 12 messidor an VIII (1er juillet 1800), et du 2 brumaire an IX (25 octobre 1800),

Ordonnons ce qui suit :

1. Les demandes en autorisation pour former des établissements compris dans l'une des trois classes de la nomenclature annexée à l'ordonnance du roi du 14 janvier 1815 continueront de nous être adressées.

2. Les emplacements qui seront indiqués, dans les demandes, pour établir des boyauderies ou des fabriques de cordes à instruments, devront être isolés de cent mètres au moins de toute habitation (autre qu'un établissement aussi incommode), et placés, autant que possible, sur le bord d'une rivière ou d'un ru.

A défaut de cours d'eau, il y sera suppléé par un puits en état de fournir abondamment de l'eau.

Il sera joint à la demande en autorisation un plan figuré des lieux et des constructions projetées.

3. En exécution de l'article 1er du décret du 15 octobre 1810, aucune boyauderie et fabrique de cordes à instruments, ainsi que tout autre établissement répandant une odeur insalubre ou incommode, ne peut être mis en activité qu'en vertu d'une autorisation délivrée dans les formes prescrites tant par le décret que par l'ordonnance royale précités.

4. Tout boyaudier ou fabricant de cordes à instruments, dont l'établissement est en ce moment légalement formé, sera tenu, si déjà son établissement n'en est pourvu, d'y établir sans délai un puits qui puisse fournir, en toute saison, la quantité d'eau nécessaire à son établissement.

5. Il est expressément défendu d'établir aucun puisard pour recevoir les eaux de lavage et de macération.

Les puisards existants seront comblés et supprimés dans le plus court délai.

6. Il est également défendu aux boyaudiers et fabricants de cordes à instruments de faire écouler leurs eaux de lavage et de macération sur la voie publique, ni sur quelque portion de terrain que ce soit. En conséquence, il leur est enjoint de recevoir ces eaux dans un tonneau sur voiture, pour être versées le soir, soit à la voirie, soit dans un égout ou dans une rivière voisine.

Sont exceptés de ces dispositions et de celle de l'article 4, les boyaudiers et fabricants de cordes à instruments dont les ateliers sont situés au bord d'une rivière ou d'un ruisseau naturel, pourvu toutefois que l'écoulement des eaux puisse y avoir lieu immédiatement, soit par des conduits souterrains, soit par des caniveaux dallés et bien cimentés, et qui puissent être constamment tenus en bon état de propreté.

7. Les tonneaux destinés à la macération des intestins seront placés sous un hangar ou dans un atelier qui sera dallé, et, s'il est possible, ouvert à tous les vents.

Les fabricants dont les ateliers ne seraient pas ainsi disposés seront tenus d'y pourvoir sans retard.

8. Les contraventions à la présente ordonnance seront constatées par des procès-verbaux ou des rapports qui nous seront transmis.

Il sera pris envers les contrevenants, dans l'intérêt de la salubrité publique, telle mesure de police administrative qu'il appartiendra, sans préjudice des poursuites à exercer devant les tribunaux conformément aux lois.

9. La présente ordonnance sera imprimée et affichée.

Les sous-préfets des arrondissements de Saint-Denis et Sceaux, les maires des communes rurales du ressort de la préfecture de police, les commissaires de police à Paris, les officiers de paix, l'architecte commissaire de la petite voirie, l'inspecteur général de la salubrité et tous les préposés de la préfecture de police, sont chargés d'en surveiller et assurer l'exécution. *Signé* comte ANGLÈS.

Les instructions des Conseils d'hygiène et de salubrité relatives aux boyauderies se résument dans les prescriptions suivantes :

Placer ces établissements à la distance voulue de toute habitation.

Exiger des quantités d'eau considérables, afin de pouvoir pratiquer souvent et abondamment les lavages nécessaires.

Ventiler énergiquement les ateliers de travail et les greniers où sont conservés les boyaux emballés ; mettre dans ces greniers du chlorure de chaux sec dans des assiettes.

Bitumer ou daller le sol des ateliers de fermentation, y faire matin et soir des lotions chlorurées, y ajouter même quelques gouttes d'acide sulfurique dans des solutions de chlorure de chaux ou de zinc, afin d'opérer plus rapidement et plus instantanément la désinfection.

Hourder à chaux et ciment à la hauteur d'un mètre les murs des ateliers, et y faire de fréquents lavages chlorurés. Les peindre à l'huile ou au blanc de zinc, ou mieux, les recouvrir d'une couche de collodion.

Faire écouler directement les eaux, et par un conduit couvert et souterrain, dans l'égout ou le fleuve le plus prochain.

Dans le cas où cela ne peut avoir lieu, faire construire une fosse étanche dans laquelle toutes les eaux seront recueillies; recouvrir cette fosse par des planches bouvetées sur lesquelles on jettera dix-huit à vingt centimètres de terre.

Désinfecter ces eaux avec le sulfate de zinc ou de fer avant de les extraire et de les transporter dans des tonneaux à des voiries désignées. Ces opérations ne peuvent avoir lieu que pendant la nuit.

Désinfecter les cuves à macération par des lotions chlorurées (un kilogramme de sulfate de zinc par deux hectolitres d'eau).

Ne jamais permettre de puisards pour ces eaux.

Établir à la sortie des cuves à fermentation ou des ateliers des grilles destinées à tamiser les eaux et à retenir tous les débris de matières animales.

Ne jamais laisser exposer à l'air les oreillons dans le but de les dessécher, avant de les livrer aux fabricants de colle, à moins qu'ils n'aient subi une première dessiccation dans une étuve *ad hoc*.

Ne jamais laisser séjourner dans les cours des débris d'intestins frais ou en putréfaction.

Les faire enlever tous les jours et les transporter, soit de l'abattoir à la fabrique, soit de la fabrique aux voiries ou fabriques de colle, dans des voitures couvertes, très propres, et chaque jour lavées au chlorure désinfectant. Les peindre en dedans avec du goudron très sec, et auparavant en charbonner les parois intérieures.

Conseiller aux ouvriers de se graisser les mains avant le travail avec une pommade au sulfate de zinc, et de ne pas quitter l'atelier sans se les être lavées avec de l'eau chlorurée.

Ne pas pratiquer dans la boyauderie la fonte des graisses en grand et à feu nu, sans une autorisation spéciale. N'y fondre que les graisses de la fabrique au bain-marie. Purifier le suif avec l'alun ou l'acétate de plomb préférablement aux cendres.

Tolérer les boyauderies restreintes, et qui ne traitent que le petit boyau (boyau de mouton), près des habitations, mais avec toutes les prescriptions de propreté et de salubrité indiquées plus haut.

Faire sécher les boyaux préparés sous un hangar à l'abri de la pluie, autant que cela sera possible ; autrement entourer de planches hautes l'étendoir.

Envoyer aux fabricants d'engrais tous les résidus gras ou animaux non utilisés.

Bibliographie. — Labarraque, *L'art du boyaudier*, Paris, 1822. — *Dictionnaire de l'industrie*, 1834, t. II, p. 469. — Chevallier et Guérard, *Résidus provenant des boyauderies* (*Annales d'hygiène, etc.*, 1846, t. XXXVI, p. 113.) — *Traité d'hygiène industrielle* par M. Vernois. Paris, 1860, t. I, p. 183.

BRAI. — *Voy.* GOUDRON, HOUILLE.

BRAISE. — Beaucoup de personnes croient qu'on peut sans aucun inconvénient brûler de la braise dans une chambre complètement fermée, et que les vapeurs du charbon sont seules nuisibles.

Le Conseil de salubrité de Paris ne laisse passer aucune occasion de s'élever contre ce dangereux préjugé, et de répéter que les gaz qui se dégagent de la braise, pour être moins odorants, n'en sont pas moins aussi nuisibles que ceux du charbon, et que des précautions identiques doivent être prises à propos de l'un et de l'autre de ces agents de combustion. Cette erreur doit être combattue avec d'autant plus de persévérance que chaque année elle coûte la vie à plusieurs personnes.

L'instruction suivante, publiée le 13 octobre 1813 par la préfecture de police, a donc toujours la même actualité.

1° En s'exposant aux vapeurs de la braise allumée, on court le même danger que si l'on s'exposait aux vapeurs du charbon allumé, c'est-à-dire que les émanations de la braise peuvent causer presque aussi promptement la mort que les émanations du charbon.

2° En conséquence, l'usage d'allumer de la braise, et de la laisser plus ou moins consumer dans un vase placé au milieu d'une chambre, est des plus dangereux.

Alors même que, par l'effet de circonstances particulières qu'il serait trop long de détailler, cette imprudence ne ferait pas instantanément périr ceux qui la commettraient, elle pourrait néanmoins déterminer des maladies très graves et souvent mortelles.

Ainsi toutes les fois qu'on allume de la braise dans une chambre, dans une cuisine, etc., pour se chauffer ou pour tout autre usage, il faut prendre les mêmes précautions que si c'était du charbon, c'est-à-dire qu'on ne doit placer la braise allumée que sous une cheminée, afin que le courant d'air entraîne la vapeur malfaisante ; il convient même d'aider au tirage de la cheminée en ouvrant les portes ou les fenêtres.

Il résulte de ce qui vient d'être dit, que vouloir chauffer, soit avec de la braise, soit avec du charbon, des chambres et des cabinets habités qui n'ont pas de cheminées, c'est s'exposer au plus imminent danger.

C'est une erreur de croire qu'un morceau de fer placé sur le brasier en détruit les mauvais effets.

Quelques personnes pensent que, pour éviter tout danger, il suffit de quitter la chambre aussitôt que la braise est allumée, et de n'y rentrer qu'après que la braise est éteinte : c'est également une erreur.

C'en est une enfin de croire qu'on empêche la braise de produire des vapeurs malfaisantes en la couvrant de cendres. (*Voy.* BOULANGERIE, CHARBON, COMBUSTIBLES.)

BRASSERIE. — Les brasseries sont les établissements où se fabrique la bière. Le mode de fabrication peut exercer une telle influence sur les qualités de cette boisson importante, au point de vue de la salubrité publique, que l'administration a toujours exercé une grande surveillance sur les brasseries qui appartiennent à la troisième classe des établissements classés.

Les anciens règlements de police de la ville de Paris, et les statuts des brasseurs de cette ville en date du 16 mars 1730 et du mois de février 1780, enjoignaient aux brasseurs de fabriquer leurs bières avec de bons grains bien germés, tels que seigle, orge, avoine et houblon, et leur défendaient de tenir ou nourrir, dans les maisons où étaient leurs brasseries, aucuns bœufs, vaches, porcs, oisons, etc., à cause de l'infection qu'ils causeraient dans les brasseries, qui ne peuvent être tenues dans un trop grand état de propreté.

D'autres ordonnances défendaient aux brasseurs de vendre leurs drèches lorsqu'elles étaient vieilles et corrompues, et aux regrattiers et nourrisseurs de vaches, chèvres et ânesses, d'en acheter sous quelque prétexte que ce fût, à peine de 200 francs d'amende pour chaque contravention, tant contre les vendeurs que contre les acheteurs. Le Conseil de salubrité du département du Nord recommandait récemment de faire enlever chaque jour la drèche provenant de la fabrication de la bière.

La plupart des dispositions prescrites par les anciens règlements sont encore aujourd'hui en vigueur. En outre, pour faciliter la surveillance de l'administration, une ordonnance de police du 2 février 1810, approuvée par le ministre de l'intérieur, prescrivit que les tonneaux ou quarts servant à entonner et à vendre la bière seraient de la contenance de 75 litres et porteraient la marque particulière du brasseur. Des ordonnances subséquentes prescrivirent aux brasseurs de faire inscrire leurs noms en gros caractères sur la porte de leurs maisons, et à ceux qui suspendraient ou cesseraient leurs travaux, ou céderaient leurs établissements, d'en faire la déclaration dans la huitaine. La plupart de ces prescriptions se retrouvent dans la loi du 28 avril 1816.

La bière est soumise à un *droit de fabrication* dont est exemptée la petite bière, fabriquée sans ébullition sur des marcs qui ont déjà servi à la fabrication de tous les brassins déclarés, pourvu qu'elle ne soit que le produit d'eau froide versée dans la cuve-matière sur ces marcs ; qu'elle ne soit fabriquée que de jour ; qu'elle n'excède pas en quantité le huitième des bières soumises au droit ; qu'elle soit livrée tout de suite à la consommation sans mélange d'aucune autre espèce de bière.

L'entonnement de la bière ne peut avoir lieu que de jour; il ne peut être fait d'un seul brassin qu'une seule espèce de bière qui, après avoir été retirée de la chaudière, doit être mise aux bacs à rafraîchir sans interruption, les décharges partielles étant défendues.

Les chaudières destinées à la fabrication de la bière doivent contenir 6 hectolitres et au-dessus, et être fixées à demeure.

Les brasseurs doivent déclarer à la régie la contenance de leurs chaudières, cuves et bacs.

Le feu ne peut être allumé sous les chaudières que pour la fabrication de la bière, et chaque fois que cette opération doit avoir lieu, le brasseur doit déclarer, au moins quatre heures d'avance dans les villes, douze heures dans les campagnes : 1° le numéro et la contenance des chaudières, et l'heure de la mise à feu sous chacune ; 2° le nombre et la quantité des brassins qu'il doit faire fabriquer avec la même drèche ; 3° l'heure de l'entonnement de chaque brassin ; 4° le moment où l'eau doit être versée sur les marcs pour fabriquer la petite bière sans ébullition, exempte du droit, et celui où elle doit sortir de la brasserie. Ces prescriptions sont applicables aux particuliers comme aux établissements industriels.

Comme la surveillance et l'exécution de telles dispositions seraient à peu près impossibles dans les grandes villes, la loi permet à la régie de consentir de gré à gré, avec les brasseurs de Paris et des villes au-dessus de 30 000 âmes, un abonnement général pour le droit de fabrication. Mais elle ajoute que les brasseurs sont alors solidaires pour le payement des sommes portées aux rôles, et qu'aucun nouveau brasseur ne peut s'établir s'il ne remplace un autre brasseur compris dans la répartition. Cet abonnement ne comprend toutefois que les bières consommées dans la ville ; celles qui en sortent sont soumises au droit de fabrication. (*Voy.* BIÈRE.)

Bibliographie. — *Dictionnaire de l'industrie, etc.*, 1834, t. II, p. 432. — *Rapport sur les travaux du Conseil de salubrité du département du Nord, pendant* 1847-48 *et le premier semestre de* 1849, n° VIII. Lille, 1849.

BRIQUETERIES, BRIQUETIERS. — La brique, qui n'est autre chose qu'une terre argileuse cuite, est fabriquée tantôt dans des fours à bois, comme la tuile, tantôt à ciel ouvert.

Le premier mode donne lieu à une fumée abondante au commencement de la fournée, et les établissements de ce genre sont rangés dans la seconde classe des établissements insalubres.

Le second procédé est très usité dans le Nord ; les briques se cuisent en plein air, en tas de plusieurs centaines de mille. On y emploie le charbon de terre, et, de préférence, celui qui donne peu de fumée. Le plus grand inconvénient de ces tas de briques, auxquels on donne improprement le nom de *fours*, est de répandre une chaleur vive par rayonnement, et de projeter en abondance dans l'atmosphère de l'air fortement chauffé et chargé des produits de la combustion du charbon ; les récoltes et les feuilles des arbres en sont quelquefois grillées à 50 ou 60 mètres de distance. Ces établissements, sous le titre de *briqueteries*, ne faisant qu'une seule fournée en plein air, sont classés dans la troisième catégorie. Il ne se passe pas d'année où les Conseils d'hygiène et de salubrité du département du Nord ne soient consultés sur dix, quinze ou vingt demandes en autorisation d'exploitation de cette nature. La jurisprudence constante de ces Conseils consiste à imposer les conditions suivantes : 1° N'opérer la cuisson de briques qu'à 50 mètres de la voie publique, conformément à un arrêté préfectoral du 22 juin 1812 ; 2° entourer les fours, pendant ladite cuisson, de toiles ou de paillassons destinés à garantir les propriétés voisines des inconvénients de la fumée. Dans certains cas, la cuite à ciel ouvert a été refusée, notamment à cause du voisinage d'une pépinière ; et l'on a exigé la construction d'un four à poterie. Il est bien entendu que, dans tous les cas, la partie lésée a le droit de réclamer une indemnité par la voie contentieuse. C'est ce qui fait que certains fabricants ont souscrit l'engagement de ne procéder à la cuisson de la brique qu'après la récolte.

Nous voyons dans une délibération du Conseil de salubrité des Bouches-du-Rhône, que ce Conseil a toujours eu l'attention de prescrire, pour les briqueteries à four, de ne mettre le feu aux fournées qu'au commencement de la nuit, ce qui diminuait beaucoup l'incommodité résultant de la fumée.

Des opinions contradictoires ont été émises touchant les effets qu'exerce sur la santé des ouvriers le travail de la briqueterie, par les principaux auteurs qui ont traité de l'hygiène professionnelle, Ramazzini, Turner Thackrah, Halfort (de Berlin). M. le docteur Heise (de Rathenow), qui a remis à l'étude et examiné avec un grand soin la question dans un travail qu'a traduit M. le docteur Beaugrand, a montré que les diverses opérations dont se compose ce travail ont une influence particulière. La recherche de l'argile pour laquelle l'ouvrier se tient au milieu de la terre grasse et humide donne naissance à des fièvres d'accès souvent très graves. Il en serait de même du pétrissage, qui enfante tous les maux que peut produire l'humidité. Le moulage, qui s'opère avec une activité telle, que la tâche ordinaire est de onze cents par jour, et va, pour quelques-uns, à deux mille six cents, peut amener une affection particulière des mains, désignée sous le nom de *craquement des ligaments* Le service des aides porteurs est pénible, mais ne diffère pas de tout autre travail de manœuvre. Enfin la cuite des briques, pendant laquelle les ouvriers restent quatre jours et quatre nuits près de la fournaise qu'ils doivent entretenir sans interruption, se relayant toutes les douze heures, provoque parfois des douleurs et surtout des maux d'yeux. Les détails que donne M. le docteur Heise ne sont certainement pas dépourvus d'intérêt ; mais il est permis de dire qu'il s'est un peu trop attaché à des effets que les professions les plus diverses peuvent produire, et que les seules affections vraiment particulières aux ouvriers des briqueteries sont l'inflammation des gaînes tendineuses et des articulations de la main, désignée sous le nom de craquement des ligaments.

Bibliographie. — *Rapport sur les travaux du Conseil central de salubrité du département du Nord.* Lille, collection générale, *passim.* — *Rapport général sur les travaux du Conseil de salubrité du département des Bouches-du-Rhône,* de 1831 à 1840. Marseille, 1840. — *Maladies des ouvriers employés dans les briqueteries,* par le docteur Heise, traduit par le docteur Beaugrand (*Annales d'hygiène et de médecine légale,* t. XIII, 2e série, p. 349).

BRIQUETS. — Les fabriques de briquets phosphoriques et de briquets oxygénés présentent des dangers d'incendie qui les ont fait ranger dans la troisième classe des établissements dangereux. (*Voy.* ALLUMETTES, PHOSPHORE.)

BRIQUETTES. — On construit avec la houille, et particulièrement avec le poussier de charbon de terre, des briquettes, qui constituent un combustible fort économique. Le Conseil central de salubrité du département du Nord (1849) a eu à s'occuper de leur composition, et a défendu de mélanger à la houille du goudron ou toute autre matière bitumineuse. (*Voy.* COMBUSTIBLES.)

BROCHEURS. — Les ateliers de brocheurs réclament des précautions spéciales contre l'incendie, et doivent être astreints aux prescriptions suivantes :

Exiger qu'ils ne soient établis que dans des chambres isolées ; les éloigner d'une manière absolue de tous les établissements publics; plafonner l'intérieur des séchoirs en plâtre et ne laisser apparente aucune partie de bois; n'établir que des communications indirectes entre les séchoirs et les autres parties de l'établissement; entourer les poêles et leurs tuyaux de grillage de fil de fer à mailles d'un centimètre carré d'ouverture; ne déposer et suspendre aucun papier, ni devant les ouvertures des séchoirs, ni sur leurs côtés; engager les brocheurs à se servir de la vapeur et de calorifères, au lieu de poêles, dans les séchoirs; n'employer pour la suspension des feuilles de papier que des cordes imprégnées d'une forte dissolution d'alun; pour le travail de la nuit, ne se servir dans les ateliers que de lampes à cheminées de verre; assembler solidement les tuyaux des poêles; enfin, pour le chauffage, n'employer que de la houille qui donne une suie difficilement combustible.

BRODEUSES. — *Voy.* DENTELLIÈRES, PLOMB.

BRONZE. — *Voy.* FONDERIES, MOULEURS.

BBOSSIERS. — Les brossiers ont été rangés, avec les cardeurs et les plumassiers, par M. Benoiston (de Châteauneuf), dans la troisième classe des professions qui disposent à la phthisie, par la respiration d'un air chargé de molécules animales. Ils y tiennent le milieu entre les cardeurs et les plumassiers, ces derniers présentant la proportion la plus élevée de décès phthisiques. On a signalé l'emploi d'un apprê plombique qui servirait à la préparation des soies de porcs et qui déterminerait les accidents saturnins. Il est vrai que certaines soies sont traitées par un mélange de litharge et de chaux; mais ces substances sont en si minime quantité, et la poussière qui se dégage des soies est si légère, qu'il y a lieu de penser qu'elle n'est pas plombique, et bien plutôt formée d'une matière résineuse dont on se sert dans les Landes pour détacher les soies de la peau des porcs. Les accidents signalés chez les brossiers n'ont pas d'autres caractères d'ailleurs que ceux que détermine l'inspiration des poussières. (*Voy.* CRINIERS, SOIES DE PORC.)

Bibliographie. — *De l'influence de certaines professions sur le développement de la phthisie pulmonaire* (*Annales d'hygiène*, etc., 1831, t. VI, p. 29).

BRULERIES. — *Voy.* BOIS DORÉS GALONS, TISSUS D'ARGENT ET D'OR.

BRUNISSEUSES. — On appelle ainsi les ouvrières (ce sont presque toujours des femmes) qui sont employées à *brunir*, c'est-à-dire à donner un dernier poli aux objets d'or, d'argent, de cuivre, d'ivoire, d'écaille, etc. On brunit une surface métallique en écrasant avec un corps plus dur les molécules extérieures. L'outil dont on se sert, appelé *brunissoir*, est fait avec une pierre dure, rougeâtre, nommée *sanguine* dans les ateliers, et *fer hématite* par les minéralogistes. On ne s'en sert point à sec ; il faut humecter préalablement la pièce à brunir avec une dissolution de savon noir dans l'eau.

Ce genre de travail ne paraît pas exercer sur la santé d'autre influence que les autres occupations sédentaires ; mais il imprime aux mains des ouvrières certaines traces caractéristiques.

Le brunissoir se tient de la main droite et à pleine main. La main gauche sert à fixer l'ouvrage qui, placé entre le pouce et l'index, est fortement appuyé contre la table. Aussi trouve-t-on à la main droite toute la face palmaire calleuse et noircie, excepté au niveau des plis de flexion. La phalangette du petit doigt reste souvent maintenue dans la flexion. A la main gauche, la peau qui recouvre la face dorsale et le bord radial et l'index, et surtout la tête du deuxième métacarpien, est très dure et très calleuse. Il en est de même de la face palmaire du pouce.

Bibliographie. — A. Tardieu, *Recherches médico-légales sur l'identité* (*Annales d'hygiène, etc.*, 1849, t. XLII, p. 399.)

BUANDERIES. — On trouvera à l'article LAVOIRS tout ce qui concerne le blanchissage; nous n'aurons à nous occuper ici des buanderies que sous le rapport des inconvénients qu'elles peuvent offrir au point de vue de la santé publique, et qui les ont fait ranger parmi les établissements classés.

C'est par les résidus abondants qu'elles fournissent que les buanderies intéressent principalement la salubrité publique. Dans la plupart des établissements de ce genre, c'est d'eau de puits qu'on fait usage; il arrive souvent aussi que les eaux savonneuses ne trouvent d'autre moyen d'écoulement qu'une rigole en terre, terminée quelquefois par un puisard plus ou moins profond.

Le savon, dissous dans l'eau distillée, n'éprouve que très lentement une décomposition, et les gaz qui se dégagent offrent peu d'odeur. Il en est tout autrement d'une dissolution faite avec de l'eau qui renferme quelques sulfates, comme le sont toutes celles qui coulent à la surface de la terre; par le simple contact, le savon décompose ces sulfates, il se dégage une quantité considérable d'acide hydrosulfurique. En outre, les substances organiques et inorganiques que contiennent les résidus des buanderies donnent lieu, par leur réaction mutuelle, à des produits gazeux qui, avec la vapeur d'eau, servent de véhicules à des miasmes putrides, et les transportent au loin, de manière à infecter l'air à une grande distance.

Les puisards sont complétement inefficaces pour absorber ces eaux; la quantité de matières grasses qu'elles renferment, et la réaction des savons solubles sur les éléments terreux du sol produisant des savons insolubles, les rendent promptement blanches.

Aussi les buanderies appartiennent à la seconde classe des établissements insalubres, si elles n'ont pas d'écoulement pour leurs eaux, et à la troisième classe si cet écoulement existe. Quant aux buanderies qui existent sur des bateaux, il est évident qu'elles n'exposent à aucun inconvénient de ce genre; aussi sont-elles simplement soumises aux lois et règlements, soit généraux, soit de police locale, concernant la navigation. A Paris, il est défendu de laver du linge à la rivière ailleurs que dans ces bateaux, à l'exception du port de la Râpée, où les blanchisseuses peuvent laver dans les endroits qui leur sont indiqués par l'inspecteur général de la navigation. Il est défendu, en outre, d'étendre du linge sur les berges.

Dans les blanchisseries de toile, il existe presque toujours des cours d'eau naturels, nécessités par la nature des opérations, et qui assurent le libre écoulement des résidus; mais les buanderies proprement dites ne se trouvent généralement pas dans de semblables conditions.

L'emploi de la vapeur dans le blanchissage met à l'abri des inconvénients que nous avons signalés plus haut. Dans la suite des opérations que nécessite le blanchissage à la vapeur, dit un rapport sur les travaux du Conseil de salubrité pendant l'année 1828, il y a très peu d'eau employée; les résidus provenant de l'ébullition des eaux de savon sont en petite quantité et faciles à faire disparaître en les enfouissant dans la terre; enfin, il n'y a pas d'eau de savon répandue. Cette dernière circonstance est surtout de la plus haute importance sous le rapport de la salubrité publique; car ce qui rend la buanderie ordinairement si insalubre partout où il n'y a pas un écoulement prompt et facile pour les eaux qui en proviennent, c'est la présence du savon dans ces eaux qui, joint à celle des sulfates décomposés et aux substances animales qu'elles entraînent, les rend putrescibles au plus haut degré, et susceptibles conséquemment de fournir des émanations dangereuses, parmi lesquelles on peut placer au premier rang le gaz hydrogène sulfuré.

L'autorité a été obligée d'ordonner dans les environs de Paris la suppression de quelques-unes de ces usines, qui à Boulogne et à Grenelle en particulier avaient produit sur plusieurs points des cloaques infects et dangereux. Mais s'il est difficile de se débarrasser des résidus des buanderies, on peut du moins essayer d'utiliser ces produits si abondants et si embarrassants. On s'en est servi, dans l'agriculture, pour faire des fumiers ou pour répandre sur les terres.

Mais il y a plus d'avantage à chercher à en retirer les matières grasses qu'ils renferment.

M. Houzeau-Muiron avait proposé de traiter les matières savonneuses par la chaux, suivant un procédé ainsi décrit par MM. Chevallier et Guérard : On prépare un lait de chaux qu'on projette dans une cuve contenant l'eau savonneuse ; on agite à l'aide d'un balai, et cinq à six heures après, l'eau savonneuse est séparée en deux parties : l'une limpide et alcaline, que l'on peut réserver pour un second dégraissage ; l'autre blanchâtre et épaisse, que l'on fait écouler dans un bassin peu profond, creusé dans le sol. Le stéarate de chaux s'y épaissit et s'y dessèche lorsque la surface en est assez grande. Au bout de quelques jours on le retire à la bêche et on l'étend sur le sol, où il achève de se dessécher complétement ; on le livre ensuite aux usines à gaz, qui peuvent en tirer parti.

On doit à d'Arcet deux procédés pour le traitement des eaux savonneuses. Dans le premier, on les décompose par l'acide sulfurique, qui, s'emparant des bases alcalines du savon, en isole les acides gras ; ceux-ci se rassemblent à la surface du liquide. Quant à ce dernier, il consiste en une solution très légère de sulfates alcalins, et peut, sans inconvénient, être versé sur la voie publique.

Dans le second procédé, on fait usage du plâtre en poudre, ou de vieux plâtras pulvérisés. Il se fait une double décomposition : les acides gras s'unissent à la chaux du sulfate, et l'acide sulfurique de ce dernier à la soude du savon.

La valeur commerciale des savons terreux, ajoutent MM. Chevallier et Guérard, qui peuvent servir entre autres choses à la fabrication du gaz de l'éclairage, au même titre que les bitumes, la résine, etc., sera sans doute plus puissante que les conseils de l'hygiène et les injonctions de l'autorité, pour faire disparaître en peu de temps les inconvénients causés par les eaux savonneuses des buanderies et autres établissements analogues. (*Voy.* BLANCHIMENT, BLANCHISSEURS, LAVOIRS PUBLICS.)

Bibliographie. — *Dictionnaire de l'industrie, etc.*, 1834, t. II, p. 619. — Chevallier et Guérard, *Sur les résidus liquides provenant des établissements industriels* (*Annales d'hygiène, etc.*, 1846, t. XXXVI, p. 117). — *Des buanderies à vapeur, Rapport général sur les travaux du Conseil de salubrité pendant l'année* 1828 (*Annales d'hygiène*, 1829, t. II, p. 316).

BUREAU DE BIENFAISANCE. — On désigne sous le nom de *bureau de bienfaisance* une institution charitable, organisée sous la surveillance de l'administration publique, ayant pour objet spécial de secourir les indigents malades ou infirmes, ou dépourvus de ressources, et de subvenir aux besoins de leur famille au moyen de dons volontaires ou de taxes prélevées par les municipalités. Ces établissements eux-mêmes ressortissent directement à l'autorité municipale; l'État n'exerce sur eux qu'une surveillance lointaine, ou propre seulement à garantir leur bonne administration.

L'organisation des secours à domicile, en France, remonte à une époque très reculée, mais elle ne trouvait guère à s'appliquer qu'aux grandes villes; le morcellement du territoire entre les grands propriétaires féodaux, laïques ou religieux, plus tard la division en provinces séparées, laissaient les classes indigentes livrées à la bienfaisance, ou à l'intérêt, à l'insouciance de ceux au patronage desquels elles étaient dévolues, ou bien aux coutumes des localités auxquelles elles appartenaient.

François Ier établit à Paris, en 1544, un bureau général des pauvres, composé de treize bourgeois nommés par le prévôt des marchands et de quatre conseillers au parlement. Ce bureau était autorisé à lever chaque année sur les princes, les seigneurs, les ecclésiastiques, les communautés, une taxe d'aumône pour les pauvres, laquelle se levait encore en 1789.

En province, les établissements de charité étaient administrés par des assemblées composées du curé, du seigneur du lieu, du juge et du procureur fiscal, lorsqu'ils demeuraient en la ville, des marguilliers, tant en charge qu'anciens, et des principaux habitants. Ces assemblées avaient la direction; l'administration proprement dite était remise soit aux curés et aux marguilliers, soit à un procureur de charité qui remplissait les fonctions de trésorier. Ils étaient aidés dans les distributions par des dames et demoiselles des pauvres. Pendant la révolution, les biens des bureaux de charité furent saisis par l'État, comme ceux des hospices, et leur administration désorganisée. La loi du 19 mars 1793 déclara que l'assistance des pauvres est une dette nationale, et essaya de reconstituer l'assistance publique. La loi du 7 frimaire an V créa les bureaux de bienfaisance, et sert encore de base aux règlements actuels. L'extension donnée en 1853 aux secours à domicile a accru singulièrement l'importance des bureaux de bienfaisance.

Nous exposerons successivement l'organisation des bureaux de bienfaisance, et dans les départements, et à Paris, la première pouvant s'appliquer aux petites localités.

L'administration des bureaux de bienfaisance se compose de cinq membres, dont les fonctions sont gratuites, et qui sont nommés par le préfet; c'est également ce magistrat qui règle le budget des bureaux de bienfaisance. Ces membres, dont le renouvellement s'opère par cinquième, chaque année, peuvent être suspendus par le préfet, mais révoqués par le ministre. Ils peuvent être choisis parmi les membres des commissions administratives des hospices. Le maire est président-né du bureau. Un receveur, salarié, et fournissant un cautionnement, est chargé d'effectuer les recettes et les dépenses ; lorsque les recettes du bureau, réunies à celles des hospices, ne dépassent pas 30 000 francs, c'est le receveur municipal qui est chargé de cette fonction. Les bureaux de bienfaisance sont autorisés à nommer, dans les divers quartiers de la ville, des adjoints et des dames de charité, pour les seconder dans les secours qu'ils ont à distribuer.

Les bureaux de bienfaisance, rattachés par la loi de l'an V aux administrations cantonales, ont été, par la loi du 28 pluviôse an VIII, rappelée dans l'instruction du 8 février 1833, expressément limités dans les circonscriptions communales.

On remarquera, du reste, que la législation actuelle n'impose pas la charité aux communes. Chacune d'elles est maîtresse de suivre ses inspirations, et d'accorder ou de refuser des subventions sur un budget pour les indigents ; d'instituer un bureau de bienfaisance ou de s'en passer. Les seules dépenses obligatoires sont celles relatives aux aliénés et aux enfants trouvés.

Organisation à Paris. — L'organisation particulière des bureaux de bienfaisance, à Paris, a été réglée successivement par les ordonnances du 2 juillet 1816, du 29 avril 1831, et du 20 avril 1853.

Le service des secours à domicile, dans chacun des arrondissements de la ville de Paris, est spécialement confié à un bureau de bienfaisance.

Ces bureaux de bienfaisance, placés sous l'autorité du préfet de la Seine et dans les attributions du directeur de l'administration générale de l'assistance publique, se composent : du maire, président-né, et des adjoints de l'arrondissement, membres-nés ; de douze administrateurs, d'un nombre illimité de commissaires et dames de charité, qui n'ont que voix consultative, et d'un secrétaire-trésorier, salarié. Les bureaux se renouvellent par quart, chaque année.

Un arrêté du ministre de l'intérieur, du 14 septembre 1831, réglait les détails d'organisation de ces bureaux de bienfaisance ; nous allons successivement en passer en revue les points les plus importants, nous attachant à en faire connaître plutôt l'esprit que le texte. Nous ferons remarquer que cette organisation a été modifiée alternativement par le règlement que nous citerons plus bas.

Chap. Ier. *Organisation des bureaux de bienfaisance.* — Les fonctions du bureau de bienfaisance consistent :

1° Dans la répartition et l'emploi de tous les secours mis à leur disposition par l'autorité administrative ou par les particuliers.

2° Dans la surveillance et l'administration des établissements charitables entretenus par les bureaux.

Chaque arrondissement est divisé en autant de circonscriptions qu'il y a d'administrateurs dans le bureau. Il est affecté à chacun des bureaux autant de maisons de secours et d'établissements de charité que le nombre des pauvres, le besoin et les convenances de l'arrondissement pourront l'exiger. Les commissaires et dames de charité, spécialement attachés à chacun des quartiers de l'arrondissement, concourent aux distributions de secours, prennent et donnent des renseignements sur les demandes des indigents, visitent ceux qui sont secourus par le bureau. Le bureau s'assemble à jour fixe, et au moins deux fois par mois.

Il y a près de chaque bureau, dans la proportion fixée par le préfet de la Seine, des médecins et chirurgiens, des sages-femmes, des sœurs de charité, des maîtres et maîtresses d'école, et des salles d'asile pour l'enfance.

Avant 1853, les médecins et chirurgiens étaient nommés pour cinq ans par le préfet, sur des listes triples de candidats formées par les bureaux de charité ; ils peuvent être réélus. Ils doivent être docteurs en médecine, et demeurer sur le territoire de l'arrondissement, et peuvent, après vingt ans de service, être nommés *honoraires*. Ils peuvent être suspendus par le préfet, et révoqués par le ministre, sur la proposition du bureau de bienfaisance.

Les médecins et chirurgiens visitent les malades indigents qui les appellent ou leur sont indiqués par les administrateurs, les commissaires et les dames de charité. Ils font les opérations et même les pansements, lorsque les sœurs de charité ne les peuvent pas faire, à raison de l'état du malade ou du pansement ; ils donnent des consultations gratuites aux pauvres, dans les maisons de secours.

Les sages-femmes font les accouchements et donnent leurs soins aux indigentes malades ou en couches ; elles doivent appeler un chirurgien quand les accouchements présentent des difficultés.

Les sœurs doivent visiter à domicile les indigents malades, les panser au besoin, préparer et distribuer, sur les ordres des médecins, les tisanes et les médicaments simples qui sont ou seront indiqués dans le nouveau formulaire des bureaux de bienfaisance.

Chap. II. *Des personnes à secourir et des secours à donner.* — Les secours qu'accordent les bureaux de bienfaisance sont ordinaires et extraordinaires. Ils sont *ordinaires* et *annuels* pour les aveugles, les paralytiques, les cancérés, les infirmes, les vieillards de soixante-cinq à quatre-vingts ans ; *extraordinaires* et *temporaires* pour les blessés, les malades, les femmes en couches ou nourrices, les enfants abandonnés, les orphelins, les chefs de famille ayant à leur charge des enfants en bas âge, les personnes qui se trouvent dans des cas extraordinaires ou imprévus.

Les blessures, maladies ou infirmités, seront constatées par le médecin du bureau de bienfaisance.

Nul indigent ne recevra de secours s'il n'envoie ses enfants à l'école, ou s'il refuse de les faire vacciner.

Les secours seront le plus possible distribués en nature; les bureaux chercheront à multiplier les secours en travail.

Chap. III. *Comptabilité.* — Les ressources des bureaux se composent : des fonds donnés par l'administration des hospices, des secours qu'elle donne en nature, des recettes intérieures des bureaux, des recettes extraordinaires faites avec ou sans destination spéciale.

Chap. IV. *Dispositions générales.* — Les bureaux de bienfaisance étaient, en France, au nombre de 6275 en 1842.

Ils ont eu à leur disposition, en 1833, la somme de 10 315 746 fr. 50 cent.

Cette somme peut se décomposer ainsi :

Revenus à eux appartenant.	6 230 138 fr.	» c.
Produits des quêtes, dons.	1 421 443	77
Legs et donations.	583 510	25
Recettes diverses ou imprévues. . . .	2 080 634	48
	10 315 746 fr.	50 c.

Les dépenses des bureaux de bienfaisance, dans la même année, ont été :

En fournitures d'aliments.	3 570 725 fr.	08 c.
En vêtements et en combustibles . . .	1 258 106	09
En secours distribués en argent. . . .	2 570 725	08
Frais de matériel et d'administration. .	1 749 556	37
	9 149 112 fr.	62 c.

De sorte qu'il était resté libre, dans les caisses des bureaux de bienfaisance, 1 166 633 fr. 88 cent.

695 632 individus avaient pris part aux secours, dont le terme moyen a été, par conséquent, de 10 fr. 63 cent. par individu.

Nous empruntons à M. de Gérando une autre statistique plus détaillée, spécialement relative aux secours à domicile à Paris.

Pendant le cours de l'année 1837, les ressources mises à la disposition des douze bureaux de bienfaisance de Paris ont consisté dans les sommes ci-après, savoir :

Versements de l'administration des hospices. . . .			928 836 fr. 19 c.
Recettes intérieures :			
Dons, collectes et souscriptions. .	210 514	66	
Troncs et quêtes dans les églises.	22 318	91	
Théâtres, bals, concerts.	3 773	83	248 198 44
Intérêts de fonds placés.	8 707	37	
Divers	2 883	67	
			1 177 034 fr. 63 c.

Leurs dépenses pendant la même année se sont composées comme il suit :

Secours	en nature.	1. Pain.	82 160	89	523 577 20
		2. Viande.	65 140	70	
		3. Comestibles	53 424	97	
		4. Combustibles.	56 144	02	
		5. Habillement, couchers.	171 838	44	
		6. Bains	7 691	40	
		7. Médicaments.	73 669	37	
		8. Blanchissage.	9 008	11	
		9. Meubles et ustensiles.	3 599	30	
	en argent.	1. Aux vieillards infirmes.	285 028	17	434 969 47
		2. Vaccinations	16 368	»	
		3. Aux mères nourrices malades.	3 624	30	
		4. A divers.	129 949	»	
		Total des secours.			958 546 67
Frais d'administration.		1. Loyer des maisons de service et frais de bureau. . . .	2 975	37	204 323 98
		2. Appointements et gratification	130 028	96	
		3. Entretien de bâtiments. . .	5 956	68	
		4. Frais divers.	65 367	97	
		Total général			1 162 870 65

La moyenne des secours serait, d'après le recensement de 1835, de 15 fr. 32 cent. par an et par tête, et de 33 fr. 05 cent. par an et par ménage.

Mais cette moyenne varie d'une manière très sensible, suivant les quartiers.

Ainsi, tandis qu'elle s'élève :

	Par tête.	Par famille.
Dans le 2e arrondissement, à.	20 fr. 13 c.	41 fr. 92 c.
Dans le 3e, à.	19 41	41 36

Elle ne parvient :

	Par tête.	Par famille,
Dans le 8e, qu'à.	14 fr. 12 c.	35 fr. 01 c.
Dans le 9e, à.	11 80	25 »
Dans le 12e, à.	15 »	32 »

Nous avons dit que le service des secours à domicile avait reçu une grande extension en 1853. Cette mesure, que nous ne voulons pas apprécier, a été l'occasion d'une réorganisation nouvelle des bureaux de bienfaisance et d'un règlement dont nous reproduisons le texte.

RÈGLEMENT DU SERVICE DE SANTÉ POUR LE TRAITEMENT DES MALADES A DOMICILE (29 avril 1853).

Le directeur, vu le règlement du 24 septembre 1831, sur le *service des secours à domicile de la ville de Paris;* vu le règlement du 22 mars 1843, approuvé par M. le préfet de la Seine, le 12 avril suivant, et relatif à la distribution des secours spéciaux aux indigents malades traités à domicile ;

Vu le règlement du 29 mars 1845, relatif à la comptabilité des pharmacies des maisons de secours ;

Vu l'arrêté en date du 16 de ce mois, prescrivant un nouveau mode d'admission dans les hôpitaux, et portant (article 7), « qu'il sera créé un service pour le » traitement à domicile de ceux des malades qui pourraient être soignés, utilement » pour eux, dans leur demeure. »

Considérant que le traitement des malades à domicile n'a pas été jusqu'ici organisé d'une manière complète et satisfaisante dans les divers arrondissements; que, notamment dans les quartiers éloignés et habités par la population la plus nécessiteuse, il existe peu de médecins qui puissent se charger du service de santé près des malades ;

Considérant que l'intérêt des familles, ainsi que le bon ordre et la morale, veulent que les malades soient, autant que possible, traités et secourus dans leurs demeures et que le secours de l'hôpital ne devienne pour eux que l'exception ;

Considérant qu'il convient d'adopter des mesures simples et uniformes pour assurer une prompte et régulière distribution des secours, et qu'il y a lieu d'en rendre l'exécution obligatoire dans tous les arrondissements ;

Considérant qu'il est juste et convenable d'offrir au personnel de santé une indemnité pour le temps et les soins qu'il consacrera au soulagement des malades ;

De l'avis du conseil de surveillance, arrête :

Article 1er. Le personnel médical chargé du *service de santé* près des bureaux de bienfaisance de Paris se compose de médecins titulaires.

Des sages-femmes peuvent aussi être attachées au même service, suivant les besoins.

Art. 2. Le nombre de médecins est fixé, quant à présent, à cent cinquante-neuf. (Le chiffre a été augmenté depuis l'annexion à la ville de Paris de huit arrondissements nouveaux.)

La répartition entre les arrondissements de Paris sera faite par le préfet, sur la proposition du directeur de l'administration générale de l'assistance publique.

Art. 3. Les indemnités annuelles des médecins sont fixées, savoir : cent trente et une à 600 fr., et vingt-huit à 1000 fr., suivant les quartiers auxquels les médecins seront attachés.

La désignation des quartiers donnant droit aux plus fortes allocations sera faite comme il est dit en l'article 2.

Art. 4. Les médecins sont nommés pour six ans sur des listes triples de candidats présentés par les bureaux de bienfaisance et d'après l'avis de M. le directeur de l'administration de l'assistance publique.

Ils peuvent être réélus sur la demande des bureaux de bienfaisance et sur la proposition du directeur de l'administration de l'assistance publique.

Art. 5. Les médecins doivent avoir leur résidence réelle à proximité du quartier de la circonscription territoriale dont le service leur est attribué. Tous ceux qui ne se seraient pas conformés à cette obligation dans les trois mois qui suivront leur nomination, ou qui transporteraient plus tard leur domicile à une distance plus éloignée, sans l'assentiment du bureau de bienfaisance, seront considérés comme démissionnaires.

Art. 6. Le nombre des sages-femmes qui devront être adjointes au service médical de chaque arrondissement, ainsi que le taux des indemnités à payer, seront fixés par le directeur de l'administration de l'assistance publique, sur la demande des bureaux de bienfaisance, avec l'approbation du préfet.

Art. 7. Les sages-femmes seront nommées pour trois ans ; elles pourront être maintenues dans leurs fonctions sur la proposition des bureaux de bienfaisance.

Art. 8. Il sera disposé, dans chaque arrondissement, des locaux convenables pour y recevoir les malades qui voudront réclamer les soins des médecins aux jours et heures déterminés.

Art. 9. Les médecins seront tenus de s'y rendre aux jours et heures qui leur seront désignés, et d'y rester tout le temps nécessaire pour donner des consultations à toutes les personnes qui se présenteront et des prescriptions aux malades inscrits sur les registres.

Un membre du bureau de bienfaisance assistera aux séances des consultations.

Les médecins devront visiter tous les malades retenus à leur domicile.

Art. 10. Il sera ouvert, au secrétariat du bureau de bienfaisance de chaque arrondissement, un registre destiné à inscrire les indigents malades, au moment de leur entrée en traitement.

Ce registre devra contenir les indications nécessaires pour faire connaître, outre les nom et prénoms des malades, leur âge, leur profession, la nature de l'affection dont ils sont atteints, l'époque et le mode de terminaison du traitement.

Art. 11. Les malades seront vus, au moins une fois chaque semaine, par un administrateur ou un commissaire de bienfaisance, porteur des feuilles qui les concernent. Le visiteur consignera sur cette feuille ses propres observations et celles qu'il aura recueillies sur les bulletins de médecins, ainsi que les dates de leurs visites et des siennes.

Art. 12. Une commission formée du président ou de l'un des vice-présidents du bureau, d'un administrateur, d'un médecin, d'un commissaire de bienfaisance et secrétaire-trésorier, se réunira chaque semaine pour prendre connaissance des observations consignées sur les feuilles de traitement et de tout ce qui concerne le service des malades.

Elle statuera sur les secours ordinaires à leur accorder, dans les limites déterminées par un règlement spécial.

On soumettra aussi à cette commission les demandes de secours extraordinaires et ceux de convalescence, formées par les malades, par les administrateurs et par les médecins, et dont la dépense serait imputable sur les fonds spéciaux et sur ceux de la fondation Montyon.

Elle transmettra ces demandes, avec son avis, au bureau de bienfaisance ; elle proposera des secours d'office lorsqu'elle le croira nécessaire.

Art. 13. La commission classera les malades en deux catégories, d'après la nature de leur affection aiguë ou chronique. Pour ces dernières seulement, les visites hebdomadaires, prescrites par l'article 11, pourront n'être que mensuelles.

La commission fera cesser le traitement des malades ou convalescents qui lui paraîtront n'en avoir plus besoin, soit en raison de leur état de santé constaté par le médecin, soit pour toute autre cause signalée dans le rapport du visiteur.

Art. 14. Le traitement des malades non inscrits au contrôle des indigents pourra être commencé, s'il y a urgence, soit sur leur propre demande, soit sur la réquisition du maire ou de l'un des administrateurs du bureau, ou bien sur celle de l'administration générale de l'assistance publique.

Il sera ensuite continué ou suspendu, par décision de la commission spéciale, comme il est dit en l'article précédent.

La commission provoquera au besoin l'inscription temporaire de ces malades sur les contrôles des bureaux, si leur maladie paraît devoir se prolonger et si leur état d'indigence le comporte.

Art. 15. La commission rendra compte au bureau, à la fin de chaque trimestre, de la situation du service, et proposera le vote des crédits nécessaires pour le trimestre suivant.

Les crédits seront prélevés, soit sur les fonds spéciaux alloués par l'administration centrale, soit sur ceux que le bureau votera sur ses propres ressources. Ils comprendront l'ensemble de toutes les dépenses occasionnées par le service des malades.

Art. 16. Les bons de secours de toute nature, accordés par la commission, seront immédiatement transmis à l'administrateur divisionnaire.

En cas d'urgence, pendant l'intervalle des séances, ces secours pourront être délivrés immédiatement sur bons du président de la commission, qui lui en rendra compte à sa première réunion.

Art. 17. A la fin de chaque année, les bureaux de bienfaisance rendront un compte particulier de l'emploi des crédits qui leur auront été attribués pour le traitement des malades. Ils indiqueront le nombre des malades qu'ils auront soignés, la quotité des secours et les résultats qu'ils auront obtenus.

Tous les règlements antérieurs qui seraient contraires aux dispositions du présent arrêté sont rapportés. *Signé* DAVENNE.

Bibliographie. — Valdruche, *Code administratif des hôpitaux civils, hospices de secours à domicile de la ville de Paris*, 3 vol. in-4, 1824. — *Recueil de règlements et* *instructions pour l'administration des secours à domicile de Paris.* Paris, 1829, in-4. — Durieu et Roche, *Répertoire de l'administration et de la comptabilité des établissements de bienfaisance, etc.*, 1842, t. I, p. 304. — De Gérando, *De la bienfaisance publique*, 1844, t. IV, p. 193.

BUREAU DES MŒURS. — *Voy.* PROSTITUTION.

CAFÉ. — Le café est, comme on sait, d'un emploi domestique presque universel en France, dans une partie de l'Europe, et surtout dans le Levant. M. A. Husson estime à 3 millions de kilogrammes la consommation du café qui se fait à Paris.

On trouve quelquefois dans le commerce des cafés avariés par l'eau de mer. M. Girardin reconnut dans un cas de ce genre que le café avait éprouvé une assez forte altération dans sa constitution chimique. Il ne perdit, par des ébullitions réitérées, que 12 pour 100 de son poids; il ne fut possible d'en extraire des cristaux de caféine par aucun des procédés connus, et il fournit beaucoup plus de cendres que le café du commerce; il présentait une couleur verte que l'on pensait d'abord devoir tenir à la présence du cuivre communiqué par la doublure du bâtiment, mais que M. Girardin reconnut être des moisissures.

Le café avarié par l'eau de mer peut, suivant M. Chevallier, contenir du sel marin en proportion assez forte. On reconnaît ce dernier au précipité blanc, caillebotté, soluble dans l'ammoniaque, que la solution aqueuse de ses cendres donne avec le nitrate d'argent. S'il y avait du cuivre, on le reconnaîtrait au précipité brun marron que la même solution fournit avec le cyanure jaune, ou à la coloration bleue que lui communique l'ammoniaque.

On mélange quelquefois au café torréfié et moulu des graines de céréales (orge, avoine, seigle, maïs) également torréfiées et moulues. M. Vernois constate que la fabrication du faux café constitue une industrie organisée. Il en existe, ajoute-t-il, deux fabriques en France, l'une à Lyon, l'autre au Havre, dont les produits sont formés d'un mélange d'orge torréfiée et d'enveloppes brûlées de cacao. L'infusion dans l'eau distillée de ce café ainsi falsifié, reste louche et se colore en bleu à l'aide de l'eau iodée, après avoir été préalablement décolorée par le noir animal, puis filtrée.

Le mélange de café et de chicorée se reconnaît à ce que, projeté à la surface d'un verre d'eau, le café surnage, tandis que la chicorée absorbe l'eau immédiatement et tombe au fond du verre. (*Voy.* CHICORÉE.)

Bibliographie. — Girardin, *Rapport adressé au maire de Rouen sur un café avarié par l'eau de mer* (*Annales d'hygiène, etc.*, 1834, t. XI, p. 87. — Chevallier, *Dictionnaire des falsifications, etc.*, 1858, t. I, p. 181. — Moquin-Tandon, *Botanique médicale.* Paris, 1861, p. 276.

CAGEOT. — *Voy.* PÊCHERIE DE MORUE.

CAILLOUTEURS. — On appelle *cailloutcurs*, les ouvriers chargés de casser en menus morceaux, au moyen d'une masse de fer tenue par un manche flexible, les cailloux destinés à former les chaussées des routes, et actuellement de quelques-unes de nos rues. Ce sont en général les cantonniers chargés de l'entretien des routes qui cassent les cailloux; mais ils sont souvent aidés par des ouvriers à la tâche. Nous avons vu, à certaines époques, les *ateliers de charité* occupés pendant plusieurs semaines à casser des cailloux pour les routes.

Ce travail nécessite une position fatigante : le tronc fortement courbé en avant, les extrémités inférieures immobiles et les membres supérieurs seuls actifs pour soulever incessamment la masse. Cette position ne saurait cependant avoir d'inconvénients pour ceux qui font du cassage des cailloux une occupation continuelle.

Les cailloutcurs sont exposés à de véritables dangers, par suite des fragments de silex qui sautent, avec une grande force, sous la masse qui les brise, et qui, lorsqu'ils atteignent les yeux, y occasionnent presque toujours des blessures graves. Plaies et perforations de la cornée, opacité essentielle de cette membrane, et toutes les conséquences des inflammations profondes de l'œil, tels sont les résultats ordinaires de ces blessures.

On recommande habituellement aux cailloutcurs l'usage de larges lunettes offrant, au lieu de verres, un grillage à mailles serrées, pour ne pas laisser passer les fragments de silex. Mais il est rare que, malgré les fréquents accidents dont ils sont témoins, ils consentent à s'en servir. (*Voy.* PIERRE A FUSIL.)

CALCINATION D'OS. — *Voy.* NOIR ANIMAL.

CALCINATION DES VINASSES. — *Voy.* VINASSES.

CALORIFÈRES. — *Voy.* CHAUFFAGE et VENTILATION.

CAMPHRE. — La préparation et le raffinage du camphre, en raison de l'odeur et du danger d'incendie, se rangent dans la troisième classe des établissements.

CANAUX. — On entend par *canal*, un cours d'eau artificiel, alimenté par des étangs ou des rivières, ordinairement destiné à mettre en communication, pour le transport des marchandises, des cours d'eau naturels. Les eaux d'un canal sont généralement enfermées dans des biefs ou bassins, et mises en mouvement, à des intervalles plus ou moins rapprochés, suivant les besoins de la circulation, au moyen d'écluses situées de distance en distance. Il résulte de là que les canaux tiennent en quelque sorte et des cours d'eau et des eaux stagnantes.

Les bords d'un canal sont formés par des parois plus ou moins régulièrement maçonnées ou glaisées, ou seulement par des talus de gazon. Le fond n'en est pas sablonneux, comme celui des rivières, mais en général constitué sur le sol, quelquefois enduit de glaise, d'autres fois bituminé, comme le canal Saint-Martin, à Paris. En outre, pour éviter les dégradations que les crocs des mariniers, par exemple, auraient pu occasionner dans le radier de ce canal, on a recouvert la chape d'une couche de sable, uniformément répandue, laquelle a d'abord transformé le fond du canal Saint-Martin en un véritable lit de rivière. Mais depuis la construction de ce canal, la vase qui s'est amassée sur ce lit de sable l'a complétement fait disparaître, la lenteur et les intermittences du courant empêchant cette vase d'être entraînée à mesure par le renouvellement de l'eau. Le renouvellement aurait lieu, pour ce canal, terme moyen en 480 jours, pour un volume de 210 600 mètres d'eau. Il est vrai que la navigation y est extrêmement active.

Le voisinage d'un canal comporte avec lui les mêmes conditions hygiéniques que celui d'un cours d'eau quelconque : humidité, émanations variées suivant la nature des substances tenues en dissolution ou en suspension dans l'eau. Il arrive souvent que les bords d'une rivière sont mis à sec par le retrait des eaux, dans une étendue plus ou moins considérable; cet inconvénient ne se rencontre pas pour les canaux, où le volume d'eau, toujours à peu près semblable, n'est pas soumis aux mêmes alternatives. Mais cet avantage est bien compensé par les envasements auxquels les canaux sont plus ou moins exposés, et qui altèrent souvent à un haut degré la composition de l'eau qu'ils renferment.

Ces envasements, formant des amoncellements de boue qui peuvent acquérir une épaisseur considérable, peuvent avoir plusieurs origines : d'abord les matières entraînées des bassins supérieurs, lors de l'ouverture des écluses ; le résultat du déchirage des bateaux, du débardage ; le déchargement des bateaux, houille, charbon de bois, pierres; la terre qui recouvre ordinairement le bois flotté ; les fonds des bateaux que les mariniers jettent en fraude dans le canal : cendres, tourbes, résidus de cuisine ; les dégradations des parois du canal ; les matières entraînées par les égouts qui peuvent s'y rendre ; enfin, la végétation sous-marine.

L'impureté des eaux d'un canal provient de la décomposition des substances organiques qu'elles renferment, végétales ou animales ; des animaux morts qu'on y jette ou de ceux qui s'y noient ; de l'eau de savon qu'y répandent les laveuses ; enfin, de la fermentation des boues qui en tapissent le fond, et qui, lors du passage des bateaux, ou la veille des orages ou des pluies, laissent échapper des gaz plus ou moins odorants et nuisibles. La boue retirée des biefs envasés est généralement noire et fétide, développant une odeur dominante d'hydrogène sulfuré, à laquelle succède une odeur *sui generis* insupportable.

Des prescriptions sévères ont à plusieurs reprises cherché à remédier à ces différentes causes d'insalubrité. Les ordonnances de police des 11 mars 1821, 10 juin 1826, 20 avril 1834, et, en dernier lieu, la grande ordonnance du 25 octobre 1840, sur la navigation dans le ressort de la préfecture de la Seine, ont édicté certaines mesures importantes au point de vue de l'hygiène publique. Nous citerons notamment, la défense de jeter les eaux de vidange des bateaux sur les talus des levées ou sur les murs de revêtement, de faire usage de crocs ou autres instruments pouvant détériorer les maçonneries, de jeter aucunes immondices dans les canaux, de faire rouir du chanvre dans le canal ou dans les contre-fossés en dépendant et d'y laver du linge. (*Voy.* ÉGOUTS.)

Bibliographie. — Chevallier, *Rapport au préfet de police sur l'envasement du canal Saint-Martin* (*Annales d'hygiène, etc.*, 1839, t. VII, p. 59). — *Rapport sur l'état et la nature des envasements du canal Saint-Martin* (*Annales d'hygiène, etc.*, 1839, t. XXI, p. 265). — *Collection officielle des ordonnances de police.*

CANIFIERS. — *Voy.* AIGUISEURS.

CANISSIERS. — *Voy.* VANNIERS.

CANNES. — *Voy.* SUCRE.

CAOUTCHOUC. — Nous n'avons pas à faire connaître ici la nature, l'origine et les nombreux usages du caoutchouc; mais comme l n'est pas de progrès industriel qui ne touche par quelque point à 'hygiène, les procédés usités dans la fabrication des objets de caoutchouc, qui a pris dans ces dernières années une extension si considérable, n'ont pas échappé à la loi commune ; et les effets qu'ils n'ont pas tardé à produire sur la santé des ouvriers ont appelé à très juste titre l'attention et les études des médecins. C'est à M. le docteur A. Delpech que revient surtout l'honneur d'avoir signalé ces faits nouveaux ; et son nom restera attaché à cette intéressante question d'hygiène professionnelle déjà bien exposée par M. le professeur Bouchardat.

Il est établi aujourd'hui que les ouvriers en caoutchouc sont exposés à des accidents tout à fait spéciaux et caractéristiques, que développe chez eux l'inhalation des vapeurs du sulfure de carbone, dissolvant énergique et presque seul employé aujourd'hui du caoutchouc.

Le sulfure de carbone, longtemps désigné sous le nom d'alcool de soufre, se présente sous la forme d'un liquide incolore, d'une densité de 1,263, d'une fluidité comparable à celle de l'éther, d'une odeur particulière, nauséabonde, insupportable. Le degré d'ébullition de ce liquide est de 45 degrés, et sa vapeur offre une densité de 2,67. Il est livré à l'industrie à des prix minimes, et consommé en quantités énormes dans les ateliers.

Du reste, ce n'est pas seulement dans les fabriques que le sulfure de carbone est employé; il l'est par un très grand nombre d'ouvriers en chambre, dont l'habitation est ainsi remplie de vapeurs délétères auxquelles restent incessamment exposés lui et les siens, sans distinction d'âge ni de sexe. L'atmosphère de ces chambres est infectée par une odeur insupportable qui s'attache aux ouvriers hors même de l'atelier. Dans les fabriques les accidents sont plus rares, les appareils sont lutés avec le plus grand soin, et les vapeurs du sulfure de carbone ne s'y répandent qu'accidentellement et en petite quantité; encore a-t-on soin le plus souvent de n'établir les appareils que sous des hangars. Aussi dans ces circonstances les accidents qui se développent sont légers et se bornent à des vertiges, de la céphalalgie, de l'anorexie, des vomissements, un sentiment de vague dans les idées et un peu de propension au sommeil, symptômes qui disparaissent assez rapidement et spontanément à l'air libre.

Mais les effets des vapeurs de sulfure de carbone présentent une tout autre gravité chez les ouvriers qui travaillent dans des ateliers petits, bas, mal aérés, ou chez ceux qui se livrent aux opérations dans lesquelles de grandes cuves de dissolution de caoutchouc ou des quantités considérables de pâte s'évaporent à l'air libre, ou encore qui étendent ces dissolutions sur de larges surfaces d'étoffe qui offrent une bien plus grande facilité à l'évaporation; enfin et surtout chez les ouvriers adonnés à l'ivrognerie.

Tantôt la maladie débute brusquement et pour ainsi dire d'une manière aiguë, à la façon d'un empoisonnement, et en quelques heures se montrent les symptômes les plus graves. Plus souvent le mal se développe lentement d'une manière progressive, annoncé par quelques troubles légers, auxquels succèdent plus ou moins tardivement après quelques semaines, quelques mois, parfois même après deux ou trois ans seulement, les accidents vraiment caractéristiques. Au début on observe de la céphalalgie, de l'inappétence, du dégoût; puis une courbature générale, des frissons, des tremblements, des coliques, des nausées, des vomissements, de la diarrhée. Les sens de la vue et de l'ouïe s'altèrent, puis l'intelligence elle-même, et l'on voit survenir un affaiblissement graduel, des crampes, des contractures, l'anaphrodisie, l'impuissance marquée surtout des extensions de la main, l'anesthésie, la paralysie, l'atrophie musculaire, le dépérissement et une véritable cachexie. Mais, malgré l'extrême gravité de ces accidents, qui certainement pourraient se terminer d'une manière funeste, il est consolant de constater qu'ils ne se montrent pas rebelles à un traitement convenable, principalement fondé sur une médication névrosthénique et surtout à la cessation absolue de l'inhalation des vapeurs délétères. Seulement les rechutes sont faciles et fréquentes, et le retour aux anciens travaux ramène promptement des accidents nouveaux de plus en plus répétés et de plus en plus graves.

De telles causes d'insalubrité inhérentes aux travaux des ouvriers en caoutchouc appellent des mesures sévères d'hygiène publique et privée, et nous ne pouvons mieux faire que d'en emprunter l'exposé à l'étude si complète, si achevée de M. le docteur A. Delpech.

« La première à prendre serait d'interdire, autant que possible, à des ouvriers en chambre, l'usage du sulfure de carbone. Sans même parler de l'importance qu'il y a à les préserver malgré eux de l'empoisonnement volontaire auquel ils se soumettent pour obtenir un salaire plus élevé, n'y a-t-il pas un danger réel à laisser se développer des vapeurs aussi puissamment toxiques, dans les maisons anciennement construites, pour la plupart, et peu aérées, des quartiers industriels où s'accumule une population nombreuse ? Et d'ailleurs, nous avons vu les familles mêmes des ouvriers profondément atteintes; il y a là des femmes, des enfants, que la loi ou des règlements de salubrité doivent protéger. Il devrait donc être interdit d'employer, au moins à dose considérable ou d'une manière continue, le sulfure de carbone dans des logements dépendants de maisons habitées. Tout au moins cette industrie devrait-elle s'exercer dans des chambres ou dans des pavillons écartés des habitations.

Ce serait donc, en général, dans des fabriques, où les précautions convenables peuvent être prises et que l'administration peut surveiller, qu'il faudrait concentrer l'usage industriel du sulfure de carbone. Mais, dans ces fabriques, quelles mesures d'hygiène doivent être exigées ? Disons-le d'abord, plusieurs fabricants se sont préoccupés, avant même qu'on eût besoin d'intervenir, des améliorations à apporter dans les usines à caoutchouc. Nous nous servirons des progrès déjà réalisés pour arriver à établir ce qui reste encore à faire.

Les fabriques à réglementer sont de deux espèces : celles qui produisent le sulfure par centaines de kilos chaque jour, et celles qui l'emploient à des usages industriels. Il y a peu d'accidents dans les premières, pour les raisons que j'ai indiquées déjà. On pourrait cependant exiger des fabricants que leurs appareils fussent placés, soit en plein air, soit sous de vastes hangars, soit dans de grands ateliers ventilés par les procédés que la science met à leur disposition. Les appareils seraient fréquemment inspectés, pour qu'on s'assurât qu'ils fonctionnent régulièrement et qu'aucune fuite ne compromet la santé des travailleurs. Les vases destinés à contenir le sulfure seraient hermétiquement fermés. On arriverait ainsi, sans aucun doute, à prévenir les accidents. Mais dans les fabriques où de grandes quantités de solution de caoutchouc sont dépensées pour enduire des étoffes, des bâches, pour souder des pièces diverses, ou pour fabriquer la pâte nécessaire au moulage d'objets variés, à l'étirage des fils, etc., il n'y a pas possibilité d'empêcher un dégagement considérable de sulfure. Toutefois on peut, en grande partie, par différents moyens, pallier ou détruire les inconvénients qui en résultent.

Déjà plusieurs fabriques ont abandonné, dans la préparation de certains objets, la pâte au sulfure. C'est ainsi que les fils ronds, fabriqués par pression à la filière, sont remplacés par des fils carrés, obtenus par section dans de longues plaques de caoutchouc. La chaleur est employée pour ramollir la matière première et l'amener, sous le laminoir ou sous la presse, à des formes pour lesquelles l'emploi du sulfure était autrefois indispensable. — Il y aurait lieu pour l'autorité supérieure de favoriser par tous les moyens en son pouvoir, par des primes et des récompenses honorifiques, cette transformation, dont l'importance est si évidente.

» Là où l'emploi de la solution est indispensable, on arrivera peut-être à remplacer le sulfure de carbone par d'autres corps. Certains industriels emploient encore l'essence de térébenthine; la benzine pourrait être utilisée; mais aucun de ces produits ne possède au même degré que le sulfure la propriété dissolvante, et des recherches nouvelles sont nécessaires pour qu'il puisse être utilement remplacé. Il faut donc l'accepter en le rendant moins nuisible. On devrait exiger, d'abord, que les cuves de dissolution fussent fermées avec soin, au moyen d'une fermeture hydraulique, par exemple, et qu'on n'en tirât jamais que la quantité nécessaire au travail immédiat.

Mais il est une propriété curieuse du sulfure de carbone, utilisée déjà pour rendre les accidents moins fréquents, et qui peut, mis en œuvre d'une manière générale, en éloigner beaucoup la menace. Nous avons dit que le poids spécifique de sa vapeur est de 2,67; aussi est-ce à la partie inférieure des appartements qu'elle s'accumule, et, quelque vraie que soit la loi du mélange des vapeurs, toujours est-il que dans les fabriques, les lieux déclives en sont pénétrés. Il résulte de son accumulation un danger réel, puisque, dans les usines, les caves laissées ouvertes en sont souvent remplies. — Si l'on exige qu'une précaution déjà indiquée soit prise, que les ateliers à dégagement abondant de sulfure soient élevés au-dessus du sol, et que le plancher inférieur soit à claire-voie, il en résultera que presque toutes les vapeurs abandonneront l'atelier pour se porter dans les points déclives. Mais là un danger nouveau se présenterait, si des appareils de ventilation, mus par la machine à vapeur que toutes les usines un peu importantes possèdent, n'entraînaient pas puissamment au dehors les vapeurs délétères. — Peut-être, portées dans les fourneaux avec les précautions bien connues et indispensables lorsqu'il s'agit d'une vapeur si facilement inflammable, pourraient-elles être à la fois utilisées et détruites. Cette prescription ne ferait d'ailleurs que s'ajouter tout naturellement à celle qui a pour but de forcer les usines à brûler la fumée de leurs foyers, et que des règlements récents ont rendue obligatoire.

» On est d'autant plus fondé à exiger des fabricants ces précautions que, dans d'autres industries, l'influence d'une puissante ventilation s'est fait sentir de la manière la plus heureuse. Il suffit de citer les ateliers à dégagement de vapeurs mercurielles pour mettre hors de doute cette assertion. Il n'est pas d'ailleurs absolument nécessaire de détruire les vapeurs du sulfure, on peut les condenser et les utiliser pour de nouvelles dissolutions, ainsi que le fait M. Guibal, à Ivry, pour les vapeurs d'autres dissolvants du caoutchouc.

» Ce serait entrer encore dans les vues de la législation qui régit l'industrie, que d'interdire absolument d'employer des enfants dans les ateliers à dégagement de sulfure de carbone. Leur système nerveux est plus facilement impressionnable aux influences toxiques analogues à celles que subissent les ouvriers en caoutchouc, ainsi que le prouve l'action plus rapide chez eux des liqueurs alcooliques. Il paraît donc important que de salutaires règlements viennent les soustraire à cette fâcheuse influence, qui peut avoir pour leur avenir les plus tristes résultats.

» A côté de ces soins généraux se placent les conseils à donner aux ouvriers qui, quoi qu'on fasse et souvent par leur faute, subiront toujours, quoique à un bien plus faible degré, l'influence de ces vapeurs.

» Ils devraient être logés à une distance suffisante de la fabrique, pour être forcés, chaque jour, en allant à leur travail et en revenant, de respirer largement un air non vicié, et de laisser leurs vêtements s'aérer et perdre l'odeur du sulfure. Une extrême propreté, des lavages répétés, devraient leur être recommandés. Ils ne pourraient prendre leurs repas dans les ateliers; et ils passeraient à l'air libre les moments de repos; surtout ils éviteraient de la manière la plus complète les excès alcooliques, dont j'ai déjà plusieurs fois signalé l'influence sur le développement rapide des accidents.

» Enfin, malgré l'aptitude plus grande qu'acquiert un ouvrier à une fonction qu'il remplit chaque jour, il serait désirable qu'il s'établît dans les usines à caoutchouc un roulement tel que les ateliers à dégagement de sulfure ne fussent occupés par les mêmes ouvriers que pendant un temps limité; se remplaçant de quinzaine en quinzaine, par exemple, et même à des intervalles plus rapprochés, ils contracteraient bien plus rarement des accidents rendus moins menaçants par les précautions précédemment indiquées, et qu'un repos assez long ferait certainement disparaître. »

Bibliographie. — *Mémoire sur les accidents que développe chez les ouvriers en caoutchouc l'inhalation du sulfure de carbone en vapeurs*, par M. A. Delpech. Paris, 1856.

CAPTAGE. — *Voy.* EAUX MINÉRALES.

CARACTÈRES D'IMPRIMERIE. — *Voy.* PLOMB.

CARAMEL. — *Voy.* SUCRE.

CARBONE (SULFURE DE). — *Voy.* CAOUTCHOUC.

CARBONISATION DU BOIS. — *Voy.* CHARBON.

CARBURATEUR. — *Voy.* GAZ D'ÉCLAIRAGE.

CARDEURS. — Le *cardeur* est l'ouvrier qu'on emploie au *cardage*, opération qu'on fait subir à certaines matières filamenteuses, afin de les rendre propres à être filées, ou même simplement afin d'en extraire les corps étrangers, de les faire gonfler et de leur donner de l'élasticité. C'est sur le lin, le chanvre, la laine, la soie, que cette industrie trouve à s'exercer.

Le cardage peut se faire soit à la main, au moyen de deux *cardes* à manches, dont se servent habituellement les cardeuses de matelas; soit au moyen de baguettes dont on frappe la laine, étendue sur des claies; soit enfin au moyen d'appareils mécaniques.

Les inconvénients qui peuvent résulter du cardage ont été résumés ainsi par le docteur Boileau de Castelnau, dans un rapport adressé au ministre de l'intérieur, sur l'influence du cardage des frisons de la soie sur la santé des détenus de la maison centrale de Nîmes :

« Position constamment assise ou debout pour les presseurs; exercice forcé et continuel des extrémités supérieures ; obligation d'élever les mains à hauteur de la tête; respiration continuelle de vapeurs ou molécules animales. A cela, il faut ajouter d'autres causes ordinaires d'insalubrité, telles que le choix d'ateliers humides et peu aérés, la température chaude et étouffée, la transition d'un air confiné à un air froid et vif. »

Fourcroy et Moreau (de la Sarthe) classent la profession de cardeur de laine parmi celles qui nuisent à la santé par l'excès d'exercice de certaines parties (les extrémités supérieures), et par défaut d'exercice d'autres parties (les extrémités inférieures), ainsi que par les molécules animales qui entrent dans les voies aérifères.

Ce sont surtout les substances nuisibles dont se charge l'atmosphère respirée par les cardeurs qui ont fixé l'attention des observateurs. Morgagni, Ramazzini, Fourcroy, ont rapporté de nombreux exemples d'affections graves ou mortelles développées sous une telle influence.

Des maladies cruelles, disent les auteurs de la *Topographie de Nîmes*, affligent les *bourretaires*, cardeurs de filoselle. Tous sont exposés à l'affaiblissement et à l'œdème des parties inférieures, aux douleurs obtuses des bras, des épaules et du thorax; plusieurs sont sujets aux affections les plus douloureuses des yeux, telles qu'inflammations, vives ophthalmies opiniâtres ; le plus grand nombre est menacé de toux longues et fatigantes, de l'asthme, du crachement de sang et de la phthisie tuberculeuse, etc. Il faut ajouter à cela des maladies cutanées, dues au contact irritant et malpropre des substances qui remplissent l'atmosphère des ateliers de cardage, et qui s'attachent à la peau et aux vêtements des ouvriers.

Plusieurs médecins, exerçant dans des localités où l'industrie du cardage occupe beaucoup de bras, tracent le portrait suivant de l'ouvrier cardeur. On reconnait le cardeur à son teint pâle, étiolé, blafard, plutôt bouffi que gras, à ses yeux rouges et à une petite toux presque continuelle. Les maladies auxquelles il est sujet sont : l'ophthalmie chronique, l'hypertrophie du cœur et ses conséquences, la phthisie pulmonaire, des varices, des ulcères atoniques. Aussi l'ouvrier le plus habile et le plus intrépide est-il forcé de discontinuer son métier à quarante-huit ou cinquante ans. Le cardage n'est, du reste, dans beaucoup de localités, exercé que pendant trois ou quatre mois, de novembre au commencement de mars, et alterne avec les travaux de la campagne.

Les observations que nous venons de présenter s'appliquent plus ou moins directement aux différentes sortes de cardages. Nous devons ajouter aux circonstances que nous avons signalées que, dans certains cas, les molécules qui se répandent dans l'air s'accompagnent accidentellement de certaines substances qui ajoutent à leurs qualités nuisibles. C'est ainsi que Fourcroy a vu, chez une ouvrière occupée à carder un matelas appartenant à un fondeur, des molécules de cuivre que contenait la laine de ce matelas s'introduire dans les bronches et donner lieu à des accidents assez sérieux.

M. Boileau de Castelnau, qui a étudié avec soin l'influence du cardage des frisons de la soie sur la santé des détenus de la maison centrale de Nîmes, a reconnu : que les cardeurs ont fourni plus d'entrées à l'infirmerie que toutes les professions réunies; que si cette profession a donné moins de morts, c'est qu'avant de mourir le cardeur a changé de profession, parce que les forces lui manquaient; que la moitié des hommes entrés à l'infirmerie avaient passé par le cardage; que, par conséquent, cette profession portait plus d'atteinte à la santé que les autres.

L'industrie du cardage réclame donc impérieusement l'emploi des machines, afin de soustraire les ouvriers à une influence funeste. Cependant il est possible d'atténuer ces dernières par certaines précautions.

Dans quelques contrées des Cévennes, les cardeurs se couvrent la bouche avec un mouchoir. Dans les ateliers du Piémont, des toiles en pièces de canevas sont suspendues horizontalement à une certaine hauteur, entre le plafond et la tête des ouvriers, pour recevoir la poussière qui se dégage du cardage. Il faut les enlever chaque soir et les secouer soigneusement. Il importe que les ateliers soient élevés, vastes, aérés au moyen de fenêtres larges et rapprochées, et placées en face les unes des autres. Ces fenêtres seront ouvertes du côté opposé à la direction du vent. Fourcroy conseille aux ouvriers de se mettre le dos au vent, afin de ne pas avaler la poussière meurtrière. De grands soins de propreté au visage et aux mains, et l'usage d'une blouse et d'un bonnet de toile qui seraient quittés aussitôt le travail terminé, tendraient à prévenir les maladies de peau que le contact des poussières animales et végétales détermine fréquemment.

Bibliographie. — *Encyclopédie méthodique*, t. III et IV. — *Dictionnaire de l'industrie, etc.*, 1835, t. III, p. 78. — Benoiston (de Châteauneuf), *De l'influence de certaines professions sur le développement de la phthisie pulmonaire* (*Annales d'hygiène, etc.*, 1831, t. VI, p. 13 et 29. — Le Vincent et Baumes, *Topographie de Nîmes.* — Boileau de Castelnau, *De l'influence du cardage des frisons de la soie sur la santé des détenus de la maison centrale de Nîmes, rapport au ministre de l'intérieur* (*Annales d'hygiène, etc.*, 1840, t. XXIII, p. 241). — A. Tardieu, *Recherches sur l'identité* (*Annales d'hygiène*, 1849, t. XLII, p. 299).

CARMIN. — Le *carmin* est la matière colorante de la cochenille. On l'obtient en épuisant d'abord la cochenille par l'éther, pour enlever toute la matière grasse, et en dissolvant ensuite la *carmine* par l'alcool ; en abandonnant la liqueur à l'évaporation spontanée, la couleur se précipite sous forme de petits grains d'une belle couleur rouge. Pour obtenir la carmine à l'état de pureté, il faut mettre de nouveau le précipité en contact avec l'alcool, puis avec l'éther.

La carmine est d'un rouge pourpre éclatant, inaltérable à l'air, facilement destructible par le chlore et les acides concentrés, très soluble dans l'eau, peu dans l'alcool concentré, insoluble dans l'éther et les huiles.

Le carmin est employé, entre autres usages, pour colorer les bonbons, dans l'art du confiseur.

On le falsifie souvent avec du vermillon (sulfure de mercure) ; il est très facile de reconnaître cette fraude en le traitant avec un peu d'ammoniaque, qui dissout seulement le carmin et laisse les substances étrangères. (*Voy.* COSMÉTIQUES.)

CARRIÈRES, CARRIERS. — Les carrières sont des excavations profondes creusées dans le sol et d'où l'on extrait la pierre, le sable, l'argile, etc.

L'exploitation de ces carrières n'intéresse la salubrité qu'au point de vue de la sûreté des personnes et des ouvriers qui y sont employés. C'est à ce titre qu'elle a donné lieu à plusieurs ordonnances de police qu'il est bon de rappeler, et dont la première remonte au 1er mai 1799. Ses principales dispositions ont été reproduites dans les ordonnances de février 1801 et mars 1802 ; ainsi que dans le règlement d'administration publique annexé au décret du 22 mars 1813. Voici les termes des ordonnances précitées :

Considérant combien il importe à la sûreté des personnes et des propriétés de surveiller l'exécution des règlements de police concernant les carrières ;

Considérant que les carrières, si leurs propriétaires négligeaient de les fermer et de prendre des précautions convenables, pourraient devenir un précipice pour les passants et un asile pour les malfaiteurs ;

Ordonnons ce qui suit :

1° Il sera fait des visites dans toutes les carrières du département de la Seine et des communes de Sèvres, Saint-Cloud et Meudon par des préposés de la préfecture de police.

2° Les carrières dont l'exploitation est terminée seront condamnées par les propriétaires.

Celles dont les travaux sont suspendus ou abandonnés seront également condamnées, si mieux n'aiment les propriétaires, dans un mois à compter du jour de la publication de la présente ordonnance, les remettre en activité d'exploitation, en se conformant aux lois et règlements de police concernant les carrières ; le tout à peine de 500 francs d'amende.

3° Tous individus qui, pour l'exploitation des carrières, ont obtenu des permissions de l'autorité compétente, et ceux qui en obtiendront par la suite, seront tenus d'en faire la déclaration au préfet de police dans le délai de dix jours à partir de la publication de la présente ordonnance pour les premiers, et, pour les seconds, du jour de l'obtention desdites permissions.

4° Les préposés de la préfecture de police surveilleront lesdites exploitations à l'effet de constater si elles se font conformément aux lois et règlements de police concernant les carrières.

5° Les carrières exploitées par cavage ou à puits seront fermées à la clef et couvertes de madriers suffisants, attachés les uns aux autres avec chaînes de fer contenues par des cadenas pendant la nuit et les jours de cessation de travail. Pour celles dont l'exploitation se fait à découvert, il sera établi au devant des tranchées, des barrières de planches ou pierres pour prévenir les accidents, le tout à peine de 500 francs d'amende.

Il est bon de faire remarquer que le règlement général annexé au décret du 22 mars 1813, relatif à l'exploitation, dans les départements de la Seine et de Seine-et-Oise, des carrières, des plâtrières, etc., et qui astreint l'exploitant à se conformer aux instructions concernant la sûreté publique, interdisant toute exploitation dont l'état actuel présenterait des dangers auxquels on ne pourrait opposer des précautions suffisantes; ce règlement peut, aux termes du décret, être rendu applicable dans toutes les localités où le nombre et l'importance des exploitants en rendraient l'exécution nécessaire.

Le travail de la carrière est des plus pénibles et des plus dangereux, moins par les maladies auxquelles sont exposés les carriers en raison de l'humidité au sein de laquelle ils vivent, et de la poussière qu'ils respirent, que par les accidents multipliés dont ils sont victimes, et qui, il est vrai, doivent être le plus souvent imputés à leur négligence. Les blocs qui se détachent pendant l'ascension, et qui écrasent les ouvriers au fond de la carrière; les éboulements qui les ensevelissent; enfin, les échelons qui se brisent sous le poids de leur corps, et les chutes qui en résultent, font plus de ravages parmi eux que la phthisie pulmonaire. La disposition des échelles qui servent à descendre dans les carrières à puits a justement éveillé l'attention de l'autorité, et a motivé de la part du préfet de police l'ordonnance suivante, du 16 février 1811 :

Considérant que les échelles de bois avec lesquelles on s'introduit dans les carrières à puits ne sont point assez solides; qu'elles sont d'ailleurs mal entretenues, et qu'en général ces échelles ne sont pas suffisamment fixées et suspendues à l'ouverture des puits ; que dans cet état de choses il y a danger pour les préposés de l'administration et pour les ouvriers, et qu'il importe pour la sûreté commune de prendre des mesures préservatrices pour l'avenir;

Ordonnons ce qui suit :

1° Dans deux mois, à compter de la publication de la présente ordonnance, les propriétaires ou exploitants de carrières pratiquées en puits dans le ressort de la préfecture de police seront tenus, conjointement et solidairement, sauf le recours des uns contre les autres, s'il y a lieu, d'établir les échelles placées à l'entrée des trous de service desdites carrières avec des échelons de fer de trois centimètres de diamètre et de quatre décimètres de longueur.

2° Les échelles seront suspendues à l'ouverture des puits par un double tour de chaîne de fer assujettie par un crochet aussi de fer, fermé sur place, et non avec des câbles et cordages, comme la plupart des carriers l'ont pratiqué jusqu'à ce jour.

3° Les propriétaires et exploitants entretiendront lesdites échelles, leurs armures et autres accessoires, en bon état de solidité. (*Voy.* MINES.)

Bibliographie. — *Collection officielle des ordonnances de police.* Paris, 1844. — *Traité de la législation des travaux publics et de la voirie en France*, par M. A. Husson. Paris, 1850. — *Dictionnaire général d'administration.* Paris, 1849, art. MINES, MINIÈRES ET CARRIÈRES. — *Recueil des lois, décrets, concernant le service*, par E. Lamé Fleury.

CARTES DE VISITES. — *Voy.* PLOMB.

CARTONNIERS, CARTONS. — L'industrie des cartonniers, en raison de l'odeur désagréable qu'elle exhale, est rangée dans la deuxième classe des établissements incommodes.

CASERNES. — L'hygiène des édifices spéciaux que l'on désigne sous le nom de *casernes* est évidemment soumise aux mêmes lois que toutes les habitations en général, et en particulier les habitations destinées à la vie en commun. Nous renvoyons donc à l'article HABITATIONS pour l'exposition des principes qui doivent présider à la construction et à l'installation des casernes. Nous présenterons cependant ici, d'après un rapport du Conseil de salubrité de la Seine, quelques mesures générales spécialement applicables à ce genre d'édifices.

1° Les cours seront très spacieuses et plantées d'arbres, autant que les localités pourront le permettre.

2° Toutes les chambrées auront un plafond élevé de 5 mètres ; elles seront parfaitement ventilées et disposées de manière à recevoir le soleil pendant une partie de la journée.

3° Les planchers supérieurs doivent être plafonnés, et les murs du rez-de-chaussée être revêtus à l'intérieur d'un mastic imperméable à l'humidité.

4° Les couchettes seront de fer, à une seule place, et séparées l'une de l'autre par un espace de 50 centimètres au moins.

5° Les latrines, même celles qui sont à ciel ouvert, doivent être assainies par le moyen d'un tuyau d'appel, et les pissotières garnies d'une cuvette à la Déparcieux.

6° Les buanderies seront placées au rez-de-chaussée, et leur sol sera dallé en pente douce ; un petit caniveau, creusé à la partie la plus déclive, aboutira au ruisseau de la cour, pour que les eaux puissent s'écouler facilement ; on défendra tout savonnage dans les étages supérieurs.

7° Dans le cas où l'on serait obligé de pratiquer des corridors, il faudrait y établir une grande ventilation par de larges ouvertures aux deux extrémités opposées.

8° De grands réfectoires seront établis dans les casernes; alors il sera défendu aux soldats de prendre leurs repas dans les chambrées.

9° Il serait à désirer que dans les casernes de cavalerie, et surtout dans celles des gendarmes, qui sont exposés à des courses plus fréquentes, et par tous les temps, il y eût des espèces d'antichambres ou de vestiaires où ils déposeraient leurs manteaux et leurs buffleteries mouillés.

10° On devrait supprimer tous les cachots souterrains ; c'est assez qu'ils soient placés au rez-de-chaussée ; on aura soin, surtout, que ces lieux de punition soient bien aérés et bien ventilés.

11° Enfin, on enjoindra à MM. les officiers des corps casernés de veiller, mieux qu'ils ne le font, à ce que la plus grande propreté règne dans les casernes.

Le ministre de la guerre, justement préoccupé de la salubrité des casernes, notamment des dimensions à donner aux chambres occupées par les soldats, a chargé une commission de déterminer par des expériences le volume d'air à accorder aux hommes de troupes. M. Félix Leblanc en a consigné les résultats dans un rapport très remarquable, fondé surtout sur les principes d'hygiène que nous avons rappelés en parlant des causes de viciation de l'air confiné. (*Voy.* Air, Écuries, Militaire (Hygiène), Ventilation.)

Bibliographie. — *Annales d'hygiène, etc.*, 1re série, 1829, t. II, p. 331. — *Dictionnaire de l'industrie, etc.*, 1835, t. III, p. 114. — Monfalcon et de Polinière, *Traité de la salubrité dans les grandes villes*, 1846, p. 135. — *Extrait d'un rapport adressé à M. le ministre de la guerre, relativement au volume d'air à assurer aux hommes de troupes dans les chambres des casernes*, par M. Félix Leblanc (*Annales de chimie et de physique*, 3e série, t. XXVII, p. 373).

CASSONADE. — On appelle *cassonade*, le sucre de couleur blonde employé dans l'économie domestique et dans la fabrication des sirops.

La cassonade a été falsifiée, suivant M. Chevallier, avec du sucre de lait, ou avec de la farine, de la terre, du sable, de la fécule de pomme de terre, du sulfate de potasse.

On reconnaîtra le sucre de lait au moyen de l'alcool, dans lequel la cassonade seule est soluble; la plupart des autres falsifications, en faisant précipiter dans l'eau froide les substances étrangères. Quant au sulfate de potasse, que l'on a trouvé une fois dans la proportion de 4 pour 100, on le découvrira en brûlant dans un creuset une quantité déterminée de cassonade. Les cendres seront traitées par l'eau distillée, et la solution aqueuse, concentrée par évaporation, donnera des cristaux de sulfate de potasse.

CAVES. — Il y a peu de chose à dire des caves sous le rapport de la salubrité. Cependant il est bon d'insister sur l'utilité des soupiraux. On voit encore aujourd'hui construire des maisons dont les caves n'ont aucune communication avec l'extérieur. Sans parler des inconvénients d'une telle disposition pour la conservation des différents objets contenus dans les caves et des fondations de l'édifice lui-même, cela peut devenir, en cas d'incendie, de dégagement de gaz insalubres, de fuite des fosses d'aisances ou des égouts, la cause d'accidents graves pour les individus qui viendraient à s'y exposer.

Les auteurs du *Traité de la salubrité dans les grandes villes* signalent les dangers d'une autre nature qui peuvent résulter de ce que l'escalier qui conduit dans la cave n'est point suffisamment clos; dans des maisons mal éclairées, on a vu des personnes rentrant à la nuit se précipiter dans ces escaliers, et faire des chutes mortelles.

On donne le nom de *caves* à certaines habitations de la classe ouvrière, dans quelques villes industrielles, à Lille surtout, situées au-dessous du niveau du sol, privées de fenêtres, éclairées seulement par la porte ou l'escalier qui leur sert d'entrée, et qui ouvre soit sur la rue, soit sur des cours étroites et profondes.

L'attention publique s'est vivement émue, depuis quelques années, de l'insalubrité de ces habitations. L'humidité continuelle, les neiges ou les eaux des pluies qui y ont un libre accès, l'impossibilité d'y jamais renouveler l'air, le défaut de jour, l'espace insuffisant pour les familles même les moins nombreuses, en font un sujet de réprobation pour tous ceux qui les connaissent. Quelques peintures saisissantes des habitations de la classe ouvrière dans les villes industrielles de l'Angleterre nous avaient initiés déjà à des détails repoussants sur ce sujet, quand M. Villermé, et plus récemment M. Ad. Blanqui, nous ont appris que l'Angleterre n'avait rien à nous envier sous ce rapport.

Nous n'avons pas à nous étendre davantage ici au sujet des caves considérées comme habitations; nous renverrons à l'article LOGEMENTS INSALUBRES, où l'on trouvera la législation récente qui les concerne. Nous mentionnerons seulement les premiers résultats des travaux de la commission des logements insalubres à Lille.

Au 1er mars 1851, la commission des logements insalubres avait prononcé sur 340 caves et 469 logements soumis à son investigation. 212 caves ont été frappées d'interdiction, comme non susceptibles d'être habitées. Les 128 caves non interdites ne seront cependant habitées que lorsqu'elles auront été réparées et assainies suivant les prescriptions. Sur les 469 logements autres que les caves, 86 ont été condamnés comme n'étant pas susceptibles d'assainissement; 2 maisons entières ont été ainsi interdites; elles doivent être entièrement reconstruites. Enfin, 383 logements devront être assainis avant de pouvoir de nouveau être mis en location. Indépendamment des locaux que nous venons de désigner, la commission a ordonné 135 mesures d'assainissement, tant pour aérage de fosses d'aisances que pavage de cours et corridors, écoulement des eaux, renouvellement d'air dans les escaliers, etc.

Bibliographie. — Monfalcon et de Polinière, *Traité de la salubrité dans les grandes villes*, 1846, p. 58. — *Rapport sur les travaux du Conseil central de salubrité du département du Nord pendant les années* 1847-48, *et le* 1er *semestre* 1849, n° VIII. Lille, 1849. — *Résumé des travaux de la commission des logements insalubres, à Lille, jusqu'au* 1er *mars* 1851 (*Union médicale* du 12 avril 1851). — Joire, *Des logements du pauvre et de l'ouvrier, considérés sous le rapport de l'hygiène publique et privée dans les villes industrielles* (*Annales d'hygiène*, 1851, t. XLV, p. 290).

CENDRES. — Les cendres sont employées en agriculture dans des conditions différentes, suivant leur propre nature et suivant les proportions des matières terreuses et des sels différents qu'elles contiennent. Elles tiennent le milieu, d'après M. Soulange-Bodin, entre les amendements et les engrais : elles agissent mécaniquement, en divisant les sols trop compactes; elles ont une action hygroscopique en absorbant l'humidité; elles paraissent agir comme la chaux, en accélérant la décomposition du terreau, probablement enfin elles agissent à titre d'excitants. Après les prairies basses, c'est sur les terres argileuses fort humides qu'elles conviennent le mieux. La cendre de tourbe est très employée en Picardie ; la cendre de houille, en Angleterre, dans les Pays-Bas et dans le nord de la France. Les cendres de houille, mêlées aux matières fécales, constituent, outre leurs propriétés désinfectantes, un engrais excellent.

CENDRES BLEUES. — *Voy.* CUIVRE, ÉTABLISSEMENTS.

CENDRES GRAVELÉES. — On donne ce nom au résultat de la combustion lente de la lie de vin, qui n'est autre chose qu'un carbonate de potasse très estimé quand il est pur, et supérieur aux autres potasses du commerce.

Cette fabrication ne peut être entreprise que dans des pays vinicoles. La combustion de la lie de vin donne lieu à un dégagement considérable d'une fumée très épaisse, âcre, irritante, très fétide, qui serait composée ainsi : eau, charbon très divisé, acide pyrotartrique et acétique, hydrogène carboné. On a même accusé cette fumée d'exercer une action corrosive sur les végétaux, en particulier sur les vignobles.

Lorsqu'on laisse la fumée se répandre au dehors, les fabriques de gravelée appartiennent aux établissements insalubres de première classe. Il faut alors qu'elles soient éloignées des habitations de 500 mètres au moins, qu'elles aient un bon fourneau pour bien brûler la fumée, et que la cheminée ait de 20 à 25 mètres d'élévation. En général, il faut tenir ce genre d'établissement le plus éloigné possible des villes et de tout centre d'habitations.

Mais on peut procéder à la fabrication des cendres gravelées de manière que la fumée se brûle, et éviter ainsi ces graves inconvénients. D'Arcet avait fait construire, pour une fabrique de ce genre, un fourneau fumivore qui fonctionnait si parfaitement, qu'on ignorait dans quel moment l'établissement était en activité.

Bibliographie. — Léon Marchand, *Rapport général sur les travaux du Conseil de salubrité du département de la Gironde*, 1833-34, p. 84. — *Dictionnaire de l'industrie, etc.*, t. III, 1835, p. 144. — Monfalcon et de Polinière, *Traité de la salubrité dans les grandes villes*, 1846, p. 242.

CENDRES (Laveurs de). — *Voy.* Affinage, Argent, Or.

CENDRES D'ORFÈVRE. — *Voy.* Affinage, Argent, Établissements, Or.

CERCUEILS. — *Voy.* Inhumation.

CÉRÉALES (Maladies des). — *Voy.* Blé, Epiphyties, Ergot, Maïs, Pellagre.

CÉRUSE. — *Voy.* Plomb.

CHAMOISEURS. — L'industrie des chamoiseurs, en raison de l'odeur infecte qu'elle répand, est placée dans la deuxième classe.

CHAMPÉ (Blanc dit). — *Voy.* Plomb, Zinc.

CHAMPIGNONS. — En présence des accidents graves que peut causer l'usage des champignons vénéneux, et de la difficulté pour les personnes inexpérimentées de s'en garantir avec certitude, l'administration a dû prendre quelques précautions relativement à la vente des champignons comestibles qui se consomment en très grande quantité dans Paris. Une ordonnance de police avait déjà été rendue à ce sujet le 13 mai 1782 ; d'autres, en date des 1er mai 1809 et 12 juin 1820, lui succédèrent et contiennent les dispositions qui suivent :

1° Tous les champignons destinés à l'approvisionnement de Paris devront être apportés sur le marché aux Poirées.

2° Il est défendu d'exposer et de vendre aucuns champignons suspects et des champignons de bonne qualité qui auraient été gardés d'un jour à l'autre, sous les peines portées par la loi. Ils seront visités et examinés avec soin avant l'ouverture de la vente.

3° Les seuls champignons achetés en gros au marché aux Poirées peuvent être vendus au détail dans le même jour sur tous les marchés aux fruits et aux légumes et dans les boutiques de fruiterie.

4° Tout jardinier qui aura été condamné par les tribunaux pour avoir exposé en vente des champignons malfaisants ou de mauvaise qualité sera expulsé des halles et remplacé.

5° Il est défendu de crier, vendre et exporter des champignons sur la voie publique et d'en colporter dans les maisons. Les contraventions seront constatées par des procès-verbaux qui seront adressés au préfet de police.

Les seuls champignons dont la vente est tolérée sont : les champignons de couche (*Agaricus edulis*), cultivés en grand par les champignonnistes dans les carrières des environs de Paris ; la morille comestible (*Phallus esculentus*), et la chanterelle (*Agaricus cantharellus*), qui tous les deux croissent dans les bois.

Suivant M. Chevallier, à qui nous devons des renseignements intéressants sur ce commerce et sur la surveillance à laquelle il est soumis, les accidents dus à l'usage de champignons nuisibles par leur nature ou par leur ancienneté sont extraordinairement rares aujourd'hui à Paris. L'inspecteur chargé de l'examen des champignons visite tous les matins ces végétaux exposés en vente sur le carreau des halles ; il visite aussi les marchés du centre, et il est rare de rencontrer des champignons développés ou trop vieux, parce que les marchands savent qu'en faisant de grandes provisions ils s'exposent à les voir détruire. De semblables mesures sont prises également dans les grandes villes.

Il n'en est malheureusement pas de même dans les campagnes et dans les petites localités. Les accidents y sont fréquents, et chaque année un trop grand nombre de personnes succombent à l'imprudent usage de champignons vénéneux. Il est triste de dire que la science ne fournit pas encore des données suffisamment précises pour prévenir toute erreur lorsqu'on s'éloigne des espèces non douteuses.

Les recherches chimiques de savants très distingués, M. J. Lefort et M. Gobley, ont bien éclairé la composition des champignons comestibles et leur valeur nutritive ; mais ces questions scientifiques ne sont pas celles qui doivent nous préoccuper ici, et il faut comprendre qu'au point de vue de la santé et de la sécurité publiques, les instructions et conseils pratiques, dont le nombre ne compense pas la vanité, ne présentent encore que des garanties fort insuffisantes. Les corps savants, les conseils administratifs, ont fait tout ce que la science permettait de faire pour éclairer le public. Mais malheureusement, ainsi que l'ont fait justement remarquer M. L. Soubeiran et M. le docteur Bertillon, ces instructions populaires ou officielles ne peuvent s'attacher qu'à des caractères généraux distinctifs des variétés comestibles et des variétés vénéneuses de champignons ; tandis que ces caractères, en réalité, n'ont rien de constant ni d'absolu et pourraient induire en erreur ceux à qui ils inspireraient une trop grande confiance.

Il faut donc se borner aux sages préceptes contenus dans la seconde partie de la grande instruction du Conseil de salubrité de la Seine, annexe de l'ordonnance de 1809, à laquelle nous emprunterons seulement ce qui se rapporte aux signes et au traitement des accidents causés par les champignons, en y joignant toutefois le conseil suivant, qui résume, en réalité, ce qu'on peut dire de plus pratique sur l'usage alimentaire des champignons.

« On ne saurait trop recommander à ceux qui ne connaissent pas particulièrement les champignons, de ne manger que ceux qui sont généralement reconnus pour bons : le champignon de couche, le champignon ordinaire, l'oronge vraie, l'oronge blanche, les deux mousserons, la chanterelle, le cèpe, la morille, et la girolle. »

Accidents causés par les champignons.

« Les personnes qui ont mangé des champignons malfaisants éprouvent plus ou moins promptement des accidents qui caractérisent un poison âcre stupéfiant : savoir : des nausées, des envies de vomir, des efforts sans vomissements, avec défaillance, anxiétés, sentiment de suffocation, d'oppression ; souvent ardeur avec soif, constriction à la gorge ; toujours avec douleur à la région de l'estomac, quelquefois des vomissements fréquents et violents, des déjections alvines (selles ou garderobes) abondantes, noirâtres, sanguinolentes, accompagnées de coliques, de ténesme, de gonflement et de tension douloureuse du ventre. D'autres fois, il y a au contraire rétention de toutes les évacuations, rétraction et enfoncement de l'ombilic.

« A ces premiers symptômes se joignent bientôt des vertiges, la pesanteur de la tête, la stupeur, le délire, l'assoupissement, la léthargie, des crampes douloureuses, des convulsions aux membres et à la face, le froid des extrémités et la faiblesse du pouls. La mort vient ordinairement terminer, en deux ou trois jours, cette scène de douleur.

» La marche, le développement des accidents présentent quelque différence, suivant la nature des champignons, la quantité que l'on en a mangée et la constitution de l'individu. Quelquefois les accidents se déclarent peu de temps après le repas, le plus ordinairement ils ne surviennent qu'après dix à douze heures.

» Le premier objet, dans tous ces cas, doit être de procurer la sortie des champignons vénéneux. Ainsi on doit employer un vomitif, tel que tartrate de potasse antimonié ou émétique ordinaire; mais, pour rendre ce remède efficace, il faut le donner à une dose suffisante, l'associer à quelque sel propre à exciter l'action de l'estomac; délayer, diviser l'humeur glaireuse et muqueuse dont la sécrétion est devenue plus abondante par l'ingestion des champignons. On fera donc dissoudre dans un demi-kilogramme (une livre ou chopine) d'eau chaude, deux à trois décigrammes (quatre ou cinq grains) de tartrate de potasse antimonié (émétique) avec douze à seize grammes (deux ou trois gros) de sulfate de soude (sel de Glauber), et l'on fera boire à la personne malade cette solution par verrées tièdes, plus ou moins rapprochées, en augmentant les doses jusqu'à ce qu'elle ait des évacuations.

» Dans les premiers instants, le vomissement suffit quelquefois pour entraîner tous les champignons et faire cesser les accidents; mais si les secours convenables ont été différés, si les accidents ne sont survenus que plusieurs heures après le repas, on doit présumer que la partie des champignons vénéneux a passé dans l'intestin, et alors il est nécessaire d'avoir recours aux purgatifs, aux lavements faits avec la casse, le séné et quelques sels neutres pour déterminer des évacuations promptes et abondantes. On emploiera dans ce cas avec succès, comme purgatif, une mixture faite avec l'huile douce de ricin et le sirop de pêcher, que l'on aromatisera avec quelques gouttes d'éther alcoolisé (liqueur minérale d'Hoffmann) et que l'on fera prendre par cuillerées plus ou moins rapprochées.

» Après ces évacuations, qui sont d'une nécessité indispensable, il faut, pour remédier aux douleurs, à l'irritation produite par le poison, avoir recours à l'usage des mucilagineux, des adoucissants, que l'on associe aux fortifiants, aux nervins. Ainsi on prescrira aux malades l'eau de riz gommée, une légère infusion de fleurs de sureau coupée avec le lait, et à laquelle on ajoutera de l'eau de fleur d'oranger, de l'eau de menthe et un sirop. On emploiera aussi avec avantage les émulsions, les potions huileuses aromatisées avec une certaine quantité d'éther sulfurique. Dans quelques cas on sera obligé d'avoir recours aux toniques, aux potions camphrées; et lorsqu'il y aura tension douloureuse du ventre, il faudra employer les fomentations émollientes, quelquefois même les bains, les saignées; mais l'usage de ces moyens ne peut être déterminé que par les médecins, qui les modifient suivant les circonstances particulières; car l'efficacité du traitement consiste essentiellement, non pas dans les spécifiques ou antidotes, à l'aide desquels on abuse si souvent le public, mais dans l'application faite à propos de remèdes simples et généralement bien connus. »

Si les caractères physiques des champignons analysés d'une manière générale sont insuffisants pour faire reconnaître d'une manière certaine les espèces non vénéneuses, il est certains moyens qui peuvent enlever aux champignons les plus manifestement toxiques leurs principes nuisibles. L'efficacité de ces moyens a été expérimentalement démontrée par M. Frédéric Gérard, dont les essais ont été l'objet de rapports faits au Conseil d'hygiène et de salubrité de la Seine en novembre 1851. J'emprunte quelques extraits de ces rapports au *Traité des poisons* de M. le docteur C. Flandin.

« Après avoir rappelé les tentatives faites dans tous les temps pour corriger les propriétés vénéneuses des champignons (Pline a dit : *Debellat eos acetum, et aceti natura contraria iis*), M. Cadet-Gassicourt, rapporteur, s'exprime ainsi : Mais nul expérimentateur, que nous sachions, n'avait encore osé, dans nos contrées, mettre complétement en pratique, à ses risques et périls, les théories transmises du Nord, pour corriger les espèces les plus dangereuses. M. Gérard, en homme résolu, dévoué, et d'un courage qu'on serait tenté de taxer de témérité, a dépassé l'épreuve qu'on pouvait demander. D'abord il s'est adonné au régime alimentaire des champignons toxiques avec une confiance progressive dont on ne peut donner ici l'idée qu'en le laissant parler lui-même.

« Dans l'espace d'un mois, dit-il, plus de 75 kilogrammes de » champignons sont entrés chez moi ; ce sont toutes les espèces figu- » rées sur la planche ci-jointe. » (L'auteur a joint, en effet, à son mémoire une planche représentant : 1° la *fausse oronge*, 2° l'*agaric bulbeux*, 3° l'*agaric vénéneux*, 4° l'*agaric émétique*, 5° l'*agaric sanguin*, 6° l'*agaric pernicieux*, 7° le *bolet chrysentère*, 8° le *lycoperdon gigantesque*.) « Pendant huit jours, je m'astreignis à manger deux fois par » jour, malgré la répugnance que me causait cette uniformité de » nourriture, de 250 à 300 grammes de champignons cuits. N'en » ayant ressenti aucune incommodité, je ne m'en tins pas là, et, » craignant que les nombreuses expériences que je ne cessais de » faire sur moi n'eussent émoussé ma sensibilité, j'admis à partager » mes expériences tous les membres de ma famille, qui se compose » de douze personnes. Je ne procédais qu'avec lenteur, et après » avoir essayé sur un, j'en prenais un deuxième. Je continuai jus- » qu'à ce que je fusse convaincu que, malgré la différence des âges, » des sexes et des tempéraments, personne n'était incommodé.... »

» Pour chaque 500 grammes de champignons coupés de médiocre grandeur, dit M. Gérard, il faut 1 litre d'eau acidulée par deux à trois cuillerées de vinaigre, ou deux cuillerées de sel gris, si l'on n'a pas autre chose. Dans le cas où l'on n'aurait que de l'eau à sa disposition, il faut la renouveler une ou deux fois. On laisse les champignons *macérer pendant deux heures entières*. Puis on les lave à grande eau. Ils sont mis alors dans l'eau qu'on porte à l'ébullition, et après un quart d'heure, ou mieux une demi-heure, on les retire, on les lave, on les essuie, et on les apprête comme mets spécial. »

Arrivant aux expériences faites devant la Commission, M. le rapporteur en rend compte en ces termes :

« Les champignons recueillis par M. Gérard appartenaient à une espèce très connue, l'*Agaric fausse-oronge* (*Amanita muscaria* de Persoon), la plus dangereuse des espèces peut-être, après l'agaric bulbeux, et si remarquable par la beauté de son chapeau rouge écarlate moucheté de taches blanches, sorte de verrues formées par les bébris du volva.

» Deux jours s'étant écoulés depuis la récolte de ces champignons, ils avaient été réduits, par la dessiccation, au tiers de leur poids, et ne pesaient plus exactement que 500 grammes au moment d'expérimenter.

» Nettoyées et coupées en gros morceaux (tout compris, chapeaux, feuillets et pédicules), les *fausses oronges* ont été d'abord lavées, puis mises, à trois heures de l'après-midi, dans 1 litre de nouvelle eau froide, avec addition de deux cuillerées de vinaigre, pour macérer en cet état pendant deux heures. Au bout de ce temps, on les a retirées de l'eau de macération, lavées à grande eau, mises à bouillir dans une nouvelle eau pendant une bonne demi-heure. Après cette coction, elles ont été lavées une dernière fois dans de l'eau froide et essuyées.

» Ces opérations terminées, les *fausses oronges* ont été accommodées à la manière ordinaire. Le mets avait assez bonne apparence. A six heures du soir, une assiette pleine fut servie, et M. Gérard commença à en manger. Sur l'offre qu'il fit à l'un de nous (M. Flandin), celui-ci en prit une cuillerée ; puis les deux autres membres du Conseil présents (MM. Cadet-Gassicourt et Beaude) en voulurent aussi goûter. M. Gérard et l'un de ses enfants achevèrent ce que contenait l'assiette.

» Le lendemain de l'expérience, M. Gérard nous écrivait : « A l'ex-
» ception d'un petit embarras gastrique, qui a duré jusqu'à huit
» heures trente minutes du soir, et qui venait de l'état actuel de mon
» estomac, je n'ai éprouvé, non plus que mon fils, aucun accident
» par suite de l'ingestion de l'*Amanite fausse oronge*. J'étais sans
» inquiétude sous ce rapport, et je ferai des expériences sur l'*Amanita*
» *venenosa*, dès que j'en aurai à ma disposition. »

» Avec M. Gérard, les faits suivirent de près les promesses. Après avoir donné la journée de dimanche à des recherches actives dans les bois des environs de Paris, il nous présentait, lundi, trois des plus pernicieux cryptogames. L'état avancé de l'un d'eux, ainsi que la saison froide et pluvieuse, nous prescrivaient de hâter l'expérience. En conséquence, les membres de la commission, notre collègue

M. Beaude et M. le docteur Cordier, qui suivaient avec intérêt les expériences de M. Gérard, ont été convoqués pour le lendemain matin, à dix heures très précises.

» L'espèce de champignon à l'ingestion de laquelle allait se soumettre M. Gérard a été parfaitement vérifiée. C'était l'agaric bulbeux de Bulliard (*Amanita venenosa* de Persoon). Malgré sa ressemblance avec notre champignon de couche, cette espèce s'en distingue aisément à la blancheur de ses feuillets, ceux du champignon de couche étant de couleur rose ou violette. Un de ces champignons, comme nous l'avons dit, était altéré; le parenchyme de son chapeau particulièrement était flasque et comme glutineux. Nous aurions été d'avis qu'on le rejetât, d'autant plus que les deux autres champignons réunis offraient une dose redoutable, et qui eût largement suffi pour une expérience convaincante. Mais M. Gérard joignit aux autres ce champignon détérioré. Les trois champignons pesaient ensemble 70 grammes, un tiers en moins vraisemblablement qu'ils n'eussent pesé deux jours plus tôt, quand ils étaient frais. Après les avoir préparés de la manière indiquée, on les servit à M. Gérard, qui, en les mangeant, se borna à faire la remarque que le mets avait un peu de mauvais goût, *provenant du champignon gâté*. Le lendemain l'expérimentateur allait donner aux membres de la commission les nouvelles les plus satisfaisantes de sa santé. »

Le rapport se terminait par des remercîments adressés à M. Gérard, et la conclusion formelle qu'il était possible de rendre inoffensifs les champignons les plus dangereux.

Nous croyons cependant devoir ajouter quelques remarques : c'est en premier lieu, que, ainsi que le montrent les expériences précédentes, le champignon perd, en même temps que ses principes nuisibles, son goût et sans doute en grande partie ses propriétés nutritives; et, qu'en second lieu, Frédéric Gérard lui-même a, dans le cours de ses essais téméraires, éprouvé plus d'une fois des accidents, et qu'enfin sa mort a été attribuée à un empoisonnement. Aussi croyons-nous qu'en résumé le plus sage est de ne rien donner à l'incertitude et au hasard dans l'usage alimentaire que l'on fera des champignons.

Bibliographie. — *Sur les précautions prises relativement à la vente des champignons comestibles* par A. Chevallier (*Annales d'hygiène, etc.*, 1842, t. XXVII, p. 301). — *Recherches chimiques sur les champignons*, par M. Gobley (*Journ. de pharm. et de chim*). — *Rapport sur le précédent mémoire*, par A. Chevallier. (*Bull. de l'Académie de médecine*, 1856, t. XXI). — *Études chimiques du champignon comestible, suivies d'observations sur sa valeur nutritive*, par M. J. Lefort (*Comptes rendus de l'Académie des sciences*, février 1856). — *Traité des poisons*, par Ch. Flandin. Paris, 1853, t. III. — *Revue d'hygiène publique : Sur les champignons vénéneux*, par le docteur Bertillon (*Union médicale*, mars 1861). — *Instruction relative aux champignons comestibles et* *vénéneux par le Conseil de santé* (*Recueil des Mémoires, de médecine de chirurgie et de pharmacie militaires*, 3e série, 1859, t. II, p. 114). *Éléments de botanique médicale*, par A. Moquin-Tandon, Paris, 1861, p. 439 et suiv.

CHANDELLES. — Les chandelles, qui consistent en suif préparé pour l'éclairage, se fabriquent de deux manières, ou par le moulage, ou à la baguette.

Les chandelles moulées se font en coulant le suif, fondu à une température suffisante, dans des moules de fer-blanc ou de verre placés verticalement dans une planche, et dans lesquels on a disposé la mèche suspendue à une petite tringle, à la base des moules, et fixée dans l'ouverture du sommet par un petit morceau de bois qui la tend suffisamment.

Les chandelles à la baguette se préparent en passant la mèche d'abord deux ou trois fois sur un bain de suif fondu, puis la plongeant ensuite dans le bain renfermé dans un cadre de bois, et la replongeant de nouveau et à plusieurs reprises, après avoir laissé égoutter et raffermir le suif jusqu'à ce qu'elle ait acquis la grosseur convenable.

Les fabriques de chandelles n'ont rien d'insalubre, mais elles développent une odeur fade et nauséabonde extrêmement désagréable, et exposent, en outre, au danger de l'incendie. Elles sont rangées dans la seconde classe des établissements incommodes sous le nom de chandeliers.

On ne doit permettre l'établissement des fonderies de suif que dans les communes rurales ; on ne saurait les tolérer dans les villes. Si l'atelier est voisin d'un lieu habité, d'une rue ou d'une promenade, on n'accordera d'autorisation que sous la condition de l'entourer d'un mur d'enceinte de 8 à 10 mètres d'élévation, sans aucun jour du côté de la promenade ou de la rue. Au reste, pourvu que le local soit convenable, la fabrication des chandelles ne présente ni danger ni inconvénients graves.

Le Conseil central de salubrité du département du Nord a prescrit : 1° De surmonter les chaudières d'un manteau portant les vapeurs dans la cheminée ; 2° de n'employer que du suif préalablement épuré ; 3° de placer la chaudière de fusion dans un autre local que celui de l'ouverture du foyer et du cendrier ; 4° l'interdiction des presses à cretons. (*Voy.* SUIF.)

Bibliographie. — *Dictionnaire de l'industrie, etc.*, 1835, t. III, p. 193. — Monfalcon et de Polinière, *Traité de la salubrité dans les grandes villes*, 1846, p. 288. — *Rapport sur les travaux du Conseil central de salubrité du département du Nord, pendant les années* 1847-48 *et le premier semestre de* 1849, n° VIII. Lille, 1849.

CHANGEURS. — *Voy.* AFFINAGE, ARGENT, FONDEUR DE MÉTAUX, ETC.

CHANTIERS. — Les chantiers de bois à brûler dans les villes, en raison du danger d'incendie, sont rangés dans la troisième classe des établissements soumis à la surveillance de l'autorité.

CHANVRE. — *Voy.* ROUISSAGE.

CHAPELLERIE, CHAPELIERS. — La préparation des chapeaux de feutre comprend plusieurs opérations successives. On emploie tous les poils d'animaux susceptibles d'arriver à se feutrer, c'est-à-dire à s'accrocher si bien les uns dans les autres, quand on en presse une certaine quantité, que de cette pression il résulte l'espèce d'étoffe appelée *feutre*. Les poils les plus propres au feutrage sont ceux de castor, de loutre, de chameau, de lièvre, de lapin, et les laines de cachemire, de vigogne et des agneaux de deux ans.

On procède d'abord au *dégalage*, qui consiste à nettoyer les toisons en les peignant avec une petite carde et en les battant. L'*ébarbage* et l'*éjarrage* ont pour objet de couper ou d'arracher de longs poils appelés *jarres*, qui ne sont pas susceptibles de se feutrer. Le travail du *sécrétage* prépare les poils au feutrage ; pour cela on brosse les peaux avec une brosse trempée dans une solution étendue de nitrate de mercure (7 à 8 de mercure pour 60 parties d'acide nitrique), à laquelle on ajoute 3 à 4 parties d'acide arsénieux et 1 à 3 de deutochlorure de mercure. L'emploi de ce liquide ayant souvent donné lieu à des accidents, on a cherché à le remplacer par l'acide sulfurique ou par un mélange de soude d'Alicante et de chaux vive, mais sans succès, à ce qu'il paraît. On sépare ensuite les poils, soit en les arrachant, soit en les coupant à la main ou à l'aide d'une machine ; puis on les livre à l'*arçonneur* qui les fait passer sur les cordes d'un instrument appelé *violon*, ce qui divise le tissu de manière à en former un tas nuageux qu'on appelle *étoffe*.

Pour arriver à opérer le *feutrage* proprement dit, on *bastie* les pièces ou plaques de poils qui résultent du travail de l'arçonneur, c'est-à-dire qu'on roule et comprime ces plaques comprises entre des pièces de linge et des feuilles épaisses de papier ; puis ces pièces, suffisamment feutrées, sont portées à la *foule*. Là, après avoir été trempée dans un bain de lie de vin, que l'on peut remplacer par de l'eau aiguisée d'acide sulfurique, ce qui prévient une odeur de buée insupportable, l'étoffe feutrée est pressée et foulée en tous sens, pendant trois ou quatre heures, avec un rouleau de bois, puis avec les mains.

Cela fait, on procède au *dressage*, en plaçant le feutre sur une forme ; à la *teinture*, en le plongeant dans une matière colorante végétale ou saline ; et enfin à l'*apprêt*, enduit dont on le revêt pour lui donner un certain degré de fermeté moelleuse.

Les opérations du sécrétage, de l'arçonnage et de la coupe des poils ont longtemps passé pour fort insalubres, et malgré l'optimisme de Parent-Duchâtelet, qui a vanté leur innocuité, il est impossible de méconnaître les effets nuisibles des poussières imprégnées de sel mercuriel et d'arsenic, qui ont produit chez les ouvriers chapeliers de véritables empoisonnements constatés, en Allemagne comme en France, par le docteur Pappenheim.

Plusieurs des opérations qui se pratiquent dans l'art de la chapellerie sont fort incommodes pour les habitations du voisinage. Une poussière noire et abondante se dégage par le battage après la teinture du feutre ; des buées d'une densité considérable s'élèvent continuellement des cuves, s'échappent par les croisées, et répandent au loin une odeur épaisse et fade. Nous avons dit plus haut qu'on pouvait éviter une partie de ces inconvénients en substituant l'eau aiguisée d'acide sulfurique à la lie de vin.

Ces inconvénients, qui ont fait ranger les fabriques de chapeaux dans la seconde classe des établissements incommodes ou insalubres, sont assez graves pour que les Conseils de salubrité ne tolèrent pas les *foules* de chapeliers dans une rue très fréquentée. Une ordonnance de police du 12 juillet 1818 veut que ces foules, à Paris, soient placées au rez-de-chaussée ou dans le fond des cours; elle défend, en outre, de prêter ou de louer des foules à des ouvriers ou à des fabricants non pourvus de patente, et prescrit aux chapeliers d'appliquer, au moyen d'un fer chaud, leurs noms en toutes lettres, dans l'intérieur des chapeaux qu'ils fabriquent.

Les ateliers de chapellerie donnent lieu à des plaintes vives et fondées, lorsqu'ils envoient une masse considérable de vapeurs désagréables aux nombreuses fenêtres du voisinage. Ces inconvénients cessent si les buées sont recueillies dans une haute cheminée qui les a portées au-dessus du toit des maisons les plus élevées des alentours. Un peu de vapeur peut encore s'échapper par la porte, mais elle est en trop faible quantité pour qu'il y ait lieu de s'en occuper.

Bibliographie. — Parent-Duchâtelet, *De l'influence des poussières sur la santé* (*Annales d'hygiène, etc.*, 1835, t. X, p. 70). — *Dictionnaire de l'industrie, etc.*, t. III, p. 211. — Monfalcon et de Polinière, *Traité de la salubrité dans les grandes villes*, 1846, p. 289. — *Rapport général sur les travaux du Conseil de salubrité de Nantes pendant l'année* 1845. Nantes, 1846, p. 60. — A. Chevallier, *De l'intoxication par l'emploi du nitrate acide de mercure chez les chapeliers*, thèse de la Faculté de médecine de Paris (et *Annales d'hygiène*, 2e série, t. XV, p. 205).

CHARBON, MALADIES CHARBONNEUSES. — *Voy.* CONTAGION, PUSTULE MALIGNE.

CHARBON. — En étudiant les diverses espèces de combustibles, nous aurons l'occasion d'insister sur le principal usage du charbon. Nous nous bornerons ici à quelques généralités. Le charbon peut être divisé en charbon *végétal*, charbon *animal* et charbon *de terre* ou *fossile*.

A part les usages que nous venons d'indiquer, le charbon, considéré d'une manière générale, possède une propriété essentielle, dont les applications présentent un haut degré d'utilité : c'est celle d'absorber les gaz, les substances salines, et même la plupart des oxydes métalliques, aussi bien que les miasmes et les différents produits de la décomposition putride. Nous reviendrons sur ces faits, dont l'importance hygiénique ne saurait être méconnue.

Le nom de charbon s'applique plus spécialement au *charbon de bois*, dont nous avons à faire connaître la préparation. Il existe différentes méthodes de carbonisation du bois. Cette opération a lieu, soit au milieu même des forêts, soit en vases clos. Dans le premier mode, on choisit un terrain bien battu, où l'on dispose verticalement trois ou quatre grosses bûches qui forment une cheminée de 25 à 30 centimètres de largeur. Autour de cette cheminée on range horizontalement, et dans la direction des rayons du cercle les bûches les plus grosses; sur cette première couche de bois, qu'on nomme *plancher*, on place d'autres bûches debout et sur trois étages superposés, dont les diamètres diminuent successivement, de façon à former un tronc de cône posé sur sa large base. Les bois les plus gros sont le plus rapprochés de l'axe de la meule; les plus petits et les menus branchages sont placés à la surface. On couvre la meule de feuilles, de terre et de détritus charbonneux appelés *fraisil* ou *fraisin*, et qui proviennent des précédentes carbonisations. On peut même remplir les intervalles des bûches avec du poussier de charbon. Des ouvertures ménagées sur le pourtour de la base de la meule servent à l'introduction de l'air nécessaire à la combustion. La meule ainsi établie, on allume dans la cheminée un feu du même bois. La combustion se propage rapidement et donne lieu à un dégagement abondant de fumée, qui doit être surveillé avec le plus grand soin par l'ouvrier, afin d'éviter une trop grande activité dans la combustion, et, par suite, une diminution considérable dans les produits. Par ce procédé, qui laisse perdus les produits de la distillation du bois, on obtient de 15 à 18 de charbon pour 100 parties de bois en poids. Il en donne jusqu'à 30 par la distillation en vases clos; mais celle-ci n'est opérée avec avantage que lorsqu'on cherche à obtenir l'acide pyroligneux et le goudron; elle donne d'ailleurs un charbon léger, peu estimé.

On désigne sous le nom de *charbon roux* du bois qui n'est qu'incomplétement carbonisé, et qui donne pour les hauts fourneaux un combustible très avantageux.

‹ La carbonisation du bois appartient à la seconde classe des établissements dangereux insalubres ou incommodes, lorsqu'elle a lieu dans des établissements permanents et ailleurs que dans les bois et forêts, ou en rase campagne. Il en est de même du charbon de bois fait à vases clos.

Les magasins particuliers pour la vente des charbons de bois doivent être clos et couverts. Ils sont rangés parmi les établissements dangereux, insalubres ou incommodes de seconde classe. Les lieux consacrés à la vente du charbon à la petite mesure sont rangés dans la troisième classe des mêmes établissements. L'approvisionnement de chaque débitant ne peut s'élever au delà de 100 hectolitres.

Ces mesures, prescrites par l'ordonnance royale du 7 juillet 1834, sur le commerce du charbon de bois dans Paris, et par de nombreuses ordonnances de police, sont justifiées par les faits qu'il nous reste à exposer.

Le charbon de bois, le charbon pulvérisé, le noir de fumée, le charbon de terre, peuvent devenir le siége de combustions, et, par suite, d'incendies spontanés. Bartholdi, qui a étudié les causes déterminantes de ces accidents, fait un groupe des incendies qui se déclarent dans les corps combustibles : le charbon, la tourbe, les pyrites, etc.

Nous ne rechercherons pas ici les diverses théories qui ont été proposées au sujet de ce phénomène curieux, dont bien d'autres corps peuvent encore être l'occasion. Est-ce à la présence, dans les charbons de bois ou de tourbe, du phosphore ou d'un phosphure? est-ce à l'absorption des gaz de l'eau? est-ce à la présence, dans les charbons de terre, de sulfure, et aux changements qu'ils éprouvent, qu'il faut les attribuer?

Nous nous contenterons de faire connaître les différentes circonstances dans lesquelles de semblables accidents ont eu lieu; ce sera la meilleure manière d'exposer les moyens propres à en éviter le retour. Nous emprunterons les faits que nous allons citer à un travail fort complet de M. Chevallier, sur les incendies spontanés.

On a observé à plusieurs reprises, à Paris, des incendies qui s'étaient manifestement développés dans des amas de charbon de bois. Nous nous souvenons, dit M. Chevallier, qu'il y a une vingtaine d'années, du charbon déposé dans une cave bien fermée, de la rue de Vaugirard, avait pris feu sans qu'on s'expliquât cette inflammation. L'inflammation spontanée du charbon a encore été constatée sur des charbons qui n'avaient pas été exposés au contact de l'air sur une grande surface après leur fabrication, et plus particulièrement, dit-on, sur les charbons préparés à vases clos, et qu'on a appelés vulgairement charbons obtenus par des procédés chimiques.

L'inflammation spontanée du *charbon pulvérisé* a été observée, en 1801, à la poudrière d'Essonne, par M. Robin, commissaire en chef des poudreries. Des ouvriers venaient de bluter une petite quantité de charbon de bois de bourdaine pulvérisé, lorsque, entr'ouvrant la portière du coffre du bluteau pour en retirer le charbon, ils sentirent une forte chaleur, et virent une traînée de feu courir à la surface du charbon. On perça des trous à la partie supérieure du coffre, et l'on projeta de l'eau au dedans, mais sans éteindre le charbon qui venait, toujours enflammé, surnager à la surface. Il fallut l'agiter violemment dans l'eau avec des balais, pour parvenir à l'éteindre complétement. Il était bien certain que ce charbon était bien éteint quand on l'avait mis dans le bluteau ; celui-ci contenait le produit de plusieurs fournées de bois de bourdaine; la dernière fournée avait été retirée du four la veille, et placée dans un étouffoir, où elle était restée quatorze heures. Au sortir de là, ce charbon avait été criblé et épluché à la main, et ensuite on l'avait pulvérisé sous les meules. Les ouvriers qui l'avaient manié l'avaient trouvé moins chaud qu'il n'arrivait souvent. Le mouvement du bluteau n'avait pas une grande vitesse, et l'on s'assura que les tourillons sur lesquels on le faisait mouvoir étaient graissés avec soin. Le charbon n'était mêlé d'aucune substance étrangère. M. Robin établit, d'après ces faits, que l'inflammation de cette poudre de charbon avait été spontanée, et qu'elle avait peut-être été favorisée par le degré de chaleur que conservait encore le charbon, par sa siccité parfaite et par son extrême ténacité.

On a observé quelques explosions dans des moulins à pilon. Ces accidents tenaient-ils à l'emploi du charbon en bâtons? Car si l'on frappe quelques coups un peu violent sur des bâtons de bois carbonisé, on peut en faire jaillir de fortes étincelles. On a vu encore des amas de poussier de charbon prendre feu dans des caves, à Paris.

On trouve dans la *Revue britannique* du mois d'avril 1837 la relation d'un commencement d'incendie qui a eu lieu à bord d'un bâtiment anglais. On vit tout à coup des tourbillons de fumée sortir d'un tonneau de *noir de fumée* enfermé dans la cale. Comme on ne pouvait attribuer cet événement à aucune cause connue, qu'on n'était point, de toute la traversée, descendu dans la cale avec de la lumière, il fallut bien admettre que le feu avait pris spontanément dans le tonneau. On parvint à grand'peine à retirer celui-ci de la cale, avant que l'incendie se fût étendu, et on le jeta à la mer, ainsi que soixante autres tonneaux de noir de fumée.

Le *charbon de terre* peut, ainsi que le charbon de bois, donner lieu à des incendies spontanés. On a constaté ce fait en 1741 et en 1757. Duhamel en rapporta plusieurs exemples de l'Académie des sciences, en 1757. Il dit, entre autres choses, qu'il était reconnu que le charbon de terre brûlait souvent à fond de cale, dans les vaisseaux qui l'apportent, lorsque la traversée est longue, ou que le gros temps empêche d'ouvrir les écoutilles.

M. Janvier a présenté plus récemment, à l'Académie des sciences, un mémoire ayant pour titre : *Sur les accidents spontanés du feu dans les masses de houille*, et contenant des détails sur les accidents d'incendie qui se déclarent dans les masses de houille qui composent l'approvisionnement des bateaux à vapeur.

Le feu se déclare souvent dans des soutes à charbon disposées à portée des chauffeurs, et fermées, d'un côté, par une des parois de la chaudière, de l'autre par la paroi même du navire. On trouve quelquefois des foyers à un pied et demi de profondeur, dans la masse de houille. On a paré à peu près à ce danger en établissant, entre la paroi de la chaudière et le charbon, une cloison de tôle, dans l'intervalle de laquelle l'air pénètre, de manière à préserver le charbon de l'action immédiate de la chaleur.

Les accidents du feu se déclarent plus souvent au mouillage, après l'extinction des feux et l'expulsion de l'eau des chaudières, que dans les traversées. M. Janvier en donne l'explication suivante. La température de la chaudière est une limite que la houille en contact avec elle trouve de la difficulté à dépasser; or, cet obstacle à son ignition disparaît dès que l'eau et la vapeur sont expulsées de l'appareil; alors la houille en fermentation s'échauffe davantage; elle se conduit comme la chaux qu'on éteint à l'aide de l'eau : elle devient incandescente et se réduit même en coke. Tous ces accidents, favorisés par une légère humidité, disparaissent par suite d'une aspersion abondante d'eau de mer. M. Janvier a remarqué encore que les accidents du feu sont d'autant plus à craindre que les houilles sont de meilleure qualité.

Cadet de Vaux signale, parmi les incendies spontanés, ceux causés par le charbon de terre entassé, humide et exposé à la continuité des pluies.

En général, il paraît qu'on peut considérer comme la cause probable de ces incendies l'humidité, jointe à une élévation artificielle de la température du charbon, ainsi que le voisinage d'une cheminée ou d'un tuyau.

Relativement au *charbon de tourbe*, M. Chevallier dit n'avoir pu se procurer lui-même aucun renseignement. Bartholdi dit seulement que, lorsque l'on commença à se servir du charbon de tourbe, dans les usines, on reconnut qu'il était très disposé à subir l'inflammation spontanée ; il ajoute qu'il est arrivé à Paris, et en d'autres endroits, que des magasins de ce charbon, qui étaient à découvert, se sont enflammés par l'action combinée de la chaleur et de la pluie.

Il nous reste à dire quelques mots des applications hygiéniques nombreuses et importantes auxquelles s'est prêté le charbon, et que M. A. Chevallier a eu l'heureuse idée de réunir dans une étude spéciale. Ce sont surtout les propriétés désinfectantes et décolorantes du charbon qui ont été mises à profit, tantôt pour la conservation de l'eau embarquée à bord des navires dans les tonneaux charbonnés imaginés par Berthollet, ou pour le filtrage des eaux saumâtres ; tantôt pour la décoloration et la clarification des liquides : vins, vinaigres, huiles, eaux-de-vie, miels, sirops.

Nous avons eu, à l'Exposition universelle de Paris en 1855, une série d'appareils variés dans lesquels M. le docteur Stenhouse, de Londres, s'était proposé d'utiliser les propriétés antiseptiques du charbon pour l'assainissement de l'air, la préservation des ouvriers exposés aux vapeurs méphitiques et la guérison des affections putrides. Il avait construit pour le premier objet un ventilateur au charbon, employé à la purification de l'air des salles d'assises de Mansion-house et de Guildhall, sorte de cadre de toile métallique, rempli de fragments de charbon concassé, à travers lesquels l'air est filtré à son entrée dans les salles. Le même inventeur avait présenté un respirateur au charbon, en forme de masque ou de demi-masque, soit de treillis, soit de toile métallique, dont la doublure est également remplie de charbon, et à travers lequel respire exclusivement le malade atteint d'asthme ou de maladie de poitrine, ou l'ouvrier placé dans une atmosphère viciée. Enfin des bandages au charbon, sachets pleins de petits morceaux de charbon, et destinés à être appliqués sur les plaies gangréneuses et les différentes parties du corps atteintes d'ulcères ou autres affections de mauvais caractère. Cet emploi hygiénique du charbon mérite certainement d'être signalé, bien que la filtration de l'air à travers du charbon concassé dans les conditions de la ventilation naturelle ait besoin d'être démontrée, et que pour les masques, auxquels on peut faire la même objection, on ait de plus à redouter le très grave inconvénient d'une inspiration continue de molécules charbonneuses, qui n'est rien moins qu'hygiénique. (*Voy.* Clarification, Coke, Combustibles, Désinfection, Filtrage, Houille, Incendie, Noir animal, Tourbe.)

Bibliographie.— *Traité de la chaleur considérée dans ses applications*, par Péclet, 3e édition, 1860-1861. — *Dictionnaire de l'industrie*, art. Charbons, par Trébuchet. — *Cours élémentaire de chimie*, par Regnault, 4e partie, 5e édition. Paris, 1860. — *Mémoires de l'Académie des sciences*, t. XVI. — *Mémoires sur les incendies et inflammations* *spontanés*, par A. Chevallier (*Annales d'hygiène, etc.*, 1841, t. XXV, p. 309). — *Collection officielle des ordonnances de police.* — *Du charbon sous le rapport de l'hygiène publique*, par A. Chevallier (*Ann. d'hyg.*, 2e série, t. VI, p. 68).

CHARBONNIERS. — Sous le nom de *charbonniers*, on comprend à la fois les journaliers qui font le charbon et ceux qui le mesurent et le portent en ville. Les premiers habitent les bois, exposés à toutes les intempéries de l'air, et beaucoup passent les nuits dans des cabanes improvisées, couchés sur le sol ou sur des lits de feuilles. Ils sont de plus exposés à la fumée plus ou moins épaisse qui s'échappe des meules de charbon. Il ne paraît pas qu'ils soient sujets à aucunes affections spéciales autres que celles qui résultent des intempéries. Il n'en est pas de même des mesureurs et porteurs de charbon qui sont employés, dans les villes, aux bateaux à charbon et dans les chantiers, et qui respirent sans cesse un air chargé de molécules de charbon. Celles-ci leur colorent en noir non-seulement la peau, mais les muqueuses du nez, de la bouche; les mucosités bronchiques s'en imprègnent, et des dépôts de poussière de charbon s'accumulent dans les poumons. M. Benoiston (de Châteauneuf) dit qu'il en meurt 3,70 sur 100 de la phthisie, et suivant les observations du docteur Skragge, les charbonniers sont attaqués de la pâleur, de la toux, de l'asthme et de la phthisie. Parent-Duchâtelet et M. Patissier ont exagéré dans un autre sens l'innocuité de la profession de charbonnier. Nous rapporterons, en parlant de celle des mouleurs en cuivre, nos remarques personnelles sur ce sujet. (Voy. MOULEURS EN CUIVRE.)

Bibliographie.— Benoiston (de Châteauneuf), *De l'influence de certaines professions sur le développement de la phthisie pulmonaire* (*Annales d'hygiène, etc.*, 1831, t. VI, p. 5). — Parent-Duchâtelet, *De l'influence des poussières sur la santé* (*Annales d'hygiène, etc.*, 1833, t. X, p. 74). — A. Tardieu, *Étude hygiénique sur la profession de mouleur en cuivre* (*Ann. d'hyg.* 2e série, t. II, p. 5 et 308). — Vernois, *De l'action des poussières sur la santé des ouvriers charbonniers et mouleurs en bronze* (*Ibid.*, 2e série, t. IX, p. 344).

CHARCUTERIE. — La charcuterie a pour objet la préparation et la vente de la viande de porc. Ce commerce est un de ceux qui réclament la surveillance la plus active. En effet, ces viandes hachées, salées, assaisonnées, cuites ou de conserve, mêlées ensemble sous mille formes et avec mille combinaisons qui constituent les préparations de charcuterie, échappent au contrôle de l'acheteur lui-même, et la santé publique est vivement intéressée à ce que ces aliments très nourrissants, très répandus surtout dans la classe ouvrière, mais qui s'altèrent très facilement, soient d'une bonne qualité.

On voit, dans les temps les plus reculés, les *suarii*, les *saucisseurs* et *chair-cutiers* spécialement chargés de la vente et de la préparation de la chair de porc et de toutes les formes qu'on lui peut faire revêtir. Dès l'an 1475, des prescriptions de police avaient soumis le commerce de la charcuterie à des règles qui garantissaient jusqu'à un certain point la salubrité des aliments qu'il fabriquait. Depuis 1791, ce commerce jouit d'une liberté presque entière, sauf quelques règlements de police que nous indiquerons tout à l'heure. Le nombre des charcutiers n'est pas limité à Paris; on en comptait, en 1856, 422. Le commerce de la charcuterie est libre, mais il serait certainement à désirer qu'il fût l'objet d'une réglementation générale, réclamée d'ailleurs par ses représentants.

La charcuterie est l'objet d'une industrie et d'un commerce considérables qui comprennent l'achat des porcs sur les marchés, la préparation et la vente de plusieurs parties du porc à l'état cru, et l'emploi des autres parties à la confection de produits cuits et assaisonnés. Les deux départements qui alimentent, principalement de porcs gras, les marchés d'approvisionnement de Paris, sont la Sarthe et Maine-et-Loire. Le poids moyen d'un porc est de 104 kilogrammes 500 grammes. Le nombre de ces animaux qui ont été reçus à Paris a été, suivant les calculs si savamment exacts de M. Husson :

De 1790 à 1808.	52 572	porcs.
1809 à 1818.	70 579	
1819 à 1830.	84 858	
1832 à 1840.	83 596	
1841 à 1846.	89 743	

La consommation annuelle de charcuterie de toute espèce dépasse, à Paris, 1 million de kilogrammes. Cependant, si on la compare à celle de la viande de boucherie, on trouve que le porc ne figure dans l'ensemble des deux consommations que dans la proportion d'un septième ; et la proportion se réduit beaucoup encore si l'on fait porter la comparaison sur le poids considérable des denrées diverses qui entrent dans la nourriture du Parisien. On doit en conclure, suivant la remarque de M. Husson, fort intéressante pour l'hygiéniste, que la consommation du porc à Paris est restée dans des limites modérées, et que dès lors elle ne saurait y exercer aucune influence possible sur la santé des habitants. Dans les campagnes on sait quelle place considérable tient dans l'alimentation la viande de porc.

Ce qui doit, à un point de vue non moins intéressant, appeler sur la charcuterie la surveillance toute spéciale de l'autorité, c'est cette circonstance, déjà signalée, que la plus grande partie des produits du porc est livrée au consommateur toute préparée, sous des formes variées qui ne permettent pas d'en saisir, au premier abord, et d'en apprécier la qualité. On n'a eu que trop souvent à signaler les fraudes commises par divers charcutiers : tantôt ils livrent à la consommation des viandes avariées, moisies; tantôt de la charcuterie faite avec de la viande de cheval; tantôt, comme à Bruxelles, on livre au commerce des *saucissons* dits de *Bologne*, faits avec de la viande provenant de chevaux morts de maladie. Un ancien préfet de police, M. Gisquet, a rapporté que, dans une seule visite, les préposés avaient confisqué plus de 10 000 livres de charcuterie avariée. Les jambons, saucisses, saucissons et cervelas, à moitié pourris, furent placés sur vingt charrettes, conduits à Montfaucon et jetés dans les bassins. Enfin, par suite de négligence, certaines viandes de charcuterie peuvent avoir été cuites dans des vases de cuivre ou de plomb mal étamés, et contenir une quantité de ce métal toxique suffisante pour causer de graves accidents; or, les charcutiers ne doivent se servir exclusivement que de marmites et chaudières de fonte et de fer battu. Quelquefois encore, suivant M. Chevallier, certaines charcuteries sont enjolivées, décorées avec des graisses colorées en rouge et en vert; il est arrivé que la matière colorante verte était de l'arsénite de cuivre (vert de Schweinfurt).

Les viandes de charcuterie sont sujettes à éprouver une altération spontanée, fort peu connue dans sa nature, et qui peut déterminer des accidents très graves et même mortels. C'est surtout en Allemagne, où l'on fait un grand usage de viandes fumées, que des exemples de ce genre ont été observés. M. Kerner en a recueilli 135 dans le Wurtemberg, de 1793 à 1822, parmi lesquels 84 morts. Dans 24 cas, dont 12 suivis de mort, il s'agissait de boudins de foie fumés ; dans 12, de boudins ordinaires. M. Weiss a observé, dans le Wurtemberg aussi, 29 empoisonnements, dont 6 suivis de mort, paraissant dus à des boudins et à des saucisses fumés.

On a cherché, surtout en Allemagne, à séparer le principe toxique qui se développerait dans les viandes ainsi altérées. Mais la plupart des résultats présentés par les expérimentateurs méritent peu de confiance. C'est ainsi que Emmert a supposé qu'il se formerait, de toutes pièces, de l'acide hydrocyanique dans les boudins fumés; Berres, de l'acide pyroligneux. Kerner a attribué les accidents observés à un acide gras, plus tard, à une matière alcaline combinée avec un acide ; Buchner, à un corps gras altéré qu'il nomme acide gras des boudins. D'autres observateurs ont obtenu les mêmes résultats, et M. Saladin a avancé que l'acide qui se forme dans les corps gras rances est l'acide oxyacétique.

En l'absence d'observations plus concluantes, tous les faits de ce genre demeureront peut-être longtemps encore entourés d'une grande obscurité. En effet, ce n'est guère que par voie d'exclusion que l'on peut arriver à attribuer ces empoisonnements à une altération spontanée de la viande. On croit d'abord avoir affaire à des empoisonnements par le vert-de-gris ou même par l'arsenic ; mais l'absence de toute trace de poison métallique soit dans les déjections des victimes, soit dans les résidus des préparations malfaisantes, ou encore l'intégrité des ustensiles employés et l'analogie de tous ces faits entre eux, ne peuvent laisser de doute relativement au développement spontané d'un principe toxique.

C'est surtout le boudin, le fromage de cochon, et les pâtés de viande (veau et jambon) qui paraissent sujets à cette sorte d'altération. Cependant toutes les préparations de charcuterie peuvent également l'éprouver. Les viandes autres que le cochon et les viandes fumées peuvent aussi, dans quelques circonstances, s'altérer de la même manière. Voici quelques exemples d'empoisonnement de ce genre.

Des symptômes d'empoisonnement se manifestèrent subitement, le 24 juillet 1832, chez plusieurs personnes qui venaient de manger d'un pâté composé de jambon et de veau. L'analyse faite par MM. Labarraque et Lecanu démontra que les débris de ce pâté ne contenaient ni cuivre ni arsenic. « La cause des accidents, ajoutèrent les experts, a consisté probablement dans un commencement d'altération éprouvée par les matières employées à la confection du pâté. On sait, en effet, que des matières animales dans un parfait état de dessiccation, par exemple, des saucissons fumés, déterminent parfois des affections morbides chez certains individus, sans qu'il soit cependant possible d'y reconnaître les plus légers signes d'altération. Il est donc possible qu'un pâté, que chacun sait passer à l'aigre avec une extrême facilité, surtout dans les temps chauds, ait pu produire un commencement d'empoisonnement, bien qu'il ait été parfaitement confectionné. »

Cinq personnes d'une même famille, à Coubert (Seine-et-Marne), presque immédiatement après avoir mangé d'un fromage de cochon, furent prises de vomissements violents avec soif ardente, sueurs froides, déjections alvines abondantes, coliques excessivement aiguës. Un seul enfant, qui n'en avait pas mangé, ne présenta pas d'accidents. L'analyse des déjections et celle des préparations du charcutier n'y firent découvrir aucune substance toxique.

M. Boutigny (d'Evreux) a observé à une fête de village, sur lui-même et sur plusieurs personnes, de semblables accidents déterminés par de la charcuterie. Les analyses auxquelles il se livra furent pareillement négatives. Ce chimiste fait remarquer que les viandes délétères n'ont que le goût qui leur est propre ; peut-être même, ajoute-t-il, sont-elles plus savoureuses.

Dans un cas d'empoisonnement de trois personnes par des rognures ou débris de cochon, on trouva dans la matière des vomissements du cuivre sous deux états : 1° à l'état de sel soluble dans les produits liquides des vomissements ; 2° à l'état d'oxyde ou de sel insoluble dans les produits solides des vomissements. Mais il fut impossible de découvrir l'origine de ce cuivre.

Une femme a éprouvé des accidents graves, après avoir mangé de vieille graisse d'oie (Kerner) ; toute une famille éprouva des accidents qui se sont prolongés pendant sept jours, après avoir mangé d'un ragoût de veau préparé avec une graisse d'oie qui exhalait une odeur forte et pénétrante (Siedler).

Il est à craindre que l'on ne puisse jamais prévenir d'une manière absolue de tels accidents ; cependant on comprend qu'ils indiquent la nécessité d'un redoublement de surveillance chez les charcutiers, pâtissiers, rôtisseurs, etc.; enfin, chez tous les industriels chargés de préparations culinaires quelconques.

Nous allons reproduire, pour terminer cet article, les règlements assez incomplets auxquels est soumis, à Paris, le commerce de la charcuterie, ainsi que les ordonnances de police, les instructions destinées à organiser la surveillance qu'il est important de lui imposer dans l'intérêt de la santé publique.

ORDONNANCE DE POLICE DU 24 FLORÉAL AN XII (14 MAI 1804), CONCERNANT LE COMMERCE DE LA CHARCUTERIE.

Article 1er. La vente du porc frais et salé et des issues de porc continuera d'avoir lieu à l'ancienne halle au blé et au marché Saint-Germain, dans les emplacements affectés à cette destination.

Art. 2. La vente en gros et en détail des porcs et des issues de porcs aura lieu les mercredis et samedis.

Elle sera ouverte à sept heures du matin, du 1er vendémiaire au 1er germinal, et à six heures pendant le reste de l'année. La vente en gros cessera à midi, celle en détail à cinq heures.

Art. 3. L'ouverture et la fermeture de la vente seront annoncées au son d'une cloche.

Art. 4. La visite des viandes exposées en vente sera faite avant l'ouverture de la vente.

Art. 5. Il est défendu de revendre sur les marchés la viande de porc qui aura été achetée, soit en gros, soit en détail, sous peine de saisie et de 200 francs d'amende.

Art. 6. Il est défendu de colporter et de vendre dans les rues et places, ou de maison en maison, du porc frais et salé, ainsi que toute espèce de charcuterie, sous peine de saisie et de 200 francs d'amende.

Art. 7. Les charcutiers établis dans le ressort de la préfecture de police auront *seuls* la faculté d'amener et de vendre sur les marchés le porc frais et salé, et les issues de porc.

Art. 8. Il ne peut être formé, dans le ressort de la préfecture de police, aucun établissement de charcuterie sans une permission spéciale du préfet.

Art. 9. Il est défendu d'abattre et de brûler des porcs ailleurs que dans des échaudoirs autorisés à cet effet.

Art. 10. Il est enjoint aux charcutiers de tenir leurs chaudières et autres ustensiles dans la plus grande propreté, sous peine de saisie des ustensiles et d'amende.

Art. 11. Les charcutiers ne peuvent acheter des issues de bœufs, veaux et moutons, que pour les employer dans la préparation des viandes de charcuterie.

Art. 12. La foire aux jambons aura lieu, comme par le passé, le mardi de la *semaine sainte*, sur le parvis Notre-Dame.

Les charcutiers peuvent y exposer en vente toute espèce de marchandise de leur profession, à l'exception du porc frais.

Les art. 13, 14 et 15 sont relatifs à la réglementation des garçons charcutiers.

Les art. 4 et 12 de cette ordonnance sont empruntés à des lettres patentes du 26 août 1783.

ORDONNANCE DE POLICE DU 19 DÉCEMBRE 1835, CONCERNANT LES ÉTABLISSEMENTS DE CHARCUTERIE DANS LA VILLE DE PARIS.

Nous conseiller d'État, préfet de police,

Considérant que, pour prévenir l'altération des viandes employées et préparées par les charcutiers, il est indispensable que les lieux affectés à l'exercice de cette profession soient suffisamment étendus, ventilés et entretenus dans un état constant de propreté ;

Considérant que les feuilles de plomb dont sont revêtus les saloirs, pressoirs et autres ustensiles à l'usage des charcutiers, peuvent imprégner les viandes qui se trouvent en contact avec elles de sels métalliques dont l'action délétère n'est pas contestée, et que les vases de cuivre employés presque généralement par les charcutiers pour la préparation des viandes présentent des dangers plus graves encore ;

Vu l'avis du Conseil de salubrité ;

Vu les lois des 16-24 août 1790 et 2-17 mars 1791 ; ensemble l'arrêté du gouvernement du 12 messidor an VIII (1er juillet 1800) ;

Ordonnons ce qui suit :

1. A compter de la publication de la présente ordonnance, aucun établissement de charcutier ne sera autorisé dans la ville de Paris qu'après qu'il aura été constaté par les personnes que nous commettrons à cet effet que les diverses localités où l'on se propose de le former réunissent toutes les conditions de sûreté publique et de salubrité prescrites dans l'instruction ci-après annexée.

2. Il est défendu de faire usage, dans les établissements de charcutiers, de saloirs, pressoirs et autres ustensiles qui seraient revêtus de feuilles de plomb ou de tout autre métal. Les saloirs et pressoirs seront construits en pierre, en bois ou en grès.

3. L'usage des vases ou ustensiles de cuivre, même étamé, est expressément

défendu dans tous les établissements de charcutiers. Ces vases et ustensiles seront remplacés par des vases de fonte ou de fer battu.

4. Il est défendu aux charcutiers de se servir de vases de poterie vernissée. Ces vases seront remplacés par des vases de grès, ou par toute autre poterie dont la couverte ne contient pas de substances métalliques.

5. Il est défendu aux charcutiers d'employer dans leurs salaisons et préparations de viandes, des sels de morue, de varech et de salpêtriers.

6. Les charcutiers ne pourront laisser séjourner les eaux de lavage dans les cuvettes destinées à les recevoir. Ces cuvettes devront être vidées et lavées tous les jours.

7. Il est défendu aux charcutiers de verser, avec les eaux de lavage, qu'ils devront diriger sur l'égout le plus voisin, les débris de viande ou de toute autre nature. Ces débris seront réunis et jetés chaque jour dans les tombereaux du nettoiement au moment de leur passage.

8. Les dispositions de l'article 1er ne seront applicables aux établissements dûment autorisés qui existent actuellement que lorsqu'ils seront transférés dans d'autres lieux ou lorsqu'ils changeront de titulaires.

Les dispositions des articles 2, 3 et 4 ne seront obligatoires, pour ces mêmes établissements, que six mois après la publication de la présente ordonnance.

9. Les contraventions aux dispositions de la présente ordonnance seront constatées par des procès-verbaux ou rapports qui nous seront adressés pour être transmis au tribunal compétent.

10. La présente ordonnance sera imprimée et affichée.

Le chef de la police municipale, l'architecte commissaire de la petite voirie, les commissaires de police, l'inspecteur général des halles et marchés, et les préposés de la préfecture de police, sont chargés, chacun en ce qui le concerne, d'en surveiller l'exécution. *Signé* GISQUET.

INSTRUCTION. — *Des boutiques.* — Les boutiques affectées à la vente des marchandises fraîches ou préparées devront être appropriées convenablement à cette destination.

L'intervalle entre le sol et le plancher sera au moins de trois mètres.

Le sol sera entièrement revêtu de dalles ou carreaux ; le plancher sera plafonné.

Pour renouveler l'air pendant la nuit, il sera pratiqué immédiatement sous le plafond, du côté de la rue, une ouverture de deux décimètres en carré (environ six pouces en carré); une autre ouverture de même dimension sera pratiquée au bas de la porte d'entrée ou du mur de face; ces deux ouvertures seront grillées.

Des cuisines ou laboratoires. — Les cuisines et laboratoires devront être de dimensions telles, que les diverses préparations de charcuterie y puissent être faites avec propreté et salubrité.

Les cuisines et les laboratoires auront au moins trois mètres d'élévation ; ils seront plafonnés. Le sol et les parois, jusqu'à la hauteur d'un mètre cinquante centimètres, seront convenablement revêtus de matériaux imperméables, pour faciliter les lavages et prévenir toute adhérence ou infiltration de matières animales.

Les pentes du sol seront réglées de manière que les eaux de lavage puissent s'écouler rapidement jusqu'à l'égout le plus voisin.

Un courant d'air sera établi dans les cuisines et les laboratoires ; les uns et les autres devront être suffisamment éclairés par la lumière du jour.

Des fourneaux et chaudières. — Les fourneaux et chaudières devront être toujours disposés de telle sorte qu'aucune émanation ne puisse se répandre dans l'établissement ou en dehors.

Les chaudières destinées à la cuisson des grosses pièces de charcuterie et à la fonte des graisses devront être engagées dans des fourneaux de maçonnerie.

Réservoirs, à défaut de puits ou de concession d'eau. — A défaut de puits ou d'une concession d'eau pour le service de l'établissement, il y sera suppléé par un réservoir de la contenance d'un demi-mètre cube, qui devra être rempli tous les jours.

Il ne pourra être établi de soupentes dans les boutiques, les cuisines et les laboratoires, qui, sous aucun prétexte, ne pourront servir de chambres à coucher.

Des caves, et autres lieux destinés aux salaisons. — Les caves destinées aux salaisons devront être d'une dimension proportionnée aux besoins de l'établissement; elles devront être saines et bien aérées, ne point renfermer de pierres d'extraction pour la vidange des fosses d'aisances, ni être traversées par des tuyaux aboutissant à ces mêmes fosses.

Les caves devront avoir au moins deux mètres soixante-sept centimètres d'élévation sous clef : il y sera pratiqué, s'il n'en existe pas, des ouvertures de capacité suffisante pour y entretenir une ventilation continuelle.

Le sol des caves sera convenablement revêtu, pour faciliter les lavages, et prévenir toute adhérence ou infiltration de matières animales.

Les pentes du sol des caves seront disposées de manière à faciliter l'écoulement des eaux de lavage dans les cuvettes destinées à les recevoir.

Si, à défaut de caves, le local destiné aux salaisons est situé au rez-de-chaussée, le sol sera disposé de manière que les eaux de lavage puissent être dirigées sur l'égout le plus voisin.

Signé GISQUET.

Tous les ans, en été, le préfet de police adresse aux commissaires de chaque quartier et de chaque commune de son ressort, ainsi qu'aux maires des communes rurales, une circulaire dont il nous paraît utile de donner le modèle.

Monsieur, d'après le résultat et le bon effet de la visite générale du 10 avril 1854, il convient d'inspecter de nouveau, comme l'année dernière, les charcutiers, ainsi que les établissements de fruitiers, épiciers et marchands de comestibles où se débitent des salaisons (lards salés, jambons fumés et saucissons de province). Comme la première, cette seconde visite a besoin d'être simultanée pour être efficace. Je désire qu'elle ait lieu dans tout le ressort de la préfecture de police samedi prochain, 30 courant, et qu'elle commence à 9 heures du matin au plus tard.

Votre examen devra porter sur toutes les parties des établissements que vous visiterez. Les viandes reconnues par vous hors d'état d'être livrées à la consommation, devront, indépendamment de la constatation du délit prévu par la loi du 27 mars 1851, être enfouies immédiatement, ou être mises à la disposition de M. Macquart, équarrisseur, rue du Vert-Bois, n° 5, ou de madame veuve Gravel, à l'abattoir de Villejuif, lesquels se chargent de l'enlèvement, à leurs frais. Vous excepterez toutefois les graisses qu'on réclamerait, pour être employées à des usages industriels, et qui devront alors être mélangées d'essence de térébenthine, afin de ne plus pouvoir servir à l'alimentation. En cas de doute ou de contestation sur la salubrité des viandes, vous appellerez un vétérinaire, un chimiste, ou, à défaut, un médecin, en ayant soin de dresser pour la constatation de ces opérations d'expertise ou de saisie, des procès-verbaux que vous me ferez parvenir sans retard.

Vous vérifierez encore, dans le cours de votre inspection, si les charcutiers ont supprimé dans leurs laboratoires les ustensiles de cuivre ou de plomb et les poteries vernissées (autres que celles tolérées); s'ils ne se servent plus de sel de morue et de varech ; si l'eau du puits de la maison où ils sont établis est saine ; enfin si leurs établissements sont bien tenus (conformément à l'ordonnance du 19 décembre 1835 sur la charcuterie). Le cas échéant, vous dresseriez, pour me les transmettre, des procès-verbaux ou rapports. Enfin il conviendra que vous inspectiez également les établissements des bouchers, pâtissiers et traiteurs, pour vérifier l'état de salubrité des viandes, et vous assurer qu'on y observe les prescriptions de l'ordonnance de police du 28 février 1853, en ce qui concerne l'emploi, tant de vases et ustensiles de cuivre, que du papier à envelopper les substances alimentaires. Vous ferez porter en votre présence, chez un chaudronnier, les vases en mauvais état d'étamage, ou les saisirez s'ils sont oxydés.

Signé PIETRI.

(*Voy.* ABATTOIR, BOUCHERIE, CUIRS, CUIVRE, PAPIERS, PORCHERIES, VIANDE.)

Bibliographie. — Bizet, *Du commerce de la boucherie et de la charcuterie de Paris, etc.*, 1847, p. 460. — Chevallier, *Dictionnaire des altérations et des falsifications des substances alimentaires, etc.*, 1850, p. 182. — Ollivier (d'Angers), *Des effets délétères de certaines viandes altérées* (*Archives générales de médecine*, 1830, t. XXII, p. 191). — Chevallier, *Note sur l'altération des viandes et sur les accidents qui peuvent en résulter* (*Journal de chimie médicale*, 1832, t. VIII, p. 726-732). — Saladin, *Recherches sur la nature de l'acide qui se développe dans les corps gras devenus rances* (*Journal de chimie médicale*, 1832, t. VIII, p. 325). — Paulin (de Stuttgard), *Nouvelles observations pour servir à l'histoire de l'empoisonnement par les saucisses corrompues* (*Heidelb. Klin. Annal.*, 10e vol., 1834). — Ollivier (d'Angers), *Empoisonnement produit par des viandes altérées* (*Annales d'hygiène, etc.*, 1838, t. XX, p. 40). — Boutigny (d'Évreux), *Lettre adressée à M. Ollivier (d'Angers) sur de nouveaux exemples d'empoisonnement par la charcuterie* (*Annales d'hygiène, etc.*, 1839, t. XXI, p 234). — Kerner, *Nouvelles observations sur les empoisonnements si fréquemment produits dans le Wurtemberg par l'usage des saucisses fumées* (en allemand). Tubingue, 1820, in-8. — A. Husson, *Les consommations de Paris*. Paris, 1856.

CHARLATANISME. — Le charlatanisme, qui peut être défini la fraude et le mensonge érigés en système, ne s'exerce nulle part avec plus d'impudence, et, il faut le dire, avec plus de liberté que dans les matières qui concernent la santé publique. Sur aucun point, du reste, la crédulité ne se montre plus facile et la répression plus illusoire.

Exercice illégal de la médecine et de la pharmacie, annonces, affiches, prospectus, consultations de somnambules, fausses approbations des Académies, débits de remèdes secrets, de préparations, d'appareils, etc., tels sont, entre beaucoup d'autres, les moyens mis en usage par les nombreux charlatans qui se disputent à l'envi la faveur et l'argent du public. Le charlatanisme, ainsi que le disait éloquemment Hippolyte Royer-Collard, est la plaie honteuse de la profession médicale. Jamais peut-être il ne s'est produit avec plus d'impudence et d'une manière plus dangereuse qu'à l'époque actuelle, au milieu de cet esprit général de spéculation qui s'est répandu de toutes parts dans la société, et jusque dans les professions les plus libérales. De là cette indignation unanime des hommes honnêtes, ces réclamations incessantes adressées au pouvoir, cette ardeur à implorer des lois nouvelles protectrices de la santé publique.

Personne ne conteste que la loi ne soit impuissante à réprimer tous les abus, et surtout que la pénalité dont elle les frappe ne soit tout à fait insuffisante. Mais ce qui est plus grave encore, c'est l'inapplication encore trop fréquente de la loi et l'inertie de la plupart des corps constitués ou des autorités auxquels sont confiées la tutelle et la garde de la santé publique. A Paris, on doit le reconnaître, les poursuites contre les charlatans que la législation actuelle permet d'atteindre, ont pris dans ces derniers temps une activité qui honore à la fois l'administration et la magistrature. Mais il n'en est pas de même dans les départements, où les plus petites localités sont véritablement infestées, et où les plus déplorables scandales restent la plupart du temps impunis. Nous ne pouvons essayer d'indiquer ici, et d'ailleurs il n'en est pas besoin, les innombrables formes que revêt le charlatanisme; mais nous devons nous efforcer de faire connaître quels sont les moyens qui ont été employés pour les combattre.

Ce n'est pas dans une modification prochaine des lois qui régissent l'exercice de la médecine et de la pharmacie, que l'on peut placer l'espoir d'une répression plus efficace des abus signalés. Il n'est pas douteux que la pénalité qui leur est applicable ne soit un jour revisée et mise en rapport avec leur gravité. Mais quoique la législation actuelle ait été bien des fois l'objet d'un examen approfondi de la part de commissions compétentes destinées à éclairer l'administration, on ne peut espérer, dans les circonstances présentes, une solution vainement attendue depuis plus de quarante ans. Il faut donc chercher si, sans sortir de la législation qui nous gouverne, on ne peut pas, dès à présent, trouver dans cette législation elle-même des moyens sinon d'arrêter, du moins d'atténuer le mal.

Le Congrès médical tenu à Paris, en 1845, se plaçant surtout au point de vue de l'intérêt professionnel, qui ne peut, il est vrai, se séparer ici de l'intérêt public, avait cherché un remède dans l'institution de colléges médicaux d'arrondissement chargés d'adresser aux autorités administratives et judiciaires les demandes et réclamations relatives à l'exercice illégal de la médecine ou de la pharmacie. A défaut de ces institutions nouvelles, que la loi seule aurait pu consacrer, les associations médicales pouvaient utilement remplir cette mission. L'Association de prévoyance des médecins de Paris avait donné dans ce sens un salutaire exemple, et avait, pendant plus de quinze années, pris l'initiative d'une surveillance assidue et d'une dénonciation légale des fraudes du charlatanisme. Il est à regretter que les conditions imposées à sa nouvelle constitution officielle aient dépouillé cette association du droit qu'elle avait exercé de la manière la plus honorable et avec une vigilance si profitable aux véritables intérêts de la santé publique.

Une tentative dont il est juste de garder le souvenir a été faite dès 1842 par le professeur Hippolyte Royer-Collard, qui, dans un manifeste éloquent, proposait à l'Académie de médecine d'établir dans le sein de cette compagnie une commission spécialement chargée de veiller à l'exécution des lois relatives à la médecine et à la pharmacie; de rechercher les cas dans lesquels ces lois peuvent être enfreintes, et de déférer au besoin les délits de ce genre à l'autorité compétente, dans le but d'en obtenir la répression. « Est-il une société, disait notre regrettable ami, plus naturellement, plus légitimement appelée à remplir une tâche si utile que l'Académie de médecine, c'est-à-dire la première société médicale du royaume, composée de médecins, de pharmaciens, de vétérinaires, tous choisis parmi ce qu'il y a de plus éminent par la réputation ou par le talent, élevés par leur position même au-dessus des petites passions; dépositaire enfin du double intérêt de la profession et de la science? Est-ce assez de dire que l'Académie possède ce droit et qu'il est juste qu'elle l'exerce? Ne dois-je pas ajouter que c'est un devoir pour elle d'employer ainsi, au profit de tous, l'autorité morale et scientifique qu'elle tient de son institution même, et mieux encore de l'estime et de la considération publiques? » Il rappelait, en même temps, qu'un corps qui possédait dans son sein une section d'hygiène publique et de police médicale était appelé à connaître de tous les faits qui peuvent nuire à la santé publique ou compromettre la profession, et comptait au nombre de ses obligations les plus étroites celle de chercher un remède à de pareils maux. Cette généreuse initiative resta sans effet. Elle ne fut peut-être pas cependant sans influence sur la sévérité plus grande apportée depuis cette époque dans les approbations personnelles ou académiques qui ont trop souvent servi de manteau aux plus coupables manœuvres des charlatans.

Les écoles de pharmacie et les jurys médicaux ont aussi dans leurs attributions les moyens de concourir à la répression des abus. L'administration centrale, par des instructions récentes émanées du Comité consultatif d'hygiène publique, a guidé leur action dans l'exécution des mesures législatives qui régissent l'exercice de la pharmacie et la vente des médicaments. Nous aurons à revenir sur ce sujet.

Mais nous devons signaler encore l'intervention très efficace et très digne d'encouragements de quelques Conseils de salubrité dans la répression du charlatanisme. Il ne s'est presque pas passé d'année où, depuis sa création, le Conseil de salubrité du département de la Seine n'ait fait entendre, avec autant d'autorité que de persévérance, les plus justes observations sur les progrès du charlatanisme, et n'ait appelé sur ceux qui s'y livrent les sévérités de l'administration. Cet exemple a été suivi avec un zèle très louable par quelques-uns des Conseils de salubrité des départements, notamment ceux de Lyon, de Nantes, de Troyes, etc. Le rapport général fait par le Conseil d'hygiène et de salubrité publique du département de la Nièvre, pour les années 1849 et 1850, signalait des cas nombreux d'exercice illégal de la médecine et de la pharmacie, et des abus extrêmement préjudiciables à la santé des populations, dans la vente des médicaments et des remèdes secrets.

Il serait à désirer que cette conduite fût imitée dans chacun des Conseils d'hygiène et de salubrité de la France. Et ce ne serait pas l'un des moindres bienfaits de cette institution. Seulement, nous ne pouvons nous empêcher de faire remarquer que la répression du charlatanisme est liée en grande partie à l'organisation et à la distribution des secours médicaux aux malades indigents des campagnes, question qui rentre directement dans les attributions des Conseils. L'association générale entre les médecins de toute la France, qui s'est fondée sous la présidence de M. Rayer, dans le but de protéger tous les intérêts du corps médical et avant tout la dignité de notre profession, fournira certainement, avant peu, les plus puissantes armes et les plus sûres contre le charlatanisme, plus nuisibles cent fois au public, où il trouve des dupes, qu'aux médecins qui le combattent par devoir de conscience plus encore que par intérêt. Déjà des résultats importants ont été obtenus, dus surtout à l'habile modération des médecins qui se sont portés partie civile, et à la direction éclairée imprimée aux poursuites par M. Paul Andral, l'un des membres du Conseil judiciaire de l'Association qui a fait prévaloir le principe important du cumul des peines par chaque acte particulier d'exercice illégal de la médecine. J'ai eu, pour ma part, à intervenir dans quelques affaires où, sur les rapports que j'ai fournis à la justice, les faits ont été qualifiés escroqueries et punis comme tels de peines correctionnelles moins dérisoires que celles qui atteignaient l'exercice illégal considéré comme simple contravention.

Nous terminerons en reproduisant une circulaire ministérielle du 25 avril 1859, qui a pour objet la répression des annonces mensongères, l'une des pratiques ordinaires et l'un des appâts les plus sûrs du charlatanisme.

Monsieur le préfet, il arrive fréquemment que certains remèdes non inscrits au Codex, et sur lesquels l'Académie impériale de médecine ne s'est pas prononcée, ou qu'elle a même formellement repoussés, sont présentés, dans les annonces et prospectus, en des termes propres à faire croire à une approbation de la part de cette compagnie savante, et à la légalité de l'annonce et de la vente desdits remèdes.

L'Académie s'est vivement émue de ces abus, et elle a demandé qu'ils fussent sévèrement réprimés, dans l'intérêt de sa dignité et, plus encore, dans celui de la santé publique.

Cette compagnie savante a soumis au gouvernement la question de savoir si l'on ne pourrait pas faire servir à cette répression la disposition de l'article 15 du décret organique sur la presse, 17-23 février 1852, article ainsi conçu :

« La publication ou la reproduction de nouvelles fausses, de pièces fabriquées, falsifiées ou mensongèrement attribuées à des tiers, sera punie d'une amende de cinquante à mille francs. »

Il ne m'a pas paru douteux, monsieur le préfet, que cette disposition spéciale ne soit applicable à l'indication mensongèrement faite, dans un journal, ou dans une affiche ou prospectus, de l'approbation d'un remède par l'Académie impériale de médecine. Mon opinion à cet égard a été partagée par M. le garde des sceaux, ministre de la justice.

Vous savez, monsieur le préfet, que les remèdes auxquels a été faite, jusqu'à présent, l'application du décret du 3 mai 1850, relatif aux remèdes reconnus nouveaux et utiles, sont en très petit nombre ; ce sont ceux qui ont été désignés dans les circulaires émanées de mon ministère, les 15 avril 1852, 22 décembre 1853, 10 mars et 4 décembre 1854, 10 mai et 4 juillet 1857.

On a assimilé à ces médicaments quelques préparations qui ont été, antérieurement au décret du 3 mai 1850, l'objet de rapports favorables de l'Académie de médecine, et dont l'indication se trouve dans une autre circulaire du 2 novembre 1850.

Il existe encore plusieurs autres remèdes qui, à raison d'autorisations dont ils ont été antérieurement l'objet, continuent d'être vendus, sans opposition de la part de l'administration, en attendant qu'une nouvelle législation ait fait cesser cette situation provisoire. Les détenteurs de ces remèdes qui invoqueraient de semblables autorisations doivent, à l'occasion, être tenus de les produire.

Du reste, à l'exception des médicaments compris dans les catégories qui viennent d'être indiquées, et de ceux qui sont inscrits au Codex, aucun remède n'a été approuvé : tous autres doivent donc être réputés remèdes secrets, et sont soumis aux dispositions de l'article 36 de la loi du 21 germinal an XI. Les personnes qui se prévaudraient, dans les annonces, de l'approbation de l'Académie, pour des préparations non spécifiées dans les énumérations qui précèdent, devraient, en outre, être poursuivies par application de l'article 16 du décret précité des 17-23 février 1852.

Monsieur le garde des sceaux m'a donné l'assurance que les délits de cette nature qui seraient signalés aux officiers du ministère public ne resteront jamais sans répression.

Je vous invite, en conséquence, monsieur le préfet, à recommander expressément, tant aux inspecteurs de la pharmacie qu'aux Conseils d'hygiène publique et aux officiers de police judiciaire de votre département, d'exercer une surveillance soutenue sur les faits de l'espèce, afin de vous mettre en mesure de les porter à la connaissance de l'autorité judiciaire.

Je vous serai obligé de me rendre compte fréquemment du résultat des instructions que vous aurez données en exécution de cette circulaire.

Signé E. ROUHER.

(*Voy.* CONSEILS DE SALUBRITÉ, MÉDECINS CANTONAUX, MÉDICAMENTS, PHARMACIE, etc.)

Bibliographie. — *Jurisprudence de la médecine, de la chirurgie et de la pharmacie en France*, par A. Trébuchet. Paris, 1834. — Sallion, *Rapport à la Société académique de Nantes sur les voies et moyens propres à réprimer le charlatanisme médical et pharmaceutique*. Nantes, 1841. — *Actes du congrès médical de France*. Paris, 1846. — *Bulletin de l'Académie de médecine*, 1842, t. VII, p. 829. — *Collection des rapports généraux des Conseils de salubrité des départements de la Seine, de l'Aube, de la Nièvre, etc.*, passim. — *Hygiène de Lyon*, par MM. Monfalcon et de Polinière. Paris, 1846. — *Du charlatanisme médical qualifié et puni comme délit d'escroquerie* (*Ann. d'hyg.*, 2e série, t. V, p. 351).

CHATAIGNES. — La dessiccation des châtaignes, qui, dans certaines contrées, forme une grande partie de l'alimentation, donne lieu à une quantité considérable de fumée très odorante, qui a fait ranger cette opération dans celles que comportent les établissements insalubres de la deuxième classe.

CHAUDIÈRES A VAPEUR. — *Voy.* MACHINES A VAPEUR.

CHAUFFAGE. — L'emploi de la chaleur artificielle, soit qu'il ait pour objet l'entretien d'une température égale dans les habitations, soit qu'il s'applique aux procédés variés de l'industrie, est une de ces nécessités de la vie de l'homme qui n'ont besoin ni d'explications ni de commentaires. Mais on comprend qu'il constitue, au point de vue de la santé, l'une des influences les plus considérables, l'une de celles qu'il importe le plus de régler et de diriger. L'hygiéniste ne saurait donc rester indifférent au choix des différents appareils de chauffage et aux progrès récents qui se sont accomplis dans cette branche de l'art des constructions. Nous n'envisagerons ici cette étude que dans sa plus grande généralité, et uniquement en ce qui touche la salubrité, laissant de côté les développements théoriques, pour nous attacher aux applications spéciales des divers modes de chauffage dans les habitations, dans les édifices publics et dans les usines.

Les conditions de salubrité que l'on doit exiger de tout système de chauffage résident : 1° dans l'élévation suffisante de la température; 2° dans l'absence d'altération de l'air, soit par sécheresse, soit par mélange de gaz délétères ou de fumée; 3° dans un renouvellement de la masse d'air qui fournit à la combustion. Enfin, pour ne pas négliger la question économique, qui a par elle-même une si grande importance, il faut s'attacher à obtenir des combustibles employés et à utiliser la plus grande somme de chaleur possible. Ce que nous venons de dire des conditions de salubrité d'un bon système de chauffage, montre assez que celui-ci est lié nécessairement à la production des courants d'air, à l'aération, ou, pour mieux dire, à la ventilation, et, par suite, à l'assainissement des lieux habités; mais nous réservons cette partie de notre travail, et nous nous bornerons ici à l'étude du chauffage en lui-même. Nous nous guiderons surtout, dans cet exposé, d'après les principes qu'a formulés Péclet dans son admirable *Traité de la chaleur*.

Tout appareil de chauffage, quelles que soient sa forme et sa disposition, comprend trois parties distinctes : le *foyer*, le *lieu où la chaleur est utilisée*, qui se confond parfois avec le précédent, et la *cheminée*. Cette dernière sert, d'une part, à rejeter à une certaine hauteur dans l'atmosphère l'air qui a servi à la combustion, et qui, chargé d'acide carbonique et de vapeurs combustibles, serait toujours incommode et souvent nuisible s'il se dégageait trop bas, là où l'homme respire; et, d'une autre part, à produire dans le foyer l'appel d'air nécessaire à la combustion, effet qui est d'autant plus puissant que la cheminée est plus élevée. On donne le nom de *registres* à des plaques mobiles placées tantôt aux orifices d'écoulement de l'air échauffé, ou dans un point de la cheminée, et destinées à modifier le tirage en diminuant ou en interceptant le courant. La transmission de la chaleur rayonnée par le foyer, ou entraînée par le courant d'air, se fait quelquefois directement; mais, dans un grand nombre de cas, elle a lieu par un corps intermédiaire.

Les appareils de chauffage sont : 1° les simples fourneaux, 2° les cheminées, 3° les poêles, 4° les cheminées-poêles, 5° les calorifères à air chaud, à vapeur, ou à eau chaude.

1° **Fourneaux.** — Le chauffage par les fourneaux, où l'air ne s'échauffe qu'en se mélangeant directement aux produits de la combustion, et par conséquent en s'altérant profondément, présente les plus grands dangers, et doit être proscrit, si ce n'est pour quelques usages spéciaux, tels que le séchage, le chauffage des étuves ou la ventilation. Le *brasero* espagnol est un appareil de ce genre, et n'est pas exempt de ces inconvénients. On les rencontre à leur plus haut degré dans ces mansardes étroites du pauvre, dépourvues de cheminées, et où la préparation des aliments se fait sur un simple fourneau, à la vapeur du charbon ou de la braise. Il ne se passe pas d'années où les plus funestes accidents ne viennent montrer le danger de ces brasiers, d'où s'échappent les gaz les plus délétères, et qui, malgré cela, sont usités comme moyen de chauffage mobile par des personnes aisées.

Certaines industries ne reculent pas devant les fâcheux effets que nous venons de signaler. Les fabricants de cierges et de bougies chauffent encore leurs bassines avec des fourneaux à charbon placés au milieu de l'atelier, qui souvent n'a pas de cheminée. En 1806, tous les hongroyeurs de Paris, et certainement tous ceux du reste de la France, échauffaient l'étuve dans laquelle on passe les cuirs au suif, au moyen d'un foyer à charbon de bois sans issue pour l'air brûlé, et la quantité de charbon consommée était considérable, car la température de l'étuve était portée à 50 ou 60 degrés. Les ouvriers étaient cependant obligés de séjourner dans cette étuve remplie d'acide carbonique, mais il arrivait souvent de graves accidents. Ce ne fut qu'avec beaucoup de peine, et par des expériences qui démontrèrent combien le chauffage par les poêles est plus économique et plus salubre, qu'on parvint à leur faire adopter ce nouveau mode de chauffage. Les ateliers d'étirage de la laine sont encore dans le même cas.

En résumé, et suivant la judicieuse conclusion de Péclet, le chauffage direct de l'air par les combustibles doit être proscrit dans toutes les circonstances où les hommes doivent séjourner dans l'air échauffé. Il peut cependant être employé, comme nous l'avons dit, dans les séchoirs et les étuves, lorsque les appareils sont disposés de manière à faire évacuer l'air vicié par la combustion, avant que les ouvriers s'y introduisent.

2° **Cheminées.** — Le caractère essentiel des cheminées usitées pour le chauffage des habitations est d'avoir un foyer ouvert à l'extérieur et de laisser voir la flamme. Il convient d'ajouter que par cette raison même elles n'utilisent qu'une très faible partie du calorique développé, d'autant plus qu'elles produisent un mouvement de ventilation très considérable.

Nous ne pouvons énumérer toutes les diverses espèces de cheminées qui ont été imaginées dans ces derniers temps. Nous nous bornerons à indiquer les dispositions les plus conformes aux lois de la physique et de l'hygiène. L'ouverture relativement trop grande du foyer détermine un appel d'air froid par toutes les ouvertures de la chambre, au grand détriment des personnes qui y séjournent. Deux ordonnances de 1712 et de 1723 fixaient les dimensions des cheminées d'appartements et les matériaux avec lesquels elles devaient être construites : la brique, soutenue par des fantons de fer. Il importe de rétrécir l'orifice de communication du foyer avec la cheminée, de diminuer la profondeur du foyer et de le terminer latéralement par des pans inclinés. Ce sont là des améliorations qu'a réalisées Rumford. Ces parois latérales des foyers doivent être évasées et construites en faïence, en briques vernissées ou en plaques de laiton polies qui réfléchissent une plus grande quantité de chaleur. On a placé le combustible sur des foyers mobiles qui peuvent s'avancer dans la pièce, et donner lieu ainsi à un rayonnement beaucoup plus étendu. On emploie aussi des tuyaux placés dans l'intérieur même de la cheminée, et qui vont puiser l'air froid à l'endroit où la cheminée traverse le toit. Ces tuyaux portent le nom de *ventouses*, et viennent s'ouvrir à la partie supérieure de l'encadrement du foyer, où elles déterminent un froid très vif, sans renouveler suffisamment l'air de la pièce. Mais la disposition la plus heureuse est celle qui a pour effet de chauffer l'air appelé, en procurant une économie considérable de combustible. Elle est ainsi décrite par Péclet : « Immédiatement au-dessus du foyer se trouve un canal formé de tuyaux de tôle ou de fonte, dans lesquels passe la fumée, et qui se prolonge jusqu'à la hauteur du plafond, où l'extrémité supérieure s'engage dans le tuyau de cheminée ; les tuyaux sont renfermés dans une caisse qui reçoit l'air extérieur par la partie inférieure ; l'air s'échauffe contre la surface des tuyaux, s'élève dans la caisse, sort par des ouvertures placées près du plafond, et sert ensuite à la respiration et à la combustion. » Cet appareil donne une ventilation très régulière et par un air chaud ; et la chaleur employée à chauffer cet air est complétement perdue dans les cheminées ordinaires.

Il n'est pas rare que les cheminées laissent refluer la fumée, et occasionnent ainsi une incommodité très grande, parfois même des accidents plus ou moins graves. On dit alors qu'une cheminée fume. Les causes de ce fait sont multiples. La première est le défaut d'accès de l'air extérieur qui ne répond pas à l'appel de la cheminée, ou qui, ne pouvant passer par les ouvertures ordinaires, s'introduit par la partie supérieure de la cheminée, rabattant la fumée. On peut remédier à cet inconvénient en diminuant l'appel par le rétrécissement des deux orifices de la cheminée, et en favorisant la ventilation extérieure par des ouvertures ou des ventouses. La seconde réside dans une trop grande ouverture du foyer ; il suffit de le rétrécir pour la faire cesser. La troisième provient d'une trop petite élévation du canal, dans lequel la vitesse d'ascension de la fumée est trop faible. On doit citer encore l'action de plusieurs foyers les uns sur les autres, lorsqu'ils sont placés dans des appartements communicants, n'ayant aucun mode direct de ventilation. Dans ce cas, comme l'entrée de l'air se fait plus largement par les cheminées que par toute autre ouverture, il en résulte que le foyer dont le tirage est le plus fort, ou celui qui est allumé le premier, fait appel sur les autres et y détermine le reflux de la fumée. Ce n'est qu'en changeant radicalement les conditions particulières de ventilation de chaque pièce et de chaque foyer que l'on fera disparaître cette disposition vicieuse. Une autre source du dégagement de la fumée consiste dans la communication de plusieurs tuyaux de cheminée les uns avec les autres ; cet inconvénient sera détruit par un système convenable de trappes. La sixième et dernière cause qui fait fumer les cheminées réside dans l'action du soleil ou des vents directs et réfléchis, ou de l'état hygrométrique de l'air et de la pluie. On soustrait le tirage des cheminées à cette influence à l'aide d'appareils fixes ou mobiles, adaptés à l'orifice supérieur de la cheminée, dans le but de le rétrécir, ou de diriger l'ouverture de sortie du côté opposé au vent, de sorte que la fumée tende à prendre la même direction.

Il est une dernière considération très utile à rappeler ici : c'est de veiller aux différences d'élévation au-dessus des toits des cheminées contiguës d'appartements séparés, ou même de maisons voisines. On a vu des courants s'établir des unes aux autres, et des vapeurs délétères redescendre d'une habitation dans l'habitation voisine. Ollivier (d'Angers) et d'Arcet ont cité des exemples de mort par asphyxie survenue dans des circonstances semblables. Ils s'étonnent même que ces accidents ne soient pas plus fréquents, et pensent qu'il conviendrait d'imposer comme condition expresse et obligatoire que, dans toutes les constructions, quelles qu'elles fussent, tous les conduits ou cheminées de foyer de combustion, de quelque nature qu'ils puissent être, fussent toujours isolés complétement dans tout leur parcours, et que, sous aucun prétexte, on ne fît communiquer entre eux des tuyaux ou cheminées partant de foyers différents. On devrait imposer en même temps l'obligation aux architectes d'élever les tuyaux de cheminées à des hauteurs différentes, quand ces conduits sont contigus ou très rapprochés les uns des autres. Par cette disposition très facile à exécuter, on empêchera que les vapeurs qui s'en échappent puissent passer de l'un à l'autre, ainsi que cela s'observe dans les cheminées contiguës qui se terminent à un même niveau.

Enfin, on devra toujours surveiller la construction de l'âtre, de façon qu'il soit établi loin de poutres ou solives qui puissent prendre feu. Nous avons été témoins, Bayard et moi, d'un double cas de mort causé par la propagation, à travers les lambourdes du parquet, des gaz délétères produits par la carbonisation lente des poutres placées sous le foyer d'une chambre voisine. Les mêmes accidents funestes ont été encore déterminés par la mauvaise disposition de tuyaux de calorifères trop rapprochés de pièces de charpente.

3° **Poêles**. — Les poêles sont des appareils très répandus dans nos contrées, et surtout dans le nord de l'Europe, et dans lesquels l'air, échauffé par la combustion d'une substance combustible quelconque, se rend à la sortie du foyer directement, ou, après des circuits plus ou moins prolongés, dans un tuyau qui le conduit à l'extérieur, ou dans une cheminée. Ces appareils, construits en terre, en faïence, en tôle, ou en fonte, sont précieux par leur simplicité et l'économie qu'ils procurent. On calcule en effet qu'ils utilisent 35 pour 100 du calorique produit. Un registre, placé dans le tuyau à fumée, empêche le refroidissement trop rapide du foyer et l'accès de l'air froid.

Le reproche fait aux poêles de métal de donner une mauvaise odeur et de dessécher l'air, quand ils sont trop fortement chauffés, est fondé plutôt en apparence qu'en réalité, et peut être facilement évité en ne poussant pas le chauffage outre mesure. C'est l'élévation de la température qui donne à l'air la propriété de dissoudre une plus grande quantité de vapeur d'eau, diminue l'humidité sensible, et peut causer une céphalalgie fort incommode. La précaution de placer un vase plein d'eau et largement ouvert, sur le poêle, corrige cet inconvénient.

4° **Cheminées-poêles**. — Les cheminées-poêles sont des appareils mixtes qui, suivant la définition de Péclet, ont de l'analogie avec les cheminées, en ce qu'ils laissent voir le feu ; et avec les poêles parce qu'ils échauffent l'air par les parois du foyer. Ils ne présentent rien de particulier à noter, si ce n'est qu'ils sont à la fois très avantageux et très commodes.

5° **Calorifères**. — Le nom de calorifères doit être réservé, ainsi que le remarquent MM. Péclet et Grouvelle, aux appareils destinés à chauffer de l'air pris à l'extérieur, et à le verser ensuite dans les lieux où il doit être utilisé.

Les calorifères sont dits *à air chaud*, *à vapeur* ou *à eau chaude*, suivant que le chauffage a lieu par l'intermédiaire de ces divers agents.

Le plus ordinairement, les calorifères portent la chaleur à de grandes distances; ils sont alors placés dans des caves, ou dans des pièces inférieures. Le foyer est revêtu de briques, afin que les parois ne laissent pas perdre la chaleur, et de là partent des tuyaux qui conduisent le corps échauffant.

Dans les calorifères *à air chaud*, tantôt c'est l'air brûlé qui parcourt des conduits diversement disposés dans l'appareil, tantôt c'est l'air extérieur qui traverse des tuyaux métalliques dans lesquels il s'échauffe.

Les appareils de chauffage *à vapeur* consistent toujours en un générateur de vapeur avec tous ses accessoires; en tuyaux qui conduisent la vapeur dans les capacités où elle doit être condensée; en appareils de condensation et en tuyaux destinés à ramener à la chaudière l'eau qui provient de la condensation de la vapeur, ou à l'évacuer au dehors. Il faut tenir compte, dans la construction de ces appareils, des changements de dimension que l'élévation et la diminution alternatives de la température déterminent dans les tuyaux, changements auxquels on remédie au moyen de compensateurs. Les tubes doivent également être pourvus de souffleurs ou petits tubes garnis de robinets placés aux extrémités des grandes lignes de tuyaux de chauffage, et qui sont destinés à expulser l'air qui remplit les tuyaux lors de l'arrivée de la vapeur.

L'air échauffé au contact des tuyaux de calorifères, ou dans les poêles, se répand dans les appartements ou pièces qu'il s'agit de chauffer, par des ouvertures appelées *bouches de chaleur*.

D'Arcet a insisté, avec juste raison, sur le diamètre qu'il est nécessaire de donner à ces ouvertures. « On peut, dit-il, sans brûler plus de combustible, augmenter considérablement la quantité d'air chaud que procurent les poêles et les calorifères ordinaires; on le peut même sans rien changer aux armatures actuellement placées dans ces appareils, et, pour cela, il ne faut qu'introduire l'air froid dans ces armatures par un canal à section bien plus grande qu'on n'est dans l'habitude de le faire, et qu'agrandir de même considérablement l'ouverture des tuyaux et des bouches de chaleur par lesquels l'air chaud passe de l'appareil dans la salle qu'il s'agit d'échauffer. En pratique, il faudra donner aux prises d'air froid et aux bouches de chaleur des poêles et des calorifères autant de fois 12,5 décimètres carrés d'ouverture qu'on voudra y brûler de kilogrammes de bonne houille par heure, équivalant à 2 kilogrammes de bois de chauffage. »

Le chauffage *à circulation d'eau chaude*, qui se répand de plus en plus aujourd'hui, non-seulement dans les grands établissements, mais même dans les maisons particulières, a été appliqué dès 1823 par un Français, nommé Bonnemain, aux couvoirs artificiels. Très usité depuis, en Angleterre, il a été singulièrement perfectionné dans ces derniers temps, dans notre pays, par M. Léon Duvoir, et plus récemment par M. Grouvelle. Nous empruntons à un article très bien fait de notre savant confrère M. le docteur Boudin, qui s'en est déclaré l'ardent apologiste, la description du système Duvoir.

« L'appareil de chauffage se compose d'un fourneau, de la forme d'une tour ronde, établi dans un souterrain creusé dans le sol. Ce fourneau a 3m,50 de diamètre et 4 mètres de hauteur. Un seul foyer de 1 mètre de diamètre et de 0m,80 de hauteur, pratiqué dans l'intérieur du fourneau, produit toute la chaleur nécessaire à l'entretien d'une bonne température dans toutes les subdivisions d'un vaste édifice. Sur le foyer est placé un appareil hydro-pyrotechnique, composé d'une cloche de fer à doubles parois. Du sommet de cette cloche part un tuyau d'ascension, présentant une aire de section égale à celle de tous les tubes de retour, et se dirigeant verticalement jusqu'à la partie la plus élevée de l'édifice où il débouche dans un réservoir fermé. La cloche, le tuyau d'ascension et le réservoir, sont remplis d'eau; celle-ci, chauffée dans la cloche, s'élève en raison de sa densité moindre, jusqu'au réservoir supérieur, où il existe un espace libre au-dessus du niveau de l'eau. Un manomètre indique la tension de la vapeur; une soupape lui donne passage, si la tension devient trop considérable, et prévient ainsi tout danger d'explosion. Sur le réservoir sont piqués autant de tubes qu'il y a de subdivisions distinctes à chauffer dans l'édifice. De simples bouches de chaleur ou des renflements d'eau, ayant la forme de poêles, de colonnes ou de meubles, sont employés pour chauffer les pièces suivant leur capacité. Plus une pièce est vaste, plus on y multiplie les bouches de chaleur ou les poêles distributeurs. L'eau dépouillée de sa chaleur au profit des pièces parcourues est versée dans un tube commun qui la ramène à la partie inférieure de la cloche pour la réchauffer, et la faire circuler de nouveau. »

Les grands avantages du système de chauffage à la circulation d'eau chaude consistent dans l'égalité de la température, qui résulte de la lenteur du refroidissement de l'eau, et dans la facilité avec laquelle cette température peut être modérée, par la diminution de l'afflux d'eau chaude dans telle ou telle partie du bâtiment.

6° **Chauffage par le gaz.** — On a construit depuis quelques années des appareils de chauffage de toute nature, destinés à être alimentés par le gaz d'éclairage ordinaire ou par le gaz portatif, et pouvant servir à la cuisine et à tous autres usages. A l'intérieur des habitations ces systèmes ne sont pas sans danger, et doivent être rigoureusement soumis aux règlements relatifs à l'emploi du gaz.

Si nous résumons les avantages et les inconvénients des divers modes de chauffage que nous venons de décrire, nous reconnaîtrons que les cheminées simples à foyers fixes ou mobiles sont très salubres, parce qu'elles provoquent une grande ventilation, et l'on peut ajouter parce qu'elles ont le très réel avantage de laisser voir le feu : c'est seulement là un avantage très coûteux. Le plus grand inconvénient consiste dans le refroidissement des parties qui ne sont pas exposées au rayonnement du foyer, et dans les nombreuses causes de reflux de la fumée que nous avons signalées. Les poêles ordinaires, si supérieurs pour le chauffage, ont le très grave défaut de ne pas produire une ventilation suffisante. Les calorifères, qui consistent essentiellement dans des courants d'air échauffé au contact des tuyaux de conduite, réalisent les meilleures conditions de salubrité et d'économie, et ceux dans lesquels on emploie la circulation de l'eau chaude remplissent particulièrement ce double but.

Dans les habitations particulières il est facile d'utiliser de la manière la plus convenable chacun de ces modes de chauffage, et, en général, c'est celle que l'usage a consacrée. Les poêles dans les antichambres, où sera ainsi chauffé l'air qui doit être appelé par les cheminées des pièces plus éloignées, avec des bouches de chaleur à section suffisamment large ; les cheminées dans les chambres à coucher et les salons de réception, avec une section des orifices inférieur et supérieur proportionnée aux dimensions des pièces et au nombre de personnes qu'elles doivent contenir, et des voies suffisantes pour l'air appelé.

Dans les édifices publics, le seul mode approprié est l'un des systèmes de calorifères que nous avons indiqués, c'est-à-dire un ensemble de tuyaux à fumée, à vapeur ou à eau chaude, logés dans des conduits d'un plus grand diamètre parcouru par l'air, et qui se distribuent dans les différentes parties de l'édifice. Il n'est pas inutile de rappeler ici que ces appareils doivent être combinés de façon à servir à la fois au chauffage et à la ventilation, bien qu'il soit très important de ménager un foyer distinct pour la ventilation dans les saisons où le chauffage est inutile, disposition qui manque à la plupart des constructions de M. L. Duvoir.

Mais il ne faut pas oublier que les calorifères peuvent quelquefois donner lieu à des explosions telles que nous en avons vu se produire dans l'un des pavillons de l'hôpital Lariboisière chauffé par le système Laurens et Farcot, et à des accidents déplorables, comme celui qui est arrivé, en 1858, à l'église Saint-Sulpice, à Paris.

M. Péclet a passé en revue les différentes espèces d'édifices publics au point de vue du mode de chauffage qui leur convient le mieux. Pour les amphithéâtres destinés à l'enseignement, il fait remarquer que la chaleur animale fournie par les auditeurs compense presque toujours la perte par les surfaces des vitres et des murailles, et qu'il suffit de chauffer l'air de ventilation à une température très peu différente de celle qu'on doit maintenir dans la salle. Il donne la préférence aux calorifères les plus simples, et indique que l'on peut faire arriver l'air chaud par un grand nombre d'orifices percés dans le plancher ou les marches de l'amphithéâtre, et le faire sortir par la partie supérieure; ou le faire arriver par un petit nombre de bouches placées près du centre de l'amphithéâtre, à une petite distance du sol, et le faire sortir par un grand nombre d'ouvertures percées dans la dernière contre-marche. Dans la première disposition, l'écoulement de l'air aurait lieu pendant l'hiver par le seul effet de l'excès de température de l'air sur celle de l'extérieur, et il faudrait employer une cheminée d'appel ou un ventilateur pour l'été. Dans le second, il faudrait une cheminée d'appel ou un ventilateur pour toutes les saisons.

Pour les théâtres, il est très important que la ventilation soit assurée en même temps que le chauffage. D'après les principes posés par d'Arcet, la salle doit être chauffée par l'air de ventilation. L'air lui-même doit être chauffé dans des caniveaux renfermant des tuyaux à vapeur ou à eau chaude, et se répandre d'abord dans les couloirs, d'où il pénètre dans la salle par des orifices pratiqués entre le plafond de chaque loge et le plancher de celui qui se trouve au-dessus. Il paraît bon d'établir des bouches de chaleur dans le parterre, et pour le foyer ou les loges d'artistes, des poêles à vapeur ou à eau chaude.

Les églises sont malsaines par l'humidité et le froid qui y règnent, et l'on doit s'efforcer de détruire ces graves inconvénients par un système de chauffage approprié : la circulation de l'eau chaude avec orifices pratiqués dans le sol. M. Duvoir a réalisé, à l'église de la Madeleine de Paris, une disposition fort ingénieuse, qui consiste dans l'établissement d'un orifice d'appel sur le sol tout à fait à l'entrée, dans le but d'aspirer, et par conséquent d'expulser immédiatement l'air froid du dehors qui tend à pénétrer dans l'intérieur de l'église chaque fois que la porte est ouverte.

Dans les maisons d'éducation, un appareil général pour le chauffage et la ventilation présenterait les plus grands avantages, mais nécessiterait des frais considérables. On se contente dans les salles d'étude de poêles de fonte, dont il serait convenable de prolonger les tuyaux, que l'on conduirait jusque dans une cheminée pourvue d'un registre destiné à régler la ventilation. On ne saurait imaginer à quel point cette double condition de salubrité est négligée dans les réfectoires, les dortoirs et les latrines des maisons d'éducation les plus renommées. M. Péclet a rédigé, pour le chauffage et l'assainissement des écoles primaires et des salles d'asile, une instruction qui peut servir de modèle pour les établissements de ce genre.

Pour les hôpitaux et les prisons, le chauffage devant être continu, les appareils à eau chaude sont préférables aux autres; mais comme pour tous les grands établissements, l'échauffement de l'eau par la vapeur offre des avantages, c'est ce dernier mode qui a été employé par M. Grouvelle pour le chauffage de la prison Mazas à Paris.

Il nous resterait à parler des principaux appareils d'économie domestique, destinés, soit au chauffage des liquides, soit à la préparation des aliments, tels que fours, chaudières, fourneaux; mais ces détails ne rentrent pas directement dans notre sujet, et les principes qui viennent d'être exposés sont entièrement applicables à l'objet spécial dont il s'agit en dernier lieu.

Le complément nécessaire de cet article se trouvera aux mots Combustibles et Ventilation. — Mais nous devons placer ici deux pièces officielles qui réglementent de la manière la plus sage, dans l'intérêt de la sûreté publique, l'usage des calorifères à eau chaude ou à vapeur.

CIRCULAIRE DU 11 FÉVRIER 1845, CONCERNANT L'EMPLOI DES CALORIFÈRES A EAU.

Monsieur le préfet, on emploie quelquefois maintenant, pour le chauffage et la ventilation des édifices ou des habitations particulières, une espèce de calorifère à eau, dont l'usage exige certaines précautions pour éviter les accidents.

L'appareil, envisagé dans ce qu'il a d'essentiel, présente les dispositions suivantes. Une chaudière remplie d'eau, et qui reçoit la chaleur d'un foyer ordinaire, est située dans les caves de l'édifice ou dans l'une des pièces de l'habitation que l'on veut chauffer ou ventiler.

Cette chambre communique par un tuyau ascendant avec un réservoir également rempli d'eau, construit dans un des étages supérieurs ou dans les combles du bâtiment. Du fond du réservoir partent plusieurs autres tuyaux qui se ramifient dans les salles qui doivent être chauffées, et fournissent l'eau à des cylindres que l'on y a placés, et qui font l'office de poêles ou de cheminées. Ces tuyaux se réunissent de nouveau dans la partie inférieure du trajet en un tuyau de retour qui ramène l'eau dans la partie la plus basse de la chaudière.

Ainsi, quand le système fonctionne, il s'établit un courant continu : l'eau s'élève de la chaudière dans le tuyau ascensionnel par l'effet de la diminution survenue dans son poids spécifique sous l'influence du calorique; elle circule dans les canaux qui lui sont offerts, y dépose sa chaleur, et revient ensuite à son point de départ pour chauffer et circuler de nouveau.

Le réservoir supérieur est muni d'une soupape chargée d'un poids. La tension de la vapeur d'eau dans ce réservoir peut dès lors atteindre le nombre d'atmosphères représenté par ce poids, plus la pression atmosphérique, et sa température acquiert le nombre de degrés correspondant à cette pression.

Quant à la tension dans l'intérieur des tuyaux des poêles et de la chaudière, on conçoit qu'elle varie suivant la position de ces parties de l'appareil. Elle est égale, pour chacune d'elles, à la pression dans le réservoir, augmentée du poids de la colonne d'eau qui a pour hauteur la distance comprise entre ce réservoir et le point que l'on considère. Cette pression est à son maximum dans la chaudière, puis elle décroît jusqu'au réservoir.

A l'égard de la température dans les poêles et tuyaux de descente, elle est inférieure à celle de l'eau du réservoir, et d'autant plus basse que ces parties se trouvent à des étages plus éloignés du réservoir. Elle est au contraire, dans la chaudière et dans la colonne ascendante, supérieure au degré de l'eau du réservoir.

Ces appareils pourraient occasionner de très fâcheux accidents s'ils étaient mal exécutés.

La rupture d'un poêle, d'un des tuyaux, ou seulement une fuite qui viendrait à se déclarer, présenterait de graves dangers pour les personnes qui se trouveraient dans les salles où cette rupture aurait lieu, et où se répandrait toute l'eau contenue dans le réservoir supérieur et dans les parties situées entre ce réservoir et le point de rupture.

La chaudière pourrait aussi se déchirer sous la pression qu'elle supporte, et qui dépend de la hauteur où est placé le réservoir et de l'activité du feu.

Il pourrait même y avoir explosion dans le cas où le tuyau qui met la chaudière en communication avec le réservoir serait obstrué par quelque cause accidentelle.

Enfin, le foyer de la chaudière, lorsqu'il s'agit d'un appareil de grandes dimensions, consommant une quantité notable de combustible, peut incommoder les voisins par la fumée.

Ces systèmes de calorifères sont donc semblables, sous ces divers rapports, à une chaudière à vapeur fermée, dont les ramifications s'étendraient dans les différents points où sont placés les tuyaux de conduite.

Ils rentrent en conséquence dans les dispositions de l'ordonnance royale du 22 mai 1843, relative aux chaudières et machines à vapeur, et il y a lieu de leur appliquer l'article 67, lequel a prévu le cas où, à raison du mode de construction de certains appareils, des conditions spéciales seraient à prendre.

Il importe qu'on ne les établisse pas sans une autorisation donnée suivant les formes indiquées au titre II de ladite ordonnance ;

Que le réservoir supérieur soit toujours muni de soupapes de sûreté ;

Que toutes les parties de l'appareil soient soumises à une pression d'épreuve triple de la pression effective maximum qu'elle aura à supporter ; cette dernière pression étant celle qui correspond à la charge des soupapes du réservoir supérieur, augmentée d'autant d'atmosphères qu'il y a de fois dix mètres de distance verticale jusqu'à ce réservoir.

L'épreuve devra être faite sur place, après la pose et avant que les pièces du calorifère soient masquées par les parquets, boiseries, ou murs du bâtiment.

Elle pourra être opérée par parties successives ou sur l'ensemble, mais toujours de manière que les joints et les tuyaux aient été soumis à la pression d'épreuve.

Les dimensions des soupapes de sûreté seront fixées dans chaque cas par le préfet, sur le rapport des ingénieurs.

Il en sera de même des conditions du local de la chaudière.

MM. les ingénieurs s'assureront, lors de la pose de l'appareil, si l'on a pris toutes les précautions propres à éviter toutes les ruptures ou les fuites qui pourraient être occasionnées par des variations de température, et si les joints sont disposés de manière à résister à une longue durée et à présenter une imperméabilité complète.

L'emploi de la fonte pouvant augmenter beaucoup les chances de rupture et d'accidents, l'usage de ce métal devra, en général, être ici interdit.

L'acte d'autorisation reposera d'ailleurs sur diverses obligations qui seront reconnues devoir être exigées selon chaque espèce.

Je vous invite, monsieur le préfet, à prendre un arrêté réglementaire rappelant les dispositions qui précèdent, et à lui donner toute la publicité nécessaire, soit par des affiches, soit par l'insertion dans le recueil des actes administratifs de votre département, soit par ces deux moyens à la fois.

Je vous prie aussi de m'adresser, conformément à l'article 67 précité de l'ordonnance, une exposition des permis par lesquels vous autoriserez l'établissement de ces calorifères.

Veuillez m'accuser réception de la présente circulaire, dont je transmets une ampliation à MM. les ingénieurs. *Signé* LEGRAND.

ORDONNANCE DE POLICE DU 15 JUILLET 1846, CONCERNANT LES CYLINDRES SÉCHEURS, CHAUDIÈRES A DOUBLE FOND OU AUTRES VASES CLOS RECEVANT DE LA VAPEUR, ET LES CALORIFÈRES A EAU CHAUDE.

Nous, pair de France, préfet de police, vu l'ordonnance royale du 22 mai 1843, l'instruction ministérielle du 22 juillet suivant, et les instructions de M. le ministre des travaux publics des 11 février et 30 janvier 1845 ;

Vu les avis de M. l'ingénieur en chef des mines, chargé du service spécial des appareils à vapeur dans le ressort de notre préfecture ;

Considérant : 1° Qu'il est fait usage, dans un grand nombre d'ateliers, de *cylindres sécheurs*, de *chaudières à double fond*, ou autres vases clos qui reçoivent de la vapeur d'eau à une tension plus ou moins élevée ; que la rupture de ces vases peut être déterminée par la tension de la vapeur contenue dans leur intérieur, et donner lieu à des accidents graves dont il y a eu déjà plusieurs exemples ;

2° Que tous les appareils clos ou susceptibles d'être clos qui sont mis, soit à demeure, soit temporairement, en communication avec des chaudières à vapeur, doivent être, comme le sont ces chaudières mêmes, assujettis à la surveillance administrative et aux dispositions de l'ordonnance royale précitée du 22 mai 1843 ;

3° Qu'on fait usage pour le chauffage et la ventilation des édifices ou des habitations particulières, de *calorifères à eau chaude*, qui se composent de pièces contenant dans leur intérieur de l'eau à une température élevée, et dont les parois supportent par conséquent une pression égale à celle qu'exercerait la vapeur d'eau à cette température, augmentée de celle qui est due à la hauteur de la colonne d'eau dont elles sont chargées;

4° Que les foyers de ces calorifères consomment souvent une quantité de combustible assez considérable pour que la fumée puisse, dans certains cas, être incommode pour les habitants du voisinage;

5° Que, sous ces deux rapports, les calorifères à eau chaude, soit qu'ils consistent en une série continue de vases remplis d'eau, ou en vases isolés, placés dans les diverses pièces d'un édifice et contenant de l'eau échauffée par la vapeur émanant d'une chaudière ordinaire, rentrent dans la catégorie des chaudières fermées dans lesquelles on doit produire de la vapeur, et doivent être, en conséquence, soumis aux règles prescrites pour ces dernières par l'ordonnance royale du 22 mai 1843;

6° Qu'en vertu de l'article 67 de l'ordonnance précitée il nous appartient de prescrire les conditions propres à prévenir les dangers ou les inconvénients que pourrait présenter l'usage des appareils ci-dessus dénommés;

Ordonnons ce qui suit :

1. Nul ne pourra, à l'avenir, faire usage de cylindres sécheurs, chaudières à double fond pour évaporations ou chauffage, ou autres vases clos de forme quelconque qui seraient mis, soit temporairement, soit à demeure, en communication avec une chaudière à vapeur, ni établir de calorifères à eau chaude, sans une autorisation préalable délivrée par nous, conformément aux dispositions de l'ordonnance royale précitée du 22 mai 1843.

2. La demande qui nous sera adressée devra indiquer la forme, les dimensions des vases recevant la vapeur, le mode d'introduction de la vapeur dans leur intérieur et le mode d'émission, et l'usage auquel ces appareils seront destinés. S'il s'agit de *calorifères*, la demande fera connaître : 1° les dimensions de la chaudière et autres parties composant le calorifère ; 2° la hauteur de la colonne d'eau existante au-dessus des parties les plus basses de l'appareil, et la pression maximum qu'auront à supporter les parois de l'appareil, exprimées en atmosphères et fractions décimales d'atmosphère ; 3° la nature du combustible qui sera employé et la quantité approximative de ce combustible qui sera consommée par heure de chauffage. La demande sera, en outre, accompagnée d'un plan en double expédition, sur lequel seront indiquées les dispositions des diverses parties du calorifère et leur relation entre elles.

Les pièces des calorifères seront soumises, sur place, après la pose et avant qu'elles soient masquées par les boiseries ou parquets, à une pression d'épreuve triple de la pression maximum qu'elles auront à supporter lorsque l'appareil fonctionnera. Ces épreuves seront indépendantes des conditions que nous nous réservons de prescrire pour chaque cas particulier, en vue de prévenir les dangers qui pourraient résulter de l'établissement des calorifères, ainsi que les inconvénients de la fumée pour le voisinage.

3. Les propriétaires d'établissements actuellement existants, dans lesquels il y a des appareils du genre de ceux qui sont désignés dans l'article 1er de la présente ordonnance, nous adresseront, dans le délai de trois mois, une déclaration contenant les renseignements énoncés en l'article 2 ci-dessus.

Signé G. DELESSERT.

Bibliographie. — *Traité de la chaleur considérée dans ses applications*, par E. Péclet, 3e édit. Paris, 1860. — *Collection des mémoires de d'Arcet.* Paris, 1843, et *Note* dans les *Annales d'hygiène*, t. XXIX. — *Dictionnaire de l'industrie*, art. Chauffage. — *Bulletin de la Société d'encouragement*, t. V. — *Essai sur l'art de chauffer et de ventiler les édifices publics, les habitations particulières et les ateliers*, par Ph. Grouvelle. Paris, 1844. — *Dictionnaire des arts et manufactures*, art. Calorifères, par le même. — *Description des appareils montés pour chauffer l'hôtel des Monnaies de Paris par la chaleur perdue d'un four à coke*, par le même, dans la *Collection des mémoires de d'Arcet.* Paris, 1843. — *Observations sur la ventilation et le chauffage des édifices publics, et en particulier des hôpitaux*, par M. A. Guérard (*Annales d'hygiène, etc.*, t. XXXII). — *Études sur le chauffage, la réfrigération et la ventilation des édifices publics*, par Ch. Boudin. Paris, 1850. — *Traité de la salubrité*, par MM. Monfalcon et de Polinière. Paris, 1850. — *Dissertation sur les habitations*, par M. Piorry (thèse de concours, Paris, 1838). — *On the heating and ventilation of buildings by means of apertures situated in the upper and lower portion of a flue*, by J. Noirsain, civil engineer (*Medical Times*, 12 July 1851. — *The principles of warming and ventilating buildings*, by Tredgold. London, 1825. — *Recherches et observations relatives à une double asphyxie par la vapeur du coke*, par Ollivier, d'Angers (*Annales d'hygiène, etc.*, t. XXV, p. 290). — *Rapport sur une double asphyxie par la carbonisation des poutres*, par MM. H. Bayard et A. Tardieu (*Annales d'hygiène, etc.*, t. XXXIV, p. 369). — *Consultation médico-légale à l'occasion d'un cas remarquable d'asphyxie par la carbonisation des poutres*, par M. A. Devergie (*Annales d'hygiène, etc.*, t. XIII, p. 442). — *Sur les explosions des appareils à eau employés pour chauffer les édifices publics ou particuliers*, par Guérard (*Ann. d'hyg.*, 2e série, t. IX, p. 380). — On complétera ces indications bibliographiques par celles qui seront consignées à l'article Ventilation.

CHAUFFAUT. — *Voy.* Sécherie de morues.

CHAUFFEURS. — *Voy.* Chemins de fer.

CHAULAGE. — Nous avons fait connaître à l'article Blé l'utilité du chaulage, spécialement pour détruire la carie, cette production parasitique, éminemment contagieuse, qui exerce de si grands ravages sur nos récoltes. Nous avons dit que le problème à résoudre était de trouver une substance propre à détruire la carie adhérente au grain de blé sans attaquer le grain lui-même.

Diverses méthodes sont employées : tantôt on procède par *précipitation*, en laissant tremper le froment pendant vingt-quatre heures; tantôt par *immersion*, en se contentant de le plonger dans la lessive préparée; ou bien encore par *aspersion* ou par arrosement.

Les premiers essais de chaulage ont été faits en 1756 par Tillet de l'Académie des sciences. Ce savant conseilla l'usage de la lessive suivante : 100 litres de cendre et 200 pintes d'eau réduites à 120 pintes de lessive, que l'on blanchit au moyen de 15 livres de chaux, pour 60 boisseaux de froment. Lorsque la carie est considérable, le chaulage ne suffit pas toujours. Il faut alors trier les épis cariés ou les soumettre à un battage particulier; des lavages réitérés avant le chaulage peuvent avoir une grande efficacité. On a ajouté encore à la chaux du sel marin, de l'eau des fumiers, l'eau de lessive des buanderies, etc.

On emploie dans différents pays, soit le sulfate de soude, 15 kilogrammes, avec la chaux, 20 kilogrammes : on fait dissoudre le sel dans suffisante quantité d'eau; on humecte le tas avec la solution, puis on y mêle exactement la chaux réduite en poudre au moyen de l'eau; soit le sulfate d'alumine et de potasse, 100 grammes par hectolitre de blé à chauler.

Mathieu de Dombasle a indiqué le procédé suivant, qui est généralement suivi. Dissoudre du sulfate de soude dans de l'eau, dans la proportion de 8 kilogrammes par hectolitre; faire l'opération la veille de la semaille. Le grain étant en tas sur le carrelage, on l'arrose avec la solution, en se servant d'un arrosoir à fraise; on retourne vivement le grain en l'arrosant jusqu'à ce que tous les grains soient bien humectés, et jusqu'à ce que le liquide commence à s'écouler du tas, ce qui indique que le grain n'absorbe plus. Il est superflu, par conséquent, de mesurer le liquide. On répand immédiatement après de la chaux en poudre, en continuant de brasser fortement le mélange, et l'on ajoute jusqu'à la proportion de 2 kilogrammes par hectolitre de grain. Lorsque le mélange est bien complet, l'opération est terminée, et l'on peut semer ce grain tout de suite ou le conserver pendant plusieurs jours. Comme il n'est pas imprégné d'une aussi grande quantité d'eau qu'à l'opération du bain, on peut le laisser en tas sans craindre qu'il s'échauffe; cependant on peut le retourner tous les trois ou quatre jours.

L'administration supérieure a coutume de faire publier, sous forme d'instruction aux cultivateurs, et de recommander les mesures de précautions suivantes, indiquées comme étant des préservatifs efficaces contre la *carie* du froment :

Faire fondre 2 kilogrammes de sulfate de soude dans 20 litres d'eau, ou bien faire bouillir pendant une heure 10 litres de cendres de bois dans 30 litres d'eau. Tremper la semence dans la lessive ou dans la dissolution du sulfate de soude, et l'étendre ensuite sur un terrain uni, répandre dessus immédiatement de la chaux vive, et retourner promptement avec une pelle, de telle sorte que tous les grains soient bien couverts de chaux. Semer dans la journée le grain ainsi préparé le matin. Les grains qui surnagent en les plongeant dans la lessive doivent être enlevés.

Malgré la simplicité de ces procédés, les cultivateurs ont souvent recours à d'autres substances réputées, peut-être à tort, plus actives, et qui, dans tous les cas, ont le grave inconvénient de pouvoir communiquer au blé des qualités malfaisantes, de rendre l'opération du semage dangereuse, et de répandre enfin, à la discrétion du public, des matières éminemment toxiques : nous voulons parler de l'acide arsénieux et du sulfate de cuivre.

Nous trouvons ainsi décrit le chaulage au sulfate de cuivre, ou sulfatage. On met dans une cuve autant de fois 14 litres d'eau qu'il y a d'hectolitres à préparer, et l'on y fait dissoudre autant de fois 90 grains de sulfate de cuivre ; il y a deux autres vases de la capacité de 2 à 3 hectolitres, dans lesquels on met du blé, et où l'on verse la dissolution de manière à le recouvrir de la hauteur de la main ; on le remue, on enlève les grains qui surnagent, on verse le blé dans un second vase où on le traite de même, puis sur une corbeille ou un filtre quelconque, où on le débarrasse de l'eau saturée du vitriol.

Une loi rendue en 1786 avait défendu l'emploi des composés de cuivre et d'arsenic dans la préparation des grains pour semences. En effet, on a vu de nombreux accidents résulter du chaulage à l'arsenic. Les semeurs ont souvent présenté des phénomènes d'intoxication arsenicale, surtout lorsque le blé avait eu le temps de se sécher après l'opération, et la préparation arsenicale de se convertir en poussière. Des accidents plus graves ont encore été observés chez des personnes qui avaient fait usage de blé ainsi préparé, ou enfermé dans des sacs imprégnés de matière arsenicale ; des volailles sont mortes souvent après avoir mangé de ce grain, le gibier a été empoisonné dans les champs, et a pu acquérir ainsi des qualités nuisibles ; enfin, des crimes ont été commis au moyen de la facilité avec laquelle on se procure de l'arsenic dans les pays où il entre ainsi dans les usages agricoles. Le sulfate de cuivre, moins dangereux que l'arsenic, et beaucoup plus efficace quand il est pur, ainsi que l'a établi M. Chapoteaut fils, pharmacien distingué à Decize (Nièvre), n'en doit pas moins être proscrit aussi sévèrement.

M. Audouard dit avoir retrouvé de l'arsenic dans la paille et dans les épis provenant de blés chaulés avec l'arsenic ; mais d'autres expérimentateurs, MM. Orfila, Chevallier et Regnault, MM. Loiseleur-Deslongchamps et Soubeiran, n'ont obtenu que des résultats négatifs de recherches semblables. Il n'en est pas de même du sulfate de cuivre, que M. Girardin a retrouvé dans les blés qu'il a servi à chauler. Du reste, l'arsenic ne doit pas être proscrit du chaulage, seulement à cause des accidents que peut entraîner son emploi ; il paraît certain qu'il ne jouit pas des propriétés favorables qui lui avaient été attribuées. M. Boutigny (d'Évreux) avait depuis longtemps proclamé l'*inutilité* de l'arsenic dans le chaulage. Des expériences communiquées à l'Académie des sciences (séance du 24 novembre 1846) par MM. Girardin, Dubreuil, Pauchet et Bidard, ont permis d'établir ce qui suit : « Les blés les moins productifs en grain sont ceux qui ont été chaulés avec l'arsenic, la chaux, le mélange de chaux et de sel marin. Les blés les plus productifs en grain sont ceux qui ont été lavés à l'eau ou chaulés avec le sulfate de cuivre, le mélange de sulfate de cuivre et de sel marin, celui de chaux et de sulfate de soude.

Si le lavage à l'eau paraît favorable au rendement du grain, il en diminue singulièrement la densité. Le blé le plus dense est celui qui n'a reçu aucune préparation, et, en second lieu, le blé chaulé au sulfate de soude. Il est rationnel de ne jamais semer sans avoir chaulé. Le procédé de Mathieu de Dombasle doit être préféré à tous les autres, parce qu'il est simple, économique, qu'il n'entraîne à sa suite aucun inconvénient pour la santé des semeurs et la sécurité publique, et qu'il produit les blés les plus sains et les plus producteurs.

Bibliographie. — *Dictionnaire de l'industrie, etc.*, 1835, t. III, p. 316. — *Chaulage du blé par l'arsenic* (*Annales d'hygiène, etc.*, 1843, t. XXX, p. 217). — Chevallier, *Du chaulage des grains par des substances toxiques* (*Annales d'hygiène, etc.*, 1844, t. XXXI, p. 364.) — *Chaulage du blé* (*Annales d'hygiène, etc.*, t. XXXX, p. 186 et 188. — Boutigny (d'Évreux), *Du gibier empoisonné et du chaulage des blés par l'arsenic* (*Union médicale*, numéro du 23 février 1850).

CHAUX (FOURS A). — La chaux, élément essentiel des mortiers, se prépare en grand, en calcinant le carbonate de chaux, ou pierre calcaire, dans les fourneaux à cuve, qu'on appelle *fours à chaux*.

On distingue les fours à chaux en fours à cuisson continue et en fours à cuisson discontinue ou intermittente. Ces fours sont, en général, construits en briques et accolés contre un escarpement, afin qu'on puisse arriver facilement à l'orifice supérieur. Dans les fourneaux à cuisson intermittente, on construit une voûte en pierres calcaires au-dessus de la grille où l'on brûle le combustible ; cette voûte supporte toute la charge de pierre calcaire, dont on emplit la cuve ; on brûle sur la grille des fagots, des broussailles ou de la tourbe, et l'on continue de chauffer jusqu'à ce que la pierre calcaire supérieure soit convenablement calcinée. On arrête alors et l'on défourne.

La cuisson de la chaux dans les fours à calcination continue est employée exclusivement dans les localités où la chaux trouve un débit assuré. Elle se fait de deux manières : 1° Dans des fourneaux à cuve, où la pierre calcaire et la houille sont chargées par couches alternatives, qui descendent successivement dans le fourneau ; on défourne la chaux cuite à mesure, par des orifices inférieurs, et l'on superpose de nouvelles charges par l'orifice supérieur. 2° Dans des fourneaux à cuve, que l'on remplit entièrement de pierre calcaire, et qui sont chauffés par des foyers latéraux.

Les fabriques de chaux entraînent avec elles certains inconvénients qui les ont fait ranger dans la troisième ou dans la deuxième classe des établissements insalubres, suivant que le travail y est intermittent ou continu, et que M. Chevallier définit ainsi : 1° odeur désagréable et incommode de la fumée du charbon de terre, odeur qui varie selon la nature des charbons employés ; 2° production d'une certaine quantité d'acide sulfureux, résultat de la combustion des sulfures qui existent dans les houilles ; 3° dégagement d'une très grande quantité de buée (vapeur d'eau), qui entraîne avec elle les produits de la décomposition des matières organiques qui se trouvent en petites quantités dans le carbonate calcaire destiné à la fabrication de la chaux vive ; 4° dégagement d'une grande quantité d'acide carbonique ; 5° enfin, continuité du travail, qui aggrave tous ces inconvénients.

On a en outre attribué aux émanations des fours à chaux une action délétère sur la vigne, et, par suite, une altération considérable du vin que celle-ci peut servir à fabriquer. Il résulterait en effet d'un rapport de MM. Aubergier et Lecoq, que la fumée des fours à chaux dépose sur le raisin des matières étrangères susceptibles de se dissoudre dans l'alcool du vin, lors de la fermentation, et de lui donner un mauvais goût et une mauvaise odeur, qui le rendent impropre au commerce, ou même à tout usage. La proportion suivant laquelle les vignes souffriraient de cette influence serait en raison de l'éloignement des fours et de la direction des vents. Ces experts pensaient aussi que l'extinction des fours, depuis le 1er mai jusqu'au 1er novembre, ferait cesser tous sujets de plainte à cet égard.

MM. Monfalcon et de Polinière ne considèrent point cette question comme jugée. Ils font remarquer, avec raison, qu'il y a beaucoup de fours à chaux permanents dans les pays vignobles, et qu'on n'y a pas remarqué que les vins provenant de vignes située autour d'eux, dans quelque direction que ce fût, en eussent jamais subi aucune dépréciation. Cependant des faits nouveaux sont venus dans le Conseil même du Rhône infirmer l'opinion des savants hygiénistes de Lyon. Un procès intenté en 1859, à un chaufournier, a donné lieu à une note de M. Ferrand, qui contient des détails fort intéressants touchant la question de l'influence des fours à chaux sur les vignobles du voisinage, et que nous croyons devoir reproduire.

« Les experts ont constaté que le mauvais goût acquis par les vins n'était pas un goût de terroir, ni un goût de grêle. Ces vins altérés par un goût dit de four à chaux ont tous un arrière-goût de fumée ou de suie plus ou moins prononcé, et d'autant plus sensible que les ceps qui les ont produits sont plus voisins des fours. Cette influence fâcheuse enfin, plus évidente dans les vins purs que dans les vins mélangés, est encore manifeste sur les vins de vignes situées surtout dans la direction habituelle des vents, à 600 et 800 mètres des fours. Les gens de la campagne attribuent volontiers à la chaux le mauvais goût donné à leurs vins par les fours. Le carbonate calcaire a bien quelques senteurs empyreumatiques, mais cet inconvénient est bien plus considérable par la combustion de la houille ; c'est à cette fumée de houille qu'il faut rapporter le mauvais goût constaté dans les vins. En effet, en soumettant ces vins à la distillation dans une cornue de verre, on a obtenu une eau-de-vie très chargée de mauvais goût de fumée ; cette eau-de-vie recohobée a donné à la condensation un liquide à la fois plus alcoolique et plus odorant, alors que les vinasses et les deuxièmes résidus de distillation étaient à peu près inodores. Le dernier liquide alcoolique, abandonné à l'évaporation spontanée à 20 degrés, a laissé un résidu aqueux, débarrassé de sa senteur spiritueuse, et dans lequel se trouvait condensée une matière pour ainsi dire impondérable, se colorant à l'air et ayant l'odeur de fumée. Les réactifs que j'ai fait intervenir m'ont présenté enfin quelques caractères dignes d'attention ; les plus sensibles ont fourni en quelques minutes et à l'abri de la lumière la réduction des sels d'or et d'argent.

» En substituant à la distillation directe la distillation au bain-marie, les résultats n'ont pas été moins certains et moins prompts.

» D'autre part, la fumée que j'ai recueillie en vidant au-dessus des fours à chaux des flacons pleins de sable, celle que j'ai récoltée en second lieu par la distillation de la houille grasse de Blanzy et de la houille la plus sèche de Saint-Étienne, m'ont donné par leur lavage avec de l'eau alcoolisée faible, ultérieurement distillée à son tour et abandonnée de même à l'évaporation spontanée, un liquide aqueux dont les réactions chimiques offrent les particularités ci-dessus, réactions d'autant plus marquées, que dans les vins et les produits gazeux des distillations de houille, le goût de fumée était plus manifeste. Il faudrait pourtant bien se garder d'attribuer un sens trop absolu à cette dernière épreuve chimique ; car, si d'autre part je n'ai rien obtenu de semblable avec le résidu de l'évaporation spontanée de l'alcool de nos officines, j'ai eu l'occasion de voir tout récemment que la distillation de l'eau-de-vie retirée par moi-même d'un vin non fumé, au goût du moins, mais provenant du pays dont j'avais précédemment analysé les vins altérés par les fours, donnait, après distillation nouvelle et évaporation dernière, un liquide capable de produire, non tout de suite, mais après douze heures, des traces de réduction avec les sels d'or et d'argent. Ce dernier vin a-t-il aussi éprouvé une influence éloignée des fours ? Est-ce là un fait commun à d'autres vins altérés par la fumée ? C'est ce que d'autres expériences plus multipliées seront appelées à donner. De par nous, il ne reste pas moins établi que les vins, objet de notre examen, d'après ce qui vient d'être dit de leurs propriétés organoleptiques et de celles de leur eau-de-vie par nous retirée, ont subi de la part des fumées des fours à chaux une influence fâcheuse. Le chaufournier a été condamné à des indemnités envers quarante propriétaires. »

Les comptes rendus des travaux du Conseil d'hygiène du département du Tarn contiennent sur le même sujet des renseignements qu'il est bon d'ajouter à ceux qui précèdent.

Le 16 mars 1840, soixante propriétaires de Gaillac envoient une pétition à M. le préfet, et se plaignent vivement du four à chaux des sieurs L... et G..., dont la fumée altère les raisins, les roussit, et rend le vin amer, de manière que la vente de leur récolte ne peut avoir lieu qu'à très bas prix. Le 21 avril, le sous-préfet de Gaillac informe le préfet qu'ayant goûté le vin, il avait reconnu que le goût était très amer, ce qui le rendait impotable : aucun marchand de vins n'avait voulu s'en charger. Le 12 septembre, il fait observer que la fumée sortie en abondance nuit et jour des fours à chaux avait roussi des raisins, à tel point qu'ils ressemblaient à certaines qualités de raisins rouges dont la couleur n'est pas très prononcée. L'ingénieur ordinaire pense que l'acide carbonique, qui se dégage en masse du four à chaux, peut, à l'époque de la floraison, causer un grand dommage aux vignes plantées à proximité des fours. Le 20 janvier 1841, M. le maire de Gaillac déclare qu'il lui est démontré que la fumée du four à chaux détériore fortement la qualité du vin.

Un arrêté du comité de police de la commune de Paris, du 20 octobre 1789, se basant sur l'action nuisible que le gaz méphitique se dégageant de la pierre à plâtre pendant la cuisson exerce sur les végétaux, et surtout sur le corps humain ; sur les risques d'incendie ; sur la rareté du bois, et sur certaines considérations fiscales, porta : Que défense serait faite à tous plâtriers, chaufourniers et autres, d'établir des fours, et de faire cuire du plâtre ou calciner la pierre à chaux dans l'enceinte de Paris, à peine de 1000 livres d'amende, et leur enjoignit de ne plus faire cuire le plâtre ou calciner la pierre à chaux qu'avec du charbon de terre et de la tourbe.

En 1828, un fabricant de produits chimiques ayant demandé à joindre à son établissement la fabrication de la chaux à vase clos, et ce procédé n'étant pas encore classé, le Conseil de salubrité de la ville de Paris fut chargé d'examiner la nature des opérations qu'il nécessitait, et d'indiquer la classe dans laquelle il convenait de ranger cette industrie. Le Conseil répondit que les inconvénients propres aux fours à chaux, de répandre beaucoup de fumée et d'acide carbonique, disparaissaient lorsqu'on fabriquait la chaux à *vase clos*, en employant le coke comme combustible, et en absorbant l'acide carbonique produit; que l'on pouvait par conséquent considérer ce procédé comme une industrie nouvelle devant, à cause de son innocuité, être rangée dans la troisième classe.

Les conditions suivantes doivent être imposées aux fabricants de chaux, d'après MM. Monfalcon et de Polinière. Il faut que les fours soient éloignés de 150 mètres au moins de toute habitation, et de 50 mètres d'une route. Le Code forestier exige que les fours à chaux soient soumis à une autorisation, quand on veut les construire à moins d'un kilomètre des forêts. On aura soin de ne pas diriger leurs ouvertures du côté de la voie publique et des maisons. Il importe beaucoup encore de tenir compte de la direction habituelle des vents. Lorsque le four à chaux ou à plâtre est proche d'habitations, on ne peut l'autoriser qu'aux conditions suivantes : Il sera surmonté d'une cheminée assez élevée pour porter la fumée au-dessus du toit des maisons voisines; on placera à l'extrémité de la gaîne une tête en gueule de loup, qui dispersera la fumée et en changera la direction. C'est exclusivement avec du coke que le four sera chauffé; il ne dégage que de l'acide carbonique alors, et sa combustion n'est une cause ni d'incommodité, ni d'insalubrité.

Il peut être bon aussi de limiter le nombre des cuites que le four pourra faire chaque mois. Enfin, ajoutons que l'on peut construire aujourd'hui des fours à chaux fumivores. (*Voy.* Fumée.)

Bibliographie. — *Fabrication de la chaux à vase clos : rapport général des travaux du Conseil de salubrité de la ville de Paris* (*Annales d'hygiène, etc.*, 1838, t. II, p. 318). — Aubergier et Lecoq, *Rapport sur l'influence de la fumée des fours à chaux sur le vin produit par les vignes qui y sont exposées* (*Annales d'hygiène, etc.*, 1843, t. XXX, p. 328). — Chevallier, *Note sur les fours à chaux* (*Annales d'hygiène, etc.*, 1841, t. XXXI, p. 94). — Monfalcon et Polinière, *Traité de la salubrité dans les grandes villes*, 1846, p. 261. — Regnault, *Cours élémentaire de chimie*, 1858, t. II, p. 329. — *Compte rendu des conseils d'hygiène du Rhône*, 1860, *du Tarn*, 1856, *etc.*

CHEMINÉES. — Nous nous sommes étendu longuement, à l'article Chauffage, sur les cheminées considérées comme appareils de chauffage, et sur les avantages et les inconvénients qu'elles peuvent offrir au point de vue de la salubrité. Nous n'avons donc pas à y revenir. Mais il y a certains détails particuliers, relatifs surtout aux cheminées d'usines et aux précautions spéciales qu'exigent les tuyaux de fumée, qui doivent trouver place ici.

Nous n'entreprendrons pas l'exposé technique des règles de construction des cheminées, qui ont été parfaitement tracées par M. Gourlier. Nous nous bornerons à signaler les inconvénients qui peuvent résulter de l'emploi du cuivre dans l'établissement des tuyaux de cheminée. Ce mode, usité dans plusieurs villes manufacturières du département du Nord, notamment à Roubaix, a soulevé à plusieurs reprises les plus graves questions de salubrité, et a donné lieu à une très remarquable étude du Conseil de salubrité de Lille. Des rapports de MM. Charpentier et Kuhlmann ont jeté la plus vive lumière sur ces questions.

Dans le but d'augmenter le tirage, et dans une vue d'économie très peu justifiée, on a, dans certaines usines, surhaussé des cheminées de maçonnerie à l'aide d'ajutages de cuivre. Ces tuyaux, lorsqu'ils sont employés pour des foyers alimentés par la houille, subissent une prompte altération ; il s'y développe contre les parois intérieures une croûte de sulfure de cuivre, qui passe à l'état de sulfate anhydre, et qui, dans cet état, se mêle à la suie, est facilement entraîné au dehors par le courant, et retombe sur les toits environnants. Les eaux pluviales dissolvent ce sel, et le conservent en dissolution dans les citernes destinées à les recevoir. Les eaux de ces citernes peuvent contenir des quantités variables de sulfate de cuivre, suivant l'exposition des toits dont l'écoulement les alimente, la direction du vent, et surtout aussi suivant la capacité des citernes.

M. Kuhlmann explique la formation de ce sel cuivreux par la décomposition des sulfures contenus dans la houille, qui abandonne le soufre dans les tuyaux, où il convertit une partie du métal en sulfure. La transformation du sulfure de cuivre en sulfate est due à l'action de l'air qui, pendant la nuit, passe à travers la cheminée ; elle offre toutefois cela de remarquable, que le sulfate produit affecte l'état cristallin, et se présente sous forme de paillettes brillantes blanches et de cendres de la même couleur, qui, à l'air, prennent une teinte bleue.

Ce ne sont pas là les seuls inconvénients auxquels donnent lieu les cheminées de cuivre ; il en est d'autres qui leur sont communs avec les autres tuyaux de métal. Nous voulons parler des incendies qui se répètent assez fréquemment dans les cheminées industrielles de tôle ou de cuivre. Le Conseil de salubrité du département du Nord a eu également à s'occuper de cette question, et M. Kuhlmann en a fait l'objet d'observations extrêmement curieuses. Ces incendies offrent cette particularité remarquable, que le feu ne gagne pas de proche en proche, en partant du foyer, mais se déclare au milieu de la hauteur du tuyau, ou même à 2 mètres seulement au-dessus de la couronne, sans qu'il y ait eu élévation extraordinaire de température dans les parties inférieures. Il est probable, ainsi que le fait remarquer le savant rapporteur, que le charbon divisé, dont le dépôt dans les tuyaux de cuivre ou de fer est facilité par le refroidissement que subit la fumée par le contact de la paroi métallique, et qui présente une porosité considérable, peut condenser l'oxygène de l'air au point d'en déterminer l'inflammation, sans qu'il soit nécessaire d'une élévation considérable de température. Il serait possible aussi que la combinaison du métal avec l'hydrogène sulfuré accrût cette disposition à l'inflammation.

On voit les graves accidents auxquels expose l'emploi des cheminées métalliques. Il faut ajouter qu'elles n'offrent pas même l'avantage de l'économie. Outre la grande déperdition de la chaleur qui se fait par les tuyaux métalliques, et qui diminue la puissance du tirage, ces tuyaux présentent encore l'inconvénient d'une altération extrêmement prompte. M. Kuhlmann a fait à ce sujet un calcul curieux. Il a trouvé que, sur une longueur de tuyau de 4 mètres, il y a eu une perte de 17 kilogr. de métal en deux ans. La rapidité de cette altération doit dépendre toutefois de l'importance des foyers, du diamètre des tuyaux, de la nature plus ou moins sulfureuse de la houille, et elle n'est probablement pas égale à toutes les hauteurs. Mais, en réalité, il est facile de se convaincre des nombreux inconvénients attachés à l'usage des cheminées métalliques.

Du reste, un arrêté du préfet du Nord a proscrit l'usage des tuyaux de cuivre destinés à surélever les cheminées de maçonnerie. Le conseil d'État a reconnu que l'autorité municipale avait le droit d'édicter cette prescription.

La suie accumulée dans les cheminées ordinaires peut très facilement prendre feu, et l'on connaît la fréquence des incendies de cette nature. A plusieurs reprises les Conseils de salubrité ont eu à s'occuper des moyens de prévenir ces dangereux accidents ou d'y remédier. Celui de la Seine a préconisé notamment l'emploi de la fleur de soufre, dont 1/2 kilogramme projeté sur le bois et le charbon en combustion suffit pour éteindre en quelques minutes le feu de la plus grande cheminée. Pour obtenir ce résultat, on laisse sur l'âtre le combustible; on garnit le devant de la cheminée avec un drap mouillé, et l'on projette par petites poignées la fleur de soufre sur le feu. Aussitôt la vapeur sulfureuse s'élève dans le corps de la cheminée, et, s'opposant à tout accès de l'air, éteint presque à l'instant l'incendie. Nous n'avons pas d'ailleurs à nous étendre ici sur les moyens anti-incendiaires qui ont été indiqués à diverses époques.

Mais il est une pratique spéciale, indispensable pour prévenir les feux de cheminée, et qui intéresse au plus haut point la salubrité, c'est le ramonage, opération qui doit être renouvelée au moins une fois par an, et qui est confiée, soit à des enfants qui montent dans le tuyau des cheminées et en raclent les parois, soit à des ouvriers qui, dans les cheminées trop étroites pour l'ascension des ramoneurs, introduisent une sorte de balai fait de fagot d'épines, et le promènent, à l'aide d'une corde, dans toute la hauteur des tuyaux, de manière à en détacher la suie.

Plusieurs avis concernant le ramonage ont été publiés par l'autorité, dans la forme suivante :

AVIS DU PRÉFET DE POLICE CONCERNANT LE RAMONAGE ET LES SECOURS EN CAS D'INCENDIE (DU 10 JANVIER 1828).

Le préfet de police recommande aux propriétaires, locataires et sous-locataires de faire ramoner souvent leurs cheminées, et surtout celles des cuisines, fours et fondoirs, qui exigent plus de précautions.

Aussitôt qu'un incendie se manifeste, il doit encore donner avis au plus prochain poste de sapeurs-pompiers, au commissaire de police et au commandant des sapeurs-pompiers.

Il est défendu de tirer des coups de fusil dans les cheminées où le feu se manifesterait.

Il est enjoint à toutes personnes chez qui le feu se manifesterait d'ouvrir les portes de leur domicile à la première réquisition, à peine de l'amende déterminée par la loi.

En cas de refus, les portes seront enfoncées à la diligence du commissaire de police. Le service contre les incendies est fait gratuitement par les sapeurs-pompiers.

(*Voy.* CHAUFFAGE, INCENDIES, VENTILATION.)

Bibliographie. — *Traité de la chaleur, considérée dans ses applications*, par Péclet, 3e édition, 1860. — *Dictionnaire de l'industrie*, art. CHEMINÉE, par Gourlier. — *Rapport du Conseil central de salubrité du département du Nord, années* 1835, 1836, 1838. — *Collection des rapports du Conseil de salubrité du département de la Seine.* — *Traité de la salubrité*, par MM. Monfalcon et de Polinière. — *Sur les moyens à mettre en pratique pour éteindre les incendies*, par A. Chevallier (*Annales d'hygiène, etc.*, t. XLVI, p. 241). — *Collection officielle des ordonnances de police*, t. I et II.

CHEMINS DE FER. — La révolution qui, depuis trente ans (1), s'opère dans tous les pays civilisés, et remplace par les chemins de fer les anciennes voies de transport, devait avoir, sur l'ensemble des conditions de la vie humaine, une influence dont on pouvait prévoir mais non encore calculer l'immense portée. La politique et l'économie sociale n'en ont pas seules ressenti les effets. L'hygiène, à bien des titres, est intéressée dans cette grande réforme qui a suscité à la fois des professions entièrement nouvelles, des causes inconnues jusque-là de maladies, d'accidents et de mort, et qui a dû provoquer

(1) C'est le 1er octobre 1828 qu'a été ouvert le premier chemin de fer français, pour joindre les bassins houillers de Saint-Étienne à la Loire et à Lyon ; mais ce n'est qu'au mois de juillet 1832 que s'opéra sur la seconde de ces petites lignes le transport des voyageurs.

de la part des administrations particulières et des autorités supérieures une surveillance et des prescriptions destinées à donner à la sûreté et à la sécurité publiques des garanties sérieuses, et de la part de la science médicale des observations neuves et des recherches dont la place était marquée dans cette nouvelle édition de notre ouvrage.

Nous étudierons d'abord l'influence professionnelle de l'industrie des chemins de fer, en second lieu nous ferons connaître l'action de ce mode de transport sur la santé des voyageurs, et notamment la nature et la statistique des accidents auxquels il peut donner lieu. Nous exposerons ensuite les moyens indiqués pour assurer la sûreté de l'exploitation et éviter les dangers des chemins de fer. Nous terminerons par un aperçu de l'organisation du service médical dans ces grandes compagnies.

De l'industrie des chemins de fer au point de vue de l'hygiène professionnelle. — Les professions dont l'industrie des chemins de fer réclame le concours sont extrêmement nombreuses et très variées. Elles ont été très judicieusement classées par l'un des médecins de chemins de fer qui ont apporté dans cette question le meilleur esprit et le zèle le plus éclairé, M. le docteur Devilliers, médecin en chef de la compagnie du chemin de fer de Lyon. Elles se rapportent, en effet, aux diverses catégories très distinctes que nous allons énumérer rapidement : 1° *Service du mouvement*, qui comprend les chefs, agents et ouvriers des gares, facteurs et hommes d'équipe. 2° *Service actif et de la traction*, comprenant les chefs et conducteurs de trains, mécaniciens, chauffeurs et graisseurs; il faut y ajouter les employés des postes. 3° *Service du matériel et de la traction*, qui se compose des métiers les plus divers : ouvriers des ateliers de machines et de carrosserie, monteurs, ajusteurs, tourneurs, raboteurs, taraudeurs, mortaiseurs, riveurs, outilleurs, chaudronniers et tenderiers; des forgerons et frappeurs, serruriers et ferreurs, ferblantiers, zingueurs et lampistes; des menuisiers, ébénistes, charrons et charpentiers; des selliers et tapissiers; des peintres, ponceurs et broyeurs; des laveurs et nettoyeurs, coketeurs, manœuvres et hommes d'équipe des ateliers et magasins. 4° *Service de la voie*, comprenant les piqueurs, gardes-ligne, gardes-barrière, aiguilleurs, gardes de nuit, les poseurs, hommes d'équipe et manœuvres de la voie. 5° *Service de l'administration centrale*, qui se compose de tous les employés des bureaux.

L'énumération qui précède était nécessaire pour faire comprendre combien est vaste le cercle des professions qui se rattachent à l'industrie des chemins de fer. Mais elle établit encore un fait plus important au point de vue qui nous occupe : c'est que le nombre des professions véritablement nouvelles est infiniment plus restreint et se réduit, à vrai dire, aux agents du service actif, de la traction et de la voie. Or, c'est pour ceux-ci seulement qu'il importe de rechercher dans quelles conditions hygiéniques s'exerce leur travail et quelle influence il a pu exercer sur leur santé. Pour les employés de la voie que leurs fonctions retiennent en plein air sans avoir, d'ailleurs, rien de pénible, ils ne sont exposés à aucune maladie particulière, si ce n'est, dans certaines localités, aux fièvres intermittentes et aux affections qu'engendrent les miasmes palustres. Il y a lieu, en effet, de signaler une circonstance particulière qui s'est produite durant la construction de plusieurs voies ferrées, c'est la formation accidentelle de marécages résultant des travaux de terrassement, et notamment de ce que l'on a appelé les chambres d'emprunts, excavations où séjournaient les eaux pluviales. Quelques épidémies locales, très passagères, il est vrai, se sont ainsi développées au voisinage de quelques lignes, de celle de Lyon et de celle de Bordeaux, par exemple.

Pour les employés du service actif et de la traction, s'ils sont plus exposés aux lésions traumatiques que provoquent les accidents dont nous avons à parler, il ne paraît pas qu'ils présentent aucune maladie spéciale. Cependant il est indispensable de dire quelques mots des effets qui ont été attribués par deux des auteurs qui ont écrit sur ce sujet, M. le docteur H. de Martinet et M. E. Duchesne, au séjour sur les machines en marche, sur la santé des mécaniciens et des chauffeurs. Le premier a prétendu que l'exposition sans abri sur les locomotives exposait les mécaniciens à des congestions pulmonaires purulentes par les trombes d'air froid qu'ils traversent, et à une maladie professionnelle, caractérisée par une lésion du système nerveux, de l'amaigrissement, l'abolition des facultés génératrices, de l'agitation, des soubresauts, des convulsions et l'affaiblissement de l'intelligence. Quant à M. le docteur E. Duchesne, il a décrit sous le nom de *maladie des mécaniciens* « des douleurs sourdes, continues, persistantes, accompagnées d'un sentiment de faiblesse et d'engourdissement, qui rendent la marche et la station debout très pénibles ». M. Duchesne regarde comme probable que ces symptômes dépendent « d'une affection de la moelle épinière, et n'hésite pas à la rapporter à la station debout trop prolongée et à la trépidation continuelle et presque inévitable des locomotives ».

Ces diverses assertions, manifestement contredites par les faits, ont soulevé d'unanimes protestations de la part des médecins très distingués placés à la tête du service médical de toutes les compagnies. MM. Bisson, Devilliers, Oulmont, Gallard, Cahen, se sont livrés à une contre-enquête des plus complètes sur toutes les lignes d'Orléans, de Lyon, de l'Est et du Nord, et ont acquis la certitude que, même chez les mécaniciens les plus anciennement employés, après plus de vingt ans de service, il était impossible de rencontrer autre chose que la fatigue inévitable, mais passagère, qui suit le service ordinaire ; et qu'au contraire la santé des mécaniciens et chauffeurs est relativement meilleure que celle de la plupart des autres employés ou ouvriers des chemins de fer. « La haute paye qu'ils reçoivent, dit M. Devilliers, le travail modéré qu'on leur impose, la sollicitude de l'administration, rendent leur existence plus heureuse que celle de beaucoup d'autres. »

Nous croyons devoir compléter ces observations décisives par une citation très importante, empruntée à l'*Enquête* sur les moyens d'assurer la régularité et la sûreté de l'exploitation des chemins de fer, publiée en 1858, par ordre du ministre des travaux publics, et qui fait connaître de la manière la plus précise les conditions hygiéniques auxquelles sont soumises ces professions principales de l'industrie des chemins de fer.

« La commission, d'accord avec le sentiment public, s'est spécialement occupée des mécaniciens et des chauffeurs ; exposés comme ils sont à toutes les intempéries, forcés de rester debout, leur fatigue peut être plus considérable, et leur lassitude, suivie d'un seul moment de sommeil, pourrait avoir les conséquences les plus graves. Elle a voulu savoir leur nombre, les conditions de leur admission, la nature de leurs fonctions, la durée de leur travail par jour et par période de service, leur mode de rétribution ; et à cet égard, les réponses des compagnies analysées sur chaque question n'ont laissé aucune incertitude dans son esprit, et elle a la conviction que les conditions normales du travail demandé aux mécaniciens et aux chauffeurs sont de nature à assurer un bon service sans dépasser les forces de l'homme. Elle doit ajouter que, sur tous les chemins, les employés de cette catégorie trouvent une compensation aux fatigues spéciales qui leur incombent dans une rémunération fixe plus élevée, ainsi que dans un système de primes qu'ils acquièrent par leur intelligence, leur activité et la régularité dans la marche des trains.

» Quelle est la plus grande vitesse parcourue dans une journée par un mécanicien ?

» Si l'on veut aborder les détails, on trouve que :

Sur le chemin du Nord elle est de. . . .	460	kilomètres.
— d'Orléans	470	—
— de Rouen	456	—

» Sur la ligne de Paris à Lyon la durée moyenne du service est :

Sur les trains express, de. . . .	8 h.	24 m.
— omnibus.	10	59
— de marchandises.	10	57

y compris le travail sédentaire au dépôt.

» Ce temps n'est pas trop long, ni le travail trop fatigant.

» La moyenne du parcours mensuel est :

Pour les mécaniciens des trains de voyageurs, de 3200 à 3400 kilom.
— — de marchandises, 3400 à 3600

» Ce service habituel est si peu au-dessus des forces des employés, qu'en 1855, au moment de la guerre d'Orient et de l'exposition universelle, la compagnie, forcée de donner à ses trains un développement plus considérable, a pu, sans imposer à son personnel de traction un travail excessif et sans l'augmenter, faire face à toutes les nécessités du moment.

» Sur la ligne d'Orléans le parcours kilométrique mensuel n'a jamais dépassé 3360 kilomètres.

» Les trajets les plus longs imposés aux mécaniciens sont ceux de :

Tours à Angoulême (aller et retour). . . .	428 kilom.
Paris à Tours	470

» Ces trajets sont effectués seulement à tour de rôle par les mécaniciens, et jamais quotidiennement ; et dans ces cas le temps de service varie de huit heures à neuf heures vingt minutes, tandis que la moyenne du service journalier des autres mécaniciens parcourant les parties intermédiaires du réseau est de huit heures à dix heures pour les trains de voyageurs, et de six heures à huit heures pour les trains de marchandises. Quant au travail moyen journalier, on trouve que les mécaniciens des trains de voyageurs parcourent au maximun 472 kilomètres, et en moyenne 117 kilomètres, et ceux des trains de marchandises 242 kilomètres, et en moyenne 107.

» On voit donc que les longs parcours sont l'exception dans la vie d'un mécanicien ; qu'ils sont toujours suivis d'un repos suffisant, et alternés entre les agents des mêmes dépôts, puisque les moyennes journalières et mensuelles sont peu élevées. Tout ce que nous venons de dire des mécaniciens peut s'appliquer aux chauffeurs, dont le temps de travail est généralement le même, ainsi que le parcours kilométrique. »

L'analyse des institutions de secours et de prévoyance fondées par des compagnies prouve qu'il a été pourvu d'une manière aussi large que possible aux éventualités qui peuvent atteindre l'employé dans l'exercice de ses fonctions. La plupart des compagnies sont entrées dans la voie qui leur a été ouverte par le gouvernement par la création de caisses de retraite pour la vieillesse, afin de faire profiter leurs employés des bienfaits qui y sont attachés.

M. le docteur de Pietra-Santa, à qui l'on doit une bonne étude critique et une analyse fidèle de tous les travaux publiés sur l'influence hygiénique des chemins de fer, a réuni son témoignage à celui de tous les médecins qui se sont prononcés pour la salubrité des professions spéciales, telles que celles de mécanicien et de chauffeur. Et il conclut en constatant la bienfaisante influence des chemins de fer sur les personnes qui à priori auraient dû éprouver de ce nouveau genre de locomotion les effets les plus désastreux. Quant aux autres professions, nous n'avons pas besoin de répéter que pour s'exercer dans les ateliers qui dépendent des administrations de chemins de fer, elles n'empruntent à l'industrie nouvelle aucune condition hygiénique particulière, et que leurs effets sur la santé des ouvriers ne doivent pas trouver place dans cette étude.

Influence des chemins de fer sur les voyageurs. — Nous abordons un second point non moins important pour l'hygiène, c'est l'influence de la locomotion par les voies de fer sur la santé et sur la vie des voyageurs.

La première pensée qui frappe en un pareil sujet, c'est celle de la terrible puissance de cette force à laquelle se confient aujourd'hui dans tous les pays civilisés d'innombrables voyageurs (1); et des dangers effrayants auxquels ils s'exposent en apparence; aussi l'enquête officielle dont nous avons déjà parlé s'est-elle préoccupée de dresser une statistique exacte des accidents observés sur les chemins de fer. Nous en empruntons l'analyse très bien faite à un remarquable travail de M. E. Lamé-Fleury.

« Du 7 septembre 1835 (date de l'inauguration du service des voyageurs sur le chemin de fer de Saint-Étienne à Lyon) au 31 décembre 1856, époque à laquelle s'arrête la statistique officielle qui nous fournit ces chiffres, il a été transporté 224 345 768 voyageurs. A ce nombre énorme correspond le nombre relativement faible de 513 voyageurs tués ou blessés, ce qui donne 1 victime sur 437 321 voyageurs transportés. Sur ces 513 victimes, 111 (ce nombre n'a pas varié de 1855 à 1856) ont été tuées, soit 1 sur 2 021 133, et 402 ont été blessées, soit 1 sur 558 074. On doit reconnaître tout d'abord, d'une manière absolue, que le calcul des probabilités, en présence de semblables résultats, apporte à chacun la preuve que

(1) Leur chiffre n'a pas été moindre de 41 millions en 1857 sur les chemins de fer français.

sa sécurité personnelle est réellement protégée par des garanties sérieuses, et qu'il peut prendre place sans crainte dans une voiture de chemin de fer, en même temps que les soixante-douze compagnons de voyage que lui donne la statistique (1). Cette absence de crainte sera d'autant plus légitime que personne n'a songé, en montant dans une diligence, aux chances d'accidents qu'on pouvait courir, et cependant ces chances étaient bien autrement défavorables lorsqu'on se confiait aux messageries. Nous trouvons en effet dans le curieux et substantiel rapport de M. Tourneux un tableau des accidents arrivés pendant dix années (1846-1855) aux voitures des deux grandes entreprises de messageries, qui met cette assertion hors de doute. On voit que, durant la période décennale considérée, 7 109 276 voyageurs ont été transportés en diligences, sur lesquels 20 ont été tués et 238 blessés ; la proportion et donc de 1 tué sur 355 463, de 1 blessé sur 29 871, et de 1 victime sur 27 555 voyageurs transportés. Il est donc parfaitement exact de dire que la diligence ne supporte pas plus la comparaison avec la voiture de chemin de fer sous le rapport de la sécurité que sous celui de la rapidité et du confortable.

» Cette tranquillité d'esprit avec laquelle un voyageur peut se confier aux voies ferrées ressortira encore mieux si l'on pousse plus loin les calculs, comme l'a fait avec une intelligente sagacité le rapporteur officiel que je viens de nommer. Sur les 111 voyageurs qui ont perdu la vie par le fait de l'exploitation des chemins de fer, 97 ont été tués par les accidents de Bellevue (1842), Fampoux (1846), Orsay (1854), Vaugirard, Moret et Peltre (1855), et 14 seulement l'ont été dans les accidents autres que ces catastrophes à jamais déplorables. Les six accidents exceptionnels que je viens de rappeler donnent une proportion analogue à celle qui résulte du calcul opéré sans distinction, tandis que les autres ne donnent que celle de 1 mort pour 13 500 000 voyageurs. C'est là réellement le seul chiffre dont on doive garder la mémoire, comme correspondant aux conditions normales de la sécurité qu'offrent au public nos voies ferrées. Ajouterai-je que, sur les 97 morts dues à ces six accidents anormaux, 52 constituent la part afférente au seul sinistre de Bellevue, arrivé précisément au moment où notre réseau était encore dans

(1) Le nombre des voyageurs d'un train, obtenu par la comparaison du nombre annuel des trains mis en circulation avec le nombre correspondant de voyageurs transportés, était de 128 en 1863. En 1855 et 1856, la charge moyenne d'un train a été de 111 et 106 voyageurs seulement ; elle tend donc à diminuer par suite de la multiplication des trains de petit parcours. Le plus grand nombre de voyageurs transportés par un seul train varie de 800 à 1000. Exceptionnellement, un train spécial de la ligne de Lyon a voituré à la fois 1280 militaires.

l'enfance? La génération présente se souvient encore de la stupeur produite à Paris par un fait qui s'élevait à la hauteur d'un désastre public, et que rendait encore plus émouvant la triste fin d'un amiral qui, après avoir promené glorieusement son pavillon autour du globe, venait périr misérablement, avec toute sa famille, à la suite d'un voyage de plaisir et d'un trajet de quelques kilomètres. Dans cette terrible catastrophe, 9 voyageurs en outre avaient été blessés. Les cinq autres accidents apportent un contingent de 50 victimes qui n'ont pas perdu la vie. On voit dès lors que le nombre des voyageurs blessés à Bellevue, Fampoux, Orsay, Vaugirard, Moret et Peltre n'est pas de nature à exercer, comme cela avait lieu pour les voyageurs tués, une influence notable sur la proportion qui résulte de la comparaison du nombre total des blessés au nombre des voyageurs transportés depuis 1835 jusqu'à la fin de 1856.

» L'administration n'avait point attendu que les trop nombreux accidents de 1855 appelassent brusquement son attention sur la question capitale de la sécurité des voyages en chemins de fer. Aucune lacune n'existe dans cette branche si importante de la statistique des chemins de fer français. Antérieurement à 1850, les préfets des départements traversés par les lignes de fer avaient adressé au ministre des travaux publics des renseignements relatifs aux accidents arrivés sur ces lignes depuis la mise en exploitation jusqu'au 31 décembre 1847. En 1852, les ingénieurs de l'État avaient été invités à réunir des documents semblables pour la période qui s'étend du 1er janvier 1848 au 31 décembre 1851, et pour le premier semestre de 1852. Depuis cette époque, une statistique périodique, primitivement trimestrielle, maintenant mensuelle, tient régulièrement l'administration supérieure au courant des accidents de toute nature qui se produisent sur notre réseau, alors même qu'aucune conséquence n'en est résultée pour les personnes. L'uniformité, si nécessaire pour fondre dans un travail récapitulatif des états partiels provenant de sources diverses, si difficile aussi à atteindre par suite de la multiplicité et surtout de la variété des circonstances qui peuvent se présenter en pareille matière, a bientôt été obtenue. Pour chaque compagnie, un registre dont le cadre a pu être arrêté, grâce aux enseignements d'une expérience déjà longue, est tenu constamment à jour ; il fait connaître avec détail les causes et les effets de chaque accident, et se prête à l'étude de toutes les mesures propres à augmenter incessamment la sécurité, déjà suffisante, ainsi qu'on doit en être maintenant convaincu, de nos voies ferrées.

» La commission d'enquête, pour la période antérieure au 31 décembre 1853, s'est en outre fait remettre par les compagnies, comme moyen de contrôle des renseignements qu'elle possédait par l'entremise de l'administration, le relevé détaillé de tous les accidents arrivés depuis l'origine des chemins qui ont été concédés. Elle a chargé son rapporteur, M. Tourneux, de grouper méthodiquement les nombreux documents qu'elle avait reçus. Celui-ci a eu recours à un système aussi ingénieux que précis pour faire connaître avec les détails suffisants les accidents survenus dans l'exploitation de notre réseau ferré. Chaque chemin est l'objet de quatre tableaux fournissant par année jusqu'au 31 décembre 1854 : le premier, le chiffre des kilomètres exploités en moyenne, le nombre des accidents de tout genre constatés dans les stations ou en pleine voie, les résultats concernant les personnes ; le deuxième, la désignation des accidents suivant leur nature (déraillements, collisions, etc.); le troisième, celle des accidents groupés par catégories, avec l'indication des causes constatées et des effets quant aux personnes ; le quatrième, enfin, est une nomenclature des accidents individuels dus principalement à l'imprudence des victimes elles-mêmes, et que j'ai jusqu'à présent passés sous silence, en m'attachant uniquement à la statistique des victimes proprement dites de l'exploitation des chemins de fer. Il ne serait point équitable, en effet, de mettre au nombre des dangers inhérents à ce précieux instrument de travail la mort ou les blessures des voyageurs qui commettent l'insigne imprudence de descendre de voiture ou d'y monter pendant que le train est en mouvement, qui sautent des trains en marche, qui en tombent par suite d'une mauvaise fermeture des portières (dont ils sont le plus souvent les auteurs volontaires ou involontaires), qui se penchent hors des voitures de manière à se heurter la tête contre les ouvrages d'art, qui font des chutes dans les gares en y circulant maladroitement ou avec précipitation ; qui, en un mot, doivent seuls être regardés comme responsables de semblables événements. Bien que notablement inférieur à celui des accidents survenus par le fait même de l'exploitation, le nombre des accidents de cette nature et de ceux qui proviennent de causes tout à fait indépendantes de l'exploitation est encore assez considérable. Du 7 septembre 1835 au 31 décembre 1856, 49 voyageurs ont trouvé la mort dans des circonstances de ce genre, et 107 y ont été blessés. Il n'y aurait évidemment aucun intérêt à établir une comparaison entre ces chiffres et celui des voyageurs transportés.

» En continuant l'examen de la méthode suivie par M. Tourneux pour dresser la statistique des accidents arrivés sur tout le réseau français, nous trouvons des relevés généraux faits au moyen des troisième et quatrième tableaux relatifs à chaque chemin de fer. La désignation des accidents d'après leurs causes et leurs effets, quant aux personnes, est particulièrement instructive, mais demande, comme tous les documents de cette nature, à être appréciée avec beaucoup de circonspection, sous peine de ne pas conduire à des conséquences exactes et générales. Ainsi, pour n'en donner qu'un exemple, les déraillements avaient fait, au 31 décembre 1854, 110 victimes parmi les voyageurs (66 tués, 44 blessés), tandis que les collisions de convois en avaient fait 289, dont 15 seulement auraient perdu la vie. Il est juste de dire que de ces deux causes la seconde est la plus redoutable; mais il serait complétement faux d'ajouter qu'elle est moins meurtrière que la première; car, à la vérité, c'est précisément tout le contraire de ce qu'indique en apparence la comparaison des nombres de morts. En effet, il est indispensable d'observer que, sur les 66 morts dues à des déraillements, 64 constituent le funèbre bilan des seuls accidents de Bellevue et de Fampoux, de telle sorte qu'en les mettant à part, il ne reste plus qu'un chiffre réellement insignifiant. On sait que les quatre autres catastrophes d'Orsay, de Vaugirard, Moret et Peltre sont précisément des collisions. Je ne crains pas d'affirmer, d'après l'expérience qui nous montre des trains de grande vitesse sortis brusquement de la voie sans qu'il en résultât aucune conséquence pour les personnes, que les déraillements sont infiniment peu dangereux, pourvu qu'aucune circonstance particulière ne vienne compliquer un fait qui sans cela se borne à des avaries de matériel. Je ne puis malheureusement point émettre la même assertion au sujet des collisions, qui, eu égard au poids et à la vitesse des masses choquantes, peuvent difficilement ne point être graves, et qui doivent particulièrement attirer l'attention de l'administration publique et des compagnies. Il n'est même pas besoin de nommer les autres causes d'accidents provenant du fait de l'exploitation proprement dite, tant elles sont rares et peu importantes.

» Le relevé général des accidents individuels de personnes tuées ou blessées durant la période qui se termine au 31 décembre 1854, permet également d'avoir une idée de la répartition approximative des causes de ces accidents, généralement accompagnés d'une violation des règlements. Le nombre des victimes afférent à ce relevé général n'était que de 96; il présente, au 31 décembre 1856, l'augmentation considérable de 60. Sur ces 96 voyageurs, 36 avaient été tués; 29, dont 15 sont morts, avaient été victimes de leur imprudence en descendant des trains en mouvement ou en y montant; 21, dont 5 seulement (ce qui est vraiment miraculeux) ont trouvé la mort dans leur chute, avaient sauté en bas d'un train en marche; 13 en étaient tombés par divers motifs, et 7 avaient été tués sur le coup; le même nombre 13 représente la quantité de voyageurs tombés dans les stations, et dont 10 n'ont reçu que des blessures ou même des contusions. Le chiffre total des victimes se compléterait au moyen d'accidents provenant de causes diverses. Parmi ces derniers, je ne relèverai que la mort d'un voyageur brûlé dans le compartiment d'une diligence transportée sur un truck, à laquelle il avait mis le feu par mégarde avec des allumettes chimiques.

» Enfin l'annexe relative aux accidents qui se trouve dans l'*enquête* se termine par deux doubles tableaux relatifs, l'un à l'année 1854, l'autre à l'année 1855 ; l'*Enquête* ne renferme que quelques totaux généraux pour 1856. On a donc, pour chacune des années 1854 et 1855, la classification des accidents de chemins de fer suivant leur nature, leurs causes et leurs effets, non-seulement quant aux personnes, mais encore quant à la régularité de la marche des trains. Ces tableaux donnent d'ailleurs des renseignements précieux, qui n'avaient pu être obtenus antérieurement : je veux parler du nombre de trains mis en circulation et du nombre de kilomètres qu'ils ont parcourus. Ces chiffres offrent encore une preuve de la sécurité des voyages en chemins de fer. L'année 1856, par exemple, est fort rassurante, et contraste heureusement avec l'année précédente, qui avait été exceptionnellement néfaste : sur 35 299 293 voyageurs, transportés dans 332 501 trains et ayant parcouru ensemble 27 416 234 kilomètres, aucun n'a été tué, et 9 seulement ont été blessés, ce qui correspond à 1 voyageur sur près de 4 millions pour 37 000 trains et plus de 3 millions de kilomètres parcourus. Sur 4 millions de voyageurs, un seul sera blessé : la vie humaine est-elle dans toutes les conditions aussi bien partagée sous le rapport de la sécurité? M. Tourneux a sans doute fait cette réflexion lorsqu'il a cru devoir donner le nombre des individus tués en France par des voitures, charrettes et chevaux pour une période de quatorze ans (1840-1853); mais ce chiffre, qui est de 10 324 (soit annuellement 737), n'a qu'une signification incomplète. Le rapporteur officiel a été mieux inspiré lorsqu'il a cherché dans le *Wreck Register* une statistique des sinistres maritimes arrivés à des navires anglais le long des côtes et sur les mers de la Grande-Bretagne; toutefois le chiffre de 4348 décès, correspondant à la période de 1852 à 1856, est également insuffisant, puisqu'on ne peut le considérer qu'indépendamment du nombre des marins exposés. Cependant il n'est pas douteux qu'il n'y ait une certaine analogie entre la navigation maritime et le parcours d'un chemin de fer. Des deux côtés, on trouve parmi les causes d'accidents, les brouillards, les fautes du personnel, les erreurs de signaux; les collisions y jouent aussi un grand rôle. La justesse du rapprochement apparaît mieux encore, si l'on jette les yeux sur ces cartes de la *Géographie physique de la mer*, où le lieutenant Maury trace, à l'aide des conquêtes de cette expérience nautique à laquelle il convie toutes les marines du globe, les routes les plus avantageuses pour les navires à vapeur qui voyagent entre l'Europe et l'Amérique. On y trouve, comme sur les chemins de fer à double voie, une route spécialement affectée, par la force des choses, à chacun des grands parcours, de telle sorte que les collisions entre deux navires marchant en sens contraire deviennent impossibles.

» Je ne me suis occupé à dessein, pour bien isoler la question de la sécurité des voyageurs, que des accidents arrivés à ceux-ci tant par le fait de l'exploitation que par des causes qui en sont totalement indépendantes, et notamment par l'imprudence des victimes. Il est cependant deux autres grandes catégories d'individus qui perdent la vie ou se font blesser sur les chemins de fer. La première, qui ne peut trouver place ici, c'est le personnel des compagnies elles-mêmes, qui, par le nombre, les fonctions qu'il remplit, les attributions légales qui lui sont conférées, les questions de salaire, d'épargne, de recrutement, d'hygiène, de travail, etc., qu'il soulève, je dirais presque par le rôle social qu'il joue aujourd'hui, mérite une étude spéciale. La seconde comprend les *autres personnes*, pour emprunter l'expression même dont se sert la commission d'enquête, attentive à distinguer les résultats donnés par la statistique en ce qui concerne ces individus, qui ne sont ni des voyageurs, ni des agents des compagnies. Pour citer un exemple qui montre nettement la nécessité d'introduire cette distinction, je mentionnerai un fait qui peut intéresser particulièrement le moraliste : depuis l'origine du réseau français, 45 suicides ont eu lieu sur nos chemins de fer. Le nombre total des *autres personnes* victimes de leur imprudence ou de faits indépendants de l'exploitation s'élève au 31 décembre 1856 à 82, dont 34 tués et 48 blessés. Il doit être complété par le nombre, beaucoup plus considérable, des victimes de l'exploitation proprement dite, qui comprenait à la même époque 168 morts et 84 blessés, soit en tout 252 personnes, heurtées sur la voie ou dans les stations par des machines locomotives, tombées en voulant s'introduire frauduleusement dans un train en marche, ayant payé de leur vie ou tout au moins de blessures graves une immixtion inutile ou maladroite dans des manœuvres de gare, etc. La circulation sur la voie est la cause la plus fréquente de ces accidents; il en a surtout été ainsi au chemin de fer de Rhône-et-Loire, qui, n'étant primitivement pas clôturé et servant réellement de rue à quelques-uns des villages qu'il traversait, offre à lui seul 113 victimes pour les premières années d'exploitation. »

Mais les accidents et les blessures qui en résultent, sont-ils les seuls inconvénients, les seuls dangers de la locomotion sur la voie ferrée? Il en est d'autres, de nature et de gravité diverses, qui méritent également de fixer l'attention de l'autorité.

La santé et la sécurité des voyageurs sont très directement intéressées à ce que les dispositions matérielles et le service d'exploitation des chemins de fer soient convenablement organisés en vue de la commodité, de l'hygiène et de la sûreté personnelle. Il reste à cet égard beaucoup à désirer. Des événements récents ont excité dans l'opinion publique et jusque dans les Conseils de l'administration supérieure une émotion qui promet que ce triple intérêt sera à l'avenir plus sérieusement sauvegardé.

La construction des wagons appelle d'utiles réformes. Ce n'est pas que nous soyons d'avis qu'il faille chauffer en hiver à l'aide d'un calorifère les voitures de toutes classes. Nous adoptons complétement, sur ce point, l'opinion très justement exprimée par M. T. Gallard, médecin principal du chemin de fer d'Orléans. Il nous paraît que le chauffage des voitures par l'eau bouillante renouvelée à intervalles suffisants, est le seul favorable à la santé. Si l'on peut l'étendre à toutes les voitures, ce sera un progrès véritable. Mais il vaut mieux, dans l'intérêt de la santé des voyageurs, ne pas chauffer du tout, et se contenter de fermer convenablement les voitures de troisième classe aussi bien que les autres.

Un point plus important et qu'il ne faut pas traiter légèrement, c'est l'inconvénient, parfois très grave dans ses conséquences, qu'il y a à séquestrer les voyageurs et à les mettre dans l'impossibilité d'obéir aux nécessités les plus impérieuses.

Beaucoup d'hommes sérieux parmi lesquels il convient de citer M. A. Chevallier, et les Conseils d'hygiène de la Seine et de la Seine-Inférieure, ont fait entendre les plaintes les plus vives et les plus fortement motivées sur les effets funestes que peut avoir l'organisation actuelle qui laisse sans secours, sans moyen de soulagement, les personnes malades ou souffrantes enfermées dans les wagons d'un convoi en marche. L'étranger donne, à cet égard, à nos administrations, des exemples qu'il serait facile et qu'il est urgent de suivre.

Mesures d'hygiène et de sûreté à prescrire dans les chemins de fer. — Il y a, comme on le voit, des mesures d'hygiène et de sûreté à prescrire dans les chemins de fer. Nous les trouvons, en ce qui touche l'hygiène, très bien résumées par M. Vernois :

1° Déposer dans chaque convoi de voyageurs, et non plus seulement dans certaines gares, une boîte de secours contenant les pièces et instruments indispensables au premier pansement d'un blessé.

2° Ne jamais enfermer les voyageurs dans les wagons, mais disposer les divers moyens de fermeture de telle façon qu'en cas de besoin la main puisse facilement atteindre les crochets ou la serrure.

3° Ne jamais mettre en circulation des wagons récemment peints, et laissant percevoir d'une manière nuisible l'odeur des essences ou vernis.

4° Dans l'été, laisser toujours une ventilation active, renouveler l'air des wagons, même en l'absence des voyageurs, et surtout quand les voitures sont exposées dans les gares à toute l'action de l'ardeur du soleil.

5° Ne jamais se servir de voitures non couvertes ou dépourvues de moyens convenables de fermeture.

6° Terminer chaque convoi de voyageurs par un ou deux wagons chargés de sacs de terre ou autres substances destinées, *selon des ordonnances* tombées en désuétude, à amortir le choc, en cas de rencontre de deux convois.

7° Soumettre les wagons-écuries qui transportent les animaux à toutes les précautions hygiéniques nécessaires à leur propre santé et indispensables à la salubrité publique. Les désinfecter souvent, et ne pas les laisser séjourner dans les gares à côté des wagons destinés aux voyageurs.

8° Modifier peu à peu la construction des wagons, de façon que, à l'instar de ce qui a lieu dans d'autres pays, le voyageur, s'il est indisposé, puisse sortir du wagon et prendre l'air. Multiplier la création des wagons-lits, et disposer dans chaque train tout ce qui peut, en cas d'accidents, faciliter l'administration des secours aux voyageurs malades ou blessés.

9° Enfin, ne jamais transporter en même temps que les voyageurs des substances inflammables ou fulminantes, comme la poudre, les allumettes chimiques, les essences, etc., etc.

Au point de vue de la santé publique, nous sommes heureux de donner une preuve de la sollicitude de l'autorité, en citant la récente circulaire de M. le ministre de l'agriculture, du commerce et des travaux publics.

CIRCULAIRE MINISTÉRIELLE DU 12 DÉCEMBRE 1860.

« Monsieur, l'attentat commis le 6 de ce mois, sur le chemin de fer de l'Est, a causé la plus douloureuse et la plus légitime émotion. Le public a vu en quelque sorte, dans cet affreux événement, la révélation d'un danger dont il semblait n'avoir pas soupçonné l'existence. Sans doute, si l'on réfléchit à tout ce qu'il a fallu de criminelle audace pour accomplir un tel crime, si l'on songe au concours de circonstances qui a pu seul permettre à l'assassin d'échapper à la surveillance des agents de l'exploitation, et aux dangers même d'une évasion, on sera amené à ne voir, dans ce déplorable événement, qu'un de ces faits exceptionnels en dehors de toutes les prévisions.

» Cependant il suffit qu'un tel crime ait pu se produire, pour qu'il soit du devoir de l'administration de rechercher scrupuleusement, avec le concours des compagnies de chemins de fer, toutes les mesures qui peuvent être propres à en prévenir le retour et à rassurer l'opinion.

» Parmi ces mesures, celle qui se présente la première à la pensée, et qui paraît, en effe, la plus efficace, consisterait à organiser d'une manière permanente le contrôle de route, au moyen de la circulation des agents sur les marchepieds des voitures, convenablement disposés. Ce système, qui se pratique déjà sur les chemins de fer du Nord et du Midi, est, je le sais, peu favorablement accueilli par le public, qui se plaint des fréquents dérangements qu'il occasionne. Mais les considérations de sécurité générale doivent évidemment l'emporter sur de simples questions de commodité ou de convenances. Ce contrôle des agents des trains pouvant s'exercer à des moments indéterminés, et à toute époque de la marche des trains, semble une garantie sérieuse et qu'il n'est pas permis de négliger.

» Il y aurait lieu d'examiner si, comme complément de ce contrôle, il ne serait pas possible de mettre à la disposition des voyageurs, dans chaque compartiment, un signal visuel qui serait arboré au-dessus de la voiture, et qui appellerait le conducteur placé dans la vigie de l'avant du train. Ce signal pourrait être éclairé la nuit au moyen d'un réflecteur placé au-dessus des lampes.

» On a signalé en outre, comme une mesure utile, l'établissement dans les voitures de panneaux à glaces dormantes formant une communication entre les divers compartiments ; ce système devra être également étudié.

» Enfin, comme un malfaiteur ne peut s'échapper d'un train qu'au moment des ralentissements qui s'opèrent, soit à l'approche des stations, soit au passage des bifurcations, et le plus souvent du côté de l'entre-voie, il importe que les compagnies établissent une surveillance toute spéciale aux points que je viens d'indiquer.

» J'appelle, monsieur, votre attention toute particulière sur les diverses mesures que je viens d'indiquer. Veuillez les étudier de concert avec la compagnie dont le contrôle vous est confié, et me faire connaître, dans le plus bref délai possible, le résultat de cette étude. »

Organisation du service médical des chemins de fer. — Il nous reste, pour compléter cette étude, à dire quelques mots de l'organisation du service médical des chemins de fer. Toutes les compagnies se sont préoccupées de cette utile partie de leur administration, et il est bon que l'on trouve ici un exposé de ce qui a été fait et une indication qui puisse servir de guide sur ce qu'il y aurait à faire. Choix du personnel ; contrôle à exercer sur les dispositions matérielles qui intéressent l'hygiène ; traitement des employés, et soins à donner aux voyageurs blessés ou malades secours à organiser, incapacité de travail et infirmités à apprécier, relevés statistiques à produire : tels sont les objets variés auxquels doit pourvoir le service médical. Il nous sera permis de dire hautement qu'il a été institué de la façon la plus intelligente, et dirigé d'une manière supérieure par les médecins d'élite que les grandes compagnies parisiennes de chemins de fer ont su s'associer. Nous ne pouvons entrer dans tous les détails de cette organisation : mais nous voulons en donner un spécimen emprunté à l'une des administrations qui ont établi leur service de la manière la plus complète, celle du chemin de Lyon, qui a pour médecin en chef M. le docteur Devilliers.

RÈGLEMENT SUR LE SERVICE MÉDICAL DES CHEMINS DE FER DE PARIS A LYON, DU 2 JANVIER 1854.

TITRE Ier. — RÉPARTITION DU SERVICE MÉDICAL ET FONCTIONS DES MÉDECINS.

§ I. — *Répartition du service médical.*

Article 1er. Le service médical du chemin de fer de Paris à Lyon est divisé en sections médicales, confiées chacune à un médecin résidant au chef-lieu de la section.

Art. 2. Il est centralisé, à Paris, entre les mains d'un médecin principal.

Art. 3. Le tableau des sections médicales est arrêté par une décision spéciale du comité de direction, sur la proposition du directeur.

§ II. — *Fonctions des médecins.*

Art. 4. Les médecins attachés au chemin de fer de Paris à Lyon ont pour fonctions :

1° De donner leurs soins aux employés et ouvriers de tout grade et de tout service compris dans l'étendue de leurs sections respectives, lorsqu'ils sont atteints de blessures ou de maladies, et aux personnes qui pourraient être blessées sur le chemin de fer.

2° De répondre à toute réquisition des chefs de service, lorsqu'un accident arrive sur la voie, et d'aider l'administration de leurs conseils dans les questions de salubrité qui peuvent se présenter.

Art. 5. Chaque jour, à l'heure fixée de concert entre eux et le chef de gare, les médecins se rendent à la gare de leur résidence (chef-lieu de leur section).

Là ils donnent des consultations aux employés et ouvriers malades, porteurs d'un bulletin d'avertissement modèle n° 1) signé de leur chef de service, et délivrent des bons de médicaments à ceux qui peuvent en avoir besoin.

Ils remettent aux employés ou ouvriers guéris des certificats tirés d'un registre à souche (modèle n° 2 , et dans lesquels ils constatent leur aptitude à reprendre leur service, la cause, la nature et la durée effective de leur maladie.

Ils inscrivent exactement, jour par jour, sur un registre de consultations (modèle n° 3), disposé à cet effet à la gare, les noms, profession et demeure des employés malades, le genre et la cause de leur maladie, les prescriptions des médicaments qu'ils ont faites ; le nombre présumé, puis, après la guérison, le nombre effectif de jours d'incapacité de travail ; enfin, ils ajoutent les observations qu'ils jugent utiles pour ce qui concerne chacun des malades auxquels ils donnent des soins.

Ce registre sert de moyen de contrôle et facilite les renseignements demandés par l'administration.

Lorsqu'ils y sont invités par les chefs de service, ils examinent les employés et ouvriers qui demandent à être admis dans les diverses parties du service, et constatent, dans un certificat, leur degré d'aptitude corporelle pour le travail auquel ils sont destinés.

Art. 6. Quand un malade vient, par exception, et dans un cas urgent, les consulter directement chez eux, ils lui remettent, pour son chef de service, un bulletin d'avertissement tiré du registre à souche (modèle n° 1) qu'ils ont en leur possession.

Art. 7. Outre leurs consultations journalières à la gare, les médecins visitent à domicile les employés qui leur sont signalés par le bulletin d'avertissement comme étant dans l'impossibilité absolue de se déplacer.

Art 8. Lorsqu'ils jugent que la position d'un employé, ou la gravité de sa maladie ou de sa blessure s'oppose à ce qu'il puisse être traité convenablement à domicile, ils proposent son transport, et, par leurs démarches, facilitent son admission dans un hôpital.

Art. 9. Si un employé malade croit devoir demander, à ses frais, les soins d'un médecin étranger à l'administration du chemin de fer de Lyon, le médecin de sa section n'en doit pas moins, s'il est informé par un bulletin d'avertissement, s'assurer de l'état du malade et renseigner ses chefs de service sur sa position.

Art. 10. Dans un cas de maladie ou de blessure grave, un médecin de l'administration peut réclamer l'aide et les conseils de ses confrères des sections voisines, ou même, par exception, et si le cas est très urgent, ceux d'un médecin étranger, pourvu qu'il en rende immédiatement compte à M. le directeur, par l'intermédiaire du médecin principal.

Art. 11. Le 1er de chaque mois, les médecins de section adressent au médecin principal, pour être mis sous les yeux du directeur, un rapport succinct, constatant l'état sanitaire du personnel de leur section.

Art. 12. Les médecins inspectent, au moins une fois par mois, tous les établissements dont le personnel est confié à leurs soins, afin de constater l'état de santé des employés et les conditions sanitaires des établissements de la ligne.

Ils consignent leurs observations à ce sujet dans leur rapport mensuel.

Art. 13. Pendant cette inspection, ils visitent les boîtes de secours, les dépôts de médicaments, les appareils et instruments destinés au service médical, veillent à leur entretien et à leur renouvellement, et adressent au médecin principal les demandes nécessaires à ce sujet.

Art. 14. Les médecins doivent, en outre, vérifier, approuver et signer les mémoires de pharmaciens et fournisseurs, et les faire parvenir au médecin principal.

Art. 15. En cas d'accident sur la voie, le médecin de la section, et, s'il y a lieu, le médecin le plus voisin de l'endroit où l'accident a eu lieu, est immédiatement prévenu, afin de donner les premiers soins et d'organiser, au besoin, un service d'ambulance.

Il dresse un rapport sur les résultats de l'accident, sur les mesures qu'il est convenable de prendre, et constate, dans un procès-verbal, le nom des personnes atteintes, le genre et la gravité de leurs blessures.

Ces pièces sont transmises directement et dans le plus bref délai possible, au directeur.

Art. 16. Lorsque le médecin inspecteur du gouvernement vient faire sa visite d'inspection, les médecins sont invités à se rendre à la gare de leur résidence afin de lui donner les explications qu'il pourrait demander.

Art 17. Dans un cas urgent, si un médecin ne peut, pour cause d'absence ou d'empêchement motivé, se rendre immédiatement auprès d'un malade, le chef de service peut déléguer momentanément à sa place un médecin étranger.

Art. 18. Le médecin qui, pour une cause quelconque. désire se faire remplacer pendant un certain temps par un de ses collègues ou par un médecin étranger, doit en informer préalablement M. le directeur.

Art. 19. Chaque médecin de section a droit à la circulation gratuite sur le chemin de fer et dans les omnibus conduisant aux gares, dans toute l'étendue de la section confiée à ses soins.

§ III. — *Fonctions du médecin principal.*

Art. 20. Le médecin principal est chargé de la direction et de la surveillance du service médical sur toute la ligne.

Indépendamment de son service comme médecin de section, il fait tous les trois mois l'inspection du service médical dans tous les établissements de la compagnie.

Cette inspection est l'objet d'un rapport qu'il adresse à M. le directeur.

Art 21. Il reçoit les observations et les rapports des médecins de section, de même que les mémoires ou demandes de fournitures que ceux-ci lui adressent, et qu'il contrôle avant de les remettre à la comptabilité.

Art. 22. Il réunit tous les documents qui peuvent aider à l'amélioration des conditions hygiéniques du personnel ou des établissements de la compagnie, et indique les moyens propres à l'obtenir.

Art. 23. Lorsque la nomination d'un médecin nouveau devient nécessaire, le médecin principal est chargé d'éclairer l'administration dans le choix des candidats qui se présentent.

Art. 24. Les médecins de section doivent lui fournir les renseignements qu'il demande et les lui transmettre, ainsi que toute autre communication, par voie administrative.

Art. 25. Le médecin principal doit, en cas d'accident sur un point quelconque de la ligne, concourir à l'organisation des secours, et proposer à M. le directeur des mesures d'ensemble toutes les fois qu'elles sont jugées nécessaires.

Art. 26. Pendant ses absences pour cause de service sur la ligne, le médecin principal est remplacé dans son service de section par son collègue de Paris.

TITRE II. — SECOURS MÉDICAUX AUX EMPLOYÉS ET OUVRIERS MALADES.

Art. 27. Tous les employés et ouvriers attachés à l'administration du chemin de fer de Lyon (et parmi eux sont comprises les femmes des concierges et des gardes-barrière, souvent appelées à suppléer leurs maris dans leurs fonctions), ont droit aux secours médicaux en cas de blessure ou de maladie, excepté dans les circonstances particulières spécifiées à l'article 36.

Art. 28. Quant à la fourniture gratuite des médicaments, appareils et bandages, il est entendu qu'elle n'a lieu que pour les employés et ouvriers d'un grade inférieur.

Art. 29. Chaque employé est libre de se faire traiter par un médecin autre que celui de l'administration; mais, dans ce cas, les honoraires dus à ce médecin restent à sa charge.

Art 30. Lorsqu'un employé ou un ouvrier se déclare malade, ou se fait porter comme absent pour cause de maladie, son chef de service lui délivre un bulletin d'avertissement (modèle n° 1), détaché du registre à souche, après avoir rempli les colonnes 1, 2 et 3 (indiquant très exactement les nom, emploi, demeure du malade), et après avoir ajouté, lorsqu'il y a lieu : *visite à domicile.*

Ce bulletin, sans lequel l'employé ne peut, sauf le cas d'urgence absolue, réclamer directement les soins du médecin, est remis à ce dernier, qui remplit les colonnes 4 et 5 (indiquant le genre de maladie, et le nombre présumé de jours d'incapacité de travail qu'elle doit entraîner), signe et rend le bulletin au malade, pour qu'il le montre à son chef de service.

Celui-ci, après avoir copié sur le registre à souche les dernières indications marquées par le médecin, laisse le bulletin entre les mains du malade, afin qu'il puisse le présenter à toute réquisition.

Art. 31. Si la maladie se prolonge au delà du terme indiqué sur le bulletin d'avertissement, l'envoi d'un nouveau bulletin devient nécessaire, soit de la part du chef de service pour le médecin, soit de la part du médecin pour le chef de service.

Art. 32. Avant de reprendre ses travaux, tout employé ou ouvrier guéri doit réclamer du médecin un certificat de maladie qu'il remet à son chef de service.

Art. 33. L'employé qui, sans nécessité pour le service, choisit un domicile trop éloigné de la gare ou des établissements de la ligne auxquels il est attaché, ne peut exiger du médecin de l'administration que la constatation à domicile de son état de maladie.

Art. 34. L'employé dont le transport dans un hôpital a été jugé nécessaire par le médecin doit y consentir, à moins qu'il ne préfère se faire soigner chez lui et à ses frais.

Art. 35. Tout employé qui dépasse, sans autorisation du médecin, le nombre de jours d'absence qui lui a été accordé, ou qui réclame sans nécessité reconnue la visite du médecin à domicile, ou qui ne se trouve pas chez lui au moment de cette visite, est considéré comme absent sans permission, et passible d'une amende.

Art. 36. N'ont pas droit aux secours médicaux :

1° Les employés ou ouvriers dont la blessure ou la maladie ont été contractées en dehors des fonctions ou des travaux dont ils sont chargés au chemin de fer.

2° Ceux qui, après un congé, et avant d'avoir repris leurs travaux, reviennent en état de maladie.

3° Ceux qui sont porteurs d'une maladie chronique antérieure à leur entrée en fonctions.

4° Ceux surtout dont la maladie est le résultat de l'inconduite (ivresse, maladie vénérienne, etc.).

5° Les ouvriers non sédentaires ou travaillant pour le compte des entrepreneurs, et n'appartenant pas directement à l'administration du chemin de Lyon, à moins qu'ils n'aient reçu des blessures sur les travaux.

Art. 37. Dans une circonstance pressante, les chefs de service et employés doivent consulter le livret d'instructions, disposé pour leur usage, et concernant les premiers secours à donner en l'absence et avant l'arrivée du médecin.

TITRE III. — MATÉRIEL DU SERVICE MÉDICAL.

§ I. — *Médicaments, instruments, appareils et bandages.*

Art. 38. Pour devenir fournisseurs de la compagnie du chemin de fer de Lyon, les pharmaciens, droguistes, fabricants d'instruments, doivent accepter le tarif qui leur est présenté, et sont tenus de s'y conformer.

Un exemplaire de ce tarif est remis tant aux fournisseurs qu'aux médecins.

Art. 39. La fourniture des médicaments est faite par un pharmacien choisi dans chaque localité par le médecin de la section, et sur les bons écrits et signés par ce médecin lui-même, au moment de sa visite au malade.

Art. 40. Les bons pour bains de toute espèce ne doivent être délivrés que dans le cas d'urgence absolue.

Art. 41. Tous les trois mois, les fournisseurs adressent au médecin de leur section les mémoires détaillés et faits en double de leurs fournitures, et envoient à l'appui les bons de médicaments, d'instruments ou d'appareils qu'ils ont dû recevoir.

Art. 42. Ces mémoires sont vérifiés et signés par chaque médecin, qui les adresse dans le plus bref délai au médecin principal.

Art. 43. Le payement des mémoires qui parviennent à l'administration après le délai fixé ci-dessus est renvoyé au trimestre suivant.

Art. 44. Une boîte de secours avec caisse à amputation, un brancard, et, si on le juge convenable, un approvisionnement de médicaments, sont placés dans les gares où existe en même temps un dépôt de locomotives ou des ateliers.

Art. 45. Des boîtes de secours ordinaires sont déposées dans les autres gares, ou dans les établissements où elles sont jugées nécessaires.

Art. 46. Ces divers objets sont mis sous la garde et la responsabilité des chefs de gare, et les clefs des boîtes leur sont confiées.

Art. 47. Lorsqu'une boîte de secours est incomplète ou a besoin d'être réparée, elle est, sur la demande du médecin, renvoyée à Paris, en échange d'une boîte complète, qui lui est immédiatement substituée.

Art. 48. Cependant le renouvellement de plusieurs des objets qu'elle contient, tels que médicaments, linge, charpie, bandes, sparadrap, etc., de même que la réparation des instruments les plus usuels, peuvent être faits, sur bons signés du médecin, par les pharmaciens ou fabricants de chaque localité, si cela est possible, et en se conformant au tarif adopté.

§ II. — *Imprimés concernant le service médical.*

Art. 49. Les imprimés dont l'usage a été indiqué plus haut se composent de :

1° Registres à souche pour bulletins d'avertissement, de 100 à 200 pages;

2° Registres à souche pour certificats de maladie, de 100 à 200 pages;

Un exemplaire de chacune de ces deux espèces de registres est déposé entre les mains de chaque chef de service et de chaque médecin.

3° Registres de consultations, qui restent déposés à la gare de chaque chef-lieu de section médicale ;

4° Bons de médicaments pouvant aussi servir de bons pour les autres fournitures ;

5° Feuilles de rapport pour le service médical.

Ces deux dernières espèces d'imprimés sont livrées aux médecins seuls.

6° Feuilles pour les mémoires des fournisseurs.

Art. 50. Personne ne doit faire usage, pour le service médical, d'imprimés autres que ceux qui sont autorisés et fournis par l'administration du chemin de fer de Paris à Lyon.

Bibliographie. — *Documents statistiques sur les chemins de fer, publiés par l'ordre du ministre de l'agriculture, du commerce et des travaux publics.* Paris, 1856. — *Enquête sur les moyens d'assurer la régularité et la sûreté de l'exploitation des chemins de fer, id.* Paris, 1858. — *Des chemins de fer et de leur influence sur la santé des mécaniciens et des chauffeurs*, par E.-A. Duchesne Paris, 1857. — *Les accidents sur les chemins de fer*, par M. With, 1854. — *Influence des chemins de fer sur la santé des voyageurs*, par le docteur Wunn (*London sanitary Review*). — *Note* du docteur H. de Martinet *Comptes rendus de l'Académie des sciences*, février 1857). — *Recherches statistiques et scientifiques sur les maladies des diverses professions du chemin de fer de Lyon.* — *Essai de topographie et de géologie médicales des chemins de fer*, par le docteur Devilliers. Paris, 1857. — *Rapport à l'administration des chemins de fer du Nord*, par le docteur Cahen (*Union médicale*, avril 1857). — *Guide médical à l'usage des employés des chemins de fer*, par le docteur Bisson. Paris, 1858. — *Comptes rendus du service médical du chemin de fer d'Orléans*, par les docteurs Bisson et T. Gallard. Paris, 1859, 1860. 1861. — *Note sur l'influence exercée par les chemins de fer sur la santé des employés*, par le docteur Oulmont. Paris, 1859. — *Les voyageurs et les chemins de fer en France*, par M. E. Lamé-Fleury (*Revue des deux mondes*, octobre 1858). — *Étude médico-hygiénique sur l'influence qu'exercent les chemins de fer sur la santé publique*, par le docteur P. de Pietra-Santa (*Ann. d'hyg.*, 1859, 2e série, t. XII, p. 5). — *Dangers que courent les voyageurs en chemin de fer. Nécessité de prendre des mesures à ce sujet* (*Ibid.*, t. XV, 2e série, p. 224).

CHERCHE-FUITES. — *Voy.* GAZ DE L'ÉCLAIRAGE.

CHEVAL (CHAIR DE). — La chair de cheval intéresse l'hygiène publique au point de vue du parti que l'on en peut tirer pour la nourriture de l'homme et pour celle des animaux.

Il y a longtemps qu'il est acquis, pour la médecine, que la chair de cheval peut fournir un aliment sain, nourrissant, et dont l'usage ne saurait entraîner aucun inconvénient pour la santé. L'établissement à Paris d'une boucherie particulière pour la vente publique du cheval a toujours été l'objet des désirs du Conseil de salubrité; mais la même conviction n'est pas répandue dans le public, où une pareille nourriture est l'objet non-seulement d'une vive répugnance, mais encore de préjugés difficiles à surmonter.

Parent-Duchâtelet a joint à son remarquable mémoire, publié en

1832 sur les *chantiers d'équarrissage*, un résumé fort curieux d'un grand nombre de circonstances où la chair de cheval, et même la chair de chevaux malades, ont fourni un aliment précieux.

Il paraît que la vente publique de chair de cheval est autorisée, en Danemark, dans les mêmes boucheries où se vend celle des autres animaux. On n'y pouvait servir que les quatre quartiers, et pour qu'on eût l'assurance que la bête était saine, on laissait adhérer au quartier le sabot sur lequel la police, du vivant de l'animal, avait fait une marque à l'aide d'un fer rouge. L'élévation du prix des chevaux est la seule cause qui ait aujourd'hui fort amoindri ce commerce. Le docteur Berthollet, neveu du célèbre chimiste de ce nom, et qui a exercé pendant longtemps la médecine à Tarente (royaume de Naples), a dit à Parent-Duchâtelet que le peuple de cette ville mangeait avec plaisir la chair de cheval, et qu'on l'y vendait publiquement à la livre. Le foie était considéré comme un morceau délicat. La chair de cheval fait encore aujourd'hui la principale nourriture des peuples de la Tartarie asiatique. Chez nous, il n'a guère été fait usage d'une telle nourriture que dans certaines circonstances désastreuses; mais aussi chacune de ces dernières a reproduit une vaste expérience dont les résultats n'ont que plus de certitude. Larrey a vu en Égypte, dans les campagnes du Rhin, de la Catalogne, cette chair fournir aux soldats, dépourvus de vivres, de précieuses ressources; on en a fait également un grand usage pendant la retraite de Russie. La chair musculaire du cheval, dit cet illustre chirurgien, surtout celle du train de derrière, peut servir à la confection de la soupe, surtout si l'on y joint une certaine quantité de lard; elle peut encore être employée en grillades et en bœuf à la mode, avec l'assaisonnement convenable. Le foie peut aussi être employé et préparé de la même manière que celui des bêtes à cornes; il est même, à ce qu'il paraît, plus délicat que celui qui provient de celles-ci. Les blessés ne se trouvaient pas moins bien que les autres de cette nourriture, et pendant le siége d'Alexandrie, en Égypte, son usage a puissamment contribué à faire disparaître une épidémie scorbutique qui s'était emparée de toute l'armée. M. Huzard a fait connaître qu'à l'époque de la révolution, Paris ne fut nourri en grande partie, pendant trois mois, qu'avec de la viande de cheval, sans que personne s'en soit aperçu, et sans qu'il en soit résulté le moindre accident.

Il ne paraît pas que la chair des chevaux malades possède des qualités différentes de celle des chevaux sains. Vers la même époque, trois cents chevaux de l'armée, affectés de morve, furent amenés à Saint-Germain, près Paris, et abattus; ils servirent pendant plusieurs jours à la nourriture des pauvres de la ville, sans que ceux-ci en éprouvassent aucune indisposition. La même chose arriva, quelques années après, dans le bois de Vincennes, où les professeurs de l'école d'Alfort firent conduire et abattre un grand nombre de chevaux attaqués de la morve ou du farcin. Les habitants des villages voisins les mangeaient tous à mesure qu'ils y étaient conduits : aucune maladie ne s'est déclarée parmi eux.

M. Coze, doyen de la Faculté de médecine de Strasbourg, a publié un mémoire sur l'usage des viandes provenant de bœufs attaqués d'une maladie qu'il désigne sous le nom de *typhus*, fait en 1815 par la population tout entière de Strasbourg et des environs, sans qu'il en résultât aucun inconvénient apparent. On peut en dire autant des troupeaux que les armées coalisées traînaient après elles, lorsqu'elles vinrent entourer Paris, et que ravageait une épizootie contagieuse d'une extrême intensité. Il n'y a, du reste, aucune raison pour que la chair de chevaux malades soit plus nuisible à la santé que celle des bestiaux qui servent à notre alimentation habituelle, et qui, même dans les circonstances ordinaires, sont si souvent atteints de maladies diverses lorsqu'ils sont abattus pour notre usage. On sait, du reste, que les maladies les plus contagieuses, la pustule maligne même, ne communiquent pas à la viande prise comme aliment de qualités fâcheuses. La cuisson et la digestion suffisent pour décomposer les principes nuisibles et en détruire ainsi tous les effets. Qu'on ne croie pas, ajoute Parent-Duchâtelet, qu'en accumulant ces exemples et ces autorités, nous voulions persuader qu'il faille faire servir à la nourriture des hommes les cadavres des chevaux malades. Nous citons ces faits pour les faire connaître, et pour rassurer le public et l'administration sur les craintes que pourrait faire naître la chair d'un animal dont la santé paraîtrait suspecte. Nous devons rappeler que le Conseil central d'hygiène de salubrité du département du Nord, consulté en 1847 par M. le maire de Lille, a demandé par l'organe de son rapporteur, M. Bailly, que la vente de la viande de cheval, qui a lieu depuis plusieurs années à Lille, au prix de 12 centimes le kilogramme, soit officiellement autorisée, sauf à être soumise à l'inspection, comme cela se pratique en Danemark, où cette viande se débite dans les boucheries.

Cette question offrait une trop haute gravité pour ne pas éveiller la sollicitude de l'administration, et, en 1856, sur la demande de M. le ministre de l'agriculture et du commerce, M. le préfet de police a relevé sur ce sujet l'avis du Conseil d'hygiène et de salubrité du département de la Seine. Le rapport rédigé à cette occasion par M. Vernois est un document d'une extrême importance, et nous le reproduisons en entier, ainsi que quelques autres pièces qu'il y a jointes dans son utile ouvrage.

RAPPORT AU CONSEIL D'HYGIÈNE PUBLIQUE ET DE SALUBRITÉ DU DÉPARTEMENT DE LA SEINE (du 14 février 1856).

Monsieur le préfet, dans sa lettre du 9 janvier, Son Excellence le Ministre du commerce, de l'agriculture et des travaux publics, pose au Conseil d'hygiène publique et de salubrité les trois questions suivantes :

1° Dans quelle mesure la viande de cheval pourrait-elle être utilisée dans l'alimentation ?

2° Quels seraient les avantages qui pourraient résulter de son emploi ?

3° Quels seraient les inconvénients ?

1° *Dans quelle mesure la viande de cheval pourrait-elle être utilisée dans l'alimentation?* — Si par cette question Son Excellence demande en quelle quantité la viande de cheval peut entrer dans la nourriture d'un individu, la réponse est facile : on peut dire que toutes les personnes qui ont mangé de cette viande l'ont trouvée bonne ou au moins pas mauvaise ; que les personnes qui l'ont analysée lui ont trouvé à peu près les mêmes éléments que l'on rencontre dans celle du bœuf, et qu'il y a tout lieu de penser que, dans des conditions de vente semblables à celles imposées au débit de toute autre viande, elle ne sera pas plus nuisible que d'autres, et pourra être consommée en même proportion.

Si Son Excellence demande en quelle quantité cette viande pourra entrer dans la consommation générale, la réponse ne peut être aussi positive. L'expérience seule pourra la faire. Dans l'état actuel des choses, on peut cependant avoir quelques probabilités.

Tant qu'un cheval peut travailler, sa chair est d'un prix plus élevé que celle des autres animaux de boucherie ; d'un autre côté, si, pour faire usage de la chair de cheval, on attend qu'il ne puisse plus payer sa nourriture par son travail, il arrive à un état tel qu'il n'est plus possible de le livrer à la boucherie, qu'il faut le refaire au moyen de l'engraissement, si toutefois l'âge le permet encore.

Mais alors s'élève la question de savoir si la nourriture donnée au cheval pour l'engraisser ne serait pas mieux employée à nourrir des moutons, des vaches, des bœufs? Nous ne pensons pas que la solution de cette nouvelle question soit douteuse : nous croyons que dans les fermes à moutons, par exemple, la nourriture qu'on dépenserait pour engraisser un vieux cheval serait employée moins lucrativement que si elle était donnée aux moutons ; que dans les fermes où les bœufs et les vaches sont les principaux animaux de vente, la nourriture qu'on emploierait pour engraisser un vieux cheval serait utilisée plus économiquement à engraisser un bœuf ou une vache ; enfin, que dans les villes, la même nourriture serait plus lucrative employée à compenser les travaux d'un animal de force.

Dans l'état actuel des choses, il paraît donc ne pouvoir être consommé que des chevaux pas trop âgés, qu'un accident tue ou met hors de service pour un temps assez long.

Et qu'on ne croie pas que la valeur commerciale des chevaux, diminuant petit à petit, permettrait de les convertir économiquement en viande à un certain moment et avant l'époque où ils ne seraient plus propres au travail ! Cette valeur commerciale ne s'amoindrit qu'en raison même de la diminution du prix du travail que l'animal peut faire, et cette diminution effective dans le prix du travail n'arrive, sauf accident, je le répète, qu'à un âge où les muscles sont devenus plus rigides, plus maigres, où l'engraissement est plus nécessaire, plus long, plus difficile, et par conséquent plus dispendieux.

La mesure ou la quantité de la viande de cheval que, dans les circonstances économiques agricoles actuelles on peut consommer, se réduit donc, dans les villes comme dans les campagnes, à celle des chevaux tués ou estropiés par accident, et qui sont, ou assez jeunes, ou en assez bon état, pour que la viande n'en soit pas mauvaise.

Une boucherie spéciale où l'on débiterait la viande de ces animaux produirait-elle à la longue une industrie nouvelle qui consisterait et qui arriverait à faire économiquement des chevaux de boucherie ? C'est une question que l'expérience, je le répète, pourrait seule décider.

Ce qu'il y a de certain : C'est que les peuples nomades du nord de l'Asie, qu'on dit manger de la viande de cheval, ne le font, dit-on aussi, que d'une manière exceptionnelle, dans des cas rares. C'est qu'à Copenhague, où, sur la fin du siècle dernier, il y a eu une boucherie publique de viande de cheval, cette boucherie n'existe plus. C'est que quelques personnes, dans le nord de l'Europe, ont tenté en vain d'introduire cette alimentation. J'en puis citer un exemple, parce que entre autres il a été consigné dans la *Gazette politique* de 1785, première quinzaine de février. Cette tentative a été faite en Suède par un baron de Ciderstein ; il n'en est pas résulté pour ce pays l'usage de manger de la chair de cheval, quoique la Société patriotique de Suède ait pris, à cette époque, cette tentative sous sa protection.

Cependant M. le bourgmestre de Bruxelles, en répondant à une lettre que vous lui avez écrite à ce sujet, et en disant qu'il n'existe aucun débit autorisé de viande de cheval à Bruxelles, ajoute : « Mais cette viande est débitée pour la consommation dans la commune de Vilvorde, à deux lieues de Bruxelles. Un individu paraît se livrer depuis assez longtemps et avec succès dans cette commune à ce genre de commerce ; il vend la viande au prix de 14 centimes le 1/2 kilogr. La classe ouvrière, me dit-on, recherche avec empressement cet aliment : un médecin de la localité, qui est en grande réputation, prend un vif intérêt à cette alimentation et la préconise. »

Ce fait, contrairement aux autres, est entièrement en faveur de la consommation de la viande de cheval.

2° *Quels seraient les avantages de cette alimentation ?* — La viande de cheval étant reconnue être une nourriture saine, il est probale qu'elle aurait des consommateurs, puisqu'elle en trouve à Vilvorde, et qu'ainsi elle viendrait fournir un supplément de nourriture animale à la population peu aisée. Ce supplément ne pourrait être considérable quant à présent, puisqu'il ne pourrait provenir que des chevaux peu âgés, mis tout à fait, ou au moins pour un certain temps, hors de service. Quant aux vieux chevaux, ils donneraient une viande assez inférieure pour que, si elle était mise en vente, en commençant une tentative, on dût craindre qu'elle ne dégoûtât complétement la génération actuelle de cet essai.

La mesure ou la quantité de viande de cheval disponible ne pourrait encore, quant à présent, je le répète, faire diminuer le prix actuel des viandes de boucherie.

Enfin, il faut avoir présent à la pensée que, pour produire la viande de cheval en plus de la quantité que les accidents mettraient économiquement dans la consommation, il faudrait employer les mêmes substances alimentaires qu'exige la production des viandes de mouton, de vache, de bœuf, et que la viande de ces animaux non-seulement est supérieure, mais encore que toutes les circonstances de culture en France portent à croire et même donnent presque la certitude que cette dernière viande des animaux actuels de boucherie se produira toujours à meilleur marché dans l'économie rurale que la viande de cheval.

3° *Quels seraient les inconvénients?* — Si les considérations qui précèdent étaient des erreurs ; si des essais venaient faire voir qu'on peut faire de la viande de cheval avec économie, on ne peut prévoir d'autres inconvénients que la nécessité d'une surveillance très active et spéciale dans le débit de cette viande, afin qu'une avidité coupable ne vienne pas mettre à la portée des populations des viandes de chevaux affectés de maladie qui indiquent des altérations profondes dans l'économie, et qui pourraient faire craindre des dangers pour la santé des consommateurs.

Ce serait surtout dans les commencements d'une tentative que cette nécessité d'une surveillance spéciale se produirait.

Peut-être pourrait-on craindre que la viande de cheval, si la consommation prenait de l'extension, vînt faire une concurrence aux autres viandes de boucherie, et par suite diminuer la production de celles-ci. — Nous ne croyons pas que ce fait puisse se produire : mais, s'il arrivait, il serait l'indice d'un besoin auquel on aurait satisfait, et il faudrait s'y soumettre. Au lieu d'être un inconvénient, il serait peut-être un avantage, et il prouverait que nous nous étions trompés.

Conclusions. — Il résulte de ce qui précède : Que les questions posées par M. le ministre sont, comme presque toutes les questions d'économie agricole, complexes, et qu'on manque des éléments nécessaires à leur complète solution ;

Que l'examen des deux premières ne donne pas actuellement l'espérance de la réalisation d'avantages de quelque importance ;

Que l'examen de la troisième, celle relative aux inconvénients, ne fait pas surgir des motifs suffisants pour empêcher un essai, si l'administration jugeait qu'il fût opportun d'en tenter.

EXTRAIT D'UNE LETTRE DE M. VERHEYEN, INSPECTEUR VÉTÉRINAIRE DE L'ARMÉE DE BRUXELLES, ADRESSÉE A M. HUZARD (du 17 février 1856).

Monsieur et honoré collègue,

A Bruxelles il n'a jamais existé de boucherie pour le débit régulier de la viande de cheval ; les équarrisseurs de Molenbeck-Saint-Jean se livrent depuis plusieurs années à ce commerce. Chaque fois qu'ils abattent un cheval dont la viande est destinée à la consommation, ils sont obligés de faire une déclaration à la police locale, qui délègue un vétérinaire pour s'assurer de l'état de santé. Cette formalité accomplie, l'autorisation est accordée.

Des abus énormes se sont glissés dans ce commerce ; traqués par la police, des équarrisseurs ont abandonné leur chantier et ouvert des clos dans une commune voisine : le mal a été déplacé et l'impunité acquise ; l'autorité les laisse avec sécurité se livrer à leurs pratiques frauduleuses : chevaux vivants et morts de n'importe quelle maladie, tout y passe. Dans aucun de ces établissements, la viande ne se vend dépecée, elle est hachée et convertie en saucissons, façon de Bologne ; l'ail, l'oignon, le poivre et le sel n'y font pas défaut. Cet aliment se vend aux classes pauvres, et surtout dans les kermesses de village où des marchands forains étalent cet appât qui excite à boire dans des boutiques en plein vent.

En 1847, année de disette, la viande de cheval était entrée pour une assez forte part dans l'alimentation des pauvres; le gouvernement eut la velléité d'encourager cette consommation. Il saisit l'Académie de médecine de cette question; le rapport motivé que lui adressa ce corps est allé s'engouffrer dans un carton, où il repose en paix. Le gouvernement ne pouvant intervenir dans l'administration des communes, le laisser-faire, le laisser-aller ont conservé toute leur force.

Vilvorde, petite ville de cinq mille habitants, à deux lieues de la capitale, à laquelle un chemin de fer la relie, a ouvert une boucherie en 1847 ; elle débitait jusqu'à cinq chevaux par semaine, au prix de 12 à 15 centimes le 1/2 kilog.; à la longue, elle n'a pu continuer ses affaires et n'existe plus.

Il est des obstacles qui s'opposeront encore longtemps à ce que la consommation du cheval devienne un fait normal. D'abord, les chevaux qui défrayent les établissements ne sont nullement préparés ; ils sont ou vieux, ou épuisés par le travail ; par conséquent, dans un état de maigreur voisin du marasme : cette viande ne peut être ni appétissante ni nutritive. Je pense que la préparation que lui font subir les équarrisseurs de Molenbeck-Saint-Jean, c'est-à-dire la conversion en saucissons, est le meilleur parti que l'on puisse en tirer. Ensuite, le prix de cette catégorie de chevaux a considérablement augmenté par suite de la concurrence de l'agriculture. La campagne de Malines, originairement terrain de bruyères, possède une culture très avancée. Les exploitants de terres n'hésitent pas à payer 50 francs et même 40 francs un cheval hors de service qu'ils convertissent en engrais. L'immense débit toujours croissant du guano a fait surgir des fabriques d'engrais artificiels, nouvelle concurrence pour les débris d'animaux.

Je doute que l'engraissement du cheval puisse jamais constituer une industrie : sain, vigoureux et dans l'âge convenable, sa valeur commerciale est trop élevée ; vieux ou épuisé, la nourriture d'engrais lui profiterait-elle ? La transformation des denrées en chairs de bœuf ne rapporterait-elle pas davantage au producteur et avec moins d'embarras ? On ne doit pas perdre de vue que l'immobilité du bœuf ne saurait convenir au cheval. En supposant que la viande de cheval engraissé se vende 35 centimes le 1/2 kilogr., je ne pense pas, au prix actuel des denrées, que cette industrie soit lucrative, voire même rémunératrice.

La guerre d'Orient a amené une hausse considérable dans la valeur commerciale du cheval ; les vieux s'en sont ressentis, et l'on ne s'en défaisait plus, pour me servir d'une expression vulgaire, qu'alors qu'ils étaient usés jusqu'à la corde. Aussi malgré le haut prix des denrées alimentaires, n'a-t-on pas agité, cette fois, dans notre pays, la question de la consommation du cheval. Je crois que ce que l'on a dit naguère de la minime valeur nutritive de sa chair est une erreur ou un préjugé. Pour ne mentionner que ce que j'ai vu, je dirai que, pendant ma direction à l'école vétérinaire, cette viande formait l'aliment exclusif des porcs ; qu'ils ne diminuaient pas en poids, la croissance marchait régulièrement, et ceux impropres à la reproduction s'engraissaient parfaitement. Ce dont il faut tenir compte pour l'homme, c'est chez les chevaux âgés et maigris, la roideur, la densité, la concentration de l'élément musculaire, la prédominance des tissus fibreux et élastiques que nous savons être aussi réfractaires au suc gastrique que la cellulose végétale l'est aux sucs saccharifiants du tube digestif. Un semblable aliment est fort médiocre, et ne constituera jamais pour nos contrées qu'une ressource accessoire pendant les années de disette et de famine. En temps ordinaire, la conversion en viande de porc, en seigle, en froment, fera rentrer la viande de cheval indirectement dans la consommation, et, sous ce point de vue, le progrès réalisé ne me semble pas dénué d'importance.

RAPPORT DE M. VERNOIS AU CONSEIL D'HYGIÈNE PUBLIQUE ET DE SALUBRITÉ DU DÉPARTEMENT DE LA SEINE (du 29 janvier 1857.)

Monsieur le préfet, il y a bientôt une année, M. le ministre de l'agriculture, du commerce et des travaux publics avait demandé au Conseil d'hygiène publique et de salubrité si l'usage de la viande de cheval était nuisible, et l'on pouvait en autoriser la vente, et si son introduction au nombre des substances alimentaires était de nature à venir en aide d'une manière efficace à la consommation de la population. M. Huzard et moi, chargés de répondre à ces questions, nous étions arrivés aux conclusions suivantes :

1° La viande de cheval, pourvu qu'elle soit dans les conditions acceptables par les inspecteurs de la boucherie, n'est pas nuisible.

2° Il n'y a pas d'inconvénient à ouvrir, à titre d'essai, et avec certaines précautions, un établissement dans lequel on ne vendra que cette viande.

3° Enfin, il n'est pas probable que la quantité nouvelle de viande, versée ainsi sur le marché, puisse faire baisser le prix des autres viandes, et qu'elle puisse devenir une ressource et à plus forte raison un bienfait pour les classes pauvres.

Les raisons principales que M. Huzard et moi nous donnions à l'appui de cette dernière conclusion étaient celles-ci : Le cheval est rare en France, et sa production ne suffit pas aux besoins ; le cheval représentant une force, on use de cette force jusqu'à sa dernière limite, c'est-à-dire jusqu'à ce que l'instrument qui la produit soit tout à fait hors d'état de remplir sa fonction. Dans ces circonstances, le cheval qui est vendu à l'équarrisseur se trouve dans des conditions si déplorables d'amaigrissement, que ses chairs, bonnes pour faire des engrais ou d'autres produits, ne seront pas acceptées pour viande de boucherie. Si l'on ajoute à cela toutes les causes de maladie qui écarteront un grand nombre de ces animaux du concours de la vente, il ne restera plus de véritablement présentable que la viande des chevaux en bon état de santé, morts ou abattus à la suite d'accidents.

Le Conseil d'hygiène avait accepté les termes de cette réponse.

La question en était là, monsieur le préfet, quand, le 14 janvier 1857, M. le docteur X.... a sollicité de vous l'autorisation d'ouvrir à Paris quatre nouvelles boucheries spécialement affectées à la vente de la viande de cheval. Le 17 janvier sa pétition a été renvoyée au Conseil d'hygiène, qui m'a chargé de l'examiner et de vous transmettre un avis à ce sujet. La demande du sieur X.... est basée sur les considérations suivantes : La science a résolu depuis quelques années la question de la bonne qualité de la viande de cheval. Son usage alimentaire est mis en pratique en Danemark, en Allemagne, en Belgique et en Autriche. En France, des expériences récentes ont conduit aux résultats les plus satisfaisants, et cela avec de la viande de chevaux vieux, étiques et hors de tout service. Enfin, douze mille chevaux environ sont abattus chaque année à Paris et livrés à l'équarrissage ; en portant à 200 kilogrammes la quantité de bonne viande que donne un cheval, et en défalquant du premier chiffre le nombre probable) de chevaux malades, il resterait encore 2 millions de kilogrammes de viande perdus aujourd'hui et qui pourraient servir utilement à l'alimentation publique. »

Ce n'est pas ici le lieu de revenir sur l'appréciation de ces divers motifs, ni de rentrer dans la discussion des faits énoncés, dont quelques-uns ne sont ni aussi certains, ni aussi démontrés que semble le penser M. le docteur X.... Tel avait été l'objet du premier rapport fait par M. Huzard et par moi. Je ne présenterai qu'une observation générale relative à l'opinion de quelques philanthropes qui, comme M. le docteur X..., se plaisent à établir et à toujours rappeler que la viande de cheval est actuellement perdue complétement pour l'alimentation publique. Sans doute, sous la forme de viande de boucherie et d'aliment direct, l'homme n'en retire en ce moment aucun bénéfice. Mais il ne faut pas perdre de vue que toute cette viande des chevaux conduits à l'équarrissage est transformée en engrais très utile à l'agriculture. L'industrie intelligente ne laisse rien perdre, et, quand une substance n'est pas apte à être directement employée sous sa forme naturelle, elle se charge de lui faire subir les métamorphoses nécessaires pour la restituer aux besoins de l'homme. Avec de la mauvaise viande de cheval, elle fait des récoltes excellentes et de la bonne farine ; l'argument des philanthropes, ou mieux des amis de la viande de cheval, ne peut donc être accepté comme un reproche réel et fondé.

Mais toute considération théorique disparaît devant la demande de mise en pratique du débit de la viande de cheval. Y a-t-il lieu d'accorder l'autorisation sollicitée?

L'avis favorable que M. Huzard et moi nous avons émis précédemment en thèse générale, et que le Conseil de salubrité a adopté, demande aujourd'hui à être soumis à quelques règles que la sagesse et la prudence hygiéniques doivent surtout ici recommander.

Hormis de très rares exceptions, les chevaux qui seront présentés pour être abattus et livrés à la boucherie ne seront jamais dans l'état de force et de santé où se trouvent habituellement les bœufs, les veaux et les moutons ; des fatigues exagérées, des maladies chroniques, suite de vieillesse, d'épuisement et de mauvaise ou insuffisante alimentation, mettront la plupart de ces animaux dans des conditions qui devront être soigneusement étudiées. Si j'ajoute que la morve, le farcin et d'autres affections graves pourront compliquer ces fâcheux antécédents et s'y joindre le plus souvent, il deviendra indispensable de ne pas livrer à l'arbitraire la vente et le débit de la viande de cheval ; pour le service de la boucherie, il faudra leur imposer des obligations qui ne pèsent pas sur le commerce ordinaire des bestiaux. Un homme spécial, un vétérinaire instruit, devra, au nom de l'autorité, présider à la réception des chevaux destinés à l'alimentation publique, et l'administration déterminera ensuite, par des règlements spéciaux, le lieu où ces animaux seront conduits et abattus, ainsi que le mode de surveillance le plus propre à empêcher la fraude.

Quant à la vente et à la distribution, elle devra être soumise aux règlements qui sont en vigueur pour le débit des viandes acceptées sur les marchés publics. Un inspecteur de la boucherie devra spécialement examiner ces nouveaux produits, et ne les recevoir que quand ils présenteront à l'œil, à la main et à l'odorat, tous les caractères qui appartiennent à une viande bonne à être débitée. Quoiqu'on ait avancé que les viandes mangées à Alfort et à Toulouse aient été prises sur des chevaux vieux et étiques, il ne faut pas oublier que ces viandes ont été accommodées pour l'expérience, pour le besoin de la cause, chez des particuliers, avec des soins qui ne pourront jamais être mis en pratique dans les conditions ordinaires et prévues de la vente, et chez les classes inférieures du peuple, auxquelles cette viande paraît plus spécialement destinée.

Quelle que soit la valeur des précédentes observations,

Vu l'innocuité bien reconnue de la viande saine de cheval ; vu (dans certaine mesure) la nécessité et l'utilité de tenter de nouveaux moyens d'augmenter la somme des produits alimentaires ;

J'estime, monsieur le préfet, qu'il y a lieu d'accorder à M. le docteur X.... l'autorisation qu'il sollicite, aux conditions suivantes :

1° Avant d'être abattus, pour être livrés à la boucherie, les chevaux devront être déclarés sains par un vétérinaire attaché à l'administration.

2° La vente de la viande qui en proviendra sera soumise, pour sa présentation sur le marché et pour son débit, aux prescriptions qui régissent la vente et le débit des viandes ordinaires de boucherie.

3° Une ou plusieurs boucheries spéciales seront établies à cet effet. Une étiquette indiquera très ostensiblement que cette viande est de la viande de cheval.

4° Enfin, l'autorisation, à titre d'essai, sera d'une année ; l'administration, comme de droit et d'usage, se réservant la faculté de la retirer, si des plaintes fondées lui parvenaient sur l'emploi de la viande de cheval.

Il y a en ce moment plus de quatre années que l'autorisation d'ouvrir une ou plusieurs boucheries de viande de cheval a été accordée, et aucun établissement de ce genre n'a encore été inauguré.

M. Vernois persiste dans les opinions qu'il a émises en 1857. Il a depuis cette époque visité dans le Nord (en Danemark, à Hambourg, en Belgique) les villes où l'on prétendait que l'usage de la viande de cheval était répandu, et n'y a vu que de très rares débits, placés dans les quartiers les plus reculés des villes ou en dehors de leurs murs. Il n'y a que les gens de la classe la plus misérable qui mangent cette viande à Hambourg. Aucune surveillance n'est exercée sur l'origine et sur la vente de la viande. Près des abattoirs et des clos d'équarrissage, à l'étranger, comme dans les grandes villes de France, il y a toujours une partie de la viande des chevaux abattus qui est vendue en contrebande et consommée.

On a encore proposé de faire servir à la nourriture et à l'engraissement des porcs la chair du cheval, et en particulier des chevaux abattus à Montfaucon C'est ainsi que sont nourris les porcs d'Alfort; ils mangent indistinctement et tous les cadavres d'animaux et toutes les lésions organiques de ces cadavres à l'état de crudité. On a accusé cette pratique d'un grand nombre d'inconvénients imaginaires; mais les conclusions suivantes d'un rapport de MM. Adelon, Huzard fils et Parent-Duchâtelet, répondent victorieusement à toutes les assertions hasardées sur ce sujet : « 1° Les porcs nourris avec de la viande de cheval ne changent pas de caractère, et ne deviennent pas, comme on l'a prétendu, féroces et dangereux pour les enfants. 2° La viande qui en résulte est bonne et salubre. 3° Il n'y a point de meilleur moyen pour détruire les chantiers d'équarrissage qui infectent les abords de Paris. »

Bibliographie. — Parent-Duchâtelet, *Notes d'un mémoire sur les chantiers d'équarrissage de la ville de Paris* (*Annales d'hygiène, etc.*, t. VIII, p. 35 et 118). — Adelon, Huzard fils et Parent-Duchâtelet, *Rapport sur l'engraissement des porcs avec la chair de cheval* (*Annales d'hygiène, etc.*, 1835, t. XIV, p. 240). — *Rapport du Conseil de salubrité du département du Nord.* Lille, 1849. — *Lettres sur les substances alimentaires, et particulièrement sur la viande de cheval*, par M. Isidore Geoffroy Saint-Hilaire. Paris, 1856. — *Rapport sur l'usage alimentaire de la viande de cheval*, par le docteur Blatin (*Bulletin de la Société protectrice des animaux*, 1856) — *Traité d'hygiène industrielle*, par M. Vernois. Paris, 1860, t. I, p. 96.

CHEVREAU. — La mise en vente et l'usage alimentaire de la viande de jeunes chevreaux ont été l'objet d'une étude intéressante et d'une grande utilité au point de vue de la santé publique, dans le sein du Conseil d'hygiène et de salubrité publiques de la Seine. M. Huzard a résumé les faits qui se rattachent à cette question dans un excellent rapport qui porte la date de novembre 1858, et que nous devons citer.

Il résulte de divers documents envoyés au Conseil que votre administration désirerait savoir si la chair des chevreaux est malsaine, et, dans le cas de l'affirmative, dans le cas où cette chair ne devrait pas être tolérée sur les marchés, à quel âge de l'animal la prohibition de sa chair devrait cesser.

Pour bien comprendre la question, quelques détails résultant des documents sont nécessaires.

Les chevreaux qui arrivent sur les marchés se divisent en deux classes : ceux qui ont été sacrifiés quand ils tetaient encore, dits *tetarts;* et ceux qui ont été sacrifiés après avoir commencé à manger, dits *broutants.* Les premiers ont trente à quarante jours d'existence, les seconds peuvent avoir de trois à quatre mois. Quelques broutants cependant arrivent vivants; c'est une exception. Les chevreaux arrivent donc presque tous morts et dépouillés de la peau qui a été vendue aux gantiers.

L'apport des chevreaux à Paris n'a commencé à avoir de l'importance que depuis les chemins de fer, qui ont procuré un transport rapide et à bon marché : avant les chemins de fer, les chevreaux étaient généralement consommés dans le pays d'élevage.

Il faut dire ici que les peaux de chevreaux tetarts se vendent le double du prix de celles de chevreaux broutants, et que, le prix du corps de l'animal étant inférieur au prix de la peau même des chevreaux broutants, il en résulte que le très grand nombre des chevreaux sont tués à l'état de chevreaux de lait ou tetarts. Il résultera par conséquent de cet état de choses que, si la chair des chevreaux est malsaine, c'est la très grande partie, la presque totalité de la chair des chevreaux qu'il faudrait proscrire.

Cette chair est-elle donc malsaine ?

On dit que la viande est peu substantielle, qu'elle est peu nutritive. On va jusqu'à annoncer qu'elle ne contient aucun principe alimentaire ; que, si l'on en mange beaucoup, ou pendant un certain temps, elle devient laxative et donne des diarrhées rebelles.

On ajoute : il est des estomacs qui ne peuvent la supporter.

On ajoute encore : c'est la classe ouvrière qui la consomme en plus grande partie à cause du bas prix, et c'est cette classe ouvrière qui peut le moins en neutraliser les effets nuisibles par une nourriture accessoire plus convenable.

Voilà, si je ne me trompe, les grands griefs reprochés à cette chair.

Examinons les causes de répulsion, et voyons ce qu'elles ont de vrai.

Et d'abord rejetons la cause de répulsion suivante, *il est des estomacs qui ne peuvent supporter cette viande.*

Il est bien d'autres aliments, en effet, qui sont dans le même cas, même de forts bons aliments ; l'idée de les proscrire eût été ridicule.

Rejetons aussi tout d'abord cette autre raison, que la chair de chevreau ne contient aucun principe nutritif ; qu'elle donne des diarrhées rebelles. Ce sont là des exagérations sans preuves, sans probabilités même, et voilà tout ; passons à des raisons plus sérieuses.

Cette viande est peu substantielle, est peu nutritive, dit-on : cela peut être, il est vrai ; mais nous manquons d'expérience directe à cet égard, c'est une présomption basée sur sa consistance plus molle, sur sa texture qui contient moins de fibrine ; mais, de ce qu'elle peut être moins substantielle, moins nutritive que d'autres viandes, en résulte-t-il qu'elle soit malsaine ? On peut en douter ; nous verrons par quelques faits si l'on n'a pas raison d'en douter.

Si l'on en mange beaucoup, elle devient, dit-on, laxative. Cela peut être encore, mais d'autres aliments sont dans le même cas ; mais l'excès est une exception, et l'excès dans le meilleur aliment est toujours nuisible.

Si l'on en mange pendant quelque temps, dit-on encore, elle produit le même effet laxatif.

Cet effet peut sans aucun doute se reproduire, si l'on mange de cette viande d'une manière continue ; mais est-ce la personne dont l'estomac ne peut supporter cette nourriture qui en prendra une seconde fois ? Est-ce l'ouvrier terrassier ou forgeron, qui s'apercevra que son repas n'a pas été aussi substantiel qu'à l'ordinaire, qui recommencera à manger cette viande ? Cela n'est guère probable.

C'est donc l'ouvrier sédentaire, dont l'exercice musculaire est très restreint, qui peut, par principe d'économie, faire un usage journalier de cette viande; mais cette supposition d'un usage journalier continu est-elle admissible?

L'ouvrier n'a pas plus que toute autre personne le désir d'avoir toujours la même nourriture, surtout lorsque cette nourritureest de la viande, et surtout de la viande peu sapide. Il fait d'ailleurs plusieurs repas par jour. Son déjeuner, son dîner, son souper, ne se ressemblent pas. Beaucoup ne font même qu'un repas proprement dit; un grand nombre, après avoir mangé la soupe le matin, ne font que des repas accessoires dans la journée, pour arriver enfin au souper. C'est le pain qui est le fond de ces repas accessoires, avec un morceau de charcuterie ou avec un morceau de viande froide autre que la viande de chevreau, ou avec un morceau de fromage fort; un verre d'eau, un verre de vin, un petit verre en hiver complète ces repas accessoires. Le repas de viande chaude fraîchement accommodée est un repas unique, et, quand ce repas est de la viande de chevreau, cette viande est salée, poivrée, rôtie très souvent. Ce repas est assaisonné d'un verre de vin au moins ou de quelque liqueur fermentée. La viande se digère bien, et sans aucun doute alors elle fournit à l'économie une quantité de matière nutritive. Je le répète, l'ouvrier n'en mange qu'en quantité restreinte, et celui auquel cette viande ne conviendrait pas s'en apercevrait bien vite avant d'en souffrir et l'abandonnerait.

Quant à l'ouvrier, qui par économie voudrait faire un usage continu de cette nourriture qui lui nuirait, on le trouverait difficilement, je pense, et, si on le privait de cette nourriture, il ne se nourrirait pas mieux pour cela; il prendrait une nourriture moins nutritive peut-être encore. J'ajoute que, dans les petits restaurants où l'ouvrier prend ses repas, la portion est généralement à prix fixe, qu'elle soit composée d'une espèce de viande ou d'une autre, et que l'ouvrier peut choisir.

Ce qui précède répond à cette objection, à cette vérité même, que la chair de chevreau est principalement consommée par la classe qui peut le moins en neutraliser les effets par une nourriture accessoire plus convenable; je n'ai donc pas besoin de parler de cette dernière objection.

Voyons maintenant quelle est la quantité de cette nourriture apportée à Paris.

Le contrôleur de l'approvisionnement, M. de Cutollé, déclare que 33302 chevreaux ont été amenés sur le marché en 1857, dont un dixième vivants; restent donc 30000 suspects. C'est en avril et en mai qu'ils ont été amenés; je n'ai pu trouver à acheter de cette chair cette année après le 12 juin. En calculant quinze rations par chevreau, c'est environ 7500 rations par jour pendant deux mois pour plus de 200000 ouvriers, pour peut-être 300000 personnes qui mangent plus particulièrement de cette viande. On voit qu'il ne peut y avoir que quelques personnes qui par extraordinaire veuillent faire de cette viande une nourriture continue.

Une autre considération enfin. Si l'on défend l'apport sur le marché de Paris de ces chevreaux, ils seront consommés dans la banlieue; le mal, si mal il y a, sera déplacé, ou bien il faudra interdire aux chemins de fer d'amener à Paris de la viande de chevreau. Ils seront alors, comme autrefois, consommés dans les départements; voyons donc si cette viande est malsaine là où elle se produit.

Après les raisonnements voyons les faits. Le 24 juillet, M. le juge de paix d'Amboise m'écrit : « La chair des chevreaux est envoyée sur le marché de Paris ; il en est bien consommé dans le pays même, mais cela se borne à un ou deux repas de famille ; et il est impossible d'apprécier ici l'influence que cette nourriture peut avoir sur la santé publique. » De cette lettre il résulte qu'à la santé on ne se trouve pas mal de l'usage de la chair de chevreau en petite quantité.

Continuons. Le 25 août, M. Rey, vétérinaire à Grenoble, m'écrit : « Depuis vingt-deux ans que je suis vétérinaire à Grenoble, j'ai toujours vu manger la viande des chevreaux, je n'ai jamais ouï dire qu'elle ait fait du mal. Dans le moment de la grosse vente, la classe ouvrière ne mange pas d'autre viande. Les restaurants en consomment assez. » 16 septembre, une autre lettre de Grenoble de M. le secrétaire de la préfecture, adressée à M. le sous-préfet de la Tour-du-Pin, contient ce qui suit : « On apporte à Grenoble un grand nombre de chevreaux, ils sont tous tetarts. La chair n'en est pas regardée comme insalubre. La classe ouvrière en fait volontiers régal ; néanmoins l'usage prolongé, comme celui de la viande de veau, causerait un dérangement d'estomac ou d'intestins. Dans les Hautes et Basses-Alpes, dans une partie de Saône-et-Loire et de la Nièvre, on mange également un assez grand nombre de chevreaux, absolument dans les mêmes conditions que dans l'Isère et avec les mêmes résultats. — Je crois qu'il serait heureux que l'on n'admît pas ces animaux avant l'âge de cinq à six semaines. La viande conserve un goût *sui generis* qui m'a paru peu agréable. J'en ai goûté à plusieurs reprises sans être le moins du monde incommodé. Je vous conseille, à un point de vue gastronomique, de vous en priver totalement. » Une lettre de M. le sous-préfet de la Tour-du-Pin ajoute à ces renseignements : « Dans cet arrondissement, il y a peu d'animaux de l'espèce caprine, on mange la viande de chevreau sans qu'il me soit jamais survenu de plaintes sur son insalubrité. » Une lettre de M. Delambre, receveur des finances à Pontgouin (Isère), mais datée de Bagnères-de-Luchon, aussi de septembre, me dit : « Le commerce de chevreaux est très grand dans les environs de Bagnères-de-Luchon, un seul individu en achète chaque année à peu près 14 000, dont 13 500 sont tetarts. La chair de chevreau tetart est très estimée ici, où elle est préférée à celle du mouton, tandis que personne ici ne se soucie de la chair de broutant. Tout ce qui se tue ici en première qualité est consommé à Luchon, et le surplus expédié à Toulouse. Les expéditions se font d'avril en juin. — Les broutants, je vous le répète, sont dédaignés : personne ici ne songerait à condamner comme insalubre la chair du chevreau tetart. » Enfin, une lettre de M. le directeur de l'école impériale de Toulouse, M. Prince, en date du 30 septembre 1858, me dit : « Ici les agneaux sont préférés aux chevreaux. Il n'est pas à ma connaissance, ni à celle de plusieurs médecins que j'ai consultés, que ces viandes se soient jamais montrées insalubres ; elles sont d'ailleurs délicates et recherchées. — Dans l'usage ordinaire, on distingue peu les chevreaux de lait de ceux qui ont brouté. » M. le directeur ajoute un renseignement qui se trouverait en contradiction avec un de ceux de M. Delambre : c'est que le nombre de chevreaux consommés à Toulouse, pour 1855, 1856 et 1857, ne s'élève, en moyenne, qu'à 102 par année, dont 73 chevreaux de lait et 29 broutants. Ce qui résulte toujours de la lettre de M. le directeur de l'école impériale vétérinaire c'est que la viande de chevreau ne s'est jamais montrée insalubre.

Résumé. — De tout ce qui précède, il me semble qu'on peut tirer les conséquences suivantes :

C'est qu'il n'est pas prouvé que la viande des chevreaux, même des chevreaux de lait, soit nuisible, quand elle est de bonne nature, ou autrement dans des conditions de bonne conservation.

C'est qu'elle ne pourrait peut-être devenir nuisible que si l'on en faisait une consommation continue, exceptionnelle ; que ce danger n'est pas à craindre à Paris plus que partout ailleurs.

En conséquence :

Je pense qu'il n'y a pas lieu de proscrire des marchés de Paris la chair des chevreaux, même celle des chevreaux de lait ; qu'il y a lieu, comme pour les autres sortes de chairs de boucherie, peut-être cependant plus encore pour la première, d'exercer la surveillance active accoutumée.

CHICORÉE. — La racine de chicorée sauvage torréfiée possède un arome et une amertume particulière qui l'ont fait rechercher soit pour mélanger au café, soit pour remplacer ce dernier, lorsqu'on en trouve le prix élevé. Le mélange de la chicorée avec le café peut être frauduleux, lorsqu'un pareil mélange est vendu pour du café pur.

Des renseignements intéressants sur la manipulation de la chicorée (café-chicorée), industrie propre à la Flandre, recueillis en 1806 par Parmentier, on été récemment reproduits et complétés par M. Chevallier.

La chicorée destinée à être pulvérisée pour cet usage est cueillie au commencement du printemps; la racine, transportée à l'atelier, est divisée par un instrument analogue au hache-paille, desséchée dans des séchoirs ou *tourailles*, puis torréfiée, à un degré variable, dans de grands cylindres de tôle analogues aux brûloirs à café. Après la torréfaction, la chicorée est réduite en poudre grossière, et distribuée en paquets de 125 à 500 grammes; elle est en général mêlée au café, en Hollande, dans des proportions variables, au quart, au tiers ou en parties égales.

Cette poudre de chicorée est non-seulement usitée avec le café, mais un grand nombre de populations, en Flandre surtout, en font un usage exclusif. Aussi sa fabrication est-elle une branche d'industrie très importante pour la Hollande, la Belgique et nos départements de la Flandre et de l'Artois. D'après les renseignements recueillis par M. Chevallier, on consomme en France 6 000 000 de kilogrammes de chicorée en poudre; et de 1827 à 1836, il a été expédié de France à l'étranger 458 971 kilogrammes de café-chicorée de la valeur de 321 282 francs. M. Husson évalue la consommation annuelle de chicorée, à Paris, à 533 334 kilogrammes.

Cette fabrication, originaire de la Hollande où elle serait restée secrète jusqu'en 1801, ne fut que depuis cette époque introduite en France.

Les fabriques de chicorée, qui se sont multipliées depuis une dizaine d'années, surtout dans le département du Nord, sont rangées dans la troisième classe des établissements incommodes insalubres, à cause de la mauvaise odeur qu'elles dégagent. En effet, le grillage de la chicorée produit une fumée très épaisse, et une odeur irritante et nauséabonde; et de plus, le broyage et le tamisage des matières torréfiées donnent lieu à une poussière noire, très brune. Mais, au moyen d'une cheminée d'aérage suffisamment élevée et d'une ventilation convenable, on obvie aux inconvénients qui viennent d'être signalés. Aussi le Conseil d'hygiène et de salubrité de la ville de Lille a-t-il toujours accueilli favorablement les demandes d'autorisation pour ces fabriques.

Les matières premières que l'on fait entrer dans la chicorée sont : 1° les *cossettes* ou racines desséchées; 2° les *tourillons* ou *passures*, radicules et parties menues des chicorées; 3° la *matière colorante*, brique pilée, mélangée de rouge brun de Prusse; 4° le *beurre*, destiné à *lustrer* la chicorée, et peut-être à y faire adhérer la matière colorante.

Les falsifications que l'on fait subir à la chicorée sont nombreuses. On emploie, par exemple, des résidus de brasserie ou de distillerie de grain, des cossettes de betterave, des pulpes de betterave traitées comme les cossettes de chicorée; le gland de Chine, qui est employé en grand à Bruxelles, et entre, dit-on, pour plus d'un tiers dans la composition de la poudre de chicorée; la terre de déchets des séchoirs qui tombe par les careaux (les tourillons), falsification encore usitée sur une grande échelle; les carottes, quand elles sont abondantes; les marcs de café déjà épuisés; enfin, la brique pilée, laquelle est usitée dans une telle proportion, qu'on évalue à 500 000 kilogrammes celle qu'emploient seulement deux fabriques du Nord (Chevallier). Telles sont les falsifications dont la poudre de chicorée est l'objet.

Elles avaient pris, dans le nord de la France surtout, une si grande extension, il y a peu d'années encore, que l'autorité supérieure s'en est émue, et que le ministre du commerce lui-même a dû intervenir par des circulaires que nous reproduisons ici, et qui achèveront de bien faire connaître l'état de cette question.

CIRCULAIRE MINISTÉRIELLE DU 25 JUILLET 1853, SUR LES FALSIFICATIONS DU CAFÉ-CHICORÉE.

Monsieur le préfet, l'attention de l'administration a été appelée sur les abus auxquels donne lieu la vente du café-chicorée. Cette substance alimentaire es souvent l'objet d'une fraude considérable, qui s'exerce au préjudice du consommateur, et qui se pratique principalement dans la fabrication.

La fraude consiste dans l'addition à la racine de chicorée de certaines matières étrangères, telles que terre, ocre rouge, rouge de Prusse, noir animal, dont la proportion s'élève quelquefois jusqu'à 30 et 40 pour 100 du poids total de la matière vendue.

Le comité d'hygiène publique institué près de mon département a pensé que ces mélanges peuvent n'être pas sans danger pour le consommateur. Ils constituent, en tout cas, le délit de fraude et tromperie sur la nature de la marchandise vendue.

Je crois devoir, en conséquence, vous inviter, monsieur le préfet, à recommander au jury médical, ou à l'école de pharmacie de votre département, de s'appliquer à reconnaître et à constater dorénavant les fraudes de cette nature, lors des inspections annuelles des pharmacies et des magasins dans lesquels se vend le café-chicorée.

Il serait aussi très important de faire opérer des vérifications chez les détaillants, dans l'intervalle des tournées annuelles des jurys médicaux, et de prescrire la visite des fabriques que les constatations de ces derniers, ou d'autres renseignements, signaleraient à votre attention. Ces opérations seraient confiées à un expert délégué, que vous choisiriez parmi les pharmaciens ou chimistes de votre département, et qui devrait être accompagné d'un officier de police judiciaire.

Les diverses espèces de café-chicorée devront être soumises à un examen sérieux; et, quand il y aura doute sur la qualité de la marchandise, il sera procédé conformément à l'instruction qui indique, d'après l'avis du comité d'hygiène publique, les moyens simples et d'une application facile qu'il convient d'employer pour en vérifier la pureté. Les produits falsifiés devront être saisis et mis sous scellé. Il sera dressé procès-verbal de ces opérations par l'officier de police judiciaire, et les contrevenants seront déférés aux tribunaux, en exécution de la loi du 27 mars 1851.

Veuillez, monsieur le préfet, tenir la main à l'accomplissement de ces mesures, qui intéressent tout à la fois la probité commerciale et la santé des consommateurs. Je vous serai obligé de m'accuser réception de cette circulaire, et de me faire part des dispositions auxquelles elle aura donné lieu dans votre département.

Signé HEURTIER.

CIRCULAIRE MINISTÉRIELLE DU 19 JANVIER 1854, SUR LA FALSIFICATION DU CAFÉ-CHICORÉE.

Monsieur le préfet, ma circulaire du 25 juillet dernier, en signalant à votre attention les falsifications pratiquées sur le café-chicorée, vous invite à déférer aux tribunaux les auteurs de ces fraudes. Ladite circulaire est accompagnée d'une instruction qui a pour objet d'indiquer les moyens à l'aide desquels il est facile de reconnaître si le café-chicorée est mélangé d'argile, d'ocre rouge ou d'autres matières terreuses, et qui se termine ainsi :

« On peut considérer comme suspect de fraude ou de mauvaise fabrication tout café-chicorée donnant plus de 6 pour 100 de cendre. »

Quelques jurys médicaux ont pensé, par une fausse interprétation des termes qui précèdent, qu'il leur était prescrit de déférer aux tribunaux tout café-chicorée donnant plus de 6 pour 100 de cendre. Telle n'est pas l'intention de l'administration.

En indiquant le chiffre de 6 pour 100, mon département a voulu fournir aux jurys médicaux un type de bonne fabrication, une donnée exacte à laquelle ils pussent comparer leurs propres analyses ; mais il leur a laissé toute liberté d'appréciation sur la limite dans laquelle devaient être dirigées les poursuites. S'il croit devoir appeler leur attention sur les produits dont il s'agit, et les leur signaler comme suspects de fraude ou de mauvaise fabrication, ce n'est pas qu'il pense qu'une simple négligence qui aurait pour conséquence de laisser dans le café-chicorée un ou deux centièmes de terre doive être nécessairement poursuivie.

Lorsqu'il y a addition à un produit d'un corps qui lui est essentiellement étranger et qui n'a pas pu y être introduit par la fabrication elle-même, la falsification résulte de la seule présence de ce corps ; mais lorsqu'il s'agit, comme dans l'espèce, d'une substance adhérente, par sa nature, à la matière première, récoltée, en quelque sorte, avec elle, et qui exige, pour être séparée complétement, une certaine attention, un certain soin de la part du fabricant, et lorsque le fait constaté n'a pas pour résultat d'altérer essentiellement la nature du produit, c'est surtout une question de proportion et d'appréciation de la part des jurys médicaux.

Les renseignements parvenus à mon administration établissent que la fabrication du café-chicorée s'est si mal faite dans ces derniers temps, que l'on a livré des produits qui renfermaient jusqu'à 15, 27, 30 et même plus de 50 pour 100 de terre. De semblables résultats ne peuvent qu'être volontaires de la part des fabricants et ne sauraient être tolérés en aucune manière. Mais lorsque les faits auront une gravité beaucoup moindre, il y aura lieu d'éviter de déférer aux tribunaux un nombre trop considérable de prévenus, de jeter ainsi une perturbation trop grande et trop brusque dans ce commerce, et de déprécier plus qu'il ne convient peut-être un produit qui tient une place utile dans la masse totale des denrées alimentaires. Le désir de l'administration est de renfermer la fabrication du café-chicorée dans les limites honnêtes, sans troubler d'une manière fâcheuse les habitudes des consommateurs, sans nuire à la fabrication ou au commerce ; et, d'ailleurs, une action intentée, en vue de l'application de la loi du 27 mars 1851 ou de l'article 423 du Code pénal, pour un ou deux centièmes de matières inertes trouvées dans le café-chicorée courrait le risque de s'éteindre devant les tribunaux, faute d'un intérêt suffisant. C'est ce que l'administration doit éviter.

Il n'est que trop à craindre, monsieur le préfet, que l'on ait des contraventions beaucoup plus graves à signaler, et c'est à celles-là surtout qu'il convient de vous attacher d'abord.

En conséquence, je vous invite à prendre connaissance des rapports des jurys médicaux, concernant le café-chicorée, ainsi que des procès-verbaux qui auront pu être rédigés par les commissaires de police ou par les maires chargés des visites, et à déférer à l'autorité judiciaire les fabricants ou les marchands dont les produits vous auront été signalés comme étant le plus fortement et le plus fréquemment falsifiés.

Plus tard, il sera possible de diriger plus utilement qu'on ne le ferait aujourd'hui des poursuites contre les autres fabricants qui n'auraient pas été ramenés dans les limites d'une stricte probité par l'exemple des condamnations qui auront été obtenues.

CIRCULAIRE MINISTÉRIELLE DU 9 MARS 1855, CONCERNANT DE NOUVELLES INSTRUCTIONS POUR LA RÉPRESSION DES FALSIFICATIONS DU CAFÉ-CHICORÉE.

Monsieur le préfet, depuis ma dernière circulaire, en date du 19 janvier 1854, concernant le café-chicorée, un progrès important a été signalé dans la fabrication de ce produit. Les meilleurs cafés-chicorée laissent, comme il a été dit, un résidu de cendres. Le poids de ce résidu s'augmente de celui de la terre qui pourrait se trouver adhérente à la racine, et qui n'aurait pas été éliminée dans la fabrication.

Mes circulaires précédentes indiquaient, comme type d'une bonne fabrication (sous ce point de vue), les cafés-chicorée qui donnaient, par l'incinération, un résidu ne dépassant pas 6 pour 100. Cette limite avait été présentée par quelques fabricants comme une limite théorique, en quelque sorte, que la fabrication courante ne devait pas avoir la prétention d'atteindre. Cependant je suis informé qu'il existe dans le commerce des cafés garantis à ce degré de pureté, et que plusieurs fabriques se sont organisées qui en livrent de semblables à la consommation.

D'une autre part, les perfectionnements mêmes de la fabrication ont montré qu'il n'était pas également facile d'obtenir au même degré de pureté les différentes sortes de cafés-chicorée qui se préparent dans une fabrique. Ainsi, la limite de 6 pour 100 peut être obtenue beaucoup plus facilement pour les cafés-chicorée en grains, dits aussi semoule, que pour les cafés en poudre. Il paraît très difficile, dans l'état actuel de l'industrie, d'obtenir ces derniers, les cafés en poudre, à moins de 10 à 12 p. 100 de résidu, sans grever le produit de frais de fabrication considérables. Par ces motifs, la suspicion de fraude ne devra pas s'étendre, au moins provisoirement, aux cafés en poudre qui ne donneraient pas au delà de 12 p. 100 de résidu. Quant aux produits qui se composeraient d'un mélange de poudre et de grains, il y aurait à tenir compte, pour la fixation de la tolérance, des deux chiffres 6 et 12 p. 100, de la proportion dans laquelle le grain et la poudre se trouveraient mélangés. Il est bien entendu, du reste, que ce n'est pas, pour l'administration, d'une question de fabrication qu'il s'agit : elle n'entend intervenir en faveur d'aucun procédé et d'aucun fabricant en particulier ; ce qu'elle poursuit, c'est la fraude, et si elle s'attaque au fabricant, c'est lorsque la fabrication prend entre ses mains les caractères de la falsification, lorsqu'on peut présumer qu'il trompe sur la qualité de la marchandise vendue. Hors de ces conditions, où l'administration est tenue d'agir dans l'intérêt public, elle entend laisser à l'industrie toute sa liberté d'action. Je vous réitère donc, en vous priant de vous conformer à l'esprit de la présente instruction, l'invitation que je vous ai faite dans ma circulaire du 19 janvier 1854, de prendre personnellement connaissance des rapports des jurys médicaux, ainsi que des procès-verbaux qui auront pu être dressés par les officiers publics qui les accompagnent dans leurs visites, et de déférer aux tribunaux les marchands ou fabricants qui livreront des cafés-chicorée falsifiés.

Lorsqu'il n'existe pas de présomption grave de fraude, mais qu'il s'agit d'une simple vérification nécessitant quelques expériences, il serait convenable, pour éviter de jeter inutilement de la perturbation dans le commerce, que MM. les commissaires de police ne fissent point de saisie préventive, et qu'ils se bornassent à constater, dans leurs procès-verbaux, la quantité de marchandise existante, en prélevant seulement deux échantillons des produits de chaque fabrique : l'un de ces échantillons, qui pourrait ne pas excéder 100 grammes, serait remis aux membres du jury, pour être analysé ; l'autre serait annexé au procès-verbal, avec l'analyse, pour être transmis ensuite, s'il y avait lieu, à M. le procureur impérial.

Signé E. Rouher.

Bibliographie. — Chevallier, *Note sur la chicorée torréfiée, dite café-chicorée* (*Annales d'hygiène, etc.*, 1849, t. XLI, p. 355). — *Rapport sur les travaux du Conseil central de salubrité du département du Nord, pour les années* 1841, 1842, 1845, 1846. Lille.

CHIFFONNIERS. — L'occupation des chiffonniers consiste à ramasser dans les rues tous les vieux chiffons qu'ils rencontrent, et qui servent à la fabrication du papier, et, en outre, tout ce qui peut servir à un usage quelconque : les os, le cuir, la laine, le verre, etc. Aussitôt rentrés chez eux, ils vident leur mannequin, et séparent les chiffons du vieux papier, des os, des vieilles savates, des peaux de divers animaux qu'ils ont ramassés ; et toutes ces immondices, plus ou moins bourbeuses, sont lavées légèrement, et c'est dans leur chambre, le plus souvent sur leur lit, qu'ils les étalent pour les faire sécher.

Bien que les chiffonniers aient été classés par M. Benoiston (de Châteauneuf) parmi les professions qui exposent les poumons à l'action d'un air chargé de molécules végétales, et disposent à la phthisie, nous pensons que c'est presque uniquement par la saleté dans laquelle croupissent ceux qui l'exercent que cette profession peut être nuisible à la santé. Il est même difficile, chez la plupart d'entre eux, de faire la part de ce qui est inhérent à leur profession elle-même, et de ce qui appartient à leurs habitudes abjectes et aux excès de toutes sortes auxquels ils s'abandonnent. Presque tous sont spécialement adonnés à l'usage immodéré de l'eau-de-vie.

Il est certain cependant qu'ils sont exposés à gagner des maladies contagieuses, et en particulier la gale, par l'entremise des chiffons qu'ils manient, et que les exhalaisons développées par tant de matières sordides, lorsqu'ils les accumulent dans les réduits qu'ils habitent, peuvent devenir la cause de fièvres graves. Les maladies de peau occasionnées par le contact d'objets sales et de matières irritantes sont communes chez eux.

Avec le soin de ne procéder qu'au grand air au triage des objets qu'ils ramassent, de changer de vêtements, de se laver le visage et les mains à l'eau de savon, les chiffonniers éviteraient une partie des accidents inhérents à leur profession. MM. Abel Transon et Dublanc, dans une étude intéressante pour l'hygiéniste aussi bien que pour le moraliste, ont proposé l'établissement d'une sorte de halle aux chiffons où s'opéreraient l'emmagasinement et le triage, et qui aurait l'avantage de soustraire l'habitation du chiffonnier à cette horrible infection produite par les débris fétides amoncelés dans la chambre même où il couche avec sa famille.

Bibliographie. — Patissier, *Traité des maladies des artisans*, 1822, p. 227. — *Extrait d'un rapport fait au nom de la commission de salubrité du quartier du Jardin-des-Plantes* (*Annales d'hygiène, etc.*, 1822, t. VII, p. 201). — *Observations sur quelques industries, et en particulier sur le commerce des chiffons dans le XIIe arrondissement de Paris*, par MM. A. Transon et Dublanc (*Ann. d'hyg. et de méd. lég.*, 2e série, t. I, p. 59).

CHLORE, CHLORURES. — La fabrication en grand du chlorure de chaux et des chlorures alcalins destinés aux fabriques, est rangée dans la première classe des établissements insalubres, en raison de l'odeur désagréable et incommode qu'elle produit quand les appareils perdent, ce qui a lieu de temps à autre ; dans la deuxième classe, au contraire, ainsi que les fabriques de chlore et d'eau de Javelle, lorsque les produits sont employés dans les établissements mêmes où on les prépare, ou lorsqu'ils sont fabriqués en petite quantité, c'est-à-dire par plus de 300 kilogrammes par jour. (*Voy.* BLANCHIMENT, DÉSINFECTANTS.)

CHOCOLAT. — Le chocolat, que l'on fabrique avec les semences décortiquées du cacao et le sucre, est tantôt *alimentaire*, tantôt *médicamenteux* ou *médicinal*. La consommation du chocolat, qui s'accroît chaque jour, était évaluée, en 1856, pour toute la France, de 5 à 7 millions de kilogrammes, dont 1 million pour Paris seulement, où la moyenne annuelle employée par chaque habitant est, suivant M. Husson, de 949 grammes.

Le chocolat peut être altéré par la présence du fer ou du cuivre provenant des mortiers où l'on broie le cacao, et, suivant Cadet, par de la chaux provenant également des pierres sur lesquelles il a été broyé.

Nous emprunterons à M. Chevallier l'énumération des nombreuses falsifications dont le chocolat peut être l'objet : les farines de blé, de riz, de lentilles, de pois, de fèves, de maïs ; l'amidon ou la fécule de pomme de terre ; l'huile d'olive, d'amandes douces ; les jaunes d'œufs, le suif de veau ou de mouton ; le styrax calamite, le baume du Pérou, le baume de Tolu, le benjoin ; les enveloppes de cacao séchées et réduites en poudre, les amandes grillées ; la gomme adragante, la gomme arabique, la dextrine ; le cinabre, l'oxyde rouge de mercure, le minium, les terres rouges ocreuses.

La vanille avec laquelle on aromatise certains chocolats, est quelquefois remplacée par du styrax calamite, du baume du Pérou ou de Tolu, ou du benjoin.

La falsification la plus grave du chocolat, celle par le cinabre ou sulfure rouge de mercure, est employée dans le but d'augmenter le poids du chocolat. Ce chocolat, remarquable par sa coloration rouge, doit être, d'après M. Chevallier, râpé, délayé dans l'eau froide, et agité; il laisse alors un dépôt de couleur rouge-brique qui, projeté sur des charbons rouges, dégage de l'acide sulfureux. Ce dépôt, repris par l'acide nitrique étendu, donnera une solution précipitant en rouge par l'ammoniaque, s'il y a des terres ocreuses; en jaune par la potasse, s'il y a de l'oxyde rouge de mercure; en jaune, par le chromate de potasse et l'iodure de potassium, s'il y a du minium.

Enfin, le chocolat sert, en pharmacie, de véhicule à un certain nombre de substances médicamenteuses, toniques, analeptiques, telles que lichen, fécules, iode, quinine, quinquina, noyer; ou vermifuges, telles que mousse de Corse, écorce de grenadier; ou purgatives, telles que calomel, jalap, etc.

Bibliographie. — *Le cacao et le chocolat considérés au point de vue botanique chimique, physiologique, agricole, commercial, industriel et économique*, par A. Mangin. Paris, 1860, in-18.

CHOLÉRA. — Le choléra, maladie pestilentielle, originaire des Indes orientales, d'où elle s'est étendue épidémiquement à tous les points du globe, était, il y a peu d'années encore, inconnu dans nos climats. Il en est aujourd'hui le fléau le plus terrible et le plus justement redouté, et pour ne parler que de la France, trois fois déjà en 1832, en 1849 et en 1854, il l'a envahie presque tout entière.

Nous avons dû, pour cette raison, réunir ici les éléments qui peuvent servir à éclairer l'histoire de cette épidémie, considérée au point de vue de l'hygiène et de la salubrité. C'est dans ce sens que nous allons indiquer sommairement : 1° les caractères généraux des épidémies de choléra; 2° les influences hygiéniques qui peuvent contribuer à en favoriser le développement; 3° les mesures sanitaires destinées à les combattre; 4° enfin le programme et les instructions relatives à l'enquête sur la marche et les effets du choléra épidémique en France.

Nous nous abstiendrons de soulever la question de la contagion du choléra, non parce que nous la trouvons trop difficile ou trop obscure, mais bien au contraire parce que, à nos yeux, elle n'aurait jamais dû être soulevée; qu'elle est dès longtemps résolue par les données communes à toutes les grandes épidémies et par l'expérience trop avérée de l'inanité des mesures anticontagionnistes que l'on a voulu lui opposer. Le choléra est quelquefois importable par la mobilité des foyers épidémiques, il n'est jamais communicable par le contact.

I. Étude comparative et caractères généraux des épidémies de choléra. — Si nous jetons un regard en arrière, et que nous embrassions d'un coup d'œil l'ensemble des pérégrinations du choléra épidémique, nous ne pouvons nous empêcher de rester confondus au spectacle de ce fléau mystérieux qui, dans l'espace de quelques années, a fait presque le tour du monde, frappant sans relâche et sans exception sur son passage les peuples les plus divers, les régions les plus dissemblables. Nous l'avons vu, en effet, quittant à différentes reprises le lieu de sa naissance, se porter d'abord vers l'orient jusqu'aux confins de l'Asie, et jusque dans les îles de l'Océan; puis vers le nord et l'occident, envahissant en même temps l'Afrique et l'Europe, traverser dans toute son étendue l'Europe septentrionale et centrale, franchir les mers, toucher au nouveau monde, pour revenir ensuite de l'Amérique du Nord par les régions méridionales de l'Europe à l'extrémité orientale de la Méditerranée; se rapprochant ainsi de son point de départ, et suspendant pour un temps la course désastreuse qu'il devait recommencer presque à dix ans de distance.

Il serait inutile de donner une énumération détaillée des lieux parcourus; il suffira de faire remarquer combien ils sont variés dans leur situation géographique aussi bien que dans la nature de leur sol, à ce point qu'à part les régions polaires, le choléra s'est montré presque à toutes les latitudes, et presque aux deux extrêmes des longitudes orientale et occidentale. Il ne paraît pas avoir atteint à une grande hauteur au-dessus du niveau de la mer; mais il a sévi également dans les plaines les plus arides et dans les bas-fonds les plus humides, dans les lieux les plus diversement opposés, dans ceux qui sont battus par les vents comme dans les vallées les mieux abritées. Il n'y a donc à signaler à cet égard que la prodigieuse extension du choléra, dont les irruptions épidémiques n'ont épargné qu'une très petite partie du globe.

Direction et mode de propagation. — Mais ce qui est beaucoup plus remarquable, c'est la constance de la direction suivie par les principales épidémies, constance telle que les étapes du fléau sont en quelque sorte marquées désormais sur la carte du monde. On s'est depuis longtemps préoccupé de l'espèce de prédilection qu'affecte le choléra en suivant presque partout dans sa marche le cours des fleuves ou le littoral des mers. Il s'en faut que cette observation ait le sens qu'on lui a prêté, et que l'influence de l'humidité soit ici en cause. Il suffit de remarquer, en effet, que les épidémies suivent non moins souvent les grandes routes de terre. Aussi, pour tous les esprits sensés, il n'y a rien à conclure de ces faits, si ce n'est que le choléra se propage par les voies de communication les plus fréquentées qui relient entre eux les grands centres de population. Il semble cependant qu'il s'avance plus rapidement le long des fleuves et des côtes; car, selon la remarque de M. Contour, du 16 juillet au 17 septembre 1847, on voit le choléra, suivant les rives du Volga, franchir les 1400 kilomètres qui séparent Astrakhan de Kasan, ce qui donne une vitesse de 700 kilomètres par mois; tandis que par la voie de terre, de Tiflis à Moscou, l'épidémie ne parcourt que 2000 kilomètres du 28 mai au 18 septembre, c'est-à-dire 550 kilomètres par mois. Ce fait particulier, tout en gardant son importance, ne paraît pourtant pas pouvoir être généralisé ; il trouve d'ailleurs une explication assez plausible dans la vaste étendue du territoire de l'empire russe, qui, surtout loin des grands fleuves, laisse souvent entre les villes une distance considérable. Quant à la rapidité de la marche du choléra, considérée d'une manière générale, il est impossible, malgré les calculs de quelques auteurs, de rien dire de précis à cet égard. Tout ce que l'on sait, c'est qu'il s'avance parfois avec une remarquable vitesse.

Dans la direction suivie par les épidémies de choléra, on peut observer un mode de propagation quelquefois très régulier, souvent au contraire irrégulier. Dans le premier mode on suit, pour ainsi dire, le fléau qui s'avance plus ou moins rapidement sur une route régulièrement ascendante. C'est ainsi qu'on l'a vu marcher, soit avec un corps de troupes à travers le Caucase, ou de Kiev à Varsovie, soit avec des marchands de Samara à Orenbourg, soit enfin avec les pèlerins de Damas à la Mecque. Mais le plus souvent le choléra, malgré la constance de sa direction principale, ne s'étend pas régulièrement de proche en proche; il franchit tout d'un coup de grandes distances, arrive d'un seul bond au centre d'une province pour revenir ensuite sur ses pas.

Enfin, signalons comme une circonstance fort importante l'apparition simultanée du fléau dans plusieurs localités séparées les unes des autres par des distances vraiment considérables, qui ont dans quelques cas dépassé 300 kilomètres.

Il n'existe le plus souvent aucun rapport entre la direction du choléra et celle des vents qui viennent des contrées envahies. Ce n'est qu'exceptionnellement que cette coïncidence a été signalée. La marche des épidémies subit une influence bien autrement constante et tout à fait marquée : c'est celle de la saison d'hiver. Presque partout, en effet, on a vu ses progrès suspendus au moment des plus grands froids ; rarement, toutefois, ils ont été arrêtés d'une manière définitive. Le plus ordinairement c'est une sorte d'engourdissement du fléau, qui bientôt se réveille et reprend avec la belle saison sa funeste activité.

Phénomènes précurseurs ou concomitants. — Il n'est presque pas d'épidémie de choléra qui n'ait été annoncée plus ou moins longtemps à l'avance par une constitution médicale particulière ordinairement caractérisée par une fréquence plus grande des affections intestinales, diarrhée, dysenterie, colique, gastralgie.

Mais il est d'autres phénomènes moins intimement liés en apparence au choléra épidémique, et qui cependant le précèdent souvent. Dans certains cas, ce sont des maladies endémiques et épidémiques qui sévissent avec plus ou moins de violence avant l'apparition du choléra. Ainsi, à plusieurs reprises, on a signalé la grippe; d'autres fois, les fièvres intermittentes ont acquis une intensité toute nouvelle à l'approche du choléra. Enfin, dans un grand nombre de cas, c'est par des épizooties qu'a été annoncée la venue du choléra ; plus souvent il y a eu coïncidence entre l'invasion du fléau sur l'homme et celle d'une maladie très meurtrière sur les animaux domestiques. Dans l'Inde, en Russie, en Pologne, des épizooties meurtrières sont signalées sur les chameaux, les chèvres, les bêtes à cornes, les chiens, les oiseaux de basse-cour.

Par une circonstance singulière et qui mérite d'être notée, le choléra, même lorsqu'il est arrivé à son plus haut période, n'exclut pas d'autres épidémies. En 1832, à Constantinople, il avait coïncidé avec la peste. En France, pendant les deux épidémies, la suette s'est montrée dans un grand nombre de localités concurremment avec le choléra. Par une opposition assez remarquable, nous devons rappeler que les fièvres intermittentes qui sévissaient en Russie avant l'arrivée du choléra disparaissaient pendant l'épidémie pour reparaître à son déclin. C'est ce que M. Contour a vu encore pour une autre maladie. Une épidémie de scarlatine, régnant à Saratov au moment de l'invasion du choléra, s'arrêta, mais revint quand le fléau tira vers sa fin. Il n'est pas rare non plus de voir la constitution médicale revêtir, au déclin de l'épidémie de choléra, le même caractère qu'elle avait au début. M. le professeur Cruveilhier signalait en 1832 la transformation du choléra en épidémie dysentérique. Quant aux maladies ordinaires, il ne paraît pas qu'elles aient été en général influencées par l'épidémie. Ainsi la fièvre typhoïde, très fréquente à Moscou, n'a pas été modifiée pendant que le choléra y régnait, quoique dans cette ville, contrairement à ce qui a eu lieu pour Paris en 1832, en 1849 et en 1854, la mortalité par les maladies autres que le choléra ait été moindre que dans les temps réguliers.

Intensité et mortalité. — Les effets du choléra épidémique se sont fait sentir partout avec une intensité à peu près égale. Les races d'hommes les plus diverses ont été frappées sans distinction et de même toutes les classes, tous les rangs des sociétés les plus contraires ont fourni des victimes. Dans les nombreuses épidémies qui ont été mentionnées, la maladie a presque toujours présenté un mouvement ascendant, un état stationnaire et une période décroissante. Paris en a offert un exemple frappant. Dans quelques autres villes, à Vienne notamment, en 1831, la maladie est arrivée dès la première semaine à sa plus haute intensité. Nous avons montré que les ravages du choléra, sans être également considérables, avaient offert ce caractère remarquable, que la mortalité n'avait pas notablement varié relativement au nombre des malades ; qu'ainsi presque jamais elle n'était au-dessous du tiers, et que généralement elle dépassait la moitié du chiffre des personnes atteintes. Aussi est-il vraiment incalculable le nombre des victimes qu'a coûtées au monde le choléra épidémique durant ces trente dernières années.

Cette constance de la mortalité est d'autant plus remarquable, qu'elle paraît n'avoir pas été modifiée par les circonstances qui font le plus souvent diminuer l'intensité des maladies pestilentielles. En effet, si dans le plus grand nombre des cas la mortalité proportionnelle au nombre des malades a diminué à mesure que l'épidémie avançait vers sa terminaison, il n'en est pas moins vrai que dans certains lieux, à Smyrne, à Alexandrie, par exemple, la gravité de la maladie n'a pas décru avec la violence de l'épidémie ; car, même au déclin, un grand nombre de cas nouveaux étaient encore très promptement mortels. Du reste, dans beaucoup d'endroits, l'épidémie a été d'autant plus courte qu'elle avait été plus intense. Elle s'est au contraire prolongée là où ses ravages avaient été moins prompts et moins cruels. Nous ne croyons cependant pas, malgré l'autorité de M. Monneret, qu'il soit permis de calculer l'intensité du choléra épidémique d'après la durée de son séjour, et de chercher une preuve de la plus grande bénignité de l'épidémie de 1848 dans le long espace de temps pendant lequel elle est restée à Moscou. En effet, l'exemple de Paris, ravagé six mois en 1832, huit mois en 1849 et neuf mois en 1854, montre bien que dans l'appréciation de l'intensité du choléra, il faut avoir égard moins à la durée totale qu'à l'activité de la période d'accroissement et au caractère général de l'épidémie. Or, sur ce point, nous avons vu qu'il n'y avait pas de bien grandes différences entre les diverses épidémies de choléra, et notamment entre la dernière et celles qui l'ont précédée.

II. Causes. — Quant aux causes du choléra épidémique, il est bon de rappeler que les maladies pestilentielles ne sont pas celles dont il soit donné à l'homme de pénétrer l'origine ni de connaître le principe. Là, suivant les expressions de M. Littré, tout est invisible, mystérieux, tout est produit par des puissances dont les effets seuls se révèlent à nous. Et cependant il n'est pas de sujet sur lequel aient été accumulées plus de théories, plus d'hypothèses insoutenables. Pour nous, bien convaincu de la stérilité de semblables efforts, nous ne chercherons pas la cause du choléra; nous nous contenterons d'accepter comme un fait le principe pestilentiel lui-même, et de rapporter à ce principe le caractère épidémique, le mode de propagation et l'action terrible du fléau. Nous devons toutefois tâcher de nous rendre compte des circonstances particulières, des influences plus ou moins bien déterminées qui, au point de vue spécial où nous sommes placé, c'est-à-dire au point de vue de l'hygiène publique, peuvent jouer un rôle dans le développement et l'extension de la maladie. C'est à cet examen que nous bornerons ici l'étude des causes du choléra épidémique.

Il est facile de pressentir comment les conditions hygiéniques peuvent agir au moins comme causes secondaires dans la production du choléra. La salubrité des villes et des habitations, l'entassement des populations, l'exercice de certaines professions, ont, dans toutes les maladies épidémiques, une influence qu'on ne saurait nier, et qui n'a pas été moins évidente dans les irruptions de choléra.

Salubrité. — Il existe entre les différents pays, entre les diverses localités qu'a traversés le choléra, d'assez profondes différences, eu égard à la salubrité, pour qu'il soit possible d'apprécier la portée de cette influence. Mais pour celle-ci, comme pour la plupart des autres, on ne tarde pas à reconnaître que les effets les plus contraires ont été observés. Si le plus souvent les lieux salubres, c'est-à-dire suffisamment élevés, réunissant les conditions d'espace, d'aération, de propreté, ont été beaucoup moins maltraités que les endroits où se rencontraient les conditions opposées; si à Constantinople, à Moscou, à Berlin, à Londres, à Paris, à Lille, dans les quartiers composés de rues étroites, sales et humides, la mortalité a été de plus de moitié supérieure à celle des rues larges et aérées; s'il est constant, en un mot, que les endroits bas, enfoncés, humides, sont plus exposés aux ravages des épidémies de choléra que les lieux élevés, découverts et secs, des anomalies nombreuses observées dans la mortalité relative de certaines localités dont la salubrité est essentiellement différente ne permettent pas de tenir compte d'une manière absolue des conditions que nous venons d'indiquer.

Cependant, malgré ces exceptions, dans tous les pays, tout le monde est unanime à reconnaître que généralement c'est dans les maisons obscures, sales, humides, les rues basses et peu accessibles au soleil et au vent, où une population misérable est encombrée dans des logements sales et resserrés, que le choléra a multiplié ses victimes. L'entassement et la misère ont partout, en effet, contribué puissamment à étendre et à aggraver les ravages de l'épidémie.

Une autre cause d'insalubrité qu'il importe d'examiner consiste dans les émanations de diverse nature qui, dans certaines localités, peuvent contribuer à vicier l'atmosphère. Là encore, nous rencontrons des faits contradictoires. Nous avons vu, aux environs de Nantes, des émanations putrides provoquer en apparence l'explosion du choléra; M. Littré cite des exemples analogues. Et cependant, aux environs de Paris, les émanations les plus fétides, de nature animale ou autre, provenant des étangs de Montfaucon, de féculeries, de boyauderies, les vapeurs ammoniacales les plus subtiles, n'ont exercé aucune influence fâcheuse dans les localités voisines. Il est même très remarquable de voir combien les effets de la première épidémie ont été modérés dans les communes de Gentilly, Clichy, Colombes, Grenelle, la Villette, Pantin, Noisy-le-Sec, etc., où résident de semblables foyers d'infection.

Malgré l'incertitude de ces données relatives à l'influence de l'insalubrité des villes et des habitations, il est permis de penser, il est même impossible de ne pas croire que l'assainissement des villes ne peut être sans influence sur l'intensité du fléau.

Professions. — Malgré les efforts très louables et le zèle intelligent des statisticiens, et notamment de la commission centrale de Paris, il est impossible de déduire, des recherches considérables entreprises sur ce sujet, aucune donnée précise sur l'influence particulière des professions. Tout se réduit aux différences générales qui résultent de la position sociale et des conditions de bien-être physique et moral opposées aux misères du vice et aux souffrances de la pauvreté.

III. Mesures sanitaires. — Si c'est à l'hygiène privée, c'est-à-dire à une conduite régulière et à un régime de vie convenable que l'on doit demander les principaux moyens de se prémunir contre les atteintes du choléra, il est certaines mesures prophylactiques qui appartiennent à l'hygiène publique, et qui seules peuvent diminuer l'intensité de l'épidémie et modérer ses ravages. Tous les gouvernements se sont préoccupés, avec plus ou moins d'intelligence et de zèle, de cette grave question, et ont mis à profit toutes les ressources dont ils pouvaient disposer pour écarter et désarmer le fléau.

Les mesures prescrites dans ce but n'ont pas toutes la même importance. Cependant elles méritent d'être rappelées; car il y a dans l'application de la plupart d'entre elles une réelle utilité. Elles comprennent quatre ordres de moyens que nous allons passer en revue : 1° les moyens d'isolement et de séquestration; 2° l'assainissement et l'entretien de la salubrité; 3° l'assistance publique; 4° et enfin les instructions destinées à répandre parmi les populations les meilleurs conseils à suivre en temps d'épidémie.

Quarantaines. — La première apparition du choléra en Europe fut marquée, dans presque tous les États, par une extrême sévérité dans les mesures sanitaires, qui toutes s'inspiraient de la fausse doctrine de la contagion. On vit établir les quarantaines les plus rigoureuses et employer les moyens d'isolement et de séquestration, précautions aussi vaines que tyranniques, contre lesquelles s'étaient déjà révoltés l'instinct des peuples et l'esprit libéral de quelques gouvernements, du gouvernement prussien, par exemple. Aujourd'hui l'inutilité de ces mesures est reconnue dans les lieux mêmes où elles avaient été le plus durement mises en pratique; et l'on doit laisser dans un juste oubli les quarantaines, les cordons sanitaires, qui ne doivent plus trouver place dans la prophylaxie du choléra épidémique.

Cependant il semble que dans ces derniers temps quelques pas rétrogrades aient été faits, et que l'hypothèse de la contagion du choléra ait reparu en même temps que se réveillaient les terreurs de quelques administrations sanitaires. Celles-ci ont été telles, que dans une vue politique que l'on ne saurait blâmer d'une manière absolue, le gouvernement français a dû se départir de ses principes de sage liberté, et rendre au choléra une place parmi les maladies pestilentielles auxquelles est applicable le régime quarantainaire. Nous croyons utile de reproduire ici non-seulement le décret rendu à cet effet, mais encore le rapport du ministre, qui en est, si l'on peut ainsi dire, le correctif.

RAPPORT DE M. LE MINISTRE DE L'AGRICULTURE ET DU COMMERCE.

La réapparition du choléra-morbus à Tunis et l'invasion du fléau dans l'île de Malte, d'où l'on peut venir en trois jours à Marseille, ont vivement ému les populations de notre littoral de la Méditerranée. Il n'y a pas encore un an que le choléra sévissait avec une cruelle intensité à Marseille et à Toulon, et l'on a exprimé la crainte que la trop grande facilité des communications avec les pays où règne actuellement la maladie ne contribuât à la ramener dans nos ports.

On ne saurait le proclamer trop haut, cette crainte n'est nullement justifiée, et l'expérience acquise, tant en France que dans les autres pays de l'Europe, a démontré depuis longtemps l'impuissance des quarantaines et des cordons sanitaires pour arrêter la marche de l'épidémie. En France, on avait adopté, pendant l'année 1831 et au commencement de 1832, les mesures les plus sévères à l'égard des provenances des contrées atteintes par le choléra. On obligeait les navires qui en arrivaient à se rendre dans les ports à lazaret pour purger leur quarantaine. Les passagers, les équipages et les marchandises y subissaient une quarantaine qui ne pouvait être de moins de dix jours. L'importation des vieux habits servant au commerce de la friperie était interdite, dans la crainte qu'ils ne servissent de véhicule au germe de la maladie. Les peaux, cuirs et duvets étaient assujettis à de rigoureuses purifications. Les voyageurs entrant par la voie de terre étaient astreints à subir une quarantaine de cinq à dix jours, pendant laquelle les hardes et effets à leur usage personnel étaient purifiés et ventilés. L'inefficacité de ce luxe de précautions, qui a coûté près de 600 000 francs au trésor public et des sommes considérables au commerce, est bien connue. Aussi, lorsqu'en 1848, la France fut menacée d'une seconde invasion du fléau, le gouvernement, de l'avis du comité d'hygiène, prit-il le parti de maintenir la liberté de nos communications avec les pays où régnait le choléra. Toutefois, voulant tenir compte de la susceptibilité de nos populations maritimes et de l'effroi qu'aurait pu jeter parmi elles le débarquement d'un ou de plusieurs cholériques dans un port où l'épidémie ne se serait pas encore montrée, il décida que les navires sur lesquels il y aurait eu quelques cas de choléra pendant la traversée seraient soumis à une quarantaine d'observation de trois à cinq jours.

Aujourd'hui, je viens vous proposer, monsieur le président, de modifier ce régime en ce qui concerne nos ports de la Méditerranée. Je viens vous demander d'accorder aux administrations sanitaires de ce littoral la facilité d'imposer une quarantaine d'observation de trois à cinq jours aux navires venant des contrées où règne l'épidémie, lors même qu'ils n'auraient eu ni morts ni malades pendant la traversée. Cette mesure est réclamée par notre commerce maritime dans la Méditerranée. Elle doit avoir pour effet de le débarrasser des entraves que rencontrent ses navires dans tous les ports de l'Italie. Elle donnera une satisfaction suffisante à des inquiétudes exagérées qui prennent quelque empire sur la population. Elle prouvera combien nous étions sincères quand nous disions récemment aux États de l'Italie que nous étions prêts à faire le sacrifice de nos opinions, dès qu'il s'agissait d'amener une entente désirable entre toutes les puissances intéressées à l'établissement d'un système uniforme de précautions sanitaires dans toute la Méditerranée. *Signé* J. DUMAS.

DÉCRET DU 24 JUILLET 1850.

Le président de la république, sur le rapport du ministre de l'agriculture et du commerce,

Vu la loi du 3 mars 1822 sur la police sanitaire,

Le comité d'hygiène entendu,

Décrète :

Art. 1er. Les provenances des pays où règne le choléra pourront être soumises, dans les ports de la Méditerranée, à une quarantaine d'observation de trois jours au moins et de cinq jours au plus.

Art. 2. Si, pendant la durée de la quarantaine, il ne s'est manifesté aucun cas de choléra, les provenances seront admises en libre pratique ; dans le cas contraire, la quarantaine d'observation pourra, par décision de l'intendance sanitaire, être prolongée de cinq jours, à partir de l'invasion du choléra chez le dernier malade.

Art. 3. Le ministre de l'agriculture et du commerce est chargé de l'exécution du présent décret.

Les difficultés auxquelles fait allusion le rapport qui précède ne se sont pas élevées seulement à l'occasion du choléra ; et c'est pour arriver à les résoudre, qu'une conférence sanitaire internationale, dont nous aurons plus tard à faire connaître les importants travaux, a été réunie à Paris vers la fin de l'année 1851. On comprend de quelle importance est l'avis de la conférence dans la question si grave des quarantaines à opposer au choléra. Et nous voulons consigner ici l'opinion développée avec autant d'autorité que de talent par M. Mêlier, le savant rapporteur de la commission appelée à préparer la solution des questions soumises à la conférence. Nous indiquerons ensuite le résultat des délibérations auxquelles le choléra, en particulier, a donné lieu.

« On ne nie pas l'origine exotique du choléra : elle est évidente; on ne nie pas non plus qu'il ne soit susceptible d'importation : beaucoup de faits tendent à l'établir ; mais on soutient qu'il est humainement impossible de rien faire d'utile et d'efficace contre un tel fléau ; que ce fléau, marchant dans ses invasions à la façon des épidémies en général, tombe comme un orage sur les pays qu'il atteint ; qu'il y arrive, on ne sait comment, sans avoir parcouru les pays intermédiaires, et nullement de proche en proche, comme on paraît le croire et comme il faudrait que cela fût pour que l'emploi des quarantaines pût être rationnellement indiqué ; qu'il semble, d'ailleurs, s'être acclimaté en Europe et se répandre à peu près partout.

» On en conclut que les quarantaines ne peuvent rien contre le choléra, et que, tandis qu'on les emploie, la maladie passant pardessus toutes les barrières qu'on lui oppose, arrive ou naît dans le pays, si même elle ne s'y trouvait déjà. A quoi bon dès lors imposer au commerce, imposer aux relations, en général, des gênes et des restrictions sans utilité ? à quoi bon prendre des précautions qui ne préservent de rien et qui occasionnent en pure perte des sacrifices considérables ? On va plus loin : on soutient que les quarantaines, au lieu d'être, comme on le suppose, utiles et efficaces contre le choléra, tendent à accroître les chances de l'avoir et qu'elles en favorisent l'invasion, en retenant les passagers dans les bâtiments ou les lazarets, et en les y entassant quand il faudrait au contraire s'appliquer, par tous les moyens possibles, à les disperser.

» Mais si l'on refuse ainsi aux quarantaines proprement dites tout pouvoir de préserver du choléra, et si on les repousse comme inutiles, impuissantes et peut-être dangereuses, il n'en est pas ainsi des mesures sanitaires envisagées au point de vue de l'hygiène.

» L'hygiène, largement comprise et bien entendue, doit être la véritable préservation des peuples contre les fléaux morbides qui les menacent. Vainement chercherait-on par l'isolement, la séquestration et l'absence de tout contact, à s'en préserver; on n'y parviendrait pas si, en même temps, on ne s'appliquait à prévenir et à détruire les foyers de corruption et d'infection à bord des navires ou au sein des habitations. Ces foyers sont la cause réelle et véritablement puissante de la formation des maladies; s'ils ne les engendrent pas de toutes pièces, ils les favorisent tellement que, sans eux, les maladies ne se développeraient probablement pas ou ne se développeraient que difficilement, et, en tout cas, n'auraient que bien peu d'insensité et ne tarderaient pas à s'éteindre.

» Partant de cette donnée, toute rationnelle, toute scientifique, et que la propreté seule, à défaut d'autre considération, suffirait pour recommander, après avoir dit : Point de quarantaines contre le choléra, parce qu'elles ne peuvent rien pour l'empêcher, on dit : Mesures d'hygiène et de propreté, mesures d'aération et de ventilation, dispersion des personnes et assainissement des bâtiments et des marchandises.

» Ce sont, comme on le sait, les vues et les pratiques de l'Angleterre dans ces matières, vues bien fondées, pratiques parfaitement rationnelles, que le *General Board of health* s'efforce de faire prévaloir, et qui, il faut le croire, deviendront, dans un avenir prochain, la base de tout système sanitaire.

» Comme on le pense bien, ces idées, qui choquent des croyances faites depuis longtemps, n'ont pas passé sans discussion dans la commission, et cette discussion se reproduira certainement dans la conférence; des réserves formelles ont même été faites à cet égard. Loin de chercher à éloigner le débat sur un sujet aussi grave, il faut l'appeler; il faut qu'il soit approfondi et complet, afin que les résolutions quelconques qui en sortiront ne laissent dans les esprits ni doutes ni incertitudes.

» En résumé, deux questions ont été posées au sein de la commission, en ce qui concerne le choléra :

» Y aura-t-il des quarantaines contre cette maladie et pourra-t-on, à cause d'elle, mettre un pays en interdit? A quatre voix contre trois, la réponse a été négative : Il n'y aura pas de quarantaines contre le choléra, et l'on ne pourra pas, pour cette maladie, mettre en interdit les provenances d'un pays.

» Y aura-t-il, dans des cas donnés, des mesures d'hygiène contre le choléra et les provenances venant de lieux actuellement atteints de cette maladie, mesures facultatives que l'on pourra prendre ou ne pas prendre, et dont l'omission n'entraînera aucune conséquence ?

» Sur cette question, il a d'abord été formellement entendu que le règlement à intervenir spécifierait avec soin et détail les mesures d'hygiène en question, et dirait en quoi elles pourront consister. Il a été entendu, d'une autre part, que ces mesures pourraient aller, dans certaines circonstances déterminées, jusqu'à l'isolement d'un bâtiment.

» Ainsi posée et précisée, la question a été résolue affirmativement par cinq voix contre deux : Il pourra y avoir, contre le choléra, des mesures d'hygiène, de propreté et d'aération ; elles pourront aller, dans des cas déterminés, jusqu'à l'isolement d'un navire ; mais ces mesures étant essentiellement locales et facultatives, leur omission ne pourra, dans aucun cas, servir à motiver des mesures quarantainaires contre un pays qui s'en sera dispensé.

» Telles ont été les résolutions de la commission à l'égard du choléra. »

Mais si ces principes, si bien développés dans les lignes que nous venons de produire, ont été sanctionnés par l'immense majorité des membres de la conférence, ils ont dû fléchir un peu dans l'application, dans un but de conciliation très pratique et tout à fait en harmonie avec l'esprit même de la conférence. En résumé, d'après la décision prise par l'assemblée générale, les provenances directes des lieux où règne le choléra pourront être soumises à une quarantaine facultative de cinq jours, qui seront comptés à partir de l'embarquement, en comprenant le temps de la traversée. Pour les provenances indirectes de pays intermédiaires plus ou moins compromis, la quarantaine facultative sera de trois jours seulement.

Telles sont aujourd'hui les bases du régime sanitaire européen, en matière de choléra.

Assainissement et salubrité. — Il est du domaine des autorités municipales de combattre, par tous les moyens qui sont en leur puissance, les causes d'insalubrité qui contribuent si activement au développement et à l'extension de la maladie. Outre l'entretien de la voie publique qu'il faut débarrasser des immondices de toute sorte qui peuvent y être amoncelées, outre la surveillance assidue des établissements insalubres, il conviendrait que l'attention se portât principalement sur ces habitations malsaines où est agglomérée une partie si considérable de la population des grandes villes, et particulièrement sur ces maisons garnies qui sont en quelque sorte désignées aux coups les plus cruels de l'épidémie. Une mesure extrêmement sage, qui ne sera malheureusement pas souvent réalisable, mais à laquelle on ne devra pas manquer de recourir toutes les fois que cela sera possible, c'est le déplacement, la dissémination des familles les plus nombreuses et les plus pauvres que l'on ferait sortir de leurs étroites demeures, et auxquelles on donnerait momentanément asile dans les localités spacieuses des édifices publics et des bâtiments divers qui pourraient convenir à cette appropriation. Du reste, il sera partout nécessaire de remédier aux funestes conséquences de l'encombrement, et de faciliter l'aération et la ventilation des lieux où seront réunies un certain nombre de personnes. Si l'on se reporte à ce que nous avons dit en examinant l'influence étiologique de l'insalubrité, on comprendra, sans que nous ayons besoin d'y revenir, dans quel sens devront être dirigées les mesures d'assainissement propres à prévenir les ravages du fléau.

Il est une pratique qui a été adoptée et suivie avec une telle exagération, qu'il sera sans doute fort difficile d'en démontrer l'inutilité : c'est l'usage des substances désinfectantes, et notamment des chlorures et du camphre. On se rappelle qu'à Paris bien peu de maisons, bien peu de personnes ont échappé à ces procédés de désinfection, dont l'odeur pénétrante et les propriétés ne sont pas toujours sans inconvénient. Cependant nous n'hésitons pas à les considérer comme plus nuisibles qu'avantageux, et nous nous associons sans réserve à cette judicieuse remarque de M. Monneret : « Combien d'hommes » préfèrent avaler une drogue vendue par un empirique, se soumettre » à quelques pratiques singulières ou ridicules, porter un spécifique » ou infecter de quelque puante odeur l'atmosphère qu'ils respirent, » plutôt que de régler eux-mêmes leur hygiène d'une manière con» forme à la raison et aux lois de la nature. »

Visites préventives. — Nous croyons tout à fait utile et opportun de donner ici une idée exacte d'une mesure qui, appliquée à la prophylaxie du choléra épidémique, nous paraît appelée à rendre d'immenses services aux populations sur lesquelles pourrait fondre, à l'avenir, le redoutable fléau. Nous voulons parler des *visites médicales préventives*, qui ont pour objet de rechercher et de traiter, dès l'origine, les premiers troubles qui annoncent d'ordinaire, et qui, dans tous les cas, favorisent certainement l'explosion du choléra.

Le principe sur lequel est fondée cette mesure ne saurait être contesté ; il consiste en un fait d'observation signalé dès 1832, avec une grande perspicacité par le docteur Jules Guérin, c'est-à-dire l'existence plus ou moins prolongée de la diarrhée chez les individus qui doivent être atteints par l'épidémie. C'est cette diarrhée qui a reçu, en Angleterre, le nom de *prémonitoire*, sous lequel on s'accorde à la désigner aujourd'hui. L'expérience de plusieurs épidémies dans tous les pays du monde a aujourd'hui donné à ce fait une immense consécration. Pour ne citer que l'exemple le plus rapproché de nous et le plus récent, nous dirons que dans la courte apparition que le choléra a faite, à Paris, des premiers jours de novembre 1853 au 22 janvier 1854, sur 974 cholériques admis dans les hôpitaux de la capitale, 740 avaient été atteints de diarrhée prémonitoire et 166 seulement en ont paru exempts, les 68 autres n'ayant pu fournir sur ce point aucun renseignement. On trouvera dans le rapport, remarquable à tous égards, que nous allons citer, des faits bien propres à démontrer l'importance capitale de cette donnée pathologique sur laquelle, nous l'avons dit, repose tout entier le système des visites médicales préventives.

Mais ce ne serait pas assez d'un intérêt purement scientifique pour justifier cette grande mesure, si elle n'avait pour but l'intérêt même du salut des peuples, et pour sanction une diminution considérable des ravages du choléra épidémique. Il ne lui manque qu'une seule chose aujourd'hui, c'est l'épreuve du temps et d'une invasion du fléau dans un grand centre de population. Aussi importe-t-il que tout soit prêt pour que cette épreuve soit, à l'occasion, complète et décisive. On verra par les documents qui vont suivre que l'administration française a compris, à cet égard, comme dans toutes les circonstances, l'étendue de ses devoirs, et que, grâce à l'initiative infatigable autant qu'éclairée de M. Mêlier et au concours du comité consultatif d'hygiène publique, un système complet des visites médicales préventives a été organisé de manière à pouvoir fonctionner du jour au lendemain sur le point du territoire que frapperait le choléra. Ce n'est pas ici le lieu de répondre à quelques objections de détail qui ont été faites à cette mesure, et qui se réduisent, après tout, aux charges financières qu'elle imposerait au gouvernement et aux communes. Si pourtant on veut réfléchir seulement aux dépenses énormes que pendant des siècles la France a consacrées à un système de protection quarantainaire reconnu aujourd'hui complétement inutile ; si, d'un autre côté, on compare les frais des visites préventives aux charges bien autrement lourdes et regrettables que font peser sur la charité publique et privée les ravages d'une grande épidémie et ses irréparables désastres, on restera certainement convaincu qu'une mesure si humaine est en même temps un calcul plein de sagesse.

Une remarque plus importante et que nous ne saurions omettre, est celle qui a trait au mode d'exécution de ces visites. Leur caractère a été très nettement et très judicieusement indiqué par notre éminent collègue M. Mêlier, dans l'instruction que nous allons citer.

Mais nous devons insister sur un point qui ne paraît pas avoir été suffisamment compris : nous voulons parler de la nécessité de conserver aux visites préventives leur forme et leur sens exclusivement médical, seule et absolue condition de succès là où il s'agit de surprendre un symptôme négligé, et d'appliquer suivant l'indication, avec autant de précision que de prudence, un traitement énergique et direct. C'est là ce qui donne à la mesure sa véritable portée ; c'est là ce qui permet d'en espérer des effets considérables et tout à fait indépendants des autres moyens de secours et des diverses prescriptions hygiéniques et administratives que réclameront toujours et partout les grandes épidémies.

Ajoutons, cependant, avant d'exposer le système lui-même, que s'il a été conçu et appliqué jusqu'ici seulement en vue du choléra, il contient en germe le principe d'une prophylaxie toute nouvelle et singulièrement efficace des maladies pestilentielles en général.

Nous ne saurions trop vivement appeler l'attention sur les documents à la fois si neufs et si complets que nous allons reproduire. Ils contiennent l'exposé le plus exact que l'on puisse désirer de cette intéressante question.

EXTRAIT DU RAPPORT FAIT AU NOM DU COMITÉ CONSULTATIF D'HYGIÈNE PUBLIQUE PAR M. LAFFONT-LADÉBAT SUR LES VISITES MÉDICALES PRÉVENTIVES DIRIGÉES CONTRE LE CHOLÉRA ÉPIDÉMIQUE (NOVEMBRE 1853).

Il est une mesure sur laquelle votre attention a déjà été appelée, monsieur le ministre, et qui, si elle tenait tout ce qu'on s'en est promis, aurait pour résultat d'arrêter le choléra dans la première phase de son développement : nous voulons parler des visites à domicile, et du traitement préventif auquel on attache maintenant tant d'importance en Angleterre. Vous avez été frappé de ce qui a été dit et publié à ce sujet, et, reconnaissant qu'il était impossible de se faire une juste idée du mode d'exécution de la méthode ainsi préconisée d'après les documents dont nous pouvions disposer, vous avez autorisé l'un de nous, M. le docteur Mêlier, à se rendre en Angleterre, pour observer comment les visites dont il s'agit étaient pratiquées, et quels en étaient réellement les effets.

M. Mêlier a fait connaître verbalement à M. le directeur général de l'agriculture et du commerce ce qu'il a vu sur le théâtre même de l'épidémie ; il en a également entretenu le comité ; et d'après les explications qu'il nous a données, d'après les documents officiels qu'il a recueillis, et ceux que nous possédions déjà, nous croyons pouvoir maintenant soumettre à Votre Excellence un avis et des propositions suffisamment motivés, en ce qui touche la double question de savoir si les visites à domicile, telles qu'elles sont pratiquées en Angleterre, sont vraiment utiles, et comment, en cas d'affirmative, une pareille mesure pourrait être réali ée dans notre pays.

Sur le premier point, nous croyons que le doute n'est pas permis : ce n'est pas que le comité adopte entièrement l'opinion qu'on s'est faite en Angleterre, de l'efficacité absolue du traitement préventif qui est le but des visites à domicile : l'expérience est là, malheureusement, pour prouver ce qu'il y a d'exagéré dans cette opinion, car il est certain que le choléra a sévi avec violence à Newcastle, malgré les visites à domicile, qui, à la vérité, n'ont pas été organisées au début de l'épidémie. On doit faire la part des difficultés inséparables d'une première organisation, et surtout du conflit d'autorités, si fréquent dans les institutions municipales de la Grande-Bretagne ; il n'en reste pas moins établi que les visites, quoique faites avec un soin et un dévouement auxquels M. le docteur Melier se plaît à rendre hommage, n'ont pas empêché l'épidémie d'exercer de grands ravages, mais bien moindres, évidemment, que si les malades eussent été abandonnés à eux-mêmes au moment où ils commençaient à ressentir l'influence de la maladie.

Ici, monsieur le ministre, qu'il nous soit permis de vous présenter quelques observations.

Depuis que le choléra a fait son apparition en Europe, on a signalé comme un fait, sinon général, au moins extrêmement fréquent, la présence d'une diarrhée, qu'on a qualifiée de symptôme avant-coureur de cette épidémie ; on a observé que, sous l'influence épidémique, une foule de personnes éprouvent un dérangement intestinal plus ou moins marqué : que dans le plus grand nombre des cas, ce dérangement ne devient pas le choléra, mais qu'on a rarement le choléra sans qu'il ait été précédé de cette diarrhée que les Anglais appellent *prémonitoire*.

Les observations qui ont été faites à cet égard ne nous paraissent pas avoir toute la rigueur nécessaire pour établir une loi véritablement scientifique ; mais il nous paraît impossible de ne pas admettre qu'elles reposent sur des faits réels, au moins dans leur généralité : car il faudrait autrement arguer de faux un nombre immense de publications dont plusieurs sont dues à des médecins éminents.

De ce que le choléra commence ordinairement par une diarrhée simple, on a conclu qu'il fallait, avant tout, s'attacher à combattre le symptôme précurseur., et qu'en l'arrêtant, on préviendrait le développement de la maladie. C'est ce qui a été dit en France, d'une manière plus ou moins explicite, par une foule de médecins dans les journaux médicaux, dans diverses instructions émanées des corps savants ou de l'autorité.

En Angleterre, on est allé plus loin. S'emparant du fait d'observation déjà proclamé en France, le *General Board of health*, qui est investi de pouvoirs considérables en temps d'épidémie, en a fait la base d'un système de traitement préventif dont nous avons maintenant à nous occuper.

Lors de l'épidémie de choléra de 1848 à 1849, ce système a reçu son application dans la plupart des villes qui ont été affligées par le fléau, et les résultats qu'on lui attribue ont été exposés avec beaucoup de développement dans le rapport sur le choléra, publié en 1850 par le *General Board of health.*

En quoi consiste cette méthode, Votre Excellence le sait déjà. Pour qui connaît l'imprévoyance naturelle de la plupart des hommes, surtout dans les classes peu éclairées, il est aisé de comprendre que des avis, des publications imprimées, sur ce qui touche à la conservation de la santé, n'ont pas une grande influence. Outre que beaucoup de gens ne les lisent pas, beaucoup les négligent ou ne savent pas se les appliquer. On ne met aucune importance à un dérangement qui ne cause aucune douleur, et qui souvent n'empêche pas de vaquer à ses affaires; on répugne à aller consulter un médecin, à acheter ou même à demander des médicaments pour une indisposition qui paraît légère.

C'est afin de prévenir les suites de cette négligence, de cette apathie, malheureusement si commune, qu'on a imaginé, en Angleterre, d'aller au-devant des malades, qui ne seraient pas venus d'eux-mêmes aux dispensaires, de les chercher de maison en maison, d'épier les premiers symptômes du mal, pour le combattre et l'étouffer à sa naissance. Tel est le but des visites qui se font chaque jour de maison en maison dans les localités infectées du choléra : nous dirons plus loin comment ces visites sont organisées, voyons d'abord quels ont été les effets.

Ces effets, nous l'avons dit, ont été exposés avec détail dans le rapport sur le choléra de 1848 à 1849, et dans des publications ultérieures du *General Board of health*. Remonter des faits à la cause n'est jamais chose facile, et il est incontestable qu'un certain nombre de cas où la décroissance plus ou moins rapide de l'épidémie a été attribuée à l'institution des visites pourraient être dus à d'autres causes, puisque le même phénomène a été souvent remarqué dans les localités où les visites n'avaient pas lieu. Toutefois il y a dans le rapport que nous venons de citer, un ensemble de faits où l'esprit le plus sceptique pourrait difficilement méconnaître l'influence de la mesure que nous cherchons à apprécier ici.

Pour ne citer qu'un très petit nombre d'exemples, nous voyons qu'à Dumfries, en Écosse, ville de 10 000 âmes, 250 habitants avaient déjà succombé avant que le nouveau système fût complétement établi ; on mit trois jours à l'organiser, et dans ces trois jours le nombre des attaques fut successivement de 37, de 30, de 23, celui des morts de 7, 5, 6. Les trois jours suivants, le système était en pleine activité, le nombre des attaques descendit à 8, 4, 2, celui des morts à 6, 4, 5 : trois jours plus tard, l'épidémie était éteinte.

Des observations analogues furent faites à Paislez, à Inverness; à Glascow, on traita 13 139 cas de diarrhée prodromique ; et sur ce nombre 1000 présentaient déjà l'apparence d'eau de riz, ce qui est, comme chacun sait, un des signes qui annoncent l'imminence du choléra, ou qui caractérisent le choléra lui-même : de ces cas si nombreux, 27 seulement se terminèrent par le choléra déclaré.

A Londres, dans l'espace de trois semaines, du 1er septembre au 27 octobre 1849, les visiteurs constatèrent 43 737 cas de diarrhée, 978 de diarrhée ayant l'apparence de l'eau de riz ; sur ce nombre considérable de diarrhées, 58 seulement résistèrent au traitement et passèrent au choléra.

En résumé, dans les quinze villes principales de l'Angleterre où la méthode préventive fut appliquée d'une manière plus ou moins complète, sur 130 000 personnes qui furent traitées, comme nous venons de le dire, 250 seulement eurent le choléra, quoique 6000 au moins parussent déjà toucher à la période où cette cruelle maladie présente les symptômes les plus caractéristiques.

Ce n'est pas seulement en Angleterre qu'on a eu à s'applaudir du résultat des visites préventives; un système analogue avait été organisé à Munich, dès l'année 1847, d'après le rapport de M. le docteur Lasègue, et l'on attribua à son influence l'immunité presque complète dont jouit alors la capitale de la Bavière au milieu de localités plus ou moins infectées.

Enfin, un de nos collègues, M. Michel Lévy, nous a fourni des renseignements pleins d'intérêt sur l'organisation et les effets du service sanitaire de l'armée dans son application au choléra, au Val-de-Grâce, qu'il dirigeait pendant l'épidémie de 1849. Dans cet hôpital, qui présentait les meilleures conditions d'une observation aussi étendue que variée, notre collègue a pu reconnaître combien une surveillance continue sur les premiers symptômes, sur les accidents précurseurs du choléra, avait d'empire pour enrayer la maladie, et pour diminuer la mortalité.

La même méthode a été suivie cette année en Angleterre dans le petit nombre de localités où l'épidémie s'est déclarée. On n'ose pas dire que les résultats aient été complétement satisfaisants, puisque, à Newcastle, le choléra a été infiniment plus meurtrier qu'il ne l'avait été en 1831 ; mais cet insuccès, qu'on attribue en partie aux retards apportés dans l'organisation des visites, n'a pas ébranlé la confiance des Anglais dans l'efficacité du système. Un fait notable qui a été observé à Newcastle même semble, jusqu'à un certain point, justifier cette confiance : sur 626 hommes qui étaient en garnison dans cette ville, 459 furent atteints de diarrhée pendant l'épidémie ; mais ils reçurent les soins nécessaires, et un seul eut le choléra.

Laissant de côté tous ces faits, personne ne peut nier que dans toute maladie, et particulièrement en temps d'épidémie, l'axiome vulgaire : *Principiis obsta*, ne soit le conseil de la prudence même ; qu'il y a certainement beaucoup plus de chance de guérir le choléra en l'attaquant à son début, qu'en lui laissant le temps de se développer avec tout le cortége de ses affreux symptômes ; et que puisque les visites à domicile sont incontestablement le meilleur moyen d'arriver à ce but, s'il n'est pas au-dessus des ressources actuelles de la science, la mesure est bonne en elle-même et doit être approuvée, quelque opinion qu'on puisse avoir sur le plus ou le moins de généralité, en fait, des observations qui lui ont servi de base.

Reste la question d'application, et c'est ici réellement qu'est toute la difficulté. Notre collègue, M. Mêlier, nous a donné les renseignements les plus étendus et les plus précieux sur la manière dont les visites à domicile sont organisées en Angleterre. Il ne s'est pas contenté des documents écrits qu'il a pu recueillir, des informations qui lui ont été fournies par le *General Board of health* et par plusieurs médecins de Londres ; il a voulu voir fonctionner le système, et a suivi les visiteurs dans leurs opérations à Newcastle, qui était encore alors le principal foyer de l'épidémie.

Nous ne produirons pas ici les détails consignés dans un procès-verbal qui a peut-être été mis sous les yeux de Votre Excellence (il est ci-joint); quelques mots nous suffiront pour rappeler comment le système des visites préventives a pu être installé et mis en pratique chez nos voisins.

Nous nous dispenserons d'entrer dans aucun détail sur l'administration de la santé publique en Angleterre ; nous rappellerons seulement qu'un corps, le *General Board of health*, qui n'a en temps ordinaire que des moyens d'action assez restreints, est, en temps d'épidémie, chargé de pourvoir à toutes les mesures que peut réclamer l'intérêt de la santé publique.

C'est ainsi que par un arrêt du Conseil du 25 septembre dernier, les pouvoirs du *General Board of health* s'étendront maintenant sur toute l'Angleterre. Armé de ces pouvoirs extraordinaires, le *General Board of health* dispose non-seulement de tous les médecins des *boards* locaux dans les villes qui étaient déjà placées sous son autorité, mais encore de ce qu'on appelle, en Angleterre, les gardiens, les surveillants et les officiers médicaux des pauvres, fonctionnaires qui forment, dans chaque *union* composée de plusieurs paroisses, un personnel assez nombreux, et en rapport immédiat avec la population la plus pauvre.

Le *General Board of health* adresse ses règlements à tous ces agents, qui sont tenus de les exécuter; partout où il le croit nécessaire, il envoie l'un de ses inspecteurs pour organiser le service préventif, et, sur la demande de cet inspecteur, on envoie immédiatement de Londres un renfort de médecins et d'élèves, si les besoins l'exigent.

Les embarras d'une première organisation une fois surmontés, les visites se font avec facilité, et les visiteurs sont partout bien reçus; les actes officiels ne font aucune distinction et prescrivent les visites d'une manière générale; mais dans la pratique, on ne visite que les familles pauvres ou peu aisées, et l'on ne va guère au delà de la classe des petits marchands. On suppose que toutes les personnes d'une position plus élevée sont suffisamment éclairées par tout ce qui se publie chaque jour, en Angleterre, sur les diarrhées prémonitoires, pour faire attention à ce symptôme, et recourir à temps d'elles-mêmes aux secours de la médecine. Les visites se font très vite : l'un des médecins inspecteurs du *General Board of health* affirme, dans une communication faite à un comité scientifique de Berlin, qu'un seul visiteur peut voir cinq cents familles par jour.

Quoi qu'il en soit de cette assertion, il est certain que le système fonctionne avec activité dans toutes les villes où il est établi, et qu'il n'exige pas, en général, un nombre de médecins très considérable; nous disons de médecins, parce qu'en Angleterre, après avoir essayé d'employer pour les visites à domicile des personnes zélées, mais étrangères à la médecine, on a vu dans l'emploi de ces auxiliaires quelques inconvénients, et il paraît que les visites ne sont plus faites maintenant que par des médecins ou des élèves en médecine avancés dans leurs études.

Votre Excellence nous permettra de nous référer aux procès-verbaux des séances du comité, pour de plus amples détails sur ce mécanisme des visites en Angleterre.

Il s'agit maintenant de voir comment, adoptant le principe des visites à domicile, en présence du choléra, nous pourrions l'appliquer sans trop de difficulté; comment nous pourrions l'approprier à nos ressources, à nos institutions, à nos mœurs.

Nous avons formulé dans une série d'articles le plan que nous avons l'honneur de soumettre à Votre Excellence.

Nous nous permettrons, à cette occasion, de demander que si le système est adopté en France, les médecins et les élèves visiteurs reçoivent des honoraires suffisants pour soutenir leur zèle dans le service pénible qui leur sera confié.

Nous pensons qu'il ne devrait pas être accordé moins de 20 francs par jour à chaque médecin, et moins de 10 francs à chaque élève, non compris le remboursement de leurs frais de voyage, s'ils sont employés hors de leur domicile.

Au reste, nous ne croyons pas, monsieur le ministre, que des considérations d'argent puissent arrêter un gouvernement si justement préoccupé des plus chers intérêts du peuple, quand il s'agit de combattre une épidémie telle que le choléra. Ce qui pourrait seulement le faire hésiter, c'est la crainte de ne pouvoir concilier le système des visites préventives avec la nécessité de conserver, de fortifier même, s'il est possible, l'ensemble des moyens de secours qui ont été employés dans les précédentes épidémies pour le traitement des véritables malades.

Nous pensons que ces deux ordres de secours se lient étroitement, que l'un ne doit pas nuire à l'autre; mais nous reconnaissons parfaitement qu'il y a là une expérience à faire. Il ne sera pas nécessaire que cette expérience soit poussée jusqu'au bout, pour qu'on puisse en apprécier les effets.

Si elle est réalisée avec intelligence et avec énergie dans les premières localités un peu considérables que l'épidémie viendrait à frapper, on sera bientôt fixé sur ce qu'on peut en attendre, et l'administration pourra alors, en connaissance de cause, ou en continuer ou en restreindre l'application, selon que l'extension de l'épidémie et les moyens d'action dont on pourra disposer commanderont l'une ou l'autre résolution.

Il importe, cependant, que la mesure soit d'abord présentée comme générale, comme devant être exécutée partout d'après les mêmes bases. Car, puisqu'il s'agit d'une grande expérience, il faut que cette expérience, pour prouver quelque chose, soit faite dans les meilleures conditions de succès et avec toute la généralité qu'elle comporte.

La législation actuelle, en ce qui touche les épidémies et les grandes mesures de salubrité publique, est malheureusement fort insuffisante ; elle est muette sur les droits du pouvoir central, en dehors des circonstances exceptionnelles qui sont prévues par la loi du 3 mars 1822, relative aux mesures à prendre contre les maladies pestilentielles. Quelques personnes avaient pensé qu'il pourrait être utile de s'appuyer sur cette loi pour rendre obligatoires, par un décret, toutes les dispositions nouvelles que nous croyons devoir consulter.

La légalité d'un pareil décret ne serait pas douteuse ; mais il ne nous appartient pas de nous prononcer sur la question d'opportunité. Nous sommes profondément convaincus que si le gouvernement accepte le système que nous avons l'honneur de lui soumettre, il exprimera la volonté que ce système soit partout exécuté.

RÈGLEMENT POUR L'ORGANISATION DES SECOURS MÉDICAUX EN CAS D'INVASION DU CHOLÉRA.

§ Ier. — *Division du territoire en circonscriptions médicales.*

Article 1er. Les Conseils d'hygiène et de salubrité sont chargés, sans aucun délai, de préparer l'organisation des secours médicaux, et particulièrement des visites préventives, dans leurs arrondissements respectifs.

Art. 2. Les Conseils proposeront d'abord la division de l'arrondissement en circonscriptions médicales assez multipliées pour que de prompts secours soient assurés à toute la population, en cas d'épidémie.

Art. 3. Les circonscriptions médicales devront être plus rapprochées et plus nombreuses dans les localités où la population est composée principalement d'ouvriers habitant des maisons humides et mal aérées, et dans les quartiers où la mortalité est habituellement au-dessus de la moyenne de la mortalité générale.

Art. 4. Dans chacune de ces circonscriptions il y aura, pour le traitement de l'épidémie, si elle vient à se déclarer, un ou plusieurs médecins, une pharmacie au moins, ou un dépôt de médicaments qui sera confié à la garde du bureau de bienfaisance, ou, s'il n'y a pas de bureau de bienfaisance, au maire ou au curé.

Dans les départements où il existe déjà des médecins cantonaux, ces médecins seront chargés d'une circonscription médicale.

Art. 5. La division de l'arrondissement en circonscriptions médicales sera arrêtée par le préfet, sur la proposition des Conseils d'hygiène, et d'après l'avis des maires et des sous-préfets.

§ II. — *Organisation des visites préventives dans les villes.*

Art. 6. Pour préparer l'organisation des visites à domicile dans les villes où siégent les Conseils d'hygiène et de salubrité, il sera procédé ainsi qu'il suit :

A. Le Conseil d'hygiène de l'arrondissement déterminera, dans chaque circonscription médicale, le nombre de rues et de maisons qui devra être assigné à chaque visiteur.

Ces sous-divisions devront être plus ou moins étendues, suivant le degré d'agglomération et les conditions sociales de la population qui les habite. Le travail de répartition, ainsi préparé, devra être arrêté par le maire.

A Paris, la répartition des différents quartiers en circonscriptions médicales, et la délimitation des divisions qui devront être affectées aux différents visiteurs, seront faites par le préfet de police, sur l'avis du Conseil d'hygiène publique et de salubrité du département, les commissions d'arrondissements entendues.

B. Pour opérer la division dont il vient d'être question, on partira du principe que le médecin visiteur devra se présenter au moins une fois par jour dans chacune des maisons qui lui auront été assignées, mais qu'il n'aura ordinairement à visiter que les familles pauvres ou peu aisées qui manqueraient de médecin.

C. Pour qu'on puisse faire le dénombrement de ces familles, le maire fera remettre au Conseil d'hygiène la liste de tous les indigents inscrits au bureau de bienfaisance. Avec l'aide des commissaires de police, des associations ouvrières, et par tout autre moyen d'information, on cherchera à connaître les noms et la demeure de tous les ouvriers, de toutes les personnes qui, sans être précisément dans l'indigence, ont, par leur position, des droits particuliers à la sollicitude et à l'assistance de l'administration.

On évaluera approximativement, d'après ces éléments, le nombre de familles que chaque visiteur aura à visiter régulièrement dans la division qui lui aura été assignée.

Les sociétés de médecine et les associations médicales existant dans certaines villes pourront être utilement consultées dans cette circonstance par les autorités locales.

D. Les médecins des bureaux de bienfaisance, appelés par leurs fonctions à veiller à la santé de la population indigente, seront d'abord invités à faire connaître s'ils peuvent se charger de faire les visites préventives dans la totalité ou dans une partie de la circonscription médicale où ils résident : il leur sera alloué, pour cette mission spéciale, une rémunération supplémentaire.

E. Le nombre des médecins des bureaux de bienfaisance devant se trouver probablement insuffisant pour qu'ils puissent faire seuls toutes les visites préventives, l'organisation du personnel médical nécessaire à ce service sera complétée par tel nombre de médecins ou d'élèves en médecine qui sera jugé indispensable.

F. A cet effet, le Conseil d'hygiène et de salubrité s'assurera d'avance du concours des médecins de la ville ou de l'arrondissement qui pourraient remplir, au besoin, les fonctions de médecin-visiteur; ces médecins seront invités à se faire inscrire à la mairie, en indiquant s'ils consentiraient à se mettre à la disposition de l'autorité, dans le cas où leurs services pourraient être requis en dehors de la ville ou de l'arrondissement où ils résident.

Un extrait de cette liste sera adressé au préfet, qui dressera la liste générale des médecins inscrits qu'on pourrait employer dans toute l'étendue du département, ou même diriger, s'il y avait lieu, sur les départements voisins.

G. Dans les villes où il existe, soit des facultés de médecine, soit des écoles préparatoires de médecine et de pharmacie, les élèves en médecine ayant au moins deux années d'étude pourront, s'ils sont munis d'un certificat du doyen ou du directeur desdites écoles, constatant qu'ils remplissent les conditions exigées, se faire inscrire, soit à la mairie, soit à la préfecture, pour être employés comme visiteurs, ou pour concourir au traitement de l'épidémie, sous la direction du médecin, partout où l'on pourrait avoir besoin de leurs services.

H. Des copies des listes arrêtées d'après les dispositions contenues dans les divers articles précédents seront adressées au ministre de l'agriculture, du commerce et des travaux publics.

A Paris, une pareille liste sera ouverte à la préfecture de police et au ministère (bureau sanitaire), pour les médecins et élèves qui voudraient être employés comme visiteurs, soit dans le département de la Seine, soit dans tout autre département où l'administration jugerait à propos de les envoyer.

I. Si le Conseil d'hygiène et de salubrité ne trouve pas dans la ville où il siége assez de médecins ou d'élèves pour assurer complétement le service des visites, il fera connaître au préfet le nombre de médecins ou d'élèves qui serait nécessaire pour compléter cette organisation. L'épidémie venant à se déclarer, le préfet fera diriger, sans délai, sur la ville pour laquelle ce concours serait réclamé, les médecins ou les élèves qu'il saurait être disponibles, d'après la liste tenue à la préfecture.

Si le nombre des médecins est insuffisant dans le département, le préfet s'adressera au ministre, qui enverra sur les lieux des médecins ou des élèves choisis sur le registre tenu au bureau sanitaire.

J. Les médecins et les élèves employés dans la localité où ils résident seront commissionnés par le maire; ceux qui seront employés hors du lieu de leur résidence, mais dans leur département, seront commissionnés par le préfet ; ceux qui seront envoyés d'un département dans un autre seront commissionnés par le ministre.

La commission sera présentée au Conseil d'hygiène, qui assignera à chaque médecin ou élève sa division particulière, dans la répartition générale des visites à domicile.

Art. 7. Dans les villes où il a été institué des commissions cantonales d'hygiène publique, en vertu de l'arrêté du pouvoir exécutif du 18 décembre 1848, l'organisation préparatoire des visites à domicile sera faite par ces commissions conformément aux règles établies par l'article précédent.

Dans les villes où il n'existe ni Conseil, ni Commission cantonale d'hygiène publique, le maire, avec le concours du bureau de bienfaisance, arrêtera l'organisation des visites préventives, d'après les indications du Conseil d'hygiène de l'arrondissement.

§ III. — *De la manière dont il devra être procédé aux visites préventives dans les villes et dans les établissements publics.*

Art. 8. Dès que l'influence épidémique commencera à se révéler par quelques cas de choléra ou par quelques symptômes généraux, le maire décidera, d'après l'avis du Conseil d'hygiène, s'il y a lieu d'ordonner la mise à exécution, totale ou partielle, des visites préventives : le préfet pourra ordonner d'office ces visites, si l'autorité municipale tardait trop à les mettre en pratique.

En évitant de commencer trop tôt, on n'oubliera pas que la mesure, étant essentiellement préventive, doit être appliquée avant que l'épidémie soit complétement développée.

Art. 9. Un avis publié par le maire fera connaître au public le but éminemment populaire et charitable de cette mesure.

Une instruction, rédigée spécialement pour les médecins visiteurs par le comité consultatif d'hygiène publique, indique comment il devra être procédé aux visites pour éviter toute perte de temps. (*Voy.* appendice A.)

Art. 10. Dans les villes où il existe des manufactures, des usines, chantiers ou ateliers réunissant un nombre plus ou moins grand d'ouvriers, le médecin visiteur se rendra dans ces ateliers, aux heures du travail, et, avec le concours du chef de l'établissement, il donnera aux ouvriers les conseils et les prescriptions qui seront jugées nécessaires. Les ouvriers absents pour cause de maladie seront visités sur-le-champ s'ils résident dans la circonscription du médecin visiteur.

Art. 11. Chaque visiteur consignera sur une feuille qui lui sera remise le nombre de familles qu'il aura visitées, le nombre de diarrhées ou de cas de choléra déclaré qu'il aura constatés, et il joindra à ces indications le résumé des observations qu'il aura pu faire sur les causes d'insalubrité existantes dans chaque logement. (Voyez le modèle annexé à l'instruction destinée aux visiteurs.)

Ces feuilles de visite seront remises, jour par jour, au Comité d'hygiène.

Art. 12. Les visiteurs des diverses circonscriptions médicales se réuniront le plus souvent possible, soit à la mairie, soit, si la ville est trop étendue, dans un local formant le centre de plusieurs circonscriptions : ces réunions seront présidées par un des membres du Conseil d'hygiène, ou par l'un des médecins du bureau de bienfaisance. Les médecins visiteurs y rendront compte des observations qui n'auraient pu trouver place dans leurs feuilles de visite, chercheront réciproquement à s'éclairer sur les meilleurs moyens à employer pour combattre les accidents précurseurs du choléra, et recevront les instructions que le Conseil d'hygiène jugerait convenable de leur donner.

Art. 13. Les médecins des établissements hospitaliers et les médecins des prisons seront tenus de s'assurer, par une inspection journalière, de l'existence ou de la non-existence de la diarrhée ou de tout autre symptôme avant-coureur du choléra, dans le service qui leur est confié ; ils devront remettre, chaque jour, au Conseil d'hygiène, par l'intermédiaire de leurs administrations respectives, le résultat de leurs observations à cet égard.

Art. 14. Il sera recommandé aux chefs ou directeurs des divers établissements d'instruction publique, aux supérieurs des séminaires et des congrégations religieuses des deux sexes, de veiller avec le plus grand soin, dans l'intérieur des établissements qu'ils dirigent, à la première apparition des symptômes précurseurs dont il vient d'être question, et de faire appeler le médecin de l'établissement, dès que ce symptôme aura été reconnu.

Art. 15. Les médecins de ces établissements, ainsi que tous ceux qui se livrent à la pratique civile, recevront des feuilles imprimées, où ils voudront bien inscrire tous les cas de diarrhée ou de choléra qu'ils auront eu à traiter, et où ils indiqueront l'issue heureuse ou fatale de chacun de ces cas. Les questions scientifiques qui se rattachent aux mesures anticholériques sont signalées d'une manière toute particulière aux sociétés ou associations médicales.

Art. 16. Le résumé des renseignements recueillis par les Conseils d'hygiène, en vertu des dispositions qui précèdent, sera communiqué, chaque jour, au préfet, qui en enverra une copie au ministre.

Art. 17. MM. les ministres de la guerre, de la marine et des finances seront invités à concourir à la généralisation du système des visites préventives, en faisant exercer, dans les casernes, dans les campements, dans les hôpitaux militaires, dans les prisons ou autres établissements pénitentiaires, dans les arsenaux, à bord des bâtiments de l'État, des établissements et casernes des douanes, placés sous l'influence de l'épidémie cholérique, une inspection journalière, portant sur l'existence ou la non-existence de la diarrhée et sur les rapports de ce symptôme aux cas de choléra déclarés parmi les troupes de terre ou de mer, les infirmeries, etc.

Ils seront priés également de communiquer les résultats de ces visites au ministre de l'agriculture, du commerce et des travaux publics, pour qu'ils soient mis sous les yeux du Comité consultatif d'hygiène publique.

Art. 18. Les bâtiments du commerce seront également l'objet, dans les ports de France, de mesures préventives.

Art. 19. MM. les ministres de l'intérieur, de l'instruction publique et des cultes seront invités à concourir à l'exécution des mesures préventives dans tous les établissements placés sous leur direction ou leur surveillance.

§ IV. — *Organisation des secours médicaux dans les communes rurales.*

Art. 20. Dans les communes rurales, où l'on manque souvent de médecins, il sera procédé comme il suit :

A. Dès que l'influence épidémique se fera sentir, le médecin chargé particulièrement du traitement préventif dans la circonscription médicale déterminée comme il a été dit à l'article 4, s'assurera, dans les tournées qu'il fera le plus souvent possible, de l'existence ou de la non-existence de la diarrhée, ou de tous autres accidents précurseurs du choléra, parmi la population des localités qui font partie de sa circonscription.

B. Il sera recommandé au maire de chaque commune, au curé de chaque paroisse et aux ministres des autres cultes reconnus par l'État, d'appeler souvent l'attention de leurs administrés et de leurs paroissiens sur le danger qu'il peut y avoir à négliger, en temps d'épidémie, la diarrhée, même légère ou non douloureuse. Si ces accidents sont fréquents dans la commune, lors même qu'ils ne seraient accompagnés ou suivis d'aucun cas de choléra, le maire en avertira sur-le-champ le médecin de la circonscription. Des remèdes seront fournis gratuitement, sur la prescription du médecin, à toutes personnes pauvres, pour combattre les indispositions dont il s'agit.

C. Si, dans une commune ou dans un village qui manque de médecins, l'épidémie prend un certain degré d'intensité, le maire en donnera avis au préfet ou au sous-préfet, et il sera envoyé un médecin ou un élève, qui s'établira temporairement dans la localité, et qui consacrera tous ses soins, tant à traiter les malades gravement atteints, qu'à rechercher ou à combattre tous les accidents précurseurs de l'épidémie.

D. Le médecin des épidémies pourra recevoir du préfet un mandat permanent, pour toute la durée de l'épidémie dans son arrondissement.

Muni de ce mandat, il visitera fréquemment les divers cantons de son arrondissement, et particulièrement ceux où l'épidémie se sera manifestée. Il se concertera avec les médecins cantonaux, ou avec les médecins préposés aux diverses circonscriptions médicales, sur les moyens à employer pour combattre l'épidémie, ou pour en prévenir le développement ; il examinera comment le service préventif est organisé et pratiqué dans chaque localité, et il recherchera toutes les causes d'insalubrité qui pourraient favoriser les progrès de la maladie ou en aggraver les effets. Il adressera au préfet ou au sous-préfet de fréquents rapports sur les faits qu'il aura constatés, et ses propositions sur les mesures à prendre, s'il y a lieu. Dans le cas où le médecin des épidémies ne pourrait consacrer tout son temps à cette mission, il sera suppléé par un autre médecin, que le préfet aura désigné à cet effet.

Tous les rapports relatifs aux visites préventives et au traitement du choléra dans les campagnes seront mis sous les yeux du Conseil d'hygiène, qui en fera faire, jour par jour, ou au moins à des intervalles très rapprochés, le dépouillement, et en communiquera les résultats au préfet ou au sous-préfet : une copie de ce travail sera adressée, sans délai, au ministre.

Observations générales.

Art. 21. Le ministre déterminera, par une instruction particulière, sur quelles bases devront être réglées les rémunérations qui seront dues aux médecins ou aux élèves chargés des visites préventives ou du traitement des cholériques à domicile ; aux médecins des épidémies appelés à remplir la mission extraordinaire dont il a été fait mention dans l'article 20.

Art. 22. Les efforts que l'on doit faire pour chercher à prévenir le développement de l'épidémie par les visites à domicile ne doivent préjudicier en rien à l'organisation ni à l'administration des secours médicaux qui ont déjà été employés dans les épidémies précédentes. Dans les grandes villes, il y aura pour chaque quartier un ou plusieurs bureaux de secours, où l'on sera toujours assuré de trouver un médecin et tout ce qui est nécessaire pour le traitement des cas graves qui viendraient à se déclarer dans l'intervalle des visites, ou pour le transport des malades à l'hôpital.

Art. 23. Les visites ne devront non plus apporter aucune restriction à la distribution des secours de toute nature, ni aux précautions qui ont été justement recommandées à l'occasion des précédentes épidémies. Il importe essentiellement, au contraire, que le traitement médical par lequel on cherche à arrêter la marche du choléra soit secondé par tous les moyens que l'hygiène indique, et qui feraient trop souvent défaut aux classes pauvres, sans le double concours de la charité publique et de la charité privée.

INSTRUCTIONS PARTICULIÈRES POUR LES MÉDECINS ET ÉLÈVES CHARGÉS DES VISITES MÉDICALES PRÉVENTIVES.

Les visites médicales préventives sont fondées sur ce principe que le choléra se déclare rarement d'emblée, mais est annoncé, dans la très grande majorité des cas, par des symptômes précurseurs plus ou moins prononcés. Ces symptômes se rapportent principalement aux fonctions digestives, et consistent en troubles divers de ces fonctions.

Le plus constant de tous est la diarrhée ; il résulte d'une observation générale qu'elle précède presque toujours le choléra.

Les visites ont pour objet de faire découvrir, dès leur début, ces symptômes précurseurs, la diarrhée en particulier, de les combattre sur-le-champ, et de prévenir ainsi, autant que possible, le développement ultérieur de la maladie.

Les médecins et élèves qui se consacrent à ces visites ne sauraient trop se pénétrer de l'importance de leur mission et de son but.

Après s'être mis en rapport avec les autorités locales, et en avoir reçu les indications nécessaires, chaque visiteur devra commencer par prendre connaissance de la circonscription qui lui est assignée ; de son étendue et de sa composition ; des conditions topographiques et hygiéniques qui lui sont propres ; des établissements qui s'y trouvent, des industries qui s'y exercent ; de la population, de ses mœurs, de ses habitudes, de la nature de ses travaux, et des heures auxquelles elles s'y livrent ; de son degré d'aisance ou de misère ; en un mot, de tout ce qui, en éclairant sur les lieux, les choses et les hommes, pourra servir à mieux faire comprendre le caractère et la marche d'une épidémie.

Ces premières notions acquises, les visiteurs s'appliqueront à savoir quelles sont les maisons qu'ils auront plus particulièrement à visiter, et, dans ces maisons, les ménages où ils devront se présenter ; car si, en principe, ils ont pour mission de veiller à la santé de tout le monde, leur devoir est de s'occuper plus expressément de celle des habitants pauvres ou peu aisés, et qui ne sont pas en position de recevoir, à leurs frais, les secours prompts et suivis d'un médecin.

Au fond, chaque médecin, ayant en quelque sorte la responsabilité de la circonscription qui lui est confiée, doit chercher à bien savoir ce qui s'y passe, et tous les accidents cholériques qui s'y déclarent.

En conséquence il y fera chaque jour, et de maison en maison, une tournée aussi complète que possible, allant même deux fois par jour là où sa présence réitérée pourra être jugée nécessaire.

Cette tournée, connue d'avance et annoncée, devra être réglée de telle sorte que l'on puisse savoir approximativement, sur chaque point, l'heure à laquelle le visiteur s'y présentera, de manière à profiter de son passage.

Cette heure sera calculée sur les habitudes de la population.

En général, le matin et le soir paraissent devoir être les meilleurs moments pour les ouvriers sédentaires et leurs familles, et le milieu du jour pour les ouvriers réunis dans les ateliers.

Les visites seront rapides et les questions précises.

Nul accident, même léger, se rattachant à l'épidémie, ne devra être négligé.

Tous seront combattus sans délai, et le visiteur fera une prescription en conséquence.

Les moyens conseillés devront être simples et d'un emploi facile.

On croit devoir s'en rapporter, pour leur choix, aux lumières et à l'expérience des visiteurs.

S'il y a dans le voisinage, et à une portée rapprochée, une pharmacie ou un dépôt de médicaments, le visiteur se bornera à faire une ordonnance ou à donner un bon.

Dans le cas contraire, et afin d'éviter une perte de temps quelquefois irréparable, il remettra lui-même aux malades les médicaments à employer.

A cet effet, chaque visiteur devra avoir sur lui une certaine quantité de médicaments tout préparés, et d'un petit volume, pour les distribuer, au besoin, avec les explications et recommandations nécessaires.

Ces médicaments lui seront fournis par la pharmacie ou le dépôt de sa circonscription, suivant une comptabilité qui sera réglée par l'autorité.

Une poudre que l'on délaye dans de l'eau ou dans un peu de vin, des pilules que l'on fait prendre sous ses yeux, sont les formes à préférer ; des doses de diascordium divisées d'avance ; quelques gouttes de laudanum, que l'on mesure pour plus de sûreté au moyen d'un petit tube gradué, peuvent aussi être facilement remises au malade ou à sa famille.

Il en est de même de l'acétate d'ammoniaque, à la dose d'une à deux cuillerées à café, à prendre dans une infusion chaude ; de l'éther, de diverses teintures alcooliques, et notamment de la teinture de cachou et de la teinture de ratanhia, du tannin pur, et surtout de l'ipécacuanha, dont on a obtenu si souvent de bons effets. Le médecin devra toujours avoir sur lui une certaine quantité de ces médicaments, pour les distribuer quand il y aura lieu.

Les élèves doivent se borner à traiter les cas légers, la diarrhée et la cholérine. Pour les cas graves, pour le choléra proprement dit, ils feront appel au médecin de leur circonscription, et n'agiront que sous sa direction.

Après avoir pourvu aux soins des malades, le visiteur devra tenir note des accidents qu'il aura découverts.

De même que tout accident doit être soigné, tout accident doit être inscrit.

Pour plus d'exactiude et de précision, on en fera trois catégories ; savoir :

Première catégorie : DIARRHÉE.

Deuxième catégorie : CHOLÉRINE.

Troisième catégorie : CHOLÉRA.

ARRONDISSEMENT.

VISITES MÉDICALES PRÉVENTIVES.

CIRCONSCRIPTION

BULLETIN INDIVIDUEL.

Rue

M.

Visiteur, M. le Dr

Profession

Conditions hygiéniques,

Malade depuis jours, heures.

NUMÉROS ET DATES DES VISITES.	DEGRÉ DE LA MALADIE et passage d'un degré à un autre.			PRESCRIPTIONS.	GUÉRI.	MORT.	OBSERVATIONS.
	1er degré.	2e degré.	3e degré.				
1re visite.							
2e visite.							
3e visite.							
4e visite.							
5e visite.							
6e visite.							
7e visite.							
8e visite.							

CIRCONSCRIPTION

RELEVÉ QUOTIDIEN

DES VISITES MÉDICALES PRÉVENTIVES, D'APRÈS LES BULLETINS INDIVIDUELS.

Visiteur,
M. le Dr

MALADES NOUVEAUX DÉCOUVERTS A LA VISITE DU JOUR.

DEGRÉ DE LA MALADIE.	NOMBRE de malades.	
Diarrhée		
Cholérine		
Choléra		

MALADES ANCIENS REVUS A LA VISITE DU JOUR.

DEGRÉ DE LA MALADIE.	NOMBRE DES MALADES					OBSERVATIONS.
	NOTÉS au même degré.	PASSÉS à la cholérine.	PASSÉS au choléra.	GUÉRIS.	MORTS.	
Diarrhée. . .						
Cholérine . .						
Choléra . . .						

La première catégorie comprend les dérangements intestinaux ordinaires, c'est-à-dire les dévoiements divers, bilieux ou muqueux, avec ou sans coliques, que l'on rencontre si généralement à l'approche des épidémies cholériques, et pendant leur durée.

Bien que ce premier genre d'accident ne se lie pas toujours à l'influence de l'épidémie, il suffit qu'il coïncide avec elle et puisse disposer à en éprouver les effets, pour que l'on doive en tenir compte.

Dans la deuxième catégorie se rangent les dévoiements séreux, simulant la décoction de gruau ou l'eau de riz, et que l'on a appelés, à cause de cela, *riziformes*; il s'y joint ordinairement divers autres symptômes, et, en particulier, l'inappétence, des nausées, et quelquefois des vomissements.

Les accidents de cette catégorie, devant être considérés comme un premier degré de choléra, méritent d'autant plus d'attention. S'ils ne sont pas le choléra lui-même, ils le précéderont du moins presque toujours.

La troisième catégorie comprend les cas dans lesquels, à la diarrhée séreuse ou riziforme, se joignent des crampes, une altération spéciale de la voix, et la disposition au refroidissement, puis la diminution ou l'absence des urines, la cyanose, et, en un mot, les symptômes bien connus et plus ou moins prononcés du choléra.

L'inscription des accidents observés sera faite sur les feuilles imprimées destinées à cet usage. (Voy. ci-dessus les modèles de ces feuilles, pages 474 et 475)

Elles sont de deux sortes : 1° *bulletins*, 2° *relevés*.

Les bulletins sont individuels, chaque malade a le sien. Outre le nom du visiteur, les bulletins indiquent d'abord la circonscription, la rue, le numéro de la maison et l'étage de l'appartement; le nom, le sexe, l'âge et la profession du malade; depuis quand il est dans le pays ou la localité; les conditions hygiéniques dans lesquelles il se trouve; l'invasion des accidents, et depuis combien d'heures ou de jours ils existent. Puis, dans un tableau, l'ordre et le nombre des visites, le degré de la maladie, le passage d'un degré à un autre, les prescriptions, etc.

Toutes ces indications ayant leur importance, les visiteurs devront remplir avec exactitude les blancs qui leur sont réservés, mentionnant à chaque visite les changements survenus et le passage de la maladie d'un degré à un autre, de la diarrhée à la cholérine, de la cholérine au choléra, la guérison ou la mort.

Il est expressément recommandé aux visiteurs de s'enquérir, à l'occasion de chaque cas de choléra découvert, s'il a été précédé d'accidents précurseurs, et, en particulier, de diarrhée.

Les cas d'emblée seraient mentionnés à la colonne d'observation.

Cette recommandation est faite dans le double intérêt de la science et de la thérapeutique que ce renseignement est destiné à éclairer.

Les relevés soulignés résument les faits, et permettent d'en saisir l'ensemble d'un coup d'œil. Les malades y sont distingués en malades nouveaux découverts à la visite du jour, et en malades anciens restants des jours précédents. Les relevés doivent être remplis par le visiteur à la fin de sa tournée, et remis avec régularité à l'autorité ou à la personne chargée de les réunir et de les conserver. Conformément à l'article 23 du règlement général relatif aux visites préventives, les visiteurs sont tenus de se rendre, chaque fois qu'ils y sont appelés, aux réunions prévues par ledit article, et d'y fournir les explications et renseignements qui leur seront demandés sur l'épidémie et sa marche, et sur le résultat des mesures employées.

Ces réunions, en mettant les visiteurs en rapport entre eux et l'autorité, sont le meilleur moyen de s'éclairer mutuellement et de tirer des visites tout le bien qu'il est permis d'en attendre; on ne saurait trop recommander aux médecins et élèves de s'y montrer assidus.

Ajoutons à ce long exposé des faits relatifs à une mesure d'une importance vraiment capitale, que dans une circulaire en date du 9 août 1854, M. le ministre en rappelait l'utilité en pleine épidémie dans les termes suivants :

« Vous ne devez porter au bulletin journalier dont il s'agit que les accidents de choléra bien avérés; mais il conviendra de mentionner, soit au bas de ce document, soit dans la colonne d'observations, les cholérines plus ou moins intenses dont certaines localités seraient affectées, et les mesures qui leur seraient opposées. Je vous rappelle, à cette occasion, que l'expérience a prouvé l'efficacité des visites préventives à domicile, comme moyen de combattre le choléra dans ses premiers prodromes, et que ceux-ci s'annoncent ordinairement par ce qu'on appelle la diarrhée prémonitoire. Vous ne devrez donc pas hésiter à recommander l'emploi de ces visites, partout où des accidents cholériques ou cholériformes viendraient à se révéler. »

Assistance publique. — Si l'assistance est dans tous les temps un devoir de la société envers ceux de ses membres qui manquent du nécessaire, c'est une loi impérieuse, c'est presque une nécessité de salut public, lorsqu'on est sous l'imminence ou sous le coup d'une épidémie de choléra.

La première obligation des dépositaires de l'autorité ou de ceux qui sont chargés de répartir les secours publics doit être d'assurer aux indigents une nourriture plus saine et plus abondante, un vêtement suffisamment chaud et un abri convenable. Ce sont là les plus sûrs moyens d'éviter que le choléra ne décime ces malheureux, et en même temps qu'il n'étende ses ravages dans les grandes villes.

L'administration des secours aux malades confiés à l'assistance publique sera organisée d'avance, d'une manière active et complète. Mais une question grave se présente à ce sujet, qui semble préoccuper aujourd'hui et diviser les esprits les plus éclairés : c'est celle de savoir si l'on doit multiplier les hôpitaux en ouvrant des asiles temporaires, ou se borner à étendre les secours à domicile. Il est loin de ma pensée de vouloir relever et soutenir les idées de contagion au nom desquelles on avait, dans certains pays, enlevé les malades du sein de leurs familles pour les séquestrer dans des hôpitaux spéciaux ; mais je n'hésite pas à dire que rien ne serait plus funeste que de renoncer à l'établissement d'asiles temporaires. Dans les grandes villes, l'administration des secours à domicile rencontrera toujours des difficultés extrêmes, et sera trop souvent rendue tout à fait impraticable par des conditions déplorables d'habitation, de propreté et de salubrité, par le dénûment, enfin, dans lesquels sont placés le plus grand nombre de ceux qu'il s'agit de secourir. Ces difficultés s'accroissent au point de devenir insurmontables devant une épidémie aussi active et aussi meurtrière que le sont en général les épidémies de choléra. C'est au médecin surtout qu'il appartient de combattre ces tristes préjugés avec toute l'autorité que lui donnent ses lumières, son dévouement et son expérience des misères humaines.

Il est bien entendu qu'en multipliant les hôpitaux, en augmentant le nombre des lits et toutes les ressources matérielles dont on peut avoir besoin, on se réservera en même temps de rendre plus active et plus efficace l'assistance à domicile. Nous ne pouvons nous dispenser de rendre ici un juste hommage à la manière dont l'administration de l'assistance publique de Paris a compris ses devoirs dans les trois épidémies. On doit citer comme l'étude la plus intéressante et la plus instructive à cet égard, les remarquables Rapports de M. Blondel sur les épidémies cholériques de 1832, 1849 et de 1854 dans les établissements dépendants de l'administration générale de l'assistance publique de la ville de Paris.

L'établissement de dispensaires nombreux et bien organisés a rendu, dans un grand nombre de villes, notamment en Irlande, les plus grands services, et devra être partout conseillé. La commission sanitaire de Dublin, dans les détails très minutieux qu'elle a donnés sur l'organisation des secours à domicile, conseille au médecin de garde de se munir d'une boîte de médicaments lorsqu'il se transporte chez les malades. Cette boîte, très petite d'ailleurs, devra renfermer des paquets soigneusement étiquetés, contenant, les uns du carbonate d'ammoniaque, les autres des pilules d'opium et de gingembre, des pilules d'opium et de calomel, des fioles contenant de la teinture d'opium, de l'éther, de la teinture de ratanhia ; le tout divisé et étiqueté de manière à permettre l'administration immédiate. On conseille aussi de ne point découvrir le malade pour faire des frictions avec des fluides stimulants, en ce que l'évaporation et le manque de couvertures font perdre les avantages qu'on espère retirer des frictions. Ces dernières devraient se faire à sec, avec la main, sans déranger les couvertures. »

Une mesure qui se rattache aux précédentes, et que nous ne saurions trop hautement approuver, a été mise en pratique à Berlin. Tous les médecins ont été autorisés par la municipalité à faire délivrer gratuitement les médicaments aux cholériques pauvres près desquels ils seraient appelés. Ils n'ont pour cela qu'à ajouter à leurs ordonnances ces mots : *Cholera pro paupere*. Le prix de ces médicaments est porté au budget des dépenses de la commune. Cette mesure, aussi utile qu'intelligente, ne peut manquer de porter d'excellents fruits ; et la mesure, la loyauté avec lesquelles les membres du corps médical la mettraient en pratique ne permettent pas de penser qu'il en pût résulter quelque abus.

Instructions. — Dans presque tous les États qui ont eu à subir l'invasion du choléra épidémique, les gouvernements ou les autorités municipales ont compris qu'il était de leur devoir de répandre dans le public des instructions propres à détruire les préjugés, à éclairer les causes de la maladie, à faire connaître les moyens de s'en garantir, et à tracer une règle de conduite fondée sur les données les plus certaines de la science. Ces conseils peuvent être éminemment utiles, et sans pouvoir réunir ici tous ceux qui ont été publiés, nous croyons devoir en faire connaître un exemple. Nous choisirons de préférence les instructions qui, dans les épidémies de 1849 et de 1854 ont été rédigées par le Comité consultatif d'hygiène publique, et répandues dans toute la France par les soins du ministre de l'agriculture et du commerce.

INSTRUCTIONS CONCERNANT LES MESURES GÉNÉRALES A PRENDRE A L'OCCASION DE L'ÉPIDÉMIE DE CHOLÉRA.

1° *Service médical.* — Dans les villes et villages, et dans tous les centres de population où l'on pourra craindre l'invasion du choléra, il sera utile de créer, sous l'autorité du maire et avec le concours des habitants notables et influents de la localité, des commissions auxquelles on confiera l'exécution des mesures que l'administration jugera convenable de prendre.

L'organisation de ces commissions devra être préparée longtemps à l'avance, pour qu'elles puissent entrer en fonctions dès qu'on le jugera utile; l'administration devra, de son côté, s'assurer les locaux à affecter à l'installation d'hôpitaux temporaires, dans le cas où les hôpitaux ordinaires pourraient devenir insuffisants.

Il y aura à pourvoir ces locaux du matériel nécessaire en literie et autres objets, tels que réchauds, bassinoires, brosses à frictions, flanelle, etc. Il faudra donc que l'administration se mette en mesure de porter ses secours et son action là où l'insuffisance des ressources locales pourrait faire pressentir qu'ils seront nécessaires.

En ce qui concerne le personnel du service médical et les médicaments, les préfets devront indiquer au ministre le nombre des médecins exerçant dans les diverses communes et arrondissements de leurs départements, en regard de la population à laquelle ils donnent des soins, afin que l'on puisse prévoir quelles sont les localités qui, sous ce rapport, et le cas échéant, pourraient avoir besoin du concours de médecins étrangers.

Si le choléra sévissait avec intensité dans une localité, et que le nombre des médecins ne parût pas suffisant pour assurer le service, les préfets auraient à aviser aux moyens d'en obtenir, soit en faisant un appel à ceux des cantons voisins, soit en s'adressant au ministre lui-même.

Dans l'intérêt des malades, comme pour la facilité du service, il faudra, autant que possible, faire porter les indigents attaqués du choléra, soit à l'hôpital, soit dans les établissements temporaires dont nous avons parlé ; les soins y seront mieux administrés, plus efficaces, et l'on évitera surtout l'immense inconvénient de l'encombrement des malades dans des habitations étroites, humides et mal aérées, comme le sont trop souvent celles des habitants peu aisés.

Les indigents qu'on ne pourrait transporter à l'hôpital, ou qui refuseraient d'y entrer, devront être autorisés à prendre gratuitement, chez le pharmacien le plus voisin, les médicaments dont ils pourront avoir besoin : ces médicaments ne seront délivrés que sur l'ordonnance du médecin, portant l'indication de l'état d'indigence du malade. Les frais nécessités par ces fournitures seront réglés conformément aux tarifs en usage dans la localité, pour les sociétés philanthropiques ou les bureaux de bienfaisance ; ils seront acquittés suivant le mode qui sera fixé par l'administration.

2° *Hygiène.* — Les soins hygiéniques, si utiles dans tous les temps pour la conservation de la santé, deviennent surtout nécessaires à l'époque des épidémies.

Les préfets devront donc insister pour obtenir des communes ou des particuliers l'exécution des mesures d'assainissement réclamées par la salubrité publique, et qui devront avoir pour résultat d'affaiblir l'intensité de l'épidémie, ou de s'opposer à son développement ultérieur.

Au premier rang des mesures à prescrire se place l'assainissement des habitations, surtout pour les populations compactes, agglomérées et sédentaires.

Si les habitants des campagnes, qui occupent des maisons isolées, qui passent la plus grande partie de leur temps dans les champs, peuvent, sans de grands dangers, séjourner dans des conditions qui paraissent peu salubres, il n'en est pas de même des ouvriers réunis dans de grands ateliers, où ils résident pendant la plus grande partie de la journée, ou qui sont logés en commun dans les maisons qui les reçoivent pendant la nuit.

Les salles d'asile, les écoles publiques et tous les lieux de réunion devront particulièrement fixer, sous ce point de vue, l'attention de l'autorité.

Il est impossible de prescrire, quant aux moyens d'exécution, aucune mesure de détail ; elles devront être prises sur les lieux par les commissions de salubrité, et dans la limite de l'influence qu'elles pourront exercer, car il ne servirait de rien de faire des prescriptions qui devraient rester sans effet, soit en raison de l'insuffisance des ressources dont on pourrait disposer, soit en raison des habitudes ou des préjugés mêmes des citoyens auxquels elles s'appliqueraient.

Le but qu'on doit se proposer pour arriver à l'assainissement des habitations, tout en laissant, pour chaque cas particulier, les moyens d'exécution à l'appréciation des commissions sanitaires, comme il a été dit plus haut, est de donner aux habitants le plus de lumière possible, d'y faire arriver l'air en quantité suffisante, de le renouveler par une ventilation bien entendue, soit au moyen de cheminées, soit par la possibilité et l'obligation de tenir ouvertes, pendant un certain temps et à des époques convenables, les portes ou les fenêtres qui communiquent avec l'air extérieur (1).

Il ne faut pas oublier, toutefois, que cette ventilation, pour être utile, ne doit point déterminer des courants d'air trop rapides, ou produire un refroidissement qui pourrait être préjudiciable à la santé.

(1) On estime que le cube d'une pièce dans laquelle des hommes sont réunis pour passer la nuit ou pour séjourner doit présenter au moins 14 mètres cubes par homme.

C'est une règle qui est aujourd'hui adoptée au ministère de la guerre pour le casernement des troupes et dans la plupart des grandes administrations.

Le comité d'hygiène publique indique ce chiffre, non comme règle absolue et invariable, mais il pense qu'il sera bon de le faire connaître aux commissions, à titre de renseignement. Il n'y a aucun inconvénient à donner un plus grand volume d'air ; mais

La propreté des habitations et surtout l'absence de l'humidité sont deux conditions qu'on ne saurait trop recommander ; les indiquer, c'est implicitement faire connaître les moyens qu'on doit employer pour en assurer l'existence.

On devra donc veiller au nettoiement non-seulement des rues, mais aussi des cours, des passages, des allées, des cabinets d'aisances ; faire gratter les parties du sol et des murs qui sont imprégnées de matières organiques en décomposition ; faire laver, si c'est nécessaire, soit avec de l'eau, soit même avec de l'eau chlorurée, les portions les plus infectes des habitations, et faire blanchir les murs à la chaux, lorsqu'on le jugera convenable.

Il faudra éviter ou éloigner, autant que possible, les dépôts de fumier et les amas de matières végétales en décomposition ; donner un écoulement aux eaux stagnantes dans le voisinage des habitations, et tenir dans un état de propreté convenable les ruisseaux, les étables et écuries, et, à plus forte raison, éviter que des hommes et des animaux séjournent simultanément, comme cela se voit quelquefois, dans des réduits obscurs, humides et resserrés.

A l'égard du régime à suivre et des occupations habituelles, il est important que les populations soient bien convaincues qu'il n'y a aucune profession qui soit de nature à faire naître le choléra, comme il n'y a aucune position sociale qui mette à l'abri de ses atteintes.

Cependant il est un fait qui ressort de toutes les observations faites jusqu'ici, c'est que l'ivrognerie, l'intempérance, les excès en tout genre paraissent prédisposer à la maladie, et rendre ses attaques plus graves.

Il en est de même des craintes exagérées que l'on pourrait concevoir, des précautions excessives que l'on pourrait prendre : le calme de l'esprit, le courage, la confiance, sont les dispositions morales les plus efficaces à opposer au choléra, comme la tempérance et la régularité dans toutes les habitudes de la vie sont les conditions physiques les plus favorables dans lesquelles on puisse se placer pour affaiblir ou éviter ses attaques

On ne saurait prescrire aucun régime alimentaire, ni exclure aucune substance de l'alimentation ordinaire ; il n'en est aucune qui doive être proscrite d'une manière absolue.

Le régime qu'on a l'habitude de suivre, et dont on se trouve bien, est toujours bon ; il y aurait inconvénient à le changer en temps d'épidémie, dans l'espoir d'en trouver un meilleur.

C'est aux médecins qui connaissent la manière de vivre habituelle des popu-

on devrait considérer comme étant dans des conditions très défavorables les hommes qui se trouveraient placés dans un espace moindre, surtout si le renouvellement de l'air ne pouvait pas s'effectuer fréquemment.

Quinze mètres cubes représentent la capacité intérieure d'un cabinet qui aurait trois mètres de longueur, deux de largeur, et deux mètres et demi de hauteur.

Il est bien évident que, dans l'évaluation ci-dessus, il est nécessaire de retrancher tout l'espace qui pourrait être occupé par le lit ou par les meubles qui existeraient dans la pièce.

Il est bon de répéter encore que le cube d'air n'a rien d'absolu ; que tout dépend de son renouvellement : ainsi, une pièce, quelque grande qu'elle soit, sera insuffisante si l'air ne s'y renouvelle pas, tandis qu'un très petit cabinet pourra n'être point insalubre s'il est suffisamment ventilé.

lations qu'il appartient de leur indiquer les modifications qu'elles pourraient utilement y apporter; il en est de même en ce qui concerne les boissons, dont l'excès est à craindre bien plus que la qualité.

On ne saurait trop insister, à cette occasion, sur les déplorables effets qui résultent de l'abus des liqueurs spiritueuses, dans les départements du nord de la France en particulier.

A l'égard des vêtements, sans sortir de ses habitudes, il est bon de se vêtir avec un peu plus de précautions qu'on ne le ferait en temps ordinaire; il serait, par conséquent, utile que les commissions sanitaires pussent disposer de quelques objets de vêtements, de ceintures de flanelle, et particulièrement de chaussures, telles que sabots, chaussons, qui, sans être très dispendieux, pourraient être d'un très bon effet dans la saison où nous entrons, pour éloigner les chances de la maladie.

Les distributions de combustibles à ceux qui ne peuvent pas s'en procurer seraient aussi une mesure bien entendue.

Le feu, dans l'intérieur des habitations, a non-seulement pour résultat d'y entretenir une température convenable, mais il y renouvelle l'air, il diminue l'humidité, et concourt ainsi puissamment à leur assainissement.

3° *Conduite à tenir avant l'arrivée du médecin à l'égard des personnes supposées atteintes du choléra.* — Le choléra n'est point une maladie contagieuse; elle ne se transmet point par le contact; on peut, par conséquent, donner sans crainte aux personnes qui en sont atteintes les soins que leur état réclame.

Il serait à désirer que cette opinion, qui résulte de l'expérience acquise pendant l'épidémie de 1832, et de tous les renseignements recueillis dans les diverses parties de l'Europe visitées par le choléra, fût propagée, en raison de la sécurité qu'elle donne aux malades, assurés de n'être point délaissés sous l'influence d'une crainte aussi funeste qu'elle serait peu fondée.

Les préfets doivent cependant être prévenus que si l'expérience a prouvé surabondamment que le simple contact ou même la fréquentation habituelle des cholériques n'est pas capable de donner le choléra, cependant il est d'observation générale, en fait d'épidémies, que l'accumulation des malades dans des locaux étroits, humides, mal aérés, en un mot, dans de mauvaises conditions hygiéniques, peut favoriser beaucoup, et l'intensité de la maladie, et sa propagation dans les localités adjacentes.

Les commissions sanitaires, les administrateurs, devront s'efforcer, non-seulement dans l'intérêt des malades, mais aussi dans l'intérêt de la santé publique, dont ils sont les gardiens, de les faire retirer des habitations malsaines dans lesquelles ils pourraient se trouver, et les faire transporter dans des locaux mieux disposés : les soins qu'y recevront les malades seront plus efficaces pour eux-mêmes, et l'on diminuera le danger de voir la maladie s'étendre.

L'expérience prouve que pendant les épidémies de choléra on voit se produire, chez beaucoup de personnes, des dérangements dans les fonctions digestives : ces dérangements, ordinairement passagers, ne sont pas le choléra, mais ils peuvent y conduire, lorsqu'ils sont négligés : il y a donc le plus grand intérêt à les prévenir ou à les réprimer dès qu'ils apparaissent.

Il est nécessaire d'insister beaucoup sur ces faits, et de ne pas craindre, dans les instructions que pourront donner les commissions ou les autorités locales, d'entrer dans tous les détails que réclament des populations en général peu éclairées et peu soucieuses des intérêts de leur santé.

Toute personne atteinte de douleurs d'estomac, de coliques, de diarrhées, devra, avant toute chose, et lors même que ces symptômes sembleraient n'avoir aucune gravité, porter une grande attention sur la nature de ses aliments, en restreindre beaucoup la quantité, ou même s'en abstenir complétement, suivant l'urgence ; elle devra éviter la fatigue, le froid, l'humidité, se vêtir chaudement, s'entourer le ventre d'une ceinture de flanelle, afin d'éviter, autant que possible, le refroidissement de cette partie du corps, et prendre quelques légères infusions de thé ou de plantes légèrement aromatiques (*sauge*, *mélisse*, *camomille*, *lierre terrestre*).

Dans le cas où l'indisposition ne céderait pas promptement, on ne doit pas craindre de faire appeler le médecin.

Il est très rare que les attaques elles-mêmes de choléra ne soient pas annoncées par quelques symptômes précurseurs. Ces symptômes sont précisément de la nature de ceux dont nous venons de parler ; ils affectent surtout et d'abord l'appareil digestif, c'est-à-dire l'estomac et les intestins : il est d'autant plus facile de se rendre maître de ces premiers symptômes et de la maladie elle-même, qu'on agit plus promptement.

En général, dans cette première période, la maladie ne résiste pas à des soins bien entendus. La promptitude des secours est ici le premier élément de succès, et comme ces secours peuvent être administrés par toute personne intelligente, il serait à désirer que les commissions sanitaires eussent toujours à la portée des prisons, des salles d'asile des écoles, des dépôts de mendicité, dans les quartiers pauvres et populeux, une personne telle qu'une garde-malade, un infirmier, ou même une personne étrangère, par profession, au service des malades, mais intelligente et munie d'une instruction *ad hoc*, qui donnerait les premiers soins, en attendant le médecin.

Si les prescriptions plutôt hygiéniques que médicales indiquées plus haut ne suffisent pas pour arrêter les dérangements observés, si la diarrhée persiste, si l douleur augmente, et surtout s'il s'y joint des vomissements, des frissons, l' refroidissement des extrémités, ou si ces mêmes symptômes se déclarent brusquement, sans aucun signe précurseur, comme on l'a remarqué chez quelques personnes, ce qu'il y aurait à faire serait de coucher immédiatement le malade dans un lit chaud, entre des couvertures de laine ; de placer des briques chaudes, des sachets de sable chaud et des bouteilles d'eau chaude à ses pieds, d'appliquer des serviettes chaudes sur le ventre et sur l'estomac ; de faire des frictions sur les membres avec de la flanelle imprégnée de quelques matières excitantes, telles que l'alcool, l'eau-de-vie, l'huile ou l'eau-de-vie camphrées ; de faire prendre, à demi-heure d'intervalle, des boissons chaudes, légèrement toniques ou aromatiques, telles que des infusions de thé ou de camomille ; rappeler la chaleur aux extrémités, au moyen de cataplasmes de farine de lin saupoudrée d'un peu de farine de moutarde ; éviter toutes les causes de refroidissement, et donner des quarts de lavement avec l'eau de riz, l'amidon ou la décoction de guimauve, auxquels on ajoutera la décoction d'une tête de pavot : il vaudrait mieux, si le malade ne pouvait pas les garder, en donner un second ou même un troisième, que de donner en une fois un lavement entier, qui serait difficilement supporté.

Lorsqu'aux symptômes précédents se joignent des douleurs de tête, des crampes dans les membres, la persistance ou l'envahissement du froid sur une grande étendue du corps, si la langue devient froide, les yeux caves et cernés, la peau bleuâtre à la face et aux mains, ces indices d'une plus grande gravité dans la maladie ne doivent pas faire négliger l'emploi des moyens que nous avons indiqués ; ils sont une raison, au contraire, pour les appliquer avec plus d'énergie et de persévérance, jusqu'à ce que le médecin, qu'on doit se hâter de faire venir, soit arrivé.

Les personnes qui donnent ces premiers soins ne doivent pas se décourager, lors même qu'ils paraîtraient ne pas amener une grande amélioration dans la position des malades.

Le but qu'on doit se proposer, c'est de réchauffer le malade, de rétablir la circulation et les mouvements du cœur ; et ce n'est ordinairement qu'au bout d'un temps assez long que ce résultat peut être atteint. Il est donc indispensable de persévérer sans interruption dans l'emploi des moyens indiqués, jusqu'à ce qu'on soit parvenu à produire le retour à la chaleur naturelle, qui est l'indice d'une réaction en général favorable.

C'est dans cette nouvelle période surtout qu'il est indispensable de confier le malade aux soins d'un médecin : les indications à remplir ne pouvant plus être, dès ce moment, appréciées que par un homme de l'art, il deviendrait inutile et même dangereux de donner, pour cette époque de la maladie, des instructions qui ne seraient pas comprises ou qui pourraient être mal appliquées.

CIRCULAIRE MINISTÉRIELLE DU 7 SEPTEMBRE 1854, SUR LES PRÉCAUTIONS A PRENDRE ET LES AVIS A PUBLIER PENDANT L'ÉPIDÉMIE DE CHOLÉRA.

Monsieur le préfet, le choléra, qui avait malheureusement envahi un assez grand nombre de communes, est aujourd'hui en pleine décroissance, et il est permis d'espérer que toutes les parties de l'empire en seront prochainement délivrées. Toutefois l'administration doit persister dans ses efforts pour combattre le fléau partout où il se produit, et, à ce sujet, je crois utile d'appeler votre attention sur quelques points essentiels déjà signalés dans les instructions émanées de mon département.

Beaucoup de personnes sont encore persuadées que le choléra est une maladie subite, se déclarant tout à coup, et dont on ne saurait arrêter le développement. C'est une erreur grave et d'autant plus fâcheuse que, outre la frayeur qu'elle produit, et qui suffirait à elle seule pour prédisposer aux atteintes du fléau, elle porte au découragement et détourne de se soigner.

Loin d'être une maladie subite, le choléra s'annonce toujours ou presque toujours par différents accidents ou dérangements dans la santé.

Le principal de ces dérangements est la diarrhée, qui peut être regardée comme l'avant-coureur constant du choléra, et dont la signification est surtout importante lorsqu'elle est accompagnée de courbature, de malaise général et d'envie de vomir.

En soignant bien cette indisposition, en s'empressant de l'arrêter, on a les plus grandes chances, et pour ainsi dire la certitude d'éviter le choléra : en la négligeant, au contraire, on court le plus grand danger d'être atteint de la maladie.

Ces vérités sont aujourd'hui démontrées, elles ressortent avec évidence des faits les plus nombreux très soigneusement observés, des rapports adressés de toute part au gouvernement, et des renseignements qu'il a fait prendre dans les pays atteints, tant en France qu'à l'étranger.

Des contrées tout entières et de nombreux établissements ont été préservés par la seule précaution prise de rechercher et de traiter la diarrhée.

Ainsi d'un côté, le choléra, au lieu d'attaquer soudainement, prévient le plus souvent de son approche, et, d'un autre côté, il s'arrête généralement quand on sait mettre à profit les avertissements qu'il donne et remédier à la diarrhée qui le précède.

D'après cela, on ne saurait trop recommander à tout le monde, à la moindre apparence de l'épidémie, de bien surveiller sa santé, de se soigner promptement, de remédier sans retard, aux plus petits dérangements, et en particulier aux dérangements d'entrailles.

Quant aux moyens à employer, ils se trouvent indiqués dans les nombreuses instructions publiées soit par l'administration supérieure, soit par les préfets et les maires. Ces moyens sont d'ailleurs très simples : cesser de manger, se reposer, se coucher, prendre des boissons chaudes et légèrement aromatiques, du tilleul, par exemple, ou du thé, chercher à transpirer ; au besoin employer des lavements de décoction de têtes de pavot, boire de l'eau de riz, etc. Ils suffisent le plus ordinairement pour arrêter les accidents et conjurer le mal ; ils permettent du moins d'attendre l'arrivée du médecin, qu'il convient toujours d'appeler au plus tôt.

D'après ce qui précède, je vous invite, monsieur le préfet, si le choléra existe ou s'il venait à se produire dans votre département, à éclairer les autorités locales et les populations sur les points qui viennent d'être indiqués, en employant à cet effet la voie d'une instruction claire et précise qui serait affichée dans tous les lieux où cette publicité vous paraîtrait convenable.

Nous terminerons par un exposé succinct des mesures pleines de sagesse qui ont été prises à Paris à l'approche des épidémies de 1832, 1849 et 1854, et que l'on peut donner comme un modèle.

Précautions prises à Paris, par l'administration, avant l'invasion du choléra. — M. le préfet de police, de concert avec M. le préfet du département, prit, le 20 août, 1831, un arrêté qui créait tout à la fois une commission centrale de salubrité composée de quarante-huit membres, douze commissions d'arrondissement chargées de correspondre avec elle, et qui devaient elles-mêmes s'entendre avec d'autres commissions nommées dans chacun des quarante-huit quartiers de la ville et des deux arrondissements du département.

Des médecins, des chimistes, des pharmaciens connus, des citoyens honorables présentés par MM. les maires, furent désignés pour former ces commissions ; et pour qu'elles ne manquassent d'aucun renseignement utile et nécessaire, on leur adjoignit des commissaires voyers et des commissaires de police.

Les commissaires du quartier furent plus spécialement chargés de visiter les maisons particulières ; de constater l'état des fosses d'aisances, des plombs, des puits, des puisards ; de surveiller les institutions, les écoles, les établissements de nourrices, les maisons de sevrage et de santé, celles qui sont habitées par des nourrisseurs de chevaux, de chiens, de porcs, de lapins, de poules, de pigeons. Elles durent encore porter leur attention sur les logeurs, les nourrisseurs, les tanneurs, les baigneurs, les boyaudiers, les chiffonniers, enfin sur les ateliers de toute espèce, susceptibles de devenir nuisibles par une mauvaise tenue ou par l'odeur qu'ils exhalent.

Les commissions d'arrondissement, intermédiaires entre la commission centrale et les commissions de quartier, eurent pour attribution de recevoir les rapports de ces dernières, de les examiner, d'en vérifier l'exactitude toutes les fois qu'elles le jugeraient nécessaire, d'en faire ensuite un extrait destiné à être envoyé à la commission centrale ; elles durent aussi aider de leurs conseils et appuyer de leur approbation le zèle et les démarches des commissaires de quartier.

Enfin la commission centrale, joignant à ses propres lumières la connaissance de tous les faits acquis par elle, devait à son tour éclairer l'administration, et lui proposer l'adoption de mesures nouvelles, s'il en était besoin, ou seulement la modification des anciennes, si elle la jugeait suffisante. La commission se réserva d'ailleurs la surveillance de tous les grands établissements publics de la capitale.

On établit dans chaque quartier plusieurs bureaux de secours, des postes médicaux dans lesquels un médecin, un pharmacien et un certain nombre d'élèves en médecine, d'infirmiers et de gardes-malades devaient se tenir prêts, jour et nuit, à porter les premiers secours aux malades pour lesquels on les réclamerait. Ces bureaux furent garnis de tout le matériel nécessaire à leur destination, tels que médicaments, lits, couvertures, brancards, etc., et placés sous la direction immédiate de MM. les maires, que l'on chargea de prévenir, vingt-quatre heures d'avance, les médecins et les pharmaciens désignés pour y faire le service.

Enfin, la commission centrale fit publier une instruction sur le régime à suivre pour se préserver du choléra, et sur la conduite qu'il faudrait tenir si l'on s'en trouvait atteint ; elle recommandait la propreté dans les vêtements et les habitations, la sobriété dans les aliments, la modération dans les plaisirs, et surtout elle engageait les citoyens à se tenir en garde contre les prétendus moyens curatifs dont les charlatans vantaient chaque jour les vertus dans les journaux, et dans les affiches dont ils couvraient les murs de la capitale.

De son côté, l'administration des hôpitaux ne demeurait point oisive : elle s'occupait à préparer des salles nouvelles pour y recevoir les malades atteints de l'épidémie, elle faisait purifier les anciennes; elle augmentait le nombre des élèves et des infirmiers; enfin, ne voulant négliger aucune des précautions que la prudence semblait indiquer, elle ordonna de suspendre tous les cours d'anatomie.

Tel fut l'ensemble des mesures prises par l'administration contre l'épidémie dont Paris était menacé. Il est inutile de dire que la plus grande partie de ces mesures étaient communes à la capitale et au département.

IV. — Enquête sur le choléra. — Il nous reste, pour compléter cet aperçu de l'histoire des épidémies de choléra, au point de vue de l'hygiène publique, à indiquer un dernier point essentiel. L'expérience du passé ne peut pas être perdue pour l'avenir, et ses résultats ne sauraient demeurer stériles. Il importe donc au plus haut degré de réunir et de coordonner tous les documents relatifs à la marche et aux effets du choléra épidémique. Déjà l'Angleterre nous a précédés dans cette voie; et dès l'année 1850 paraissait le rapport du Conseil général de santé sur le choléra épidémique de 1848 et 1849. Mais l'administration française n'est pas restée inactive, et l'on verra par les pièces suivantes quels efforts elle a faits en 1850 et 1854 pour combler les lacunes nombreuses qui existent dans l'histoire du choléra épidémique.

CIRCULAIRE MINISTÉRIELLE DU 17 MAI 1850, RELATIVE A UNE ENQUÊTE SUR LE CHOLÉRA ÉPIDÉMIQUE.

Monsieur le préfet, l'administration s'est vivement préoccupée de l'épidémie de choléra qui a récemment affligé la France; elle en a suivi la marche avec une inquiète sollicitude pour les populations qui ont été atteintes, elle s'est efforcée de diminuer les ravages du fléau autant qu'il était en son pouvoir de le faire.

Aujourd'hui que la maladie a complétement disparu, l'administration ne considère pas sa tâche comme terminée. Il lui reste un dernier devoir à remplir : c'est celui de recueillir et d'étudier tous les faits, afin d'y puiser, s'il est possible, les moyens de prévenir le retour d'un fléau aussi redoutable.

J'ai pensé, monsieur le préfet, que, pour réunir les éléments de ce grand travail, on ne pouvait mieux faire que de s'adresser aux Conseils d'hygiène publique et de salubrité institués dans chaque arrondissement, en exécution du décret du 18 décembre 1848.

Dans ce but, et afin de donner aux investigations des Conseils un caractère d'uniformité si essentiel en pareille matière, j'ai fait préparer par le comité consultatif d'hygiène publique, établi près de mon ministère, le programme de l'enquête qu'il s'agit d'effectuer et un modèle des tableaux dans lesquels viendront se grouper tous les faits qui peuvent se résumer par des chiffres. Le comité a d'ailleurs eu soin de joindre au programme de l'enquête une instruction qui fait connaître les motifs et le degré d'importance des divers renseignements demandés.

Je vous transmets ci-joint, monsieur le préfet, un certain nombre d'exemplaires de ce programme, ainsi que de l'instruction et des tableaux qui l'accompagnent. Dès qu'ils vous seront parvenus, vous réunirez sur-le-champ les Conseils d'hygiène de votre département, et vous les inviterez à procéder sans retard à l'enquête dont ils sont chargés.

J'attache le plus grand prix à ce que cette enquête soit faite avec le soin le plus scrupuleux et dans le plus bref délai possible, et je ne doute pas que les Conseils d'hygiène, pénétrés de l'importance de la tâche qui leur est confiée, ne s'associent avec empressement au vœu de mon ministère.

Je désire que tous les documents que vous aurez à m'adresser me parviennent avant le 1er octobre prochain.

Veuillez, monsieur le préfet, m'accuser réception de cette circulaire, et me faire connaître les dispositions que vous aurez prises pour hâter l'exécution des instructions que je vous transmets. *Signé* DUMAS.

INSTRUCTION RELATIVE A UNE ENQUÊTE SUR LA MARCHE ET LES EFFETS DU CHOLÉRA ÉPIDÉMIQUE EN FRANCE (1).

Deux fois, en moins de vingt années, le choléra épidémique, inconnu jusque-là parmi nous, est venu ravager la France. En présence d'un fait si considérable, l'administration chargée de veiller à tout ce qui intéresse la santé publique ne saurait borner sa mission à combattre le fléau pendant qu'il sévit et à secourir ceux qu'il frappe. Il est de son devoir de faire servir autant que possible cette triste expérience à en prévenir le retour. Dans ce but, la première chose à faire consistait à ouvrir une vaste enquête, et à recueillir sur tous les points où s'est montré le choléra les faits qui peuvent être de nature à éclairer ses causes et sa marche. Une telle œuvre, en tout temps si difficile, était, à vrai dire, presque impossible lors de la première invasion du mal indien dans notre pays, à une époque où il n'y avait guère de place pour d'autre préoccupation que celle d'organiser partout les secours d'une assistance efficace. Cependant, quelques travaux partiels, dignes d'être encore cités comme modèles, ont été entrepris dans les villes les plus importantes, à Paris, à Lille, en 1832, dans le midi de la France en 1835 ; des rapports du plus haut intérêt ont été publiés sur l'épidémie qui venait de s'éteindre ; mais aucun travail d'ensemble ne peut donner une idée exacte de la marche et des effets du choléra en France.

Aujourd'hui l'administration comprend qu'il y a une vaste lacune à combler, et se propose de réunir tous les documents relatifs à l'épidémie qui a décimé le pays. L'institution récente des Conseils d'hygiène dans tous les arrondissements lui

(1) A cette instruction ont été joints dix tableaux dans lesquels devaient être consignés les résultats statistiques demandés dans le programme d'enquête.

offre, à cet égard, une ressource qui doit rendre plus facile la tâche qu'elle tient à honneur d'accomplir. Avec l'aide éclairée, avec la coopération active de ces comités locaux, si bien placés et si compétents pour lui fournir tous les renseignements nécessaires, elle espère pouvoir arriver à jeter quelque jour sur les principaux points de l'histoire du choléra en France.

Dans cette intention, le ministre de l'agriculture et du commerce a chargé le Comité consultatif d'hygiène publique de rédiger un programme de questions, qu'il adresse aujourd'hui à tous les Conseils d'hygiène de France, et pour la solution desquelles il fait appel au zèle et aux lumières des hommes honorables qui les composent. Il n'est sans doute pas nécessaire d'insister sur l'importance qu'il y a à ce que ce programme soit partout uniformément et scrupuleusement suivi. C'est par là seulement qu'il sera possible d'obtenir des éléments assez semblables entre eux pour que de leurs comparaisons sortent des conclusions utiles et justes. Mais, par cette raison même, il n'est pas hors de propos d'entrer dans quelques explications et dans quelques détails sur chacune des parties de l'instruction proposée aux Conseils d'hygiène.

I. — *Donner, pour chaque commune, le chiffre officiel de la population résultant des quatre recensements de* 1830, 1835, 1840, 1845, *et indiquer si, depuis le dernier, la population a varié, et si notamment elle se serait momentanément abaissée pendant l'épidémie.*

Le chiffre exact de la population dans chaque localité est le point de départ obligé de toutes les recherches statistiques relatives au choléra épidémique. Mais pour que cette base de l'enquête soit suffisamment solide, il importe de remonter en arrière et jusqu'en deçà de la première invasion du choléra, afin de retrouver, s'il est possible, les rapports qu'il peut y avoir entre les effets du fléau et les variations de la population.

II. — *Établir, pour chaque commune, le chiffre exact de la mortalité dans ses rapports avec la population et suivant l'âge et le sexe, pendant les années* 1845 *et suivantes, jusqu'à l'apparition du choléra, en indiquant si d'autres maladies épidémiques ont régné à ces différentes époques.*

La mortalité, dans les années qui ont précédé la dernière épidémie, doit être établie et connue pour que l'on puisse apprécier quel accroissement réel le choléra a apporté au chiffre ordinaire. On fait seulement remarquer que, pour déterminer le rapport de la mortalité à la population, il faut calculer les décès dans la proportion de 1 sur 100 habitants. Quant à la fixation de la mortalité suivant les âges, il serait bon d'adopter une division uniforme en neuf périodes :

1° De 0 à 2 ans;
2° De 2 à 5 ans;
3° De 5 à 10 ans;
4° De 10 à 15 ans;
5° De 15 à 20 ans;
6° De 20 à 30 ans;
7° De 30 à 50 ans;
8° De 50 à 60 ans;
9° Et au-dessus de 60 ans.

Enfin, l'indication des maladies épidémiques est destinée à montrer si la mortalité a été accidentellement accrue par quelque cause passagère plus ou moins analogue au choléra.

III. — *Dresser, si cela est possible, un état semblable au précédent pour l'époque de la première épidémie cholérique, en notant la mortalité avant, pendant et après cette épidémie, durant une période de trois années au moins.*

On comprend tout l'intérêt qui s'attache aux documents qui pourront être recueillis touchant la première épidémie qui a régné en France, et servir à tracer un parallèle entre l'une et l'autre invasion. En notant la mortalité pendant trois années, on aura, avec celle qui a précédé l'épidémie, le point de comparaison déduit de la mortalité ordinaire ; avec celle qui a suivi, le moyen de constater si l'abaissement de la mortalité, à la suite d'une grande épidémie, rétablit l'équilibre rompu par ses ravages.

IV. — *Donner un résumé des observations thermométriques et des phénomènes météorologiques qui ont pu être constatés pendant la première épidémie de choléra et pendant les cinq années qui ont précédé la seconde épidémie. — Indiquer les mêmes résultats, jour par jour, pendant toute la durée de la dernière épidémie.*

Pour que ces données puissent être de quelque utilité, il importe, avant tout, qu'elles reposent sur des observations précises qui manqueront peut-être dans quelques localités ; mais, partout où elles pourront être recueillies (1), elles devront être indiquées de la manière suivante :

La température moyenne de chaque jour pendant la dernière épidémie sera examinée en degrés centigrades, et comparée à la température moyenne durant les mois correspondants de la période quinquennale qui l'a précédée. Il serait intéressant d'y joindre, si cela est possible, la température moyenne qui a été notée pendant la première épidémie.

L'électricité atmosphérique, l'état hygrométrique, la direction des vents et même la composition, étudiés pendant la durée de l'épidémie, peuvent fournir de très utiles remarques ; et lorsque des observations relatives à ces points importants auront été poursuivies, non-seulement dans un grand centre de population, mais même dans la plus petite localité et dans les plus étroites limites, il ne faudra pas manquer de les consigner. Ainsi, l'apparition des principaux météores électriques, notamment des orages, et les modifications qu'ont pu présenter les aimants dans leur force et dans leur direction, les appareils électriques, et notamment les fils télégraphiques dans leur action, peuvent faire l'objet d'observations particulières. Il en est de même de l'état hygrométrique de l'air, des brouillards et des pluies, ainsi que la direction des vents, que l'on indiquerait, autant que possible, jour par jour. Les analyses de l'air atmosphérique s'y ajouteraient à part, s'il y avait lieu.

(1) Les travaux entrepris par des savants très recommandables dans presque tous les départements, pour la rédaction de l'*Annuaire météorologique de France*, pourront être mis à profit.

V. — *Indiquer sommairement, mais seulement d'après des données précises, la constitution géologique et hydrographique du sol, ainsi que la topographie générale de l'arrondissement, du canton ou de la commune visités par le fléau, en signalant les causes d'insalubrité présumées et les relations des différentes localités entre elles.*

Parmi les influences auxquelles on a attribué une part dans le développement du choléra épidémique, la composition géologique des lieux marqués par son passage a été signalée avec une grande insistance. L'enquête qui va comprendre tout le territoire de la France ne peut pas négliger cette circonstance, sur laquelle elle doit si sûrement répandre la lumière. Elle doit y joindre un aperçu de la position des lieux, de leur exposition, des eaux courantes ou stagnantes qui s'y trouvent. Rien ne serait plus propre à donner une idée exacte de ces différents points, que d'annexer aux documents qui s'y rapportent une carte à la fois topographique et géographique, soit du département, soit de chaque arrondissement, et un plan exact des villes ou des communes rurales, dressé au besoin sur le cadastre ; sur lesquels cartes et plans on figurerait, par une ligne distincte, l'itinéraire du fléau. Il serait en outre d'une haute importance de faire connaître les points de grand rassemblement, tels que marchés, foires, etc., ainsi que la distance qui sépare les diverses localités, et les relations commerciales ou autres qui existent entre elles. On comprend comment ces notions peuvent être mises à profit pour la solution de quelques questions relatives au mode de propagation du choléra. Ce sera le lieu d'indiquer les causes locales d'insalubrité qui auraient été bien constatées, et qui résulteraient de l'une ou de l'autre des conditions dont il vient d'être parlé.

VI. — *Faire connaître, s'il en existe dans la localité, la nature, le nombre, la situation et les conditions d'existence des établissements industriels ou manufacturiers, notamment de ceux qui sont réputés incommodes ou insalubres, et des établissements publics habités, tels que maisons d'arrêt ou de détention, asiles d'aliénés, dépôts de mendicité, hôpitaux et hospices, casernes, maisons d'éducation, maisons religieuses, etc. Dans tous les cas, indiquer quelle est la nature des occupations les plus répandues parmi la population.*

Il n'est sans doute pas nécessaire d'entrer dans des détails plus explicites au sujet de cette indication, qui doit être très sommaire.

VII. — *Établir quelles ont été les maladies dominantes durant l'année qui a précédé la dernière apparition du choléra. Mentionner, s'il y a lieu, les maladies épidemiques et les épizooties qui se seraient montrées concurremment avec lui.*

Pour que ce renseignement puisse être de quelque valeur, il faut qu'il ne reproduise qu'un relevé authentique fondé sur la notoriété et sur les observations concordantes du corps médical, et qu'il ne soit pas seulement l'expression d'une opinion personnelle plus ou moins contestable. Il est bon de signaler surtout, à l'attention de ceux qui consacreront leurs efforts et leur zèle à poursuivre cette vaste enquête, certaines modifications qui ont pu être remarquées parfois dans le caractère des maladies endémiques ou des épidémies annuelles, telles que les fièvres intermittentes, et aussi sur l'apparition d'épizooties meurtrières souvent observées à l'approche, dans le cours ou à la suite des grandes épidémies. Les investigations porteront spécialement sur la suette, dont l'apparition a semblé coïncider dans plus d'un endroit avec le choléra, et en compliquer les atteintes.

VIII. — *Déterminer l'époque précise de l'invasion de la dernière épidémie de choléra dans chaque localité, et rechercher avec soin tous les faits qui se rapportent au mode de propagation du fléau.*

S'il est avant tout indispensable, pour arriver à un résultat sérieux et utile, de rechercher ici la vérité sans opinion préconçue, il n'est pas moins nécessaire de ne repousser aucun fait qui, restant isolé, eût pu, tantôt prendre des proportions exagérées, tantôt être négligé à tort, mais qui, rapproché de faits semblables, se montre sous son jour véritable, et peut parfois acquérir une valeur inattendue. Cette remarque trouve une juste application à la question dont il s'agit en ce moment. On sait que, dans quelques petites localités, on a cru pouvoir attribuer l'invasion du choléra à une sorte d'importation, par suite de l'arrivée d'un ou de plusieurs individus sortant de lieux ravagés par l'épidémie ; on sait encore que les déplacements de grandes masses d'hommes réunis en corps d'armée ou agglomérés sur un navire ont été signalés comme favorisant la propagation du fléau. De tels faits, si l'on croit en avoir observé sur quelques points de la France, fût-ce la plus petite bourgade, doivent être l'objet du plus consciencieux examen ; ils doivent donner lieu à une enquête spéciale, et n'être présentés qu'entourés de toutes les garanties scientifiques et morales qu'un esprit sérieux est en droit d'exiger quand il s'agit de résoudre un problème aussi complexe et aussi délicat que celui de la transmission du choléra épidémique par voie d'importation. Mais on ne saurait trop hautement recommander de ne jamais perdre de vue, dans cette difficile recherche, la marche naturelle de l'épidémie, et de toujours tenir compte de l'extension graduelle et parfois très rapide du foyer dans lequel se fait sentir l'influence du fléau.

Ces considérations deviennent plus impérieuses encore quand il s'agit de la transmission du choléra par voie de contagion proprement dite. Bien que le Comité consultatif d'hygiène publique ait eu déjà l'occasion de proclamer hautement que le choléra n'est point une maladie contagieuse et ne se transmet pas par le contact ; bien que cette opinion résulte de l'expérience acquise pendant l'épidémie de 1832 et de tous les renseignements recueillis dans les diverses parties de l'Europe visitées par le choléra, tous les faits particuliers relatifs à la question de la contagion seront accueillis et examinés avec la plus entière impartialité.

A tous ces titres, la date de l'invasion du choléra dans chaque localité, le nom, l'âge, le sexe, la condition, les habitudes du premier malade ; l'intervalle qui a séparé la première attaque de la seconde et des suivantes ; l'extension graduelle, la propagation lente, ou au contraire l'invasion brusque et générale du fléau ; les points de la ville ou du village primitivement atteints comparés à ceux qui ont été secondairement ou successivement envahis ; les circonstances particulières enfin, telles que l'arrivage d'un navire, l'entrée d'un corps de troupe, ou toute autre circonstance qui coïnciderait avec l'apparition de la maladie et semblerait n'avoir pas été étrangère à son développement : ce sont là autant de faits sur lesquels doivent porter les investigations les plus actives et les plus complètes.

IX. — *Indiquer, autant que possible, le nombre des attaques de choléra dans leur rapport avec la population et suivant le sexe et l'âge.*

On ne se dissimule pas l'extrême difficulté qu'il doit y avoir dans toute circonstance à constater, même approximativement, le nombre des attaques d'une maladie épidémique qui, comme le choléra surtout, peut présenter des formes et des degrés si divers. Cette question n'est donc indiquée ici que sous toutes réserves; il n'y sera répondu qu'autant qu'on pourra le faire avec quelque certitude.

X. — *Dresser le tableau de la mortalité cholérique, d'abord en détail, jour par jour, et, en second lieu, dans ses rapports avec la population, et suivant le sexe, l'âge et la profession.*

C'est là, à vrai dire, le résultat le plus facile et le plus simple à obtenir dans l'enquête. Il est à peine nécessaire d'ajouter qu'il en est le plus important, puisqu'il contient à lui seul le résumé des effets du choléra. Il ne faudrait cependant pas se borner à donner le chiffre brut et la somme totale des décès. C'est en décomposant la mortalité jour par jour que l'on peut apprécier nettement l'action de certaines influences sur les progrès ou sur la décroissance de l'épidémie ; c'est en la rapportant au chiffre de la population qu'on en pourra juger exactement la violence ; c'est, enfin, en la répartissant selon le sexe, l'âge et la professoin des victimes, que l'on complétera tous les documents propres à faire connaître les conditions dans lesquelles s'exerce surtout l'activité du fléau.

XI. — *Déterminer l'époque précise de la terminaison de l'épidémie et sa durée totale dans chaque localité.*

De même que l'invasion se constate par une première attaque, de même on doit déterminer la cessation de l'épidémie d'après le dernier cas observé, en circonscrivant sa durée entre ces deux termes.

XII. — *Dresser un tableau spécial du nombre des attaques et de la mortalité cholérique dans différents établissements mentionnés au paragraphe VI, en la rapportant à leur population.*

Il y a là certainement une source d'observations très curieuses qui ne sera pas négligée. Le caractère très distinct de la plupart des établissements et la proportion relative de la mortalité dans chacun d'eux peuvent mettre en lumière certaines particularités très dignes de fixer l'attention, et ouvrir la voie à de très utiles indications.

XIII. — *Dresser, pour toutes les villes et communes où il y aura lieu de le faire, un tableau de la mortalité cholérique répartie par quartiers ou par sections.*

Lorsque d'après leur situation ou en raison de leur étendue, les diverses localités dont on possédera un plan exact présenteront, dans leurs différentes parties, des différences notables d'exposition, d'aération, de construction, de population, et, en un mot, de salubrité, il sera très utile, dans la répartition de la mortalité, de tenir grand compte de ces circonstances, et d'en montrer l'influence par un énoncé comparatif de la date de l'invasion et du chiffre des décès dans chacun des quartiers d'une même cité, dans chacune des parties d'un même bourg ou d'un même village.

XIV. — *Indiquer le chiffre de la mortalité non cholérique pendant la durée de l'épidémie, et, autant que possible, depuis son extinction jusqu'à ce jour.*

Il s'agit de rechercher, en présence du choléra, si les maladies ordinaires ont diminué de nombre ou de gravité ; si, en regard de la mortalité cholérique, la mortalité a décru ou est restée stationnaire ; si, enfin, après les coups répétés qu'a frappés l'épidémie, et dans les mois qui l'ont suivie, la mort a fait moins de victimes que dans les temps réguliers. Ce sont là autant de questions dont l'intérêt ne saurait échapper à quiconque connaît l'histoire des grandes épidémies, à quiconque a médité sur les lois générales de la mortalité. Le tableau qui contiendra ces indications sera le corollaire indispensable de celui où se trouve consigné le chiffre des décès pour les années qui ont immédiatement précédé la récente invasion du choléra. On aura ainsi les trois termes réunis et comparables de la mortalité avant, pendant et après l'apparition d'une épidémie des plus meurtrières.

XV. — *Faire connaître les mesures prises par les autorités locales et les ressources dont elles ont pu disposer pour prévenir le développement, arrêter les progrès et secourir les victimes du fléau.*

Un grand intérêt administratif s'attache à cet exposé des moyens, sans doute très divers, qui, sur tous les points de la France, ont pu être employés dans un but commun de salubrité et d'assistance publique en présence d'un fléau si redoutable. La manière dont les Conseils d'hygiène, à peine institués, ont déjà fonctionné, la répartition des secours médicaux, tantôt insuffisants, tantôt absolument nuls, les ressources pécuniaires sur lesquelles on a pu compter et l'indication de leur provenance (1), enfin l'attitude des populations dans chacun des lieux qu'a envahis le choléra, tels sont les points principaux sur lesquels il importe d'obtenir des renseignements précis, singulièrement propres à éclairer l'opinion et les pouvoirs publics. Pour compléter, à cet égard, l'expérience, il est à désirer que l'on saisisse l'occasion de transmettre à l'administration centrale une copie des instructions qui, dans certains arrondissements, ont été adressées aux populations à l'approche ou dans le cours de la dernière épidémie, et dont quelques-unes se sont fait remarquer par l'esprit sage et vraiment pratique dans lequel elles étaient conçues.

(1) Nous devons faire remarquer qu'il n'y a pas lieu de reproduire ici un état détaillé des dépenses occasionnées par l'épidémie de choléra, ainsi qu'il a dû être dressé conformément à la lettre ministérielle du 5 janvier 1850 ; mais qu'il s'agit seulement de donner le chiffre total des dépenses et l'indication des fonds qui y ont pourvu, soit qu'ils proviennent de l'État, des communes, des hospices, du département et des souscriptions ou dons volontaires.

XVI. — *Consigner, sous forme d'observations, toutes les particularités qui mériteraient d'être signalées, relativement à la marche, aux formes et au traitement du choléra épidémique, ou des maladies intercurrentes qui seraient venues le compliquer, notamment la suette, et généralement toutes autres remarques qui ne rentreraient pas dans les précédents paragraphes.*

L'enquête, ainsi qu'on a pu en juger par le texte de ce programme, a eu presque exclusivement pour but de recueillir les faits qui peuvent être de nature à éclairer les causes et la marche du choléra. Elle ne peut s'étendre à tous les détails, à toutes les difficultés de l'histoire purement médicale de cette cruelle affection. C'est au point de vue de l'administration sanitaire, c'est dans une pensée de protection pour la santé publique, qu'elle a été entreprise et doit être poursuivie. Si pourtant, sur quelques points, des observations nouvelles, des expériences utiles avaient été faites sur les symptômes, et mieux encore sur le traitement du choléra, leurs résultats ne devraient point être laissés de côté, et seraient toujours accueillis avec un sérieux intérêt. Elles ne devraient toutefois être consignées qu'avec une grande mesure, et entourées de toutes les garanties d'une expérimentation vraiment scientifique.

Ici se terminent ces instructions d'après lesquelles doit être entreprise l'enquête sur la marche et les effets du choléra épidémique en France. Si, comme il est permis de l'espérer, les Conseils d'hygiène, auxquels elles seront adressées, veulent bien se pénétrer de l'esprit dans lequel elles ont été conçues, et comprendre la grandeur et la portée d'une telle entreprise, il n'est pas douteux que, de tant d'efforts réunis, ne sorte quelque chose d'utile pour la science et pour l'humanité. Tous ces documents épars, ces fruits d'une observation bornée, ces études perdues dans leur isolement, vont s'unir, se fortifier et grandir. Il y a, dans cette seule pensée, de quoi donner à tous l'activité, le zèle et l'émulation qui peuvent seuls mener à bien cette vaste enquête. C'est la première occasion qui s'offre aux Conseils d'hygiène, fondés dans toute la France par le décret du 18 décembre 1848, de montrer ce que le pays peut attendre de cette féconde institution. Leurs travaux, centralisés, coordonnés et mis en lumière par les soins du ministre auquel est dévolue la tutelle de la santé publique, serviront de base à une œuvre collective, immense, à laquelle le nombre et l'authenticité des documents mériteront le titre de *Rapport général et officiel sur la marche et les effets du choléra épidémique en France.*

Ce vaste programme d'enquête n'ayant pas été rempli dans l'intervalle qui a séparé l'épidémie de 1849 de celle de 1854, l'administration ne crut pas pouvoir espérer des documents aussi étendus, et restreignit les limites de la statistique qu'elle avait la ferme volonté d'obtenir. A cet effet, elle substitua au cadre précédent un projet beaucoup plus simple que vont faire connaître les pièces suivantes.

CIRCULAIRE MINISTÉRIELLE DU 21 OCTOBRE 1854, SUR LA STATISTIQUE DU CHOLÉRA ÉPIDÉMIQUE.

Monsieur le préfet, malgré les apparitions successives du choléra en France, nous ne possédons pas encore de statistique complète sur cette maladie épidémique. En 1849, un programme rédigé par le Comité d'hygiène publique fut envoyé aux préfets des départements où l'épidémie s'était déclarée ; mais les nombreux tableaux annexés à ce programme ne furent entièrement remplis que pour quelques localités, et ces travaux partiels demeurèrent sans application utile.

Afin d'obtenir, cette fois, un meilleur résultat, le Comité d'hygiène et mon département ont pensé qu'il fallait réduire au strict nécessaire les formules des documents statistiques à recueillir après la cessation de l'épidémie de 1854. Ces formules devront être remplies pour chacune des communes où elle a sévi. Je vous envoie une quantité suffisante pour que chaque mairie en conserve minute, et que vous puissiez vous-même en garder copie.

Vous reconnaîtrez, monsieur le préfet, que les renseignements demandés peuvent, en ce qui concerne les faits récents, être aisément fournis par l'autorité municipale. Quant aux rapprochements très succincts et peu multipliés qu'il y a à faire avec les épidémies de 1832 et 1849, vous en trouverez les éléments dans les communes, ou dans les bureaux de votre préfecture, qui a produit, à chacune de ces époques, des bulletins analogues à ceux de l'année courante.

Je compte, monsieur le préfet, sur votre zèle éclairé pour obtenir dans le plus bref délai possible les renseignements qui devront être réunis dans les tableaux ci-joints. Je vous prie de m'accuser réception de la présente circulaire.

STATISTIQUE DU CHOLÉRA ÉPIDÉMIQUE 1853-1854.

DÉPARTEMENT d ______ ARRONDISSEMENT d ______

COMMUNE d

Chiffre de la population. . . . .

Date de l'invasion du choléra (1er *décès cholérique*). .

Date du dernier décès cholérique. . . . .

TOTAL des décès cholériques en 1853-1854. .

Durée des épidémies précédentes.	Année 1832.	mois	jours.
	Année 1849.	mois	jours.
Décès cholériques dans les épidémies précédentes.	Année 1832.		décès.
	Année 1849.		décès.
Chiffre de la population à l'époque des épidémies précédentes	Année 1832.		habitants.
	Année 1849.		habitants.

I. — DÉCÈS CHOLÉRIQUES CLASSÉS PAR MOIS ET PAR JOUR, PENDANT TOUTE LA DURÉE DE L'ÉPIDÉMIE.

JOURS du MOIS	JANVIER.	FÉVRIER.	MARS.	AVRIL.	MAI.	JUIN.	JUILLET.	AOUT.	SEPTEMBRE.	OCTOBRE.	NOVEMBRE.	DÉCEMBRE.
1er . . .												
2. . . .												
3. . . .												
4. . . .												
5. . . .												
6. . . .												

II. — NOMBRE DES DÉCÈS CHOLÉRIQUES SUIVANT LE SEXE ET L'AGE.

SEXE MASCULIN.							SEXE FÉMININ.							TOTAL.
0 à 2 ans.	2 à 5 ans.	5 à 15 ans.	15 à 20 ans.	20 à 40 ans.	40 à 60 ans.	Au-dessus de 60 ans.	0 à 2 ans.	2 à 5 ans.	5 à 15 ans.	15 à 20 ans.	20 à 40 ans.	40 à 60 ans.	Au-dessus de 60 ans.	

III. — DÉCÈS CHOLÉRIQUES CLASSÉS SUIVANT LES PROFESSIONS DES DÉCÉDÉS.

DÉSIGNATION DES PROFESSIONS PAR ORDRE ALPHABÉTIQUE.	CHIFFRE DE LA POPULATION. dans chaque profession.	NOMBRE DES DÉCÈS dans chaque profession.

(*Voy*. CONTAGION, ÉPIDÉMIES.)

Bibliographie. — Il ne nous serait pas possible, et il serait ici sans objet de donner une indication des ouvrages si nombreux qui ont été publiés sur le choléra épidémique, tant en France qu'à l'étranger. Nous croyons cependant ne pouvoir nous dispenser de citer comme devant servir de modèles à toutes recherches ultérieures qui auraient surtout pour objet l'application des principes de l'hygiène publique à l'étude et à la prophylaxie du choléra, et même des épidémies en général : 1° le *Rapport sur la marche et les effets du choléra dans Paris et les communes rurales du département de la Seine en* 1832. Paris, 1834, in-4, avec plans ; 2° le *Rapport sur le choléra de* 1848 *et* 1849, *en Angleterre, rédigé par les soins du General Board of health* ; 3° le *Rapport* de M. Blondel, *sur l'organisation de l'assistance publique à Paris, pendant les épidémies de* 1832 *et* 1849 *et de* 1854 ; 4° *Rapports et instructions de l'Académie de médecine sur le choléra, suivis de conseils aux administrateurs.* Paris, 1831, 1832. — *Sur l'épidémie du choléra,* par Guérard (*Ann. d'hyg. publ. et de méd. lég.*, 2e série, t. I, p. 79). — *Des épidémies de choléra observées sur les flottes anglaises et françaises dans la Baltique et dans la mer Noire,* en 1854, par M. le docteur Babington (*Journ. of publ. health*, janv. 1857), et par le docteur Sénard (*Ann. d'hyg.*, 2e série, t. VIII, p. 325), extrait par le docteur de Pietra-Santa. — *Rapport sur l'histoire du choléra en Savoie.* Chambéry, 1858.

CHOUCROUTE, CHOUX. — La choucroute préparée avec les feuilles du chou quintal coupées en rubans, soumises à la fermentation et conservées à la saumure faite à froid, est un assaisonnement acidulé très répandu dans le Nord et dans l'Est. La consommation de Paris, qui est de 400 000 kilogrammes, n'approche pas de celle de l'Alsace, qui est le grand centre d'approvisionnement de la choucroute.

La fabrication de la choucroute n'est incommode que par l'odeur de l'eau qui s'écoule des cuves dans lesquelles se fait la fermentation. Lorsque cette eau est versée dans un égout, l'odeur s'en répand par les regards dans les rues qu'il traverse, et cela arrivera d'autant plus facilement que les égouts auront une pente plus faible. Versée dans les égouts, l'eau de fabrication infecte donc les rues. Versée dans les latrines, elle infecte les maisons ; car la désinfection est difficile à opérer et à entretenir, et la surveillance serait presque impossible.

Le Conseil d'hygiène et de salubrité de Strasbourg, qui a eu souvent à s'occuper de demandes d'autorisation relatives à cet objet, insiste sur la nécessité de prescrire aux fabricants de choucroute de recueillir leurs eaux de fabrication dans des tonneaux qui seront fermés et conduits directement à la rivière. Ce système préservera de toute infection la maison et le voisinage. Il présente, en outre, l'avantage de pouvoir être appliqué à peu de frais dans chaque cave ; tandis que dans bien des maisons on aurait de la peine à diriger ces eaux de la cave dans un égout ou dans les latrines. On pourrait excepter de cette prescription les fabricants dont les eaux de fermentation peuvent s'écouler directement dans un cours d'eau ou dans une partie d'égout très rapprochée de son embouchure.

Nous consignerons ici une observation curieuse qui nous a été communiquée par M. le professeur Natalis Guillot : c'est que dans les usines où l'on prépare les conserves de choux par compression, on a noté chez les ouvriers quelques accidents analogues à ceux qui ont été constatés dans les fabriques de caoutchouc, et qui ont été attribués au sulfure de carbone.

CHROMATES. — Les sels de chrome, notamment les chromates de potasse, de plomb, de chaux, forment la base de couleurs très employées dans la teinture, et leur fabrication s'étend beaucoup. Elle n'est pas sans danger, car tous les chromates sont des sels vénéneux. Mais de plus elle donne lieu à des dégagements incommodes de gaz nitreux, et à un écoulement d'eaux colorées et nuisibles par leur acidité. Aussi les fabriques de chromate de potasse sont-elles rangées dans la deuxième classe, et celles de chromate de plomb dans la troisième des établissements classés.

CHRYSALIDES. — Le classement des dépôts de chrysalides dans la deuxième catégorie des établissements insalubres exige quelques éclaircissements.

Dans tous les pays où il y a des magnaneries, où se fait l'élève des vers à soie, il arrive un moment où les chrysalides renfermées dans leurs cocons de soie sont accumulées en magasin, placées dans de grandes caisses et expédiées dans les fabriques où l'on s'occupe spécialement du filage de la soie et de la préparation des cocons. Sous l'influence de l'agglomération de ces matières animales, de la chaleur et souvent de la mort des animaux, il se développe une fermentation putride qui donne lieu à des odeurs fétides insupportables, et à une dépréciation notable des produits. Pendant longtemps le commerce a subi de grandes pertes par suite de cette altération des cocons, et l'on comprend la série de précautions qui doit être ordonnée pour les dépôts de chrysalides.

Aujourd'hui on emploie le procédé suivant. On étend les cocons sur le sol en couches légères, et on les soumet à l'action du soleil. Au moyen de ce traitement, non-seulement les chrysalides périssent asphyxiées comme dans un four ou un étouffoir, mais à la longue elles passent à l'état complet de dessiccation : ce n'est plus alors une matière animale, mais une poussière inerte. Plus de décomposition à craindre, par conséquent plus de souillure pour la soie; alors, au moyen d'un appareil mécanique, les cocons sont aplatis, pressés comme des figues sèches et disposés par couches dans des caisses ou dans des ballots. Ils arrivent ainsi à Londres ou à Marseille, d'où ils sont dirigés sur les filatures pour y être soumis à un traitement régulier.

Il arrive souvent que des épizooties meurtrières frappent sur les magnaneries, et que de grandes quantités de vers périssent en très peu de temps. On jette alors ces vers dans des cours peu espacées, ou on les laisse accumulés en tas dans les chambres mêmes où les vers sont élevés. Ces débris animaux se corrompent très vite et causent de graves inconvénients par la mauvaise odeur à laquelle ils donnent naissance.

Les volailles sont très avides de ces débris, même corrompus. Il paraît que leur viande, à la suite de cette alimentation, contracte un fort mauvais goût. Ces études, ainsi que le remarque judicieusement M. Vernois, doivent être reprises au point de vue de la physiologie et de l'hygiène publique. Les émanations fétides et la mauvaise odeur résultant de la fermentation putride des chrysalides exigent la sévère observance des prescriptions suivantes : Faire dessécher les cocons au soleil ou dans une étuve modérément chauffée ; ventiler très activement les ateliers où sont réunies les chrysalides, soit avant, soit pendant l'emballage ; dans le cas de maladie sur les vers, ne jamais les garder en tas dans les magnaneries, ou les cours, ou sur les fumiers. Il faut les enterrer à un mètre de profondeur, et ne pas les laisser manger par les animaux de basse-cour, les poules surtout.

CIDRE. — Le cidre est une boisson fermentée, obtenue par l'extraction du jus des pommes et des poires fraîches, et usitée surtout en Normandie et en Picardie.

Pour fabriquer le cidre, on récolte d'abord les fruits bien mûrs, par un temps sec, puis on les étend pendant deux ou trois jours au soleil, pour les réunir ensuite en tas, dans des cases, où on les couvre lorsque le froid commence à se faire sentir, pour les préserver de la gelée. Ils restent ainsi entassés jusqu'au pressurage, qui se fait habituellement un mois après la récolte. Avant de commencer le pressurage, on fait le mélange des fruits suivant leur nature, mêlant à propos des espèces différentes : les pommes douces aux pommes amères ; puis, rejetant avec soin tous les fruits gâtés, on les pile dans des appareils disposés de manière à en faire une bouillie épaisse et grossière, sans écraser les pepins.

Ce marc est alors mis en tas appelés *mottes*, et disposés d'une certaine façon sous le pressoir, et on laisse d'abord égoutter spontanément pendant vingt-quatre heures, ce qui fournit le cidre de la mère goutte, toujours le meilleur et le plus délicat ; puis on soumet la motte à une légère pression, et enfin à des pressions successivement accrues. Le marc est, à deux reprises, retiré du pressoir, placé dans un cuvier avec une quantité donnée d'eau, puis soumis de nouveau à la pression, et fournit ainsi un cidre de plus en plus faible. Du reste, ces différents cidres peuvent se mêler ensemble dans des proportions variables.

La liqueur ainsi obtenue est reçue d'abord dans un baquet placé sous la table du pressoir, et passe au travers d'un panier d'osier rempli de paille, sur laquelle s'arrête le plus gros marc. On le retire ensuite pour le mettre dans de vastes tonneaux dont l'orifice est recouvert d'une simple toile, ou de leur bonde placée sens dessus dessous, de manière que la moindre force puisse la renverser. Alors s'opère la fermentation, dite *tumultueuse*, et ce n'est que deux mois après que les tonneaux peuvent être bouchés.

La consommation du cidre à Paris et dans la banlieue, de 1851 à 1854, a été de 32 906 hectolitres. Ce qui donne, pour chaque habitant, dans la même période, une moyenne annuelle de 31,124.

Le cidre est sujet à plusieurs altérations spontanées. L'acidité n'est pas considérée comme une maladie, surtout en Normandie, et dépend souvent du mode de préparation. Il arrive, surtout au cidre resté longtemps sur la lie, ou provenant des terrains froids ou humides, *de se tuer* ou de se brunir au sortir du tonneau, ce qui ne tarde pas à le faire tourner complétement au vinaigre. Le graissage s'arrête par des soutirages, des additions d'alcool, de sucre et de poires concassées, mais ne permet plus au cidre de se conserver; enfin, lorsqu'on a trop longtemps conservé la liqueur sur la lie, la fermentation putride s'en empare, laquelle la rend infecte et incapable de servir à autre chose qu'à la distillation.

Le cidre peut être altéré par l'addition de chaux, de cendres, de craie, de litharge, de céruse.

La litharge et la céruse ont été souvent ajoutées au cidre de mauvaise qualité pour en corriger l'acidité. L'addition de la litharge au cidre paraît avoir été d'une pratique habituelle en Normandie, car on trouve dans les arrêts du parlement de Rouen, en 1775 et 1784, qu'il est défendu de se livrer à cette fraude, c'est-à-dire à la désacidification des cidres par le plomb. Il y a quelques années, plusieurs cas d'empoisonnement très graves ont été déterminés à Paris, par du cidre provenant d'une grande brasserie où l'on s'était servi, pour clarifier, d'une mixture plombique.

En outre, en trouve dans un rapport de MM. Chevallier, Ollivier (d'Angers) et Page, la description d'accidents sérieux éprouvés par plusieurs personnes, pour avoir fait usage d'un cidre placé pendant deux jours, au moment de sa fabrication, dans un réservoir de bois doublé de plomb : exemple qui démontre que ceux qui préparent des boissons fermentescibles doivent s'abstenir de l'emploi de vases de plomb dans la préparation de ces boissons.

On reconnaîtra la présence de la litharge et de la céruse dans le cidre par l'évaporation à siccité de cette liqueur, et par l'incinération de l'extrait. Le résidu, traité par l'acide nitrique, évaporé de nouveau, et repris par l'eau, fournira une liqueur qui précipitera en blanc par le sulfate de soude, en jaune par l'iodure de potassium et le chromate de potasse, en noir par l'hydrogène sulfuré. Le cidre conservé dans des vases de zinc ou de cuivre peut conserver des sels de ces métaux.

Souvent on a vendu des cidres préparés avec le sucre de fécule, la cassonade, le vinaigre; des cidres fabriqués de toutes pièces avec des fruits secs et aromatisés avec la cannelle. M. Chevallier parle encore de cidre fabriqué avec les fruits du cormier, lequel fournit une boisson propre à étancher la soif, mais devient un poison assez violent, si on le fait dans un vase de terre vernissée.

Le bon cidre, dit Lehmann, est, après la bière, le meilleur succédané de l'eau-de-vie; pris avec modération, il convient à la plupart des hommes, qui le trouvent agréable et désaltérant. C'est à son bon marché, dans plusieurs cantons de la Suisse, tels que Thurgovie, Appenzell, Saint-Gall, Zurich, qu'on doit attribuer que les résultats de l'abus de l'eau-de-vie, si communs dans d'autres cantons, soient inconnus. En consultant les médecins du pays, on acquiert la conviction que le cidre n'y entraîne pas de suites fâcheuses particulières, à moins qu'il n'ait été préparé avec des fruits verts, ou qu'il ne soit mal fait ou altéré.

Bibliographie. — *Dictionnaire de l'industrie, etc.*, 1855, t. III, p. 407. — Ch. Roesch, *De l'abus des boissons spiritueuses* (*Annales d'hygiène, etc.*, 1838, t. XX, p. 273). — Chevallier et Ollivier (d'Angers), *Recherches chimiques et médico-légales sur plusieurs cas d'empoisonnement déterminés par l'usage de cidre contenant un sel de plomb en dissolution* (*Annales d'hygiène, etc.*, 1842, t. XXVII, p. 104). — Chevallier, *Dictionnaire des altérations, etc.*, 3ᵉ édit., 1857, t. I, p. 264. — L. Rabot, *Du cidre, de son analyse, de sa préparation, de sa conservation et des falsifications qu'on lui fait subir* (*Annales d'hygiène, etc.* 1861, 2ᵉ série, tome XVI, p. III).

CIGARES. — *Voy.* TABAC.

CIMETIÈRES. — Lorsque les premiers chrétiens devinrent nombreux, disent les auteurs du *Traité de la salubrité dans les grandes villes*, ils reçurent en don, des gens riches, plusieurs fonds de terre destinés aux inhumations publiques : telle fut l'origine des cimetières. Bientôt ceux-ci se multiplièrent; ils furent d'abord situés, comme les tombeaux des anciens Romains, le long des grands chemins les plus fréquentés, puis transférés autour des églises, et enfin hors des villes.

Jusque dans le siècle dernier, en effet, on vit des cimetières exister au sein même de la capitale; c'est au centre des bourgs et des villages que l'on voyait les tombes se grouper autour des églises, et les prêtres ainsi que les grands personnages se faisaient inhumer dans l'intérieur même des édifices consacrés au culte.

Un décret du 23 prairial an XII (12 juin 1804), revenant aux règles déjà posées par les législations anciennes sur les sépultures, et voulant prévenir les accidents qui, plusieurs fois, étaient résultés du dépôt des cadavres dans les souterrains des églises, défendit d'inhumer dans les endroits où l'on se rassemble pour l'exercice du culte.

Ce décret, après avoir défendu (art. 1er, titre Ier) toute inhumation dans les églises, temples, synagogues et autres lieux consacrés au culte, ainsi que dans l'enceinte des villes, bourgs et villages, décide qu'il y aura, hors de ces centres d'habitations et à la distance de trente-cinq à quarante mètres au moins de leur enceinte, des terrains consacrés à l'inhumation des morts (art. 2) ; que les terrains les plus élevés et exposés au nord seront choisis de préférence ; qu'ils seront clos de murs de 2 mètres au moins d'élévation et plantés d'arbres, sauf à prendre les précautions convenables pour ne pas gêner la circulation de l'air (art. 3).

Le même acte a réglé la dimension et l'espacement des fosses. Chaque inhumation, dit l'art. 4, aura lieu dans une fosse séparée de 1m,5 à 2 mètres de profondeur sur 8 décimètres de largeur, laquelle sera ensuite remplie de terre bien foulée. Les fosses seront (art. 5) distantes les unes des autres de 3 à 4 décimètres sur les côtés, et de 3 à 5 décimètres à la tête et aux pieds. Puis, pour éviter le danger qu'entraîne le renouvellement trop rapproché des fosses, il est dit (art. 5) que l'ouverture de celles-ci, pour de nouvelles sépultures, n'aura lieu que de cinq ans en cinq ans ; et qu'en conséquence les terrains destinés à servir de sépulture doivent être cinq fois plus étendus que l'espace nécessaire pour y déposer le nombre présumé des morts qui peuvent y être enterrés chaque année.

La règle générale qui a été posée plus haut n'est pas sans exception.

Quelquefois il arrive que l'on autorise, par honneur, les inhumations dans les églises, les temples, les monuments publics.

D'un autre côté, le décret du 23 prairial an XII porte (art. 14) que « toute personne pourra être enterrée sur sa propriété, pourvu que ladite propriété soit hors et à la distance prescrite de l'enceinte des villes et bourgs, c'est-à-dire à 35 mètres au moins. »

Relativement à la distance à laquelle tout cimetière doit être des habitations, il y a un décret du 7 mars 1808 qui est ainsi conçu : « Art. 1er. Nul ne pourra, sans autorisation, élever aucune habitation ni creuser aucun puits à moins de 100 mètres des nouveaux cimetières transférés hors des communes en vertu des lois et règlements. — Art. 2. Les bâtiments existants ne pourront également être restaurés ni augmentés sans autorisation. Les puits pourront, après visite contradictoire d'experts, être comblés en vertu d'ordonnance du préfet du département, sur la demande de la police locale. »

Deux observations essentielles sont utiles à consigner ici. La première, c'est que le décret ci-dessus rapporté n'est applicable qu'aux cimetières transférés hors des communes, et qu'on ne saurait s'en prévaloir pour interdire aux propriétaires d'immeubles qui entourent un ancien cimetière le libre usage de leurs propriétés (*Déc. min.* du 17 mars 1839, Loiret). La seconde, c'est que, lorsqu'une commune a transféré son cimetière à 35 ou 40 mètres de son enceinte, en exécution de l'article 2 du décret du 23 prairial an XII, il ne serait ni juste, ni d'ailleurs vraiment utile d'étendre les prohibitions prononcées par le décret du 7 mars 1808 sur un rayon de 100 mètres du côté des habitations ; celles-ci devant, par le fait de la translation du cimetière à la distance légale, être considérées comme exonérées de toute servitude. C'est donc seulement du côté des terrains non bâtis que doivent porter les prohibitions (*Circ.* du 30 décembre 1843).

L'aliénation des cimetières supprimés est aussi l'objet de certaines règles qu'il est bon de rappeler. « Aussitôt, dit le décret de prairial an XII, art. 8, que les nouveaux emplacements seront disposés à recevoir les inhumations, les cimetières existants seront fermés et resteront dans l'état où ils se trouveront, sans que l'on puisse en faire usage pendant cinq ans. » Et l'article 9 ajoute « A partir de cette époque, les terrains servant actuellement de cimetières pourront être affermés par les communes auxquelles ils appartiennent, mais à condition qu'ils ne seront qu'ensemencés ou plantés, sans qu'il puisse y être fait aucune fouille ou fondation pour des constructions de bâtiment jusqu'à ce qu'il en soit autrement ordonné. »

Une disposition antérieure, celle de l'article 9 de la loi du 15 mai 1791, porte que « les cimetières ne pourront être mis dans le commerce que dix ans après les dernières inhumations. » C'est la règle ordinairement suivie par l'administration centrale en cette matière, d'après un avis du conseil d'État du 13 nivôse an XIII, portant que les terrains qui ont servi aux inhumations peuvent être vendus ou échangés sous les conditions exprimées par les règlements et à la charge par la police locale d'en surveiller soigneusement l'exécution. (*Circ.* du 4 pluviôse an XIII.)

Nous n'aurions que très incomplétement traité la partie vraiment hygiénique de cette question, si nous ne cherchions à poser les conditions de salubrité qui doivent présider au choix des lieux d'inhumation, à la disposition des fosses, à certaines conditions accessoires telles que des plantations dans les cimetières ; enfin à la durée des concessions de terrain et à l'abandon des cimetières.

Choix des lieux d'inhumation. — La topographie proprement dite des cimetières peut donner lieu à plusieurs considérations utiles : telles que l'exposition et la connaissance des vents qui soufflent sur l'emplacement à choisir, le degré d'élévation du sol, la distance des villes et des habitations, des cours d'eau, etc.; enfin la nature même, soit chimique, soit physique du sol. Nous allons passer en revue chacun de ces points.

Exposition. — Les vents portant les miasmes putrides sur les habitations qui sont dans leur direction, il faut arrêter ce transport ou en diminuer les effets. Les moyens reconnus les plus efficaces sont de placer, autant qu'il sera possible, les cimetières au nord et à l'est, à l'abri de montagnes ou de forêts, qui rendent moins vif le cours de ces vents. Ceux qui soufflent des deux autres points de l'horizon, presque constamment chauds et humides, qualités qui augmentent l'activité de la putréfaction, porteront les miasmes soit sur la pente de la montagne, soit parmi les arbres de la forêt, où leurs propriétés nuisibles ne trouveront pas à s'exercer, ou même seront modifiées par leur décomposition.

Si la disposition des lieux ne permettait d'établir le cimetière que dans une plaine, on l'éloignerait des habitations plus que celui placé au pied d'une montagne ou d'une forêt, et, entre la ville et lui, on formerait une plantation d'arbres élevés, qui couperait le cours du vent, et préserverait, au moins en partie, des fâcheux effets d'un pareil voisinage. Le cours d'une rivière entre une ville et un cimetière serait encore une utile protection ; mais l'embarras des communications ne permettra pas toujours de l'utiliser.

On tiendra toujours compte, dans l'orientation d'un cimetière, eu égard aux centres de population, des vents régnant le plus habituellement dans la localité, des courants d'air que déterminent les gorges de montagnes, la direction des vallées, les grands cours d'eau, etc.

En Prusse, la distance des cimetières, par rapport aux villes, est de 100 à 1000 pas; à Sigmaringen, de 275 pieds; à Bade, de 717 pieds. Gmelin conseille une distance de 1000 à 2000 pieds ; Atkinson, 500; Copland et Walker, 2000; le docteur A. Riecke, 150 pas pour les communes de 500 à 1000 âmes ; 500 pas pour les communes plus peuplées.

Nature du sol. — La nature du sol est une des circonstances qui exercent le plus d'influence sur les phénomènes que produit la décomposition des corps inhumés dans un cimetière.

La situation, le degré d'humidité, la constitution physique et la nature chimique du terrain, telles sont les principales conditions que l'on ait à considérer.

C'est surtout par le plus ou moins d'humidité qui en résulte, que la situation d'un terrain peut influer sur la marche de la putréfaction. L'humidité est un élément essentiel de la décomposition des corps; celle-ci marchera donc d'autant plus lentement que l'élévation, la pente d'un terrain, la température et les vents auxquels il sera exposé le tiendront dans un état de sécheresse plus habituel. Dans les terrains bas au contraire, destinés à recevoir les eaux des parties environnantes, à l'abri des vents, plus rapprochés des couches ou des infiltrations d'eau qui se rencontrent dans beaucoup de localités d'une certaine profondeur, la putréfaction marchera le plus rapidement possible. M. Vingtrinier, dans son beau rapport sur les cimetières de Rouen et des environs, après avoir signalé l'influence désastreuse des émanations cadavériques sur la population agglomérée, insiste sur l'importance qu'il y a à bien choisir le terrain. Il faut éviter avec un soin réel qu'il soit disposé de manière à recevoir des eaux des terrains supérieurs et à les transmettre aux plans inférieurs, en charriant alors des matières animales en putréfaction dont l'odeur est infecte. Ailleurs, si l'eau ne s'écoule pas, elle rend le terrain humide à ce point que les cadavres soulevés sont portés à la surface de la tombe, et quelquefois même en contact avec l'air.

Un mot d'explication sur l'importance que l'on doit attacher au plus ou moins de rapidité avec laquelle se développe la putréfaction dans les cimetières est ici nécessaire.

Dans un grand nombre de localités, villes ou villages, l'accroissement, quelquefois considérable de la population, finit par déterminer l'encombrement de cimetières qui n'avaient pas été construits dans une semblable position. Si la décomposition s'y opère lentement, il faut rouvrir les anciennes fosses avant que les cadavres précédemment inhumés en aient disparu : de là, sans parler des convenances profondément outragées par cette espèce de violation de la sépulture, de graves inconvénients pour la santé publique. Les terres ainsi remuées autour de cadavres encore en voie de fermentation putride déterminent le dégagement de miasmes essentiellement nuisibles aux fossoyeurs d'abord, et ensuite à tous ceux qui respirent l'air du cimetière ou même l'atmosphère environnante. Ensuite, en renouvelant ainsi à des époques trop rapprochées le dépôt de cadavres au sein d'une terre incapable de les décomposer dans le temps voulu, on arrivera bientôt à cet état de saturation des cimetières dont nous parlerons tout à l'heure, et qui est une des pires conditions qu'ils puissent acquérir.

On choisira donc, pour l'emplacement des cimetières, des terrains secs et aérés, de préférence aux terrains bas et humides. Seulement une condition qui est la conséquence nécessaire du retard apporté dans la décomposition des cadavres, est la suivante : que le terrain soit suffisamment étendu pour qu'une fosse ne soit jamais ouverte dans un endroit ayant déjà servi de sépulture, sans que la décomposition des cadavres précédemment inhumés y soit complétement accomplie. On s'assure aisément, lorsque l'on consulte les travaux des Conseils d'hygiène des départements, que cette condition est loin d'être remplie dans une foule de cimetières de province, qui, dans beaucoup de localités, se rapprochent de l'état où se trouvaient, avant les réformes contemporaines, les cimetières des églises, où se trouvent encore aujourd'hui les cimetières de la ville de Londres. Cependant, comme on ne peut songer à laisser envahir indéfiniment le sol utile aux vivants par les demeures consacrées aux morts, il faut une mesure dans cette règle de modérer le travail de décomposition des corps. S'il faut se garder de demander à l'humidité et à la température des moyens artificiels de hâter leur destruction, il faut chercher dans la nature même du terrain des éléments propres à l'accomplir dans un espace de temps qui permette d'utiliser d'époque en époque les mêmes parties d'un cimetière.

La nature chimique des terrains exerce effectivement une influence importante sur la destruction des cadavres. L'action des terrains argileux est moins énergique que celle des terrains calcaires. Les premiers ont l'inconvénient de former avec les cadavres une masse compacte qui se dessèche rapidement et ne se laisse ensuite que très difficilement pénétrer par les insectes, les fluides aériformes et l'humidité. Les terrains du *Campo-Santo* de Pise passaient pour emprunter à une terre fortement alcaline la propriété de consommer les cadavres avec une extrême rapidité. On voit derrière le village de *Joal*, à la côte de Sénégal, des amas d'écailles d'huîtres qui ont une destination religieuse et sont peut-être une mesure d'hygiène et de salubrité publique : c'est au centre de ces immenses tertres de substance calcaire que les habitants de Joal ensevelissent leurs morts.

Orfila, afin de connaître l'influence des terrains sur la marche de la putréfaction, et en même temps le genre d'altération que chacun de ces terrains fait éprouver à la matière animale, a fait des expériences avec des parties d'un même cadavre enveloppées d'un même linge et enterrées au même moment. Quatre terrains ont été soumis à l'expérience. La terre de Bicêtre, jaunâtre, calcaire, ne présente aucun des caractères des terres végétales. La terre du jardin de la Faculté de médecine de Paris diffère de la précédente en ce qu'elle contient beaucoup moins de matière organique azotée, et renferme des détritus de végétaux dont la décomposition est déjà très avancée; aussi est-elle noire et offre-t-elle l'aspect d'une terre végétale; du reste, elle est également très riche en carbonate de chaux et contient aussi une assez grande quantité de sulfate de chaux. Le terreau est principalement caractérisé par la forte proportion de détritus de végétaux qu'il renferme. Ces détritus sont loin d'être aussi pourris que ceux qui existent dans la terre du jardin ; en sorte que le terreau constitue véritablement un terrain beaucoup plus végétal : il est principalement formé d'acide silicique et de carbonate de chaux. Le sable de carrière est essentiellement siliceux et très ferrugineux; on y voit quelques traces de mica et à peine de carbonate de chaux.

Il résulte des expériences faites dans ces quatre terrains : 1° Que la putréfaction est loin d'avoir marché dans chacun d'eux avec la même rapidité. 2° Qu'elle a été beaucoup plus lente dans le sable et beaucoup plus prompte dans le terreau que partout ailleurs, jusqu'au moment où il y a eu une certaine quantité de gras de cadavre de formé. 3° Qu'à cette époque la décomposition putride a fait au contraire beaucoup plus de progrès là où il y avait moins de gras, comme dans la terre de Bicêtre, que dans le terreau et dans la terre du jardin qui en renfermaient davantage; et que si dans le sable où il ne s'était point formé de savon, la putréfaction était beaucoup moins avancée, cela tient à ce que ce terrain jouit, à un très haut degré, de la propriété de ralentir la décomposition. 4° Que tous les terrains ne sont pas également propres à opérer la saponification de nos tissus, et qu'en général le terreau et les terres végétales semblent être ceux qui la déterminent le mieux et le plus promptement. 5° Que cette transformation graisseuse paraît commencer par la peau et le tissu cellulaire sous-cutané, pour gagner ensuite les muscles. 6° Que, quelle que soit la rapidité avec laquelle a lieu la putréfaction jusqu'à l'époque ou la saponification a envahi une assez grande partie de la peau, elle s'arrête en quelque sorte dès cet instant, ou du moins ne suit plus la même marche, puisque, au lieu de se ramollir de plus en plus, de devenir pultacés et de disparaître, les tissus sous-jacents passent au gras, et finissent par former une masse d'un blanc grisâtre, sèche, dans laquelle il n'est plus possible de les reconnaître.

Nous ne devons pas omettre de mentionner la présence de l'arsenic dans certains terrains qui servent à la sépulture. Ce fait, dont on ne saurait méconnaître l'importance au point de vue de la médecine légale, est loin d'avoir la même portée en ce qui touche l'hygiène publique. Le retard que les préparations arsenicales apportent dans les phénomènes de la putréfaction se montre-t-il également sur les cadavres inhumés dans les terrains arsenicaux?

La nature du sous-sol doit être encore soigneusement étudiée dans le choix de l'emplacement d'un cimetière, sous d'autres points de vue. Ainsi la proximité de l'eau ou au contraire d'une couche rocheuse qui ne permettrait pas de donner aux sépultures la profondeur exigée par les règlements, au moins 1 mètre 50 centimètres, rend les terrains tout à fait impropres à servir de cimetière. Un terrain où l'on ne peut creuser à 2 mètres de profondeur sans que l'eau vienne à paraître, en quelque faible quantité que ce soit, doit être absolument rejeté. Quant à la nature rocheuse du sous-sol, on pourra y suppléer en transportant de la terre friable dans une épaisseur convenable, comme il avait été question de le faire pour un cimetière voisin de Marseille.

Dans la même ville, en 1832, le Conseil de salubrité constatait que le cimetière du quartier Saint-Louis, très peu étendu, ne présentait que quelques points isolés où l'on pût creuser les fosses à une profondeur convenable, le rocher étant presque à découvert en divers lieux de ce cimetière, et surtout sur les parties latérales. Ainsi la dernière fosse qui avait été creusée n'étant qu'à 85 centimètres de profondeur, le cercueil reposant sur le rocher n'avait pu être recouvert que de 65 centimètres de terre ; ce qui est évidemment insuffisant, les émanations putrides résultant de la décomposition des cadavres devant nécessairement s'élever et se répandre dans l'atmosphère, puisqu'il est bien reconnu que, pour éviter cet inconvénient, il faut que chaque fosse ait 2 mètres de profondeur, et que le fond de la fosse repose sur la terre meuble, afin que les liquides puissent s'infiltrer, et que les gaz putrides résultant de la décomposition ne puissent pas se dégager dans l'atmosphère.

Le voisinage des ruisseaux, torrents, etc., doit encore être sérieusement pris en considération.

Il faut d'abord s'assurer avec certitude que l'élévation du terrain du cimetière, comparée à celle de l'autre rive du cours d'eau, mette à l'abri de toute inondation. On doit ensuite prendre toutes les précautions possibles pour qu'il ne puisse s'établir aucune communication, par infiltration, entre le terrain du cimetière et le lit du cours d'eau. L'excès d'humidité autour des cercueils et l'altération de l'eau par le mélange de produits de décomposition offriraient, à des degrés divers, de sérieux inconvénients. Dans une semblable circonstance, le Conseil d'hygiène et de salubrité du département des Bouches-du-Rhône a décidé, à l'effet de préserver le ruisseau d'un moulin voisin d'un cimetière à construire, que le mur de clôture serait établi à 3 mètres de distance du ruisseau, sur des fondations en maçonnerie hydraulique de 75 centimètres d'épaisseur; et que le bas des fondations serait amené à 1 mètre au-dessous du niveau du fond du ruisseau. Avec cette précaution, il a paru que les eaux qui s'infiltraient dans le sol, et qui pourraient ainsi y puiser des matières organiques, ne pouvaient dépasser les limites du cimetière qu'à une profondeur qui rendrait impossible leur mélange aux eaux du ruisseau.

Il ne faut pas oublier cependant qu'à Londres, on a vu les infiltrations de matières organiques provenant des cimetières pénétrer dans des puits et des égouts, à travers non-seulement la brique, mais encore le ciment, à 30 pieds de distance. Ce n'est sans doute qu'au bout d'un temps assez éloigné que de semblables phénomènes s'observeront à de telles distances et à travers de pareils obstacles ; mais c'est surtout au point de vue de l'avenir que l'on doit s'occuper d'éventualités de ce genre, et nous n'hésitons pas à proscrire toute construction de cimetière à une distance plus rapprochée que 15 mètres de tout cours d'eau, égout, puits, etc.

Il semblerait résulter d'un fait rapporté par M. Guérard que la filtration à travers les cimetières, des eaux destinées aux usages domestiques, loin d'avoir l'influence fâcheuse qu'on lui a attribuée, peut parfois produire des effets jusqu'à un certain point avantageux. Dans une visite qu'il fit avec ses collègues du Conseil de salubrité au cimetière de l'Ouest, il eut l'occasion d'examiner l'eau du puits creusé au milieu du terrain : cette eau, au lieu d'être crue, comme la nature calcaire du sol devait le faire supposer, dissolvait le savon, cuisait les légumes, etc. ; elle était limpide, inodore et de bon goût. Barruel, qui faisait partie de la commission du Conseil, jugea aussitôt que, dans sa filtration à travers un terrain imprégné de sels ammoniacaux, le sulfate calcaire qu'elle renfermait avait été décomposé ; que, par conséquent, cette eau devait contenir des sels à base d'ammoniaque. L'analyse vint confirmer l'induction de ce savant chimiste.

Indépendamment du voisinage immédiat d'un cours d'eau, il faut s'assurer que le terrain occupé par un cimetière ne puisse se couvrir d'eau dans aucune circonstance. Plusieurs cimetières récemment construits en Angleterre l'ont été dans de telles conditions, qu'ils se trouvent submergés tous les hivers. Nous n'avons pas besoin d'insister sur le vice d'une pareille installation, auquel il n'est possible de remédier aujourd'hui qu'au moyen de dépenses incalculables.

Fosses. — Le degré de profondeur et de largeur des fosses, l'espace qui les sépare, leur destination à un ou plusieurs cadavres, tels sont les points divers qui nous intéressent spécialement.

La profondeur des fosses a été fixée dans presque tous les pays par des règlements administratifs. Orfila pensait, contrairement à l'opinion de M. Leigh, que la pression exercée par le sol retarde la putréfaction. Le docteur A. Riecke dit aussi que plus la fosse est profonde, plus la putréfaction est lente à s'accomplir. Vicq d'Azyr pensait avec Maret, que si trois ans suffisent pour qu'un corps soit détruit dans une fosse de 4 à 5 pieds, ce temps ne suffirait pas dans une de 6 à 7 pieds, parce que la pression retarde la putréfaction. Il est probable, du reste, que le degré de compacité du sol est un élément important de cette influence de la profondeur de l'inhumation sur la marche de la putréfaction.

En France, les fosses doivent avoir de 1 mètre 50 centimètres à 2 mètres de profondeur, sur 8 décimètres de largeur, et être distantes l'une de l'autre de 3 à 4 décimètres sur les côtés (décret du 23 prairial an XII). Mais ces prescriptions importantes sont loin d'être toujours rigoureusement suivies. C'est ainsi que, dans le cimetière de Marseille, dont nous avons déjà signalé l'état d'encombrement, les fosses parallèles sont séparées par une épaisseur de terrain si exiguë, qu'elles nécessitent, de la part des ouvriers chargés de les creuser, des précautions très minutieuses. Cette économie dans l'emploi des surfaces dont on dispose, disent les rapporteurs du Conseil de salubrité des Bouches-du-Rhône, serait très louable si elle n'avait pour conséquence de hâter la saturation des terres et de mettre obstacle à la destruction des cadavres. Il est évident que ce surcroît d'action désorganisatrice que celles-ci doivent favoriser ne peut s'effectuer qu'à la condition de leur faire atteindre, dans un délai très court, la limite de leur saturation de matières animales. La masse de terre ne se trouve donc plus en rapport avec celle des cadavres. Cet état d'encombrement peut avoir sur la salubrité publique une action dont il importe de prévenir les effets.

Voici quelle est la profondeur réglementaire des fosses, dans diverses parties de l'Europe : Autriche, 6 pieds 2 pouces; Hesse-Darmstadt, de 5 pieds 7 pouces à 6 pieds 1/2; Munich, 6 pieds 7 pouces; Francfort, 4 pieds 7 pouces; Stuttgard, 6 pieds 6 pouces pour les adultes, 5 pieds 4 pouces pour les enfants; Russie, de 6 à 10 pieds; l'évêque de Londres prescrit de 4 à 5 pieds. On trouve dans le rapport fait par le docteur Sutherland, sur la pratique des inhumations en France et en Allemagne, que dans quelques parties de cette dernière contrée, la profondeur des fosses irait jusqu'à 11 pieds.

Quant à l'étendue en surface du terrain concédé, elle varie dans les différentes contrées. C'est dans les cimetières de Stuttgard que l'on trouve les proportions les plus considérables sous ce rapport : 10 pieds de long sur 5 de large (mesure de Wurtemberg); la fosse est creusée au milieu de cet espace.

Il n'est permis d'inhumer qu'un seul corps dans les fosses privées. En Allemagne, également partout, à une seule exception près, la loi ou la coutume obligent de ne placer qu'un seul corps dans une fosse. Mais à Leipzig, on en met quelquefois deux ou trois. Mais il existe en outre des fosses dites *fosses communes*, larges tranchées où l'on place côte à côte un grand nombre de cercueils, et qui offrent des particularités sur lesquelles nous reviendrons.

Plantations. — Parmi les conditions accessoires de l'installation des cimetières, il en est une qui présente un intérêt particulier. Nous voulons parler des plantations. Leur utilité n'a pas été jugée de la même manière par tous ceux qui se sont occupés de la réforme hygiénique des cimetières. Il est vrai que des plantations accumulées sans règle et sans mesure dans les cimetières peuvent, en recouvrant le sol d'un épais ombrage et en interceptant la libre circulation de l'air dans ses couches les plus inférieures, s'opposer à l'évaporation de l'humidité du sol, qui ne s'élève pas sans entraîner des produits de décomposition, et à la dispersion des molécules, qui ne peuvent, sans cette condition, arriver au degré de dispersion qui peut seul les empêcher de nuire.

Mais ne saurait-on trouver, dans la plantation méthodique et discrète d'arbres dans les cimetières, de réels avantages, à la place des inconvénients signalés par les auteurs que nous venons de citer ?

Le docteur Priestley avait déjà fait remarquer que les végétaux, en aspirant les émanations putrides, étaient propres à purifier l'air. M. Pellieux, dont nous citerons, en traitant des inhumations, les recherches intéressantes sur les gaz méphitiques des caveaux mortuaires, met les plantations d'arbres au nombre des principaux moyens d'assainissement des cimetières. On sait, dit-il, que les végétaux absorbent l'acide carbonique pour en fixer le carbone à leur profit, en dégageant l'oxygène. Si l'on établissait dans les caveaux un double conduit d'air qui introduisît celui du dehors à mesure que l'air intérieur serait chassé extérieurement, ces caveaux s'assainiraient d'une manière parfaite, et les arbres, en absorbant les gaz en quelque sorte au fur et à mesure de leur production, contribueraient également à l'assainissement de l'atmosphère.

Les plantations des cimetières sont, du reste, d'un antique usage, qui semble consacrer leur utilité. Le trente-cinquième statut du règne d'Édouard Ier a pour titre : *Ne rector arbores in cœmeterio prosternat.* Nous ne rechercherons pas ici ce que les cimetières peuvent gagner en décence ou en agrément, dans l'établissement de plantations diverses ou dans le choix d'arbres symboliques. Mais nous signalerons un point de vue d'après lequel les arbres des cimetières pourraient remplir un but utile, non-seulement par leur feuillage, mais par leurs racines encore.

Le remarquable rapport, déjà plusieurs fois cité, du *General Board of health*, énumère, parmi les conditions qui tendent à régulariser l'évolution des produits de décomposition, l'action d'une abondante et vigoureuse végétation. Il résulte du témoignage des fossoyeurs, sacristains et autres employés des paroisses, que la décomposition marche invariablement avec plus de rapidité dans le voisinage des racines des arbres, que dans les autres parties du cimetière ; que la terre est toujours plus sèche autour des racines qu'ailleurs ; que les fibres des racines se dirigent du côté des tombes, et souvent pénètrent dans les fentes du bois des cercueils. Il est donc probable que ces racines sont activement et incessamment employées à absorber les produits de décomposition, à mesure qu'ils se forment, et préviennent de cette manière leur dégagement à la surface du sol, et ainsi leurs pernicieux effets. Le docteur Sutherland dit s'être assuré, à Paris, que lorsqu'une fosse ne renfermait qu'un seul cadavre, les arbres que l'on pourrait planter à la surface suffiraient, en absorbant les parties nutritives du sol, pour abréger la période de sépulture de ce corps.

Nous résumerons ainsi ce qu'il faut considérer dans cette importante question des plantations dans les cimetières. Des plantations trop serrées et disposées sans réflexion peuvent être nuisibles en recouvrant le sol d'un épais feuillage, qui en entretient l'humidité et fait obstacle à l'évaporation des vapeurs chargées des produits de décomposition, et en opposant une barrière à la libre circulation de l'air et des miasmes qu'il entraîne avec lui. Mais il est facile de remédier à de pareils inconvénients.

Les allées des cimetières seront plantées dans la direction des vents les plus habituels ; les arbres droits et élancés, comme les ifs, seront préférés aux cèdres, dont la branchure est horizontale, aux saules pleureurs dont les rameaux flexibles retombent en couche épaisse jusqu'au sol ; les trembles, les peupliers d'Italie, dont les feuilles toujours en mouvement agitent et tamisent l'air en quelque sorte, au feuillage plus lourd et plus épais du tilleul et du marronnier. On se gardera surtout de changer un cimetière en bosquets. Ceux-ci ne pourraient que servir de réceptacle aux miasmes condensés. Des arbres élancés, des troncs dégagés, permettront à l'air de circuler partout. Ne serait-il pas utile, si les observations du docteur Sutherland et les remarques faites dans les cimetières d'Angleterre sont justes, de prescrire la plantation d'un arbre sur chaque fosse ?

Durée des concessions de terrain. — Il est nécessaire, sous peine de voir les cimetières envahir peu à peu le domaine des vivants, de réitérer les inhumations dans les mêmes emplacements ; l'époque à laquelle ces inhumations successives peuvent être pratiquées est généralement fixée par des règlements. On appelle *concession de terrain* la durée de temps durant laquelle il est interdit de rouvrir une ancienne sépulture pour y ensevelir un nouveau cadavre.

Parmi ces concessions, les unes sont purement réglementaires, et concernent, soit les fosses communes, soit les fosses privées, au sujet desquelles il n'a été pris aucun arrangement particulier; les autres se traitent de gré à gré, pour une durée de temps quelconque.

On remarquera que, pour ces dernières concessions à temps ou même à perpétuité, elles peuvent avoir pour effet, si elles se multiplient, de rétrécir indéfiniment la surface disponible d'un cimetière, et d'entraver ainsi le service régulier des inhumations en empêchant d'utiliser les terrains pour des inhumations successives au terme voulu par les règlements. C'est ainsi que le conseil central de salubrité du département des Bouches-du-Rhône prévoyait, l'année dernière, que la ville de Marseille serait obligée, dans un avenir très prochain, de renoncer au système des concessions particulières, à cause de l'insuffisance du terrain, insuffisance telle qu'il a fallu faire servir les allées elles-mêmes d'auxiliaires aux fosses communes.

Une des mesures les plus propres à prévenir de pareils résultats, c'est de proportionner l'étendue des cimetières à la population qu'ils sont appelés à desservir. Le décret de 1804 exige, pour les emplacements des cimetières, des dimensions telles, que le même lieu ne puisse servir à de nouvelles inhumations qu'après un laps de temps de cinq ans, temps qui a paru suffisant pour la destruction des cadavres. Il suffit alors d'établir une proportion entre la moyenne de la mortalité et la dimension des fosses, pour connaître l'étendue qu'il faut donner à un cimetière. Le Conseil de salubrité des Bouches-du-Rhône, dont nous ne saurions prendre trop souvent pour guide le remarquable rapport, établit qu'une inhumation exige 2 mètres carrés de terrain; mais qu'en tenant compte des enfants décédés et des indigents inhumés sans cercueil, et occupant ainsi moins de surface, on peut admettre qu'un mètre et demi de terrain suffit pour une inhumation. Mais nous pensons qu'il est sage de prendre 2 mètres carrés comme base des évaluations, d'abord parce qu'il faut avoir égard aux éventualités qui peuvent résulter d'épidémies répétées ou d'un accroissement rapide de population, et ensuite parce que l'inhumation des indigents sans cercueil ne saurait être admise là où l'assistance publique est sérieusement organisée. Partout l'administration doit, comme à Paris, fournir gratuitement des cercueils aux malheureux à qui leur famille ne peut en procurer. Si nous admettons la moyenne indiquée pour Marseille, c'est-à-dire une mortalité de 3 pour 100, dans une population de 100 000 âmes, par exemple, nous trouvons que 6000 mètres carrés sont nécessaires pour subvenir aux inhumations d'une année; mais le laps de temps exigé pour procéder, dans le même emplacement, à des inhumations successives étant de cinq ans, il faut multiplier ce chiffre par 5, ce qui donne

30 000 mètres de terrain pour une population de 100 000 âmes. Il faut, bien entendu, ajouter à cela les allées, les bâtiments de service, etc.

La seule règle à laquelle puisse être soumise la durée des concessions de terrain est le temps nécessaire pour que la décomposition des corps soit consommée d'une manière complète. Mais ce que nous avons dit plus haut des conditions multiples et variées auxquelles est soumise la marche de ce phénomène fait comprendre aisément qu'il ne saurait y avoir rien d'absolu dans cette fixation. Les auteurs varient singulièrement d'opinion sur le temps nécessaire à la destruction du cadavre enterré, ce qui tient probablement à la différence des conditions dans lesquelles ils ont observé. Gmelin fixe de 30 à 40 ans; Wildberg, 30 ans; Frank, de 24 à 25 ans; Walker, 7 ans; Tyler, 14 ans; Tagg, propriétaire d'un cimetière à Londres, 12 ans; Maret, 3 ans, dans une fosse de quatre à cinq pieds. M. Orfila a trouvé, dans la plupart de ses expériences, les cadavres déjà presque réduits à l'état de squelettes, au bout de quatorze, quinze ou dix-huit mois, même enterrés dans des bières.

Aussi la législation ne varie pas moins dans différents pays. Voici un relevé des époques fixées dans plusieurs parties de l'Europe : Hesse-Darmstadt, 30 ans; Prusse, 30 ans; Sigmaringen, 20 à 25 ans; Francfort-sur-le-Mein, 20 ans; Wurtemberg, 18 ans; Leipzig, 15 ans; Milan (1791), 10 ans; Stuttgard, 10 ans; Munich, 9 ans; France, 5 ans.

On emploie quelquefois la chaux vive pour hâter la décomposition des corps. Frank rapporte que c'est une des prescriptions du Talmud. Il y a une ordonnance de l'empereur Joseph (1784) qui prescrit de remplir la fosse avec de la chaux. De semblables prescriptions ont existé en Hesse-Darmstadt (1786) et à Milan (1791).

De l'abandon des cimetières. — Une question d'un grand intérêt est celle qui se rapporte à l'abandon des cimetières. On abandonne les cimetières dans deux circonstances : ou parce qu'ils sont devenus, par leur insuffisance et un état d'encombrement, impropres à servir plus longtemps de lieu de sépulture, ou parce que des raisons de convenance y font renoncer, pour choisir un autre emplacement.

Quelques mots sur ce que l'on appelle *saturation du sol des cimetières* trouveront ici leur place.

Nous avons déjà plusieurs fois parlé de la saturation du sol des cimetières, condition qui provient de ce que des cadavres nouveaux y étant incessamment inhumés avant que les cadavres plus anciens aient eu le temps de se consommer, le sol devient impropre à opérer les changements qui constituent la putréfaction; il se sature.

Cette saturation, mot que nous employons après Orfila et après les médecins anglais, s'observe dans deux circonstances : soit dans certaines parties de cimetières, ainsi dans les fosses communes où un nombre disproportionné de cadavres se trouve accumulé dans un espace donné, soit dans un cimetière tout entier, lorsqu'on a continuellement devancé, dans les inhumations secondaires, le temps nécessaire à la décomposition des cadavres précédemment inhumés.

Le passage suivant, emprunté à un rapport du docteur Sutherland, donnera une idée exacte de terrains saturés par la matière organique en décomposition. « Dans plusieurs cimetières que j'ai visités moi-même, le sol semble uniquement formé d'os écrasés et d'un terreau animal onctueux. Je voyais, il y a peu de jours, creuser une fosse dans un cimetière de Whitecross-street, appartenant à la paroisse de Saint-Giles. Cette fosse avait six pieds de profondeur et semblait avoir été creusée dans une muraille d'os humains. Le fossoyeur, à chaque coup de pioche, écrasait ou éparpillait sur le sol de larges fragments d'os ; près de là gisaient cinq crânes, dont quatre entiers, et les ossements autour de moi, qui paraissaient appartenir à bien des squelettes différents, étaient tellement frais, qu'il semblait que les parties molles vinssent à peine d'en être détachées. Le sacristain me disait pourtant qu'on n'avait pas touché, depuis vingt ans, à cette partie du cimetière ; mais cela prouve la nécessitéd'un espace suffisant pour assurer la décomposition. »

On remarquera surtout cette circonstance, que cette partie du cimetière de Whitecross-street n'avait pas été touchée depuis vingt ans. il est donc permis d'établir, avec M. Michel Lévy, qu'au bout d'un temps qui varie suivant la qualité de leur sol et le rapport de la masse des terres avec celle des cadavres inhumés, les cimetières atteignent les limites de saturation des matières animales et deviennent impropres à provoquer la fermentation putride.

Fourcroy et Thouret avaient déjà attribué la formation du gras de cadavre, trouvé en si grande quantité dans le cimetière des Innocents, à ce que la terre qui recouvrait les corps avait été promptement saturée des gaz provenant de la première période de putréfaction. Orfila a proposé la même explication de la saponification des cadavres dans les fosses communes : « La cause de cette saponification, dit-il, paraît tenir à ce que la terre, étant trop peu abondante autour de l'immense quantité des corps contenus dans les caveaux, ne tarde pas à être saturée des produits volatils de putréfaction ; dès lors elle ne hâte plus la décompositien putride par sa disposition à recevoir les produits. »

En effet, d'après les remarques du même auteur, on n'a presque jamais observé cette transformation complète dans des corps isolés ou enterrés seuls ; c'est dans les fosses communes seulement que l'on observe des saponifications complètes, et surtout dans les couches inférieures de cadavres. Une des conditions de leur formation paraît être une inhumation profonde. Enfin, cette transmutation ne s'établit pas également bien dans les diverses espèces de terre. Est-ce à cela qu'il faut attribuer le silence de la plupart des médecins anglais qui ont signalé l'état de saturation des cimetières de Londres, sur l'existence de la saponification. L'encombrement du cimetière de Marseille, encombrement tel qu'il a fallu utiliser les allées pour pratiquer des inhumations, et pendant l'épidémie du choléra, jeter les morts pêle-mêle dans des puits appartenant à d'anciennes bastides aujourd'hui comprises dans le cimetière, n'a donné lieu non plus à aucune observation sur ce sujet.

Il est donc permis de croire que, lorsque le sol est saturé de matières organiques en voie de décomposition, cette heureuse transmutation, qui tarit en quelque sorte le foyer de putréfaction, ne peut pas toujours s'accomplir. La décomposition continue alors à s'opérer, mais avec une lenteur relative, car la surface du sol n'en continue par moins de produire avec une activité funeste des émanations putrides dont le cours n'est plus subordonné qu'aux vicissitudes de l'atmosphère elle-même. Alors on trouve, non pas des cadavres saponifiés, ce qui ne réclame que trois ans de séjour dans la terre (Orfila), mais au bout de plusieurs années, des parties molles encore reconnaissables ; au bout de vingt ans, des os encore frais en apparence.

On a cité des exemples d'accidents graves déterminés par d'anciennes sépultures dont le siége venait à être mis à découvert. A Riom, en Auvergne, dit Vicq d'Azyr, on remua la terre d'un ancien cimetière, dans le dessein d'embellir la ville. Peu de temps après, on vit naître une maladie épidémique qui enleva un grand nombre de personnes, particulièrement dans le peuple, et la mortalité se fit surtout sentir aux environs du cimetière. Le même événement avait causé, six ans auparavant, une épidémie dans une petite ville de la même province appelée Ambert.

Un emplacement où avait été situé un couvent de filles de Sainte-Geneviève à Paris fut destiné dans la suite à la construction de plusieurs boutiques. Tous ceux qui les habitèrent les premiers, surtout les plus jeunes, souffrirent à peu près les mêmes maux, que l'on attribua avec raison aux exhalaisons des cadavres enterrés dans ce terrain.

Les remarques que d'anciens observateurs, Haguenot, Maret, etc., ont faites sur l'atmosphère lourde, nauséeuse, des églises qui servaient de lieux de sépulture, se rattachent au même ordre de faits.

M. Chadwick, dont le traité sur les classes pauvres et le savant rapport font autorité en Angleterre, rapporte une observation extrêmement intéressante qui doit trouver place ici : « Dans le cours des recherches que je faisais de concert avec M. le professeur Owen, dit ce savant observateur, nous eûmes à examiner la santé d'un boucher, qui nous mit sur la trace d'un ordre de faits assez curieux. Cet homme avait habité longtemps Bear-yard, près de Clare-market, où il était exposé à deux influences également redoutables, car sa maison était située entre une boucherie et l'étalage d'une tripière. Amateur passionné d'oiseaux, il ne put jamais en conserver tant qu'il logea en cet endroit. Ceux qu'il prenait l'été ne vivaient pas plus de huit jours dans leur cage. Entre autres odeurs malfaisantes, celle qui leur nuisait le plus était la vapeur du suif qui s'exhale des tripes pendant l'opération du dégraissage. Il nous disait : « Vous pouvez suspendre une cage à n'importe quelle fenêtre des greniers qui entourent Bear-yard, et pas un oiseau n'y restera vivant plus d'une semaine. » Quelque temps auparavant, il habitait une chambre dans Portugal-street, au-dessus d'un cimetière très peuplé. Il voyait souvent le matin s'élever du sol un brouillard épais, dont l'odeur offensait l'odorat. Les oiseaux y mouraient vite ; bref, il ne put les conserver qu'en transportant son domicile dans Vere-street, Clare-market, au delà des limites dans lesquelles agissent les émanations dont nous parlons. »

Nous avons, de notre côté, entendu raconter bien des fois par des personnes qui occupaient à Paris l'une des maisons contiguës à l'église Saint-Séverin, que, par certains temps doux et humides, il s'élevait du sol, qui avait pendant des siècles servi aux inhumations, une vapeur épaisse et visible, et tellement nauséabonde, qu'elle forçait à tenir les fenêtres closes, sous peine d'incommodité sérieuse.

Enfin, il n'est pas sans intérêt de rappeler que des inhumations provisoires ayant eu lieu, en 1830, au marché des Innocents, sur l'emplacement de l'ancien cimetière, au milieu de la partie qui se trouve entre la fontaine et les abris du marché, du côté de la rue de la Lingerie, on creusa une fosse d'environ douze pieds de long sur sept de large, et environ dix de profondeur. Quand le pavé eut été enlevé, et sous une couche de sable d'environ un demi-pied de profondeur, on découvrit dans une terre noire et grasse, une grande quantité d'ossements, des débris de cercueils et même des bières assez bien conservées qu'il fallut briser, et d'où s'échappèrent des miasmes tellement fétides, qu'un des ouvriers fut subitement suffoqué.

Les faits que nous venons de rapporter, et il ne serait pas difficile de multiplier les exemples de ce genre, intéressent autant sans doute l'histoire des inhumations actuelles dans les caveaux ou dans les églises, que celle des cimetières abandonnés ; mais il était utile de les reproduire ici afin de rappeler qu'il ne suffit pas de fermer et d'interdire un lieu de sépultures pour que tout danger cesse d'exister, et que toutes précautions deviennent inutiles.

Les articles 8 et 9 du décret du 23 prairial exigent que les cimetières qui viennent à être fermés ne servent à aucun usage, au moins pendant dix années. Ils peuvent être ensuite affermés, mais n'être qu'ensemencés et plantés sans qu'on puisse faire aucune fouille ni fondation pour constructions, jusqu'à ce qu'il en soit autrement ordonné.

Les précautions nécessitées par l'abandon d'un cimetière ne seront pas de même nature lorsqu'il s'agira d'un cimetière abandonné par suite d'encombrement, et sans doute parvenu à l'état de saturation, ou lorsqu'il ne s'agira que de placer en un lieu plus convenable un cimetière entretenu jusque-là suivant les règles de la salubrité.

Dans le premier cas, ainsi que pour les cimetières actuels de Londres, qui ne tarderont sans doute pas à être tous fermés, il est difficile de préciser à quelle époque il sera possible de les utiliser sans danger. Nous n'hésiterons pas même à renvoyer à un temps très reculé la possibilité d'y établir des habitations. Jusque-là tout travail de nature à creuser le sol à une profondeur qui se rapprocherait de celle des anciennes sépultures, pourrait déterminer les effets les plus funestes chez les ouvriers qu'on y emploierait, et avoir également des conséquences nuisibles pour les habitants du voisinage. Jusque-là nous nous bornerons à conseiller d'utiliser cette action, que nous avons signalée plus haut, de la végétation sur les produits de décomposition. S'il est vrai que les végétaux, au moyen de l'absorption exercée par leurs racines, hâtent la consommation des produits organiques enfouis dans le sol, et s'en emparent à leur profit, il y a tout lieu d'espérer qu'ils pourront être usités très efficacement pour assainir les anciens cimetières, et enfin ce sera un moyen d'utiliser des terrains qui ne pourraient, presque indéfiniment, être employés à aucun autre usage sans danger. Il faudra se garder, en faisant ces plantations, de creuser des trous trop profonds, dans la crainte de tomber sur quelque foyer de décomposition propre à fournir des miasmes délétères. Si l'on peut être suffisamment renseigné sur les règles suivies dans un cimetière, relativement à la profondeur des inhumations, on se réglera là-dessus. On voit, du reste, que nous ne considérons pas comme utile, d'une manière absolue, la prescription qui ne permet en France de semer ou de planter la superficie d'un ancien cimetière que dix ans après sa fermeture. Cependant il nous paraît indispensable de soumettre à la surveillance et à l'autorisation spéciale de l'administration toute espèce de tentative pour utiliser un cimetière abandonné pendant l'espace de temps indiqué.

Dans les cimetières qui ne présenteront pas le caractère de saturation, les règles prescrites par l'administration seront suffisantes pour prévenir tout accident. Cependant nous pensons que, dans les cimetières où il y aura eu des fosses communes, la partie consacrée à ces dernières devra être signalée comme devant être l'objet de précautions plus grandes et plus longtemps observées que les autres portions du cimetière. (*Voy.* DÉCÈS, EXHUMATIONS et INHUMATIONS.)

Bibliographie. — D'Arcet, *Projet pour la construction d'une salle d'exhumation et d'autopsie* (*Annales d'hygiène, etc.*, t. III). — Bayard, *Mémoire sur la police des cimetières* (*Annales d'hygiène, etc.*, 1837, t. XVII, p. 296). — Guérard, *Des inhumations et des exhumations sous le rapport de l'hygiène* (thèse de concours, 1838). — Guérard, *Asphyxie pendant une exhumation* (*Annales d'hygiène, etc.*, 1840, t. XXIII, p. 131). — Bayard, *Mémoire sur la topographie médicale des 10ᵉ, 11ᵉ et 12ᵉ arrondissements de la ville de Paris* (*Ann. d'hyg., etc.*, 1844, t. XXXII, p. 306). — Montfalcon et de Polinière, *Traité de la salubrité dans les grandes villes*, 1846, p. 187. — Livois, *Supplément au Dictionnaire de médecine*, art. INHUMATIONS. Paris, 1851. — A. Pellieux, *Observations sur les gaz méphitiques des caveaux mortuaires des cimetières de Paris* (*Ann. d'hyg., etc.*, t. XLI, p. 127). — A. Tardieu, *Voiries et cimetières* (thèse de concours. Paris, 1852). — *Report of the general board of health on a general scheme for extramural sepulture.* London, 1850. — *Report on a general scheme of extramural sepulture for country towns.* London, 1851. — *Collection des rapports des Conseils d'hygiène et de salubrité de la Seine, de la Seine-Inférieure, du Nord, des Bouches-du-Rhône, du Rhône, de la Gironde, de la Loire-Inférieure, de la Nièvre, du Finistère, de l'Aube, etc.*

CIRCONCISION. — La circoncision, opération qui consiste à retrancher l'extrémité du prépuce, a, comme on le sait, une origine religieuse sous l'autorité de laquelle cette pratique, essentiellement hygiénique, s'est transmise jusqu'à nos jours. Voici le texte de cette prescription, que les annales bibliques font remonter à l'an du monde 2107, c'est-à-dire à 3736 ans avant l'époque actuelle. « Voici le pacte de l'alliance éternelle que Dieu fait avec son peuple jusqu'à la dernière génération. Vous couperez votre prépuce en signe de cette alliance. Tout enfant mâle sera circoncis le huitième jour de sa naissance, qu'il soit libre ou esclave, qu'il appartienne ou non à votre race. Celui qui conservera son prépuce entier sera maudit. »

Cette prescription de la circoncision est certainement en rapport avec la fréquence des affections blennorrhagiques dans les climats où elle a été d'abord en vigueur ; aussi la trouve-t-on reproduite, ainsi que bien des emprunts faits aux lois mosaïques, dans la religion mahométane, qui porte à un haut degré le caractère d'application spéciale aux populations qui lui sont soumises.

On s'est demandé si, dans les conditions au milieu desquelles nous vivons, la circoncision pourrait avoir quelque objet utile pour nos populations occidentales. Des auteurs sérieux, et en dernier lieu M. le docteur Claparède, ont soutenu que les accidents soit blennorrhagiques, soit syphilitiques, seraient moins communs, moins graves, et plus faciles à reconnaître chez les circoncis que chez ceux dont le prépuce très développé retient et cèle même quelquefois, à une observation un peu superficielle, les germes de ces affections. Ces faits auraient besoin d'être appuyés de preuves plus décisives ; et il est impossible de songer à généraliser et à rendre obligatoire cette pratique, que les Israëlites seuls ont conservée parmi nous.

Mais cette opération, plutôt religieuse que chirurgicale à leurs yeux, est souvent pratiquée par des mains inexpérimentées. C'est sous ce rapport surtout qu'elle devra fixer notre attention. Nous empruntons à Lallemand la description du procédé suivant, qui s'était conservé d'une manière traditionnelle parmi les Juifs. L'extrémité du prépuce est tirée en avant par l'opérateur ; un aide repousse le gland en arrière, et le bistouri coupe dans l'intervalle les parties tendues. Quelque précaution qu'on prenne, il y a toujours beaucoup plus de peau enlevée que de membrane muqueuse; d'ailleurs, la rétraction du fourreau de la verge est considérable, à cause de sa longueur et de son élasticité. Il reste donc une surface saignante, de 1 ou 2 centimètres, entre la circonférence de la peau et celle de la membrane muqueuse. Parmi les hommes routiniers que la synagogue charge de cette opération, l'usage s'est conservé de déchirer avec les ongles la membrane muqueuse du côté opposé au frein, afin de pouvoir renverser la surface interne en dehors, jusqu'à ce qu'elle soit en contact avec la peau, après avoir abstergé avec la bouche le sang qui couvrait celle-ci.

Il y a deux reproches graves à faire à ce mode opératoire : d'abord la déchirure de la muqueuse avec les ongles, procédé barbare et qui a dû causer plus d'une fois des accidents assez graves, puisque des médecins juifs ont adressé à cet égard des réclamations au conseil des anciens; ensuite la succion, qui, entre autres conséquences, pourrait avoir celle de propager de l'enfant à l'opérateur (*mohel*), et *vice versâ*, une infection syphilitique.

Une ordonnance royale, en date du 25 mai 1845, répondant à un vœu émis par le consistoire lui-même, porte, article 52 : Que nul ne peut exercer les fonctions de *mohel* et de *schohet* s'il n'est pourvu d'une autorisation spéciale du consistoire de la circonscription; et que le *mohel* et le *schohet* sont soumis, dans l'exercice de leurs fonctions, aux règlements émanés du consistoire départemental et approuvés par le consistoire central.

C'est en vertu de cette ordonnance qu'un arrêté consistorial du 12 juillet 1854 a réglementé la circoncision qui doit s'opérer par des procédés rationnels, en présence ou par les mains d'un homme de l'art, dans laquelle la succion est proscrite et la plaie abstergée avec une éponge imbibée de vin. Il est regrettable d'avoir à ajouter que ces sages prescriptions ne sont pas toujours observées, et que la commission d'hygiène du huitième arrondissement à Paris a eu à signaler en 1859 des accidents survenus chez les jeunes israëlites par suite d'infraction aux règles posées par l'arrêté consistorial.

Bibliographie. — Michel Lévy, *Traité d'hygiène*, 3ᵉ édition. Paris, 1857. — *De la circoncision et du baptême, au point de vue de la santé publique*, par le docteur Barjavel, médecin à Carpentras (Vaucluse) (*Annales d'hygiène, etc.*, t. XXXIII, p. 221). — Vanier (du Havre), *Cause morale de la circoncision des israélites, institution préventive de l'onanisme des enfants et des principales causes d'épuisement.* Paris, 1847, in-8. — Claparède, *De la circoncision, de son importance dans la famille et dans l'état*, Paris, 1861.

CIRE. — *Voy.* Bougies.

CIRE A CACHETER. — Les fabriques de cire à cacheter sont comme celles d'essence et de vernis, rangées dans la deuxième classe des établissements à cause du danger d'incendie.

CISELIERS, — *Voy.* Aiguiseurs.

CITERNES. — *Voy.* Engrais, Puits.

CITÉS OUVRIÈRES. — Les cités ouvrières consistent dans un assemblage de bâtiments ou de maisons modèles, construits spécialement pour servir d'habitation aux classes ouvrières.

Ces cités, dont le nom seul est récent, sont la réalisation d'une idée philanthropique, qui, sans être tout à fait nouvelle, ne remonte cependant qu'à un petit nombre d'années. Elles ont été dès le principe destinées à porter remède à l'un des maux les plus cruels que peut amener l'agglomération des hommes dans les grands centres industriels et manufacturiers, c'est-à-dire l'habitation de lieux essentiellement insalubres où des familles entières manquent à la fois d'espace, d'air et de lumière.

Le tableau hideux que présentent dans les grandes villes certaines habitations des pauvres, tableau tracé avec une si effrayante énergie par MM. Villermé, Frégier, Blanqui, Lestiboudois, Kolb-Bernard,

Ebrington, Henry Roberts, Grainger, était bien fait pour éveiller la sollicitude des hommes qui aiment à faire le bien. Parmi les moyens qui ont été proposés et tentés pour combattre cet état de choses, et sans omettre la législation nouvelle sur les logements insalubres que nous aurons à étudier plus spécialement (*voy.* HABITATIONS), on doit placer la construction de cités ouvrières dans lesquelles un nombre plus ou moins considérable d'ouvriers auraient pu être logés convenablement et à bien meilleur marché que dans les maisons particulières. Le mouvement qui s'est produit dans les idées, sous l'influence de la révolution de 1848, a donné une importance nouvelle aux projets de cités ouvières qui se rattachaient en apparence aux vues d'assistance qui occupaient les esprits et même les pouvoirs publics. Il ne faut pas oublier toutefois, que, dans les départements et à l'étranger, ces projets, ou au moins quelque chose de fort analogue, avaient été en partie exécutés, et que l'on pouvait y trouver des modèles bons à suivre.

Il existait à Naples, depuis plus de vingt ans, un édifice considérables de six étages, consacré à la classe ouvrière sous le nom de l'*Albergo dei Poveri*, qui ne contenait pas moins de 2600 habitants, et dont le dernier étage était occupé par des ateliers divers.

En France, dès l'année 1835, M. Villermé signalait avec de justes éloges l'admirable établissement créé à Mulhouse par un de ces manufacturiers dont il est bon, suivant la remarque du savant hygiéniste, « de montrer les efforts et les sacrifices faits depuis longtemps pour soulager, ou mieux encore pour prévenir la détresse de leurs ouvriers. » Il n'est pas sans utilité de reproduire l'intéressante description qu'en donne M. Villermé : « Frappé des conséquences fâcheuses qui résultent à Mulhouse, pour un nombre considérable d'ouvriers, de la manière dont ils sont logés, le maire de cette ville, M. André Kœchlin, a fait bâtir, pour trente-six ménages d'ouvriers de ses ateliers de construction, des logements où chacun a deux chambres, une petite cuisine, un grenier et une cave pour moins de la moitié de loyer qu'ils payeraient ailleurs, pour 12 ou 13 francs par mois. En outre, et sans augmentation de prix, à chaque logement est attaché un jardin pour y cultiver une partie des légumes nécessaires au ménage, et surtout pour habituer l'ouvrier à y passer le temps qu'il donnerait au cabaret. Mais, pour jouir de ces avantages, il faut entretenir par ses propres mains son jardin, envoyer ses enfants à l'école, s'abstenir de contracter une dette quelconque, et chaque semaine faire un dépôt à la caisse d'épargne, et payer 15 centimes à la caisse des malades de l'établissement. Cette dernière condition donne droit, lorsqu'on est malade, à 1 fr. 50 c. par jour, aux visites du médecin et à la fourniture des remèdes. » Cet essai de M. A.

Kœchlin a parfaitement réussi, et a trouvé non-seulement en Alsace, mais dans d'autres départements de la France, plus d'un imitateur. Le même excellent observateur a vu surtout depuis 1841, dans plusieurs localités, des familles d'ouvriers attachés aux manufactures de coton et de laine, aux verreries, aux mines de houille et aux établissements métallurgiques, être logées à très bon marché dans des espèces de cités dont le vice commun était le défaut d'isolement assez complet des ménages. Mais plusieurs propriétaires de ces usines avaient fait construire aussi à leurs frais, et avec une utilité que l'expérience confirme chaque jour, des maisonnettes assez spacieuses, très commodes, convenables à tous égards, auxquelles ils joignirent souvent et gratis un terrain ou jardin, et même parfois un appentis et une petite étable à porc. Chacune de ces habitations était pour une seule famille. On les voyait surtout, ainsi que les espèces de cités dont il vient d'être question, au-dessus des mines nouvellement ouvertes ou de celles dont l'exploitation prenait beaucoup de développement. Nous tenons de M. Baumes, conseiller d'État, notre éminent collègue au Comité consultatif d'hygiène publique, qu'il existe dans le département de l'Hérault une petite commune ouvrière du nom de Villeneuvette uniquement formée par une fabrique de draps autrefois établie par Colbert. Une enceinte carré renferme de petites maisons; les portes du mur d'enceinte sont fermées chaque soir, et les clefs remises au propriétaire. Le gouvernement de la commune est abandonné aux ouvriers.

Ces entreprises, tout à fait particulières, et formant en quelque sorte une annexe de certaines usines ou manufactures, devaient recevoir en Angleterre, en Belgique, en Prusse, en Allemagne, une extension beaucoup plus grande, et prendre un caractère de généralité qui leur méritait véritablement le nom de cités ouvrières.

En 1844, fut fondée à Londres sous le patronage de la reine et la présidence de son royal époux, une *Société d'amélioration du sort des classes ouvrières*, qui entreprit avec la plus grande ardeur, et comme une des branches les plus importantes de ses travaux, « l'exécution de plans et modèles pour l'amélioration des logements des ouvriers à la fois dans la capitale et dans les districts manufacturiers et agricoles. » M. Henry Roberts, architecte de la Société, a rendu un compte fort intéressant de ces travaux dans un mémoire qui a été traduit et publié par ordre du président de la République française, et qui renferme les documents les plus importants sur le sujet dont nous nous occupons.

Une première construction comprit un rang d'habitations modèles pouvant loger vingt-trois familles et trente femmes seules. Le but principal qu'on s'est proposé dans la disposition intérieure de ces maisons a été de réunir toutes les conditions de salubrité, de bien-être, de moralité pour les ouvriers et leurs familles. Une attention toute spéciale a été apportée à la ventilation, à la fourniture de l'eau et à son écoulement. Neuf de ces familles occupent chacune une maison tout entière ayant une chambre commune au rez-de-chaussée, avec un réduit ou un cabinet fermé, assez grand pour contenir les lits des jeunes gens; deux chambres à coucher au premier et une petite cour sur le derrière, au prix de 7 fr. 50 c. par semaine. Les quatorze autres familles sont réparties dans sept maisons; chaque famille occupant un étage de deux chambres avec toutes les commodités convenables, et comme on arrive à l'étage plus élevé par une porte extérieure différente de celle qui conduit aux appartements inférieurs, les locataires respectifs peuvent n'avoir aucune communication. Le prix pour chaque famille est de 4 fr. 35 c. par semaine. Un lavoir et un terrain pour faire sécher le linge sont mis à la disposition des locataires moyennant une faible rétribution. Enfin, le bâtiment du centre sert pour trente veuves ou femmes âgées. Chacune a sa chambre avec l'usage d'un lavoir commun pour toutes au prix de 1 fr. 85 c. par semaine, chiffre que l'on croit pouvoir être porté à 2 fr. 50 c. Encouragée par la location immédiate de son premier rang de maisons, et par les riches souscriptions que lui valut l'approbation publique, la Société entreprit peu de temps après un modèle d'habitation garnie pour ouvriers dont nous n'avons pas à nous occuper ici. Nous ferons remarquer toutefois un fait qui prouve d'une manière bien frappante les résultats avantageux de ce système de logements perfectionnés : c'est que, tandis que le choléra faisait d'effroyables ravages dans les bouges sales et infects du voisinage, il épargnait la maison de la Société, dans laquelle il ne se montra qu'un seul cas sur cent quatre habitants.

Il est bon de signaler quelques modifications avantageuses qui ont pu être réalisées ultérieurement dans la disposition des maisons modèles. Ainsi l'addition d'un troisième et même d'un quatrième étage, et la construction d'escaliers extérieurs découverts, conduisant par une galerie de derrière aux étages supérieurs, de manière à obvier aux nombreux désagréments qu'entraînent les escaliers intérieurs communs à plusieurs familles, c'est là le plan adopté dans le plus important de tous les édifices modèles de la Société. Celle-ci n'a pas manqué de voir son exemple suivi soit par des particuliers, soit par d'autres associations. Une charte royale du mois d'octobre 1845 a notamment autorisé l'*Association métropolitaine pour l'amélioration des demeures d'ouvriers*, qui a ouvert une première rangée de maisons construites pour cent dix familles, et qui ont toujours été occupées depuis leur achèvement, au grand bénéfice des locataires dont la santé a été heureusement modifiée par les bonnes et salubres dispositions des logements. L'Association a également établi des garnis pour les hommes seuls. Enfin, dans quelques villes de province, quelques tentatives ont été faites dans la même voie.

Mais ce qui mérite une mention toute spéciale, c'est la construction de *cottages* entreprise par les grands propriétaires, et offrant dans des espèces de villages modèles des logements assainis et améliorés pour les ouvriers de la campagne. La Société pour l'amélioration du sort des classes ouvrières s'est empressée d'adopter cette idée et de publier pour cet objet des plans que l'on trouvera dans l'excellent mémoire de M. H. Roberts.

En résumé, il existe jusqu'ici, à Londres, huit établissements modèles disséminés dans les divers quartiers de la métropole. Quatre d'entre eux appartiennent à la *Société pour l'amélioration des classes laborieuses*, deux à la *Société métropolitaine pour l'amélioration des classes industrielles*; un a été établi par les soins d'un vénérable pasteur aidé de personnes charitables; le dernier a été fondé par lord Kinnaird. M. Grainger a compté, au moment de sa visite et dans quatre de ces établissements consacrés à des familles, 1238 habitants dont 726 enfants, jouissant de toutes les conditions hygiéniques les mieux calculées. Sur ce nombre, l'honorable délégué du *General board of health* n'a constaté que 11 morts, dont 8 enfants ce qui porte la mortalité annuelle à 1 pour 100, tandis que cette même mortalité surpasse quelquefois, en Angleterre, 2 pour 100. La fièvre typhoïde, le choléra, le typhus, les affections miasmatiques, si communes dans certaines localités de Londres, n'ont pas paru au sein de la population des *maisons modèles*. Six de ces établissements, dont la population est de 1507 individus, n'ont fourni depuis leur ouverture qu'un seul cas de typhus. Ces chiffres, quoique provenant d'une statistique encore bien restreinte, peuvent déjà faire pressentir les résultats bienfaisants qu'il est permis d'attendre de ces institutions.

La Belgique n'a pas tardé à mettre à l'étude et à essayer l'établissement des cités ouvrières, et M. Baradère, consul général de France à Anvers, adressait à M. le ministre de l'agriculture et du commerce les renseignements suivants concernant l'érection projetée d'une cité ouvrière dans la banlieue de Bruxelles.

Un arrêté royal, en date du 15 septembre 1849, approuve une convention conclue le 13 du même mois, entre M. le ministre de l'intérieur et M. Gomand, propriétaire à Bruxelles, pour l'érection d'une cité ouvrière sur le territoire de la commune d'Ixelles, convention par laquelle le gouvernement s'engage, sous diverses conditions favorables à la classe ouvrière, à accorder un subside et à faire une avance de fonds à M. Gomand. Comme cette convention pourrait servir de modèle à d'autres arrangements du même genre, nous croyons devoir la faire connaître en son entier. En voici le texte :

« Article 1er. M. Gomand, propriétaire, à titre de la vente qui lui en a été faite par M. le comte de Fiequelmont, suivant acte passé devant Me Morren, notaire à Bruxelles, d'un terrain situé en la commune d'Ixelles, rue de la Croix, contenant en superficie environ 1 hectare, s'engage à établir sur ce terrain un quartier d'ouvriers, composé :

» D'un bâtiment destiné au logement d'ouvriers célibataires, et comprenant un réfectoire et chauffoir communs, avec dépendances, un local destiné à servir de salle d'école, un logement pour l'instituteur et une salle de bibliothèque ;

» D'un bâtiment destiné à servir de buanderie commune avec séchoir à l'étage et pompe d'alimentation, et comprenant en outre des salles de bains ;

» D'une blanchisserie commune ;

» De vingt maisons à deux étages, avec cour et jardin ;

» De vingt-deux maisons à un étage, avec cour et jardin :

» De quatre maisons destinées à servir de boutiques.

» Les plans de ce quartier, dressés en double, et signés par les contractants, demeureront annexés à chacun des originaux de la présente convention, dont ils feront partie intégrante.

» Art. 2. Le gouvernement désirant seconder l'entreprise de M. Gomand, et voulant, en attachant à l'exploitation du quartier projeté certaines conditions favorables à la classe ouvrière, donner à cette entreprise un but philanthropique, s'engage :

» 1° A accorder à M. Gomand un subside de 4000 francs pour l'établissement, dans l'axe de la rue de la Croix, d'un égout public destiné à faciliter l'écoulement des eaux ménagères et pluviales, ainsi que des vidanges du quartier projeté, lequel égout aura son point de départ à l'intersection de la rue Gomand et de la rue de la Croix, et s'étendra jusqu'au débouché de cette dernière rue sur la chaussée d'Ixelles, où il s'embranchera à l'égout communal.

» Moyennant ce subside, M. Gomand fera construire, à ses frais exclusifs, ledit égout, ainsi que les embranchements destinés à y déverser les eaux du quartier, et se conformera pour ces constructions aux plans et cahiers des charges adoptés par l'administration communale d'Ixelles.

» La propriété de l'égout à construire dans la rue de la Croix appartiendra à la commune d'Ixelles, qui sera chargée de pourvoir aux frais de son entretien et aura le droit, en compensation, d'appliquer à son profit, à tous les propriétaires riverains des terrains non bâtis de ladite rue, M. Gomand excepté, les dispositions du règlement communal en date du 11 octobre 1840, relatif à l'accès des égouts particuliers aux aqueducs communaux.

2° A prêter à M. Gomand, sans intérêt, une somme de 20 000 fr.

» Art. 5. Le quartier projeté et toutes ses dépendances seront affectés en hypothèque, au profit du gouvernement, à la sûreté du remboursement de son prêt de 20 000 francs.

» Art. 6. En considération de l'avantage que lui fait le gouvernement en lui accordant un subside de 4000 francs et un prêt de 20 000 francs sans intérêt, M. Gomand s'engage :

» 1° A mettre à la libre disposition de l'administration communale d'Ixelles, moyennant une indemnité annuelle de 200 francs qui lui sera payée par cette administration, les locaux comprenant la salle d'école, le logement de l'instituteur et la salle de bibliothèque.

» 2° A fixer le maximum de ses prix de location : A 20 francs par mois pour une maison à deux étages ; à 12 francs par mois pour une maison à un étage ; et à 4 francs par mois pour une chambre d'ouvrier, garnie d'une couchette de fer, d'une table et d'une chaise, avec jouissance du réfectoire et du chauffoir communs.

» Il est entendu que ces stipulations concernant le maximum des loyers ne s'appliquent point aux maisons formant l'angle des bâtiments, et qui sont destinées à servir de boutiques, et dont M. Gomand réglera la location comme bon lui semblera.

» 3° A n'admettre comme locataires des maisons à construire que des personnes dont l'administration communale d'Ixelles aura certifié la moralité.

» 4° A stipuler dans ses baux, comme condition expresse, à laquelle toute sous-location, par les locataires principaux, doit être subordonnée : qu'aucun logement pour une famille ne pourra être composé de moins de deux pièces ; qu'aucune personne dont la moralité n'aura pas été au préalable attestée par l'administration communale d'Ixelles ne sera admise comme sous-locataire ; qu'un seul étage ne pourra être occupé par plus de six personnes ; qu'il est formellement interdit de convertir les souterrains en chambres à coucher.

» 5° A faciliter, pour tous les habitants du quartier, et aux prix fixés par un tarif qui sera approuvé par l'administration communale d'Ixelles, la jouissance en commun de l'espace destiné au blanchissage, de la buanderie et du séchoir, ainsi que des salles de bains.

» 6° A ne point construire dans l'intérieur de la cité de puits d'absorption, dits *puits perdus*.

» Art. 7. Les engagements contractés par M. Gomand dans l'article qui précède sont ici acceptés par M. le ministre de l'intérieur au profit de l'administration communale d'Ixelles, qui aura le droit de tenir la main à leur stricte exécution.

» Toute contravention à ces engagements soumettra M. Gomand ou ses successeurs, propriétaires du quartier projeté, à des dommages et intérêts au profit de la commune d'Ixelles, et dont l'importance sera fixée par le juge compétent. Ces contraventions seront constatées par l'administration communale d'Ixelles. Il est d'ailleurs bien entendu que les engagements contractés par M. Gomand, et qui constituent la condition de prêt gratuit fait par le gouvernement, continueront d'exister après le remboursement de ce prêt. »

Ce projet a donné lieu à un rapport extrêmement important de M. Villermé, au Comité consultatif d'hygiène publique, à l'examen duquel M. le ministre l'avait soumis. Dans la discussion que souleva ce rapport, M. Moreau de Champlieux fit connaître quelques faits pleins d'intérêt résultant d'une expérience fournie par l'organisation du personnel de l'administration des douanes, et qui ne sont pas sans analogie avec ceux que nous étudions ici. On compte 25 000 employés ayant de 600 à 900 francs d'appointements, et répartis sur les côtes et sur les frontières de France. L'administration s'est préoccupée de l'importance qu'il y avait à procurer à ces employés des logements à bon marché. Et actuellement cette pensée est réalisée pour un tiers environ. Dans les campagnes, on a bâti de petites maisons contiguës, ayant des entrées distinctes et isolées, et dont la construction première revient environ à 1000 francs par homme. Dans les villes, on a élevé des bâtiments qui coûtent à peu près le double. Pour citer un exemple de la manière dont sont organisées ces habitations communes : au Havre, on a construit un vaste édifice, qui revient à 1 000 000 de francs environ, et qui contient 400 à 500 employés, dont 1/3 composé de célibataires et 2/3 ayant femmes et enfants. Entre les célibataires et les ménages, la séparation est complète. Pour les familles, il existe des logements de diverses grandeurs. Mais pour que cette réunion d'individus puisse subsister, il faut une autorité armée de très grands pouvoirs. Au Havre, un capitaine et deux lieutenants habitent la caserne et veillent à l'exécution de règlements dont on ne peut s'imaginer la minutieuse sévérité, en tout ce qui concerne l'assainissement et la propreté. Quand plusieurs avertissements n'ont pas suffi, on renvoie et l'on révoque même le délinquant. Malgré tout, cependant, il est d'une extrême difficulté de maintenir la concorde. N'est-il pas permis de penser, d'après cela, que dans une cité ouvrière où il y aurait seulement 100 ménages, sans une autorité véritablement militaire, il serait impossible d'obtenir l'ordre? Confiera-t-on la surveillance à un simple concierge? Et celui-ci sera-t-il forcé de recourir, à l'occasion, au juge de paix, au commissaire de police et à toutes les lenteurs de la procédure ordinaire ?

Pour terminer l'exposé des tentatives faites à l'étranger, au sujet des cités ouvrières, nous devons mentionner l'existence d'une Société établie à Berlin pour y construire des habitations saines et commodes, à l'usage des ouvriers. Cette Société, dont les ressources se composent d'actions industrielles et de dons volontaires, n'entend pas édifier, comme celle de Londres, de vastes bâtiments de pierre, véritables casernes d'ouvriers, où beaucoup reçoivent un gîte pour la nuit, mais de petites maisons de 8 à 12 logements disséminés dans les divers quartiers de la ville. A la fin de 1849, elle en comptait déjà 13 qui se louaient rapidement. Elle n'y admet que des personnes ayant au moins cinq années de résidence à Berlin, possédant un mobilier, exerçant une profession avouable et jouissant d'une réputation intacte. La plus grande exactitude dans le payement des termes est rigoureusement exigée. Les célibataires n'y logent pas sans une famille de leur parenté, ou qui réponde d'eux. Enfin, par une condition toute spéciale, et par suite d'une combinaisan financière assez problématique, chaque locataire pourrait, après un séjour de trente années, devenir propriétaire de son logement.

D'après les faits que nous venons de citer avec détail, il semble que l'idée des cités ouvrières eût pu être facilement et utilement appliquée à Paris. Et pourtant, nous avons regret de le dire, elle n'a reçu qu'une exécution très restreinte. Plusieurs associations s'étaient formées dans le but de faire édifier dans chacun des arrondissements de Paris des cités ouvrières, où les travailleurs eussent trouvé soit de petits logements non meublés, soit des chambres garnies ; on verra par le rapport que nous citerons plus bas quels ont été les résultats obtenus. Depuis 1854 quelques essais nouveaux ont été entrepris, notamment la cité de l'Impératrice et celle de la rue de Charonne. Mais malgré ces efforts, il est impossible de méconnaître que ces divers établissements n'ont que médiocrement réussi.

Ce défaut de succès, dans une ville comme Paris, tient à des causes trop diverses pour être indiquées ici. Mais nous ne pouvons passer sous silence les objections principales qui ont été faites aux cités ouvrières, à celles du moins qui sont conçues d'après un plan trop étendu. Sans nous arrêter aux considérations étrangères à la salubrité, qui ont été mises en avant par Amédée Hennequin et M. Grün, et qui ont trait surtout au caractère d'indépendance et d'indiscipline des ouvriers de Paris, et aux dangers que pourraient offrir pour la tranquillité publique ces agglomérations, si favorables aux menées anarchiques, nous devons rappeler que M. Villermé, dans le rapport que nous avons déjà cité, s'est élevé avec un peu de sévérité peut-être contre l'établissement des cités proprement dites, et leur extension, qu'il considère comme très peu désirable, et, du reste, comme presque aussi peu praticable. Nous ne pouvons mieux faire que de reproduire textuellement les conclusions du rapport, auquel le nom de l'auteur donne tant de poids :

« Les cités ouvrières ne doivent s'ouvrir que pour des ménages ou des familles. Y loger les célibataires du sexe masculin ne saurait se justifier sous aucun rapport. Autant qu'il est possible, il faudrait que chaque cité se composât exclusivement de petites maisons non contiguës. Il serait d'ailleurs bien à désirer que chacune de ces maisons construite, distribuée et tenue de manière à être constamment propre et salubre, eût son jardin et n'admît qu'une famille ou deux au plus. Chaque logement devrait se composer de deux ou trois pièces habitables, dont une à feu, et avoir son entrée particulière. Toutes ces pièces devraient être bien closes, bien éclairées, bien aérées et suffisamment grandes. Les fenêtres et portes seraient disposées de telle manière, qu'étant ouvertes on pût n'être pas vu chez soi par les plus proches voisins, ni apercevoir ce qui se passe chez eux. Afin de mieux isoler les ménages les uns des autres, il serait convenable de bâtir toutes les maisons d'une cité ouvrière sur un même alignement. Par cette disposition les locataires n'apercevraient, rentrés chez eux, que la campagne ou leurs jardins, et les communications avec les voisins seraient rendues moins fréquentes. Il est d'ailleurs presque superflu de faire remarquer ici combien de pareilles demeures peuvent être utiles à la vie de famille, par conséquent au travail, à l'économie, aux bonnes habitudes et au bien-être ; tous avantages que procurerait bien difficilement l'habitation dans de grandes cités ouvrières, au milieu de centaines de personnes dont le voisinage trop immédiat, je pourrais dire le contact forcé, à chaque instant, serait une gêne continuelle et insupportable.

» Enfin, il faut rappeler, en terminant, que partout où la population ouvrière est en grand nombre, il ne sera jamais possible de fournir des logements convenables à tous ceux qui en font partie : que les ouvriers qui gagnent les moindres salaires seront toujours réduits à demeurer dans les logements les moins chers, c'est-à-dire dans des logements incommodes, insuffisants et peu salubres, des maisons délabrées ou mal tenues.

» Il résulte encore de tout ce qui précède qu'au lieu de bâtir un monument ressemblant à une vaste caserne, pour y réunir 400 à 500 individus de la classe ouvrière, il vaudrait beaucoup mieux acheter de bonnes maisons ordinaires, ou même les louer à long bail, sauf à les approprier à leur nouvelle destination, ou mieux encore, s'il est possible, donner à chaque famille sa maisonnette. De cette manière, il est vrai, on n'aurait pas un édifice dont les proportions colossales frappent tout le monde et servent de prétexte à des promesses illusoires; mais avec le même sacrifice d'argent, on ferait modestement plus de bien à un nombre beaucoup plus grand de personnes. »

Nous n'ajouterons qu'une simple remarque, c'est que cette promiscuité que l'on impute aux cités ouvrières, et qui est en somme le principal reproche qu'on leur adresse, est, par le fait, beaucoup plus grande dans le régime actuel des habitations, soit de la classe ouvrière, soit de toute autre classe. Il est même bon de faire observer que les ouvriers se groupent naturellement dans des quartiers distincts, où se trouvent de vastes cours, des maisons immenses capables de loger des centaines de familles, et qui présentent tous les inconvénients prétendus des cités ouvrières, sans offrir les conditions de salubrité, de propreté, d'ordre et d'économie que nous avons vues réunies dans des établissements modèles de Londres et de quelques autres localités. En résumé, il y a dans la fondation des cités ouvrières une idée utile et qui eût mérité d'être poursuivie, dans l'intérêt bien entendu des classes laborieuses.

L'important rapport que l'on va lire, témoignage de la sollicitude ardente du gouvernement pour l'amélioration du sort des classes ouvrières, achèvera de faire connaître les phases principales de cette grave question hygiénique.

RAPPORT A L'EMPEREUR DU 5 AVRIL 1854.

Sire, par décrets en date des 22 janvier et 27 mars 1852, Votre Majesté a affecté une somme de dix millions de francs à l'amélioration des logements des ouvriers dans les grandes villes manufacturières.

Je viens, Sire, vous rendre compte de l'emploi du crédit et de la situation des divers établissements qu'il a servi à fonder.

Créée en 1849, sous le patronage de Votre Majesté, *la cité Napoléon* est le premier établissement fondé en vue d'offrir aux ouvriers des logements convenables. Placé au centre d'un quartier populeux, ce vaste établissement se trouve néanmoins dans les meilleures conditions hygiéniques ; il renferme une salle d'asile, des bains, un lavoir et un séchoir ; il a coûté 700 000 fr., et comprend cent quatre-vingt quatorze logements destinés, soit à des ménages d'ouvriers, soit à des célibataires ; il est actuellement habité par cinq cents personnes ; son revenu net est de 26 447 fr.

La situation prospère de cet établissement est due à l'initiative et aux encouragements du gouvernement, qui, par application du décret du 22 janvier 1852, lui a accordé une subvention de 200 000 fr., et aux efforts de la société propriétaire, à laquelle vient de s'adjoindre une puissante compagnie.

Le décret du 22 janvier 1852 ne tarda pas à produire son effet dans les départements comme à Paris ; on chercha les moyens de procurer aux ouvriers des logements commodes et salubres ; de nombreux projets furent étudiés, des capitalistes offrirent leur concours, et des compagnies se formèrent pour seconder les vues du gouvernement.

Deux traités furent passés presque simultanément, au nom de l'État, avec deux de ces compagnies, représentées, l'une par MM. Émile et Isaac Pereire, l'autre par MM. le baron de Heeckeren, sénateur, et William Kennard.

MM. Pereire se sont engagés à faire construire des cités ouvrières jusqu'à concurrence d'une somme de 4 550 000 fr., moyennant une subvention du gouvernement égale au tiers de la dépense. Dans les habitations destinées aux ouvriers célibataires, le prix de location d'un cabinet garni a été fixé à 20 c. par nuit. La location des logements des ouvriers mariés a été fixée à raison de 7 fr 50 c. par année et par mètre superficiel.

MM. Pereire ont déjà construit deux bâtiments considérables, situés, le premier à la Chapelle, le second à Batignolles.

Ces deux bâtiments, presque entièrement terminés aujourd'hui, pourront être mis en location dans trois mois au plus tard. Ils ont été construits sur le même plan et ne diffèrent que par la distribution intérieure des locaux.

La maison de la Chapelle, destinée principalement aux ouvriers chefs de famille a quatre étages élevés sur caves, dont chacun présente trente-sept chambres à feu. Les appartements sont parquetés en chêne et se composent chacun de deux chambres à feu et d'une cuisine. Le prix moyen de chaque logement est d'environ 225 fr.

L'établissement de Batignolles est exclusivement affecté aux ouvriers célibataires. Il a aussi quatre étages contenant chacun quarante-huit cabinets garnis.

En vertu de deux traités passés avec le gouvernement le 31 mai et le 21 juillet 1853, MM. de Heeckeren et Kennard se sont aussi engagés à faire construire une série de bâtiments jusqu'à concurrence d'une somme de 4 140 000 fr.

L'État leur accorde une subvention égale au tiers de la dépense.

Cette compagnie a préparé divers projets qui vont recevoir leur exécution.

Déjà un vaste bâtiment situé rue de Montreuil a été acheté par elle ; il sera reconstruit en partie et approprié au logement des ouvriers mariés.

A l'époque où Votre Majesté décida qu'un prix de 5000 fr. serait décerné à l'auteur du meilleur projet pour la construction de bâtiments destinés au logement d'ouvriers, MM. Puteaux présentèrent des plans qui furent jugés dignes d'approbation, et qui leur firent attribuer une partie de cette récompense. Quatre maisons construites d'après ces plans furent élevées sur un terrain longeant le boulevard Mazas. Ces maisons ont trois étages : le premier et le second comprennent deux logements composés chacun de deux chambres et d'une cuisine. Ils sont loués, en moyenne, au prix de 200 à 225 fr. Quatre chambres à feu avec alcôve forment le troisième étage. La dépense totale de ces constructions étant de 128 000 fr., l'État a accordé une subvention de 42 666 fr.

Six maisons semblables seront construites à Batignolles et à Grenelle par MM. Puteaux.

Ainsi, grâce aux mesures qui ont été prises, et que je viens de rappeler à Votre Majesté, Paris contiendra bientôt 6000 logements environ, destinés soit aux ouvriers célibataires, soit aux ouvriers mariés. Une grande partie de ces logements sont construits, les autres sont en construction ou sont l'objet de concessions dont les résultats ne se feront point attendre.

L'exemple donné par la ville de Paris n'a pas été perdu pour les départements. A l'époque où s'élevait la cité Napoléon dans Paris, une société, qui toutefois ne fut définitivement constituée qu'au commencement de l'année 1850, se formait à Marseille pour la création d'une cité ouvrière.

Cette société, fondée sous les auspices de MM. de Montricher, Chaponnières, H. Bergasse, Reymond et Chaix, a reçu une subvention de 50 000 fr., elle est aujourd'hui dans la situation la plus florissante. Les vastes bâtiments de la cité ouvrière de Marseille suffisent à peine à loger les ouvriers qui demandent à s'y établir; elle contient cent quarante-cinq chambres meublées, un jardin, un restaurant, des bains, un lavoir et une infirmerie.

Les malades reçus à l'infirmerie sont soignés gratuitement par un médecin; le soir, des leçons de lecture, d'écriture, d'arithmétique et de dessin sont données gratuitement aux locataires. Cet établissement peut être considéré comme un établissement modèle, et qui répond avec une exactitude remarquable à la pensée du gouvernement.

Le succès de cette entreprise suggéra à ses auteurs la pensée d'élever sur d'autres points de la même ville diverses constructions pour le logement des ouvriers mariés ou célibataires. Le gouvernement approuva le projet qui lui fut soumis, et accorda à la compagnie marseillaise une seconde subvention de 200 000 fr.

Mais, si heureux qu'aient pu être les efforts faits à Marseille pour l'établissement des cités ouvrières, il faut cependant reconnaître que de toutes les villes où de semblables édifices se sont élevés, Mulhouse est celle qui est entrée de la manière la plus complète dans les vues de l'administration. Le système adopté par la compagnie mulhousienne, à la tête de laquelle figurent MM. Dolfus, Fréderic et Jean Zuber, Steinbach, Huguenin, Eugel, Em. et Nicolas Kœchlin, Ed. Trapp, Em. Kœchlin-Schouch, réunit à un degré qu'il paraît difficile de surpasser toutes les conditions que doivent remplir les constructions de cette nature.

Les bâtiments de la société mulhousienne forment plusieurs groupes de maisons présentant l'aspect d'une véritable cité, et dont chacune est destinée à une seule famille. Devant les habitations s'étendent des jardins d'un are de superficie, qui ont leur issue sur des rues de huit mètres de large, bordées de trottoirs plantés d'arbres.

Les maisons se divisent en deux classes, d'après leur importance déterminée par le prix de location. Leur nombre total est déjà de trois cents.

Celles de la 1re classe sont groupées par quatre et entourées de jardins.

Celles de la 2e classe sont alignées au fond des jardins et adossées au mur de fond et de côté.

Le prix de location ne peut dépasser huit pour cent du prix de revient. De plus, l'ouvrier locataire peut acquérir au prix de revient l'habitation qu'il occupe. Les constructions ont été faites de telle sorte que l'ouvrier, devenu propriétaire, puisse, à peu de frais, agrandir son logement en proportion de l'accroissement de sa famille. Dans leur état actuel, ces maisons peuvent recevoir cinq ou six personnes. Elles sont bâties sur caves voûtés, et se composent de deux étages et d'un rez-de-chaussée. Toutes ces constructions sont extrêmement avancées.

Les dépenses étant évaluées à la somme de 450 000 fr., une subvention de 150 000 fr. a été accordée à la compagnie mulhousienne.

Ce système, le meilleur de tous, sous tous les rapports, vient d'être appliqué à Paris dans un projet approuvé par le gouvernement et en cours d'exécution, par MM. Emmanuel Martin, propriétaire, et Muller, architecte de la cité mulhousienne.

Sur un terrain spacieux situé entre les rues de Reuilly et de Picpus, MM. Martin et Muller se proposent de construire, pour le logement des ouvriers mariés, cent dix maisons divisées par groupes et entourées de jardins. Des bains, un lavoir, un séchoir, une salle d'asile, seront à la disposition des locataires. Une rue de 300 mètres de longueur traversera la cité dans toute son étendue. Chaque habitation se composera d'une cave, d'un rez-de-chaussée comprenant deux pièces, d'un premier étage formé de trois chambres, et d'un grenier.

Le prix de location sera de 365 fr. par an ou 1 fr. par jour. Si à cette somme l'ouvrier peut ajouter cinquante centimes par jour pendant quinze ans, il deviendra, au bout de ce temps, propriétaire de la maison qu'il habite. Par ce moyen, il pourra acquérir au prix d'une somme de 2900 fr., versée par petites fractions en quinze ans (ce qui porte à 183 fr. le montant de chaque annuité), un immeuble d'une valeur d'environ 6000 fr.

Une subvention de 243 000 fr., représentant le tiers de la dépense totale, a été accordée à M. Emmanuel Martin.

Cette faculté d'acquérir mise à la portée des ouvriers doit être généralisée autant que possible ; elle exercera nécessairement une influence des plus heureuses sur leur bien-être.

D'autres projets encore ont été présentés et seront bientôt en cours d'exécution, soit à Paris, soit dans les départements et notamment à Rouen et à Lille.

L'exécution de ces projets est subordonnée à l'obtention de la subvention du tiers à fournir par l'État. Mais il est à remarquer, en même temps, que toute idée de spéculation est étrangère à ces entreprises et que les compagnies s'interdisent, par leurs statuts, tout bénéfice supérieur à l'intérêt ordinaire des capitaux engagés.

En résumé, 3 892 082 fr. de subvention ont été accordés sur le crédit de dix millions. Il reste donc disponible une somme de 6 107 917 fr.

Voici le tableau des concessions faites au moyen de ce sacrifice :

	Logements pour ouvriers célibataires.	Logements pour ouvriers mariés et destinés à l'habitation d'une famille entière.
A Paris.	5300	800
A Marseille.	150	»
A Mulhouse.	»	300
Total.	5450	1100

Ce bref exposé serait incomplet si, en terminant, j'omettais de mentionner la formation d'une *société de bienfaisance pour l'amélioration et le bon marché des logements d'ouvriers*. Cette société, à la tête de laquelle sont placés MM. Delangle, Demadre, Gaillardin, Cochin, Périer, Thayer, a demandé à être reconnue comme établissement d'utilité publique. La conclusion prochaine de cette affaire assurera un nouvel et utile auxiliaire au gouvernement de Votre Majesté dans l'œuvre bienfaisante à laquelle il a donné une si heureuse impulsion.

Signé de Persigny,

Bibliographie. — *Rapport sur les cités ouvrières*, par M. Villermé (*Annales d'hygiène, etc.*, t. XLIII, p. 241). — *Tableau de l'état physique et moral des ouvriers*, par M. Villermé. Paris, 1840. — *Des classes dangereuses de la population dans les grandes villes*, par M. Frégier. Paris, 1840. — *Des habitations des classes ouvrières*, par Henry Roberts, traduction publiée par le ministre de l'agriculture et du commerce. Paris, 1850. — *Rapport sur le choléra à Lille*, par M. Th. Lestiboudois, Lille, 1832. — *Rapport sur l'assainissement des habitations de la classe pauvre de la ville de Lille*, par M. Kolb-Bernard, dans les *Travaux du Conseil central de salubrité du département du Nord*. Lille, 1843. — *État de la question des habitations et des logements insalubres*, par M. A. Grün. — *First report of the commissionner for inquiring into the state of large towns and populous districts*. London, 1844. — *Report of the general board of health on the present state of certain parts of the metropolis and on the model lodging houses of London*, by R. D. Grainger. Londres, 1851. — Joire, *Logements du pauvre et de l'ouvrier, considérés sous le rapport de l'hygiène publique et privée* (*Annales d'hygiène*, Paris, 1851, t. XLV, p. 290). *De la condition physique des classes ouvrières, résultant de l'état de leurs habitations et des heureux effets des améliorations sanitaires récemment adoptées en Angleterre*, par H. Roberts, in-8. *Trad. de l'anglais*. Paris, 1855. — *Les populations ouvrières et les industries de la France dans le mouvement social du XIX*e *siècle*, par A. Audiganne. Paris, 1854, t. II, p. 304. — *De la nécessité de bâtir des maisons pour loger les classes moyennes (ouvriers); de la possibilité de faire des constructions, en retirant un intérêt raisonnable de son argent*, par A. Chevallier (*Ann. d'hyg. et de méd. lég.*, t. VIII, 2e série, p. 100 et 478). — *Société fondée à Hastings, en 1857, pour l'amélioration des logements d'ouvriers*. — *Études sociales hygiéniques et médicales sur les ouvriers employés aux travaux du port du Havre*, par le docteur Lecadre.

CLARIFICATION. — Les liquides destinés aux usages alimentaires ou domestiques ont tous plus ou moins besoin d'être débarrassés de certaines matières étrangères qu'ils tiennent en suspension, ou, en d'autres termes, d'être clarifiés. L'eau, le vin, le vinaigre, l'huile, etc., sont, dans ce but, soumis à certains procédés qui n'ont pas tous pour nous un égal intérêt et qui seront, d'ailleurs, exposés plus utilement lorsque nous traiterons de chacun des sujets auxquels ils se rapportent. (*Voy.* Bière, Cidre, Eau, Filtrage, Fontaine, Huile, Vin, Vinaigre, etc.)

CLIMATS. — On donne le nom de *climat* à l'ensemble des conditions physiques qui résultent, pour les différentes régions du globe, de leur situation respective à la surface de la terre, et qui sont de nature à exercer sur les êtres organisés une influence spéciale.

L'étude des climats forme, à elle seule, sous le nom de *climatologie*, une science véritable, ou, tout au moins, une partie essentielle de la physique et de l'hygiène générales. Nous ne pouvons, pour ce double motif, entrer dans les développements que comporterait un si vaste sujet. Mais il est impossible de passer sous silence les principes de climatologie et de météorologie sur lesquels repose en grande partie la salubrité des différents lieux habitables. Ne pouvant donner à cet égard que des notions nécessairement fort incomplètes, nous nous attacherons à faire ressortir les points capitaux de l'étude des climats au point de vue de l'hygiène publique, et nous terminerons par quelques mots sur le climat de la France en particulier.

La nature des différents climats est déterminée : par la latitude, par la longitude, par l'altitude, par l'exposition topographique, par la nature du sol. D'où découlent les conditions variables de chaque climat : 1° température, 2° état hygrométrique, 3° pression atmosphérique, 4° direction des vents, 5° lumière, électricité et magnétisme, 6° nature des eaux et productions du sol,

Avant d'aborder l'étude de chacune de ces conditions, il est une remarque générale à faire. C'est que le principal élément, celui qui domine tous les autres dans la constitution des climats, c'est la température. Ses variations déterminent presque à elles seules tous les autres phénomènes météorologiques, d'où résultent les différences des climats, et dont on peut trouver l'origine presque exclusive dans la distribution de la chaleur à la surface du globe. C'est sur elle qu'est fondée la division des climats, en climats *solaires* et climats *réels*. Les premiers seraient déterminés par les positions successives de la terre par rapport au soleil ; mais M. de Humboldt, après Mairan, a montré que cette action fixe, invariable et permanente du soleil, d'où résultent les climats *solaires*, est sans cesse modifiée par des causes perturbatrices essentiellement changeantes et transitoires, telles que le mélange des températures des différentes latitudes amenées par les vents, l'altitude, le voisinage des mers, l'inclinaison, la nature chimique, la couleur, la force rayonnante et l'évaporation du sol, la direction des chaînes de montagnes, la forme des terres, leur masse, la quantité de neige qui les couvre pendant l'hiver, etc., circonstances qui constituent les climats *réels*.

Il n'est sans doute pas besoin de longs détails pour rappeler en quoi consistent les éléments des divers climats que nous avons précédemment énumérés : latitude, longitude, altitude, exposition, nature du sol.

La *latitude*, c'est-à-dire la situation d'un lieu par rapport à l'équateur mesurée par les degrés parallèles, exerce sur la constitution des climats l'influence la plus puissante. C'est en raison de son action sur la température que l'on divise la surface de la terre en cinq zones : la zone intertropicale ou torride, qui comprend les régions sur lesquelles le soleil vient frapper à plomb deux fois dans le cours de l'année; les deux zones tempérées, qui s'étendent de chacun des tropiques au cercle polaire correspondant; les deux zones glaciales, qui sont placées sous les pôles. A ces trois zones se rattache la division des climats en chauds, tempérés et froids.

La *longitude*, qui est l'angle que forme le méridien du lieu avec un premier méridien pris arbitrairement, se calcule chez nous à partir du méridien de Paris, et se divise en longitude orientale à l'est de ce méridien, et longitude occidentale à l'ouest. Elle n'agit sur la nature du climat qu'en raison de la proximité ou de l'éloignement des grands bassins océaniques.

L'*altitude* d'un lieu s'étend de la hauteur qu'il occupe au-dessus du niveau de la mer, et doit être considérée comme l'un des éléments climatériques les plus importants. On peut dire, d'une manière générale, que son influence est tout à fait analogue à celle de la latitude, en ce sens que de la base au sommet d'une montagne les phénomènes météorologiques présentent des variations semblables à celles que l'on observe sur une plus vaste échelle de l'équateur aux pôles, si bien que la terre pourrait être considérée comme formée de deux montagnes adossées par leur base à l'équateur. Nous aurons occasion de montrer quelles conséquences capitales, surtout par rapport à la température et à la pression atmosphérique, découlent de l'altitude des lieux et exercent leur action sur les êtres vivants.

Eu égard à leur *exposition topographique*, on doit non-seulement étudier les localités dans leur orientation, mais encore examiner leur situation continentale, littorale ou insulaire, la direction des chaînes de montagnes, circonstances qui modifient si puissamment les climats, soit par le caractère des vents régnants, soit par l'état hygrométrique de l'air, soit encore par les variations de température qui en dépendent.

Enfin, la *nature du sol* ne peut être considérée comme indifférente dans la détermination des climats. Ce n'est pas que la science possède encore des données précises sur le mode particulier d'action des différents éléments géologiques. Mais, outre celles qu'il est permis de leur supposer, il en est d'autres plus facilement appréciables qui résultent des conditions extérieures, telles que l'état plus ou moins perméable du sol, son humidité ou sa sécheresse, sa nature marécageuse, l'existence à sa surface de forêts et de grandes masses de verdure, circonstances d'où résultent secondairement la chaleur, la force rayonnante et l'évaporation du sol.

Tels sont les éléments constitutifs fixes des climats, ceux dont dépendent les conditions variables de chaque climat. C'est à ces dernières que se rattachent en réalité les caractères climatoriaux proprement dits; mais en les passant en revue, nous constaterons à chaque pas l'influence essentielle de la latitude, de la longitude, de l'altitude, de l'exposition générale et de la nature particulière du sol dans les différentes localités.

1° **Température.** — La recherche et la constatation de la température, nous l'avons dit déjà, dominent toute la climatologie. C'est là à la fois le premier résultat de la latitude et des autres conditions que nous avons indiquées, et la principale influence qui se fait sentir sur les êtres organisés.

Considérée d'une manière générale, la température atmosphérique, dont la source réside presque exclusivement dans l'action du soleil, varie naturellement suivant la hauteur de cet astre au-dessus de l'horizon. Chaque jour présente un maximum et un minimun de température. Le minimum ne se trouve jamais plus tard que sept heures du matin, jamais plus tôt que trois heures; le maximum ne varie guère suivant les climats, et répond à deux heures ou trois heures de l'après-midi. La température, prise à l'aide du thermomètre tourné vers le nord à neuf heures du matin, à midi, à trois et à neuf heures du soir, donne une moyenne équivalente à la moyenne des vingt-quatre heures. Cette moyenne se trouve entre sept heures du matin (pour le mois de juillet) et dix heures du matin (pour le mois de janvier). Quant à la moyenne de l'année, elle est assez bien représentée par la moyenne du mois d'avril et du mois d'octobre; mais au point de vue de la climatologie, il est une donnée beaucoup plus importante et plus pratique : c'est celle de la température de l'hiver et celle de l'été. Nous verrons en effet que deux moyennes égales peuvent correspondre à des climats fort différents : l'un à températures uniformes, et tel que les hivers soient doux et les étés sans chaleur; l'autre à températures extrêmes, tel que les étés soient très chauds et les hivers très froids.

Si nous recherchons quelles sont les circonstances qui font varier la température moyenne d'un lieu, nous voyons ces variations dépendre : de la latitude, de la hauteur au-dessus du niveau de la mer, de la durée relative des jours et des nuits, du voisinage des mers, des vents. Les climats, relativement aux variations de température, sont tantôt *constants*, tantôt *variables*, tantôt *excessifs*.

La latitude détermine des différences énormes dans la température moyenne des lieux. A l'équateur, c'est-à-dire a 0 degré latitude, la température moyenne est de 27 à 30 degrés; à 48 degrés (latitude de Paris), elle est de 10°,8; à 60 degrés latitude, 0 degré, à + 5 degrés; au pôle, à 90 degrés latitude, — 25 à 30 degrés. Les maxima et les minima varient suivant les latitudes de + 47°,4 à — 56 degrés, ce qui donne une différence de 103 degrés.

Il ne faut pas croire du reste que, dans toute l'étendue d'un même degré parallèle, l'égalité de température moyenne se maintienne. M. de Humboldt a montré dans l'un de ses travaux les plus admirables que, si l'on réunit par une ligne tous les points géographiques dont la température moyenne serait la même, s'ils étaient tous au niveau de la mer, ces lignes, désignées sous le nom d'*isothermes*, ne sont pas parallèles à l'équateur, mais décrivent des courbes plus ou moins sinueuses suivant les influences secondaires qui peuvent contre-balancer celles de latitude. L'examen de la direction des lignes isothermes montre que le point de chaque méridien qui possède la plus haute température ne coïncide pas partout avec l'intersection de ce méridien et de l'équateur, et que, à égalité de latitude, la température moyenne est plus élevée en Europe qu'en Asie et en Amérique, et plus basse dans les pays intérieurs que sur le littoral.

La température s'abaisse à mesure que l'on s'élève dans l'atmosphère. L'air, en raison de sa diathermanéité, ne peut être échauffé directement par les rayons solaires; c'est par leur contact avec la terre que des couches successives s'échauffent. Aussi, les lieux les plus élevés sont-ils en rapport avec une atmosphère plus froide, et de plus, sont soumis à une évaporation plus facile et à un rayonnement nocturne plus actif. Guy-Lussac, dans son célèbre voyage aérostatique exécuté au mois de juillet, avait : à 0 mètre, à 10 heures du matin, une température de + 27°,75 ; à 6977 mètres, à trois heures de relevée, — 90 degrés.

Cette influence de l'altitude se montre d'une manière non moins remarquable dans l'identité de la température moyenne observée dans certains lieux placés à des latitudes très différentes. Ainsi, la température moyenne de Saint-Pétersbourg, par 59°,50 de latitude, à 0 mètre d'élévation, est la même que celle de la métairie d'Antisana par 1 degré de latitude, à 4000 mètres au-dessus du niveau de la mer, c'est-à-dire — 3°,5. MM. de Humboldt et Boussingault ont multiplié à cet égard les observations, et on leur doit des résultats du plus haut intérêt. Les recherches zoologiques et botaniques confirment d'une manière éclatante ce grand fait de l'abaissement de la température du pied au sommet des montagnes, de même que de l'équateur aux pôles.

Dans les Cordillères, par 5° latitude.	Hauteur.	Température moyenne.
Cumana	0 mèt.	27°,05
Ansuma-Nueva	1050	23°,7
Latacunga	2861	15°,5
Antisana	4070	3°,4
Neiges perpétuelles	4500	1°,6
Glacier d'Antisana	5400	— 1°,7

En résumé, il résulte des nombreuses observations de Ramond, Kaemtz, Schouw, Guérin, Martins et Bravais, que la température décroît de 1 degré par 180 mètres d'élévation, chiffre peu différent de ceux de 190 à 195 mètres admis par de Humboldt et Boussingault,

La température moyenne est d'autant plus constante que les jours et les nuits ont une durée plus égale. En Laponie, à Bosekop, par 70 degrés latitude, durant quatre-vingt jours de nuit continuelle, la température ne varie, pendant les ving-quatre heures, que de — 9°,31 à — 8°,94. Les saisons ont à cet égard, on le comprend, une influence considérable, et l'on voit des différences très grandes entre les maxima et les minima de température pour les différents lieux.

En Guinée, où la durée des jours est de douze heures, on ne trouve entre la température moyenne des diverses saisons qu'une différence de 2 degrés, tandis qu'à Paris, où la durée des jours varie de 9 heures 45 minutes à 14 heures 30 minutes, les variations de la température moyenne de l'hiver à l'été sont de 15 à 20 degrés. A Saint-Pétersbourg, où le climat commence à devenir excessif, la différence entre le maximum et le minimun est de 26 degrés.

C'est là, en effet, le fait capital au point de vue de l'influence sanitaire. En effet, dans les climats excessifs, les êtres vivants ont non-seulement à résister à des températures extrêmes, mais encore, et surtout, à se prêter à des variations considérables.

Ces différences entre les moyennes de température estivales et hibernales deviennent très évidentes si l'on trace sur la mappemonde des lignes qui réunissent les lieux où la moyenne est la même pour l'hiver, et ceux où elle est la même pour l'été. Ces courbes qui ne sont parallèles ni à l'équateur ni aux lignes isothermes, sont dites dans le premier cas *isochimènes*, dans le second *isothères*. En suivant leur direction dans l'ancien continent, par exemple, on voit qu'à mesure qu'on s'éloigne de la côte occidentale, elles ont de la tendance à se rapprocher, les isochimènes s'abaissant vers le sud, les isothères s'élevant vers le pôle ; de telle sorte que c'est dans l'intérieur du continent que l'on trouverait les hivers les plus froids et les étés les plus chauds, et par conséquent les variations les plus étendues entre les extrêmes de température. La raison de ce fait se trouve principalement dans l'influence du voisinage des mers que nous allons indiquer.

Le voisinage des mers rend la température moyenne plus constante aussi. Dans les îles et sur les bords de la mer, toutes choses égales d'ailleurs, les variations sont beaucoup moindres. En Irlande, par 55 degrés latitude, le myrte ne gèle pas en hiver, et cependant le raisin ne mûrit pas. Il n'y fait donc pas si chaud en été ni si froid en hiver qu'à Paris, quoiqu'il y ait plus de 7 degrés de latitude de différence. Aux îles Féroé, par 62 degrés latitude, la température moyenne est en hiver de + 4°,3, et en été de + 12 degrés. Il n'y a donc de variations qu'entre 8 degrés, et les lacs n'y gèlent pas. En Angleterre, sur les côtes du Devonshire, les oranges mûrissent en espalier, et la température moyenne est en hiver de + 5 ou 6 degrés, et en été de + 11 degrés, ce qui constitue une différence de 5 ou 6 degrés seulement. En Sibérie, au contraire, par 62 degrés latitude, comme aux îles Féroé, mais dans une contrée continentale, le climat excessif offre une température moyenne de + 17°,5 en été et — 40 degrés en hiver, d'où une différence de 57 degrés entre l'hiver et l'été.

Cette loi, ainsi que le démontre Kaemtz, se retrouve partout, et justifie la distinction des climats en *marins* et *continentaux*, les premiers dans lesquels les moyennes de l'hiver et de l'été diffèrent peu, et qui sont par conséquent des climats constants ; les seconds où elles s'écartent au contraire l'une de l'autre, et qui sont ou variables ou excessifs. L'influence du voisinage des mers n'est donc pas d'augmenter ou de diminuer d'une manière absolue la température moyenne d'un lieu déterminé par la latitude, l'altitude, les vents dominants, etc.; elle a pour effet de diminuer l'étendue, la fréquence et la soudaineté des variations de température. Dans les plus petites îles où cette action se produit le mieux, elle offre des résultats très remarquables, et va jusqu'à contre-balancer l'influence de la position équatoriale et jusqu'à modifier profondément la nature du climat. On peut citer comme exemples Madère, les Açores, l'île de Wight, etc., où les extrêmes de température et le caractère de chaque saison diffèrent notablement de ce que sembleraient indiquer la latitude et les autres conditions topographiques.

Les vents agissent encore puissamment sur la température, soit en déterminant dans l'atmosphère des courants qui mêlent les couches d'air et les refroidissent, soit en apportant dans un lieu la température des lieux qu'ils ont parcourus, ce qui explique comment les vents du nord sont plus frais que ceux du midi. Après la latitude et la hauteur, ce sont eux, dit M. le professeur Martins, qui exercent la plus grande influence sur la température moyenne des saisons. Nous aurons à revenir sur cette action des vents qui constitue l'un des éléments climatériques les plus importants.

2° **État hygrométrique.** — L'humidité de l'air ou sa sécheresse occupent parmi les agents climatériques un rang presque égal à la température. Étroitement lié à celle-ci et presque sous sa dépendance, l'état hygrométrique de l'atmosphère joue le rôle le plus important dans la production des maladies et dans l'influence diverse des climats sur l'homme. Il est bien entendu que l'humidité ne se mesure pas par la quantité absolue de vapeur d'eau que l'air contient, mais par le rapport de celle-ci à la quantité qu'il pourrait contenir.

Le degré de l'humidité atmosphérique varie suivant plusieurs causes : elle augmente d'une manière générale, à mesure que la température diminue, de l'équateur aux pôles ; et, à température égale, elle augmente à mesure que l'on se rapproche des côtes. En effet, les couches d'air qui sont en contact avec la mer sont à peu près complétement saturées de vapeur d'eau ; et, toutes choses égales d'ailleurs, les climats continentaux sont moins humides que le littoral ou les îles et les régions péninsulaires. Les variations que l'humidité éprouve en raison de l'altitude sont moins nettement définies. Les observations les plus récentes de Kaemtz, Martins et Bravais, mettent hors de doute, contrairement à l'opinion ancienne de de Saussure, de Luc et de Humboldt, que s'il est vrai que sur les montagnes la sécheresse peut être extrême, en moyenne l'humidité est aussi forte au sommet qu'au bas. L'influence des vents sur l'humidité est encore plus incertaine et plus variable. S'il est difficile de la spécifier pour chaque sorte de vent, on peut dire d'une manière générale que l'humidité qu'apportent les vents vient surtout des lieux qu'ils ont traversés.

Outre ces conditions hygrométriques qui varient dans les divers points du globe, il existe d'autres causes de variations dépendant des heures du jour et des saisons. Les mois de décembre et de janvier dans les régions tempérées et continentales sont les plus humides, tandis que ceux d'août et juillet sont les moins humides, bien qu'il y ait dans l'atmosphère le plus de vapeur d'eau. Au mois de janvier, dans les mêmes contrées, le minimum de tension, c'est-à-dire le moment où l'humidité relative est la moins considérable, correspond à huit heures du matin, et le maximum à deux heures de l'après-midi. Il est bon d'ajouter que, dans un climat continental, la quantité de vapeur ne coïncide pas toujours avec la plus haute température, comme cela s'observe dans les pays maritimes.

L'eau atmosphérique n'est pas toujours à l'état de vapeur invisible. Elle peut se condenser sous forme de vésicules creuses remplies d'air saturé, état vésiculaire, ou sous forme de gouttelettes. Elle donne aussi naissance aux différents météores aqueux : brouillards, nuages, pluies, grésil, neige, rosée, etc. Ces phénomènes n'ont pas tous la même importance au point de vue climatologique, et ce n'est pas ici le lieu d'exposer leur origine et les conditions de leur formation. Nous ferons remarquer que, pour la plupart, ils sont subordonnés aux influences locales. Nous dirons seulement avec M. Martins, que le voisinage de la mer, des rivières et des montagnes, rend les brouillards plus communs. La fréquence des rosées et des gelées blanches dépend de la fréquence des nuits sereines, combinées avec un air chargé de vapeur d'eau.

Mais il est un hydrométéore qui est trop essentiellement lié à la nature des climats, pour que nous n'entrions pas dans quelques détails. Nous voulons parler de la pluie, dont il importe de considérer, d'une part la quantité annuelle, et d'une autre part la distribution dans les diverses saisons. Il existe à cet égard une grande différence entre les diverses zones terrestres et entre les différentes localités. Ainsi le nombre des jours de pluie va en diminuant du nord au sud, tandis qu'au contraire la quantité d'eau qui tombe est plus considérable à mesure que l'on s'approche de l'équateur. Et, à part les circonstances locales, telles que le voisinage des mers, ou des grandes chaînes de montagnes, ou de vastes forêts, on peut dire que les endroits où il pleut le moins souvent sont ceux où il pleut le plus abondamment. La quantité d'eau tombée dans une seule averse peut acquérir des proportions énormes, surtout dans les régions tropicales, où l'air saturé de vapeurs laisse précipiter des torrents de pluie sous l'influence du moindre refroidissement ou de l'action des vents.

C'est cette dernière cause, en effet, qui paraît jouer le principal rôle dans la production des pluies de la zone torride; c'est sous l'influence des vents propres aux diverses saisons que celles-ci se partagent d'une manière très régulière en saison humide et saison sèche, et que les pluies se reproduisent d'une manière vraiment périodique, tantôt une fois, tantôt deux fois par an. La périodicité des pluies disparaît à mesure qu'on s'éloigne de l'équateur. Et tandis qu'entre les tropiques les plus grandes quantités de pluie tombent pendant que le soleil est au zénith, c'est-à-dire dans une saison qui correspond à notre été, au nord des tropiques, c'est surtout en hiver qu'il pleut abondamment. Mais la loi reste partout la même, et si l'on compulse les importants résultats recueillis par le savant Kaemtz, on voit que la distribution des pluies dans les différentes contrées tient à la direction et à la nature des vents ; et que les conditions de l'extrême sécheresse se rencontreront dans les climats continentaux, très éloignés de la mer, très élevés au-dessus de son niveau et isolés par des chaînes de montagnes, ainsi que M. de Humboldt l'a observé pour le plateau central de l'Asie.

3° **Pression atmosphérique**.— Les effets que le poids de l'air produit sur l'organisme vivant sont trop considérables pour que les influences climatoriales capables de faire varier la pression atmosphérique ne semblent pas devoir acquérir une très grande importance. Cette pression, variable avec les circonstances météorologiques, est de 1033 grammes par centimètre carré de surface au niveau de la mer, où le baromètre marque 760 millimètres. Elle diminue assez rapidement, à mesure que l'on s'élève dans l'atmosphère, environ 1 millimètre par 10 à 14 mètres. Elle diminue également à mesure qu'on s'éloigne de l'équateur.

Une remarque préliminaire essentielle à faire, avant d'examiner cette partie de la climatologie, c'est qu'il faut distinguer avec soin la diminution permanente de la pression, suivant chaque localité avec les variations soudaines, ou même avec les oscillations régulières du baromètre. M. le professeur Gavarret a très justement insisté sur cette distinction. Les lieux habités sont placés à des hauteurs très diverses, et leurs populations soumises normalement à des pressions extérieures très différentes. Le tableau suivant en fournit la preuve évidente.

Localités.	Hauteur barométrique.	Pression par centimètre carré.
Bords de la mer.	760 millim.	1033 grammes.
Paris.	756	1028
Mexico.	583	793
Quito	553	752
Antisana	470	639

On le voit, de grandes villes ont été fondées et ont prospéré dans des régions du globe où la pression atmosphérique est très inférieure à la normale barométrique. Et malgré cette différence énorme entre le maximum et le minimum de pression, la vie des êtres organisés ne paraît en ressentir aucune atteinte. M. Gavarret en a donné la raison, à la fois très ingénieuse et très frappante. Les vrais dangers de la diminution de la pression extérieure viennent, suivant lui, du dégagement des gaz normalement dissous dans le sang. Mais chez les êtres qui vivent habituellement sous une pression barométrique très faible, la proportion des gaz du sang se modifie de manière à se mettre en équilibre avec les pressions extérieures, et à faire disparaître ainsi toutes les causes de perturbation.

Ces considérations sont de nature à enlever à l'étude des différences barométriques beaucoup de son importance en climatologie. Et l'on doit en tirer cette conséquence, que la diversité de la pression moyenne, comparée dans les différents lieux, ne constitue qu'un caractère secondaire des climats. Nous nous bornerons donc à indiquer rapidement les particularités qui se rattachent aux variations du baromètre.

Les premières que nous ayons à noter sont les variations diurnes qui consistent dans les oscillations régulières de la colonne barométrique correspondantes à certaines heures du jour que l'on désigne sous le nom d'*heures tropiques*. Ces oscillations dépendent en grande partie de la position géographique du lieu où l'on observe. Près de l'équateur, les différences entre le maximum et le minimum sont très grandes. Il n'en est pas de même dans les latitudes élevées : non-seulement la variation diurne est moindre, mais encore elle est marquée par des oscillations irrégulières. Dans l'hémisphère boréal, la loi de la variation barométrique diurne montre que depuis midi le baromètre baisse jusqu'à trois ou cinq heures du soir, moment où il atteint son minimum ; puis il remonte, et son maximum tombe entre neuf et onze heures du soir. Il baisse de nouveau, et l'on observe un second minimum vers quatre heures du matin, et un second maximum vers dix heures. Les heures tropiques sont plus tardives le matin et plus hâtives le soir en hiver qu'en été. Quant à l'amplitude de ces oscillations diurnes, elle est surtout étendue dans la saison chaude et dans les régions équatoriales, en tenant compte de l'altitude. Kaemtz a déduit, des nombreuses observations qu'il a recueillies, cette loi que les oscillations barométriques ont d'autant plus d'étendue, que les changements thermométriques sont plus grands. Ces oscillations inverses de la pression atmosphérique et de la température sont, d'ailleurs, le plus souvent en rapport avec les changements de vents. Le baromètre atteint son maximum quand les vents soufflent du nord et de l'intérieur des continents ; son maximum, quand ils viennent de l'équateur ou de la mer.

Outre ces variations en quelque sorte régulières de la colonne barométrique, il en est d'accidentelles qui tiennent à des causes diverses, telles que les pluies, les tempêtes. Ces variations présentent pour chaque mois une amplitude moyenne qui diffère suivant les localités. Kaemtz a tracé des lignes *isobarométriques* qui réunissent les différents points où l'amplitude est la même.

4° **Direction des vents.** — Les vents, suivant l'expression du professeur Martins, sont les grands arbitres des changements atmosphériques ; ajoutons qu'ils exercent sur la salubrité des lieux et sur la nature des climats l'influence la plus directe. Ils renouvellent l'air des villes, comme le fait remarquer Kaemtz, et adoucissent les climats du nord en leur apportant la chaleur du midi. Sans eux les pluies seraient inconnues dans l'intérieur des continents qui se transformeraient en déserts arides. Résultant des changements de densité qui surviennent dans l'atmosphère, et des différences de température qui existent entre des pays voisins, les vents forment des courants qui se dirigent des lieux où l'air est le plus dense, vers celui où il l'est le moins. Leur direction est indiquée par le point de l'horizon d'où ils soufflent. Une première loi posée par Kaemtz est la suivante : Si deux régions voisines sont inégalement échauffées, il se produira dans les couches supérieures un vent allant de la région chaude à la région froide, et à la surface du sol un courant contraire.

Les vents présentent, dans les différentes régions du globe, des différences climatériques très importantes.

Sur les bords de la mer, l'échauffement inégal de la terre et de la mer amène, à mesure que le soleil s'élève au-dessus de l'horizon, une brise de mer. La plus grande force correspond au moment du maximum de température de la journée ; et, par un effet inverse, un vent de terre souffle à la fin de la nuit, et le maximum de force coïncide avec le moment du minimum de température des vingt-quatre heures.

Un phénomène tout à fait analogue s'observe dans les montagnes où il existe des alternatives de courant ascendant diurne et de courant descendant nocturne que M. Fournet explique par l'échauffement des cimes au soleil levant qui détermine le courant ascendant, tandis que l'échauffement de la plaine, plus considérable dans la journée que celui de la montagne, détermine vers le soir un courant descendant.

On rencontre entre les tropiques des vents d'est qui ont reçu le nom particulier de *vents alizés*, et qui résultent de la combinaison de mouvements de l'air échauffé avec la rotation de la terre. En effet, il se forme un courant supérieur de l'équateur vers les pôles, et un courant inférieur des pôles vers l'équateur ; c'est-à-dire un vent du nord dans l'hémisphère boréal, un vent du sud dans l'hémisphère austral. Mais ces deux directions se combinant avec le mouvement de la terre d'occident en orient, il en résulte un vent de N.-E. pour notre hémisphère, et du S.-E. pour l'autre. Les vents alizés ne se font sentir que dans une zone limitée. Mais en même temps qu'ils soufflent dans les régions inférieures, le vent d'ouest règne constamment dans les régions supérieures de l'air entre les tropiques.

Dans l'océan Indien les vents alizés sont troublés par l'influence de la conformation des continents africain et asiatique, et des différences de température qui existent entre eux et la mer. On trouve alors des vents réguliers qui règnent pendant l'hiver et pendant l'été et que l'on nomme *moussons*, soufflant dans l'hémisphère boréal du N.-E. en hiver et du S.-O. en été, tandis que dans l'hémisphère austral l'alizé de S.-E. règne pendant toute l'année. Cette succession de vents réguliers se rencontre dans d'autres contrées, quoiqu'elle ne soit nulle part aussi remarquable que dans l'océan Indien. Toutefois la Méditerranée a ses moussons connues sous le nom de *vents étésiens*.

Nous ne pouvons donner l'indication, même sommaire, des différentes circonstances qui font varier la direction des vents. Dans les regions tempérées, quel que soit le sens dans lequel ils soufflent, ils se font en général sentir plutôt dans les contrées vers lesquelles ils se dirigent que dans celles d'où ils viennent. Une considération plus importante et véritablement capitale en climatologie, c'est celle des propriétés que les vents empruntent aux pays sur lesquels ils passent Ainsi, les vents d'ouest qui soufflent de la mer sont beaucoup plus humides que les vents d'est qui traversent les continents. Dans le midi de l'Europe, les vents du nord sont célèbres par leur violence et leur âpreté. De plus, on y observe un vent du sud non moins froid que le vent du nord et connu sous le nom de *mistral*. Dans les déserts et les plaines sablonneuses de l'Asie centrale et de l'Afrique dont le sol aride est si fortement chauffé par le soleil, on voit s'élever le *simoun* ou *harmattan*, vents brûlants qui emportent des nuages de sable et sont la terreur des voyageurs du désert et de leurs montures. En Europe, le *solano* d'Espagne, et le *sirocco* d'Italie, portent avec eux une chaleur desséchante et jette ceux qui s'y exposent dans une insurmontable langueur. On ne peut terminer ces considérations sur les propriétés des vents, sans rappeler l'influence des chaînes de montagnes sur la constitution des climats. En effet, dans les pays chauds, les vents qui rencontrent sur leur passage les zones élevées où la végétation a perdu le caractère des régions torrides se rafraîchissent et vont tempérer les chaleurs des contrées voisines, remplissant ainsi le même office que les vents de mer. On peut comparer à cet égard le vent qui a soufflé sur le grand désert de l'Afrique et dont l'effet brûlant se fait sentir sur l'Égypte, les îles de la Méditerranée et la côte méridionale de l'Europe, avec les effets des vents qui, des sommets de l'Himalaya ou des Andes, vont modérer la température des continents asiatique et américain.

5° **Lumière, électricité, magnétisme.** — Les phénomènes optiques, électriques et magnétiques, qui jouent en météorologie le principal rôle, sont loin d'avoir la même importance dans la constitution des climats, ou du moins n'exercent sur les êtres organisés qu'une influence mystérieuse qu'il est très difficile de définir. L'action de la lumière ne peut guère être séparée de celle de la chaleur. Quant à l'électricité, on sait qu'elle est répandue dans l'atmosphère, où la versent sans cesse l'évaporation et les combustions qui s'accomplissent à la surface du globe. La terre, d'après les belles expériences de Peltier, est chargée d'électricité résineuse, et l'espace céleste d'électricité vitrée ; de là des influences qui se font sentir dans l'atmosphère, et dont les nuages sont en quelque sorte les intermédiaires. Les orages, qui sont la manifestation la plus frappante de ces mouvements électriques, se montrent surtout, et avec la plus grande violence, dans les régions intertropicales pendant la saison humide. Dans les climats tempérés, ils s'observent presque exclusivement pendant l'été, à l'heure de la plus haute température diurne. Si l'on jette les yeux sur la carte que M. Berghaus a donnée de la distribution géographique des orages à la surface de l'Europe, on reconnaît que l'Italie, entre Milan et Naples, la mer Adriatique, la Dalmatie et l'Albanie forment une région elliptique où les orages sont au nombre de 42 à 45 par an. A mesure que l'on s'avance vers le pôle, les orages deviennent plus rares, et au delà du 70e degré de latitude, ils sont presque inconnus,

6° **Nature des eaux et production du sol.** — Si l'on considère les climats au point de vue de leur influence sur les êtres vivants, et particulièrement sur l'homme, on reconnaît que celle-ci ne se manifeste pas seulement dans les conditions atmosphériques et météorologiques, mais encore dans les qualités des eaux et dans la nature des espèces végétales et animales que l'on rencontre dans les diverses localités. Nous n'avons pas besoin d'insister sur l'importance hygiénique de ce dernier élément.

Les eaux, que nous étudierons à part, et avec tout le soin que mérite une pareille question, empruntent toujours quelque chose aux terrains à travers lesquels elles coulent, et les éléments dont elles se composent ne peuvent manquer de modifier d'une manière spéciale les organismes dans lesquels elles pénètrent. Les usages de l'eau rendent suffisamment compte de l'importance capitale de cette influence climatérique.

Quant aux productions du sol, elles ont ce double effet de servir à caractériser les différents climats par leur nature et leur nombre, et d'agir secondairement, soit sur la température, la lumière, l'électricité, l'état hygrométrique, la direction des vents dans une contrée, soit par leurs propriétés alimentaires et autres sur la constitution des habitants eux-mêmes.

Relativement au premier point, une science vraiment nouvelle, la géographie botanique, a été créée par le génie de M. de Humboldt. Les recherches entreprises jusqu'ici sur les causes de la distribution des végétaux à la surface du globe font voir, ainsi que le dit très justement M. Martins, que le climat est la plus puissante de toutes. Et ces rapports qui existent entre la physionomie des flores des différentes zones terrestres et les climats auxquels elles correspondent sont soumis à des lois déterminées.

Si l'on marche du sud vers le nord, on parcourt des régions végétales différentes, limitées par les courbes isothermes. Le savant professeur de Montpellier a tracé les règles d'après lesquelles on peut déterminer la limite boréale des principales espèces de végétaux. Le choix des plantes n'est pas indifférent. Il est en effet des végétaux qui peuvent vivre et se reproduire sous les climats les plus divers : tels sont la bourse-à-pasteur, la dent-de-lion, le serpolet. Ils doivent donc être rejetés pour caractériser les zones végétales, de même que les plantes cultivées que l'homme, à force de soins et de peine, parvient à faire végéter sous un ciel qui n'est point fait pour elles, Les végétaux qui serviront à caractériser un climat doivent réunir certaines conditions, dont la première est de se trouver à l'état sauvage dans les contrées qu'ils habitent. En général, on préfère dans ce but les arbres, tels que les lauriers, les chênes, les hêtres, les châtaigniers, les pins, les sapins, etc. M. Schow a divisé de cette façon l'Europe en quatre régions principales : 1° la région des arbres à feuillage toujours vert ; 2° celle du châtaignier et du chêne ; 3° celle du chêne et du hêtre ; 4° celle du pin et du bouleau ; régions qui correspondent assez bien aux régions agricoles, qui sont respectivement caractérisées par la culture de l'olivier, de la vigne, des céréales, et l'absence de toute culture. La végétation des montagnes, si bien étudiée par M. Martins, présente en petit l'image de celle de la terre considérée dans son ensemble. Au pied de la montagne on trouve la flore qui correspond au climat de cette région ; mais à mesure que l'on monte, les végétaux de la plaine disparaissent pour faire place à d'autres plantes qui appartiennent toujours à des régions plus froides. De sorte que, ainsi que nous l'avons montré déjà, s'élever dans l'atmosphère ou marcher vers le pôle, c'est traverser successivement des zones de plus en plus boréales, jusqu'à ce que l'on arrive à la région des neiges éternelles.

Au point de vue de leur action sur l'homme, on peut dire d'une manière générale que les productions du sol sont étroitement liées à la nature des habitants ; les conditions de leur acclimatement sont communes. Une merveilleuse harmonie, admirablement décrite par les grands peintres de la nature, Buffon, Bernardin de Saint-Pierre, G. Cuvier, de Humboldt, expliquée enfin avec cette intuition supérieure et ce beau langage qui lui est propre, par M. Dumas dans ses *Leçons de statique chimique*, s'établit entre l'homme et les plantes qui l'entourent, et assurent par leur intime union les conditions de la vie universelle.

Nous venons de passer en revue et d'étudier isolément les éléments divers des climats et les conditions secondaires qui caractérisent chacun d'eux; mais ce serait se faire une idée bien fausse et bien incomplète de leur nature que de la réduire à cette vue étroite. La constitution des climats est complexe, et ne se compose que de la réunion et des rapports de ces éléments entre eux. Nous avons dit comment la situation d'un lieu pouvait déterminer et modifier sa température ; mais celle-ci elle-même, on l'a vu, est la condition à laquelle se rattachent l'état hygrométrique, les vents, les productions du sol, etc., etc. On ne peut, si l'on envisage l'influence climatoriale sur les êtres organisés, scinder ou isoler l'action de ces différents agents naturels. Pour n'en citer qu'un exemple, il importe au plus haut degré de distinguer avec soin, dans les régions équatoriales, les climats chauds et humides des climats chauds et secs. Et cette combinaison des éléments climatoriaux, qui constitue, à proprement parler, la climatologie comparée, ne doit pas être perdue de vue un seul instant lorsqu'on cherche à déterminer l'action des divers climats sur l'homme et les conditions de l'acclimatement.

Cette dernière question a été déjà exposée par nous dans les premières pages de ce livre, et nous n'avons pas à y revenir. Nous rappellerons seulement que l'organisme, modifié dans son ensemble par l'influence du climat, acquiert une susceptibilité particulière qui se manifeste non-seulement par une prédisposition morbide spéciale, mais encore dans l'exercice de toutes les fonctions, et notamment dans l'alimentation. Les règles hygiéniques qui découlent de cette condition générale ne sauraient trouver place ici ; elles varient trop suivant les circonstances locales pour qu'il n'y ait pas un grave inconvénient à les indiquer sommairement et d'une manière en quelque sorte banale. Cette grande question de l'influence des climats sur la constitution physique et morale de l'homme, qui a occupé les plus éminents esprits, ne saurait être réduite aux proportions étroites du cadre que nous nous sommes tracé.

Nous terminerons par un court aperçu emprunté au grand et beau travail de M. Martins sur le climat de notre pays.

Du climat de la France. — La France a ce rare privilége de réunir des climats fort divers et dont le type existe dans les pays voisins. Elle est comprise par sa partie continentale entre les isothermes de 15 et de 10 degrés, et, en comprenant la Corse et l'Algérie, entre celles de 20 et de 10 degrés. Si l'on note la température moyenne des principales villes où elle est le mieux connue, on trouve pour les huit villes suivantes supposées au niveau de la mer : Pau, 14°,7 ; Marseille, 14°,3 ; Toulouse, 13°,4 ; Orange, 13°,3 ; Lyon, 12°,7 ; Paris, 11° ; Metz, 10°,7 ; Strasbourg, 10°,6.

D'une manière générale, on voit que les isothermes vont de l'est à l'ouest. Les températures extrêmes, mesurées avec un thermomètre à l'ombre, sont au maximum de 40°,2 à Orange, en juillet 1830, et au minimum, dans les plaines, de — 28 degrés à Mulhouse, en février 1830. Les différences entre les moyennes estivales et hibernales sont assez étendues pour qu'on distingue en France des climats excessifs ou continentaux, et des climats constants ou marins. Ainsi, sur les bords de l'Océan, à Brest, à Cherbourg, la différence entre la moyenne de l'hiver et celle de l'été est de 10°,4, tandis qu'elle est en Alsace, de 17°,7. Si l'on suit la ligne isothère, on voit que celle de 20 degrés part de l'embouchure de la Gironde, coupe la Loire au niveau de Moulins, la Saône à son confluent avec le Doubs et le Rhin, non loin de Mulhouse. L'isochimène de 5 degrés coupe la presqu'île de l'Armorique à Saint-Brieuc, descend parallèlement à la côte ; puis au niveau de la Rochelle, elle se dirige vers l'est, coupe le Rhône à la hauteur de Valence et se prolonge vers le golfe de Gênes. A part ces conditions ordinaires de la température moyenne en France, on observe quelquefois des hivers extrêmement rigoureux, et des étés d'une chaleur et d'une sécheresse extraordinaires.

Une question d'un haut intérêt, mais très difficile à résoudre, c'est celle de savoir si les climats en général et celui de la France en particulier, ont changé dans la suite des siècles. M. Fuster a produit, en faveur de l'opinion qui admet que le temps a apporté des modifications profondes dans la constitution de notre climat, des arguments qui ont été vivement attaqués au point de vue historique par M. Ludovic Lalanne, et au point de vue climatologique et agricole par MM. de Gasparin et Martins. M. de Gasparin nie absolument que les climats se détériorent. Dans sa conviction, les climats ont un cours régulier permanent dépendant des lois générales de l'univers, et par conséquent immuables comme elles. M. de Candolle ne croit pas davantage aux changements de climats, et il s'appuie pour le prouver sur la distribution naturelle des plantes. Pour la France notamment, M. Martins a parfaitement montré que les preuves tirées des modifications qui auraient pu survenir dans la culture n'étaient que spécieuses, et qu'en réalité rien n'établissait que le climat de notre pays eût varié. Ce que l'on peut dire seulement, c'est que des changements peu étendus sans doute dans la constitution physique du globe, et par suite dans les climats, peuvent être produits soit par les progrès des sociétés humaines, soit par des causes géologiques presque inaperçues en raison de la lenteur de leurs effets.

La direction moyenne des vents dans toute la France est S.-S.-O. Quant à leur distribution, on peut, avec M. Fournet, diviser le pays en quatre régions : 1° région du vent de S.-O., qui comprend les côtes occidentales de Bordeaux à Dunkerque, le massif central et la vallée du Rhin ; 2° région du vent du N. : vallée de la Saône et du Rhône, de Dijon à Viviers ; 3° région du vent d'O. : bassin de la Garonne et de l'Aude ; 4° région du vent de N.-O. (*mistral*) : bassin de l'Hérault et du Rhône jusqu'à Viviers. Le vent de S.-O. est le vent pluvieux dans toute la France, excepté au pied des Pyrénées, et dans le bassin de la Saône et du Rhône.

La France présente les plus grandes différences sous le point de vue de la quantité absolue de pluie qui tombe dans l'année ; et ces pluies sont trop irrégulièrement distribuées sur la surface du territoire pour que l'on en déduise des considérations utiles. Quant aux orages, qui ont une si grande importance en climatologie, la France appartient à la région des orages d'été. Dans le nord, si l'on trace deux lignes dont l'une passe par Brest, Cherbourg et Dunkerque ; l'autre par la Rochelle, Orléans et Châlons-sur-Marne, toute la zone comprise entre ces deux lignes compte de 12 à 20 orages par an, le nombre des orages allant en croissant du N. au S. Au S. de la seconde ligne et à l'O. de la chaîne des Cévennes, on compte 10 à 20 orages dans l'année, et d'autant plus qu'on s'avance davantage du S. vers le N. Enfin, dans une région comprise entre Lyon, Arles, les Cévennes et le Piémont, région qui embrasse tout le groupe des Alpes françaises, le nombre annuel des orages est en moyenne de 25 ; à Marseille, il n'est que de 11

Les autres phénomènes météorologiques n'offrent rien qui soit particulier au climat de la France.

M. Martins a divisé la France en cinq régions climatoriales : 1° Le *climat vosgien* ou du N.-E.; 2° le *climat séquanien* ou du N.-O., qui offrent tous deux l'exemple de climats assez froids, mais dont l'un est continental, comme celui de l'Allemagne, et l'autre marin, comme celui de l'Angleterre ; 3° le *climat girondin* ou de S.-O.; 4° le *climat rhodanien* ou du S.-E., qui offrent la même différence, mais qui sont beaucoup plus tempérés; 5° le dernier, dit *climat méditerranéen* ou provençal, forme une exception en France et fait partie du groupe météorologique de la Méditerranée. Pour les détails si importants et si dignes d'être connus, accumulés dans les nombreuses observations de notre savant ami, nous ne pouvons mieux faire que de renvoyer au livre dans lequel il les a consignés. (*Voy.* ACCLIMATEMENT, AIR, DÉFRICHEMENT, EAU, MÉTÉOROLOGIE, REBOISEMENT, etc.)

Bibliographie. — Nous avons déjà signalé, à l'article ACCLIMATEMENT, auquel nous renverrons pour compléter celui-ci, l'impossibité d'énumérer ici les ouvrages presque innombrables qui traitent de la *climatologie* et de la *météorologie*, soit en général, soit à l'occasion d'une région particulière. Nous nous bornerons à citer ceux que nous avons spécialement consultés. — Kaemtz, *Cours complet de météorologie*, traduit et annoté par Ch. Martins. Paris, 1858. — *Météorologie de la France*, par Ch. Martins, dans *Patria*. Paris, 1845. — *Annuaire météorologique*, par Ch. Martins, Bravais, etc. Paris, 1848-1860, etc. — *Collection de l'Annuaire du bureau des longitudes*. Paris. — A. de Humboldt, *Voyage dans les régions équinoxiales*. — A. de Humboldt, *Des lignes isothermes et de la distribution de la chaleur sur le globe*. Paris, 1817. — A. de Humboldt, *Recherches sur les chaînes de montagnes et la climatologie comparée*. Paris, 1831. —

A. de Humboldt, *Tableaux de la nature*, édition nouvelle, traduite par Ch. Galusky. Paris, 1850. — *Cosmos*, par les mêmes. — *Recherches sur les causes des phénomènes électriques de l'atmosphère*, par Peltier (*Annales de chimie et de physique*, 3e série, t. IV). — Mairan, *De la cause générale du froid en hiver et de la chaleur en été* (*Mémoires de l'Académie des sciences*, année 1719). — *Remarques générales sur la température du globe terrestre et des espaces planétaires*, par Fourier (*Annales de chimie et de physique*, 1824). — *Traité de météorologie*, par Cotte. — *De l'influence des climats sur l'homme*, par Foissac. Paris, 1837. — *Discours sur les révolutions du globe*, par Cuvier, Paris, 1830. — *Des changements dans le climat de la France*, par Fuster. Paris, 1845. — *Rapport sur le précédent travail*, par M. de Gasparin (*Comptes rendus des séances de l'Académie des sciences*. Paris, 1844, etc.). — *Des grandes forêts de la Gaule et de l'ancienne France*, par Alfred Maury, (*Mémoires sur les antiquités nationales et étrangères, publiées par la Société des antiquaires de France*, nouvelle série, t. IX. Paris, 1849). — *Le climat de l'Italie sous le rapport hygiénique et médical*, par Ed. Carrière. Paris, 1849. — *Topographie médicale des climats intertropicaux*, par le docteur Dutroulau (*Ann. d'hyg. et de méd. lég.*, t. X, 2e série, p. 5 et 241). — *Des climats de montagnes considérés au point de vue médical*, par Lombard (de Genève), 2e édition. Genève, 1858. — *Influence du climat d'Alger sur les affections chroniques de la poitrine*, par le docteur Pietra-Santa (*Ann. d'hyg. et de méd. lég.*, t. XIV, 2e série, p. 46 et 241, et t. XV, 2e série, p. 42). — *Du climat de Madère*, Mourão Pitta. Montpellier, 1859. — *Le climat de Madère et son influence thérapeutique sur la phthisie*, par Barral, trad. du portugais. Paris, 1858.

CLOAQUES. — *Voy.* PUISARDS.

CLOCHE. — *Voy.* PLONGEUR.

CLOUTIERS. — Nous possédons, sur l'industrie des cloutiers considérée au point de vue de l'hygiène, des documents pleins d'intérêt, recueillis par M. le docteur Masson, dans le canton de Charleville (Ardennes), par suite de l'enquête décrétée le 25 mai 1858 par l'Assemblée constituante, sur la question du travail agricole et industriel. Ce travail montre, de la manière la plus évidente, quelle influence certaines professions peuvent exercer sur la santé, et de quelle manière l'hygiène peut corriger les abus de l'ignorance et de la routine. Il serait à désirer que l'on possédât des renseignements aussi précis sur toutes les professions.

Les cloutiers ardennais se réunissent d'ordinaire au nombre de six ou sept pour travailler dans une même boutique, en général trop étroite et mal éclairée, au feu de la même forge, dont le soufflet est mis en mouvement par un chien. Ils travaillent debout, entre la forge et une enclume, où successivement ils étirent, parent, coupent les clous et en forment la tête. C'est avec le marteau qu'ils agissent incessamment, le mouvement continuel des extrémités supérieures contrastant avec l'immobilité complète des jambes. Les enfants, garçons et jeunes filles, sont envoyés à la forge dès l'âge de sept à huit ans.

Le cloutier a de hautes jambes, la gauche plus élevée que la droite.

Le tronc est penché de ce côté, et le poids du corps, s'inclinant dans ce sens, courbe la jambe correspondante, ce qui fait qu'il est mal assuré dans sa démarche et boite souvent d'une manière notable. Les mains sont déformées ; la droite surtout présente ce caractère constant, que les doigts sont déviés en dedans, de manière à former un angle avec le métacarpe et à ne pas permettre d'opposer l'un à l'autre l'indicateur et le pouce ; de là l'impossibilité de prendre une pièce de monnaie sur une table, à la manière ordinaire, et la nécessité de l'amener avec le revers d'une main dans l'autre. Une infirmité fort commune, c'est une contracture des doigts et même de la main, qui ne leur permet pas de les étendre et de les ouvrir, ce qui les oblige, dans certains cas, à prendre le marteau de la main gauche pour l'emmancher dans la main droite, au moment de s'en servir. Si l'on ajoute à cela que la nature de cette fabrication et l'âge où les enfants sont livrés à ces pénibles travaux nuisent à l'accroissement de l'individu ; que les ateliers exhalent une odeur infecte, provenant de la fumée de la houille, des excrétions des chiens, de l'absence du renouvellement de l'air, et qui imprègne les vêtements, on aura un portrait frappant de l'ouvrier cloutier ; et il existe plusieurs traits qui ne permettront pas de le méconnaître un instant quand on l'a une fois rencontré.

L'alimentation de ces ouvriers a pour base la pomme de terre et le café, un café grossier et à peine aromatisé, mais qui, disent-ils les désaltère et leur permet seul de supporter la chaleur de la forge pendant les ardeurs de l'été.

Les maladies les plus communes auxquelles les cloutiers sont sujets sont l'ophthalmie, causée par la lumière ardente du feu de forge et l'attention que nécessite ce genre de travail ; le coryza et les affections catarrhales et rhumatismales que déterminent les brusques changements de température auxquels ils s'exposent souvent, en sortant de leur forge à peine vêtus. L'amaurose et la surdité peuvent, à ce qu'il paraît, résulter de la lueur ardente de la forge ou du fer rouge, et du bruit incessant du marteau. M. le docteur Masson pense même que l'ébranlement causé par l'action du marteau sur l'enclume n'est pas étranger au développement d'affections chroniques du foie qu'il a observées chez ces ouvriers ; il est vrai qu'il attribue encore ces affections à l'habitude exagérée de la bière.

Enfin, à ces différentes causes de maladies ou d'infirmités, il faut ajouter la mauvaise confection des outils et la manière vicieuse de s'en servir. Un ouvrier cloutier, M. Vitau, que son activité intelligente a élevé au rang des maîtres les plus distingués, a donné à ce sujet les préceptes les plus importants et les plus faciles à suivre.

Bibliographie. — *Des conditions hygiéniques des ouvriers cloutiers et serruriers de l'Ardenne française* (*Annales d'hygiène, etc.*, 1850, t. XLIII, p. 217).

COALTAR. — *Voy.* DÉSINFECTION.

COCONS. — *Voy.* SOIE.

COKE. — Le coke, dont nous aurons à étudier les propriétés comme combustible, est le *charbon de terre épuré* par la distillation ou la combustion, et qui sert soit au chauffage, soit au traitement du fer.

La distillation est uniquement employée dans les fabriques de gaz de l'éclairage, où l'on recueille les produits de la décomposition de la houille.

La fabrication du coke pour combustion s'opère à vases ouverts ou à vases clos. Dans le premier mode, on procède exactement de la même manière que pour la fabrication du charbon de bois, par la construction de meules où l'on met le feu.

En France, on emploie de préférence la carbonisation dans des fours ou dans des cylindres, qui donnent un produit supérieur à celui des meules. La fumée des fours à coke, recueillie dans des chambres closes, entraîne une certaine quantité de particules charbonneuses, qui s'y dépose sous forme de *noir de fumée*. Il est très commun de voir la fabrication du coke annexée à d'autres opérations pour lesquelles on utilise la chaleur ou la combustibilité des gaz que produit l'épuration de la houille, comme la cuisson des calcaires, les fonderies, les étuves.

La fabrication du coke entraîne avec elle des inconvénients qui, dès 1810 et 1815, l'ont fait ranger parmi les établissements insalubres et incommodes : dans la première classe, lorsque l'épurage du charbon de terre a lieu à vases ouverts, ce qui donne une fumée et une odeur très désagréables ; dans la deuxième classe, lorsqu'on travaille à vases clos, c'est-à-dire avec peu d'odeur et de fumée.

Mais ce classement même a donné lieu, en plus d'une circonstance, à des contestations. Le Conseil de salubrité du département du Nord a eu à s'occuper de diverses demandes, qu'il a résolues avec sa haute autorité et sa sagacité ordinaires. Il a établi notamment ce point de doctrine que, par épurage de charbon de terre à vases clos, on doit entendre fabrication du coke en cylindres, et que, si l'on voulait étendre ces termes aux fours, il faudrait que des appareils de condensation et d'absorption de fumée, d'un résultat beaucoup plus complet que ceux que l'on emploie ordinairement, fissent place aux fours. La fabrication sur une petite échelle, alors même qu'elle donne lieu à une émission de fumée très peu considérable, ne saurait d'ailleurs autoriser le déclassement des établissements d'épuration du charbon de terre, pas plus que d'une foule d'autres. Les fours à coke doivent donc être considérés comme appartenant à la première classe. (*Voy.* COMBUSTIBLES, ÉTABLISSEMENTS, FOURS A CHAUX, etc.

Bibliographie. — Péclet, *Traité de la chaleur.* —*Rapport sur les travaux du Conseil central de salubrité du département du Nord.* Lille, 1842. — *Rapport général sur les travaux du Conseil central de salubrité du département de la Loire-Inférieure.* Nantes, 1846.

COLLE. — Il existe un grand nombre d'espèces différentes de colle parmi lesquelles les principales, au point de vue de l'hygiène, sont : la colle forte et la colle de parchemin, la colle d'amidon et la colle de peau de lapin dont la fabrication mérite de nous arrêter. On désigne, sous le nom de *colle forte* ou sous celui de *colle de gélatine*, des colles préparées avec des matières animales plus ou moins riches en gélatine, telles que membranes, peau, aponévroses, tendons, cartilages, os.

Les matières premières employées pour préparer la colle forte sont : les *brochettes*, ou raclures de peaux, préparées par les mégissiers ; les *buenos-ayres*, ou peaux d'emballage et rognures de peaux venant du Brésil ; les *effleurures*, qui proviennent de la fabrication des buffles ; les *patins* ou gros tendons de bœuf ; les *rognures* des parchemineries, les *tanneries*, ou parties rejetées par les tanneurs, telles que oreilles de mouton, pieds de veau, queues, etc.; enfin les os, qu'on laissait perdre il y a cinquante ans à peine, et qui aujourd'hui sont devenus un objet d'industrie si important, qu'on en fait venir même de l'étranger.

La préparation des matières tendineuses et membraneuses (connues sous le nom de *carnasse*) consiste à les faire macérer plusieurs jours dans un lait de chaux, puis égoutter et dessécher, ensuite dénuder l'eau bouillante au bain-marie, en continuant l'ébullition jusqu'à ce que le liquide de la chaudière, soumis à un courant d'air froid, se prenne en une gelée consistante.

Pour extraire la gélatine des os, il faut d'abord en séparer la graisse; pour cela, on les fait bouillir dans l'eau, après les avoir concassés ; la graisse fond et vient nager à la surface du liquide, d'où on l'enlève avec une cuiller. Après le dégraissage, la gélatine des os peut être obtenue par deux procédés différents : 1° en chauffant dans une chaudière autoclave ; 2° en enlevant les sels calcaires qu'ils contiennent, au moyen de l'acide chlorhydrique.

Dans le premier procédé, les os sont passés à la chaux, qui en sépare les dernières portions de graisse, puis soumis à l'action de l'eau à une température élevée, 120 degrés environ, dans une chaudière capable de supporter la pression de plusieurs atmosphères. A cette température, les os sont attaqués, la gélatine se dissout, se répand dans l'eau, et la matière calcaire, en conservant sa forme, perd sa solidité. Dans le deuxième procédé, les os sont mis en macération dans des cuves contenant de l'acide hydrochlorique à 10 degrés au plus; par cette opération, le carbonate et le phosphate de chaux des os se dissolvent, et la matière animale reste sans être attaquée. Au sortir de l'eau acidulée, les os sont égouttés, lavés, puis mis à macérer pendant un temps assez long pour saturer l'acide hydrochlorique et le phosphate acide de chaux restés dans les eaux; enfin la macération alcaline terminée, on cuit les os dans une chaudière à vapeur, comme s'il s'agissait de matières membraneuses.

Avant de couler la colle dans des baquets destinés à cet effet, et où elle se fige suivant la forme et l'épaisseur voulues, on la clarifie, si elle n'est pas bien transparente, au moyen de l'alun, lorsqu'elle est alcaline; de l'albumine, lorsqu'elle est neutre. Enfin on la dessèche dans un séchoir, qui est un vaste local portant un grand nombre de fenêtres ouvertes à tous vents, munies de jalousies qui permettent de la garantir de la poussière et du soleil.

La colle est employée à de nombreux usages : pour encoller les tissus, pour la menuiserie, pour la peinture, etc. Dans tous les cas, il est besoin de la dissoudre par de l'albumine.

Les fabriques de colle forte ont été classées, par l'ordonnance du 15 octobre 1820, dans la première classe des établissements incommodes ou insalubres, à cause de la mauvaise odeur qu'elles occasionnent. Cependant, lorsqu'on n'emploie que les os, elles sont placées dans la troisième classe, par l'ordonnance du 9 février 1825; MM. Montfalcon et de Polinière font remarquer, à ce sujet, qu'il arrive souvent que l'on emploie la carnasse, dans des établissements seulement autorisés à fabriquer de la gélatine extraite des os, et que l'on a quelquefois de la peine à se prémunir contre une telle contravention.

De sembables fabriques ne seront donc autorisées qu'à une certaine distance des lieux habités et en tenant compte de la direction habituelle des vents. Il ne paraît pas, du reste, qu'elles présentent aucune condition d'insalubrité réelle.

Les eaux qui s'en écoulent sont chargées d'une certaine quantité de matières animales tant en solution qu'en suspension; elles exhalent une odeur désagréable, et sont susceptibles d'une putréfaction très rapide. Il faut les recevoir, après un trajet aussi court que possible, dans des citernes ou dans des tonneaux que l'on ira vider à une voirie voisine, ou dans un égout, si les localités le permettent.

Les fabriques de *colle de peau de lapin* sont rangées dans la deuxième classe des établissements insalubres en raison de leur odeur; celles de *colle de parchemin* et d'*amidon* qui ont moins d'inconvénient, sont placées seulement dans la troisième classe.

Bibliographie. — *Rapport général sur les travaux du Conseil de salubrité du département des Bouches-du-Rhône, pendant les années* 1826 *et* 1827. Marseille, 1828, p. 55, — *Dictionnaire de l'industrie, etc.*, 1825, t. III, p. 477, — Montfalcon et de Polinière. *Traité de la salubrité dans les grandes villes*, 1846, p. 246. — Chevallier et Guérard, *Sur les résidus liquides des établissements industriels* (*Annales d'hygiène, etc.*, 1846 t. XXXV, p. 116).

COLLÉGES. — *Voy.* Lycées.

COLMATAGE. — Le colmatage est un procédé généralement usité pour dessécher les terrains marécageux placés au-dessous du niveau de la couche d'eau locale, et qui a pour but d'élever le sol à l'aide des dépôts qu'y amènent des eaux chargées de limon.

Les moyens employés à cet effet consistent à prendre sur un cours d'eau plus ou moins voisin une ou plusieurs dérivations qui amènent l'eau avec une grande vitesse sur le sol à exhausser, où elle séjourne jusqu'à ce que les matières qu'elle tenait en suspension s'y soient déposées ; après quoi on lui donne un écoulement.

On parvient par ce procédé à exhausser certains marais de 20 à 25 centimètres par année. Ce résultat a été obtenu aux environs de Bordeaux dans les localités encore trop rares, où les travaux d'assèchement sont poursuivis avec persévérance, et ne sont pas entravés par la revivification des marais à sangsues.

Le colmatage offre au point de vue de la santé publique des avantages réels ; mais on ne peut s'empêcher de faire remarquer que, dans plus d'un cas, il serait préférable que les grandes masses de limon amenées par les eaux des rivières et utilisables pour le colmatage fussent retenues dans les parties hautes du fleuve, d'où elles sont incessamment enlevées non sans dommage pour le pays haut. (*Voy.* Eau, Marais.)

COMBUSTIBLES. — Le nom de combustibles s'applique aux substances employées pour alimenter les foyers qui servent soit au chauffage, soit aux usages domestiques et industriels. Ils méritent d'être étudiés non-seulement eu égard à leurs propriétés calorifiques, mais encore aux effets qu'ils peuvent exercer au point de vue de la salubrité. Cette étude complète les données hygiéniques relatives au chauffage.

Les combustibles les plus usités sont : le bois, le charbon de bois, la houille, le coke, la tourbe, la tannée, les résines. Il convient d'y joindre les gaz, qui sont utilisés aujourd'hui dans un grand nombre de cas.

1° **Les bois** employés comme combustibles se divisent en deux classes : la première comprend les bois durs et compactes, ceux dont la pesanteur spécifique est la plus considérable : tels sont le chêne, le hêtre, l'orme et le frêne, etc.; la seconde renferme les bois blancs, mous, légers : tels sont le pin, le sapin, le bouleau, le tremble et le peuplier, etc.

Ces différents bois conservent ou absorbent une quantité d'eau souvent considérable, et sous le même poids, les bois humides donnent beaucoup moins de chaleur que ceux qui sont secs; et, pour certaines industries, il ne suffit pas que le bois soit simplement desséché à l'air, il faut recourir à la dessiccation dans l'étuve. C'est ce qui a lieu dans les verreries, où l'on voit quelle quantité d'eau s'échappe en vapeurs des fragments de bois ainsi soumis à l'action de la chaleur.

Les différentes espèces de bois au même état de dessiccation produisent sensiblement la même quantité de chaleur ; mais leur structure influe sur ce résultat d'une manière assez notable. Les bois compactes brûlent lentement en laissant un charbon volumineux ; les bois légers, au contraire, brûlent avec beaucoup plus de rapidité et beaucoup plus complétement, de telle sorte qu'ils donnent à la fois une température plus élevée et une flamme plus longue et plus continue. On comprend que ces différences peuvent être effacées par la division du bois en fragments plus ou moins ténus.

La puissance calorifique absolue du bois est moins importante à connaître pour l'objet que nous nous proposons que le rapport de la quantité de chaleur rayonnante fournie par le bois à celle qui est entraînée par le courant d'air durant la combustion. Les calculs de Péclet établissent que ce rapport est de 1 à 3, 5. On sait que c'est cette chaleur rayonnante qui est seule utilisée dans les cheminées ordinaires. Quant aux produits de la combustion du bois, lorsqu'elle est complète, ils sont uniquement formés de vapeur d'eau et d'acide carbonique. Mais quand la combustion n'est pas complète, ce qui est la règle ordinaire, il se dégage de la fumée qui est principalement formée d'eau, d'acide acétique, d'huile essentielle empyreumatique et d'une matière analogue au goudron.

L'emploi du bois comme combustible dans des appareils bien établis est tout à fait salubre. La seule condition fâcheuse est celle où la fumée refluerait hors des foyers. Celle-ci, en effet, exerce une action très irritante sur les membranes muqueuses en raison principalement de l'acide et de l'huile empyreumatique qu'elle contient.

2° **Le charbon de bois**, résidu de la combustion incomplète ou carbonisation du bois, est très usité comme combustible partout dans les usages domestiques ou dans les opérations chimiques, tantôt en morceau, tantôt sous forme de poussière. Les plus recherchés sont les charbons de chêne et de hêtre, de bouleau, etc. Ceux qui proviennent des bois durs brûlent plus lentement et plus difficilement que les charbons légers ; ils ont tous une grande tendance à absorber l'eau, ce qui diminue d'autant leur puissance calorifique. D'une manière générale, d'après Péclet, le pouvoir rayonnant du charbon disperse environ la moitié de la chaleur totale.

Les produits de la combustion du charbon de bois sont, outre l'acide carbonique, de l'oxyde de carbone et de faibles proportions d'hydrogène carboné et d'hydrogène, auxquelles s'ajoutent quelques vapeurs hydrocarburées. Le résidu consiste soit en un charbon calciné qui prend le nom de *braise*, et possède une combustibilité excessive pour le calorique, soit en une quantité très considérable de cendres.

Si l'on réfléchit à la manière dont le charbon de bois est généralement employé et au genre d'appareils dans lesquels on le consomme, on reconnaît sans peine avec quelle facilité les gaz qu'il fournit durant la combustion doivent se répandre dans l'atmosphère. Cette circonstance a, au point de vue de la salubrité, des conséquences très graves. On connaît les accidents qui résultent de l'action de la vapeur du charbon. M. Félix Leblanc a constaté par des expériences précises la part d'influence considérable qui revient à l'oxyde de carbone dans les effets de la combustion du charbon. En même temps que cet habile observateur s'assurait que les carbures d'hydrogène peuvent être mêlés à l'air dans la proportion de 1 à 2 centièmes sans déterminer d'accidents appréciables, même au bout d'un temps assez long, il notait que l'oxyde de carbone, à la dose de 4 à 5 pour 100 dans l'air, fait périr instantanément un moineau, et que 1 centième amène la mort au bout de deux minutes. L'acide carbonique pur, au contraire, entrant pour plus de 30 centièmes dans l'atmosphère d'un espace clos, ne détermine pas la mort d'un certain nombre d'animaux. La vapeur même du charbon de bois qui brûle à l'air libre, si promptement asphyxiante, a été trouvée composée de : oxygène, 19,19 ; azote, 75,62 ; acide carbonique, 4,61 ; oxyde de carbone, 0,54, et hydrogène carboné, 0,04 ; et, d'après les observations de M. Leblanc, 1 kilogramme de braise ou de charbon en combustion libre peut rendre asphyxiant l'air d'une pièce fermée de 25 mètres cubes ; la braise est d'ailleurs le combustible qui, suivant M. Ebelmen, donne lieu au dégagement le plus abondant d'oxyde de carbone. On comprend par ces résultats les dangers auxquels peuvent donner lieu le charbon ou la braise employés comme combustibles dans des appareils mal disposés comme la plupart des fourneaux, ou dans des lieux confinés où l'air ne se renouvellerait pas aisément. Il n'est pas rare d'observer des céphalalgies et des accidents cérébraux assez graves chez les personnes qui, accidentellement ou par état, restent exposées à la vapeur du charbon. On trouve fréquemment mêlés au charbon des fragments de bois mal carbonisés, désignés sous le nom de *fumerons*, qui dégagent en brûlant une fumée épaisse et malsaine, et qui doivent être soigneusement rejetés.

3° Les **houilles**, ou charbons de terre, auxquelles il faut rattacher les lignites et les anthracites, sont constituées par des végétaux fossiles carbonisés et répandus en gisements considérables sous le sol. Les mines d'Angleterre, de Belgique et de France fournissent la presque totalité de la houille consommée dans le monde. Très employées non-seulement pour les usages industriels, mais encore pour le simple chauffage, elles sont divisées, au point de vue de leur combustibilité, en houilles grasses et en houilles sèches : les premières fondant et s'agglutinant pendant la combustion en produisant une très grande somme de chaleur; les secondes brûlant difficilement, sans adhérence, et laissant un résidu pulvérulent. Le pouvoir rayonnant du charbon de terre est supérieur à celui du charbon de bois. Outre les produits gazeux que nous avons indiqués comme provenant de la combustion du charbon, notamment de l'hydrogène carboné qui est utilisé pour l'éclairage, la houille donne lieu au dégagement d'une fumée épaisse et charbonneuse, dans laquelle entrent de l'hydrogène sulfuré et de l'acide sulfureux qui ajoutent aux inconvénients de ce combustible dont les vapeurs âcres sont souvent incommodes et insalubres, et pour lequel il est indispensable d'avoir des appareils bien construits. A ces conditions, la houille présente comme combustible une grande supériorité sur ceux qui ont été précédemment indiqués.

4° Le **coke** (charbon de terre épuré) n'est autre chose que le produit de la calcination incomplète de la houille, c'est-à-dire la houille elle-même privée des matières volatiles qu'elle renferme ; il représente 45 à 75 pour 100 du poids des combustibles soumis à la calcination. Le coke est presque uniquement formé de charbon et des substances terreuses que contenait la houille dont il provient; il brûle presque sans flamme, et ne peut se maintenir en ignition qu'autant qu'il est en grande masse dans un foyer fermé ; à l'air libre, il s'éteint. La combustion du coke ne donne naissance qu'à de l'acide carbonique et à de l'oxyde de carbone. En l'absence d'expériences directes, Péclet est néanmoins convaincu que le pouvoir rayonnant du coke est plus considérable que celui du charbon de bois.

On extrait des cendres de charbon de terre des débris qui, mêlés à la poussière de houille et de coke, ou à un peu d'argile délayée dans l'eau, servent à faire des *briquettes*, que l'on emploie fréquemment comme combustible fort économique, que l'on a déguisées sous des noms divers et dont nous allons parler.

5° La **tourbe** est un combustible léger, spongieux, d'un brun noirâtre. Elle est formée de plantes marécageuses, herbacées, entrelacées, souvent reconnaissables, et dont la décomposition est plus ou moins avancée. Les tourbes renferment toujours une quantité plus ou moins considérable de terre et de sable. Les produits de la combustion de la tourbe sont assez compliqués, parce qu'il est difficile de la rendre complète. Ils sont composés des mêmes éléments que ceux qui se dégagent de la combustion incomplète du bois ; on y trouve en outre de l'ammoniaque, et souvent de l'acide sulfureux, qui communiquent à la vapeur une odeur piquante et fort désagréable. La tourbe brûle lentement et ne donne pas une chaleur intense. Elle est d'un très bon usage pour le chauffage des étuves, et peut servir avantageusement à l'alimentation des foyers de chaudières à vapeur. On emploie également le charbon de tourbe obtenu par les mêmes moyens que le charbon de bois ; il a l'avantage de donner une chaleur douce et longtemps continue.

6° Sous le nom de **tannée**, on désigne le tan réduit à sa partie ligneuse. Il est humecté et foulé dans des moules, où il prend la forme de *mottes*, que l'on fait ensuite sécher à l'air ; ou bien encore employé en *poussier*. C'est un combustible précieux pour le pauvre. Les résidus qui proviennent des bois de teinture peuvent être utilisés de la même façon que la tannée. Le principal avantage de ces combustibles est de donner une cendre qui se conserve très longtemps chaude, surtout quand on la mélange au poussier de charbon, ainsi que cela se pratique dans les petits appareils connus sous le nom de *chaufferette* ou *chauffe-pieds*. Brûlées à l'air libre, elles répandent une odeur extrêmement âcre et presque insupportable, qui déterminerait des maux de tête très violents.

7° On emploie encore comme moyen de chauffage certaines préparations artificielles destinées surtout aux usages domestiques, et dans lesquelles entrent diverses résines. Ce sont ces combustibles auxquels on donnait le nom d'**agglomérés**, sorte de charbon qu'on forme en mélangeant à chaud des menus pulvérulents avec des matières goudronneuses fournies par la fabrication du gaz de l'éclairage et en les comprimant fortement dans des moules. A ce groupe se rattache encore les boules pyrogènes, etc., qui n'offrent rien de particulier au point de vue de l'hygiène. Depuis quelque temps, un nouveau combustible artificiel, désigné sous le nom de *charbon de Paris*, commence à être substitué aux combustibles ordinaires dans diverses industries, dans les laboratoires et dans les usages domestiques. Il se compose des menus débris de différentes matières carbonisées, poussier de charbon de bois ou de tourbe, charbon de brindille des forêts, bruyères, tout épuisé, agglomérées à l'aide du goudron en cylindre de la forme ordinaire du charbon de bois. Le grand avantage de cette substance est de conserver très longtemps la chaleur et de ne répandre absolument aucune odeur incommode ou insalubre. On peut juger du développement qu'a pris déjà cette fabrication, en sachant que l'usine de M. Popelin-Ducarre, à Paris, obtient journellement, dans quatre fours à double moufle, 150 hectolitres de charbon, pesant ensemble 4950 kilogrammes, ce qui représente une production annuelle de 1 782 000 kilogrammes. Enfin, sous le nom de *coke d'anthracite*, M. Charles Tardieu a fabriqué un mélange intime de 1 partie de houille grasse pour 2 parties d'anthracite qui, par l'action d'une très forte chaleur, donne un produit homogène bien agglutiné et très propre aux usages industriels.

8° Un dernier procédé de chauffage, qui présente d'immenses avantages dans les opérations métallurgiques, et qui tend à se généraliser, grâce aux belles applications qu'a fait connaître M. Ebelmen, consiste dans l'emploi des **gaz combustibles** provenant soit de la distillation de la houille, soit de la décomposition de l'eau au moyen du charbon chauffé au rouge. Il n'est pas nécessaire d'insister sur la supériorité de cette méthode, qui permet de tirer parti de toute espèce de combustible, et de la manière la plus complète. L'hydrogène et l'oxyde de carbone, qui sont spécialement employés au chauffage, ont l'inconvénient de compromettre la santé des ouvriers, sous le double rapport de l'asphyxie et des explosions auxquelles ils peuvent donner lieu, ainsi que MM. Laurens et Thomas en ont observé déjà des exemples.

Les détails dans lesquels nous venons d'entrer suffisent pour faire apprécier les avantages relatifs et les inconvénients des diverses espèces de combustibles le plus généralement employés. Mais il est une question d'un haut intérêt qui doit trouver place dans cette étude. C'est celle de la consommation des combustibles. Nous en emprunterons les détails pleins d'intérêt à l'excellent travail sur la *Propriété souterraine*, de M. l'ingénieur des mines E. Lamé-Fleury. Parlons d'abord des combustibles minéraux.

« Le dernier chiffre authentique date de 1852, époque à laquelle s'arrête la plus récente publication de l'administration des mines, et il accuse 79 585 200 quintaux métriques de houille absorbés par nos industries de tout genre. La consommation houillère de la France était en 1787 de 4 035 919 quintaux métriques, en 1802 de 9 351 800, en 1814 de la même quantité ; mais depuis cette époque elle s'est graduellement accrue dans une proportion considérable : elle était en 1820 de 13 481 220 quintaux métriques, en 1830 de 24 939 448, en

1840 de 49 798 921, en 1850 de 72 252 700; ce dernier chiffre donne une infériorité de plus de 4 millions de quintaux métriques relativement à l'année qui a précédé la révolution de février. Le temps d'arrêt n'avait pas été, comme pour notre production, de plus d'un an à la suite de la révolution de juillet. Il semble que depuis 1852 la loi d'accroissement qui résulte de ces indications soit tout à fait modifiée, notamment pour les trois années suivantes; les évaluations approximatives les plus récentes portent notre consommation en combustibles minéraux à 121 millions de quintaux métriques, dont le quart à peu près nous serait fourni par la Belgique, qui nous envoie à elle seule les deux tiers de l'importation étrangère, dont le dixième et le douxième environ sont expédiés respectivement par l'Angleterre et la Prusse rhénane. En même temps on évalue à 77 500 000 quintaux métriques la production indigène, ce qui lui attribuerait à peu près les cinq huitièmes de la consommation totale.

» Tandis que nous ne rencontrons en France qu'une exportation insignifiante, fait que les chiffres cités plus haut expliquent suffisamment, nous ne trouvons au contraire aucune importation étrangère de houille en Belgique et dans la Grande-Bretagne. Contrairement à ce qui se passe chez nous, ces deux pays produisent beaucoup plus qu'ils ne consomment, et la France est un des principaux clients qui absorbent l'excédant de leur production, particulièrement en ce qui concerne la Belgique. Nous sommes certainement pour beaucoup dans cet accroissement de 71 pour 100 qui s'est manifesté de 1845 à 1855 dans l'extraction houillère de nos voisins, car les deux cinquièmes environ de leur production appartiennent à l'importation, évaluée maintenant à 35 millions de quintaux métriques. On arrive ainsi, pour la consommation belge en combustibles minéraux, au chiffre de 50 millions de quintaux métriques, qui est relativement bien plus considérable que le nôtre, puisque le territoire de la France est vingt fois plus grand que celui de la Belgique, et que notre population est décuple de la sienne.

» Nous avons heureusement des chiffres parfaitement authentiques pour la Grande-Bretagne, grâce à une publication officielle récemment faite par les soins du *Geological Survey*, dont le directeur, M. Murchison, constate l'essor prodigieux, aux yeux des Anglais eux-mêmes, de l'industrie houillère du royaume-uni, conséquence naturelle du développement grandiose que prend l'industrie manufacturière de ce pays. « Malgré l'excès de production que présentait l'année 1854 sur toutes les années précédentes, je trouve, dit M. Murchison, que la production du charbon en 1856 est encore supérieure à cette surprenante quantité; le chiffre de 677 117 770 quintaux métriques correspond à une augmentation de 22 274 580 sur l'année 1855, et, au prix moyen de la houille sur le carreau de la mine, il représente une valeur de 410 596 550 francs. L'exportation à l'étranger, qui est de 62 182 820 quintaux métriques, s'est accrue d'une année à l'autre de près de 10 millions de quintaux métriques; grâce à la navigation côtière et aux chemins de fer, elle a été plus active que jamais. » En défalquant l'exportation de la production, on arrive pour la consommation anglaise au chiffre énorme de 614 934 950 quintaux métriques, qui est quintuple du nôtre. On sait que l'Angleterre a une population inférieure de dix millions d'habitants à celle de la France. »

Cette étude serait incomplète si après cet exposé de la consommation des combustibles minéraux nous ne donnions comme point de comparaison les résultats statistiques qui se rapportent aux combustibles végétaux. Nous les trouvons indiqués en termes précis dans le passage remarquable que nous empruntons encore, pour terminer, à M. E. Lamé-Fleury.

« Quelle est la relation qui peut exister entre le combustible végétal et le combustible minéral? Quelles sont les quantités de carbone mises ainsi par la nature à la disposition de l'homme sous ces deux formes? S'il est difficile de résoudre avec une approximation suffisante le problème embrassé dans toute sa généralité, il est du moins possible de savoir avec beaucoup d'exactitude quelles sont, pour la France seulement, les productions relatives en bois et en houille. Les renseignements les plus récents donnent à notre sol forestier une superficie totale de 8 488 072 hectares, ainsi partagée : domaine de l'État, 1 087 952; communes et établissements publics, 1 835 880; particuliers, 5 497 460; couronne, 66 780. Pour évaluer la production annuelle de nos forêts, il nous faut connaître celle qui correspond à 1 hectare placé dans les conditions diverses afférentes à chacune des catégories de propriété forestière; or on estime que la production annuelle de l'hectare est de 4 stères 600 pour les bois de l'État et ceux de la couronne, de 4 stères 120 pour ceux des communes et des établissements publics, et de 3 stères seulement pour les bois des particuliers. Les éléments essentiels du calcul ainsi déterminés par une statistique exacte, on obtient pour la production totale des forêts de la France 29 888 166 stères. S'il ne faut pas oublier de défalquer, eu égard au but que nous nous sommes proposé, les 3 080 910 stères de bois qui sont utilisés autrement que comme combustibles, il importe d'un autre côté de ne pas négliger les 13 millions de stères environ de combustible végétal produits annuellement par les pâtis, les bruyères, les landes, les plantations faites le long des voies de communication de toute nature, etc. En tenant compte de toutes les ressources de notre production indigène en bois, on arrive certainement au chiffre annuel de 40 millions de stères : or il est constaté, par la détermination du poids moyen d'un stère de bois de chauffage, par celle du pouvoir calorifique du bois, qui est à peu près la moitié du pouvoir calorifique de la houille, que le stère de bois doit être considéré comme équivalant à moins de 2 quintaux métriques de houille. Notre production en combustible végétal, représentant ainsi au maximum une production de 80 millions de quintaux métriques de combustible minéral, peut être regardée comme à très peu près égale à la production actuelle de toutes les houillères françaises.

» Il y a donc identité complète, au point de vue tout spécial où je me place, entre les quantités de combustible fournies en France, soit par la propriété superficielle, soit par la propriété souterraine ; mais si de la production je passe à la consommation, cet équilibre est entièrement détruit, et l'on est amené à reconnaître que le combustible végétal a de nos jours une importance beaucoup moindre que celle du combustible minéral. En effet, quant au premier, l'importation est assez insignifiante, puisqu'elle ne comprend que 516 660 stères, représentant du bois de chauffage, du charbon de bois et des chènevottes, tandis que pour le second l'importation ne s'élève pas à moins de 50 millions de quintaux métriques à peu près. Dans les deux cas d'ailleurs, l'exportation n'est point de nature à modifier les conclusions qui doivent être tirées de ces chiffres ; de 77 630 stères dans un cas, de 1 million de quintaux métriques au plus dans l'autre, les chiffres des exportations disparaissent devant ceux des consommations ; 80 millions et 130 millions de quintaux métriques, tels sont en effet les nombres qui représentent, fictivement ou absolument, suivant qu'il s'agit de l'un ou de l'autre, les consommations françaises en combustible végétal et en combustible minéral. On voit auquel de ces deux combustibles appartient l'avenir dans cette production de la chaleur, de cette « force souveraine et dirigeante qui anime tous les travaux des manufactures, disait dernièrement M. Dumas sur la tombe de Péclet, de la force qui d'un côté donne la vie à toutes leurs machines, qui de l'autre met en mouvement, dans les foyers des usines chimiques ou métallurgiques, toutes les matières qu'elles produisent ou transforment pour nos besoins. »

» Dans le même ordre d'idées, je ne dois point omettre un enseignement curieux qui ressort tout naturellement de la comparaison des chiffres que je viens de citer avec des chiffres analogues publiés, il y a vingt ans, par l'administration des mines en tête d'une notice sur la production et la consommation des combustibles minéraux en France. En 1837, époque à laquelle on supposait déjà à tort une importance relative beaucoup trop grande au combustible végétal, l'étendue du sol forestier était un peu supérieure; il en était de même de la production du bois et de la consommation du combustible végétal. Bref, cette source première de chaleur est restée sensiblement stationnaire, tandis que, depuis vingt-ans, les chiffres relatifs au combustible minéral ont cru dans des proportions considérables. Ainsi la production en 1857 est deux fois et demie au moins ce qu'elle était en 1837, et pendant cet intervalle la consommation a certainement triplé. C'est que le bois est à la fois cher et d'un usage peu commode, tandis que l'homme trouve dans la houille un énergique moyen d'action qui répond à tous les besoins de l'industrie. Grâce à la houille, l'homme, qui a bien vite exténué les animaux, qui ne trouve dans l'agitation naturelle de l'air qu'un moteur élémentaire, dans l'eau qu'un moteur irrégulier, également paralysé durant l'hiver et durant l'été, et dont il ne peut se servir que là où la Providence l'a placée, grâce à la houille, dis-je, l'homme a su faire de la vapeur le levier de l'industrie moderne. Je ne voudrais cependant pas qu'on tirât de mes paroles cette conclusion, que l'humanité me semble destinée à déchoir le jour où la houille lui fera défaut. Il n'est douteux pour personne que l'homme ne sache un jour remplacer la chaleur par un nouveau moteur, comme il a remplacé par elle les moteurs animés, l'air et l'eau, dont il a successivement su tirer un si merveilleux parti. Déjà même la force mystérieuse de l'électricité ne s'apprête-t-elle pas à détrôner le charbon et la vapeur d'eau ? »

(*Voy.* CHAUFFAGE et les articles consacrés à chacun des combustibles en particulier.)

Bibliographie. — Péclet, *Traité de la chaleur et de ses applications.* — A. Payen, *Précis de chimie industrielle*, 4e édition. Paris, 1859. — *Dictionnaire des arts et manufactures*, art. COMBUSTIBLES. par Ébelmen. Paris, 1847. — Félix Leblanc, *Recherches sur la composition de l'air confiné* (*Annales de chimie et de physique*, 3e série, t. V. Paris, 1842). — *Comptes rendus de l'Académie des sciences*, avril, 1845. — *Annales des mines*, t. XX. — *De l'emploi industriel de l'oxyde de carbone, et de l'action de ces gaz sur l'économie animale*, par M. Alph. Guérard (*Annales d'hygiène, etc.*, t. XXX, p. 48). — *Rapport sur les travaux du Conseil central de salubrité du département du Nord.* Lille 1849.— *La propriété souterraine en France*, par E. Lamé Fleury (*Revue des Deux mondes*. Paris, 1857-1858).

COMITÉ CONSULTATIF D'HYGIÈNE PUBLIQUE. — *Voy.* CONSEILS D'HYGIÈNE.

COMMISSIONS D'HYGIÈNE. — *Voy.* CONSEILS D'HYGIÈNE.

COMPTEURS A GAZ. — *Voy.* GAZ DE L'ÉCLAIRAGE.

COMPTOIRS. — Les comptoirs employés par certains débitants de denrées alimentaires ont appelé l'attention des hygiénistes, en raison de leur composition métallique qui peut amener des mélanges nuisibles à la santé, c'est à ce titre que les comptoirs d'étain et particulièrement ceux que l'on trouve chez les marchands de vin méritent de nous occuper.

Les marchands de vin détaillants ont, depuis un temps immémorial, l'habitude de monter leur vin de la cave dans de grands vases de bois, connus sous le nom de *brocs*, et de remplir avec ces brocs les mesures ou les bouteilles qui servent aux buveurs ; et tout le vin qui, pendant cette opération, vient à se répandre, est reçu dans un récipient placé au-dessous de leurs comptoirs, qu'ils recouvrent habituellement d'une feuille de plomb ou d'étain, et auxquels ils donnent, pour cette raison, une forme particulière. Le mélange de différents vins qui retombe dans ce récipient lequel n'est, en général, autre chose qu'un baquet, a reçu le nom de *baquetures*, et est livré à la consommation.

L'administration ne s'était jamais occupée, sous ce rapport, du commerce du vin en détail, quand parut, en 1777, une ordonnance qui défendait aux marchands de vin d'employer le plomb ou l'étain pour recouvrir leurs comptoirs, et leur enjoignait d'y substituer des cuvettes de fer-blanc ou de fer battu. Il est dit, dans les considérants de cette ordonnance : que les dissolutions de plomb ont sur la santé les plus dangereux effets ; que le vin qui séjourne sur les comptoirs revêtus de ce métal en dissout nécessairement une partie, et que ce vin étant recueilli et distribué au peuple, il en résulte des maladies d'autant plus fâcheuses qu'on en ignore presque toujours la véritable cause ; qu'il en est de même de l'étain qu'on ne peut employer sans danger à cause des parties arsenicales qu'il contient.

Deux ans après, cependant, un chimiste, Bayen, prouvait, dans un mémoire très remarquable, que la proportion d'arsenic contenue dans l'étain était tellement faible que ce métal, l'étain, pouvait être employé dans tous les usages domestiques sans le moindre inconvénient, et que, d'ailleurs, l'arsenic ne pouvait s'unir à l'étain qu'à l'état métallique, forme sous laquelle il n'est pas vénéneux ; que l'étain le repoussait à l'état d'oxyde.

Vauquelin fit plus tard des recherches non moins concluantes, relativement à l'alliage du plomb avec l'étain, alliage nécessité par la mollesse et la flexibilité de l'étain lui-même. Cet illustre chimiste s'assura que les vins les plus acides et les plus forts vinaigres, déposés pendant plusieurs jours dans des vases formés d'un alliage de plomb et d'étain, dans des proportions différentes, n'agissent que très faiblement sur le plomb qui entre dans cet alliage, et qu'en se renfermant dans les proportions de 17 à 18 centièmes de plomb, proportion que Proust affaiblit encore plus tard, on ne pourrait faire courir aucun risque à la santé des citoyens.

Vauquelin ajoute encore que l'étain avait la propriété de séparer la matière colorante du vin, en la précipitant à l'état d'une laque, d'une couleur rouge cramoisie, qui s'attache aux vases et les recouvre très promptement de cette matière colorante, laquelle forme une couche qui doit contribuer à diminuer l'action de la liqueur sur le métal. On voit en effet les comptoirs et les mesures de nos marchands de vin enduits de cette laque, malgré les lavages et les soins de propreté qu'ils apportent dans l'exercice de leur commerce.

Parent-Duchâtelet fait, du reste, remarquer qu'en prescrivant le fer-blanc pour garnir, à la place de l'étain prohibé, les comptoirs des marchands de vin, l'ordonnance de 1777 tombait dans une singulière contradiction, puisque le fer-blanc n'est qu'un mélange de fer et d'étain, dans lequel ce dernier métal se trouve en assez grande quantité. Quant aux feuilles de fer battu, également prescrites, leur emploi est impraticable. En effet, on sait que le vin mis en contact avec le fer acquiert des propriétés désagréables et tout à fait atramentaires par les tartrates et malates de fer qui se forment alors, et qui, se dissolvant dans le liquide, altèrent tellement sa saveur qu'il ne peut plus servir comme boisson.

Il parut de nouveau, le 11 juin 1812, une ordonnance de police prescrivant aux marchands de vin d'avoir des comptoirs couverts en étain au titre, marqué du poinçon du fabricant, et leur défendant de les faire couvrir en plomb, à peine de confiscation et de 300 francs d'amende

Parent-Duchâtelet a essayé de démontrer que les craintes soulevées relativement aux qualités insalubres que le vin pouvait retirer de son contact avec le plomb était peu fondées. L'acide tartrique et l'acide malique, dit-il, qui se trouvent naturellement dans le vin, forment des tartrates et malates de plomb qui, étant de leur nature insolubles, se précipitent et ne peuvent agir sur le vin, à moins qu'il ne se trouve une quantité notable d'acide acétique qui le dissolve ; en outre, le métal finit par épuiser tout l'acide tartrique, et alors l'acide acétique, s'il en existe dans le vin, ou s'il s'en est formé pendant l'opération, réagissant à son tour, forme de l'acétate de plomb, qui se dissout dans le vin, et lui procure des qualités nuisibles ; mais comme il faut plusieurs jours de contact du vin avec le plomb pour que l'acide tartrique soit complétement saturé, il en résulte que le vin qui reste sur le comptoir des débitants, et qui ne reste pas en contact avec le plomb pendant une demi-minute, n'a pas le temps d'acquérir de mauvaises qualités. Le vin contient en outre des sulfates qui s'opposent encore et plus puissamment à la solubilité de l'oxyde de plomb dans ce liquide. De plus, suivant la juste observation du même auteur, le titre de l'étain n'ayant jamais été déterminé par l'administration, l'expression d'étain au titre analysée dans l'ordonnance de 1812 était inexacte et même inutile.

Mais cette lacune a été comblée et la question particulière des comptoirs métalliques est désormais fixée, ainsi qu'on en jugera en lisant l'excellent rapport fait au Conseil d'hygiène et de salubrité en 1859, par M. F. Boudet.

RAPPORT PRÉSENTÉ AU CONSEIL D'HYGIÈNE DE LA SEINE, PAR M. BOUDET, SUR LES COMPTOIRS D'ÉTAIN.

Monsieur le préfet, aux termes de l'ordonnance de police rendue par votre prédécesseur le 18 février 1853, les vases d'étain employés pour contenir, déposer, préparer ou mesurer des substances alimentaires ou des liquides, ainsi que les lames du même métal qui recouvrent les comptoirs des marchands de vin ou de liqueurs, ne doivent contenir au plus que 10 pour 100 de plomb ou des autres métaux qui se trouvent ordinairement alliés à l'étain de commerce.

Cependant malgré ces sages prescriptions, la plupart des comptoirs et des vases d'étain employés pour contenir des liquides alimentaires ou médicamenteux sont loin de présenter une composition irréprochable.

Le sieur Vaulot, potier d'étain à Paris, par une lettre en date du 6 février dernier, adressée à M. le procureur impérial, a cru devoir signaler à l'attention de ce magistrat les dangers que de nombreuses infractions à des mesures dictées par une sage prévoyance faisaient courir à la santé publique.

Cette lettre vous a été transmise, monsieur le préfet, et en même temps le sieur Vaulot faisait un appel direct à votre sollicitude pour le même objet, et déposait à la préfecture trois échantillons d'étain, comme pièces justificatives des faits qu'il avait avancés, et vous adressait un procédé particulier de son invention pour la fabrication des comptoirs d'étain, procédé qui, selon lui, aurait l'avantage de rendre praticable et facile la vérification du titre des comptoirs.

Vous avez soumis cette question importante à l'examen du Conseil de salubrité, et c'est le résultat de cet examen que je vais avoir l'honneur de vous exposer.

Les trois échantillons d'étain déposés à la préfecture par le sieur Vaulot avaient été pris dans un comptoir appartenant au sieur Boileau, marchand de vins, rue des Trois-Bornes, n° 2.

Le premier avait été détaché de la bordure du comptoir.

Le deuxième avait été détaché de la lame au-dessus du comptoir.

Le troisième avait été détaché de la cuvette.

D'après la vérification de M. Laterrade, vérificateur en chef des poids et mesures,

La bordure était un alliage de vingt-deux parties de plomb et de soixante-dix-huit d'étain. La lame contenait vingt et une parties de plomb pour soixante-dix-neuf d'étain, et la cuvette, qui reçoit les baquetures, était au titre de cinquante-huit parties d'étain pour quarante-deux de plomb.

Dans un rapport spécial, M. Laterrade a déclaré d'ailleurs que des fraudes considérables étaient journellement pratiquées par les fabricants de comptoirs d'étain, et que, malgré les réclamations des intéressés, ils échappaient aux justes sévérités de la justice, parce que la vérification du titre de l'étain des comptoirs offrait de grandes difficultés.

La vérification du titre de l'étain des mesures se pratique en effet au moyen de la balance hydrostatique ; or, pour appliquer cette méthode à la vérification des comptoirs, il faudrait en détacher plusieurs lingots, ce qui leur ferait un tort considérable ; et encore ce moyen serait-il insuffisant, les fabricants ayant bien soin de couler le plomb pur ou l'alliage le plus riche en plomb dans des parties qui ne peuvent pas être facilement atteintes, et dans lesquelles certains fondeurs n'ont pas craint d'introduire plusieurs kilogrammes de terre glaise.

Je n'ai pas cru devoir me contenter de ces témoignages, j'ai soumis à l'analyse plusieurs fragments d'étain empruntés à des comptoirs de marchands de vin ou à des vases livrés au commerce, et j'ai constaté que les faits avancés par le sieur Vaulot n'étaient malheureusement que trop exacts.

Voici le résultat de mes expériences :

Lingot pris dans un vieux comptoir d'étain.

Plomb.	79,30
Étain.	20,70

Fragments d'une lame d'étain destinée à la confection des comptoirs, pris au hasard dans l'atelier d'un fabricant.

Plomb.	29,00
Étain.	71,00

Biberon d'étain.		*Seringue.*		*Seringue à injection.*	
Plomb. . . .	77,07	Plomb. . . .	66,05	Plomb. . . .	38,33
Étain.	22,03	Étain.	30,05	Étain.	61,67

Ces résultats parlent d'eux-mêmes, ils montrent jusqu'à quel point le défaut de tout contrôle appliqué à la fabrication des comptoirs et des vases d'étain a permis à la fraude de se développer, et à quels dangers se trouve exposée la santé publique. Je n'ai pas besoin d'insister sur ces dangers, qui intéressent toutes les classes de la population, pour démonter combien il est urgent de porter remède à un pareil état de choses, en soumettant les comptoirs et les vases d'étain aux mêmes contrôles que ceux qui sont appliqués depuis longtemps aux mesures du même métal.

Pour les vases, le contrôle peut être exercé au moyen de la balance hydrostatique ; mais, pour les comptoirs, M. Laterrade a fait remarquer avec raison que ce procédé était impraticable dans l'état actuel de la fabrication ; heureusement le sieur Vaulot a imaginé un système de fabrication des comptoirs qui permet de leur appliquer l'épreuve de la balance hydrostatique.

Jusqu'à ce jour les comptoirs ont été construits au moyen de lames d'alliage de plomb et d'étain découpées de manière à produire par leur juxtaposition et leur soudure les diverses formes que présentent la bordure, la table et la cuvette : ces lames, fabriquées sans contrôle, contiennent des préparations très différentes de plomb, et sont employées, en raison de leur richesse plus ou moins grande en étain, pour les diverses parties des comptoirs, de telle sorte que le plomb se trouve en quantité plus considérable dans les parties centrales où il est plus difficile de reconnaître la fraude et de prendre échantillon que dans les bordures. D'ailleurs, chaque comptoir étant le résultat de l'assemblage d'un grand nombre de pièces, pour vérifier son titre, il faudrait nécessairement prendre plusieurs échantillons, et l'opération deviendrait d'autant plus compliquée et impraticable, par conséquent, que le comptoir se trouverait altéré dans un plus grand nombre de points et à des degrés différents. Il est à remarquer, en outre, d'après les déclarations du sieur Vaulot, que les fabricants pèsent devant l'acheteur les diverses pièces des comptoirs presque bruts, et comptent un poids assez considérable d'étain pour les soudures. D'où il résulte qui celui-ci paye une certaine quantité de métal qui ne se retrouve pas dans son comptoir au moment de la livraison.

Pour obvier à tous ces inconvénientt, le sieur Vaulot a eu l'idée de couler les tables de chaque comptoir d'une seule pièce, dans un moule de fer. La cuvette étant coulée à son tour de la même manière dans un autre moule, il suffit, pour achever le comptoir, de découper dans la table et la cuvette, et chacune, étant coulée d'un seul jet, est nécessairement formée d'un métal identique dans toutes ses parties ; il suffirait donc de prendre échantillon pour vérifier le titre du comptoir entier par deux épreuves hydrostatiques seulement.

Ce système de fabrication permettrait ainsi de contrôler sans difficulté et sans frais considérables et de poinçonner les comptoirs d'étain ; il aurait en outre l'avantage de mettre un terme aux fraudes qui résultent de la livraison des lames à l'état brut et de la spéculation déloyale que les fabricants font sur la soudure employée à réunir les nombreuses lames dont se composent les comptoirs actuels.

La fabrication des comptoirs, telle que le sieur Vaulot l'annonce, et mise en pratique en ma présence dans son atelier, est très simple et d'une exécution facile. L'expérience qu'il a exécutée devant moi a parfaitement réussi, et j'estime qu'il mérite d'être encouragé dans les efforts qu'il a faits pour perfectionner son industrie et surtout pour mettre un terme à la fraude et aux graves dangers qui en sont la conséquence.

Assurément, l'application générale du système du sieur Vaulot à la fabrication des comptoirs d'étain permettrait de rendre leur poiçonnage obligatoire, et cette mesure est la seule, à mon avis, qui puisse protéger le commerce loyal contre la concurrence décourageante et ruineuse des fraudeurs ; la seule qui puisse assurer aux acheteurs et à la santé publique les garanties suffisantes ; aussi je n'hésite pas, monsieur le préfet, à vous proposer d'ordonner que les comptoirs, ainsi que tous les vases d'étain employés pour contenir, déposer ou préparer des substances alimentaires ou des liquides, *seront désormais soumis à une vérification*, et ne pourront être mis en vente ou vendus qu'autant qu'ils auront été poinçonnés à 10 pour 100 de plomb au maximum.

A une certaine époque, un certain nombre de marchands de vin avaient imaginé de placer sur leurs comptoirs de petites piles électriques, à l'aide desquelles ils électrisaient leurs pratiques, non sans inconvénient, ces *comptoirs électriques* ont été avec raison défendus par l'autorité.

Le Conseil de salubrité fut consulté, il y a quelques années, sur la question de savoir si l'on pouvait autoriser l'établissement de comptoirs de marbre. Le rapport renferme le passage suivant : « Le vin de bonne qualité ne contient qu'une quantité peu considérable d'un sel acide (le bitartrate de potasse, vulgairement tartre), dont l'action, même par un contact prolongé de vin avec le marbre, serait à peine sensible ; dans ce cas, il se formerait une petite quantité d'une matière insoluble dans le vin, ce qui n'aurait aucune action sur l'économie animale ; mais les vins de mauvaise qualité, et souvent avariés par leur séjour dans des tonneaux en vidange, renferment souvent de l'acide acétique ou vinaigre libre. Si du vin qui a éprouvé ce genre d'altération restait longtemps en contact avec du marbre, il réagirait un peu sur ce marbre, formerait un sel soluble dans le vin, et lui communiquerait une saveur désagréable, mais sans lui donner de qualités malfaisantes. »

D'Arcet a proposé, pour rendre le marbre inattaquable par le vin aigre, de le recouvrir d'un enduit formé de cire blanche, ou de cire dissoute dans l'essence de térébenthine. Il faut, pour l'application de cette cire, mettre le marbre à l'étuve, le chauffer à 160 degrés et l'enduire de cire *à refus*. Si l'on n'employait que la dissolution de cire dans la térébenthine, on pourrait se contenter de chauffer l'étuve à 50 ou 60 degrés. (*Voy.* ÉTAMAGE.)

Bibliographie. — *De l'emploi du marbre pour les comptoirs de vin.* — *Rapport général des travaux du Conseil de salubrité, pour* 1828 (*Annales d'hygiène, etc.*, 1829, t. II, p. 304. — Parent-Duchâtelet, *Observations sur les comptoirs d'étain et de marbre de marchands de vin* (*Annales d'hygiène, etc.*, 1831, t. VI, p. 58).

CONDIMENTS. — On entend par condiments des substances destinées, soit par leur goût relevé, soit par leurs propriétés excitantes, à ajouter à la saveur des aliments, et à stimuler les fonctions digestives.

Les condiments sont divisés, par Requin, en : 1° *salins*, qui comprennent le sel, ingrédient indispensable de la nourriture de l'homme ; 2° *acides*, vinaigre, verjus, citron ; 3° *âcres*, ail, ciboule, civette, échalotte, oignon, poireau, moutarde, raifort, radis, cresson, câpres, capucines ; 4° *aromatiques*, persil, cerfeuil, anis, estragon, thym, serpolet, vanille, cannelle, girofle ; 5° *aromatico-âcres*, poivre, piment, muscade, gingembre ; 6° *aromatico-amers*, amandes, eau de fleurs d'oranger, safran ; 7° *sucrés*, sucre, miel ; 8° *gras*, huiles d'olive, de noix, d'amandes, graisse et beurre. Il faut y joindre les condiments composés, tels que les *viandes fumées*, les *vinaigres aromatisés*, les *fruits confits dans le vinaigre*, les poissons conservés et marinés, *anchois*, *thon.*, etc.

Nous n'avons pas à nous occuper de l'emploi et des effets physiologiques des condiments, mais nous devons faire remarquer que quelques-unes de ces substances peuvent perdre, par une préparation vicieuse ou par des falsifications coupables, les qualités pour lesquelles elles sont recherchées, ou même acquérir des propriétés nuisibles. Ce sera là l'objet de quelques considérations spéciales, que nous donnons à l'occasion de chacun des condiments en particulier. (*Voy.* BEURRE, CORNICHONS, EAU DE FLEUR D'ORANGER, HUILE, MIEL, POIVRE, SALAISONS, SEL, SUCRE, VINAIGRE, ETC.)

Bibliographie. — Requin, *Encyclopédie nouvelle*, art. ASSAISONNEMENT. Paris, 1855. — *Note sur l'altération de la sauce aux anchois* (*Annales d'hygiène, etc.*, 1832, t. VIII, p. 216). — *Dictionnaire de l'industrie, etc.*, 1833, t. I, p. 506. — Montfalcon et de Polinière, *Traité de la salubrité dans les grandes villes*, 1846 p. 306. — Michel Lévy, *Traité d'hygiène publique et privée*, 3ᵉ édit., 1857, t. II, p. 1 et 668. — Chevallier, *Dictionnaire des altérations, etc.* Paris, 1857, t. I, p. 159, 225, 354. — Fonssagrives, *Hygiène alimentaire des malades, des convalescents et des valétudinaires, ou du régime envisagé comme moyen thérapeutique.* Paris, 1861.

CONFISEURS *Voy.* BONBONS.

CONSEILS D'HYGIÈNE PUBLIQUE ET DE SALUBRITÉ. — Le soin de surveiller et de protéger la santé publique appartient, ainsi que nous avons déjà eu occasion de le dire, à l'autorité administrative. Mais elle ne peut exercer cette action tutélaire qu'à la condition de s'entourer des lumières de la science, et qu'avec le concours des hommes que leurs connaissances spéciales rendent seuls capables de résoudre les problèmes si variés et parfois si difficiles dont se compose l'hygiène publique. Si cette condition a pu être remplie à diverses époques à l'aide de conseils individuels, officieusement ou officiellement réclamés par les dépositaires de l'autorité, on peut dire sans crainte d'être démenti, qu'une garantie sérieuse n'a été réellement donnée à la santé des populations que lorsqu'une organisation régulière et générale, embrassant tout le pays, est venue remettre à des corps compétents et fortement constitués le soin de veiller à tout ce qui intéresse la salubrité, et d'éclairer l'administration dans toutes les questions relatives à la santé publique. Mais, cela est triste à dire, cette organisation est d'hier, et pendant trop longtemps, à part quelques exceptions locales, dignes d'être signalées hautement, rien n'avait été fait en France pour assurer la bonne administration des affaires sanitaires, et par suite les progrès de l'hygiène publique. C'est au décret du 18 décembre 1848 qu'est due la première institution des Conseils d'hygiène et de salubrité dans tous les arrondissements de la France.

Des conseils de salubrité avant 1848. — Avant cette époque, dans quelques grandes villes, l'autorité avait senti le besoin de couvrir sa responsabilité en même temps que de sauvegarder la santé de la population nombreuse qui était confiée à sa vigilance, et des Conseils locaux avaient été créés soit par des arrêtés de préfecture, ou même par de simples arrêtés municipaux. Les immenses services rendus par ces Conseils, les publications importantes émanées de quelques-uns d'entre eux, méritent d'être rappelés ici, et sont la meilleure preuve du bien que l'on peut attendre de la nouvelle institution fondée sur de semblables modèles.

Conseil de salubrité de Paris. — C'est de Paris que vint l'initiative, grâce au zèle éclairé d'un administrateur éminent, M. Dubois, premier préfet de police, qui, sur la proposition de M. C.-L. Cadet-Gassicourt, par un arrêté du 6 juillet 1802, réunit en corps, sous le titre de Conseil de salubrité, les savants aux lumières desquels il avait habituellement recours dans les affaires qui intéressaient l'hygiène publique.

Ce Conseil, composé dans son origine de quatre membres, n'eut d'abord dans ses attributions que l'examen des boissons falsifiées, des manufactures ou ateliers insalubres, des épizooties, et un peu plus tard la visite des prisons et la direction des secours publics.

Le nombre, la variété, l'importance des affaires qui lui furent soumises par la suite firent sentir la nécessité de lui donner plus d'extension, et un nouvel arrêté du même préfet en date du 26 octobre 1807 donna au Conseil de salubrité du département de la Seine et des communes du ressort de la préfecture de police une nouvelle organisation ; le nombre de ses membres fut porté à sept, et ses attributions étendues en même temps. Elles embrassent l'hygiène publique ; l'examen sanitaire des halles et marchés, des cimetières, des tueries, des voiries, des chantiers d'équarrissage, amphithéâtres de dissection, fosses d'aisances, vidanges, curage des égouts et des puits, bains publics, dépôts d'eaux minérales ; la visite des prisons ; les secours à donner aux noyés et aux asphyxiés ; les épidémies ; la statistique médicale ; les tableaux de mortalité ; les recherches pour assainir les ateliers et les lieux publics, prévenir ou combattre les inondations, perfectionner les procédés industriels qui peuvent compromettre la salubrité ; la répression du charlatanisme ; la détermination des meilleurs modes de chauffage, d'éclairage, de nettoiement et d'évacuation des boues ; enfin, l'analyse des remèdes saisis, des vases suspects et des boissons falsifiées.

Cette organisation du Conseil de salubrité de la Seine a reçu quelques modifications de détail par des arrêtés successifs; notamment du 22 décembre 1828 et du 24 décembre 1832 ; mais sa constitution originaire, et surtout ses attributions, maintenues expressément par le décret du 15 décembre 1851, n'ont fait en réalité qu'acquérir de jour en jour plus de force et d'étendue. Il est actuellement composé de quinze membres titulaires, de six membres adjoints, de membres honoraires et de membres appelés en raison de leurs fonctions qui sont : le doyen, le professeur d'hygiène et le professeur de médecine légale de la Faculté de médecine de Paris, un membre du Conseil de santé des armées, le directeur de l'école de pharmacie, le secrétaire général de la préfecture de police, l'inspecteur général des ponts et chaussées directeur du service municipal, l'ingénieur en chef du département de la Seine, l'ingénieur en chef des services du département, le chef de la deuxième division et le chef du quatrième bureau à la préfecture de police, l'architecte commissaire de la petite voirie. Il se réunit deux fois par mois à la préfecture de police. Ses travaux qui, dans la période décennale de 1829 à 1839, ne comprenaient pas moins de 4431 affaires et 5366 dans celle de 1849 à 1858, ont été résumés dans des rapports généraux du plus haut intérêt dont la collection, imprimée, renferme les matériaux les plus précieux pour l'histoire de l'hygiène publique. Le rapport général sur les travaux du conseil d'hygiène et de salubrité du département de la Seine pour la période de 1849 à 1858, publié en 1861 par le savant secrétaire du Conseil, M. Ad. Trebuchet, est un véritable monument élevé par l'un de ses plus dignes interprètes à la gloire de ce Conseil qui a tant fait pour la science et pour l'humanité. Nous indiquerons plus loin les dispositions appliquées au Conseil de salubrité de Paris dans l'organisation postérieure à 1848.

Conseils de salubrité de province. — Les principales villes de France, où les mêmes besoins devaient appeler les mêmes mesures, imitèrent en petit nombre et lentement l'exemple de Paris. Lyon en octobre 1822, Marseille en octobre 1825, Lille et Nantes en 1828, Troyes par un arrêté municipal en 1830, Rouen et Bordeaux en 1831, Toulouse, Versailles, furent successivement dotés de Conseils de salubrité qui, depuis leur origine, n'ont cessé de fonctionner avez un zèle au-dessus de tout éloge. Dans quelques départements, dans le Nord, notamment, l'institution s'étendit jusque dans les arrondissements, et le Conseil central publia sans interruption des comptes rendus annuels remplis de documents du plus haut intérêt.

Ce mouvement spontané des grands centres de population, et cette initiative des autorités locales ne pouvaient manquer d'éveiller la sollicitude de l'administration centrale. Aussi par une lettre en date du 30 novembre 1836, M. le ministre du commerce saisissait l'Académie royale de médecine d'un plan d'établissement d'un Conseil de salubrité dans chacun des départements du royaume. Cette demande officielle, qui témoignait d'un désir libéral et intelligent, donna lieu à un rapport considérable rédigé par Marc, et qui contenait un projet d'organisation des conseils de salubrité départementaux. Ce projet très complet et très sage, qui a certainement inspiré quelques-unes des dispositions du décret de 1848, resta malheureusement sans application, et l'heureuse idée du gouvernement d'alors ne reçut aucun commencement d'exécution.

Conseil supérieur de santé. — Les Conseils de salubrité qui existaient à Paris et dans les villes que nous avons citées, non-seulement n'étaient reliés entre eux par aucune organisation commune, mais ne se rattachaient même pas à l'administration centrale. Cependant l'ordonnance royale du 7 août 1822 sur la police sanitaire avait placé, près du ministre du commerce, un conseil supérieur de santé, appelé à donner son avis sur les matières sanitaires, et composé de douze membres. Les attributions restreintes de ce Conseil n'ont pas peu contribué à paralyser son action. Et ce n'est que pour mémoire qu'il convient de rappeler son existence à l'occasion des conseils d'hygiène dont nous venons de parler.

ORGANISATION ACTUELLE DES CONSEILS D'HYGIÈNE PUBLIQUE ET DE SALUBRITÉ. — Nous avons dit que le décret du 18 décembre 1858 était venu inaugurer une nouvelle phase qui doit être féconde pour l'amélioration du sort des populations et des conditions de la santé publique. On nous saura gré de réunir ici les décrets et arrêtés constitutifs de ces conseils, ainsi que les circulaires et instructions destinées à assurer l'exécution du décret et à tirer de cette institution tous les résultats que l'on est en droit d'en attendre ; nous y joindrons quelques renseignements sur l'état actuel des conseils. Nous indiquerons ensuite les mesures par lesquelles on s'est proposé de rattacher le Conseil de salubrité de la Seine à l'ensemble des autres conseils ; et nous terminerons par un exposé de la constitution du Comité consultatif d'hygiène publique établi près le ministère de l'agriculture et du commerce, qui complète et couronne l'organisation générale de nos institutions consultatives d'hygiène publique.

Conseils d'hygiène publique et de salubrité des départements. — Les pièces nombreuses et importantes que l'on va lire feront connaître dans ses plus grands détails l'organisation des conseils d'hygiène dans les départements.

RAPPORT A M. LE PRÉSIDENT DU CONSEIL DES MINISTRES, CHEF DU POUVOIR EXÉCUTIF, SUR L'ORGANISATION DES CONSEILS D'HYGIÈNE PUBLIQUE.

Monsieur le président, j'ai l'honneur de soumettre à votre approbation un projet d'arrêté pour l'organisation des Conseils d'hygiène et de la salubrité dans tous les arrondissements du territoire de la République.

Ce projet, qui a été délibéré en conseil d'État, diffère notablement de celui que j'ai porté au conseil des ministres vers la fin du mois dernier, et qui m'avait été présenté par le comité consultatif d'hygiène publique établi auprès de mon ministère.

Suivant les propositions du Comité d'hygiène, les conseils à instituer dans chaque arrondissement auraient été composés de neuf membres au moins, et de vingt-cinq au plus, et parmi eux il y aurait eu nécessairement de quatre à douze médecins, de deux à six pharmaciens, et de un à deux vétérinaires, lesquels auraient été élus par les médecins, pharmaciens et vétérinaires de l'arrondissement, réunis au chef-lieu. Quant aux autres membres, ils auraient été nommés provisoirement par le préfet, en attendant l'organisation des conseils de canton créés par la constitution, et auxquels ce choix aurait été attribué.

On aurait établi sur des bases analogues des commissions d'hygiène publique dans les chefs-lieux de canton où il eût été possible d'en réunir les éléments, et le conseil d'arrondissement aurait choisi un ou plusieurs correspondants dans les cantons où il n'aurait pas été créé de commission.

Enfin il y aurait eu dans chaque département un conseil supérieur, composé de délégués des conseils d'arrondissement et des commissions cantonales.

Les membres de ce conseil auraient été nommés pour deux ans, et renouvelés tous les ans par moitié, ceux des conseils d'arrondissement et des commissions de canton auraient été élus pour quatre ans, et renouvelés par moitié tous les deux ans.

Appelés à s'occuper, dans les limites de leur circonscription, de toutes les questions d'hygiène publique, les conseils d'arrondissement qui se seraient réunis de droit au moins une fois par mois, auraient été nécessairement entendus sur l'assainissement des localités et des habitations ; les mesures à prendre pour prévenir et combattre les maladies endémiques, épidémiques et transmissibles ; les épizooties et les maladies des animaux ; la propagation de la vaccine : l'organisation et la distribution de secours médicaux pour les malades indigents ; les moyens d'améliorer les conditions sanitaires des populations agricoles et industrielles ; la salubrité des ateliers, écoles, hôpitaux, maisons d'aliénés et autres établissements publics ; les questions d'hygiène relatives aux enfants trouvés et aux nourrices ; la qualité des aliments, boissons, condiments et médicaments livrés au commerce ; l'amélioration des établissements d'eaux minérales et les moyens d'en rendre l'usage accessible aux malades pauvres ou peu aisés ; les demandes en autorisation pour les établissements dangereux insalubres et incommodes, et enfin, sur tous les grands travaux d'utilité publique, constructions d'édifices, écoles, prisons, casernes, ports, canaux, etc.

Spécialement chargés des questions communes à plusieurs arrondissements ou relatives au département tout entier, les conseils de département auraient eu, en outre, pour mission de coordonner, chaque année, les travaux des conseils d'arrondissement et des commissions cantonales, et de les compléter au besoin ; et tous ces travaux, centralisés au ministère du commerce, auraient été tous les ans l'objet d'un rapport général du Comité consultatif d'hygiène publique.

Au conseil d'État, cette organisation a été profondément modifiée. Le principe de l'élection, bien qu'appliqué avec beaucoup de réserve, n'a pas prévalu. La nomination des membres des conseils d'arrondissement a été attribuée aux préfets, qui nommeraient également les membres des commissions cantonales. Un tableau, dressé par le ministre du commerce, règlerait le mode de composition de chaque conseil et le nombre de leurs membres, qui serait de sept au moins et de quinze au plus.

Quant aux conseils de département, ils ne seraient plus formés par la réunion des délégués des conseils d'arrondissement et des commissions de canton ; mais il y aurait, dans chaque chef-lieu de préfecture, un conseil dont la composition serait également réglée par arrêté ministériel, et qui ferait tout à la fois les fonctions de conseil de département et de conseil d'arrondissement. Enfin, on serait tenu de convoquer les Conseils et Commissions d'hygiène et de salubrité une fois au moins tous les trois mois ; mais, dans aucun cas, il n'y aurait obligation de prendre leur avis. C'est à l'administration qu'est laissé le soin d'apprécier les circonstances où elle devra recourir à leurs lumières.

Je regrette vivement que, malgré l'insistance de mon ministère, le conseil d'État n'ai pas cru pouvoir admettre le système d'organisation adopté par le Comité d'hygiène. Je crains qu'en supprimant le principe de l'élection, on ait enlevé à l'institution des Conseils de salubrité et d'hygiène publique un de ses principaux éléments de force et de vitalité, et je crois aussi que, pour qu'ils pussent produire tous les bons résultats qu'on était en droit d'en attendre, il aurait fallu leur laisser la faculté de se réunir de leur propre mouvement, et de prendre l'initiative auprès de l'administration dans toutes les questions qui intéressent la santé publique.

Dans un autre ordre de faits, l'exemple des chambres de commerce, qui depuis seize ans sont le produit d'un système électif beaucoup plus large que celui qu'on proposait d'appliquer aux Conseils d'hygiène, qui ont le droit de s'assembler et de prendre spontanément des délibérations sur les questions de leur compétence, et qu'on est tenu de consulter sur certaines affaires, prouve par l'expérience tous les avantages qu'on peut retirer d'une institution de ce genre, et je suis convaincu qu'une organisation analogue, appliquée aux conseils qu'il s'agit de créer aujourd'hui, aurait puissamment contribué à donner une grande impulsion à tous les travaux, à toutes les mesures d'assainissement et de salubrité, et à la propagation des principes de l'hygiène, dont la connaissance est encore si peu répandue.

Cependant, en présence du choléra, qui, depuis un mois, s'est montré dans deux départements de la République, en présence des justes craintes que son apparition doit inspirer à la prévoyance de l'administration supérieure, j'ai pensé que les Conseils de salubrité et d'hygiène publique, tels que les a constitués le conseil d'État, rendraient encore de nombreux et importants services. C'est pourquoi, monsieur le président, je n'hésite pas à vous proposer de revêtir ce projet de votre approbation. Une autre considération m'y détermine : il existe déjà, dans plusieurs villes, des conseils de salubrité ; mais ces conseils, qui ont été créés par des arrêtés de préfecture ou même par de simples arrêtés municipaux, manquent, en quelque sorte, de consistance légale. En généralisant l'institution par un règlement d'administration publique, on lui donnera un caractère de force et de stabilité qui lui a fait défaut jusqu'à ce jour, et je ne doute pas qu'une fois organisée sur des bases uniformes dans chacun des arrondissements de la République, cette institution ne reçoive, dans un avenir très prochain, tous les développements qu'elle comporte.

Le ministre de l'agriculture et du commerce, TOURRET.

DÉCRET DU 18 DÉCEMBRE 1848, PORTANT CRÉATION DES CONSEILS D'HYGIÈNE PUBLIQUE ET DE SALUBRITÉ.

Le président du conseil des ministres, chargé du pouvoir exécutif, sur le rapport du ministre de l'agriculture et du commerce ; le conseil d'État entendu, arrête :

TITRE Ier. — DES INSTITUTIONS D'HYGIÈNE PUBLIQUE ET DE LEUR ORGANISATION.

Article 1er. Dans chaque arrondissement il y aura un conseil d'hygiène publique et de salubrité.

Le nombre des membres de ce conseil sera de sept au moins et de quinze au plus.

Un tableau, dressé par le ministre de l'agriculture et du commerce, réglera le nombre des membres et le mode de composition de chaque conseil.

Art. 2. Les membres du conseil d'hygiène d'arrondissement seront nommés pour quatre ans par le préfet et renouvelés par moitié tous les deux ans.

Art. 3. Des commissions d'hygiène publique pourront être instituées dans les chefs-lieux de canton par un arrêté spécial du préfet, après avoir consulté le conseil d'arrondissement.

Art. 4. Il y aura au chef-lieu de la préfecture un conseil d'hygiène publique et de salubrité du département.

Les membres de ce conseil seront nommés pour quatre ans par le préfet et renouvelés par moitié tous les deux ans.

Un tableau, dressé par le ministre de l'agriculture et du commerce, réglera le nombre des membres et le mode de composition de chaque conseil.

Ce nombre sera de sept au moins et de quinze au plus.

Il réunira les attributions des conseils d'hygiène d'arrondissement aux attributions particulières qui sont énumérées à l'art. 12.

Art. 5. Les conseils d'hygiène seront présidés par le préfet ou le sous-préfet, et les commissions de canton par le maire du chef-lieu.

Chaque conseil élira un vice-précident et un secrétaire, qui seront renouvelés tous les deux ans.

Art. 6. Les conseils d'hygiène et les commissions se réuniront au moins une fois tous les trois mois, et chaque fois qu'ils seront convoqués par l'autorité.

Art. 7. Les membres des commissions d'hygiène de canton pourront être appelés aux séances du conseil d'hygiène d'arrondissement ; ils ont voix consultative.

Art. 8. Tout membre des conseils ou des commissions de canton qui, sans motifs d'excuses approuvés par le préfet, aura manqué de se rendre à trois convocations consécutives, sera considéré comme démissionnaire.

TITRE II. — Attributions des conseils et des commissions d'hygiène publique.

Art. 9. Les conseils d'hygiène d'arrondissement sont chargés de l'examen des questions relatives à l'hygiène publique de l'arrondissement qui leur seront renvoyées par le préfet et le sous-préfet. Ils peuvent être spécialement consultés sur les objets suivants :

1° L'assainissement des localités et des habitations ;

2° Les mesures à prendre pour prévenir et combattre les maladies endémiques, épidémiques et transmissibles ;

3° Les épizooties et les maladies des animaux ;

4° La propagation de la vaccine ;

5° L'organisation et la distribution des secours médicaux aux malades indigents ;

6° Les moyens d'améliorer les conditions sanitaires des populations industrielles et agricoles ;

7° La salubrité des ateliers, écoles, hôpitaux, maisons d'aliénés, établissements de bienfaisance, casernes, arsenaux, prisons, dépôts de mendicité, asiles, etc.

8° Les questions relatives aux enfants trouvés ;

9° La qualité des aliments, boissons, condiments et médicaments livrés au commerce ;

10° L'amélioration des établissements d'eaux minérales appartenant à l'État, aux départements, aux communes et aux particuliers, et les moyens d'en rendre l'usage accessible aux malades pauvres ;

11° Les demandes en autorisation, translation ou révocation des établissements dangereux, insalubres ou incommodes ;

12° Les grands travaux d'utilité publique, constructions d'édifices, écoles, prisons, casernes, ports, canaux, réservoirs, fontaines, halles, établissements des marchés, routoirs, égouts, cimetières, la voirie, etc., sous le rapport de l'hygiène publique.

Art. 10. Les conseils d'hygiène publique d'arrondissement réuniront et coordonneront les documents relatifs à la mortalité et à ses causes, à la topographie et à la statistique de l'arrondissement, en ce qui touche la salubrité publique.

Ils adresseront régulièrement ces pièces au préfet, qui en transmettra une copie au ministre du commerce.

Art. 11. Les travaux des conseils d'arrondissement seront envoyés au préfet.

Art. 12. Le conseil d'hygiène publique et de salubrité du département aura pour mission de donner son avis :

1° Sur toutes les questions d'hygiène publique qui lui seront renvoyées par le préfet ;

2° Sur les questions communes à plusieurs arrondissements ou relatives au département tout entier.

Il sera chargé de centraliser et coordonner, sur le renvoi du préfet, les travaux des conseils d'arrondissement.

Il fera chaque année au préfet un rapport général sur les travaux des conseils d'arrondissement.

Ce rapport sera immédiatement transmis par le préfet, avec les pièces à l'appui, au ministre du commerce.

Art. 13. La ville de Paris sera l'objet de dispositions spéciales.

Art. 14. Le ministre de l'agriculture et du commerce est chargé de l'exécution du présent arrêté. E. CAVAIGNAC.

Le ministre de l'agriculture et du commerce, TOURRET.

ARRÊTÉ DU 15 FÉVRIER 1849, QUI DÉTERMINE LA COMPOSITION DES CONSEILS D'HYGIÈNE PUBLIQUE ET DE SALUBRITÉ.

Le ministre de l'agriculture et du commerce,

Vu les articles 1er et 4 de l'arrêté du chef du pouvoir exécutif en date du 18 décembre 1848 sur l'organisation des conseils d'hygiène publique et de salubrité, arrête :

Article 1er. Le nombre des membres des conseils d'hygiène et de salubrité, tant de département que d'arrondissement, sera fixé conformément au tableau annexé au présent arrêté.

Art. 2. Le nombre des médecins, pharmaciens ou chimistes, et vétérinaires, est fixé, pour chaque conseil, dans la proportion suivante :

NOMBRE des MEMBRES.	MÉDECINS. Docteurs en médecine, chirurgiens et officiers de santé.	PHARMACIENS ou CHIMISTES.	VÉTÉRINAIRES.
10	4	2	1
12	5	3	1
15	6	4	2

Les autres membres seront pris, soit parmi les notables agriculteurs, commerçants ou industriels, soit parmi les hommes qui, à raison de leurs fonctions ou de leurs travaux habituels, sont appelés à s'occuper des questions d'hygiène.

Art. 3. L'ingénieur des mines, l'ingénieur des ponts et chaussées, l'officier du génie chargé du casernement, ou, à son défaut, l'intendant ou le sous-intendant militaire, l'architecte du département, les chefs de division ou de bureau de la préfecture dans les attributions desquels se trouveront la salubrité, la voirie et les hôpitaux, pourront, dans le cas où ils ne feraient pas partie du conseil d'hygiène publique et de salubrité de leur résidence, être appelés à assister aux délibérations de ce conseil avec voix consultative.

Art. 4. Dans les cantons où il n'aura pas été établi de commissions d'hygiène publique, des correspondants pourront être nommés par le préfet, sur la proposition du conseil d'arrondissement.

Art. 5. Les préfets des départements sont chargés, chacun en ce qui le concerne, de l'exécution du présent arrêté. *Signé* L. Buffet.

Tableau portant fixation du nombre des membres des conseils d'hygiène publique et de salubrité.

Départements.	Arrondissements.	Nombre des membres.
Ain	Belley	10
	Bourg	12
	Gex	10
	Nantua	10
	Trévoux	10
Aisne	Château-Thierry	10
	Laon	12
	Saint-Quentin	12
	Soissons	10
	Vervins	12
Allier	Gannat	10
	La Palisse	10
	Montluçon	10
	Moulins	12
Alpes (Basses-)	Barcelonnette	10
	Castellane	10
	Digne	12
	Forcalquier	10
	Sisteron	10
Alpes (Hautes-)	Briançon	10
	Embrun	10
	Gap	12
Ardèche	L'Argentière	12
	Privas	12
	Tournon	12
Ardennes	Mézières	12
	Rethel	10
	Rocroy	10
	Sedan	10
	Vouziers	10
Ariége	Foix	12
	Saint-Girons	10
	Pamiers	10
Aube	Arcis-sur-Aube	10
	Bar-sur-Aube	10
	Bar-sur-Seine	10
	Nogent-sur-Seine	10
	Troyes	12
Aude	Carcassonne	12
	Castelnaudary	10
	Limoux	10
	Narbonne	10
Aveyron	Saint-Affrique	10
	Espalion	10
	Milhau	10
	Rodez	12
	Villefranche	10
Bouches-du-Rhone	Aix	12
	Arles	10
	Marseille	15
Calvados	Bayeux	10
	Caen	12
	Falaise	10
	Lisieux	10
	Pont-l'Evêque	10
	Vire	10
Cantal	Aurillac	12
	Saint-Flour	10
	Mauriac	10
	Murat	10
Charente	Angoulême	12
	Barbezieux	10
	Cognac	10
	Confolens	10
	Ruffec	10
Charente-Inférieure	St-Jean-d'Angely	10
	Jonzac	10
	Marennes	10
	Rochefort	12
	La Rochelle	12
	Saintes	12
Cher	St-Amand-Mont-Rond	12
	Bourges	12
	Sancerre	10
Corrèze	Brives	12
	Tulle	12
	Ussel	10
Corse	Ajaccio	12
	Bastia	10
	Calvi	10
	Corte	10
	Sartène	10

DÉPARTEMENTS.	ARRONDISSEMENTS.	NOMBRE des membres.
COTE-D'OR.	Beaune	12
	Châtillon	10
	Dijon	12
	Semur	10
COTES-DU-NORD	Saint-Brieuc	12
	Dinan	12
	Guingamp	12
	Lanion	12
	Loudéac	10
CREUSE	Aubusson	12
	Bourganeuf	10
	Boussac	10
	Guéret	12
DORDOGNE	Bergerac	12
	Nontron	10
	Périgueux	12
	Ribérac	10
	Sarlat	12
DOUBS	Baume-les-Dames	10
	Besançon	12
	Montbéliard	10
	Pontarlier	10
DROME	Die	10
	Montélimart	10
	Nyons	10
	Valence	12
EURE	Les Andelys	10
	Berney	10
	Évreux	12
	Louviers	10
	Pont-Audemer	10
EURE-ET-LOIR	Chartres	12
	Châteaudun	10
	Dreux	10
	Nogent-le-Rotrou	10
FINISTÈRE	Brest	12
	Châteaulin	10
	Morlaix	12
	Quimper	12
	Quimperlé	10
GARD	Alais	10
	Nîmes	12
	Uzès	10
	Le Vigan	10
GARONNE (HAUTE-)	Saint-Gaudens	12
	Muret	10
	Toulouse	15
	Villefranche	10
GERS	Auch	12
	Condom	10
	Lectoure	10
	Lombez	10
	Mirande	10
GIRONDE	Bazas	10
	Blaye	10
	Bordeaux	15
	Lesparre	10
	Libourne	12
	La Réole	10
HÉRAULT	Béziers	12
	Lodève	10
	Montpellier	15
	Saint-Pons	10
ILLE-ET-VILAINE	Fougères	10
	Saint-Malo	12
	Montfort	10
	Redon	10
	Rennes	12
	Vitré	10
INDRE	Le Blanc	10
	Châteauroux	12
	La Châtre	10
	Issoudun	10
INDRE-ET-LOIRE	Chinon	10
	Loches	10
	Tours	12
ISÈRE	Grenoble	12
	Saint-Marcellin	10
	La Tour-du-Pin	10
	Vienne	12
JURA	Saint-Claude	10
	Dôle	10
	Lons-le-Saunier	12
	Poligny	10
LANDES	Dax	12
	Mont-de-Marsan	12
	Saint-Sever	10
LOIR-ET-CHER	Blois	12
	Romorantin	10
	Vendôme	10
LOIRE	Saint-Étienne	12
	Montbrison	12
	Roanne	12
LOIRE (HAUTE-)	Brioude	10
	Le Puy	12
	Yssengeaux	10
LOIRE-INFÉRIEURE	Ancenis	10
	Châteaubriant	10
	Nantes	15
	Paimbœuf	10
	Savenay	12
LOIRET	Gien	10
	Montargis	10
	Orléans	15
	Pithiviers	10

DÉPARTEMENTS.	ARRONDISSEMENTS.	NOMBRE des membres.
LOT	Cahors	12
	Figeac	10
	Gourdon	10
LOT-ET-GARONNE	Agen	12
	Marmande	12
	Nérac	10
	Villeneuve-sur-Lot	10
LOZÈRE	Florac	10
	Marvéjols	10
	Mende	12
MAINE-ET-LOIRE	Angers	12
	Baugé	10
	Beaupréau	12
	Saumur	10
	Segré	10
MANCHE	Avranches	12
	Cherbourg	12
	Coutances	12
	Saint-Lô	12
	Mortain	10
	Valogne	10
MARNE	Châlons	12
	Epernay	10
	Sainte-Menehould	10
	Reims	12
	Vitry-le-Français	10
MARNE (HAUTE-)	Chaumont	12
	Langres	12
	Vassy	10
MAYENNE	Château-Gontier	10
	Laval	12
	Mayenne	12
MEURTHE	Château-Salins	10
	Lunéville	10
	Nancy	12
	Sarrebourg	10
	Toul	10
MEUSE	Bar-sur-Ornain	12
	Commercy	10
	Montmédy	10
	Verdun	10
MORBIHAN	Lorient	12
	Ploërmel	10
	Pontivy	10
	Vannes	12
MOSELLE	Briey	10
	Metz	10
	Sarreguemines	12
	Thionville	12
NIÈVRE	Château-Chinon	10
	Clamecy	10
	Cosne	10
	Nevers	12
NORD	Avesnes	12
	Cambray	12
	Douai	12
	Dunkerque	12
	Hazebrouck	12
	Lille	15
	Valenciennes	12
OISE	Beauvais	12
	Clermont	10
	Compiègne	10
	Senlis	10
ORNE	Alençon	12
	Argentan	12
	Domfront	12
	Montagne	12
PAS-DE-CALAIS	Arras	12
	Béthune	12
	Boulogne	12
	Montreuil	10
	Saint-Omer	12
	Saint-Pol	10
PUY-DE-DOME	Ambert	10
	Clermont-Ferrand	10
	Issoire	10
	Riom	12
	Thiers	10
PYRÉNÉES (BASSES-)	Bayonne	12
	Mauléon	10
	Oloron	10
	Orthez	10
	Pau	12
PHYRÉNÉES (HAUTES-)	Argelés	10
	Bagnères	10
	Tarbes	12
PYRÉNÉES-ORIENTALES	Céret	10
	Perpignan	12
	Prades	10
RHIN (BAS-)	Saverne	12
	Schelestadt	12
	Strasbourg	15
	Wissembourg	12
RHIN (HAUT-)	Altkirch	12
	Béfort	10
	Colmar	12
RHONE	Lyon	15
	Villefranche	12
SAONE (HAUTE-)	Gray	10
	Lure	12
	Vesoul	12

DÉPARTEMENTS.	ARRONDISSEMENTS.	NOMBRE des membres.
Saone-et-Loire	Autun	12
	Châlons-sur-Saône	12
	Charoles	12
	Louhans	10
	Mâcon	12
Sarthe	Saint-Calais	10
	La Flèche	12
	Mamers	12
	Le Mans	12
Seine	Saint-Denis	10
	Sceaux	10
Seine-Inférieure	Dieppe	12
	Le Havre	12
	Neufchâtel	10
	Rouen	15
	Yvetot	12
Seine-et-Marne	Coulommiers	10
	Fontainebleau	10
	Meaux	10
	Melun	12
	Provins	10
Seine-et-Oise	Corbeil	10
	Étampes	10
	Mantes	10
	Pontoise	10
	Rambouillet	10
	Versailles	12
Sèvres (Deux-)	Bressuire	10
	Melle	10
	Niort	12
	Partenay	10
Somme	Abbeville	12
	Amiens	15
	Doullens	10
	Montdidier	10
	Péronne	12
Tarn	Alby	12
	Castres	12
	Gaillac	10
	Lavaur	10
Tarn-et-Garonne	Castel-Sarrasin	10
	Moissac	10
	Montauban	12
Var	Brignolles	10
	Draguignan	12
	Grasse	10
	Toulon	12
Vaucluse	Apt	10
	Avignon	12
	Carpentras	10
	Orange	10
Vendée	Napoléon-Vendée	12
	Fontenay	12
	Les Sables-d'Olonne	12
Vienne	Châtellerault	10
	Civray	10
	Loudun	10
	Montmorillon	10
	Poitiers	12
Vienne (Haute-)	Bellac	10
	Limoges	12
	Rochechouart	10
	Saint-Yrieix	10
Vosges	Saint-Dié	12
	Epinal	12
	Mirecourt	10
	Neufchâteau	10
	Remiremont	10
Yonne	Auxerre	12
	Avallon	10
	Joigny	10
	Sens	10
	Tonnerre	10

Circulaire ministérielle du 3 avril 1849, accompagnant les décret et arrêté relatifs a l'organisation des conseils d'hygiène publique et de salubrité.

Monsieur le préfet, vous trouverez ci-joints : 1° Un exemplaire de l'arrêté rendu, le 18 décembre 1848, par le chef du pouvoir exécutif, et portant création de conseils d'hygiène publique et de salubrité dans tous les arrondissements de la République;

2° Un exemplaire de l'arrêté que j'ai pris, le 15 février dernier, pour déterminer le nombre des membres et le mode de composition de chaque conseil.

J'ai cru devoir joindre à l'arrêté du 18 décembre le rapport qui en explique l'esprit, afin de vous mettre à même de concourir, par vos actes et vos instructions, à la création d'institutions éminemment utiles.

Veuillez, je vous prie, procéder, dans le plus bref délai possible, à l'organisation de ces conseils, et m'adresser le procès-verbal de leur installation, avec la liste des membres dont ils seront composés.

Aussitôt que les conseils seront en activité, il conviendra de les consulter sur l'opportunité d'instituer les commissions cantonales que l'article 3 de l'arrêté du 18 décembre vous autorise à créer, et dans les cantons où l'on n'établira pas de commissions, il sera bon que les conseils aient un ou plusieurs correspondants pour les tenir au courant de l'état hygiénique du canton.

Vous ne négligerez pas, monsieur le préfet, d'user de la prérogative que vous réserve l'article 5, de présider le conseil établi au chef-lieu de préfecture. Je désire que MM. les sous-préfets profitent de la même disposition pour s'associer aux travaux des conseils de leur arrondissement.

Vous veillerez à ce que, conformément à l'article 6, les conseils se réunissent au moins, une fois tous les trois mois, et je ne doute pas qu'il n'y ait lieu de les réunir plus fréquemment, si l'on a soin de les consulter, toutes les fois que l'occasion s'en présentera, sur les divers objets énumérés dans l'article 9. En ce qui me concerne, je vous recommande expressément de ne pas négliger de le faire, et j'écris à mes collègues pour leur demander de vous adresser des instructions dans le même sens à l'égard des affaires qui ressortissent à leurs départements.

Vous aurez aussi à prescrire les dispositions nécessaires pour que les conseils d'hygiène puissent accomplir la mission que leur confie l'article 10, de réunir et coordonner les documents relatifs à la mortalité et à ses causes, à la topographie et à la statistique, en ce qui touche la salubrité publique. Dès que les conseils seront installés, il conviendra d'appeler leur attention sur cet article, et provoquer leur avis sur les mesures à prendre pour leur en faciliter l'exécution. Je désire, d'ailleurs, que chaque conseil place au premier rang de ses devoirs le soin de dresser, le plus promptement possible, un tableau fidèle de la situation hygiénique de sa circonscription, et de rechercher les moyens de combattre et de détruire les différentes causes d'insalubrité dont il aura reconnu l'existence.

Enfin, aux termes de l'article 12, c'est au conseil institué au chef-lieu de préfecture qu'il appartient de centraliser, par votre entremise, les travaux des autres conseils du département, et de les résumer, chaque année, dans un rapport général destiné à être transmis à mon ministère, et vous aurez à assurer l'accomplissement de cette disposition.

Il me reste à vous entretenir d'un point sur lequel l'arrêté du 18 décembre ne pouvait pas statuer. Je veux parler des dépenses auxquelles ces conseils donneront lieu, et des moyens d'y pourvoir. Une loi seule pourrait leur assigner des ressources particulières. Mais, d'après les informations parvenues à mon ministère, en réponse aux questions posées par la circulaire ministérielle du 4 septembre 1848, j'ai lieu de croire que presque partout les conseils généraux consentiront, sans difficulté, à subvenir aux frais, d'ailleurs peu considérables, qu'entraînera le service des conseils d'hygiène, qui trouveront, soit dans les préfectures ou les sous-préfectures, soit dans les hôtels de ville et les mairies, le local nécessaire à la tenue de leurs séances.

Recevez, monsieur le préfet, l'assurance de ma considération très distinguée.

Le ministre de l'agriculture et du commerce, L. BUFFET.

Il n'est pas sans intérêt de rechercher quelle a été dès le principe la constitution des Conseils d'hygiène des différents départements, et de se rendre compte des premiers résultats fournis par l'organisation nouvelle. On peut dire tout d'abord que dans le plus grand nombre des arrondissements les Conseils ont été constitués. Quelques-uns pourtant sont restés en retard, et les circulaires que nous allons rapporter ont eu pour objet de triompher de ce défaut d'activité. Le personnel, répondant admirablement aux intentions des fondateurs des Conseils, comprenait, outre les représentants des professions spéciales, médecins, pharmaciens, vétérinaires, un certain nombre de membres appartenant à des classes et à des positions diverses. Celles sur lesquelles a porté principalement le choix des autorités sont les suivantes : maires, propriétaires, ingénieurs, manufacturiers, magistrats, négociants, agriculteurs, membres des conseils généraux, juges de paix, architectes, ecclésiastiques, etc. Cette énumération suffit pour montrer quelle heureuse conséquence devait avoir l'introduction dans les conseils d'hygiène d'hommes dont la position garantit les lumières et commande la confiance. Enfin il n'est pas hors de propos, au point de vue surtout de l'utilité des commissions et des correspondants de cantons, de rechercher si les membres des conseils d'arrondissement résident exclusivement au chef-lieu. Or, sur 1742 membres appartenant à 166 conseils de département ou d'arrondissement, 1544 résident au chef-lieu, et 198 seulement dans des localités plus ou moins éloignées, choisies d'ailleurs pour la plupart parmi les plus importantes de l'arrondissement.

C'est en vue de cet état des Conseils d'hygiène et de salubrité, et pour corriger autant que possible les imperfections inévitables d'une organisation toute nouvelle, que l'administration a jugé convenable d'adresser à MM. les préfets et aux Conseils eux-mêmes des instructions dont il a confié la préparation au comité consultatif d'hygiène publique, et que l'auteur de ce livre a eu l'honneur de rédiger : on s'est attaché dans les instructions à réduire et à simplifier, autant que possible, certaines attributions que le décret constitutif avait multipliées et étendues outre mesure.

CIRCULAIRE MINISTÉRIELLE DU 3 MAI 1851 ACCOMPAGNANT L'ENVOI D'INSTRUCTIONS SUR LES ATTRIBUTIONS ET LES TRAVAUX DES CONSEILS D'HYGIÈNE PUBLIQUE ET DE SALUBRITÉ.

Monsieur le préfet, l'institution des conseils d'hygiène et de salubrité dans chacun des arrondissements de la République, fondée par le décret du 18 décembre 1848, n'a pas encore, après deux ans révolus, reçu tous les développements qu'elle comporte. Il est cependant dès à présent permis de juger, d'après les résultats qu'elle a produits sur certains points, de son incontestable utilité et des avantages que l'on doit en attendre pour la propagation des principes de l'hygiène et l'amélioration de la santé publique. L'administration ne doit rien négliger pour les obtenir, et c'est pour arriver à ce but qu'il m'a paru opportun de recommander à votre attention toute particulière l'exécution rigoureuse du décret, en vous rappelant ses principales dispositions, et en vous adressant de nouvelles instructions sur l'organisation et les attributions des Conseils d'hygiène.

Il importe avant tout que, là où ils n'existeraient pas encore, la création de ces Conseils ne soit pas différée davantage. Leur composition a été fixée d'une manière très précise par l'arrêté ministériel du 15 février 1849, dont les prescriptions ont été en général et doivent être exactement suivies. Les membres des conseils, dont le choix vous appartient, doivent être pris, les uns parmi les médecins, pharmaciens et vétérinaires, les autres en dehors de ces professions spéciales. Je ne puis qu'approuver, en général, les choix qui ont été faits jusqu'ici dans la composition des Conseils dont l'organisation m'est connue. Pour les membres étrangers aux sciences médicales, je ne saurais trop louer le discernement avec lequel ils ont été désignés. La position honorable qu'ils occupent est une garantie assurée des avantages que peut avoir leur introduction dans les conseils d'hygiène. Il n'est pas sans intérêt de vous faire connaître quelles sont les classes de notables qui en ont fourni le plus grand nombre. Or, il résulte d'un relevé qui m'a été présenté par le comité consultatif d'hygiène publique établi près de mon département, que la plupart des membres qui, dans chaque Conseil, sont choisis en dehors des professions fixées par le premier paragraphe de l'article 2 de l'arrêté du 15 février 1849, appartiennent aux catégories suivantes : maires, propriétaires, manufacturiers, ingénieurs, magistrats, agriculteurs, membres des conseils généraux, négociants, curés, juges de paix, administrateurs des hospices ou des bureaux de bienfaisance, conseillers municipaux, etc. Pour les autres membres, médecins, pharmaciens ou vétérinaires, une seule observation m'a paru digne de vous être soumise : elle est relative à l'intérêt qu'il peut y avoir pour le bien du service à appeler au sein des conseils les médecins des épidémies, dont le concours et les observations peuvent être, dans beaucoup de circonstances, si utiles et si nécessaires.

En terminant ce qui touche à la composition des conseils, je crois bon de vous faire remarquer que le renouvellement biennal prescrit par l'article 2 du décret constitutif n'implique nullement que les membres sortants ne puissent être renommés. Il serait tout à fait regrettable que l'administration se privât des lumières de ceux qui, par leur participation aux travaux des conseils et par l'expérience qu'ils y ont acquise, sont le plus à même de l'éclairer.

L'utilité des commissions d'hygiène publique, qui, aux termes de l'article 3, auraient pu être instituées dans les chefs-lieux de canton, ne paraît pas avoir été assez généralement sentie ; et cependant, dans toutes les localités où elles ont été organisées, elles ont rendu des services réels. Quelques Conseils on eu l'heureuse pensée de les associer à leurs études, en leur soumettant une série de questions ou en leur adressant des instructions spéciales relatives à la salubrité des principales localités de leur circonscription, et la plupart ont répondu avec un zèle très louable. Cette institution, qui mérite toute votre sollicitude, a été dans certains départements étendue au delà des prévisions du décret : des comités ont été créés dans chaque commune. Il pourrait y avoir plus d'avantage à désigner, au lieu de comité, un correspondant unique qui serait chargé de rendre compte de l'exécution des mesures d'assainissement, et de transmettre aux commissions cantonales et aux conseils d'arrondissement tous les renseignements qui pourraient intéresser la santé publique.

La réunion des conseils et des commissions d'hygiène, qui est prescrite au moins une fois tous les trois mois, peut être beaucoup plus fréquente. Elle a été dans plusieurs arrondissements fixée d'une manière régulière, et ces convocations périodiques ont eu un excellent résultat. En établissant parmi les membres des relations plus fréquentes, elles entretiennent leur activité et donnent à leurs travaux plus de suite et d'intérêt. Je ne saurais trop vous inviter, monsieur le préfet, à adopter pour les conseils de votre ressort le système des séances fixes, qui pourraient, sans être trop multipliées, se renouveler tous les quinze jours, ou au moins tous les mois.

Il est bien entendu qu'il ne s'agit ici que des séances ordinaires ; car, dans certaines circonstances, les conseils devront être convoqués d'urgence. En cas d'épidémie, par exemple, votre premier devoir est de les réunir sans délai. Eux seuls peuvent vous seconder efficacement dans le soin de vérifier les faits, de constater les conditions hygiéniques des localités envahies, de conseiller les mesures à prendre, et de rédiger des instructions qui, venant d'un comité constitué, acquerront nécessairement une autorité beaucoup plus grande que celles qui émaneraient d'une seule personne. Les secours, mieux dirigés, auront ainsi plus de suite et de plus sûrs résultats. Une expérience récente me porte à attacher à ces observations une extrême importance, et je tiens d'une manière toute particulière à ce qu'à l'occasion vous vous y conformiez rigoureusement.

Il me reste à vous signaler un dernier point qui intéresse au plus haut degré l'existence des conseils d'hygiène et qui mérite toute votre sollicitude, à savoir de quelles ressources financières vous pouvez disposer pour cette importante institution. Il est des dépenses tout à fait urgentes, que réclament notamment le matériel des séances, l'impression des principaux documents, et surtout les déplacements que peuvent exiger de la part des membres du Conseil leurs attributions les plus impérieuses. Votre administration doit se mettre en mesure de faire face à ces frais, bien minimes en réalité, eu égard à la gravité des intérêts qu'il s'agit de ne pas laisser en souffrance. Déjà je vous ai invité, par ma dépêche en date du 11 août dernier, à vous pourvoir près du conseil général, et à faire tous vos efforts pour obtenir de lui une allocation suffisante pour frais sanitaires. Les résultats de ces demandes, dans le petit nombre de cas qui me sont connus, ont été très divers. Dans un département, la libéralité du conseil général a mis à la disposition de l'administration une somme de douze mille francs pour subvenir aux dépenses d'assainissement et de salubrité, et pour être distribués en primes aux communes nécessiteuses qui auront le plus efficacement concouru à l'amélioration de la santé publique. Il est fâcheux que dans d'autres départements, au contraire, le crédit le plus modique nécessaire à l'impression des rapports des Conseils d'hygiène ait été refusé par le motif très peu fondé que cette dépense est bien plutôt nationale que départementale. Du reste, en ce qui touche la publicité des travaux des Conseils, je m'occupe moi-même de la rendre plus facile et plus étendue. Le meilleur moyen d'obtenir du conseil général les fonds nécessaires serait, sans aucun doute, de pouvoir invoquer les services rendus, et de montrer ce que les Conseils d'hygiène ont pu faire dans l'intérêt de la santé publique. C'est à vous à utiliser leur zèle et à insister ensuite sur votre demande, que justifieraient à eux seuls les frais de déplacements indispensables en cas d'épidémie.

Je désire, monsieur le préfet, que vous vous pénétriez de l'importance que j'attache au développement rapide des institutions d'hygiène publique fondées par le décret du 18 décembre 1848, et que vous ne négligiez rien pour l'assurer. Si vous n'avez pas encore transmis à mon administration les renseignements propres à me faire connaître l'organisation des Conseils d'hygiène de votre département et la manière dont ils fonctionnent, je vous invite à le faire sans retard. Il serait bon aussi de stimuler le zèle de ceux qui n'ont pas encore adressé le rapport général prescrit par l'article 12 du décret constitutif. Ce travail d'ensemble ne doit pas empêcher que vous ne me transmettiez les rapports particuliers que vous aurez pu provoquer sur les questions spéciales qui vous auront paru dignes d'attention. Pour faciliter cette partie de la tâche des Conseils d'hygiène, j'ai chargé le comité consultatif d'hygiène publique de rédiger de nouvelles instructions que vous trouverez ci-jointes, et que vous voudrez bien leur remettre dans leur plus prochaine séance, en les pressant de s'y conformer. Je désire aussi que vous me désigniez, toutes les fois que l'occasion s'en présentera, ceux des membres des Conseils qui vous paraîtront les plus dignes d'encouragement ou de récompenses, et je serai toujours heureux d'appeler sur eux la bienveillance du gouvernement.

Je compte, monsieur le préfet, sur votre empressement à me seconder dans mes efforts pour assurer l'exécution pleine et entière du décret qui a doté notre pays d'institutions régulières destinées à généraliser l'étude de toutes les questisns relatives à la salubrité, et à fournir à l'administration les moyens d'améliorer la santé publique.

Recevez, monsieur le préfet, l'assurance de ma considération très distinguée.

Le ministre de l'agriculture et du commerce, L. BUFFET.

CIRCULAIRE MINISTÉRIELLE DU 14 AOUT 1851, CONCERNANT LE MODE DE RENOUVELLEMENT DES MEMBRES DES CONSEILS D'HYGIÈNE PUBLIQUE ET DE SALUBRITÉ.

Monsieur le préfet, aux termes des articles 2 et 4 de l'arrêté du chef du pouvoir exécutif, en date du 18 décembre 1848, les membres du conseil d'hygiène publique et de salubrité doivent être renouvelés par moitié tous les deux ans.

Le moment étant venu, pour beaucoup de départements, de procéder au premier renouvellement de ces Conseils, des doutes se sont élevés sur le mode à suivre. Plusieurs préfets ont demandé :

1° Si, pour cette première fois, la désignation des membres à remplacer doit être le résultat d'un tirage au sort, ou si elle doit être laissée à l'appréciation de l'autorité ;

2° Si les conditions de renouvellement biennal qui concernent les conseils d'hygiène d'arrondissement et de département sont également applicables aux commissions de canton instituées en vertu de l'article 3 de l'arrêté rappelé ci-dessus.

Sur la première question, je pense, monsieur le préfet, que la désignation par la voie du sort doit être préférée, comme étant usitée dans tous les cas de ce genre, et comme ayant l'avantage de prouver l'impartialité de l'administration.

Quant à la deuxième question, elle se résout par l'affirmative. L'institution des commissions cantonales reposant sur le même principe que les Conseils d'hygiène, il est rationnel de leur appliquer, en toute chose, les règles relatives à ces conseils.

Il est un autre point sur lequel j'ai été consulté, et qui me paraît nécessiter des instructions. En cas de vacances dans l'intervalle des renouvellements périodiques, les remplacements serviront seulement à compléter les quatre années pendant lesquelles le membre sortant aurait dû rester en exercice : ainsi, le successeur de ce membre sera remplacé à l'époque où les fonctions de son prédécesseur auraient cessé de droit, conformément aux dispositions de l'arrêté du 18 décembre 1848.

Recevez, monsieur le préfet, l'assurance de ma considération très distinguée.

Le ministre de l'agriculture et du commerce, L. BUFFET.

INSTRUCTIONS SUR LES ATTRIBUTIONS DES CONSEILS D'HYGIÈNE PUBLIQUE ET DE SALUBRITÉ.

Le décret du 18 décembre 1848, qui institue les Conseils d'hygiène et de salubrité, leur a donné des attributions étendues ; mais soit que, dès l'origine, celles-ci n'aient pas paru assez nettement définies, soit plutôt que l'épidémie qui, presque immédiatement, est venue fondre sur le pays ait détourné de toute autre préoccupation les hommes dévoués qui dirigent ou composent les Conseils, et absorbé complétement leur temps et leur zèle, les attributions fixées par le décret ont été en partie méconnues et n'ont été remplies que dans un petit nombre d'arrondissements. Aujourd'hui que rien ne peut plus entraver la marche régulière des Conseils, l'intérêt de la santé publique, qui leur est confié, exige qu'ils donnent à tous leurs travaux une égale activité, et qu'ils ne laissent pas plus longtemps dans l'oubli les graves questions qui leur sont soumises. C'est pour faciliter l'accomplissement de cette tâche, et combler en même temps quelques lacunes rendues évidentes par les premiers rapports transmis à l'administration supérieure, qu'il a paru opportun d'exposer et d'interpréter dans une instruction nouvelle les attributions des Conseils et des commissions d'hygiène publique.

Il est une remarque générale à faire sur le but de ces nouvelles institutions, qui n'a pas toujours été bien compris. Ce n'est pas seulement le nom des anciens Conseils de salubrité établis dans quelques grandes villes qui a été changé : leur mission, désormais agrandie, ne se borne plus à donner un avis sur l'autorisation ou le classement des établissements réputés insalubres ; elle embrasse, en se rattachant à une organisation régulière et permanente qui comprend le pays tout entier, l'étude de toutes les questions sanitaires. C'est pour ne pas s'être suffisamment rendu compte de ce but élevé que, dans certains arrondissements, les Conseils ont été ou se sont crus privés de l'initiative nécessaire à leur action efficace. Tout en restant dans les limites de leurs attributions, placés près de l'administration pour répondre à son appel et l'éclairer de ses avis, ils ne sauraient se dispenser de recueillir spontanément tous les renseignements qui peuvent intéresser l'hygiène des localités de leur circonscription, et de signaler à l'autorité toutes les mesures d'assainissement, toutes les améliorations qui peuvent paraître utiles. Il n'est pas douteux que l'administration ne s'empresse de les réaliser toutes les fois qu'il sera possible de le faire.

Les attributions spéciales des Conseils sont déterminées par l'article 9 du décret, divisé en douze paragraphes qu'il convient d'examiner successivement.

1° L'*assainissement des localités et des habitations* se rattache en partie à la loi récemment promulguée sur les logements insalubres, et il est bon de se reporter aux instructions que l'administration centrale a rédigées sur ce sujet. Il est à désirer notamment que le concours des Conseils d'hygiène vienne en aide à l'autorité municipale et facilite par ses avis l'exécution de la loi. Mais, en outre, les Conseils d'arrondissement, et plus encore peut-être les commissions cantonales ou les correspondants, ne doivent pas perdre de vue la recherche et la destruction de toutes les causes locales d'insalubrité qui peuvent résulter de la disposition particulière des lieux ou des habitations. Il y aurait un grand intérêt à ce que, dans chaque commune, on procédât à une enquête minutieuse et complète, à une sorte de recensement maison par maison, de manière à recueillir tous les renseignements propres à diriger l'administration dans l'assainissement des différentes localités. Cette mesure, qui demande dans l'exécution une grande réserve, a donné d'excellents résultats en Angleterre et dans quelques villes de France pendant la dernière épidémie de choléra. Il est facile de comprendre l'importance qu'il y aurait à ne pas attendre, pour réaliser ces améliorations, qu'elles fussent rendues plus urgentes par l'imminence du danger. On pourrait procéder à l'inspection des localités et habitations insalubres en se conformant au programme ci-joint.

Feuille d'inspection des commissions sanitaires.

Département d , arrondissement d , canton d , commune d . Quartier d , rue (largeur légale, maison n° , M. , propriétaire, demeurant , M. , principal locataire, demeurant .

Visite du 186 :

Nos D'ORDRE.	TITRES.	QUESTIONS.	RÉPONSES.	OBSERVATIONS.
1	VOIE PUBLIQUE.	Est-elle pavée?.................. L'écoulement des eaux y est-il facile?.. Est-elle généralement humide?....... Quelle est sa largeur?............. — la hauteur moyenne des bâtiments qui la bordent?... — sa direction, ou orientation? Y a-t-il des égouts? y a-t-il des urinoirs?	 m, m,	
2	BATIMENTS SUR LA RUE.	Hauteur.......................... Profondeur........................ Nombre d'étages.................... Hauteur de l'étage le plus bas.......	m, m, m,	

Nos D'ORDRE.	TITRES.	QUESTIONS.	RÉPONSES.	OBSERVATIONS.
3	BATIMENTS SUR LA COUR.	Profondeur la plus grande......... Nombre d'étages.............. Hauteur de l'étage le plus bas.......	m, m,	
4	ENTRÉE DE LA MAISON.	Est-ce une porte cochère?.......... — allée?................ L'allée est-elle obscure?............ Est-elle suffisamment aérée ou ventilée? Quel est l'état du sol?............. Est-ce un ruisseau en pavé?......... — un caniveau de pierre?....... — une gargouille couverte?......		
5	LOGEMENT DU PORTIER.	Combien de pièces?............... Longueur de l'ensemble des pièces.... Largeur......................... Hauteur de la pièce la plus basse..... Combien de croisées?............. Quelle est leur surface totale?........ Le jour est-il direct sur l'extérieur?... Comment la loge est-elle éclairée la nuit? Y a-t-il une cheminée?............ — un poêle?............... La loge est-elle aérée?............. Les murs sont-ils humides?.......... Comment est revêtu le sol?......... Le sol est-il en contre-bas du sol extérieur?....................	 m, m,	
6	COUR.	Quelle est la largeur de la cour?..... — sa longueur?........... Est-elle pavée?................. — dallée?.................. L'écoulement des eaux est-il complet?.. Les ruisseaux sont-ils en bon état?.... Y a-t-il des gouttières aux bâtiments?. La cour est-elle aérée ou ventilée?.... Est-elle bien tenue?..............	m, m,	
7	PUITS.	Où est-il placé?................. Son eau est elle claire?............. — abondante?........ Peut-on s'en servir en cas d'incendie?.. Y a-t-il une pompe?.............. Est-elle en bon état?.............		
8	EAUX DE LA VILLE.	Y a-t-il une concession?........... Où sont placés les robinets?.........		

Nos D'ORDRE.	TITRES.	QUESTIONS.	RÉPONSES.	OBSERVATIONS.
9	PUISARD.	Est-il bien tenu?................. — étanché?.............. Reçoit-il des eaux pluviales?........ — ménagères?...... Répand-il de l'odeur?............. Est-il fermé par une cuvette à siphon? Quelle est la dimension de la pierre qui recouvre son orifice?........... Y a-t-il un égout sous une voie publique voisine?...................... Y a-t-il un moyen de supprimer le puisard?........................	m,	
10	COURS D'EAU ET ÉTANGS.	Sont-ils bien encaissés?............. Forment-ils des parties marécageuses?. Desservent-ils des lavoirs? Ces lavoirs sont-ils en amont des habitations?.. Desservent-ils des routoirs?......... — des établissements insalubres?...........		
11	EAUX MÉNAGÈRES.	Sont-elles absorbées dans le sol?...... S'écoulent-elles sur le sol par un ruisseau?........ — par un caniveau?. — par une gargouille couverte?..... Où sont-elles conduites? sur le sol?.... — dans un égout?.. — dans un puisard? Où sont-elles conduites? à une mare d'évaporation................. Quel est l'état de la mare?.........		
12	FOSSE D'AISANCES.	Y en a-t-il?...................... Est-elle construite en maçonnerie?.... Est-elle ventilée suffisamment?....... Où se trouve la pierre d'extraction?... Est-ce simplement un tonneau enterré? Est-ce une fosse mobile?........... Quel est le système de fosse mobile?... Est-il établi suivant les prescriptions de la police?..................		
13	LATRINES.	Y en a-t-il?...................... Sont-elles bien tenues?............ Leur sol est-il imperméable?......... Où s'écoulent les urines?........... Les tuyaux sont-ils de fonte?........ — de terre cuite?.... — isolés?.........		

N^os D'ORDRE	TITRES.	QUESTIONS.	RÉPONSES.	OBSERVATIONS.
13 *bis*	LATRINES.	Y a-t-il des ventouses?............. Quelles sont les dimensions de ces ventouses?...................... Les latrines sont-elles aérées sur une cour?...................... — sur un escalier?	m,	
14	ESCALIERS.	Sont-ils éclairés?.................. Par combien de croisées?........... Par une lanterne sur le comble?..... Sont-ils ventilés à chaque étage?...... Sont-ils bien tenus?................ Les murs sont-ils en bon état?.......		
15	PLOMBS OU CUVETTES.	Combien y en a-t-il?............... Sont-ils en bon état?............... Sont-ils à l'intérieur?.............. Y a-t il une ventilation?...........		
16	CAVES.	Y en a-t-il?...................... Sont-elles humides?................ Sont-elles ventilées?...............		
17	ÉCURIES, ÉTABLES.	Quelle est leur hauteur?........... Leur pavé est-il au-dessous du sol de la cour?.......................... Dans quel état sont les ruisseaux?....	m,	
18	MAGASINS.	Quels objets renferment-ils?......... Ces objets sont-ils d'une nature dangereuse?........................ — malsains?.........		
19	ATELIERS, FABRIQUES, BUANDERIES, ET AUTRES ÉTABLISSEMENTS INDUSTRIELS.	Quel est le genre de fabrication?..... Sont-ils bien tenus?................ Sont-ils aérés ou ventilés?...........		
20	DÉPOTS.	Y a-t-il des dépôts d'immondices?.... — de fumiers?....... — d'autres matières?. Sont-ils malsains?.................. — dangereux?................ Sont-ils enlevés régulièrement?......		
21	ANIMAUX.	Quels sont-ils et leur nombre?....... Où sont-ils placés? Dans la cour?..... — Dans les bâtiments?		

Nos D'ORDRE.	TITRES.	QUESTIONS.	RÉPONSES.	OBSERVATIONS.
22	ABATTOIRS.	Existe-t-il un emplacement affecté à cet usage?...................... A quelle distance est-il des habitations? Dans quelle direction eu égard aux vents régnants?....................		
23	CIMETIÈRES.	Est-il éloigné des habitations?........ Dans quelle direction est-il?......... Les fosses sont-elles assez profondes?.. Y a-t-il des fosses communes?........	»,	

Observations générales. — *Nota.* Ces observations s'appliqueront à l'état général de la maison; elles signaleront les logements les plus malsains.

Bulletin spécial à chaque chambre ou logement, rue n° , étage.

DEMANDES.	RÉPONSES.	DEMANDES.	RÉPONSES. pour la 1re pièce.	RÉPONSES. pour la 2e pièce.
Quel est le nom du locataire? Sa profession?........... Le nombre d'habitants du logement?............. Le logement est-il sous comble?............... Quelle est la hauteur moyenne de l'étage?........... Y a-t-il des soupentes?.... A quelle distance sont-elles des plafonds?......... Le plancher haut est-il plafonné?.............. — à solives apparentes?.......... Le sol est-il planchéié?.... — carrelé?...... Le sol est-il en bon état?... Y a-t-il de l'humidité au sol? — sur les murs?............... Y a-t-il des alcôves?...... — des cabinets?..... Couche-t-on dans la pièce de travail?.............		Quel est le nombre des pièces? Quelle est leur longueur?... — leur largeur?.... — le mode d'éclairage? Est-ce un châssis vitré vertical?................ — à tabatière? Y en a-t-il plusieurs?..... Quelles sont les dimensions de chacun?............. Le châssis est-il à coulisse?. — est-il dormant?.. Quelle distance y a-t-il de l'ouverture au plafond?.. Quelle est la hauteur de l'appui?................ Quel est le mode de chauffage? Est-ce une cheminée?..... — un poêle?........ Y a-t-il de l'odeur de latrines? Y a-t-il des dépôts dans le logement?............. Quelle est la nature de ces dépôts?..............		

Certifié par les membres de la commission soussignés , à , le 186

2° *Les mesures à prendre pour prévenir et combattre les maladies endémiques épidémiques et transmissibles*, ont été la principale occupation de la plupart des conseils pendant les dernières années, et dans aucun cas elles ne devront être négligées. L'étude approfondie des maladies épidémiques dans leur cause, leur marche et leur mode de propagation, doit être poursuivie dans ce but. C'est à ce titre que l'enquête sur le choléra qui a été récemment provoquée par le ministre de l'agriculture et du commerce, et dont le programme a été adressé à tous les Conseils d'hygiène, mérite toute leur attention et réclame toute leur activité. Les éléments doivent en être réunis, et il importe qu'un plus long retard dans l'envoi des documents ne vienne pas paralyser les efforts de l'administration supérieure pour obtenir une histoire complète du choléra épidémique en France. Nous n'avons pas à entrer dans le détail des mesures à prendre pour prévenir et combattre les maladies endémiques, épidémiques et transmissibles. Il appartient aux Conseils locaux d'apprécier et de provoquer celles qui leur paraîtront les plus convenables. Nous recommanderons seulement que les instructions rendues publiques soit exactement transmises au ministre, afin que les moyens qui paraîtront les plus utiles puissent être répandus et généralisés.

3° *Les épizooties et les maladies des animaux* doivent occuper au même titre les conseils d'hygiène, qui sauront mettre à profit les lumières des vétérinaires distingués qu'ils comptent dans leur sein. Non-seulement il est bon qu'ils s'attachent à répandre parmi les populations des notions exactes sur l'hygiène des animaux domestiques, mais ils doivent plus spécialement faire porter leurs instructions sur les maladies qui déciment le bétail, ou qui peuvent se communiquer des animaux à l'homme.

4° *La propagation de la vaccine* a été presque partout l'objet de la constante sollicitude des conseils d'hygiène, qui ont reçu des préfets mission de répartir les récompenses ou indemnités allouées par les conseils généraux aux médecins qui ont déployé le plus de zèle pour propager la vaccine. Quelques-uns ont proposé qu'une prime modique soit accordée aux parents qui soumettront leurs enfants à cette opération préservatrice, il ne paraît pas que l'on puisse attendre de ce moyen des résultats bien satisfaisants, et qu'il doive être substitué aux encouragements distribués aux vaccinateurs. Il n'est pas hors de propos d'insister ici sur l'utilité incontestable des revaccinations, et d'engager les médecins, de la manière la plus pressante, à en répandre les bienfaits. Dans tous les cas, on devra, dans chaque commune, veiller à ce que les registres prescrits pour la constatation du nombre et des effets des vaccinations soient tenus avec la plus grande exactitude.

4° *L'organisation et les distributions de secours médicaux aux malades indigents* sont un des problèmes les plus difficiles et les plus graves qui puissent être actuellement soumis aux méditations des hommes qui se dévouent au soulagement de leurs semblables. On ne peut, quant à présent, qu'inviter les conseils à mettre à l'étude cette question, dont ils peuvent mieux qu'aucun autre corps préparer la solution. Deux sujets également importants s'y rattachent d'une manière étroite : d'une part, l'établissement de dépôts de médicaments ; d'autre part, l'institution des médecins cantonaux, sur lesquels l'opinion est loin d'être fixée, et qui méritent de la part des conseils le plus sérieux examen.

6° *Les moyens d'améliorer les conditions sanitaires des populations industrielles et agricoles*, s'ils ne peuvent être tous indiqués avec certitude et réalisés dans un temps prochain, doivent, du moins, être recherchés consciencieusement et avec le ferme désir d'arriver à un résultat utile. Les Conseils d'hygiène comprendront tout ce qu'a d'élevé et de délicat cette partie de leur mission. Déjà, sur quelques points, des efforts très louables ont été tentés et peuvent marquer la voie à suivre. Ils ont principalement consisté dans une enquête ouverte sur l'industrie dominante dans chaque canton et sur les procédés qu'elle emploie. Il y a certainement dans cette étude, l'une des plus fécondes qui puissent être soumises aux conseils, la source d'indications extrêmement précieuses et qui pourront être mises à profit dans l'intérêt de la santé publique.

7° *La salubrité des ateliers, écoles, hôpitaux, maisons d'aliénés, établissements de bienfaisance, casernes, arsenaux, prisons, dépôts de mendicité, asiles*, etc., doit être, de la part des Conseils d'hygiène, l'objet d'une surveillance générale. Leur action ne peut s'exercer, en effet, que dans des limites assez restreintes sur les établissements qui ressortissent à des autorités spéciales. Toutefois il n'est pas douteux que si une cause d'insalubrité permanente ou passagère résidait dans l'intérieur de l'un de ces établissements, les investigations des Conseils d'hygiène ne dussent se porter de ce côté. L'administration près de laquelle ils sont placés ne manquerait pas d'ailleurs de faire appel à leurs lumières, et trouverait les moyens d'assurer l'accomplissement de leur mission. A plus forte raison, leur concours devrait-il être réclamé pour l'inspection sanitaire des établissements privés ou publics, départementaux ou communaux, qui sont placés sous la surveillance de l'autorité civile administrative. Des règlements spéciaux concernant la salubrité pourraient être utilement élaborés et rédigés par les Conseils d'hygiène pour les ateliers, écoles, hôpitaux et asiles. Ces mesures n'ont pas seulement en vue les conditions intérieures des établissements et le maintien de la santé de leurs habitants ; elles seront utiles encore au point de vue de l'hygiène publique, et principalement dans les temps d'épidémie.

8° *Les questions relatives aux enfants trouvés* rentrent par plus d'un point dans le domaine des Conseils. Leur concours peut être extrêmement utile pour centraliser les renseignements relatifs aux tours, aux conditions sanitaires et à la situation des nourrices disséminées dans les campagnes, à la mortalité des enfants trouvés, et à tout ce qui peut éclairer les questions très diverses et très complexes que soulève, au point de vue social, économique et hygiénique, le problème difficile de l'éducation des enfants trouvés.

9° *La qualité des aliments, boissons, condiments et médicaments livrés au commerce*, doit être constatée par des inspections sinon régulières, du moins provoquées de temps à autre par l'autorité. Elles auront surtout pour but de rechercher et de poursuivre les falsifications, ou de faire disparaître les substances alimentaires altérées qui seraient de nature à nuire à la santé publique. Cette mission acquiert une importance toute particulière dans le cours des épidémies : les Conseils ont d'ailleurs montré pendant la dernière invasion du choléra qu'ils comprenaient toute l'utilité de ces mesures de précaution. Il n'est pas hors de propos de faire remarquer que les attributions des Conseils d'hygiène doivent rester complétement distinctes de celles des écoles de pharmacie et des jurys médicaux, chargés par la loi de la visite des officines et des médicaments, et ne s'exercer que dans des cas urgents et exceptionnels.

10° *L'amélioration des établissements d'eaux minérales appartenant à l'État, aux départements, aux communes et aux particuliers*, et les moyens d'en rendre *l'usage accessible aux malades pauvres*, ne rentrent que très secondairement dans les attributions des Conseils d'hygiène. Aussi n'y a-t-il pas lieu de donner à cet égard d'instructions générales. Il convient seulement de rappeler que, dans certains cas particuliers, et suivant les intérêts des arrondissements ou des populations, les Conseils pourront être appelés à donner leur avis sur l'aménagement et la distribution des eaux minérales, ou sur l'influence que peut exercer sur la salubrité des lieux la présence des sources thermales.

11° *Les demandes en autorisation, translation ou révocation des établissements dangereux, insalubres ou incommodes*, constituent, sinon la principale, du moins la plus commune occupation des Conseils d'hygiène et de salubrité. La législation et la jurisprudence administrative ont dès longtemps fixé la marche à suivre dans les informations que nécessitent les demandes en autorisation, et l'on ne peut qu'y renvoyer les membres chargés spécialement de procéder à ce genre d'examen. Il serait bon que les rapports généraux adressés annuellement à l'autorité supérieure par les Conseils départementaux ne se bornassent pas à une simple indication de l'objet des demandes et fissent mention des principaux résultats de l'enquête dans ce qu'ils peuvent avoir d'intéressant pour l'hygiène publique. On comprend, en effet, qu'il serait très important de pouvoir établir sur des renseignements précis la statistique comparative des établissements dangereux, insalubres ou incommodes, suivant les différentes régions de la France.

12° *Les grands travaux d'utilité publique, constructions d'édifices, écoles, prisons, casernes, ports, canaux, réservoirs, fontaines, halles, établissements des marchés, routoirs, égouts, cimetières, voirie, etc., sous le rapport de l'hygiène publique*, pourront être soumis par l'administration à l'examen des Conseils dont le contrôle s'exercera sur tout ce qui touche à la salubrité, et dont il est fort à désirer que les études et les avis soient exactement transmis à l'autorité supérieure par les soins de l'administration locale.

Outre les attributions spéciales qui sont déterminées par l'article 9 du décret constitutif, il en est de plus générales prescrites par l'article 10, qui dispose ainsi :

« *Les conseils d'hygiène publique d'arrondissement réuniront et coordonneront*
» *les documents relatifs à la mortalité et à ses causes, à la topographie et à la*
» *statistique de l'arrondissement en ce qui touche la salubrité publique. Ils*
» *adresseront régulièrement ces pièces au préfet, qui en transmettra une copie*
» *au ministre du commerce.* »

Ainsi la mortalité et ses causes, la topographie médicale et la statistique dans ses rapports avec l'hygiène publique, tels sont les sujets généraux d'étude proposés dès leur origine à tous les conseils d'arrondissement et de département; et certes il n'en est pas qui soient plus dignes de leurs laborieuses investigations, puisque de leurs communs efforts peut sortir une œuvre considérable pour laquelle la France n'aurait pas dû se laisser devancer par d'autres nations, c'est-à-dire une statistique générale destinée à fixer et à éclairer les plus graves questions sanitaires qui puissent intéresser l'existence d'un grand peuple. Cependant cette partie de la mission des Conseils est celle qui paraît avoir été jusqu'ici la plus négligée; dans un très petit nombre d'arrondissements seulement des commissions ont été nommées pour préparer les éléments nécessaires à un tel travail. Il est permis de penser que ce retard prolongé a pour principal motif l'absence de direction et d'ensemble dans les recherches à suivre, et qu'il est tout à fait opportun d'offrir aux conseils un plan d'études uniforme, une sorte de programme d'après lequel les documents pourraient être réunis et coordonnés de manière à acquérir une valeur et une autorité nouvelles.

A. La *mortalité* doit être examinée dans son chiffre total et dans sa répartition proportionnelle, suivant la population, le sexe, l'âge, l'état de mariage, la profession et la cause du décès.

L'état civil fournit quelques-uns de ces renseignements, et des publications officielles les reproduisent pour toute la France. Mais il serait extrêmement important que ces recensements fussent surveillés et rectifiés par les commissions cantonales d'hygiène ou les délégués communaux. Les Conseils d'hygiène auraient ensuite à dresser la statistique proportionnelle et à faire ressortir les circonstances locales qui pourront avoir influé sur les chiffres obtenus et les résultats particuliers qui pourront en découler.

Pour la division par âge, sexe et état de mariage, on pourrait adopter le tableau suivant, déjà usité depuis longtemps.

AGE.	HOMMES.				FEMMES.				TOTAL des DEUX SEXES.		TOTAL GÉNÉRAL.
	NON MARIÉS.	MARIÉS.	VEUFS.	TOTAL.	NON MARIÉES.	MARIÉES.	VEUVES.	TOTAL.	Masculin.	Féminin.	
Mort-nés..........											
De 0 à 3 mois......											
De 3 à 6 mois											
De 6 mois à un an..											
De 1 à 2 ans.....											
De 2 à 3 ans.....											
De 3 à 4 ans.....											
De 4 à 5 ans.....											
De 5 à 6 ans.....											
De 6 à 7 ans.....											
De 7 à 8 ans.....											
De 8 à 9 ans.....											
De 9 à 10 ans.....											
De 10 à 15 ans.....											
De 15 à 20 ans.....											
De 20 à 25 ans.....											
De 25 à 30 ans.....											
De 30 à 35 ans.....											
De 35 à 40 ans.....											
De 40 à 45 ans.....											
De 45 à 50 ans.....											
De 50 à 55 ans.....											
De 55 à 60 ans.....											
De 60 à 65 ans.....											
De 65 à 70 ans.....											
De 70 à 75 ans.....											
De 75 à 80 ans.....											
De 80 à 85 ans.....											
De 85 à 90 ans.....											
De 90 à 95 ans.....											
De 95 à 100 ans.....											
Centenaires.........											
Inconnus..........											

Après la mention des mort-nés, les périodes des âges seraient trimestrielles pour la première moitié de la première année, semestrielles pour la seconde, annuelles d'un à dix ans, quinquennales de dix à cent ans; on noterait à part les centenaires et les inconnus. La mention de la profession des décédés ou de leurs parents, quand ce sont des enfants, qui ne figure pas jusqu'à présent dans les statistiques officielles, aurait pourtant un très grand intérêt pour l'hygiène publique. Sans s'astreindre à des catégories fixes, les Conseils sauraient mettre en relief dans les relevés les particularités essentielles qui pourraient résulter de la mortalité comparative dans les principales professions exercées par la population de chaque canton ou de chaque arrondissement.

L'indication de la cause de la mort, si elle pouvait être exactement connue, donnerait à la statistique des décès une incontestable utilité, et tous les efforts de l'administration et des médecins chargés de l'éclairer doivent tendre à l'obtenir. Il ne faut pas se dissimuler que tout ou presque tout, à cet égard, est encore à faire. N'est-il pas inouï, en effet, que non-seulement dans les campagnes, mais dans la plupart des villes même de premier ordre, il n'existe pas de vérifications des décès faites régulièrement par un homme de l'art? C'est là certainement une mesure essentiellement protectrice de la santé publique, et dont les conseils d'hygiène doivent, avant tout, faire sentir l'importance et poursuivre l'adoption près des administrations municipales. Quelque bien organisé que soit un service de vérification de décès, il ne peut fournir d'une manière positive la notion des causes de mort, et il ne doit pas dispenser d'un autre moyen de l'obtenir, qui consisterait à inviter les médecins, dans tous les cas où ils ont été appelés, à faire connaître d'une manière aussi exacte que possible à la personne chargée de la vérification la cause présumée de la mort. Cette désignation, par des raisons qu'il est inutile de développer, laisserait sans doute beaucoup à désirer ; mais les Conseils d'arrondissement, sans lui accorder une valeur trop absolue, pourraient néanmoins en tirer d'utiles renseignements ; il ne serait pas nécessaire pour cela de suivre rigoureusement un cadre nosologique, dont l'apparente précision sert seulement à dissimuler d'inévitables erreurs. Jusqu'à ce qu'une division uniforme consacrée dans ce but par la science ait été généralisée, il convient de se borner à l'indication statistique des causes de mort, sans tenter de les catégoriser. Il ne serait pas sans avantage de rapporter à chaque mois de l'année et, s'il était possible, au sexe ou à l'âge, le chiffre de décès fournis par chaque cause particulière, conformément au cadre suivant :

CAUSES DE MORT.	JANVIER.										FÉVRIER.										MARS.									
	De 0 à 1 an.		De 1 à 5 ans.		De 5 à 15 ans.		De 15 à 45 ans.		Au-dessus.		De 0 à 1 an.		De 1 à 5 ans.		De 5 à 15 ans.		De 15 à 45 ans.		Au-dessus.		De 0 à 1 an.		De 1 à 5 ans.		De 5 à 15 ans.		De 15 à 45 ans.		Au-dessus.	
	Masc.	Fém.	Masc.	Fém.	Masc.	Fém.	Masc.	Fém.	Masc.	Fém.	Masc.	Fém.	Masc.	Fém.	Masc.	Fém.	Masc.	Fém.	Masc.	Fém.	Masc.	Fém.	Masc.	Fém.	Masc.	Fém.	Masc.	Fém.	Masc.	Fém.

Si, comme on doit l'espérer, l'importance d'une telle mesure était comprise, nul doute qu'avant peu elle ne donnât des résultats du plus haut intérêt ; et l'on peut affirmer que ceux-ci s'obtiendraient facilement avec de la persévérance au début, et le concours éclairé des Conseils d'hygiène.

B. La *topographie* de chaque arrondissement, au point de vue de la salubrité publique, offre encore aux Conseils un champ d'étude aussi fertile qu'étendu ; elle comprendrait un exposé sommaire, mais précis, de la constitution géologique et hydrographique du sol, la situation géographique, la description succincte et l'exposition des lieux ; l'indication détaillée des causes d'insalubrité qui se rencontrent dans chaque localité, et des maladies endémiques qui en sont la conséquence.

La *statistique*, en ce qui touche la salubrité, devrait, pour être complète, donner, outre la mortalité et ses causes : 1° un résumé des observations thermométriques et des phénomènes météorologiques ; 2° la distribution des habitants suivant la superficie, ou la population spécifique ; 3° un état faisant connaître la nature, le nombre, la situation et les conditions d'existence des établissements industriels ou manufacturiers, notamment de ceux qui sont réputés incommodes ou insalubres, ainsi que la nature des occupations, les mœurs et les habitudes les plus répandues parmi la population ; 4° enfin les provenances et le prix courant des subsistances, la consommation en céréales, viandes, denrées diverses et boissons fermentées ou autres.

En terminant ce commentaire de l'article 10 du décret constitutif, il est bon de faire remarquer que ces documents relatifs à la mortalité, à la topographie et à la statistique, dont le récolement et la coordination sont prescrits aux conseils d'hygiène, ne sont pas un stérile surcroît de travail qui leur serait imposé ; ils constituent à vrai dire la base fondamentale de toutes leurs attributions et le point de départ nécessaire de leurs études journalières. Si l'on se reporte aux questions qui, aux termes du décret, doivent faire l'objet spécial et habituel de leur examen, à celles notamment qui sont comprises sous les nᵒ 1, 6, 7, 9, 10, 11 et 12 de l'article 9, il est facile de voir qu'aucune de ces questions ne peut être résolue avec quelque certitude si l'on ne possède les données générales que peuvent seules fournir les recherches prescrites par l'article dont il est ici question. Ces travaux, on ne saurait trop le répéter, n'ont pas seulement une utilité locale ; ils offrent encore un intérêt plus vaste, en formant, en quelque sorte, pour toute la France un répertoire complet de tous les documents relatifs à l'hygiène publique. C'est pourquoi il importe que, conformément à la lettre du décret, ils soient régulièrement adressés au préfet, et par lui transmis au ministre du commerce.

L'article 12 donne au Conseil qui réside au chef-lieu du département la mission spéciale de « *centraliser et coordonner les travaux des conseils d'arrondissement, et d'adresser chaque année au préfet un rapport général, qui sera immédiatement transmis avec les pièces à l'appui au ministre du commerce.* » Tout ce qui a été dit précédemment montre assez l'importance que le gouvernement attache à l'exactitude de ces communications. Mais pour qu'elles remplissent le but que l'on s'est proposé d'atteindre, et qu'elles donnent les bons résultats que l'on est en droit d'en attendre, il importe que les rapports généraux des conseils de département ne consistent pas dans une sèche énumération des travaux des conseils d'arrondissement. Un exposé des principales questions, une appréciation raisonnée des solutions proposées, et enfin une copie conforme des tableaux statistiques ou des mémoires les plus importants doivent être joints à ces rapports, comme pièces à l'appui, ainsi que le veut le décret, et peuvent seuls leur donner une valeur réelle.

En résumé, les attributions et les devoirs des conseils d'hygiène sont de deux ordres : d'une part, ils sont saisis par l'administration près de laquelle ils sont placés de questions spéciales et urgentes qui réclament une prompte solution, et qui forment en quelque sorte les affaires courantes ; d'une autre part, ils ont par le fait même de leur constitution à s'occuper d'une manière continue de certains travaux déterminés, d'un intérêt plus général, qu'ils doivent poursuivre sans relâche. Ces travaux ne sont pas l'œuvre d'un jour ; mais si, dès le principe, des sous-commissions se les étaient partagés, ainsi que cela s'est fait dans plusieurs départements, et en avaient fait l'objet d'une étude suivie, on posséderait déjà des matériaux immenses sur la topographie et la statistique médicale de toute la France.

C'est seulement de cette manière que le but de l'institution nouvelle sera atteint, et que, se pénétrant chaque jour davantage de l'étendue et de la portée de leurs attributions et se conformant à l'esprit du décret qui les a institués, les Conseils d'hygiène publique et de salubrité se montreront vraiment dignes de la haute et belle mission qui leur est confiée.

Délibéré en séance du comité consultatif d'hygiène publique.

Le président, MAGENDIE. *Le secrétaire rapporteur*, A. TARDIEU.

Nous terminerons cet exposé de l'organisation des conseils d'hygiène et de salubrité des départements en citant une dernière circulaire qui fait connaître d'une manière exacte comment cette utile institution fonctionnait dix ans après sa création.

CIRCULAIRE MINISTÉRIELLE ET INSTRUCTION DU 26 AVRIL 1858, SUR LE FONCTIONNEMENT DES CONSEILS D'HYGIÈNE PUBLIQUE ET DE SALUBRITÉ.

Monsieur le préfet, près de dix ans se sont écoulés depuis que le décret du 18 décembre 1848 a créé l'institution des conseils d'hygiène publique et de salubrité. Ces conseils existent aujourd'hui dans tous les arrondissements.

Dans des circonstances très graves, telles que les épidémies, et toutes les fois que l'administration a réclamé leur concours pour l'instruction des affaires ordinaires, ils ont fait preuve d'un zèle éclairé. Mais un très petit nombre seulement des conseils institués aux chefs-lieux de départements ont satisfait à l'article 12 du décret constitutif qui les charge de rédiger, chaque année, pour être transmis à l'administration supérieure, un rapport général sur les travaux des conseils fonctionnant aux chefs-lieux d'arrondissement.

Le Conseil d'hygiène du département de la Meurthe a seul fourni, chaque année, ce rapport depuis 1850 ; celui de la Meuse le fournit exactement depuis trois ans ; vingt et un autres ont produit le leur, mais avec des interruptions ; ce sont les conseils des départements suivants : Aube, Bouches-du-Rhône, Corrèze, Dordogne, Eure, Finistère, Gironde, Indre-et-Loire, Loire-Inférieure, Morbihan, Moselle, Nièvre, Nord, Oise, Pas-de-Calais, Rhône, Seine-Inférieure, Seine-et-

Marne, Seine-et-Oise, Tarn, Vendée. La grande majorité s'est abstenue totalement.

Les travaux envoyés, monsieur le préfet, sont d'un grand intérêt et font regretter l'absence du plus grand nombre. L'hygiène publique, la salubrité des industries réclament hautement la production de semblables travaux pour tous les départements; MM. les préfets ne sauraient donc trop user de leur influence et des moyens dont ils disposent pour obtenir ce résultat. En général, les Conseils d'hygiène mettent, comme je l'ai dit ci-dessus, le plus louable empressement à aider l'administration de leur utile concours; il ne faut donc pas craindre de solliciter leur dévouement et leur zèle, et il importe beaucoup, au contraire, de les appeler à un fonctionnement régulier qui servirait, d'une manière très utile, les intérêts du pays.

D'une autre part, il est on ne peut plus désirable que les conseils généraux comprennent toute l'importance de l'institution des conseils d'hygiène, et contribuent à son développement par des allocations qui font presque partout défaut, et qui sont cependant indispensables à l'accomplissement de la mission de ces derniers Conseils. Sur cinquante-trois Conseils généraux qui ont inscrit au budget de 1858 un crédit pour ce service, six seulement ont alloué une somme suffisante; ce sont ceux dont les noms suivent : Nord, 3500 francs; Rhône, 2400 francs; Gironde, 2000 francs; Seine-Inférieure, 1800 francs; Bouches-du-Rhône, 1200 fr.; Meurthe, 1200 francs. Quatre ont pourvu aux dépenses de première urgence par un crédit de 500 francs, savoir : Hérault, Pas-de-Calais, Haute-Saône, Somme. Cinq autres ont alloué 400 francs, savoir : Aisne, Haute-Garonne, Meuse, Bas-Rhin, Vaucluse. Dans les autres départements, les allocations sont de 300, 200, 150, 100, 25 et 20 francs. Trente-trois départements se sont entièrement abstenus. L'administration ne saurait trop louer les premiers, encourager les seconds et solliciter le bon vouloir de tous, soit pour la continuation de subventions convenables, soit pour l'augmentation de celles que je viens de signaler comme insuffisantes, soit enfin pour le vote de premières allocations qui permissent à l'administration de tirer tout le parti désirable des lumières et des bonnes dispositions des Conseils d'hygiène. Le gouvernement de l'Empereur attache le plus sérieux intérêt à ce concours des départements, à cause de l'heureuse influence qu'il doit exercer sur la santé des populations.

Du reste, monsieur le préfet, mon ministère recueillera avec satisfaction les noms de ceux des membres des Conseils d'hygiène qui se distingueront par leurs travaux. Je me plais, dès aujourd'hui, à citer avec éloge plusieurs secrétaires de ces Conseils : MM. Dancel (Oise), Chaudoin (Bouches-du-Rhône), Parisot (Meurthe), Malherbe (Loire-Inférieure), Fortin (Eure), Gossart (Pas-de-Calais), Gosset et Pilat (Nord), Levieux (Gironde). Ces honorables médecins se sont livrés à de remarquables travaux que l'administration et le comité consultatif d'hygiène publique ont su apprécier.

Je ne doute pas, monsieur le préfet, que, pénétré des intentions du gouvernement, sur l'objet de la présente circulaire, vous ne les secondiez de vos efforts persévérants. Je vous prie de m'accuser réception de cette communication et de la porter à la connaissance du conseil général de votre département, à l'époque de sa prochaine session. Vous appellerez, en même temps, toute sa sollicitude sur les intérêts sérieux qu'il lui appartient de protéger par une allocation de fonds dont la faible importance ne permettrait pas de justifier un plus long ajournement.

Je vous serai très obligé de me rendre un compte spécial du résultat que vous aurez obtenu à cet égard. *Signé* E. ROUHER.

Depuis l'envoi de la circulaire qui précède, le zèle des Conseils d'hygiène des départements s'est accru, des travaux en plus grand nombre ont été adressés au ministère et soumis à l'examen du Comité consultatif d'hygiène publique. Des publications régulières répandent dans la science les utiles travaux d'un certain nombre de ces Conseils, et quiconque voudra désormais s'occuper d'hygiène publique, devra consulter ces comptes-rendus si riches de faits, parmi lesquels nous citerons ceux des départements de la Seine, du Nord, de la Gironde, des Bouches-du-Rhône, de la Loire-Inférieure, de l'Aube, du Bas-Rhin, de l'Eure, du Finistère, du Gers, de la Haute-Garonne, de l'Hérault, d'Indre-et-Loire, de la Meuse, de la Meurthe, du Morbihan, de la Nièvre, du Pas-de-Calais, du Rhône, de la Seine-inférieure, de Seine-et-Oise, de la Somme, de Tarn-et-Garonne, etc.

Conseil d'hygiène publique et de salubrité du département de la Seine. — On a vu que le décret constitutif des Conseils d'hygiène laissait la ville de Paris en dehors de l'organisation générale, et la réservait pour être l'objet de dispositions spéciales. M. Dumas, pendant la durée de son administration, se préoccupa de cette situation et fit élaborer un projet destiné à rattacher le conseil de salubrité de la Seine et chacun des arrondissements de Paris et de la banlieue au système qui régit toute la France. C'est ce projet accepté par la préfecture qui a été converti en décret et qui n'a pas cessé d'être appliqué à tous les arrondissements de Paris après comme avant l'annexion de la banlieue en 1860. Nous en donnons le texte comme complément de l'organisation des conseils d'hygiène publique et de salubrité fondés par le décret de 1848.

RAPPORT A M. LE PRÉSIDENT DE LA RÉPUBLIQUE.

Monsieur le président, l'arrêté du chef du pouvoir exécutif, en date du 18 décembre 1848, qui a institué dans quatre-vingt-cinq départements un Conseil d'hygiène publique et de salubrité par arrondissement, porte, à l'article 13, que la ville de Paris sera l'objet de dispositions particulières.

Cette exception avait un double motif : d'une part, l'existence, déjà fort ancienne à Paris, d'un conseil de salubrité qui a rendu d'éminents services ; d'une autre part, les conditions tout à fait particulières que présente l'administration de la ville de Paris et du département de la Seine, quand on la compare à celle des autres départements.

Aussi mon ministère, en invitant M. le préfet de police à lui adresser ses propositions pour l'exécution de l'article 13 précité, eut-il le soin de faire remarquer qu'il convenait de ne toucher qu'avec une extrême réserve à l'organisation du Conseil de salubrité existant.

Mais il y avait deux ordres de choses à considérer dans cette organisation : d'abord, la composition du Conseil, le mode de nomination de ses membres, la durée indéfinie du titre qui leur est conféré ; ensuite les attributions dont ils sont investis. Or, changer ces attributions, les amoindrir en paraissant les élever, c'eût été évidemment ôter au Conseil de salubrité les moyens de faire le bien pour lequel on lui rend un si juste hommage ; c'eût été au moins compromettre des avantages certains et éprouvés pour tenter une expérience nouvelle. Tels eussent été les inconvénients auxquels on se serait exposé en assimilant le Conseil de salubrité du département de la Seine aux Conseils d'hygiène et de salubrité institués dans les chefs-lieux des autres départements par les articles 11 et 12 de l'arrêté du 18 décembre 1848, et en plaçant à côté de lui, dans les divers arrondissements de Paris et de la banlieue, d'autres Conseils qui auraient eu les attributions assignées aux Conseils d'hygiène et de salubrité des arrondissements communaux. Il a été très bien établi dans les lettres de M. le préfet de police et dans le rapport du Conseil de salubrité, que les douze arrondissements de Paris, et même les deux arrondissements ruraux du département de la Seine, forment, au point de vue de la salubrité, un tout qu'il n'est pas possible de fractionner sans briser le lien naturel qui en unit toutes les parties. Il importerait donc essentiellement de maintenir l'unité de vue et d'action qui a présidé jusqu'ici au travaux du Conseil de salubrité de Paris, et l'on ne pourrait atteindre ce but qu'en donnant à un Conseil central les attributions des Conseils d'arrondissement, qui sont d'ailleurs à peu près celles du conseil actuel de salubrité établi près la préfecture de police.

S'ensuivrait-il, monsieur le président, que l'application de l'article 13 de l'arrêté du 18 décembre à la ville de Paris dût se borner à changer le titre du Conseil de salubrité, et à faire, en outre, consacrer par un décret l'organisation qui n'existe maintenant qu'en vertu de plusieurs ordonnances du préfet de police? J'ai pensé qu'il n'en pourrait être ainsi, et tel a été également l'avis du Comité consultatif d'hygiène publique institué près de mon ministre, et auquel la question a été soumise. Il m'a semblé qu'à une époque où les progrès et les besoins de la civilisation étendent et multiplient les questions d'hygiène, à une époque où, par la nature même de nos institutions, un plus grand nombre de citoyens sont appelés à prendre part à l'étude et à la discussion de ces questions qui les intéressent si directement, il convenait d'associer au Conseil de salubrité, établi à Paris, des commissions d'hygiène et de salubrité d'arrondissement, dont les attributions ne se confondraient aucunement avec celles du Conseil central, mais qui seraient pour ce Conseil et pour l'autorité des auxiliaires utiles par les informations qu'elles seraient à portée de recueillir, par la surveillance qu'elles seraient chargées d'exercer, par l'influence morale qu'elles devraient aux lumières, à la position, au zèle désintéressé des hommes qui seraient choisis pour en faire partie.

Des commissions analogues à celles dont il vient d'être question ont été formées plus d'une fois à Paris, notamment en 1832 et en 1849, à l'occasion du choléra; elles ont rendu de grands services.

Ces considérations générales suffisent, monsieur le président, pour indiquer l'esprit et pour expliquer les dispositions principales du projet de décret que j'ai l'honneur de soumettre à votre approbation. Je n'ajouterai donc qu'un très petit nombre d'observations relatives à quelques articles dont le but et la portée pourraient n'être pas très facilement saisis au premier aperçu.

Ainsi que je l'ai rappelé plus haut, l'article 13 de l'arrêté du 18 décembre 1848 porte que, dans l'organisation des Conseils d'hygiène, *la ville de Paris* sera l'objet de dispositions spéciales; mais il a été reconnu que, conformément à des mesures antérieurement adoptées, les décisions qui seraient prises à l'égard de la ville de Paris devraient être rendues applicables à tout le département de la Seine, et même à tout le ressort de la préfecture de police : c'est ainsi qu'il est établi dans l'article 1er du projet que le Conseil de salubrité institué près la préfecture de police conservera son organisation et prendra le titre de Conseil d'hygiène et de salubrité du département de la Seine. C'est encore ainsi que, par analogie, et d'après le dernier paragraphe de l'article 3, il sera formé, pour les trois communes de Saint-Cloud, Sèvres et Meudon, dépendant du département de Seine-et-Oise, mais annexées au ressort de la préfecture de police par l'arrêté du 3 brumaire an IX, une commission unique dont la présidence appartiendra au plus âgé des maires de ces communes, et dont le siége sera au lieu de la résidence du président.

Le même article 3 indique la composition des commissions : outre la présence de deux médecins au moins, un pharmacien, un architecte et un ingénieur, celle d'un médecin vétérinaire, au sein desdites commissions, a paru utile, moins pour se conformer aux règles posées dans l'arrêté ministériel qui a déterminé la composition des Conseils d'hygiène dans les autres départements, qu' à cause de l'importance des questions de salubrité que soulèvent les maladies des animaux, non-seulement dans les arrondissements de Sceaux et de Saint-Denis, mais même dans quelques-uns des arrondissements de Paris.

Dans le cas où il ne se trouverait pas de candidats dans les professions d'architecte, de vétérinaire et d'ingénieur, ils seraient remplacés, de préférence, par des mécaniciens et des directeurs d'usines ou de manufactures.

Enfin, monsieur le président, l'article 6 du projet du décret confère aux commissions d'hygiène les attributions de l'article 13 de l'arrêté du 18 décembre 1848 dévolues aux Conseils d'hygiène publique et de salubrité des départements, en ce qui concerne les recherches sur la mortalité et sur ses causes, la topographie et la statistique, au point de vue de l'hygiène. Cet ordre de recherches a été, jusqu'à présent, étranger au Conseil de salubrité de Paris. Il est vrai que, relativement à la mortalité, l'administration recueille déjà des renseignements qui pourraient sembler rendre superflu le travail demandé aux commissions d'hygiène; mais les états de mortalité dressés à la préfecture de police ne remplissent pas entièrement les indications qui seraient nécessaires dans l'intérêt de l'hygiène publique; personne, d'ailleurs, ne s'occupe de les rapprocher, de les comparer, d'en tirer des conclusions d'une utilité pratique sur les maladies prédominantes dans certains quartiers, sur les causes auxquelles ces maladies peuvent être rapportées, etc. Les commissions d'arrondissement se réunissant à la mairie, pouvant se mettre en rapport avec les médecins chargés de constater les décès, fourniront à l'administration les moyens de perfectionner ce qui existe déjà à cet égard, et pourront être chargées de rassembler, de contrôler, sous la direction du Conseil central, les éléments d'un travail analogue aux publications hebdomadaires et trimestrielles qu'on doit au *General registrar* de l'Angleterre.

Vous avez pu juger, monsieur le président, par l'exposé qui précède, de l'esprit qui a inspiré à mon département le projet de créer, à côté du Conseil de salubrité établi près la préfecture de police, des commissions d'arrondissement, et une autre commission distincte pour les trois communes situées hors du département de la Seine.

Si vous voulez bien donner votre assentiment aux propositions que j'ai l'honneur de vous présenter, je vous prierai de revêtir de votre signature le projet de décret ci-joint.

Le ministre de l'agriculture et du commerce, LEFEBVRE-DURUFLÉ.

DÉCRET DU 15 DÉCEMBRE 1851.

Le président de la République,

Sur le rapport du ministre de l'agriculture et du commerce ;

Vu l'article 13 de l'arrêté du chef du pouvoir exécutif, en date du 18 décembre 1848, relatif à l'institution des Conseils de salubrité et d'hygiène publique ;

Vu la loi du 13 avril 1850, concernant l'assainissement des logements insalubres,

Vu l'avis du préfet de police, en date du 23 janvier 1851 ;

Le comité consultatif d'hygiène publique entendu :

Décrète :

Art. 1er. Le Conseil de salubrité établi près la préfecture de police conserve son organisation actuelle, il prendra le titre de *Conseil d'hygiène publique et de salubrité du département de la Seine.*

La nomination des membres du Conseil d'hygiène publique et de salubrité continuera d'être faite par le préfet de police, et d'être soumise à l'approbation du ministre de l'agriculture et du commerce.

Art. 2. Il sera chargé, en cette qualité, et dans tout le ressort de la préfecture de police, des attributions déterminées par les articles 9, 10 et 12 de l'arrêté du 18 décembre 1848.

Art. 3. Il sera établi dans chacun des arrondissements de la ville de Paris, et dans chacun des arrondissements de Sceaux et de Saint-Denis, une commission d'hygiène et de salubrité composée de neuf membres, et présidée à Paris par le maire de l'arrondissement, et dans chacun des arrondissements ruraux par le sous-préfet.

Les membres de ces commissions seront nommés par le préfet de police sur une liste de trois candidats présentés pour chaque place par le maire de l'arrondissement, à Paris; par les sous-préfets de Sceaux et de Saint-Denis, dans les arrondissements ruraux.

Les candidats seront choisis parmi les habitants notables de l'arrondissement. Dans chaque commission, il y aura toujours deux médecins au moins, un pharmacien, un vétérinaire reçu dans les écoles spéciales, un architecte, un ingénieur. S'il n'y a pas de candidats dans ces trois dernières professions, les choix devront porter de préférence sur les mécaniciens, directeurs d'usines ou de manufactures.

Les membres des commissions d'hygiène publique du département de la Seine sont nommés pour six ans et renouvelés par tiers tous les deux ans. Les membres sortants peuvent être réélus.

Il sera établi pour les trois communes de Saint-Cloud, Sèvres et Meudon, annexées au ressort de la préfecture de police par l'arrêté du 3 brumaire an IX, une commission centrale d'hygiène et de salubrité, qui sera présidée par le plus âgé des maires de ces communes, et dont le siége sera au lieu de la résidence du président. Toutes les dispositions qui précèdent seront, du reste, applicables à cette commission.

Art. 4. La commission dont il est question au dernier paragraphe de l'article précédent et chacune des commissions d'hygiène d'arrondissement éliront un vice-président et un secrétaire qui seront renouvelés tous les deux ans.

Le préfet de police pourra, lorsqu'il le jugera utile, déléguer un des membres du Conseil d'hygiène publique du département auprès de chacune desdites commissions pour prendre part à ses délibérations avec voix consultative.

Art. 5. Les commissions d'hygiène publique et de salubrité se réuniront au moins une fois par mois à la mairie ou au chef-lieu de la sous-préfecture, ou pour ce qui concerne la commission centrale des communes de Saint-Cloud, Sèvres et Meudon, à la mairie de la résidence de son président, et elles seront convoquées extraordinairement toutes les fois que l'exigeront les besoins du service.

Art. 6. Les commissions d'hygiène recueilleront toutes les informations qui peuvent intéresser la santé publique dans l'étendue de leur circonscription.

Elles appellent l'attention du préfet de police sur les causes d'insalubrité qui peuvent exister dans leurs arrondissements respectifs, et elles donnent leur avis sur les moyens de les faire disparaître.

Elles peuvent être consultées, d'après l'avis du Conseil d'hygiène publique et de salubrité du département, sur les mesures et dans les cas déterminés par l'article 9 de l'arrêté du gouvernement du 18 décembre 1848.

Elles concourent à l'exécution de la loi du 13 avril 1850, relative à l'assainissement des logements insalubres, soit en provoquant, lorsqu'il y a lieu, dans les arrondissements ruraux, la nomination des commissions spéciales qui peuvent être créées par les conseils municipaux en vertu de l'article 1er de ladite loi, soit en signalant aux commissions déjà instituées les logements dont elles auraient reconnu l'insalubrité.

En cas de maladies épidémiques, elles seront appelées à prendre part à l'exécution des mesures extraordinaires qui peuvent être ordonnées pour combattre les maladies ou pour procurer de prompts secours aux personnes qui en seraient atteintes.

Art. 7. Les commissions d'hygiène publique et de salubrité réuniront les documents relatifs à la mortalité et à ses causes, à la topographie et à la statistique de l'arrondissement, en ce qui concerne la salubrité.

Ces documents seront transmis au préfet de police et communiqués au Conseil d'hygiène publique, qui est chargé de les coordonner, de les faire compléter, s'il y a lieu, et de les résumer dans des rapports dont la forme et le mode de publication seront ultérieurement déterminés.

Art. 8. Le Conseil d'hygiène et de salubrité du département de la Seine fera, chaque mois, sur l'ensemble de ses travaux et sur l'ensemble des travaux des commissions d'arrondissement, un rapport général qui sera transmis par le préfet de police au ministre de l'agriculture et du commerce.

Art. 9. Le ministre de l'agriculture et du commerce est chargé de l'exécution du présent décret.

Signé LOUIS-NAPOLÉON BONAPARTE.

Les commissions d'hygiène instituées par le précédent décret et dont le nombre a été porté à vingt, par l'ordonnance du 20 mars 1860 ont, dès le principe, reçu une très vive et très favorable impulsion ainsi qu'on peut s'en convaincre en parcourant les documents que nous allons citer. J'ajoute qu'un très intéressant rapport fait au conseil d'hygiène publique et de salubrité de la Seine, le 27 septembre 1860 par l'un de ses membres M. le docteur Duchesne, et transmis à M. le ministre de l'agriculture et du commerce, atteste les utiles travaux entrepris et les résultats excellents réalisés par ces commissions.

INSTRUCTIONS ADRESSÉES LE 23 SEPTEMBRE 1852, PAR LE PRÉFET DE POLICE A MM. LES MEMBRES DES COMMISSIONS D'HYGIÈNE PUBLIQUE ET DE SALUBRITÉ.

Messieurs, je vous ai fait connaître les dispositions de l'ordonnance par laquelle je vous ai appelés à faire partie des commissions d'hygiène publique, instituées dans le ressort de ma préfecture, par le décret du 15 décembre 1851.

Je ne doute pas, messieurs, que vous ne compreniez parfaitement la nature et le but de votre mission ; cependant, il me paraît nécessaire de vous donner, sur l'exécution du décret du 15 décembre, quelques instructions sommaires qui puissent servir de règle à vos travaux, leur imprimer une direction uniforme, et prévenir les difficultés qu'une institution nouvelle peut rencontrer dans les commencements de son application.

Vous connaissez les dispositions du décret du 15 décembre ; vous avez dû remarquer qu'en ce qui concerne l'organisation et les attributions du Conseil d'hygiène publique et de salubrité du département de la Seine et les commissions d'arrondissement, il diffère essentiellement du décret de 1848, constitutif des Conseils d'hygiène dans les départements autres que le département de la Seine.

Le rapport qui précède le décret du 15 décembre fera parfaitement comprendre les motifs de cette différence, et en quoi elle consiste :

« L'exception prise dans le décret du 18 décembre 1848, dit M. le ministre du commerce, avait un double motif : d'une part, l'existence déjà fort ancienne à Paris, d'un Conseil de salubrité qui a rendu d'éminents services ; d'une autre part, les conditions tout à fait particulières que présente l'administration de la ville de Paris et du département de la Seine, quand on la compare à celle des autres départements.

» Il fallait éviter surtout de placer à côté de lui, dans les divers arrondissements de Paris et de la banlieue, d'autres Conseils qui auraient eu les attributions assignées aux Conseils d'hygiène et de salubrité des arrondissements communaux.... Les douze arrondissements de Paris, et même les deux arrondissements ruraux du département de la Seine, forment, au point de vue de la salubrité, un tout qu'il n'est pas possible de fractionner, sans briser le lien naturel qui en unit toutes les parties. Il importait donc essentiellement de maintenir l'unité de vue et d'action qui a présidé jusqu'ici aux travaux du Conseil de salubrité de Paris, et l'on ne pouvait atteindre ce but qu'en donnant à un Conseil central les attributions des conseils d'arrondissement qui sont d'ailleurs à peu près celles du conseil actuel de salubrité établi près la préfecture de police. »

Mais il ne s'ensuivait pas qu'on dût se priver du concours que des commissions d'arrondissement pouvaient prêter au Conseil.

» Il m'a semblé, ajoute M. le ministre, qu'à une époque où les progrès et les besoins de la civilisation étendent et multiplient les questions d'hygiène, à une époque où, par la nature même de nos institutions, un plus grand nombre de citoyens sont appelés à prendre part à l'étude et à la discussion de ces questions qui les intéressent si directement, il convenait d'associer au Conseil de salubrité établi à Paris, des Commissions d'hygiène et de salubrité d'arrondissement, dont les attributions ne se confondraient aucunement avec celles du Conseil central, mais qui seraient pour ce Conseil et pour l'autorité des auxiliaires utiles par les informations qu'elles seraient à portée de recueillir, par la surveillance qu'elles seraient chargées d'exercer, par l'influence morale qu'elles devraient aux lumières, à la position, au zèle désintéressé des hommes qui seraient choisis pour en faire partie.

» Des commissions analogues à celles dont il vient d'être question ont été formées plus d'une fois à Paris, notamment en 1832 et en 1849, à l'occasion du choléra; elles ont rendu de grands services. »

Il m'a paru utile, messieurs, de reproduire les considérations qui précèdent, pour faire ressortir l'esprit du décret du 15 décembre 1851 et l'ordre d'idées qui doit présider à vos travaux; pour vous faire comprendre surtout que c'est uniquement ce décret et non celui du 18 décembre 1848 qui détermine vos attributions. Ces attributions font l'objet des articles 6 et 7 du décret du 15 décembre, articles qui me paraissent exiger, ainsi que je l'ai dit plus haut, quelques explications afin de prévenir toute fausse interprétation, et d'apporter dans leur exécution l'unité de vues si nécessaire au bien du service. J'ai jugé convenable, d'ailleurs, de prendre à cet égard l'avis du Conseil d'hygiène publique qui, depuis cinquante ans, s'occupe avec un zèle si remarquable et un dévouement si éclairé, de toutes les questions d'hygiène et de salubrité qui intéressent le département de la Seine.

Article 6, § 1er et 2. — « Les commissions d'hygiène recueillent toutes les informations qui peuvent intéresser la santé publique dans l'étendue de leurs circonscriptions.

» Elles appellent l'attention du préfet de police sur les causes d'insalubrité qui peuvent exister dans leurs arrondissements respectifs, et elles donnent leur avis sur les moyens de les faire disparaître. »

Le premier paragraphe comprend plus spécialement, soit les maladies ou affections qui pourraient présenter quelques caractères contagieux ou épidémiques, soit les circonstances anormales qui paraîtraient de nature à porter atteinte à la santé publique. Il doit, en outre, être considéré comme un exposé des principes qui se trouvent développés dans les paragraphes suivants du même article, et qui tous, dans un ordre d'idées différent, intéressent la santé publique.

Les causes d'insalubrité dont parle le second paragraphe, et qui doivent fixer plus particulièrement l'attention des commissions, sont de deux natures. Les unes peuvent, par leur intensité, affecter plusieurs localités : tels sont notamment, les eaux stagnantes, les canaux mal entretenus, les cours d'eau infects, les cimetières ou autres établissements publics placés dans de mauvaises conditions ou mal tenus, le mauvais état de la voie publique, le défaut de nettoiement, etc., etc.

Les autres causes d'insalubrité dont on aura surtout à s'occuper à Paris sont d'un intérêt moins général ; je ne les mentionne pas ici, ayant à y revenir à l'occasion du 4e paragraphe, concernant l'assainissement des logements insalubres.

§ 3. — « Elles peuvent être consultées, d'après l'avis du Conseil d'hygiène publique et de salubrité du département, sur les mesures et dans les cas déterminés par l'article 9 de l'arrêté du gouvernement, du 18 décembre 1848. »

La plupart des objets énumérés dans cet article sont déjà soumis, dans le département de la Seine, à des inspections ou à des surveillances spéciales qui atteignent, sous tous les rapports, le but que s'est proposé le décret du 18 décembre 1848.

L'intervention des commissions d'arrondissement pourrait donc, dans certaines circonstances, faire naître des conflits d'attributions qu'il importe d'éviter. C'est en partie pour prévenir ces inconvénients que le décret du 15 décembre a voulu que les commissions d'arrondissement ne s'occupassent de ces matières qu'autant que le Conseil d'hygiène publique du département l'aurait jugé nécessaire. Dans ce cas, j'aurai soin de vous donner des instructions spéciales pour chacune des affaires de cette nature qui vous seront renvoyées.

§ 4. « Elles concourent à l'exécution de la loi du 13 avril 1850, relative à l'assainissement des logements insalubres, soit en provoquant, lorsqu'il y a lieu, dans les arrondissements ruraux, la nomination des commissions spéciales qui peuvent être créées par les conseils municipaux, en vertu de l'article 1er de ladite loi, soit en signalant aux commissions déjà instituées les logements dont elles auraient reconnu l'insalubrité. »

Il n'existe dans le département de la Seine qu'une seule commission nommée en vertu de la loi du 13 avril 1850 ; c'est la commission de Paris.

Les commissions de salubrité des divers arrondissements de cette ville devront donc signaler à cette commission les causes d'insalubrité que peuvent présenter les logements qu'elles auront été à même de visiter.

Ces causes d'insalubrité sont *extérieures* ou *intérieures* : les premières, indépendantes du logement, intéressent, en quelque sorte, la salubrité publique : tels sont, notamment, les amas d'immondices dans les cours, allées ou enclos attenant aux habitations ; les stagnations d'eaux provenant du mauvais état ou de l'absence de pavage des cours, des allées ; le défaut d'entretien des conduites d'eaux ménagères ; la mauvaise odeur des fosses, des cabinets d'aisances, des puits, des puisards, etc. ; la saleté des murs, des corridors, des escaliers ; la présence d'animaux, tels que porcs, poules, lapins, pigeons, etc.

Ces causes d'insalubrité qui, toutes, tombent sous l'application des règlements de police, devront m'être signalées directement par des rapports spéciaux pour chaque maison, dans le cas où l'intervention officieuse de la commission n'aurait eu aucun résultat.

Les causes d'insalubrité intérieures sont inhérentes au logement même ; tels sont : l'humidité, le défaut d'air, de lumière, l'exiguïté des logements ; la malpropreté intérieure ; l'encombrement des chambres louées en garni, etc. En me signalant ces causes d'insalubrité, vous m'indiquerez, messieurs, les mesures qui vous paraîtront propres à les faire disparaître ; mais vous ne devrez pas oublier que la commission des logements insalubres de Paris a, seule, qualité pour poursuivre l'exécution des travaux ou des dispositions dont l'utilité est constatée ; vous vous bornerez donc, ainsi que le porte le paragraphe précité de l'article 6 du décret du 15 décembre, à signaler à cette Commission les logements dont vous aurez reconnu l'insalubrité. Vos rapports me seront adressés, afin que je les fasse parvenir à la commission des logements insalubres.

Ce que je viens de dire sur les logements insalubres ne concerne que les Commissions des arrondissements de Paris. Dans les arrondissements ruraux où l'on n'a pas institué encore de commission spéciale en exécution de la loi précitée du 13 avril 1860, les commissions d'hygiène publique useront de toute leur influence pour l'assainissement des habitations, en s'attachant plus particulièrement aux causes d'insalubrité indiquées ci-dessus, et en ayant égard d'ailleurs à la nature des habitations, suivant qu'elles appartiendront aux villes ou campagnes. Quant à l'institution des commissions spéciales pour l'assainissement des logements insalubres, les commissions d'hygiène des arrondissements ruraux en examineront l'opportunité, et me feront, à cet égard, telles propositions qu'elles jugeront convenables.

§ 5. « En cas de maladies épidémiques, elles seront appelées à prendre part à l'exécution des mesures extraordinaires qui peuvent être ordonnées pour combattre les maladies ou pour procurer de prompts secours aux personnes qui en seraient atteintes. »

Nous n'avons pas heureusement à nous préoccuper aujourd'hui de cette partie des attributions des Commissions d'hygiène. Je suis convaincu, d'ailleurs, qu'à l'exemple des commissions sanitaires instituées lors du choléra en 1832 et en 1849, elles prêteraient à l'administration le concours le plus actif et le plus dévoué, si des circonstances analogues venaient à se présenter, et qu'elles seraient pour elles et pour le Conseil d'hygiène publique un puissant auxiliaire.

Art. 7. « Les commissions d'hygiène publique et de salubrité réuniront les documents relatifs à la mortalité et à ses causes, à la topographie et à la statistique de l'arrondissement, en ce qui concerne la salubrité.

» Ces documents seront transmis au préfet de police, et communiqués au Conseil d'hygiène publique, qui est chargé de les coordonner, de les faire compléter, s'il y a lieu, et de les résumer dans des rapports dont la forme et le mode de publication seront ultérieurement déterminés. »

Le travail dont il est question dans cet article constitue une des parties les plus importantes et les plus intéressantes des attributions des commissions d'hygiène. Il tend d'ailleurs à compléter celui qui se fait à ma préfecture depuis un grand nombre d'années, sous la direction du Conseil de salubrité.

Les commissions d'arrondissement se réunissant à la mairie, pourront se mettre en rapport avec les médecins chargés de constater les décès, et avoir pour le travail dont il s'agit tous les renseignements qui leur seront nécessaires. Il suffira, du reste, qu'elles se fassent remettre un double des feuilles qui sont journellement transmises à ma préfecture.

Mais il importe que ce travail soit mis en harmonie avec celui qui se fait dans mon adminstration. Il conviendra donc que les commissions suivent, pour la classification des maladies, le tableau nosographique, dressé par le Conseil de salubrité, et consignent les renseignements qu'elles auront recueillis sur des états dont le modèle leur sera communiqué par leur président.

Ces relevés ne devront comprendre que les décès à domicile. Il serait difficile, en effet, que les Commissions s'occupassent des décès qui ont lieu dans les hôpitaux, ces décès intéressant indistinctement, non-seulement tous les arrondissements de Paris, mais encore les communes rurales. Le relevé en est d'ailleurs fait avec beaucoup de soin par ma préfecture.

Indépendamment des renseignements qui devront être consignés sur les tableaux dont il s'agit, les commissions auront à y ajouter, par forme d'observations générales, tous les documents qu'elles auront été à même de recueillir sur les maladies prédominantes dans certaines parties de l'arrondissement, qu'elles aient été ou non suivies de décès ; sur leurs causes probables, et sur les maladies qui ont pu atteindre plus spécialement certaines professions ; sur la constitution atmosphérique, etc., etc.

Les Commissions examineront, du reste, tous les points dignes d'observations propres à éclairer l'administration sur l'état de la santé publique, et sur les causes qui ont pu y jeter quelques perturbations.

Les instructions qui précèdent ne peuvent s'appliquer en tous points aux Commissions des arrondissements ruraux où l'on n'a encore fait aucun travail de cette nature. Ces Commissions devront donc examiner, après s'en être entendues avec MM. les maires, les mesures qu'il y aurait à prendre pour que les décès fussent constatés d'une manière uniforme dans chaque commune, en ce qui concerne la statistique et les règles tracées par le tableau nosographique dont il vient d'être parlé. C'est un point qui réclame toute leur attention, et sur lequel elles auront à me soumettre telles propositions qu'elles jugeront convenables pour que l'article 7 précité du décret du 15 décembre reçoive partout une prompte exécution.

Topographie. — Indépendamment des relevés de la mortalité, l'article 7 du décret du 15 décembre charge les commissions de réunir les documents relatifs à la *topographie* et à la *statistique* de l'arrondissement en ce qui concerne la salubrité. Les instructions transmises par M. le ministre du commerce aux commissions des départements, trouvent ici leur application tout entière.

« La topographie de chaque arrondissement, au point de vue de la salubrité publique, offre aux Conseils un champ d'études aussi fertile qu'étendu ; elle doit comprendre un exposé sommaire, mais précis, de la constitution géologique et hydrographique du sol, la situation géographique, la description succincte et l'exposition des lieux ; l'indication détaillée des causes d'insalubrité qui se rencontrent dans chaque localité, et les maladies endémiques qui en sont la conséquence. Ce dernier point se rattache essentiellement aux dispositions du premier paragraphe de l'article 6 auquel les Commissions devront se reporter. »

Statistique. — « La statistique, en ce qui concerne la salubrité, doit, pour être complète, donner, outre la mortalité et ses causes : 1° un résumé des observations thermométriques et des phénomènes météorologiques ; 2° la distribution des habitants, suivant la superficie ou la population spécifique ; 3° la nature des occupations, les mœurs et les habitudes les plus répandues parmi la population ; 4° enfin, les provenances et le prix-courant des substances, la consommation en céréales, viandes, denrées diverses et boissons fermentées ou autres. »

Ces différentes observations, rapprochées de la mortalité, et auxquelles il ne sera pas sans intérêt d'ajouter l'influence que peuvent avoir sur la santé les grands travaux d'utilité publique, tels que l'élargissement des anciennes rues ou le percement de rues nouvelles, constituent la base fondamentale des attributions des commissions d'hygiène et le point de départ nécessaire de leurs études journalières.

Installation. — Ordre des travaux. — Il me reste à parler, messieurs, de l'installation des commissions et de l'ordre à suivre dans leurs travaux.

Les commissions sont présidées, à Paris, par le maire de l'arrondissement ; dans les arrondissements de Sceaux et de Saint-Denis, par le sous-préfet ; dans les communes de Saint-Cloud, Sèvres et Meudon, par le maire le plus âgé.

Elles élisent, en outre, un vice-président et un secrétaire ; enfin, elles doivent se réunir au moins une fois par mois.

Les Commissions, d'accord avec leur président, choisiront, pour cette réunion, le jour et l'heure qui leur seront le plus convenables ; mais il est nécessaire, pour la régularité des travaux, que ce jour, une fois fixé, ne varie pas. Si des réunions plus fréquentes paraissaient nécessaires, c'est aux présidents qu'il appartiendrait d'en décider et de convoquer extraordinairement les Commissions.

C'est dans ces réunions que seront distribuées les affaires que j'aurai communiquées aux Commissions, et que seront lus leurs rapports.

Ces rapports devront, après avoir été approuvés, être signés par le secrétaire et par le vice-président, ou par le président, s'il est présent. Dans tous les cas, ils seront remis au président, qui me les fera parvenir officiellement.

Les Commissions d'hygiène ressortissant exclusivement à mon autorité, c'est à moi seul que doivent être transmis leurs rapports, quand bien même ils traiteraient de questions qui ne seraient pas de ma compétence ; comme aussi c'est par moi seul qu'elles peuvent être régulièrement saisies de l'examen d'une affaire de quelque nature qu'elle puisse être, sauf toutefois le cas où le décret a reconnu l'initiative des commissions, et dont il est parlé dans la présente instruction.

Je crois devoir borner là, messieurs, mes observations ; c'est à vous qu'il appartient de concerter avec vos présidents toutes les conditions de détail concernant la marche de vos travaux, la tenue des séances, etc. Si, du reste, de plus amples explications vous étaient nécessaires, je m'empresserais de vous les transmettre, de même que tous les renseignements qui tendraient à faciliter l'exécution du décret du 15 décembre 1851.

Ce décret ouvre une voie nouvelle aux études et aux travaux qui ont pour but l'hygiène et la salubrité ; il laisse entrevoir, en ce qui concerne ces deux points essentiels, des améliorations réclamées depuis tant d'années, et que réaliseront, il faut du moins l'espérer, les efforts réunis des commissions d'arrondissement et du Conseil d'hygiène publique. *Signé* PIETRI.

Comité consultatif d'hygiène publique de France. — Le système d'institutions que nous venons de faire connaître, est complété par l'établissement, au siége de l'administration centrale, d'un comité auquel viennent aboutir tous les travaux des conseils locaux, et qui a pour mission d'éclairer l'autorité dans toutes les questions sanitaires. Les décrets et arrêtés suivants, dont nous reproduisons le texte, suffiront pour faire bien connaître son organisation, et termineront cet exposé fidèle de l'ensemble des institutions d'hygiène publique de la France.

DÉCRET QUI ÉTABLIT PRÈS DU MINISTÈRE DE L'AGRICULTURE ET DU COMMERCE UN COMITÉ CONSULTATIF D'HYGIÈNE PUBLIQUE (DU 10 AOUT 1848).

Le président du conseil des ministres chargé du pouvoir exécutif, sur le rapport du ministre de l'agriculture et du commerce, arrête :

Art. 1er. Il est établi près du ministère de l'agriculture et du commerce un comité consultatif d'hygiène publique. Ce comité est chargé de l'étude et de l'examen de toutes les questions qui lui sont renvoyées par le ministre en ce qui concerne :

Les quarantaines et les services qui s'y rattachent (1) ;

Les mesures à prendre pour prévenir et combattre les épidémies, et pour améliorer les conditions sanitaires des populations manufacturières et agricoles ;

La propagation de la vaccine ;

L'amélioration des établissements thermaux, et les moyens d'en rendre l'usage de plus en plus accessible aux malades pauvres ou peu aisés ;

Les titres des candidats aux places de médecins inspecteurs des eaux minérales ;

L'institution et l'organisation des conseils et des commissions de salubrité (2) ;

La police médicale et pharmaceutique ;

La salubrité des ateliers.

Le Comité d'hygiène publique indique au ministre de l'agriculture et du commerce les questions à soumettre à l'Académie nationale de médecine.

Art. 2. Le Comité consultatif d'hygiène publique est composé de sept membres, dont quatre docteurs en médecine et d'un secrétaire ayant voix consultative. Ils sont nommés par le ministre de l'agriculture et du commerce.

En cas de vacance, la nomination sera faite sur une liste de trois candidats, présentée par le comité.

(1) Notamment la correspondance avec les médecins sanitaires établis en Orient, dont les rapports mensuels présentent le plus constant et le plus haut intérêt.

(2) Les rapports annuels des conseils départementaux d'hygiène publique et de salubrité sont soumis au comité et examinés par lui dans leur ensemble. Ils font l'objet de rapports spéciaux adressés au ministre.

Art. 3. Les membres du comité se réuniront une fois au moins par semaine sous la présidence de l'un d'entre eux, désigné par le ministre. Ils auront droit à des jetons de présence, d'une valeur de 15 francs.

Pourront assister avec voix délibérative, aux séances du comité, pour l'examen des questions relatives aux mesures à prendre contre les maladies pestilentielles :

1° Le chef de la direction commerciale au département des affaires étrangères ;

2° Un des membres du conseil de santé de la guerre ;

3° L'inspecteur général du service de santé de la marine ;

4° Un des membres du conseil d'administration des douanes ;

5° Le chef de service de l'administration des postes, chargé de la direction des paquebots.

Art. 4. Dans tous les cas, le chef de la division du commerce intérieur, et le chef de bureau de la police sanitaire et industrielle, sont autorisés à assister aux délibérations du comité.

Art. 5. Le conseil supérieur de santé, institué par l'article 55 de l'ordonnance du 7 août 1832, est supprimé.

Art. 6. Le ministre de l'agriculture et du commerce est chergé de l'exécution du présent arrêté. EUG. CAVAIGNAC.

Le ministre de l'agriculture et du commerce, TOURRET.

DÉCRET QUI MODIFIE L'ORGANISATION DU COMITÉ CONSULTATIF D'HYGIÈNE PUBLIQUE (1er FÉVRIER 1851).

Le président de la République, sur le rapport du ministre de l'agriculture et du commerce :

Vu l'arrêté du chef du pouvoir exécutif en date du 10 août 1848 qui établit un Comité consultatif d'hygiène publique près du ministère de l'agriculture et du commerce, décrète :

Article 1er. Le Comité consultatif d'hygiène publique sera composé à l'avenir de neuf membres, dont quatre docteurs en médecine, un ingénieur civil et un architecte. Ils sont nommés par le ministre de l'agriculture et du commerce.

Un secrétaire ayant voix consultative sera attaché audit conseil.

En cas de vacance, la nomination des nouveaux membres sera faite sur une liste de trois candidats présentés par le comité.

Le président et le secrétaire sont nommés directement par le ministre.

Pourront assister avec voix délibérative aux séances du comité :

1° Le chef de la direction commerciale au département des affaires étrangères ;

2° Un des membres du conseil de santé des armées ;

3° L'inspecteur général du service de santé de la marine ;

4° Un des membres du conseil d'administration des douanes ;

5° Le chef de service de l'administration des postes chargé de la direction des paquebots ;

6° Le directeur général de l'administration de l'assistance publique (1).

(1) A cette liste avaient été ajoutés ultérieurement : 1° le secrétaire perpétuel de l'Académie nationale de médecine, 2° l'architecte des écoles d'arts et métiers.

L'article 2 et le deuxième paragraphe de l'article 3 de l'arrêté du 10 août 1848 sont rapportés.

Art. 2. Le ministre de l'agriculture et du commerce est chargé de l'exécution du présent décret.

LOUIS-NAPOLÉON BONAPARTE.

Le ministre de l'agriculture et du commerce, DUMAS.

DÉCRET DU 23 OCTOBRE 1856 COMPLÉTANT L'ORGANISATION DU COMITÉ CONSULTATIF D'HYGIÈNE PUBLIQUE.

Sur le rapport de notre ministre secrétaire d'État au département de l'agriculture, du commerce et des travaux publics, vu l'arrêté en date du 10 août 1848, du chef du pouvoir exécutif, établissant un Comité consultatif d'hygiène publique près du ministère de l'agriculture et du commerce ; vu les décrets présidentiels, en date des 1er février et 2 décembre 1850, qui apportent à l'arrêté ci-dessus diverses modifications ;

Avons décrété et décrétons ce qui suit :

Art 1er. Le Comité consultatif d'hygiène publique, institué près du ministère de l'agriculture, du commerce et des travaux publics, est chargé de l'étude et de l'examen de toutes les questions qui lui sont renvoyées par le ministre, spécialement en ce qui concerne : les quarantaines et les services qui s'y rattachent ; les mesures à prendre pour prévenir et combattre les épidémies et pour améliorer les conditions sanitaires des populations manufacturières et agricoles ; la propagation de la vaccine ; l'amélioration des établissements thermaux et les moyens d'en rendre l'usage de plus en plus accessible aux malades pauvres ou peu aisés ; les titres des candidats aux places de médecin inspecteur des eaux minérales ; l'institution et l'organisation des Conseils et des commissions de salubrité ; la police médicale et pharmaceutique ; la salubrité des ateliers. Le comité d'hygiène publique indique au ministère les questions à soumettre à l'Académie impériale de médecine.

Art. 2. Le comité consultatif d'hygiène publique est composé de dix membres dont quatre docteurs en médecine, un ingénieur des ponts et chaussées ou des mines, un architecte et un chimiste. Un secrétaire ayant voix consultative, est attaché au comité. Un auditeur à notre conseil d'État peut être attaché au secrétariat du Comité (1).

(1) Nous donnons ici la composition actuelle (1862) de ce comité, qui peut être utile à connaître pour les membres des conseils des départements.

Membres titulaires.

MM. RAYER, membre de l'Institut, *président*.
MÉLIER, inspecteur général des services sanitaires.
TARDIEU (Ambroise), membre de l'Académie impériale de médecine.
WURTZ, professeur à la Faculté de médecine de Paris.
BUSSY, directeur de l'école de pharmacie de Paris.
THIRRIA, inspecteur général des mines.
ISABELLE, architecte.
BAUME, ancien conseiller d'État.
VILLE, professeur au muséum d'histoire naturelle.

Art. 3. Les membres du comité sont nommés par le ministre de l'agriculture, du commerce et des travaux publics. En cas de vacance, la nomination est faite sur une liste de trois candidats présentés par le comité. Le président et le secrétaire sont nommés directement par le ministre.

Art. 4. Le comité se réunit une fois au moins par semaine. L'ordre et le mode de ses délibérations sont réglés par des arrêtés du ministre; les membres présents ont droit, pour chaque séance, à des jetons dont la valeur est fixée par arrêté du ministre.

Art. 5. Les membres du comité ne pourront faire partie, à l'avenir, d'aucun autre Conseil ou commission de salubrité ou d'hygiène publique, soit de département, soit d'arrondissement.

Art. 6. Peuvent assister, avec voix délibérative, aux séances du comité : 1° Le chef de la direction commerciale au département des affaires étrangères ; 2° l'inspecteur du service de santé militaire ; 3° l'inspecteur général du service de santé de la marine ; 4° un des membres du conseil d'administration des douanes ; 5° le chef de service de l'administration des postes chargé de la direction des paquebots ; 6° Le directeur de l'administration générale de l'assistance publique ; 7° le secrétaire perpétuel de l'Académie impériale de médecine.

Art. 7. Le secrétaire général du ministère de l'agriculture, du commerce et des travaux publics et le chef de la division du commerce intérieur assistent également avec voix délibérative aux séances du Comité. Le chef du bureau de la police sanitaire et industrielle y assiste avec voix consultative. Le ministre peut en outre autoriser à assister avec voix délibérative ou consultative d'une manière

Davenne, directeur honoraire de l'administration générale de l'Assistance publique.

Membres assistant avec voix délibérative.

Herbet, chef de la direction commerciale au ministère des affaires étrangères.
Michel Lévy, inspecteur du service de santé militaire
Reynaud, inspecteur général du service de santé de la marine.
Barbier, directeur général des douanes.
Langevin, administrateur des postes, chef de la direction des paquebots.
Husson, directeur de l'aministration générale de l'assistance publique.
Dubois (d'Amiens), secrétaire perpétuel de l'Académie impériale de médecine.
De Boureuille, secrétaire général du ministère.
Julien, directeur du commerce intérieur.
François, ingénieur en chef des mines, chargé du service des eaux minérales.

Membres assistant avec voix consultative.

Vaudremer, chef du bureau de police sanitaire.
Latour (Amédée), docteur en médecine, *secrétaire.*
Rouher (Gustave), auditeur au conseil d'État attaché au secrétariat.

Membres honoraires.

Villermé, membre de l'Institut.
Alquié, ancien membre du conseil de santé des armées.

permanente ou temporaire aux séances du Comité, les fonctionnaires dépendant de son administration dont les attributions sont en rapport avec les questions de la compétence du Comité.

Art. 8. Les fonctionnaires autorisés en vertu de l'article 6 ci-dessus à assister avec voix délibérative aux séances du Comité, participent comme les membres titulaires à la rédaction des listes de candidats à dresser, en cas de vacances, conformément au deuxième paragraphe de l'article 3.

Art. 9. Notre ministre, secrétaire d'État au département de l'agriculture, du commerce et des travaux publics, est chargé de l'exécution du présent décret qui sera inséré au Bulletin de lois. *Signé* Napoléon.

Le ministre de l'agriculture, du commerce et des travaux publics,
Signé E. Rouher.

ARRÊTÉ MINISTÉRIEL DU 22 NOVEMBRE 1856, PORTANT RÈGLEMENT POUR LA CONSTITUTION INTÉRIEURE DU COMITÉ CONSULTATIF D'HYGIÈNE PUBLIQUE.

Vu le décret impérial du 23 octobre 1856, relatif au comité consultatif d'hygiène publique ; vu spécialement l'article 4 de ce décret ainsi conçu :

« Le comité se réunit au moins une fois par semaine ; l'ordre et le mode de ses délibérations sont réglés par des arrêtés du ministre; les membres présents ont droit, pour chaque séance, à des jetons dont la valeur est fixée par arrêté du ministre. »

Vu l'avis du chef de la division du commerce intérieur. Sur la proposition du secrétaire général, arrête ce qui suit :

Art. 1er. Les dossiers des affaires sur lesquelles le Comité consultatif d'hygiène publique est appelé à délibérer, sont adressés par le ministre au président du Comité.

Art. 2. Le président les fait inscrire au fur et à mesure de leur arrivée sur un registre spécial, divisé en cases portant chacune un numéro d'ordre. L'enregistrement indique sommairement la date de l'envoi du ministre, celle de l'entrée, le numéro du registre sous lequel les pièces sont classées et la nature de l'affaire.

Art. 3. Le président renvoie l'affaire suivant sa nature et son importance, soit directement à la délibération du Comité, soit préalablement à l'examen d'un membre ou d'une commission chargée d'en faire l'objet d'un rapport. Lorsque le membre ou la commission délégués ont terminé leur travail, ils en donnent avis au président qui fait porter l'affaire à l'ordre du jour du Comité.

Art. 4. Les affaires sont, autant que possible, examinées dans l'ordre de leur arrivée au secrétariat du Comité. L'ordre du jour de chaque séance après avoir été arrêté par le président, est lithographié par les soins du secrétaire et envoyé à chacun des membres du comité au plus tard la veille de la séance.

Art. 5. Le comité ne peut délibérer valablement que lorsque le nombre des membres titulaires présents est de six au moins. Les questions sont résolues à la majorité des voix ; en cas de partage, la voix du président est prépondérante.

Art. 6. Le secrétaire tient une note exacte des membres présents à chaque séance, il rédige le procès-verbal, il en donne lecture à l'ouverture de la séance suivante.

Art. 7. Les délibérations du comité sont transcrites par les soins du secrétaire sur un registre spécial. Des extraits, pour chaque affaire, des délibérations du Comité, signés du président et du secrétaire, sont envoyés au ministre par le président. Mention est faite sur le registre énoncé à l'article 2 et dans une colonne à ce destinée de la date de la sortie de chaque affaire.

Art. 8. A la fin de chaque mois, le président adresse au ministre un tableau indiquant le nombre des affaires sur lesquelles le conseil a émis un avis pendant le cours de ce mois, et le nombre de celles qui restent à examiner.

Art. 9. La valeur des jetons attribués aux membres titulaires du comité pour chacune des séances auxquelles ils assistent, est fixée à 15 francs.

Art. 10. Les membres honoraires du comité sont convoqués comme les membres titulaires aux cérémonies publiques et aux réceptions officielles. Ils participent aux délibérations du comité, lorsqu'ils y sont spécialement convoqués par le ministre. *Signé* E. Rouher.

CONSERVES. — On donne le nom de *conserves* à des substances alimentaires destinées à être consommées plus ou moins longtemps après leur préparation.

Tout corps organisé privé de vie s'altère au contact de l'air atmosphérique, ordinairement par un mode de fermentation quelconque : alcoolique, acide ou putride. C'est l'oxygène de l'air qui paraît l'agent essentiel de ces phénomènes de décomposition ; la chaleur, l'électricité, peut-être la lumière viennent en aider l'action. Certaines conditions dépendant du corps organisé lui-même agissent dans le même sens : ainsi sa propre humidité, sa mollesse, sa composition chimique, la présence d'un principe facilement fermentescible, un état électrique. La théorie de la conservation des substances alimentaires se déduit naturellement des considérations qui précèdent. Nous ne reproduirons pas l'énumération stérile des cent et quelques procédés de conservation des substances alimentaires agricoles et végétales qu'ont rassemblés MM. Chevallier père et fils. Nous nous contenterons d'exposer les principes qui ont donné lieu à de si nombreuses applications pour la fabrication des conserves.

Le gaz oxygène est l'agent essentiel de la décomposition ; il suffira donc de le faire disparaître de l'air contenu dans un vase où serait enfermée une substance végétale ou animale, pour garantir celle-ci de toute altération. Tel est le mécanisme du procédé Appert. Ce procédé consiste à enfermer la substance dans une boîte de verre ou de fer-blanc, à fermer hermétiquement, au moyen de bouchons préalablement comprimés, à déposer ensuite la boîte dans un bain-marie à 75 ou 100 degrés. Par ces différentes observations, il est évident : 1° que l'air est réduit à une très petite quantité, puisque la boîte est bien remplie ; 2° qu'il ne se renouvelle pas, puisqu'elle est bien bouchée ; 3° qu'il est décomposé, et que son oxygène se combine avec la substance pendant l'action du bain-marie, de sorte qu'il ne reste plus d'autres gaz que de l'azote et de l'acide carbonique, qui sont eux-mêmes d'excellents antiseptiques.

Les corps très avides d'oxygène agissent dans le même sens : ainsi l'hydrate de protosulfure de fer, le bioxyde d'azote, l'acide sulfureux, etc.

L'humidité est un adjuvant assez considérable de la décomposition des substances animales, pour que la parfaite sécheresse de l'air suffise à la conservation de ces dernières. C'est ainsi que des cadavres ont pu se momifier et se conserver indéfiniment dans des contrées très chaudes ; c'est ainsi que M. Gay-Lussac a conservé pendant plusieurs mois, sans aucune altération, de la viande suspendue dans l'intérieur d'une cloche, au bas de laquelle se trouvait du chlorure de calcium.

La température est donc un moyen de conservation. Il est probable qu'au-dessus de 70 degrés, point où l'albumine se coagule, la décomposition s'arrête. D'un autre côté, au-dessous de zéro, il n'y a ni fermentation, ni putréfaction.

Il est un certain nombre de substances, dites *antiseptiques*, et qui paraissent jouir par elles-mêmes de la propriété de retarder ou d'empêcher la putréfaction : ainsi les acides, les alcools, le tannin, le sucre, certaines substances fortement aromatiques, telles que l'ail la moutarde ; certains sels, ainsi le muriate de soude, les sels alumineux ; des gaz, tels que l'azote, l'acide carbonique. Si la soustraction de l'air atmosphérique est un moyen de conservation des substances organiques, on arrivera au même résultat en enlevant à celles-ci les conditions qui les rendent propres à se décomposer. C'est ainsi que MM. Salmon et Payen sont parvenus à préserver de la décomposition les débris des chantiers d'équarrissage, en les soumettant à une forte compression, en même temps qu'à une température très élevée, et en les réduisant ainsi en de véritables tourteaux.

C'est sur de semblables données qu'est basé un procédé nouveau de conservation des substances alimentaires végétales, dû à M. Masson, jardinier en chef de la Société d'agriculture. Une première opération consiste à dessécher les plantes sans en altérer la constitution ; la seconde, à les réduire à un volume aussi petit que possible, sans rien leur faire perdre de leur saveur et de leurs propriétés nutritives. On dessèche à l'étuve par une température de 35 degrés, puis on réduit à un petit volume, en soumettant la masse desséchée à la presse hydraulique. On se fera une idée de cette réduction en songeant que dans le chou, par exemple, il y a une proportion d'eau de 80 à 85 pour 100. Des conserves ou des gâteaux de chicorée, d'épinards, ainsi préparés, ont une densité semblable à celle du bois de sapin ; on les taille par plaques de 30 à 40 centimètres de côté, et on les recouvre de feuilles de plomb.

Lorsque l'on veut employer ces conserves, on les fait tremper pendant vingt ou trente minutes dans de l'eau tiède, puis on les fait bouillir et on les prépare suivant la méthode ordinaire. Les légumes conservés reprennent ainsi leur volume, leur apparence et en grande partie leur goût primitif.

Enfin, la soustraction de l'électricité des substances organiques, un des éléments de leur décomposition, peut être un moyen de conservation, de même que nous avons vu les tissus secs et denses se conserver mieux que les tissus humides et lâches. M. Mateucci a placé des morceaux de viande sur des plaques de zinc, et ils se sont conservés frais pendant longtemps, tandis que d'autres abandonnés à l'air, se pourrissaient rapidement.

Tels sont les principes généraux sur lesquels peut être basée la conservation des substances alimentaires. Nous n'avons pas à les suivre ici dans les détails de la pratique ; nous renverrons à quelques articles spéciaux, BOUILLON, LAIT, VIANDES.

Bibliographie. — Appert, l'*Art de conserver pendant plusieurs années toutes les substances animales et végétales.* Paris, 1813. — Fournier et Lenormand, *Essai sur la préparation, la conservation, la désinfection des substances alimentaires.* Paris, 1818. — Casimir Broussais, *Des différents moyens de conservation des substances alimentaires,* thèse de concours, 1838. — Masson, *Comptes rendus de l'Académie des sciences.* — Requin, *Encyclopédie nouvelle,* art. ALIMENTS. — Chevallier père et fils, *Recherches chronologiques sur les moyens appliqués à la conservation des substances alimentaires de nature animale et de nature végétale* (*Ann. d'hyg. et de méd. lég.*, t. VIII, 2e série, p. 57 et 290 et t. IX, 2e série, p. 77. — Ch. Fermond, *Préparation et conservation des substances alimentaires, examinées à l'exposition universelle de* 1855. (*Le Globe industriel et artistique*). — Fonssagrives, *Hygiène alimentaire.* Paris, 1861, p. 253.

CONSOMMATIONS. — *Voy.* SUBSISTANCES.

CONSTATATION DES DÉCÈS. — *Voy.* DÉCÈS.

CONSTATATION DES NAISSANCES. — *Voy.* NAISSANCES.

CONTAGION. — La contagion est la propriété qu'ont certaines maladies de se transmettre, par voie de contact direct ou indirect, des individus primitivement affectés à des individus sains.

Parmi les causes de maladies, aucune n'intéresse à un plus haut degré l'hygiène publique, non-seulement parce que son action est à la fois très active et très redoutable, mais aussi parce que ses effets peuvent être prévus et jusqu'à un certain point évités à l'aide de précautions individuelles et de mesures administratives appropriées à chaque espèce de contagion.

Nous n'avons pas à entrer dans les développements qu'exigerait l'étude de la contagion au double point de vue de la science et de la pratique médicales. Qu'il nous suffise de rappeler que les maladies contagieuses exigent, pour se développer : 1° un individu précédemment affecté, qui constitue en quelque sorte le foyer où s'élaborent les produits destinés à servir d'agents de transmission ; 2° un individu sain, mais prédisposé et apte à recevoir le germe de la maladie, soit par le contact immédiat du malade et la pénétration accidentelle ou artificielle (inoculation) dans l'économie des produits de sécrétion morbide, soit par l'intermédiaire d'objets matériels contaminés, ou même de l'atmosphère ; 3° enfin un principe particulier, au moyen duquel s'opère la transmission, constituant que ce l'on a appelé le *contagium*, tantôt tout à fait insaisissable, tantôt renfermé dans les humeurs naturelles ou dans certains produits de l'élaboration pathologique qui lui servent de véhicule, et que l'on désigne sous le nom de *virus*.

C'est pour avoir perdu de vue ces conditions essentielles de la contagion que l'on a trop souvent confondu ses effets avec ceux d'une simple constitution épidémique, attribuant à l'une le développement et la propagation de maladies qui se montraient et s'étendaient sous l'influence de l'autre. La distinction entre ces deux ordres de causes a cependant un intérêt pratique immense, puisque d'elle seule dépendent les principes du régime sanitaire d'un État, et l'ensemble des mesures gouvernementales ou administratives qui s'y rattachent. Or, il suffit de peser avec quelque attention les termes dans lesquels nous avons défini la contagion, pour reconnaître qu'elle diffère essentiellement de ce que l'on a appelé l'*infection*, mode pathogénique suivant lequel plusieurs individus sont en même temps soumis à une même cause de maladie qu'ils sont plus ou moins aptes à subir, mais dont la source est en dehors de chacun d'eux. C'est là la circonstance capitale qui se rencontre dans les foyers des grandes endémies, et qui, dans les épidémies, se complique du génie particulier auquel celles-ci doivent leur origine et leurs caractères. La source de cette erreur si commune et si funeste, qui attribue des propriétés contagieuses à la plupart des fléaux pestilentiels, réside incontestablement dans la confusion que nous venons de signaler, et qui est rendue plus facile encore par le mode apparent de propagation de certaines maladies épidémiques. Les esprits superficiels, et, à plus forte raison, les esprits prévenus, n'hésitent pas à imputer à l'importation les premiers cas qui se montrent dans une localité, alors que l'extension naturelle de l'épidémie en donne suffisamment la raison, et sans penser qu'avant d'admettre dans ces différents cas la réalité de la transmission contagieuse, il y aurait lieu de rechercher et d'éclaircir bien des détails : la constitution particulière, le genre de vie, la condition des individus, l'état des lieux qu'ils habitent, en un mot, les influences de toutes sortes qui auraient pu agir soit isolément sur chacun d'eux, soit en commun sur tous.

La même considération s'applique aux déplacements des grandes masses d'hommes réunis en corps d'armée ou agglomérés sur un navire, et qui peuvent favoriser le déplacement des foyers épidémiques et l'infection, sans que l'on doive nécessairement admettre la contagion des maladies qu'ils propagent. Il est juste cependant de faire à cet égard une réserve. Certaines maladies non habituellement contagieuses, telles que la fièvre typhoïde, la dysenterie, l'érysipèle ont pu revêtir accidentellement ce caractère, lorsqu'elles se montraient sous forme épidémique, spécialement dans les petites localités, ou dans les espaces confinés.

Ces réflexions préliminaires étaient indispensables pour faire bien comprendre de quelle manière il nous semble que doit être entendue et admise la contagion. Nous devons maintenant indiquer : 1° quelles sont les maladies contagieuses, et d'où elles naissent; 2° quels sont les divers modes de propagation des agents de contagion ; 3° quelles sont les mesures les plus efficaces pour combattre et détruire ces agents.

Les maladies contagieuses peuvent être divisées, pour l'objet qui nous occupe, en deux catégories : 1° celles qui se transmettent seulement par le contact direct ou immédiat, et par inoculation ; 2° celles qui, transmissibles ou non par le premier mode, le sont néanmoins en l'absence de tout contact direct, et par l'intermédiaire, soit d'objets matériels contaminés, soit de l'atmosphère.

Dans la première classe on rangera la rage, la syphilis, la vaccine, la pustule maligne, la gale, la teigne ; dans la seconde, la variole, la morve et le farcin, le typhus, la scarlatine, la rougeole, la dysenterie épidémique, la diphthérite, la pourriture d'hôpital.

Cette énumération ne comprend que les affections franchement contagieuses, et laisse de côté celles qui peuvent le devenir accidentellement et dont la contagion est douteuse.

Mais il est des distinctions beaucoup plus importantes au point de vue de l'hygiène, et qui sont relatives à l'origine même et à la nature des maladies contagieuses. Les unes, en effet, exclusivement propres à notre espèce, se transmettent de l'homme à l'homme ; les autres se transmettent originairement des animaux à l'homme, et peuvent, dans certains cas, se propager consécutivement dans l'espèce humaine ; telles sont : la rage, la vaccine, la pustule maligne, la morve et le farcin. Enfin il y a lieu de faire remarquer que la plupart des contagions et les plus énergiques résultent d'une action qui s'exerce en quelque sorte individuellement par le contact direct, l'inoculation, à l'exemple de la syphilis et de la rage ; tandis que les autres agissent à distance, et par conséquent, peuvent atteindre de grandes masses d'hommes et sévir même parfois sous la forme épidémique, comme le typhus, la variole, etc. On comprend que des mesures prophylactiques très différentes doivent s'appliquer aux unes et aux autres. Ajoutons qu'en raison de leur origine, quelques-unes des maladies contagieuses semblent appartenir plus spécialement à certaines professions : la pustule maligne que produisent les maladies charbonneuses du gros bétail chez les bergers, les bouviers, les mégissiers. les équarrisseurs, les vétérinaires, les bouchers, les matelassiers, etc., la morve et le farcin chez les palefreniers, charretiers, cochers, équarrisseurs, cavaliers, chez les vétérinaires et chez les médecins. Par le même motif, c'est dans les hôpitaux et au sein des grandes agglomérations d'hommes malades ou blessés que l'on verra se développer et grandir ces terribles fléaux contagieux, la variole, le typhus, la dysenterie, la diphthérite et la pourriture d'hôpital. Nous n'avons pas besoin d'insister sur les conséquences pratiques de ces diverses considérations.

Si nous cherchons à nous rendre compte du mode d'action du principe contagieux dans ses différentes formes, nous devons avant tout constater la vanité de toute tentative qui aurait pour objet la découverte de la nature intime du contagium, question à la fois inutile et insoluble. Il n'en est pas de même de l'étude des voies que suit la contagion. Nous ne nous arrêterons pas à l'analyse des agents contagieux inoculables ou non, et des humeurs naturelles ou morbides au milieu desquelles se cachent les virus. Nous n'examinerons pas davantage quelles sont les conditions d'introduction des agents contagieux dans l'économie, et les facilités qu'offrent à l'absorption la dénudation du derme, l'application du liquide virulent sur les muqueuses. Tous ces faits bien connus n'ont qu'un rapport indirect avec les questions d'hygiène publique.

Mais à ce point de vue, il est des particularités que l'on ne pourrait trop mettre en lumière et que nous devons signaler à l'attention des hygiénistes. Le principe contagieux qui n'est que le produit d'un travail morbide peut-il survivre à ce travail, peut-il subsister jusque dans la mort? En d'autres termes, les cadavres des individus qui ont succombé à une maladie contagieuse peuvent-ils la communiquer? Cela ne saurait être douteux pour la plupart des affections contagieuses, notamment pour celles qui se transmettent des animaux à l'homme. Une autre question non moins capitale se rattache à la précédente :

c'est celle de savoir si l'absorption des principes contagieux peut s'opérer par les voies digestives, et si l'usage alimentaire de la chair provenant d'animaux morts de maladie contagieuse peut donner naissance à la contagion. Or, on peut affirmer à cet égard qu'il n'existe pas un seul fait avéré, pas un seul exemple positif d'un pareil mode de transmission dans les maladies virulentes.

Nous avons dit déjà que la contagion pouvait s'exercer non plus directement par un contact médiat ou immédiat, mais encore par l'intermédiaire de certains objets matériels qui conservent en quelque sorte la vertu active du contagium et sa propriété de transmission. Les virus, le vaccin, entre autres, peuvent garder pendant des années leur force et s'inoculer avec succès. Mais ce qui est plus important pour l'hygiène, c'est que certaines substances, certains tissus, présentent une sorte d'aptitude à s'imprégner de l'élément contagieux et à le retenir de façon à communiquer plus tard et à de grandes distances les maladies contagieuses non inoculables. On ne peut nier ce fait en présence des exemples de typhus transmis, après plusieurs mois, par des objets de literie, et cités par Pringle ; ou de cette scarlatine que Hildenbrand dit avoir emportée dans les plis d'un vêtement oublié depuis près de deux ans. Mais il n'est pas moins certain que cette donnée a été singulièrement exagérée, et que l'on a attribué gratuitement à certaines matières la propriété de transporter au loin les fléaux pestilentiels dont la contagion a été depuis justement contestée. C'est cependant par cette simple hypothèse que l'on a établi la distinction des marchandises en *susceptibles* et en *non susceptibles*, et que l'on s'est fondé pour imposer des quarantaines et des mesures excessives de précautions pour les premières. Les matières de coton, de laine, ont été mises au premier rang des matières susceptibles, sans qu'aucun fait ait pu justifier cette particularité. Il y a là encore une suite de la confusion que nous avons indiquée en commençant, et à laquelle doit être attribuée cette prétendue contagion des maladies épidémiques et infectieuses, telles que la peste, la fièvre jaune et le choléra, dont les foyers peuvent s'étendre et se déplacer sans que pour cela ces affections doivent être en réalité réputées contagieuses. Toujours est-il qu'en fait, pas une seule fois les maladies pestilentielles, à l'origine desquelles on a pu remonter, n'ont été importées par des marchandises. M. Mélier, à la suite des recherches les plus étendues entreprises pour éclaircir cette question au sein de la Conférence sanitaire internationale, s'est assuré que dans aucun des exemples cités, la peste de Marseille en 1720, celles de Malte, Corfou, Noia (royaume des Deux-Siciles), etc., on n'a pu attribuer l'apparition du fléau à l'importation par des marchandises. Les cotons, en particulier, que l'on craint tant dans les lazarets et qui y sont l'objet de si dispendieuses pratiques, les cotons n'ont jamais donné aucune maladie, et aucun des portefaix employés à décharger et à ouvrir les balles de coton n'a été atteint. D'un autre côté, pour les maladies inoculables, pour les virus, on sait qu'ils se conservent parfaitement dans des tubes ou sur des lames de verre, bien que cette substance soit précisément de celles qui ne sont pas réputées susceptibles. Ainsi la distinction des marchandises en susceptibles et en non susceptibles, telle que la tradition des lazarets nous l'a transmise, n'a trouvé dans la commission chargée de préparer les travaux de la conférence sanitaire, et dont M. Mélier était le savant rapporteur, personne pour la défendre ; tout le monde y a vu une chose surannée et que l'on doit abandonner.

Il faut distinguer, du reste, de cette prétendue susceptibilité attribuée à quelques substances, un fait très important dans l'histoire des affections virulentes et qu'ont mis en lumière de belles recherches de M. Cullerier. C'est le mode de contagion médiat qui résulte du dépôt de l'agent contagieux sur une matière intermédiaire où il peut être repris par le simple contact et dont on trouve un exemple dans le transport de certains virus, de celui du charbon en particulier, par des insectes ailés.

Les circonstances qui favorisent le développement de la contagion sont de plusieurs sortes. En ce qui concerne la maladie, la période à laquelle elle est arrivée, celle de la desquamation par exemple, pour les fièvres éruptives, la forme épidémique, concourent à exalter et même à faire naître les propriétés contagieuses. En ce qui concerne l'individu exposé au contagium, nous nous bornerons à dire que si d'un côté quelques personnes se montrent réfractaires à la contagion même la plus active, comme la rage ; d'autres présentent, au contraire, une prédisposition de nature ou de race tout à fait marquée. Enfin, en ce qui concerne le principe contagieux lui-même, on voit son énergie varier suivant la température, l'humidité, le climat, l'encombrement.

Un dernier fait qui nous reste à signaler comme intéressant l'hygiène publique, c'est la marche des contagions. Elles offrent toutes une période d'incubation dont la durée est extrêmement variable, dont il est impossible d'apprécier les conditions d'une manière générale, mais qui a pour conséquence de modifier dans l'application les mesures prophylactiques. On comprend, en effet, l'importance qu'il y aurait à connaître exactement la durée de l'incubation des maladies virulentes, de la rage par exemple, ne fût-ce que pour savoir à quelle époque après la morsure l'innocuité peut être acquise.

Nous avons évité d'entrer dans les discussions qui se sont élevées si souvent à l'occasion de la contagion de telle ou telle maladie et en particulier des maladies pestilentielles. Nous aurons occasion de signaler pour chacune d'elles les conséquences qu'ont pu avoir au point de vue de l'hygiène publique, les doctrines contagionistes ou anticontagionistes. Il est cependant une remarque générale à faire, c'est que le système sanitaire de presque tous les États repose sur les idées de contagion, et qu'il est par conséquent d'une importance extrême d'établir d'une manière positive ce que ces idées peuvent avoir de réel et de fondé, en combattant avec une égale persévérance l'exagération et l'indifférence en matière de contagion. Ces observations s'appliquent surtout aux maladies contagieuses épidémiques pour lesquelles devraient être exclusivement réservés les lazarets et les quarantaines.

Quant aux maladies virulentes inoculables, il semble que les moyens de les combattre se bornent à éviter le contact, et à empêcher les communications entre les individus sains et les individus malades ; à guérir, lorsque cela est possible, les affections spécifiques transmissibles, et enfin à détruire les animaux atteints de maladies contagieuses communicables à l'homme. Mais il existe pour quelques-unes des affections virulentes d'autres moyens tout particuliers de préservation, résultant de l'inoculation soit du virus lui-même, soit d'un virus contraire : telle est la vertu antivariolique du vaccin. Malheureusement l'immortelle découverte de Jenner est restée à l'état de fait aussi exceptionnel qu'inexplicable, et l'on ne peut en rapprocher les tentatives avortées qui ont eu pour objet de retrouver dans le virus syphilitique lui-même le préservatif de la vérole. Un moyen d'une application plus générale consiste dans la destruction des agents contagieux inoculés à l'aide des caustiques chimiques ou du feu. La rage, la pustule maligne, le charbon, la syphilis fournissent la preuve des avantages que l'on peut attendre de ces moyens énergiques. Enfin, y a-t-il dans certaines substances médicamenteuses une propriété spécifique qui puisse être mise à profit pour détruire dans sa racine l'aptitude à contracter quelques-unes des maladies contagieuses. L'emploi de la belladone comme préservatif de la scarlatine serait jusqu'ici le seul exemple de cette nature qui pût être indiqué.

Les contagions qui s'exercent à distance réclament avant tout l'isolement et la séquestration des malades. Il est déplorable que, dans aucun de nos établissements hospitaliers, on n'ait cherché à remplir cette condition prophylactique essentielle, et que chaque jour, sans que rien soit fait pour l'empêcher, les affections contagieuses régnantes, les fièvres éruptives notamment, puissent faire de si nombreuses victimes parmi les pauvres malades qui viennent réclamer les secours de l'assistance publique. Il y a longtemps déjà que les médecins des hôpitaux, et entre tous M. le professeur Trousseau, dans un mémoire plein de vigueur et d'autorité, ont fait entendre à cet égard de justes réclamations. C'est après cette garantie indispensable de la séquestration, et comme moyens secondaires, que doivent être rappelées les règles d'hygiène générale qui ont pour objet l'assainissement des lieux ou règne la contagion, et parmi lesquelles il convient de citer en première ligne la ventilation, l'aération, la purification par les lavages ou par le feu et la désinfection.

Outre les mesures dont nous venons de donner l'énumération succincte, et pour quelques-unes desquelles l'intervention des gouvernements ou des administrations sanitaires est nécessaire, il en est d'autres que l'autorité a prescrites d'une manière plus spéciale. D'une part, différentes ordonnances de police ont défendu la conservation des animaux atteints de maladies contagieuses, et le débit des viandes qui en proviennent ; d'une autre part, des mesures de salubrité ont été indiquées pour l'inhumation des personnes qui ont succombé à des maladies contagieuses, et en particulier à la variole. Nous aurons à revenir sur ces différents points en traitant de chacune de ces maladies au point de vue de l'hygiène et de la salubrité. (*Voy.*, en outre, ÉPIDÉMIES, RÉGIME SANITAIRE.)

CONVALESCENTS (ASILES DE). — Parmi les plus heureuses et les plus utiles créations de l'Empereur Napoléon III, il est juste de placer les établissements destinés à recueillir les ouvriers des deux sexes, qui au sortir de la maladie ne sont pas encore en état de reprendre leurs travaux. La population ouvrière a été dotée par décret impérial du 8 mars 1855, de deux asiles fondés dans ce but à Vincennes pour les hommes, au Vésinet près Saint-Germain-en-Laye pour les femmes. Ces institutions d'assistance publique doivent à tous les titres trouver place dans notre livre.

L'asile impérial de Vincennes a été inauguré le 31 août 1857, et classé par décret du 28 octobre de la même année, au nombre des établissements de bienfaisance et d'intérêt public.

Seize hectares pris sur le bois de Vincennes ont été consacrés à l'installation de l'asile. Adossés au bois, construits sur une terrasse aérée de toutes parts, les bâtiments en pierre et en brique sont d'un aspect riant et simple. L'édifice se compose d'un corps de bâtiment principal dominé par un pavillon central flanqué de deux longues ailes à deux étages avec rez-de-chaussée. Au centre est la cour d'honneur avec jardin, bassin et jets d'eau, à laquelle on arrive par deux rampes demi-circulaires, ornées de massifs d'arbustes, de fleurs et de gazon.

Le pavillon central renferme, au rez-de-chaussée, la chapelle; à droite et à gauche de vastes réfectoires qui par une heureuse diposition communiquent avec la chapelle et en forment les bas-côtés; au premier étage, une bibliothèque bien composée et très suivie et deux salles de réunion de jeux et de musique. Les deux ailes de l'édifice sont subdivisées en chambres de trois lits chacune, exposées au midi par une disposition fort simple, qui consiste à placer les corridors non pas symétriquement dans chaque aile, mais au nord pour l'une et pour l'autre. Chaque convalescent a la jouissance d'une petite armoire fermée.

Les différents pavillons ou galeries portent les noms connus des hommes qui se sont le plus illustrés dans les applications utiles des arts et des sciences, dans l'industrie ou dans l'agriculture, depuis Francklin et Mathieu Dombasle, jusqu'à Jacquart et Daguerre.

Les services généraux, buanderie, lingerie, cuisine, office, pharmacie, sont installés et aménagés de la manière la plus convenable et conformément aux progrès les plus récents réalisés dans quelques-uns de nos grands établissements hospitaliers, notamment à l'hôpital Lariboisière.

Mais nulle part, je ne crains pas de le dire, on ne trouvera réuni plus heureusement et à un plus haut degré tout ce qui attire le regard et prévient favorablement l'esprit. Il est impossible de ne pas être frappé, dès le premier pas que l'on fait dans l'asile impérial de Vincennes par cet aspect riant et agréable où respirent le calme et le bien-être, et qui font le plus grand honneur non-seulement au talent, mais encore au tact et au goût de l'architecte, M. Laval.

Les convalescents admis à l'asile impérial appartiennent à diverses catégories: les malades sortant des hôpitaux ou traités à domicile par l'assistance publique; les membres des sociétés de secours mutuels autorisées; les ouvriers des chantiers de travaux publics; les ouvriers de certains établissements privés abonnés; enfin, les ouvriers libres qui en font la demande au ministre de l'intérieur.

Les conditions d'admission des convalescents et la durée du séjour à l'asile sont fixées ainsi qu'il suit par le règlement :

Article 1er. Les pièces à produire pour l'admission des convalescents des différentes catégories désignées dans l'instruction ministérielle du 15 avril 1858 sont :

Pour les membres participants des Sociétés de secours mutuels autorisées, la lettre de présentation du président et le certificat du médecin de la Société constatant la convalescence, visé par le président.

Pour les ouvriers venant des chantiers des travaux soumis au prélèvement en faveur des asiles impériaux, la lettre de présentation des entrepreneurs pour lesquels ils travaillent accompagnée d'un certificat de médecin.

Cette lettre ainsi que le certificat devront être visés par l'architecte ou l'ingénieur, inspecteur des travaux, ou son représentant, qui certifiera que l'ouvrier y était effectivement employé au moment où il est tombé malade.

Ces convalescents peuvent être présentés directement aussi par MM. les architectes, ingénieurs et inspecteurs des travaux publics. Ces présentations devront, dans tous les cas, être accompagnées d'un certificat de médecin qui constate la convalescence.

Pour les ouvriers attachés aux établissements abonnés, une lettre du chef de l'établissement ou de son représentant accompagnée d'un certificat de médecin également visé par lui.

Et pour toutes les autres catégories, l'autorisation de M. le ministre de l'intérieur.

Les malades sortant des hôpitaux devront être portés sur un état signé par le chef de l'établissement constatant que les médecins ou chirurgiens les ont déclarés convalescents et aptes à profiter du séjour de l'asile.

Art. 2. Les présidents des Sociétés de secours mutuels, les architectes, ingénieurs et les inspecteurs des travaux publics et les chefs d'ateliers soumis au prélèvement ou abonnés, devront adresser d'avance leurs demandes d'admission au directeur de l'asile impérial.

Les convalescents autorisés par M. le ministre de l'intérieur seront toujours reçus lorsqu'ils se présenteront, pourvu que l'autorisation n'ait pas plus de cinq jours de date.

Art. 3. Les prix de journées pour les différentes catégories qui doivent une indemnité à l'asile seront soldés par quinzaine et d'avance au moment de la réception des convalescents, les sommes payées en excédant du séjour réel leur seront remboursées au moment de leur sortie.

Art. 4. La durée du séjour des convalescents à l'asile est fixée à deux semaines, lorsque celles-ci seront écoulées, si l'état du convalescent l'exige et sur le rapport des médecins, le directeur pourra les autoriser successivement à rester dans l'établissement pendant deux autres semaines, passé ce temps la prolongation du séjour doit être autorisée par le ministre.

Nous devons à l'obligeance de l'habile administrateur, du philanthrope éclairé qui dirige l'asile impérial de Vincennes, M. Domergue, la communication des chiffres qui représentent le mouvement considérable de la population des convalescents reçus dans l'établissement.

En 1857. Pour les quatre derniers mois. . .	894
1858.	4401
1850.	5523
1850.	5955
1861. Pour les six premiers mois. . .	3736
	20509

La moyenne du séjour a été de 21 jours et le prix de journée fixé à 50 centimes pour les membres des sociétés de secours mutuels, à 75 centimes pour les ouvriers des ateliers abonnés; 1 franc pour les pensionnaires libres. Les locaux et le matériel se sont trouvés quelquefois insuffisants. Il y a eu jusqu'à 487 convalescents présents en même temps, et, à la rigueur, on ne devrait en admettre que 410. Aussi est-il question d'ajouter aux constructions que nous avons décrites, 35 chambres pouvant recevoir 105 lits.

Une infirmerie est destinée à recevoir les convalescents de l'asile impérial atteints de rechutes ou de maladies nouvelles et hors d'état d'être transportés à leur domicile ou dans les établissements hospitaliers dont ils sont sortis. On ne saurait trop louer la manière dont est organisé le service de cette infirmerie, confié à l'intelligente et habile direction de notre distingué confrère, M. le docteur E. Laborie. Les savants rapports qu'il adresse chaque année au ministre et dont la publication offrirait un si grand intérêt pratique, sont remplis de faits nouveaux, que la science recueillerait avec beaucoup de fruit, sur les conditions et la marche de la convalescence des principales maladies internes et externes. Le mouvement de l'infirmerie est de 500 à 600 malades par an, et dans la période de quatre années que nous venons de résumer, on n'a compté à l'asile impérial de Vincennes que 76 décès, c'est-à-dire 4 pour 1000 admissions. Il est assez curieux de rechercher comment se décompose le nombre des convalescents admis à l'asile au point de vue de leur origine et de la nature des affections dont ils ont été atteints.

Sur le premier point les rapports de la commission administrative nous fournissent les chiffres exacts pour les années 1858 et 1859, qui ont donné ensemble 9924 admis.

Envoyés par les hôpitaux de Paris.	9484
par les hôpitaux de la banlieue.	21
par les bureaux de bienfaisance.	35
par les chantiers de travaux publics.	18
par les Sociétés de secours mutuels.	147
par les industriels abonnés.	44
par le ministre à titre gratuit.	44
par suite de demandes directes comme pensionnaires.	131
	9924

Quant à la nature des maladies qui ont motivé l'admission des convalescents à l'Asile, on trouve :

En 1858 : Maladies chirurgicales.		1329
dont fractures.	451	
amputés.	42	
Maladies médicales.		3072
dont fièvres typhoïdes.	615	
varioles.	106	
affections saturnines.	84	

En 1859 : Maladies chirurgicales. 1188
dont fractures. 550
amputés. 57
Maladies médicales. 4335
dont fièvres typhoïdes. . . 795
affections saturnines. 111

En 1860 : Maladies chirurgicales. 2109
dont fractures. 629
amputés. 42
Maladies médicales. 3846
dont fièvres typhoïdes. . . 434
varioles. 178
maladies saturnines. . 134

Nous devons nous interdire d'entrer dans les détails qui intéressent la médecine pratique touchant la fréquence ou la rareté des rechutes, et d'autres questions qui ne sont pas du ressort de l'hygiène publique, mais nous ne pouvons taire les résultats excellents et tout à fait remarquables que M. le docteur Laborie a obtenus à l'infirmerie de l'Asile impérial et consignés dans ses intéressants rapports. Nous exprimerons aussi avec la haute commission qui surveille l'administration de l'asile le regret très vif et très formel, que les bureaux de bienfaisance, les sociétés de secours mutuels approuvés, les ateliers abonnés, ou les pensionnaires libres, n'aient pas fourni jusqu'ici un nombre plus considérable d'admissions à l'asile. On doit l'attribuer à la publicité trop restreinte donnée aux conditions d'admission qui ouvrent cet utile établissement à tous les ouvriers, et aux avantages qu'il offre à la classe ouvrière tout entière.

L'asile impérial du Vésinet réservé aux femmes a été ouvert au mois de décembre 1859 pour 300 convalescents environ. Son organisation ne diffère pas de celle de l'asile de Vincennes et réalise les mêmes bienfaits.

CORDES A BOYAUX. — *Voy.* Boyauderies.

CORDONNIER. — La profession de cordonnier est l'une des plus pénibles parmi celles qui occupent les artisans sédentaires. Elle s'exerce fréquemment dans des ateliers peu salubres, et exige une position et des mouvements qui laissent sur différentes parties du corps des traces indélébiles.

Assis du matin au soir sur un escabeau, le corps courbé en deux, ils pratiquent dans le cuir et avec les plus pénibles efforts des coutures forcées. Aussi à la main droite, le pouce et l'index qui tirent le fil pour l'enduire de poix ont la pulpe aplatie ; celle du pouce est un peu déjetée vers l'index. Le pli qui sépare la deuxième de la troisième phalange de l'index est coupé par le fil, et présente une crevasse profonde dont les bords sont durs et calleux. A la main gauche, la pulpe du pouce, déjetée comme à droite vers l'index, a la forme d'une spatule très élargie, et l'ongle du même doigt est considérablement épaissi, dur ; son bord libre est dentelé, éraillé, rayé, et parfois profondément sillonné par les coups d'échappement de l'alène.

De plus, la pression de la forme sur la poitrine détermine, malgré l'interposition d'un plastron de cuir, un enfoncement du thorax au niveau de l'articulation chondro-sternale des sixième, septième et huitième côtes, immédiatement au-dessus de l'appendice xiphoïde. Le sternum offre dans ce point un creux profond, régulier, circulaire, très nettement circonscrit, et qui n'est pas accompagné d'une déformation générale de la cage thoracique. Enfin, l'une des cuisses sur laquelle est fixé un tampon de cuir présente un aplatissement de la peau, et notamment des bulbes pileux qui sont oblitérés de manière que cette place est souvent tout à fait glabre.

La position sédentaire et l'insalubrité des boutiques ou ateliers où travaillent les ouvriers cordonniers s'ajoutent aux causes de déformation physique que nous venons d'énumérer pour produire chez ces artisans des affections constitutionnelles qui s'aggravent par l'hérédité. Nous citerons particulièrement le rachitisme et les scrofules. Corvisart et Mérat regardent les cordonniers comme sujets non-seulement à l'inflammation chronique, mais encore au cancer de l'estomac. Stoll ajoute les hémorrhagies pulmonaires. Turner Thackrah attribue à leur position fatigante une compression fâcheuse des viscères abdominaux, et notamment de l'estomac et du foie, et par suite des troubles très variés de la digestion et de la circulation, et un notable appauvrissement du sang. Il pose en fait qu'il y a peu de ces artisans qui vivent longtemps.

Il faut reconnaître que peu de professions ont été l'objet de moins de perfectionnements, et que ceux mêmes qui ont été proposés ont été accueillis avec la plus déplorable indifférence par les ouvriers à qui ils s'adressaient. Ainsi on a inventé en Angleterre un système d'établi qui, en permettant à l'ouvrier de travailler debout, le délivre à peu près complétement de la gêne de cette position et de ces mouvements qui l'incommodent ; mais cette invention n'a porté aucun fruit. Une modification plus radicale eût consisté dans l'application des machines à la fabrication des chaussures, proposée et mise en œuvre par M. Brunel. Il y aurait d'ailleurs bien des progrès à faire pour donner aux chaussures actuellement employées les qualités qui leur manquent, et notamment une forme mieux appropriée à la structure et au mécanisme du pied.

Bibliographie. — *Dictionnaire des sciences médicales*, art. Maladies des professions, par Mérat. — *The effect of arts, trades and professions*, by C. Turner Theckrah. London, 1832, p. 30. — *Encyclopédie nouvelle*, art. Cordonnier, par M. J. Reynaud. — *Mémoire sur les modifications physiques et chimiques que détermine, dans certaines parties du corps, l'exercice des diverses professions*, par le docteur Ambroise Tardieu (*Annales d'hygiène, etc.*, t. XLII, p. 388).

CORMÉ. — *Voy.* Boissons, Cidre.

CORNE. — Le travail de la corne et des sabots qui répond à de si nombreux usages a été rangé dans la troisième classe des établissements insalubres, en raison de quelques inconvénients que nous devons indiquer, et en premier lieu de l'odeur et des émanations des eaux de macération quand elles ne sont pas renouvelées tous les jours. Quelquefois, le sang qui reste sur la corne ou des poils chargés du même corps et adhérents à la corne, ont donné lieu a des cas de contagion de charbon, ou de morve et de farcin. Quelquefois l'inspiration de la poudre mélangée au sang desséché pourrait, par le contact sur les doigts ou sur la muqueuse des voies de la respiration, produire le même effet ; ces cas sont très rares. Il y a quelquefois en outre danger d'incendie, et enfin incommodité résultant de la fumée des foyers allumés pour chauffer les plaques ; du dégagement de gaz acide carbonique et oxyde de carbone, suite de la combustion du charbon ; de l'odeur des cuves à macération ; de l'odeur des masses de cornes accumulées dans les ateliers, et de l'odeur des corps gras décomposés sur les plaques rouges.

Quant aux prescriptions qu'exigeraient ces fabriques, elles consisteraient à effectuer le ramollissement de la corne sous le manteau d'une cheminée haute de 2 à 3 mètres au-dessus des toits ; ne jamais travailler la corne brute, mais celle qui a été précédemment bien lavée et desséchée ; renouveler tous les jours les eaux de macération ; ne jamais les jeter sur la voie publique ou dans les cours particulières, non plus que dans des puisards ; mais les diriger par des conduits souterrains à l'égout le plus voisin, ou les verser dans une citerne voûtée, munie d'une bonde hydraulique : ces eaux peuvent être utilisées et vendues comme engrais ; recommander aux ouvriers de n'avoir aucune écorchure aux mains et aux doigts ; ne jamais laisser accumuler les rebus d'os et de corne dans l'atelier ; ventiler et aérer fortement les ateliers de travail, ceux de chauffage surtout ; avoir toujours dans l'atelier un baquet contenant environ 500 grammes de chlorure de chaux délayé dans l'eau et un quart ou un demi-mètre cube de sable fin, en cas d'incendie ; ne jamais brûler dans les foyers aucun débris de corne ; couvrir constamment les cuves à trempage ; engager les fabricants à remplacer les plaques de fer rougis au feu, par la vapeur d'eau ; et enfin, défendre de se servir d'huile non épurée pour enduire la corne pendant l'aplatissage.

CORNICHONS. — Les cornichons sont ordinairement préparés, dit M. Chevallier, dans des bassines *de cuivre rouge non étamé*, afin de leur donner la belle couleur verte que l'on y recherche. Cette préparation vicieuse des cornichons, qui peut avoir une funeste influence sur la santé des consommateurs, se reconnaîtra de la manière suivante. On incinérera une certaine quantité de cornichons suspectés ; les cendres, traitées par l'acide nitrique étendu, seront évaporées à siccité, puis le résidu, repris par l'eau pure, fournira une liqueur qui, dans le cas où elle contiendra du cuivre, se colorera en bleu foncé par l'addition de l'ammoniaque, en brun marron par le cyanure jaune ; une lame de fer bien décapée, plongée dans cette solution, préalablement acidulée, se recouvrira d'une légère couche de cuivre métallique. Le moyen le plus simple consiste à enfoncer dans le cornichon une aiguille ou une pointe de Paris, qui se recouvrira au bout de quelque temps d'une couche de cuivre métallique, si le cornichon contient de ce métal. (*Voy.* CONSERVES, CUIVRE).

CORROIERIES. — *Voy.* TANNERIES.

COSMÉTIQUES. — Sous le nom de cosmétiques, on comprend toutes les substances ou préparations employées dans la toilette, soit aux soins extérieurs de propreté, soit comme artifice de coquetterie.

L'ensemble des pratiques auxquelles s'applique l'usage de ces préparations composait, dès l'antiquité, tout un art qui s'est plutôt simplifié qu'agrandi sous l'influence des idées modernes, et qui, suivant l'expression de Galien, heureusement restaurée par Requin, constitue la *cosmétique.*

Nous n'avons pas à entrer ici dans les applications variées des cosmétiques et dans des considérations qui ont trait exclusivement à l'hygiène privée. Mais il n'est pas sans intérêt pour la santé publique d'étudier la composition de certaines préparations qui, débitées et employées sans mesure et sans contrôle, peuvent exercer une action plus ou moins nuisible sur l'économie.

La cosmétique comprend l'entretien de la peau, des cheveux et de la barbe, des ongles et des dents. La prodigieuse variété des substances qui se rapportent à l'un ou à l'autre de ces usages, ne nous permet pas d'en parcourir la série presque innombrable. Nous nous contenterons de passer en revue les principrux groupes, en nous attachant seulement aux préparations nuisibles soit par elles-mêmes, soit par les altérations ou falsifications qu'elles peuvent subir.

Les cosmétiques sont empruntés soit au règne minéral, soit au règne végétal, plus rarement au règne animal, et se présentent sous la forme d'eaux aromatiques, de vinaigres, d'essences, de teintures, d'huiles, de savons, de crèmes, de pommades, d'opiats, de pâtes, de baumes, de poudres, etc., dont les bases varient.

Les préparations en petit nombre dont les éléments sont tirés du règne animal, telles que le blanc de baleine, la civette, les graisses, et celles qui viennent du règne végétal, peuvent être altérées et falsifiées de bien des manières. Mais la plupart du temps ces altérations ne portent que sur la qualité des cosmétiques, et ne sont pas de nature à atteindre en quoi que ce soit la santé des consommateurs. Elles consistent dans la substitution de substances inférieures, plus grossières et moins coûteuses aux essences fines, aux alcoolats aromatiques, aux huiles fines, aux baumes, etc., et constituent une spéculation ou une fraude, mais non un danger pour la santé publique. Cependant il arrive trop souvent que des substances métalliques se trouvent mélangées à certains cosmétiques soit à cause de leur mauvaise préparation, soit à cause de leur conservation dans des vases de cuivre ou de plomb. C'est ce qui arrive principalement pour les eaux spiritueuses, les essences, les huiles. D'autres substances et notamment les graisses, sont exposées à des altérations naturelles qui les rendent irritantes et qui doivent en faire proscrire l'usage.

A plus forte raison doit-on apporter une grande réserve dans l'usage des préparations dont les poisons minéraux forment la base.

L'arsenic entre dans la composition de la plupart des poudres épilatoires, et notamment du *rusma* oriental, qui est un mélange de chaux et de réalgar. On peut en trouver également dans les préparations où entre du bismuth arsenical. C'est ce qui arrive pour le blanc de fard ou blanc de perle (sous-nitrate ou tartrate de bismuth), et ce dont on s'assurera en le faisant bouillir dans l'eau distillée, laissant refroidir, en essayant le liquide filtré par l'appareil de Marsh.

Le plomb carbonaté, qui peut être employé pour falsifier le blanc de perle, sert aussi à la composition des fards particuliers, soit du blanc de Krems ou d'albâtre, soit du blanc de vinaigre. Mais le plomb fait surtout partie des cosmétiques usités pour teindre les cheveux en noir. On emploie soit le sulfate de plomb mêlé à la chaux hydratée et à l'eau, soit la litharge broyée avec la craie ou la silice et la chaux vive hydratée, soit enfin la solution d'acétate de plomb mise en contact avec l'acide sulfhydrique. Ces divers composés peuvent entraîner après eux les mêmes accidents que les autres préparations saturnines.

Le nitrate d'argent, appliqué également en solution sur le cuir chevelu, et désigné sous les noms de *eau de Chine*, *eau de Perse*, *eau d'Égypte*, *eau de Chypre*, *eau de Java*, *eau d'ébène*, peut produire, on le comprend, des effets extrêmement nuisibles, et il existe de nombreux exemples dans lesquels on a pu constater à la fois l'inefficacité et les dangers de ces différents cosmétiques.

Le mercure, soit à l'état métallique, soit à l'état de sulfure, incorporé dans des poudres épilatoires, notamment celle de Laforest, dans les liqueurs de teinture, comme l'eau de Chine et la liqueur russe, dans certaines émulsions ou *laits* destinés à faire disparaître les taches de rousseur, tels que la *liqueur de Gorland*, le *lait antéphélique*, l'*émulsion de Duncan*; dans certains fards, certaines pâtes ou pommades, communique à ces préparations des propriétés toxiques très actives, qui en rendent l'emploi extrêmement dangereux.

Nous avons vu que la chaux entre dans un très grand nombre de cosmétiques ; elle ne contribue pas peu à les rendre irritants.

L'alun, comme toutes les substances astringentes, mêlé à quelque poudre odorante, n'est pas toujours exempt d'inconvénients.

Il est des substances inertes et inoffensives qui devraient être toujours préférées à ces préparations nuisibles, dont l'usage devrait être absolument proscrit. En effet, on a peine à comprendre, en présence des graves accidents qui ont plus d'une fois été produits par ces cosmétiques débités sur les places publiques ou prônés avec éclat, comment l'autorité que la loi arme de pouvoirs suffisants reste inactive, et comment aucune mesure restrictive n'a été prescrite. Les Conseils de salubrité, les savants chimistes qui ont fait de cette question une étude spéciale, M. Chevallier, M. O. Réveil, ont à plusieurs reprises fait entendre à cet égard les plaintes les plus vives et les plus justes, et plus d'une condamnation a été prononcée à l'occasion d'accidents causés par des cosmétiques.

Mais la vente des cosmétiques soulève des questions graves et non résolues. Nous comprenons qu'on se demande s'il ne conviendrait pas d'assimiler les cosmétiques aux médicaments, et d'exiger que ceux qui renferment des principes actifs soient exclusivement délivrés par les pharmaciens ; nous croyons néanmoins cette confusion inutile et dangereuse. L'autorité administrative à laquelle est confiée la tutelle de la santé publique a très formellement le droit d'agir par une surveillance active, par la saisie, par la dénonciation à la justice contre les débitants de produits reconnus dangereux et nuisibles à la santé, et en particulier contre les cosmétiques vénéneux ; il n'est donc pas besoin de nouvelles mesures.

Bibliographie. — P. Ménière, *Les vêtements et les cosmétiques*, thèse de concours. Paris, 1837. — Requin, *Encyclopédie nouvelle*, art. COSMÉTIQUES. Paris, 1836. — Chevallier, *Dictionnaire des altérations et falsifications des substances alimentaires*. Paris, 1850, t. I, in-8. — A. Cazenave, *Traité des maladies du cuir chevelu, suivi de conseils hygiéniques sur les soins à donner à la chevelure*. Paris, 1850. — Marc et Chevallier *Coloration des cheveux ; accidents qu'elle peut occasionner* (*Annales d'hygiène, etc.*, t. VIII, p. 324). — Orfila, *Mémoire sur les caractères que l'on peut tirer de la couleur des cheveux pour résoudre les questions d'identité* (*Annales d'hygiène, etc.*, t. XIII, p. 466). — A. Chevallier, *Note sur les cosmétiques, leur composition, les dangers qu'ils présentent sous le rapport hygiénique* (*Ann. d'hyg. et de méd. lég.*, t. XIII, 2e série, 1861. — O. Réveil, *Mémoire sur les cosmétiques* (*lu à l'Académie de médecine*, 1861).

COTON. — L'industrie cotonnière, dit le docteur Thouvenin (de Lille), à qui nous empruntons quelques détails sur les diverses opérations qu'elle comporte, emploie aujourd'hui en France plus de 1 000 000 d'individus, parmi lesquels 150 000 enfants de huit à seize ans.

Le coton, apporté brut dans les manufactures, est soumis d'abord au battage, par lequel on obtient l'élimination d'une grande quantité de poussière et la désagrégation des filaments de cette substance. Le battage se fait ou à la mécanique, ou à la main. Le battage à la mécanique est généralement usité, pour le filage de coton en gros et en moyen, en Alsace, dans les Vosges, dans la Seine-Inférieure ; dans le Nord, où l'on file une grande quantité de coton fin, pour tulles et dentelles, le battage à la main est encore en usage dans un grand nombre de filatures. Le coton, posé sur des claies maintenues sur des tréteaux, est frappé continuellement et à tour de bras avec des baguettes d'osier, et laisse échapper dans l'atelier des nuages de poussière irritante et de duvet cotonneux qui pénètrent dans la bouche, les narines, la gorge, les voies profondes de la respiration, et couvrent les vêtements, la figure et les cheveux des ouvriers.

La deuxième opération est le cardage, qui consiste à introduire graduellement et successivement dans plusieurs métiers une portion de coton qui s'allonge et s'amincit jusqu'à devenir propre au filage. Ce sont ordinairement de jeunes filles ou de jeunes femmes qui sont chargées de ce travail nullement fatigant, mais qui exige une grande surveillance et des mouvements continuels, mais très modérés. Le coton cardé est porté dans les ateliers de filage.

Les fileurs sont uniquement occupés à surveiller le métier, à lui donner l'impulsion nécessaire ; les rattacheurs s'occupent continuellement à rattacher les fils de coton qui se brisent ; les uns et les autres sont presque toujours debout et dans un état de locomotion presque continuelle. Le fil est ensuite dévidé et mis en écheveaux par de jeunes ouvrières.

M. Villermé a étudié avec beaucoup de soin l'influence que l'industrie cotonnière pouvait exercer sur la santé des ouvriers ; il a fait justice de quelques reproches mal fondés qu'on lui avait adressés ; il a fait voir que, dans la plupart des filatures, l'espace, très suffisant pour les ouvriers qu'elles renferment, était joint à une ventilation assez convenable. Mais certaines circonstances, parmi les opérations que nous avons indiquées, sont loin de présenter la même innocuité. Le battage du coton, la température élevée des ateliers de filage et le nettoyage ou l'aiguisage des cardes fixeront, sous ce rapport, notre attention.

Le battage à la main est excessivement fatigant par les mouvements désordonnés et violents des bras et de tout le corps, la position verticale trop prolongée et la transpiration abondante qu'il occasionne. Mais ce qui est beaucoup plus grave, c'est un nuage épais de poussière irritante et de duvet cotonneux qu'il laisse échapper, et qui se dépose sur les ouvriers, les salit, s'attache surtout à leurs vêtements de laine, à leurs cheveux, à leurs sourcils, à leurs paupières, à l'entrée du conduit auditif, à l'ouverture des narines, à la barbe, et leur donne, pendant le travail, un aspect fort extraordinaire. Il s'en introduit en outre dans le nez, la bouche, et jusque dans les voies profondes de la respiration.

Le battage à la mécanique n'est point fatigant, mais, suivant M. Villermé, il offre la même insalubrité sous le rapport des poussières qu'il développe. Il résulte de là des toux opiniâtres et des affections de poitrine très graves, que les médecins du pays désignent sous les noms expressifs de *pneumonie cotonneuse*, ou de *phthisie cotonneuse*. Aussi la plupart des ouvriers batteurs à la main quittent-ils ce genre de travail dès qu'ils trouvent de l'ouvrage ailleurs. Il est rare qu'on les garde plus de deux ou trois ans, et, en général, on en charge successivement et à tour de rôle tous les ouvriers de la fabrique. Mais on a inventé en Suisse, si nous ne nous trompons, des machines qui, sous le nom de *batteurs-ventilateurs*, fonctionnent en ne développant qu'une petite quantité de duvet et de poussière. Il est à désirer que l'usage s'en répande partout.

Nous n'avons pas à nous occuper ici du cardage, auquel nous avons consacré un article spécial.

M. Villermé signale encore comme une cause d'insalubrité, moindre cependant que la précédente, la température élevée qu'il est nécessaire d'entretenir dans plusieurs ateliers.

Le filage exige une température d'autant plus élevée qu'on fabrique des fils plus fins ; sans cela ils se briseraient à chaque instant. Une température de 15 à 25 degrés et l'absence de tout courant sont des conditions exigées pour une bonne fabrication. Enfin, dans certains ateliers, la température s'élève jusqu'à 34, 37 et même 40 degrés. Les ouvriers, bras, jambes et pieds nus, et à peine vêtus, du reste, y sont continuellement dans un état d'abondante transpiration. On prévoit facilement les accidents qui doivent en résulter, surtout en hiver.

Deux sortes d'ouvriers des manufactures de coton, ajoute M. Villermé, méritent encore une mention particulière : ce sont les *débourreurs*, ceux qui enlèvent les planches des tambours à carder et les remplacent après en avoir nettoyé la carde intérieure, et les *aiguiseurs de cardes*, ou ceux qui, de temps en temps, en aiguisent les pointes. Par la nature des poussières qu'ils respirent, les débourreurs rentrent dans la classe des batteurs de coton, et, par les parcelles métalliques qu'ils projettent dans l'air, les aiguiseurs de cardes rentrent dans celles des polisseurs d'acier. Ces deux sortes de travaux passent pour très nuisibles à la santé. Cependant M. Villermé convient qu'il n'a pu se procurer de renseignements très précis sur ce sujet. Dans tous les cas, il fait observer qu'il serait à désirer qu'on remplaçât le débourrage et l'aiguisage à la main par un aiguisage et un débourrage mécaniques, ou bien que l'on introduisît dans la construction des cardes de filatures de coton une amélioration qui permît de supprimer ces deux opérations.

En résumé, dit M. Villermé, il n'y a, dans l'industrie cotonnière, que le battage qui, par les poussières et le duvet qu'il soulève, soit dangereux pour beaucoup de travailleurs. Après cette cause de maladies, viennent les températures excessives qui exposent à des refroidissements subits, et enfin quelques travaux faits par un très petit nombre d'ouvriers. (*Voy.* CARDES, MACHINES A VAPEUR, TRAVAIL DES ENFANTS.)

Bibliographie. — Benoiston de Châteauneuf, *De l'influence de certaines professions sur le développement de la phthisie pulmonaire* (*Annales d'hygiène, etc.*, 1831, t. VI, p. 5). — *Rapport fait au Conseil de salubrité de la ville de Troyes sur les accidents auxquels sont exposés les ouvriers des filatures de laine et de coton* (*Annales d'hygiène, etc.*, 1834, t. XII, p. 5). — *Recueil des principaux travaux du Conseil de salubrité du département de l'Aube*, septembre 1835, p. 73. — Villermé, *De la santé des ouvriers employés dans les fabriques de soie, de coton et de laine* (*Annales d'hygiène, etc.*, 1839, t. XXI, p. 338). — Thouvenin, *De l'influence que l'industrie exerce sur la santé des populations* (*Annales d'hygiène, etc.*, 1846, t. XXXVI, p. 20). — A. Audiganne, *Les populations ouvrières et les industries de la France dans le mouvement social du XIXe siècle*. Paris, 1854.

COTON-POUDRE. — *Voy.* POUDRE-COTON.

COUDRE (MACHINES A). — L'usage qui tend à se répandre des machines à coudre, mérite de fixer l'attention des hygiénistes. Quelques médecins, parmi les meilleurs observateurs, M. Nat. Guillot, entre autres, ont cru remarquer qu'un travail prolongé avec la machine à coudre, produisait un affaiblissement et même une paralysie locale du membre inférieur occupé à faire mouvoir la pédale analogue à l'affection des doigts de la main, décrite sous le nom de paralysie des écrivains.

COULEURS. — La préparation des couleurs fines expose les ouvriers à des accidents dus principalement à l'inspiration des poussières et à la nature vénéneuse des bases métalliques. M. Chevallier qui a fait sur ce sujet de bonnes observations, conseille avec un grand sens d'aérer les ateliers et de ne pas y accumuler les ouvriers; de ne se servir pour le tamisage, que de tamis garnis de couvercles, de broyer et de tamiser à part les substances toxiques. Il serait utile aussi de déterminer la durée de travail qui est de treize heures par jour. L'attention du Conseil de salubrité de la ville de Paris a été éveillée en 1829 sur les dangers de la réunion du commerce des couleurs et de celui de l'épicerie. Rien, en effet, ne peut exposer à plus d'accidents que la réunion de ces deux professions ; car la céruse ou blanc de plomb, qui sert d'excipient à presque toutes les couleurs, est une matière sans saveur, éminemment dangereuse. Les couleurs vertes ont pour base le vert-de-gris souvent uni à l'arsenic; les couleurs jaunes et rouges sont presque toutes faites aussi avec du plomb et de l'arsenic; et tous ces articles, vendus à tout venant concurremment avec des substances alimentaires, par les mêmes individus, peuvent donner lieu à des accidents qu'il est important de prévenir. C'est dans cette vue que le Conseil de salubrité a proposé de publier une ordonnance qui devra régler la vente des couleurs, et dont la disposition principale serait la séparation complète des commerces des couleurs et de l'épicerie. (*Voy.* BONBONS.)

Bibliographie. — De Moléon, *Collection des rapports généraux sur les travaux du Conseil de salubrité de la ville de Paris*, 1843, t. II, p. 108. — A. Chevallier, *Note sur la santé des ouvriers qui préparent les couleurs fines* (*Annales d'hygiène et de médecine légale*, t. IX, 2ᵉ série, p. 342). — J. Lefort. *Chimie des couleurs pour la peinture à l'eau et à l'huile*. Paris. 1855.

COURS. — Une cour, disent MM. Monfalcon et de Polinière, est un espace libre ménagé dans l'intérieur de la maison pour distribuer aux appartements qui s'ouvrent de ce côté l'air atmosphérique et la lumière solaire ; elle remplit d'autant mieux cette fonction qu'elle a plus de surface. Vastes et bien percées, les cours donnent un accès facile au soleil et à l'air, surtout si elles ne sont pas environnées de murailles trop élevées ; mais telle n'est pas leur disposition ordinaire.

Comme leur étendue est prise aux dépensde la capacité des appartements, les entrepreneurs les font presque toujours aussi petites que possible, et ils les entourent de murs d'une très grande hauteur. Ainsi rétrécies, elles sont obscures, humides, malsaines, et deviennent une espèce de cloaque dans lequel stagne un air lourd et infect. Beaucoup sont tellement exiguës qu'elles ne présentent pas en surface le dixième de celle des bâtiments environnants. Larges et bien disposées, les cours sont un élément puissant de salubrité pour les maisons ; trop étroites et sombres, elles deviennent une cause d'insalubrité.

Bibliographie. — Montfalcon et de Polinière, *Traité de la salubrité dans les grandes villes*, 1846, p. 56. — Joire (*Annales d'hygiène, etc.*, t. XLV). — *Notice des architectes sur les logements insalubres.*

COUTELIERS. — On nomme couteliers l'artisan qui fabrique et le marchand qui vend et répare les couteaux, ciseaux, rasoirs et autres instruments tranchants. La fabrique des instruments de chirurgie et des armes blanches appartient à la même industrie. Le coutelier, nous nous en occuperons ici spécialement comme fabricant, doit non-seulement savoir travailler l'acier, forger, limer, tremper ; il doit encore savoir travailler des matières très différentes, le bois, la corne, l'ivoire, l'écaille, etc.

Les couteliers, et spécialement les ouvriers chargés d'aiguiser les instruments tranchants, les *émouleurs* ou *aiguiseurs*, sont exposés à des accidents dont les plus importants peuvent être occasionnés par la rupture des meules, et de moins graves par des coupures. Enfin, comme tous les ouvriers employés dans des ateliers où se trouvent des machines mues par la vapeur, ou une force considérable quelconque, il est encore une série d'accidents graves qui peuvent les atteindre ; mais nous n'avons pas à insister ici sur ces derniers. Nous avons déjà eu l'occasion, en parlant des ouvriers aiguiseurs, de mentionner les accidents que peut causer la rupture des meules. A Nogent-le-Roi (Haute-Marne), où se fabrique la plus grande partie de la coutellerie dite *de Langres*, et où l'on comptait en 1836 jusqu'à 3300 ouvriers couteliers, on avait observé à cette époque dix cas de rupture de meules, ayant presque tous occasionné des blessures sérieuses. Il paraît que les accidents de ce genre étaient encore beaucoup plus fréquents à une époque antérieure. Sept ou huit grandes meules se sont fracturées à la manufacture d'armes de Kligental dans l'espace de cinq ans ; trois ont éclaté pendant le travail ; deux ouvriers seulement ont été blessés. De grandes précautions doivent donc être prises avant de faire usage des meules à aiguiser. Il est bon non-seulement de les visiter avec soin pour s'assurer si elles n'ont pas de fissures, mais encore de les faire marcher avec une grande rapidité avant de s'en servir. En outre, différents appareils ont été établis dans le but, soit de préserver au moins en partie les ouvriers aiguiseurs des accidents causés par la rupture des meules en interceptant les éclats de la meule brisée, soit de prévenir une des causes de cette rupture en supprimant les coins de bois qui maintenaient la meule sur l'arbre de fer sur lequel elle était montée.

Quant aux coupures que peuvent se faire les ouvriers aiguiseurs, on en a vu quelquefois résulter de ce qu'un corps gras ayant été répandu sur la meule, l'ouvrier laisait glisser involontairement la pièce qu'il aiguisait. Il est facile d'éviter cette cause d'accidents. Nous n'avons pas besoin d'insister sur les blessures que les ouvriers peuvent encore se faire par maladresse.

On observe quelquefois des varices et des ulcères aux jambes chez les couteliers. Le repassage par la voie humide, destiné à remplacer le repassage à sec dont les inconvénients sont assez graves à cause de la poussière qu'il développe, produit une atmosphère d'humidité qui peut devenir la cause de douleurs rhumatismales. On a vu encore de jeunes apprentis dont la taille s'était déformée par suite de la position nécessitée par le repassage. (*Voy.* AIGUISEURS.)

Bibliographie. — Chevallier, *Des accidents auxquels sont exposés les couteliers, rémouleurs et aiguiseurs* (*Annales d'hygiène, etc.*, t. XV, p. 243, 1836). — *Cas de mort par explosion d'une meule à repasser en plein sur le visage* (*Annales d'hygiène, etc.*, 1843, t. XXX, p. 454).

COUVERTURIERS. —La fabrication des couvertures de laine est rangée dans la deuxième classe des établissements insalubres. Elle participe à la fois des inconvénients du battage des tapis et du blanchissage des étoffes. Le duvet de laine en suspension dans l'air, l'odeur d'huile rance et les vapeurs sulfureuses, quand les persiennes sont mal construites, constituent les dangers auxquels sont particulièrement exposés les couverturiers.

COUVREURS. — Nous emprunterons quelques renseignements sur l'état de *couvreur* aux registres d'une association de prévoyance fondée en 1815, à Paris, sous le nom de *Société de la montagne et de la Sainte-Trinité.*

Sur une durée de dix-sept années consécutives, commençant au 1er janvier 1815 et se terminant au 31 décembre 1831, les relevés donnent 1087 individus, parmi lesquels 1/6e de 21 à 30 ans;

734 de 31 à 50, et 197 de 50 à 80 ans. Pendant le même espace de temps, la société a payé à ses membres 7590 journées de maladies, ce qui fait une moyenne de 7 (6,98) par année et par individu.

Les registres de la société ne remontent pas à une époque antérieure au 1er janvier 1822. La proportion relative des maladies et des accidents ou blessures depuis cette époque jusqu'au 31 décembre 1831, le nombre des journées d'indemnités payées pour des maladies provenant de blessures ou accidents survenus pendant l'exercice de la profession, a été de 1148. A l'aide de cette donnée, ajoute M. Descamps, à qui l'on doit la communication de ces détails, et en ayant égard au nombre des ouvriers qui composaient la société avant 1822 et depuis, nous pouvons, sans crainte d'erreur en plus, évaluer à 1650, ou à 22 sur 100, le chiffre des journées de maladies que la société a dû payer, depuis sa formation, pour les seuls accidents ou leurs suites. Si l'on déduit ces 1650 des 7590 qui avaient été constatées d'une manière générale, il reste 5940 pour le cas de maladies proprement dites, ou, terme moyen annuel, 5,46 par individu, proportion fort inférieure à celle de 6 1/2 à 8 jours, que présentent la plupart des autres ouvriers à Paris, d'après les recherches faites par M. Descamps et aussi par M. Villermé.

L'état de couvreur paraît donc un état salubre par lui-même, mais, en même temps, un des plus dangereux. Les registres de la Société de la Sainte-Trinité mentionnent 56 accidents à dater de 1822, et depuis 1815, époque de sa formation, 34 décès, parmi lesquels 16, ou près de la moitié, ont été occasionnés par des chutes. Sur ce dernier nombre la mort a eu lieu 9 fois immédiatement. C'est, d'après M. Lombard, dans la profession de couvreur qu'il y a, toute proportion gardée, le plus de ces morts violentes accidentelles.

Bibliographie. — Descamps, *Sur les couvreurs et sur une société de secours mutuels qu'ils forment dans la ville de Paris* (*Annales d'hygiène, etc.*, 1834, t. XII, p. 81).

CRÈCHES. — Les crèches sont des établissements charitables destinés à recueillir, tous les jours ouvrables et pendant les heures de travail, les enfants au-dessous de deux ans appartenant à des mères pauvres, de bonne conduite et travaillant hors de leur domicile.

Quels que soient les avantages que la classe ouvrière paraisse devoir tirer de l'institution des crèches, laquelle assure aux enfants les soins qui leur sont nécessaires, en même temps qu'elle permet à la mère de se procurer un salaire quelquefois indispensable à sa famille, les progrès de cette institution se sont fait attendre. Cependant depuis le 14 novembre 1844, époque de la fondation de la première crèche à Paris, celles-ci se sont multipliées, tant à Paris, où il en existe une trentaine, que dans les départements. Les relevés de la société des crèches pour l'année 1856 donnaient les chiffres de 2300 enfants admis, et en tout 160 000 journées de présence à la crèche.

Le local affecté à l'usage d'une crèche se compose le plus communément, outre le logement de la première berceuse chargée de recevoir chaque jour les enfants à leur arrivée, d'une cuisine, d'une lingerie où sont déposés les vêtements des élèves, d'un vestiaire servant de lieu de dépôt de ceux qu'ils quittent en entrant, d'un séchoir, d'un cabinet, d'une salle de jeux, d'une salle de berceaux, d'un balcon ou d'un jardin bien exposé.

Chaque crèche, en attendant qu'un règlement d'administration publique place sous la surveillance légale de l'autorité toutes celles qui sont actuellement fondées ou qui seront établies dans la suite, possède : 1° un conseil d'administration chargé d'arrêter le budget des recettes et de prendre des mesures pour alimenter les ressources de l'établissement ; 2° un comité de dames nommant et surveillant les inspectrices et les berceuses ; 3° et un comité médical de cinq membres au moins, qui règle tout ce qui a rapport aux soins hygiéniques et médicaux des enfants.

La crèche est ouverte les jours ouvrables, depuis cinq heures et demie du matin jusqu'à huit heures du soir ; elle est fermée les jours fériés.

Les conditions d'admission sont : que la mère soit pauvre, travaille hors de son domicile et se conduise bien ; que l'enfant ne soit pas malade, qu'il ait été vacciné ou le soit dans le plus bref délai, et qu'il soit âgé de moins de deux ans.

Aucun enfant n'est reçu par les berceuses que sur le vu d'un bulletin d'admission signé par la dame chargée d'admettre, et visé par un médecin du comité ; ce bulletin demeure au secrétariat.

La mère apporte son enfant en état de propreté, fournit le linge nécessaire pour la journée, et paye 20 centimes par jour de présence, et seulement 30 centimes quand elle a deux enfants ; elle vient allaiter exactement son nourrisson aux heures des repas. Quand l'enfant est sevré, la mère garnit un petit panier pour la journée ; elle reprend son enfant chaque soir et le conserve près d'elle toutes les nuits, tous les jours fériés, toutes les fois qu'elle s'en retourne au logis.

Les dames, les médecins et les membres du comité administratif veillent à ce qu'on donne aux enfants les aliments et les soins convenables à leur âge. Un médecin visite la crèche tous les soirs.

A la fin de 1852, M. le ministre de l'agriculture et du commerce, d'après le désir exprimé par le conseil d'État, pria M. le préfet de police de demander au Conseil de salubrité son avis sur l'utilité des crèches.

Pour répondre à cette demande, le Conseil a voulu s'entourer des renseignements les plus précis et des éléments de jugement à la fois les plus nombreux et les plus incontestables. Une commission de sept membres s'est chargée de visiter toutes les crèches situées dans le département de la Seine. Sans se borner à cette démarche, le Conseil a demandé aux commissions spéciales d'hygiène instituées dans les arrondissements, un rapport sur l'état de chaque crèche, depuis sa fondation; c'est dans ces renseignements recueillis et dépouillés avec le plus grand soin, comme dans ses propres investigations, que le Conseil a puisé les éléments de sa réponse aux questions qui lui étaient posées. Voici dans quels termes la commission a résolu ces questions, par l'organe de M. Vernois, son rapporteur :

1° *Les locaux affectés aux crèches sont-ils insalubres?* — « En général, les locaux occupés par les crèches sont insalubres. Quelques-uns sont même, sous ce rapport, remarquablement disposés : telles sont les crèches de Saint-Louis-d'Antin, de la rue Martel, de la rue de l'Épée-de-Bois, de la rue Oudinot. D'autres auraient besoin d'être améliorées, telles que celles de la rue du Puits, de la rue du Faubourg-Saint-Antoine, de la rue Geoffroy-Lasnier, de la rue des Poissonniers (à Neuilly), de Belleville. Il n'en est aucune qui soit dans un assez mauvais état, pour qu'on doive en demander la suspension ou la fermeture : il y a mieux, de jour en jour, et selon les moyens pécuniaires dont dispose la Société des crèches, des améliorations s'introduisent là où la nécessité en est signalée. C'est ce qu'atteste l'histoire de chaque crèche en particulier. Il y a donc lieu de penser qu'avec le temps, tous les locaux affectés à ces établissements réuniront les conditions générales que la salubrité est en droit d'exiger. »

2° *L'agglomération des enfants en bas âge leur est-elle nuisible?* — « La réponse à cette question ne peut avoir lieu qu'en en divisant les principaux points. En thèse générale, le rassemblement d'un grand nombre d'individus, dans un même lieu, peut être nuisible ; mais il ne le devient que par certaines circonstances accidentelles, accessoires, qui changent les termes du problème. En effet, si en même temps qu'il y a agglomération, il y a suffisante quantité d'air, bonne ventilation, espace convenable, absence de toute condition insalubre, l'agglomération ainsi posée et considérée n'est pas nuisible, et ne le serait pas plus dans une crèche que dans un asile, dans une école primaire, dans un collége. Mais, si à côté de cette condition première, l'espace manque, l'air n'est pas convenablement renouvelé, si des odeurs mauvaises, de quelque nature qu'elles soient, s'y développent, y pénètrent, y séjournent, l'agglomération dans ce cas pourra devenir funeste. Or, dans l'espèce, à propos de locaux affectés aux crèches, la commission a dû s'assurer des conditions générales et spéciales afférentes à ce sujet. Voici ce qu'elle pense : sans doute, il n'y a pas dans toutes les crèches, un espace conforme aux règles généralement admises aujourd'hui sur les mesures d'air nécessaire à chaque individu. Et pourtant, dans les endroits où cet espace est théoriquement trop étroit, les enfants s'y portent bien, aussi bien qu'ailleurs.

» Ce que la commission a observé, à propos des locaux consacrés aux crèches, la ramène à ces idées générales et lui fait penser que, dans cette question, il ne faut pas exiger des conditions trop sévères, mais recommander qu'on veille chaque jour à l'exécution des mesures qui, en favorisant convenablement le renouvellement de l'air, en facilitent également le rafraîchissement.

» Pour les crèches, la question de l'agglomération se trouve compliquée d'une de ces circonstances accidentelles qui peuvent la rendre plus ou moins nuisible. La réunion permanente d'enfants à la mamelle, dont les langes sont habituellement imprégnés de matières fécales ou d'urine, le rapprochement d'enfants moins jeunes, mais encore peu dressés aux exigences de la propreté, la nécessité d'avoir toujours à proximité des vases destinés aux besoins de ces enfants, toutes ces causes diverses peuvent, dans certains locaux plus ou moins bien disposés à cet égard, déterminer dans l'air une viciation qu'il importe de corriger et de détruire. Il y a donc quelques règles générales à prescrire, et la commission se plaît à reconnaître que, dans la plupart des crèches, elles sont déjà observées. C'est ainsi que les enfants à la mamelle doivent être fréquemment changés de linge ; que les langes et couches doivent être portés dans une chambre isolée ; que les *poupons* doivent être séparés des enfants qui marchent ; que les lieux d'aisances doivent être relégués loin des salles et ventilés convenablement.

» On doit, au reste, rappeler ici que la crèche demeure ouverte toute la nuit, et qu'ainsi l'air y est plus complétement renouvelé que dans la plupart des autres établissements où des enfants sont rassemblés.

» Tous ces précautions étant prises, et elles le sont en général, on peut affirmer que l'agglomération, dans les crèches, n'est pas nuisible aux enfants qui y sont admis. »

3° *La transition du froid au chaud, qui a lieu matin et soir pour apporter l'enfant à la crèche et le ramener chez sa mere, est-elle dangereuse?* — « Cette transition n'est pas dangereuse, en principe, ni en fait. Cette transition, si l'enfant n'allait pas à la crèche, aurait lieu pour mille autres causes et dans bien d'autres circonstances.

» Elle offre même moins d'inconvénients, car ce transport est fait avec plus de précautions que la mère, en général, n'en prend, et ne peut en prendre quand elle est abandonnée à elle-même et toutes les fois qu'elle sort son enfant. La crèche prête un châle ou un capuchon. Et sur vingt-quatre heures, dans la saison rigoureuse, le jeune enfant en a douze ou quinze pendant lesquelles il est protégé contre le froid et contre la faim ! Qui pourrait soutenir que ces heureuses conditions portent en elles un germe de destruction et de mort ? »

4° *Le développement d'affections contagieuses est-il à craindre?* — « Le développement des affections contagieuses n'est pas à redouter dans les crèches, puisqu'on n'y admet aucun malade et que les enfants y sont visités chaque jour, à leur arrivée, par un médecin. Sans doute, il y a eu, à différentes époques, soit sous l'influence générale des constitutions médicales, soit sous des influences locales, quelques épidémies d'ophthalmie, de rougeole, etc., etc., par exemple ; mais quand on pense à la fréquence de ces affections, aux conditions diverses au milieu desquelles elles se développent, on ne pourrait affirmer que le séjour dans la crèche en ait été le point de départ et la cause occasionnelle.

» Dans certaines crèches (3e, 8e, 10e arrondissements), on a tenu compte de ce qui s'était passé, sous le rapport des invasions et des décès, à l'époque du choléra et pendant quelques épidémies de rougeole, et les médecins ont déclaré que les invasions, comme les décès, avaient été très rares et quelquefois tout à fait nuls. En un mot ces épidémies n'ont pas agi sur les crèches autrement que sur d'autres établissements analogues. Il faut dire cependant que la statistique est ici difficile à établir, et, pour rester dans la question des affections contagieuses, les derniers renseignements recueillis sont en faveur de l'institution des crèches. La plupart des membres qui se sont transportés dans ces établissements ont déclaré que les enfants, à l'instant de leur visite, leur avaient tous paru jouir d'une bonne santé, et qu'ils n'avaient aperçu dans les salles, ni ophthalmies, ni teignes, ni autres affections des enfants, devenir un foyer de contagion. »

5° *Une berceuse peut-elle suffire à huit ou dix enfants?* — « Cette question ne saurait être résolue d'une manière générale ; tout dépend de l'âge et des soins que réclament les enfants à garder. Dès qu'un enfant marche et peut à la rigueur manger seul, il demande moins de soins qu'un enfant à la mamelle. Ce qui résulte de l'enquête de la commission, c'est que les poupons sont en *minorité* dans toutes les crèches, environ pour un quart. Son opinion est qu'une berceuse, suffisante pour huit ou dix enfants qui marchent, ne peut plus, quand il s'agit de poupons, donner des soins semblables, qu'à quatre environ. En effet, si l'on veut que les crèches accomplissent tout le bien qu'elles sont capables de produire, il faut qu'elles corrigent, dans les détails de leur organisation, ce qui, jusqu'à présent, a été plus ou moins défectueux ailleurs. Ainsi, les médecins savent aujourd'hui qu'il y a des inconvénients pour les nouveau-nés à être tenus trop longtemps sur le dos et dans leurs berceaux. Cette coutume, à laquelle on est réduit dans de grands établissements, faute de bras pour les bercer, pour les promener, pour les faire souvent changer de position, est une des causes actives de la mortalité dans cet âge si tendre. Il ne doit plus en être ainsi dans les nouveaux établissements qui s'organisent et qui peuvent réaliser des progrès devenus nécessaires. C'est ici le lieu de signaler une heureuse habitude introduite dans quelques crèches : elle consiste à placer les enfants sur des tapis ou des paillassons, de manière qu'ils puissent y exercer et développer constamment toutes les parties de leur corps. Il est donc à désirer que le nombre des berceuses, aujourd'hui un peu insuffisant, soit augmenté et surtout distribué logiquement, c'est-à-dire de façon que les poupons aient environ deux ou trois fois plus de soins que les enfants plus âgés et qui se suffisent à eux-mêmes pour la plupart des actes de la vie. Cela doit être érigé en principe et deviendra possible avec le temps, dès que la Société des crèches pourra augmenter le chiffre de ses dépenses. »

6° *Les précautions hygiéniques et les soins de propreté sont-ils suffisants?* — « Il n'y a pas de Sociétés qui, comme celle des crèches, aient établi un programme plus intelligent des soins à prendre pour les jeunes enfants et les nouveau-nés ; mais de semblables prescriptions n'eussent servi à rien si elles n'avaient été partout mises en pratique. A peine arrivés à la crèche, on lave et on habille proprement tous les enfants ; on les change, si cela est nécessaire (les poupons surtout), plusieurs fois de linge pendant le jour ; on les berce, on les promène ; chaque enfant a ses objets de toilette, sa tasse, sa cuiller, etc. ; à heures fixes, on leur donne du bouillon, des potages, de la bouillie, des tartines de confiture, en général, bien préparés.

» Pendant le jour et selon le temps, on les expose à l'air et au soleil. Pendant l'hiver, la crèche est chauffée convenablement, l'air y est souvent renouvelé. Pendant la nuit, les croisées demeurent ouvertes, en sorte que, chaque matin, les enfants sont introduits et maintenus dans un air pur. Le soir, on les rend à leur mère, protégés contre le froid et la pluie, par un capuchon ; n'ayant souffert de rien pendant leur absence et initiés, de jour en jour à la pratique de ces habitudes régulières, qui sont en général le principe et la base de toutes les bonnes pensées, de toutes les fortes constitutions à venir.

» Est-ce à dire qu'il n'ait pas échappé aux fondateurs des crèches quelques bonnes pensées, quelque inspiration utile ? Non, sans doute, il y a encore beaucoup de choses à faire. Mais on peut avancer qu'aujourd'hui ce qui existe est, à la rigueur, suffisant. Il y a bien certains défauts à corriger, et ils peuvent l'être, car la plupart du temps ils dépendent de la négligence des berceuses, plutôt que de l'insuffisance et de l'impuissance de la Société des crèches. Ainsi il faut, avant tout, exiger que chaque enfant, comme cela est prescrit, ait son éponge, son peigne, sa timbale, etc., etc. Cela n'est pas partout observé. Il faut que les vases ou les linges contaminés de matières ne séjournent jamais dans les salles ; qu'ils soient aussitôt lavés (la ville de Paris a partout donné des concessions d'eau suffisantes). Il faut, avec les précautions convenables, et dans toutes les saisons, renouveler et rafraîchir l'air. Il faut éloigner des salles, les odeurs de la cuisine et du charbon de terre, etc., etc. Tout cela peut se faire et il appartient à l'autorité d'y veiller, si les conseils et les prescriptions des directeurs des crèches n'étaient pas suivis et exécutés.

» En somme, les soins de propreté et les précautions hygiéniques sont généralement suffisants. »

7° *Le chiffre de mortalité est-il plus élevé dans les crèches que dans les autres établissements particuliers où sont placés les enfants, tels que garderies et maisons de sevrage ?* — « La commission n'est pas en mesure, monsieur le préfet, de pouvoir répondre à cette question. En voici les motifs : il n'y a pas de malades dans les crèches. Il n'y a donc point de mortalité. Mais, dira-t-on, ne peut-on pas connaître l'influence de la crèche sur les enfants qui la fréquentent, en recherchant à domicile ce que devient la mortalité chez ceux qui y sont admis et ceux du même âge et du même quartier qui n'y sont point reçus ? Il pourrait peut être y avoir de l'intérêt à être renseigné à ce sujet ; mais jusqu'ici, pour y parvenir, les éléments manquent tout à fait. Ce n'est pas que certains médecins (dans le huitième arrondissement) n'aient tenté quelques essais de ce genre : les résultats de leurs recherches sont favorables à la crèche ; mais on ne peut les considérer comme concluants. En effet, peu d'enfants encore fréquentent les crèches, d'où il suit qu'il est très difficile, sinon impossible, d'établir, dans ce cas, un rapport de nombre logique, avec ceux qui ne les fréquentent pas ; d'autre part, les enfants qui y sont admis appartiennent habituellement à des familles très pauvres, chez lesquelles le défaut de nourriture convenable, le manque de soins journaliers ont pu placer les enfants dans des conditions inférieures à celles où se trouvent la plupart des enfants du même quartier.

» Ajoutez à cela qu'on peut rarement suivre l'enfant de l'ouvrier qui est admis à la crèche, et savoir ce qu'il devient. Il faudrait suivre les parents eux-mêmes. Dans beaucoup de crèches, on donne un très grand nombre de journées par an, mais elles ne s'appliquent guère que pendant un mois au même individu; en effet, l'enfant suit la famille, et quelles familles plus nomades que celles des ouvriers! Ceci ne peut amoindrir en rien le bienfait rendu par les crèches : c'est un bonheur très divisé qu'elles distribuent, mais un bonheur réel et bien apprécié.

» Toutes ces circonstances expliquent pourquoi le conseil ne peut répondre à la question qui lui a été posée. »

8° *Quelle est la proportion de mortalité entre les crèches, le bureau des nourrices et l'hospice des Enfants trouvés?* « Ainsi que la précédente, cette question échappe à toute espèce de solution. Le premier terme de comparaison, la mortalité, n'existant pas dans les crèches, il devient inutile de s'occuper de détails proportionnels.

» Si l'on ne considère que le côté pratique de la question, on peut répondre immédiatement qu'aujourd'hui, dans le département de la Seine, il n'y a pas d'établissement qui soit plus utile que les crèches, aux enfants des mères qui ne peuvent vivre que par leurs propres bras. La commission n'a pas dû se demander si l'on pourrait créer quelque chose de plus parfait. Elle n'a vu que ce qui est aujourd'hui, ce qui était hier, et n'a pas hésité à se prononcer. En effet, jusqu'ici les mères dont le temps était absorbé par le travail, n'avaient d'autres moyens que d'abandonner leurs enfants aux hospices, ou de les livrer à la merci de la misère ou de la pitié publique.

» Depuis l'ouverture des crèches, pour une rétribution très minime, 10, 20 ou 25 centimes par jour, souvent même, sans qu'il en coûte rien, l'enfant qu'elles viennent allaiter, quand elles le peuvent, ne manque ni de soins, ni d'aliments, ni de vêtements; la commission doit ajouter que l'institution, en dehors de ces bienfaits matériels et qui tombent sous le sens des gens les moins éclairés, ou même les moins bienveillants, produit encore des résultats moraux de la plus grande importance. Dans presque tous les arrondissements, les filles-mères qui, sous l'influence des directrices, sont revenues à une conduite régulière et ont légitimé leur union, est considérable. De plus, le contact répété des mères avec les surveillantes, avec les religieuses, là où il en existe (faubourg Saint-Antoine; rue l'Épée-de-Bois, rue Vanneau), est la cause des plus heureuses transformations.

» La mère qui peut travailler sans crainte et sans préoccupation, devient plus soigneuse d'elle-même et de son enfant, quand, chaque jour, elle le retrouve au retour de la crèche, propre et dans de meilleures conditions; une louable émulation s'éveille en elle; elle s'exerce et se plaît à répéter les dimanches et les jours de fête, les coutumes auxquelles, pendant la semaine, on a si souvent habitué son enfant. Sa conduite enfin, et parfois aussi celle de son mari, deviennent plus régulières. L'économie entre dans son ménage, où jusque-là elle était tout à fait inconnue; l'enfant cesse de fréquenter la crèche : la mère peut le garder, et vient remercier la directrice d'avoir été la cause d'un bonheur qu'elle ignorait et qui était si facile à acquérir. — Peut-on et doit-on maintenant comparer les crèches aux garderies et aux maisons de sevrage? Mais dans ce cas, presque tous les avantages sont du côté de la crèche : des soins éclairés, une surveillance de tous les instants, un médecin qui visite chaque jour l'établissement, écarte les malades, favorise et développe toutes les conditions utiles à la santé; économie pécuniaire (10 à 20 cent. par jour, au lieu de 70 à 80 cent.); soins presque maternels, car ils sont désintéressés, tels sont en général les avantages que les enfants et les mères en retirent. En est-il ailleurs de la même façon ? L'expérience et toutes les enquêtes les plus récentes ont appris le contraire. Inspectées de loin en loin, quand elles n'échappent pas à l'action de l'autorité, les maisons de sevrage ou les garderies sont le plus souvent un asile funeste et trompeur ; l'enfant presque constamment y dépérit, et l'autorité récemment encore a constaté les graves accidents causés par le défaut de surveillance. En effet, rien ne lui assure les conditions hygiéniques nécessaires à son développement. Ce n'est vraiment que par hasard, s'il les rencontre. Une bonne nature, un bon air, un soleil bienfaisant, se trouvent parfois sur la route, mais combien cela est rare ! On a prétendu que les mères y trouvaient plus d'avantages, en ce qu'elles n'étaient pas obligées d'aller chaque soir chercher leurs enfants ; triste avantage ! si les pauvres mères savaient à quel prix elles l'achètent ! Il faut cependant qu'il y ait quelques garderies et quelques maisons de sevrage, car il existe bien des mères qui ne peuvent conserver avec elles leurs enfants : ainsi, toutes les femmes en place, ou dans certains commerces. Mais alors, c'est à l'autorité à en diminuer le nombre, et à les surveiller d'une façon toute particulière ; ceci devient une question administrative, et la commission pense qu'elle est encore facile à résoudre. »

9° *De quelles améliorations les crèches sont-elles susceptibles ?* — « Pour les déterminer d'une manière absolue, il faudrait commencer par donner le plan d'une crèche-modèle, mais ce travail entraînerait la commission hors des limites dans lesquelles elle a cru devoir se renfermer.

» Elle se bornera à vous rappeler, monsieur le préfet, les améliorations à introduire en général dans ces établissements, améliorations dont la plupart vous ont déjà été indiquées dans le cours de ce rapport.

» Ce qu'il faudrait à toutes les crèches du département de la Seine, c'est un local plus grand, et, autant que possible, à chacune un petit jardin. La séparation absolue des poupons d'avec les enfants qui marchent est indispensable. Cette mesure assainirait le local, faciliterait le service en le divisant et contribuerait certainement au repos des plus jeunes enfants, troublés souvent par les cris et les jeux de ceux d'un âge plus avancé. Le linge, en général, n'est pas assez abondant.

» Les soins donnés par les berceuses ne sont pas assez multipliés ; leur nombre est souvent insuffisant. Peu à peu toutes ces conditions devraient être accomplies. Elles le sont en partie dans les crèches les plus favorisées, et la commission sait les louables efforts que fait la Société qui les dirige pour arriver à généraliser ces heureux résultats.

» S'il fallait maintenant vous signaler les besoins de chaque crèche en particulier, la commission serait en mesure de vous satisfaire ; mais ce travail, fastidieux par ses détails, n'apporterait aucun élément particulier de jugement qui fût nouveau et digne d'importance. La commission vous rappellera seulement, monsieur le préfet, que les crèches de Belleville, de Passy, de la rue Saint-Sauveur, du faubourg Saint-Antoine, de la rue du Puits, de la rue Geoffroy-Lasnier ont besoin, avant toutes les autres, d'un local plus vaste ; un peu plus d'espace ferait immédiatement disparaître les inconvénients qu'on peut aujourd'hui leur reprocher. L'administration des crèches connaît elle-même tous ces défauts et travaille incessamment à les effacer.

» Le conseil, monsieur le préfet, n'a plus maintenant qu'à formuler son opinion sur l'utilité des crèches en général. Le résultat de ses investigations, consigné dans les réponses aux questions qui lui avaient été posées, a déjà pu vous faire pressentir son sentiment, le voici en peu de mots :

» Il n'y a eu qu'une voix dans la commission pour reconnaître en principe l'utilité des crèches. Dans tout gouvernement, dans toute société bien organisée, la sollicitude de l'autorité doit s'étendre sur l'homme à tous les âges ; elle doit surtout aller au-devant de toutes les misères, de tous les besoins. Cette mission, il faut l'avouer, dans l'étendue qu'elle embrasse, n'avait pas toujours été accomplie. La pensée ingénieuse et charitable qui a présidé à la création des asiles et des écoles, et dont l'autorité a successivement compris, défendu, protégé l'établissement, cette pensée a encore enfanté l'institution des crèches ; et cette institution, en venant au secours des mères pauvres et laborieuses, a rempli une lacune que chacun avait remarquée, et répondu à un besoin que tous les cœurs avaient ressenti. Le sentiment unanime de la commission, que le bon sens et la seule raison auraient pu lui inspirer, emprunte une plus grande valeur aux circonstances dans lesquelles il s'est manifesté. C'est après la visite de toutes les crèches, c'est sous l'impression vive et récente de ce que chacun des délégués du conseil venait d'observer, que la commission a consacré par son vote, l'utilité incontestable des crèches. »

Le conseil a voulu compléter ce rapport en émettant le vœu que la Société qui dirige les crèches, sans être reconnue établissement d'utilité publique et mise comme telle à la charge de l'administration, fût légalement mise en mesure de pouvoir puiser aux sources les plus naturelles et les plus fécondes de la charité privée et pût obtenir de l'autorité la bienveillante protection qu'elle a si honorablement méritée.

Bibliographie. — Marbeau, *Manuel des crèches et publications diverses sur les crèches*. — De Rostaing, *Des établissements publics destinés à la première enfance à Nantes*, 1849, p. 35. — *Livret-manuel des établissements publics d'assistance*. Paris, 1850, p. 190. — D. Reis, *la vérité sur les crèches*. Paris, 1851. — A. Grun, *Des crèches en Angleterre*. Paris, 1850. — *Comptes rendus des séances de la société des crèches*. — *Bulletin des crèches*.

CRÉTINISME. — *Voy.* GOÎTRE.

CRETONS. — On donne le nom de cretons aux résidus de la fonte des suifs qui servent à fabriquer l'huile rousse et le suif brun qu'emploient les corroyeurs et hongroyeurs pour adoucir le cuir. L'industrie des cretonniers est rangée dans la première classe des établissements insalubres à cause de la mauvaise odeur et du danger du feu. (*Voy.* SUIFS.)

CRINIERS. — L'industrie des criniers peut être nuisible à la santé par la poussière qu'ils respirent, composée d'une matière animale très ténue, qui irrite les bronches et excite la toux; par la nature de la matière employée, laquelle, souvent imprégnée de sang ou de matières fécales, ou provenant d'animaux affectés de maladies contagieuses, peut fournir des émanations développées ou accrues par la fermentation, et douées de propriétés toxiques; enfin, par certains procédés usités dans la préparation des crins.

Les crins employés en France sont en général expédiés en ballots du Brésil, de Buenos-Ayres et de la Russie. Ils sont d'abord déballés et battus au grand air, et dans des endroits séparés; ce sont là les opérations les plus dangereuses, puisqu'elles exposent à ressentir le plus vivement les qualités nuisibles que le crin peut devoir, soit à son origine, soit à son amas longtemps prolongé. Après un triage préalable, qui se fait à la main, les crins sont peignés par un procédé mécanique, ensuite ils sont filés; puis, on les soumet à l'ébullition dans une chaudière qui présente à sa partie inférieure un robinet, d'où les eaux s'échappent immédiatement dans un conduit souterrain; enfin ils sont séchés et frisés.

Les soies de porc, destinées aux brossiers, sont mises en tas et arrosées pour faciliter, en les arrosant, leur mise en carotte. Les crins destinés aux tapissiers sont teints en noir avant l'opération du séchage et du frisage. Pour cela ils sont plongés dans un bain composé de sulfate de fer et de bois de Campêche, à la température de l'ébullition, opération qui répand une grande quantité de vapeur dont l'odeur est fort désagréable.

Telles sont les principales opérations que nécessite la préparation des crins. Lorsque toutes les conditions d'une bonne aération et d'une ventilation suffisante sont soigneusement observées, que les ateliers sont tenus avec propreté, et que le travail des machines vient autant que possible en aide à celui des bras, l'influence des poussières du crin ne paraît pas devoir se faire sentir d'une manière bien appréciable sur la santé. Il n'en est pas de même lorsque ces conditions importantes ne peuvent être réunies. Ainsi dans les prisons où, comme à Metz, la plupart des détenus sont, ou du moins étaient employés, il y a quelques années, à *battre*, à *éplucher* et à *tirer* le crin, M. le docteur Ibrelisle a montré que l'absence de machines, le défaut d'espace, l'imperfection de la ventilation, donnaient à ces diverses manipulations des qualités nuisibles, qu'elles étaient loin d'offrir au même degré dans l'industrie privée.

M. le docteur Ibrelisle a vu, dans la même année, 27 détenus appartenant aux prisons de Metz affectés d'anthrax ou d'éruptions furonculeuses qui, chez quelques-uns, revêtirent le caractère beaucoup plus grave du charbon. M. Huzard a lu à l'Académie de médecine un rapport sur la mort d'un homme décédé à l'hôpital de Séez pour s'être servi d'un mouchoir dans lequel il avait conservé longtemps les crins d'une jument. La morve a été transmise du cheval à l'homme par la même voie.

La précaution de n'ouvrir les ballots de crin qu'au grand air et de grands soins de propreté de la part des ouvriers devront suffire pour mettre à l'abri des risques particuliers que nous avons signalés comme appartenant à cette première opération.

Quant à la teinture des crains, on évitera les inconvénients qui en résultent pour le voisinage, par la construction d'une hotte et d'un tuyau de cheminée qui conduiront ces vapeurs à une certaine hauteur dans l'atmosphère.

On a employé, dans la préparation des crins, certains procédés comprenant une fermentation d'où résultent des émanations fort délétères. Mais ces procédés, qui avaient le double inconvénient de détériorer les crins et de déterminer une perte sur leur quantité, paraissent abandonnés aujourd'hui.

Nous avons reconnu, dans nos recherches sur l'identité, que l'artisan occupé à peigner le crin présente à la main droite, autour de laquelle s'enroulent le crin et la poignée qui le retient, un gonflement et un rougeur limitée qui se remarquent à la face dorsale, au niveau des quatrième et cinquième métacarpiens. Il n'est pas rare de trouver en même temps une enflure assez considérable des jambes, et surtout de la gauche, qui supporte tout le poids du corps, la droite étant portée en avant et demi-fléchie, comme dans certaines positions de l'escrime.

Bibliographie. — Patissier, *Traité des maladies des artisans*, 1822, p. 242. — Ibreliste, *Sur les accidents qui peuvent résulter de la manipulation des crins* (*Comptes rendus des travaux de la Société de Metz*, 1844, p. 48). — A. Tardieu, *Recherches médico-légales sur l'identité* (*Annales d'hygiène, etc.*, 1849, t. XLII, p. 402). — *Journal de médecine de Bordeaux*, 1851, p. 105. — *Rapport général sur les travaux du Conseil central de salubrité du département de la Gironde*, par Léon Marchand, 1837-38.

CRISTAL (Tailleurs de). — L'attention des hygiénistes a été appelée par un travail de M. le docteur Putégnat (de Lunéville) sur les maladies des tailleurs de cristal et de verre de Baccarat, et spécialement sur une affection de la bouche qui semble particulière à ces artisans.

L'affection dominante ou plutôt la première dont sont atteints les tailleurs de cristaux, est une *gingivite* spéciale avec exhalation d'une odeur qui empoisonne les ateliers, gingivite dont le premier résultat est la perte des dents. On rencontre encore chez ces ouvriers des abcès, furoncles et durillons à la partie postérieure et supérieure de chaque avant-bras, des affections catarrhales aiguës et chroniques de la muqueuse bronchique, l'asthme, rarement des affections saturnines; mais ce qui, avec la gingivite précitée, domine le tableau, c'est la phthisie pulmonaire qui se manifeste chez ces ouvriers dans des proportions effrayantes.

La gingivite attaque la presque totalité (95 pour 100) des tailleurs de cristaux, quelle que soit leur constitution, quel que soit leur tempérament : elle commence, en général, à se faire sentir au bout de trois mois de travail; vers le sixième mois, elle est manifeste. Son siége de prédilection est à la mâchoire supérieure ; les arcades dentaires présentent la même coloration que dans l'affection saturnine. Une sécrétion acide, qui s'écoule des gencives, altère l'émail des dents ; bientôt celles-ci se piquent, s'usent à leur collet, se carient et se brisent au niveau de l'alvéole, laissant un chicot persistant. Les gencives continuent à rester mollasses, spongieuses ; l'haleine exhale une odeur fade à un tel degré, que l'atmosphère des tailleries donne presque des nausées. Du reste, la douleur est nulle, il n'y a pas d'hémorrhagies.

Les causes prédisposantes sont, d'après M. Putégnat, les excès de boissons et une nourriture insuffisante, qui altèrent la nutrition ; un logement humide et mal aéré. En tête des causes déterminantes, il faut placer l'état hygrométrique des tailleries qui donnent toujours 15 à 20 degrés d'humidité de plus que l'air extérieur.

Quant à la phthisie, l'extrême fréquence de cette maladie, chez les tailleurs de cristal, est un fait incontestable ; elle atteint un ouvrier sur 29, tandis que, d'après le congrès général de Bruxelles, elle ne frappe, dans la vie ordinaire, que 5 individus sur 1000. Les tubercules se montrent surtout au poumon droit, ce qui est en contradiction avec les relevés de MM. Louis et Andral. M. Putégnat explique cette différence par l'attitude que prennent les ouvriers pendant leur travail. Relativement à la cause, sans nier l'influence de l'hérédité, des mauvaises conditions hygiéniques, de l'inspiration des poussières, l'auteur croit ces causes insuffisantes pour expliquer cette fréquence, puisque les mêmes conditions se trouvent dans d'autres établissements, où la phthisie est plus rare. Cette cause, il pense l'avoir trouvée dans la viciation de l'air des ateliers par les exhalaisons de la gingivite. (*Voy.* Verreries.)

Bibliographie. — *Quelques mots sur les maladies des verriers et des tailleurs de cristaux*, par le docteur Putégnat (*Journal de la Société des sciences médicales et naturelles de Bruxelles*). — *Maladies des tailleurs de cristal de Baccarat*, par le même. — *Rapport sur ce mémoire*, par M. Londe. (*Bulletin de l'Académie de médecine*, t. XXV, p. 31, 1859).

CRISTALLERIES. — Les fabriques de cristaux sont rangées dans la première classe des établissements insalubres, à cause de la fumée et des dangers d'incendie.

CRISTAUX DE SOUDE. — La fabrication du sous-carbonate de soude cristallisé, qui a d'ailleurs peu d'inconvénient, est placée dans la troisième classe des établissements insalubres.

CUIRS VERNIS. — La fabrication des cuirs vernis, des toiles cirées et des taffetas vernis a deux inconvénients qui l'ont fait placer dans la première classe des établissements dangereux : la mauvaise odeur et le danger d'incendie ; mais l'une et l'autre ne sont pas à redouter quand les ateliers sont bien tenus et situés à une distance d'au moins 150 mètres des maisons voisines. On ne fabrique le vernis qu'une ou deux fois par mois, et son odeur est très désagréable. D'après ces considérations, on peut autoriser les établissements de toiles vernies ou cirées, sous ces conditions : que la cheminée du fourneau au vernis sera enveloppée d'un manteau et élevée de 8 mètres au-dessus du toit. Une bonne précaution consiste dans l'application sur la chaudière d'un couvercle hermétiquement adapté et surmonté d'un tuyau qui va s'ouvrir dans la cheminée. Fixée à ce même couvercle, une spatule peut se mouvoir en tous sens dans le mélange en ébullition. Il faut, en outre, qu'une distance d'au moins 500 mètres sépare la fabrique de la maison la plus voisine.

CUIRS VERTS. — Les dépôts de cuirs verts et de peaux fraîches en raison de leur odeur désagréable, sont classés dans la deuxième classe des établissements insalubres.

CUISINES. — De toutes les pièces d'une maison, les plus malsaines ordinairement sont les cuisines. En général, elles sont mal éclairées, mal ventilées ; on y brûle du charbon dont la vapeur se répand partout et finit par attaquer la santé des personnes qui y vivent constamment ; cependant il n'y a pas de pièce où la ventilation soit plus facile, où l'on puisse, par conséquent, obtenir plus de salubrité, ainsi que l'a si bien pensé d'Arcet, qui a donné la description d'une cuisine parfaitement à l'abri de toute émanation dangereuse. Il suffit de placer les fourneaux sous une hotte communiquant avec celle du foyer principal et dont l'ouverture soit calculée de manière à former un courant d'air et à entraîner les exhalaisons du charbon.

Il faut que les pierres d'évier aient une déclivité suffisante, qu'elles soient garnies, à leur extrémité ouverte, d'une grille qui laisse couler facilement les eaux ménagères. C'est surtout dans l'intérieur des appartements qu'il ne faut pas permettre les dépôts de matières organiques en état de fermentation : ce sont autant de foyers d'infection qu'il faut éloigner de nos demeures.

On a conseillé de blanchir à la chaux les murs des cuisines au moins une fois tous les deux ans ; leurs murs s'imprègnent facilement de fumée et des émanations dont s'accompagne la fermentation des substances alimentaires.

Bibliographie. — D'arcet, *Description d'un fourneau de cuisine construit de manière à pouvoir y préparer toute espèce d'aliments sans être incommodé par la vapeur du charbon, etc.*, 1822. — Ducpétiaux, *Questions relatives à l'hygiène des prisons et des établissements de bienfaisance* (*Annales d'hygiène, etc.*, 1833, t. IX, p. 276). — Piorry, *Dissertation sur les habitations privées*, Thèses de Paris, 1837, p. 130. — Montfalcon et de Polinière, *Traité de la salubrité dans les grandes villes*, 1846, p. 65.

CUISSON DE TÊTES. — La cuisson des têtes d'animaux dans les chaudières établies sur un fourneau de construction, quand elle n'est pas accompagnée de fonderie de suif, donne lieu à de la fumée et à une légère odeur, qui l'ont fait placer dans la troisième classe des établissements insalubres. (*Voy.* Abattoir.)

CUIVRE. — Le cuivre à l'état métallique ne possède aucune propriété qui puisse le rendre nuisible à la santé ; mais, une fois passé à l'état d'oxyde ou de sel soluble, il acquiert des propriétés toxiques qui peuvent le rendre très dangereux pour ceux qui le travaillent ou qui l'emploient. Nous examinerons d'abord les effets produits par l'usage des vases et ustensiles de cuivre, et ensuite l'influence qu'exerce sur les ouvriers le travail de ce métal.

Vases et ustensiles de cuivre. — Le défaut de soins et de précautions ou l'ignorance rend excessivement fréquents les accidents causés par l'emploi des vases ou ustensiles de cuivre, soit pour les préparations alimentaires, soit pour des usages industriels.

On trouve dans les auteurs de nombreux exemples d'accidents de cette nature : accidents causés par des œufs à l'oseille préparés dans un vase de cuivre ; empoisonnement d'une famille pour avoir mangé des écrevisses qui avaient cuit et séjourné dans un vase de cuivre où l'on avait versé du vinaigre pour les assaisonner : trois personnes succombèrent ; empoisonnement de deux hommes qui moururent pour avoir mangé d'un ragoût préparé dans des vases de cuivre qu'on avait négligé d'étamer; accidents qui survinrent en 1825 à plusieurs Élèves de l'école polytechnique pour avoir mangé de la charcuterie où il y avait du cuivre; empoisonnement causé par une liqueur (l'absinthe suisse) colorée en vert par un sel de cuivre. Il serait facile d'ajouter bien d'autres exemples à ceux que nous venons de citer.

Un fabricant de draps, d'une commune des environs de Hervé, ayant voulu faire l'essai d'une soupe économique pour ses ouvriers, déposa à cet effet, dans une chaudière de cuivre, des fèves blanches, de la farine, des pommes de terre, de la graisse, du sel et quelques seaux d'eau. Il porta ensuite le tout à l'ébullition en faisant arriver dans la chaudière un courant de vapeur d'eau amené par un tuyau de cuivre. Heureusement, avant de la donner à ses ouvriers, il prit la précaution de faire analyser cette soupe : on reconnut qu'elle contenait une quantité notable de cuivre.

On a trouvé dans du pain, à la Rochelle, du cuivre provenant de ce que des pièces de cuivre appartenant au moulin d'où venait la farine avaient perdu par le frottement une certaine quantité de métal, passé ensuite à l'état salin par la fermentation. MM. Kulhmann, Barruel, Chevallier, etc., ont reconnu que des boulangers avaient mêlé du sulfate de cuivre au pain, pour lui communiquer plus de blancheur. Les liquoristes en mêlent quelquefois à leurs préparations, et en particulier aux graines pour leur donner une teinte verte.

Le suc de réglisse renferme presque toujours du cuivre, parce qu'on se sert d'une spatule de fer pour empêcher l'extrait de prendre au fond de la bassine, et qu'on détache ainsi des particules cuivreuses. « Il est des substances alimentaires, dit M. Lefortier, préparées dans des vases de cuivre, dont la coloration paraît due évidemment à une certaine quantité de ce métal en dissolution : tels sont l'oseille et les épinards. L'expérience de tous les jours nous démontre qu'ils sont très verts quand ils ont été préparés dans des vases de cuivre non étamés, et jamais quand ils l'ont été dans des vases d'une autre nature.

» Un fait assez curieux, c'est que ces matières ainsi chargées de cuivre, et qui dans quelques circonstances produisent des accidents, des indispositions assez graves, peuvent, dans d'autres cas, être sans action sur l'économie animale. M. Planche a vu encore que de l'oseille contenant assez de cuivre pour en déposer sur une lame de fer ne fournissait aucune réaction par le cyanure jaune de potassium ordinairement si sensible. Il faut donc avoir recours à la lame de fer, incinérer et traiter par l'acide azotique. On a fait les mêmes observations à propos de la couleur verte des cornichons. »

Lorsque l'on veut reconnaître l'existence du cuivre, il faut faire évaporer jusqu'à siccité le liquide ou la décoction, incinérer dans un creuset le produit de l'évaporation, traiter le produit obtenu par l'acide azotique, filtrer le liquide et l'évaporer pour chasser l'excès d'acide; puis, reprenant par l'eau distillée la dissolution évaporée, on reconnaît par les réactifs connus, tels que le cyanure jaune de potassium et de fer, l'acide sulfhydrique, l'ammoniaque et le fer, la présence du cuivre. Dans d'autres circonstances, on procède directement par l'incinération. Nous avons dit plus haut que l'on pouvait reconnaître la présence du cuivre à l'aide d'une lame de fer, alors que les autres réactifs n'en décelaient point de traces.

L'ordonnance suivante prescrivait des mesures propres à prévenir autant que possible les accidents dont nous venons de parler.

ORDONNANCE DE POLICE CONCERNANT LES USTENSILES ET VASES DE CUIVRE, DU 23 JUILLET 1832.

Article 1er. Il sera fait de fréquentes visites des ustensiles et vases de cuivre dont se servent les marchands de vin, traiteurs, aubergistes, restaurateurs, pâtissiers, charcutiers, bouchers, gargotiers, fruitiers, etc., établis dans le ressort de la préfecture de police, à l'effet de vérifier l'état de ces ustensiles sous le rapport de la salubrité.

Art. 2. Les ustensiles et vases empreints de vert-de-gris seront saisis et envoyés à la préfecture de police.

Art. 3. Les ustensiles de cuivre dont l'usage serait dangereux par le mauvais état de l'étamage seront transportés sur le champ, à la diligence de qui de droit, chez le chaudronnier le plus voisin, pour être étamés aux frais des propriétaires, lors même qu'ils déclareraient ne pas s'en servir.

Art. 4. Il est défendu aux marchands désignés en l'article 1er de laisser séjourner dans des vases de cuivre étamés ou non étamés aucuns aliments et aucunes préparations, quand même ils seraient enveloppés de linge.

Art. 5. Il est défendu aux marchands de vin d'avoir des comptoirs revêtus de lames de plomb, aux débitants de sel et de tabac de se servir de balances de cuivre, et aux nourrisseurs de vaches, crémiers et laitiers, de déposer le lait dans des vases de cuivre.

Art. 6. Il est défendu aux raffineurs de sel de se servir de chaudières de cuivre pour le raffinage.

Art. 7. Il est défendu aux vinaigriers, épiciers, fabricants et marchands de liqueurs, de déposer et de transporter dans des vases de cuivre ou de plomb leurs liqueurs, vinaigres et autres acides.

Art. 8. Les robinets fixés aux barils des liquoristes doivent être étamés à l'étain fin, ou remplis d'un cylindre d'étain fin dans lequel sera fixé le conduit d'écoulement.

Ces robinets devront être de bois lorsqu'ils seront fixés aux barils dans lesquels les vinaigriers, épiciers ou autres marchands renferment leur vinaigre.

Art. 9. — Les lames de plomb, les balances, les vases et ustensiles de cuivre qui seraient trouvés chez les marchands désignés dans les articles précédents, seront saisis et envoyés à la préfecture de police, avec les procès-verbaux constatant les contraventions.

Art. 10. Les commissaires de police et les maires des communes rurales du ressort de la préfecture de police, sont chargés de faire les visites prescrites par la présente ordonnance, et d'en dresser les procès-verbaux qu'ils nous transmettront.

Cette ordonnance a été reproduite et complétée dans une grande ordonnance du 28 février 1853, concernant les sucreries coloriées, les substances alimentaires, les ustensiles et vases de cuivre et autres métaux. Nous en avons cité déjà une partie, le reste de ses dispositions sera mieux placé à l'art. ÉTAMAGE.

Fabrication et travail du cuivre. — Les industries où l'on travaille le cuivre ont passé longtemps pour très malsaines : la colique de cuivre passait pour une maladie fréquente et était décrite dans un grand nombre d'ouvrages. Le tableau chargé que Desbois (de Rochefort) avait laissé de la santé des ouvriers de Villedieu-les-Poêles, village de la basse Normandie, était de nature à faire une vive impression. Enfin, M. le docteur Blandet avait présenté à l'Académie des sciences, le 17 février 1846, un mémoire sur la colique de cuivre, où ce médecin prétendait que la colique de cuivre était plus commune que la colique de plomb ; qu'on en observait chaque année des milliers d'exemples à Paris, et que presque tous les ouvriers en étaient atteints. C'est, du reste, une maladie moins grave que la colique de plomb ; M. Blandet signalait comme les deux causes de la colique de cuivre la malpropreté et l'inspiration de molécules cuivreuses. M. Chevallier, qui avait déjà fait connaître quelques recherches sur les maladies des ouvriers qui travaillent le cuivre, a, dans un mémoire publié en commun avec M. Boys de Loury, produit des faits tout différents de ceux de M. Blandet.

MM. Chevallier et Boys de Loury ont visité avec soin tous les établissements où le cuivre se travaille à Paris ; ils ont examiné et interrogé les fondeurs, les acheveurs, les ciseleurs, les bronziers, les lamineurs et cloutiers qui travaillent le cuivre à froid, les fondeurs de monnaies et de médailles, les chaudronniers, les poêliers, les fabricants de capsules de guerre ; ils se sont procuré des renseignements détaillés sur les usines et les centres industriels, tels que Imphy (Nièvre), Villedieu-les-Poêles. Parmi ces ouvriers, les uns manient continuellement le cuivre, les autres vivent au milieu d'émanations cuivreuses, et cependant ces habiles observateurs ont constaté que la colique de cuivre n'existe pas, et que les ouvriers en cuivre, quelle que fût leur spécialité, ne présentaient aucun accident qui pût être attribué à l'action d'un agent toxique particulier. Ils se sont encore assurés qu'aucun des malades signalés dans les hôpitaux comme atteints de coliques de cuivre n'avaient réellement cette affection, et qu'une grande partie des états notés comme appartenant aux fondeurs en cuivre n'avaient pas de rapport avec cette classe d'ouvriers.

Il y a quelques conditions accessoires qui peuvent devenir la cause d'accidents ou d'indispositions, telles que la grande chaleur ou les efforts musculaires auxquels sont contraints les ouvriers fondeurs, certaines positions vicieuses chez les ouvriers poêliers. Quelques-uns éprouvent de la sécheresse à la gorge, de la toux par suite de l'inspiration des poussières cuivreuses, mais point d'accidents toxiques. MM. Chevallier et Boys de Loury déclarent formellement que l'inspiration des particules cuivreuses est parfaitement innocente.

Il peut pourtant résulter des accidents de l'action des sels de cuivre, comme pour les chaudronniers qui nettoient les vases de cuivre ; mais ce sont là des faits d'un ordre différent.

Cependant il est certain que le cuivre est absorbé par les ouvriers. Leur urine contient du cuivre ; MM. Chevallier et Boys de Loury s'en sont assurés. M. Millon, médecin à Durfort, rapporte que les murs le long desquels urinent les ouvriers en cuivre sont colorés en vert. La coloration en vert des os et de la terre de l'ancien cimetière est une chose avérée. Du reste, les auteurs auxquels nous empruntons ces détails ont analysé eux-mêmes plusieurs échantillons envoyés de l'usine de Durfort : cheveux, résidus d'urines évaporées, fragments d'os d'un ouvrier avec la terre attenante, etc., et en ont extrait du cuivre.

Nous-même avons reconnu la présence du cuivre dans des lames assez épaisses d'épiderme, faciles à enlever sur les mains calleuses de ces ouvriers, et en particulier chez un chaudronnier qui n'avait pas travaillé depuis quarante jours. La chevelure des ouvriers s'imprègne de molécules cuivreuses, qui finissent par y pénétrer par une véritable combinaison, et ne peuvent plus en être extraites, même par les acides. (*Voy.* BALANCES, CHAUDRONNIERS, ESTAMPEURS, ÉTAMAGE, FONDEURS, HORLOGERS, PAIN, VASES, ETC.)

Bibliographie. — Chevallier, *Accidents causés par l'usage de vases de cuivre* (*Annales d'hygiène, etc.*, 1832, t. VIII, p. 438). — Barruel, *Note sur les inconvénients des vases de cuivre et de plomb employés dans la préparation des aliments* (*Annales d'hygiène, etc.*, 1835, t. XIV, p. 131). — Lefortier, *De l'empoisonnement par les sels de cuivre* (*Annales d'hygiène, etc.*, 1840, t. XXIV, p. 97). Garot, *Dangers de l'usage des vases de cuivre pour la préparation des aliments* (*Annales d'hygiène, etc.*, 1848, t. XXXIX, p, 228). — J. Risler, *Du cuivre dans les substances alimentaires.* Paris, 1853 — Chevallier, *Note sur la santé des ouvriers qui travaillent le cuivre* (*Annales d'hygiène, etc.*, 1833. t. XXX, p. 258). — Chevallier, *Note sur les ouvriers qui travaillent* *le vert-de-gris* (*Annales d'hygiène, etc.*, 1847, t. XXXVII, p. 392). — Millon, *Quelques remarques sur la colique de cuivre et de plomb* (*Bulletin de l'Académie de médecine*, 1847, t. XII, p. 561). — A. Tardieu, *Recherches médico-légales sur l'identité* (*Annales d'hygiène, etc.*, 1849, t. XLII, p. 403). — Chevallier et Boys de Loury, *Mémoire sur les ouvriers qui travaillent le cuivre et ses alliages* (*Annales d'hygiène, etc.*, 1850, t. XLIII, p. 337, et XLIV, p. 26). — Perron, *Des maladies des horlogers produites par le cuivre et l'absorption des molécules cuivreuses* (*Annales d'hygiène et médecine légale*, t. XVI, 2e série, 1861).

CURAGE. — *Voy.* Égouts, Fosses d'aisances, Puits.

CUVETTES. — Les ouvertures par lesquelles s'écoulent des eaux infectes répandent naturellement une odeur plus ou moins insupportable, qui se fait quelquefois ressentir dans l'intérieur des habitations. Deparcieux a imaginé, pour s'en préserver, un moyen qui remplit bien ce but.

L'appareil qu'il avait établi consistait en une auge de pierre, dont le bord opposé à celui par lequel les eaux arrivent présentait une ouverture pour leur écoulement : l'auge était partagée à son milieu par un diaphragme descendant à un centimètre environ du fond de l'auge : par son moyen, l'eau peut toujours s'écouler, mais l'air ne peut se répandre dans le lieu d'où l'eau est sortie ; et si des matières plus ou moins pesantes se déposent au fond de l'auge, on peut les retirer facilement.

En construisant les auges en fonte, plaçant sur le côté un trop-plein destiné à l'écoulement des eaux, et faisant arriver, dans la première partie de l'auge, le tuyau qui amène les eaux, on peut éviter toute l'odeur provenant d'un égout, par exemple. Des appareils de ce genre ont été établis dans les abattoirs où leur utilité a été facilement appréciée ; le curage en est facile, et avec peu de soins on diminue l'envasement des égouts. Il y a une foule de circonstances où ils peuvent recevoir d'utiles applications.

Nous devons mentionner comme un progrès réel qui intéresse à un haut degré la salubrité et l'hygiène publiques, les cuvettes inventées par MM. Rogier et Mothes, et qui constituent un nouveau système de fermetures hermétiques des fosses et cabinets d'aisances, des puisards, égouts, plombs et pierres d'évier.

Les appareils Rogier-Mothes sont extrêmement remarquables par leur simplicité et par la sûreté de leur emploi. Ils consistent en une simple valve en forme de cuiller, qui, mobile sur un axe par l'une de ses extrémités, s'abaisse d'elle-même sous le poids d'une minime quantité de liquide qui y serait déversée.

Ces obturateurs placés à la bouche des égouts, des plombs, des puisards, ou à l'orifice des tuyaux de chute des fosses d'aisances, remplissent d'eux-mêmes, sans aucun mécanisme accessoire, sans entretien, le double but de laisser un écoulement facile aux liquides ou aux matières infectes, et de se relever après ce déversement spontané, de manière à fermer toute issue aux émanations fétides qui s'exhalent des récipients auxquels ils sont appliqués.

Cette invention offre donc un caractère d'utilité réelle au point de vue de l'assainissement des villes et des habitations.

On appelle encore *cuvettes* de petits fossés discontinus, ouverts dans les parties de routes non bordées de fossés continus. Il est défendu de combler les fossés et cuvettes, d'y établir des passages sans permission et d'y jeter des eaux ménagères qui s'y corrompraient bientôt et rendraient ces ouvrages impropres à l'absorption des eaux de la route. (*Voy.* EGOUTS, FOSSES D'AISANCES, VIDANGES.)

Bibliographie. — *Dictionnaire de l'industrie, etc.*, 1835, t. III, p. 708. — Husson, *Traité de la législation des travaux publics et de la voirie en France*, 1850, p. 384.

DÉBARDEURS. — Ce fut au milieu du XVIe siècle que l'idée vint pour la première fois d'utiliser, pour l'approvisionnement de la capitale en bois de chauffage, les nombreux cours d'eau qui affluent dans la Seine au-dessus de Paris. Un bourgeois de Paris, Jean Rouvet, proposa à cette époque de jeter des bûches dans les petites rivières qui traversaient alors d'immenses forêts, de les abandonner au courant, puis, à l'endroit où elles tombent dans la Seine, de les arrêter, de les réunir en trains, et de les diriger ensuite sur Paris.

Cette idée, à laquelle l'épuisement des forêts qui entouraient Paris du côté du nord, et qui avaient jusqu'alors servi à son approvisionnement, donnait une grande importance, fut tellement développée par la suite, qu'en 1830, d'après des documents recueillis par Parent-Duchâtelet, le nombre des trains amenés à Paris par la Marne et la Seine était, terme moyen, de 4500, chaque train se composant de 18 décastères. Paris recevait par cette voie, chaque année, 810 000 stères, ou 405 000 voies, ou 810 000 mètres cubes de bois de chauffage, sans compter le bois de charpente.

Ces trains se construisent le plus souvent à sec ; mais pour l'extraction du bois arrivé à sa destination, il faut que les ouvriers se mettent dans l'eau jusqu'à la ceinture, et qu'ils y restent constamment tant que durent les travaux : c'est là ce qui constitue le métier de *débardeur*.

On appelle *déchireurs de bateaux* des ouvriers employés à déchirer des bateaux qui, provenant de certaines rivières comme l'Allier, ou encore la Haute-Loire, qu'ils ne sont pas destinés à remonter, sont construits le plus économiquement possible, et mis en pièces dès leur arrivée à Paris, et leurs débris livrés au commerce et à l'industrie.

Enfin, on désigne sous le nom de *ravageurs* des individus qui vont à la recherche des objets utiles ou précieux que les eaux, les neiges et les boues de Paris entraînent au fond du lit de la Seine. Pour cela, ils prennent le sable de la rivière dans de grandes sébiles de bois, et le lavent à la manière d'un minerai ; mais pour avoir ce sable et le laver, ils sont obligés de rester dans l'eau jusqu'à la ceinture, depuis le matin jusqu'au soir, pendant cinq ou six mois de l'année sans interruption.

On voit que ces diverses professions peuvent être étudiées ensemble au point de vue de l'hygiène, puisqu'elles présentent cette circonstance commune, le travail continu dans l'eau pendant la plus grande partie de l'année.

Parent-Duchâtelet évalue à 668 le nombre des ouvriers qui les composent : 438 débardeurs, 178 déchireurs de bateaux, 31 lâcheurs de trains ou bateaux, gens chargés de les faire passer sous les ponts de Paris, et 21 ravageurs.

Généralement peu intelligents et assez sobres, ils mangent peu, et suppléent au défaut d'aliments solides par une proportion considérable de vin blanc ou rouge ; ils boivent en général peu d'eau-de-vie. Les débardeurs peuvent être considérés comme les ouvriers les plus robustes de Paris après les forts de la halle. C'est à douze ou treize ans qu'ils commencent leur dur apprentissage, et sont ordinairement hors de service à cinquante ou cinquante-cinq ans. On a observé que beaucoup de ces hommes, sur la fin de leurs jours, s'affaiblissent, s'énervent, et perdent leurs facultés.

Un grand nombre de maladies et d'indispositions ont été attribuées aux conditions spéciales où se trouvent tous ces ouvriers : fièvres intermittentes, catarrhes, dyspnées, fluxions de poitrine, rhumatismes, blessures aux extrémités inférieures, et surtout ulcères aux jambes. Outre les conséquences du froid et de l'humidité permanente où ils vivent, il faut faire la part, chez les débardeurs surtout, des efforts musculaires nécessités par le poids considérable qu'acquiert le bois après un séjour prolongé dans l'eau.

Parent-Duchâtelet a cherché à vérifier l'exactitude des opinions généralement répandues sur l'influence que ce genre de travail pouvait exercer sur la santé des débardeurs, etc., et pour cela il s'est livré à des observations minutieuses sur ces ouvriers eux-mêmes, et s'est entouré de tous les renseignements que pouvaient lui fournir les hommes appelés par leur position à vivre au milieu d'eux. Mais il est arrivé à des résultats tout à fait différents.

Ces hommes sont en général d'une très bonne santé : les maladies que l'on croyait les plus communes chez eux sont précisément les plus rares. Ils n'ont presque jamais d'affections rhumatismales ; bien loin que les ulcères, les varices, les infiltrations des membres inférieurs soient communs parmi eux, leurs jambes sont presque toujours sèches et très saines. Leurs maladies aiguës sont, il est vrai, assez violentes ; mais ils en ont assez rarement. Les déchireurs de bateaux sont assez sujets aux hernies ; mais la seule maladie qui paraisse résulter directement du genre de travail des débardeurs, etc., c'est ce qu'ils appellent les *grenouilles*, ce que Parent-Duchâtelet décrit ainsi :

Les *grenouilles* constituent une altération du derme, caractérisée par un ramollissement, des gerçures et souvent une usure, une véritable destruction des parties qui sont en contact avec l'eau. On les remarque sur les extrémités supérieures comme sur les inférieures, mais plus souvent sur ces dernières, et ici elles siégent de préférence entre les orteils, où elles déterminent de vastes fentes et crevasses dont la profondeur est quelquefois de plusieurs lignes ; il n'est pas rare de les observer sur les talons, et alors tantôt la peau est fendue, gercée, crevassée en différents sens, tantôt comme mâchée, et chez quelques-uns elle s'en allait par lambeaux, laissant à vif un fond rouge, pulpeux, d'une sensibilité extrême.

Cette affection, qui paraît n'être que le résultat d'une macération du derme, détermine, dans son état d'acuité, une douleur et une cuisson des plus vives, mais seulement quand les parties, étant hors de l'eau, commencent à sécher. Cette maladie n'a par elle-même aucune gravité ; elle se guérit par le seul repos et la cessation de la cause qui l'a produite ; mais il est des ouvriers qui, dans le cours d'une campagne, sont obligés d'interrompre cinq ou six fois leur travail pour se reposer pendant quelques jours.

Bibliographie. — Parent-Duchâtelet, *Mémoire sur les débardeurs de la ville de Paris* (*Annales d'hygiène, etc.*, 1830, t. III, p. 245).

DÉBOISEMENT. — *Voy.* INONDATIONS, REBOISEMENT.

DÉBOUILLAGE. — *Voy.* NOIR ANIMAL, OS.

DÉBOURRAGE. — *Voy.* BOURRE, COTON, LAINE.

DÉBRIS D'ANIMAUX. — L'odeur très désagréable des débris d'animaux a fait ranger les dépôts où on les conserve dans la première classe des établissements insalubres. (*Voy.* ABATTOIRS.)

DÉCAPAGE. — On désigne sous le nom de *décapage* une opération qui consiste à enlever de la surface des lames de métaux que l'on doit mettre en œuvre des portions plus ou moins considérables d'oxyde qui en recouvre la surface. On fait usage, tantôt d'une action mécanique, en les frottant avec un corps dur en poudre humectée ; tantôt d'acide, principalement les acides nitrique, sulfurique ou hydrochlorique, ou le vinaigre, dans lesquels on trempe la pièce à décaper ou que l'on répand à sa surface. Le décapage prend le nom de *dérochage*, dans l'art du doreur.

Il y a dans toutes les grandes villes, disent MM. Monfalcon et de Polinière, des ateliers de dérocheurs qui sont pour le voisinage un sujet de plaintes incessantes. L'odeur qui s'en dégage est fort désagréable; en outre, les ouvriers jettent quelquefois sur la voie publique des eaux cuivrées très fétides. Le moyen de faire cesser ces inconvénients est fort simple : au lieu de répandre les vapeurs nitreuses dans l'air, les dérocheurs n'ont qu'à les absorber avec un peu de chaux.

On doit exiger, dans les ateliers de dérochage, que le fourneau soit chauffé avec du coke et surmonté d'un vaste manteau garni de rideaux de cuir ou de coutil, tombant jusque sur le sol. Il faut, en outre, que les vapeurs des creusets soient transmises par une gaîne dans la cheminée. Quant au dérochage, on demandera l'établissement d'un fourneau d'appel dans la cheminée sous laquelle on le pratiquait, et l'on imposera l'obligation de maintenir constamment fermée la croisée de la fenêtre de l'atelier, qui s'ouvrira sur une cour ou sur un passage, ainsi que celle de transporter les eaux cuivrées dans des vases hermétiquement fermés. (*Voy.* AFFINAGE, DORURE).

Bibliographie. — *Dictionnaire de l'industrie, etc.*, t. IV, 1835, p. 18 et 54. — Monfalcon et de Polinière, *Traité de la salubrité dans les grandes villes*, 1846, p. 281.

DÉCÈS (VÉRIFICATION DES). — La vérification des décès est prescrite par le Code Napoléon dans les deux articles qui suivent :

« Art. 77. Aucune inhumation ne sera faite sans une autorisation, sur papier libre et sans frais, de l'officier de l'état civil, qui ne pourra la délivrer qu'après s'être transporté auprès de la personne décédée, pour s'assurer du décès, et que vingt-quatre heures après le décès, hors les cas prévus par les règlements de police.

» Art. 78. L'acte de décès sera donné par l'officier de l'état civil, sur la déclaration de deux témoins. Ces témoins seront, s'il est possible, les deux plus proches parents ou voisins; et lorsqu'une personne sera décédée hors de son domicile, la personne chez laquelle elle sera décédée, et un parent ou autres. »

L'article 81 est relatif aux cas où l'on soupçonnerait une mort violente.

Voilà quelle est toute l'économie de la législation relative aux décès : déclaration du décès à la mairie par deux témoins ; constatation du décès à domicile par l'*officier de l'état civil*. De ces deux prescriptions, la première seule est suivie ; il est évident que la seconde n'a jamais pu être mise en pratique, Peut-on exiger d'un maire qu'il aille vérifier tous les décès qui surviendront dans sa commune ? Et d'ailleurs, à quoi servirait cette visite ? Serait-il en état de distinguer la mort réelle de la mort apparente, et, dans un grand nombre de cas, de reconnaître la cause de la mort ?

Tel est en effet le double objet de la vérification des décès : s'assurer de la réalité de la mort, afin de prévenir les inhumations prématurées ; constater la cause de la mort, afin de ne pas laisser passer inaperçus des crimes domestiques, que l'absence de tout contrôle, dans la plus grande partie du pays, doit souvent laisser impunis.

Les municipalités de quelques grandes villes ont tenté, pour la plupart, de suppléer à ce que la loi présentait d'insuffisant et d'inexécutable sous ce rapport. Elles ont institué des services de vérification de décès, et ont chargé des médecins spéciaux d'aller au domicile de chaque décédé, constater la réalité de la mort, et consigner dans leurs feuilles de déclaration le décès (arrêté du 31 décembre 1821) ; différentes observations relatives au nom, prénoms, sexe, âge, profession du décédé ; étage, exposition du logement, nature de la maladie, sa durée, ses complications, le nom du médecin qui l'avait traitée, le nom du pharmacien qui avait fourni les médicaments.

A Paris, le service de la vérification est fait par 80 médecins répartis dans les divers arrondissements ; leurs fonctions sont définies dans un arrêté du 31 décembre 1821, et dans deux circulaires adressées les 25 juillet 1844 et 3 mars 1856 par le préfet de la Seine à MM. les maires.

CIRCULAIRE DU 25 JUILLET 1844, ADRESSÉE PAR M. LE PRÉFET DU DÉPARTEMENT DE LA SEINE A MM. LES MAIRES DES ARRONDISSEMENTS DE PARIS.

Monsieur le maire, des arrêtés pris tant par mes prédécesseurs que par moi ont réglé quelques points principaux du service de la vérification des décès. L'inspection que, depuis cinq ans, je fais exercer sur ce service, et qui m'a permis d'étudier dans une vue d'ensemble des faits accomplis pendant un assez longue période dans chacun des douze arrondissements municipaux, m'a fourni des lumières nouvelles ; et je puis aujourd'hui vous adresser des instructions plus détaillées, qui seront pour vous une règle sûre, et qui guideront utilement MM. les médecins vérificateurs dans l'accomplissement des soins importants qui leur sont confiés.

Avant d'aborder les explications pratiques dont je recommande l'exacte observance à votre sollicitude éclairée, je dois rappeler les précédents législatifs et réglementaires qui ont servi de base au service de la vérification des décès. Cette méthode rendra plus sensibles les motifs des prescriptions particulières que je développe plus loin, et elle me permettra de vous donner une instruction complète, qui sera, dans les mains des médecins vérificateurs de votre arrondissement, une sorte de code dont la connaissance me paraît propre à faciliter beaucoup leur mission.

La loi du 20 septembre 1792, qui régla la matière avant le Code civil, contenait, au titre V, les prescriptions suivantes relatives à la constatation des décès, et qui ne diffèrent point, dans leur sens, des dispositions aujourd'hui en vigueur :

Article 1er. La déclaration du décès sera faite par les deux plus proches parents ou voisins de la personne décédée, à l'officier public, dans les vingt-quatre heures.

Art. 2. L'officier public se transportera au lieu où la personne sera décédée ; et, après s'être assuré du décès, il en dressera l'acte sur les registres doubles. »

Ce dernier article parut bientôt d'une exécution difficile. Comment était-il possible en effet à l'officier de l'état civil de satisfaire pleinement au vœu de la loi ? Car, indépendamment de ce que la fréquence des décès, dans une ville telle que Paris, rend véritablement impossible le transport effectif des maires au domicile des personnes décédées, peut-on dire que ces fonctionnaires réunissent les lumières suffisantes pour déclarer avec certitude qu'un décès est réel ? Assurément non. Il importait donc de les décharger d'un soin difficile et pénible pour des hommes étrangers à la science médicale, et de prendre des mesures pour qu'ils pussent se faire suppléer dans la constatation des décès, sauf, par eux, à garder l'appréciation tout entière des faits et la responsabilité des actes.

En conséquence, l'un de mes prédécesseurs, M. le comte Frochot, qui portait une attention particulière à tout ce qui intéressait alors le service des inhumations, prit pour l'exécution de la loi du 20 septembre 1792, à la date du 21 vendémiaire an IX (13 octobre 1800), un arrêté portant que les maires et adjoints feront choix, dans leurs communes ou arrondissements, d'un ou deux officiers de santé, pour constater les décès dont la déclaration aura été faite à la mairie ; que, si l'officier de santé juge le décès certain, il sera, sur son rapport, dressé acte par l'officier public, de la déclaration du décès ; que, si le décès n'est pas jugé certain, l'officier public ordonnera de surseoir à l'ensevelissement jusqu'à certitude complète.

Le même arrêté prescrit en outre des dispositions que l'on ne saurait trop recommander aux familles : il porte que les personnes qui se trouveront auprès d'un malade, au moment de son décès présumé, éviteront de lui couvrir et de lui envelopper le visage, de faire enlever le corps de son lit pour le déposer sur un sommier de paille ou de crin, et l'exposer à un air trop froid.

Enfin, une dernière disposition de l'arrêté précité porte que, dans aucun cas, il ne pourra être procédé à aucune inhumation qu'après vingt-quatre heures expirées depuis la déclaration du décès faite à la mairie, à moins qu'il n'y ait dissolution commencée et constatée par l'officier de santé.

Bientôt l'article 77 du Code civil remplaça les dispositions précitées de la loi du 20 septembre 1792 ; mais il n'innova en rien, et il laissa dans le domaine réglementaire le mode de vérification. L'arrêté du 21 vendémiaire an IX continua donc d'être exécuté, jusqu'à ce que la loi du 19 ventôse an XI (10 mars 1803) vînt obliger l'administration à poser de nouvelles règles pour le choix des hommes de l'art, appelés à vérifier les décès.

En effet, cette loi prescrivait, entre autres dispositions, que les fonctions de médecins et chirurgiens chargés par des autorités administratives de divers objets de salubrité publique ne pourraient être remplies que par des médecins et des chirurgiens reçus suivant les formes anciennes, ou par des docteurs reçus, suivant les formes nouvellement déterminées.

L'arrêté du 21 vendémiaire an IX, qui avait confié à des officiers de santé les fonctions de vérificateurs des décès, devait donc être modifié ; et, le 2 juin 1806, le préfet prit un arrêté qui statuait qu'à partir du 1er juillet suivant, les médecins et chirurgiens chargés de constater les décès seraient pris exclusivement parmi les docteurs attachés aux bureaux de bienfaisance, et seraient désignés suivant l'ordre de leur ancienneté dans le service de ces établissements.

Depuis lors, rien ne fut changé dans le service de la vérification jusqu'en 1821.

A cette époque, l'administration éclairée par diverses observations, avait déjà compris que le médecin qui était appelé à constater les décès se trouvait, par la nature même de ses fonctions, en position de recueillir beaucoup de renseignements non-seulement utiles pour la police médicale, mais encore du plus grand intérêt pour la science et pour l'hygiène publique. En conséquence, un arrêté du 31 décembre 1821 prescrivit aux médecins vérificateurs de consigner, dans les feuilles de déclaration de décès, les différentes observations jugées utiles, et qui devaient comprendre, savoir : les noms, prénoms, sexe, âge, profession du décédé, l'étage, l'exposition du logement, la nature de la maladie, sa durée, ses complications, le nom du médecin qui l'avait traitée, le nom même du pharmacien qui avait fourni les médicaments.

Ces divers renseignements ont continué, jusqu'à ce jour, à être fournis par les médecins vérificateurs, sur des formules de certificat qui sont mises à leur disposition.

Vous avez vu ci-dessus, monsieur le maire, que, d'après une disposition de l'arrêté du 21 vendémiaire an IX, l'inhumation d'un corps ne pouvait avoir lieu qu'après le délai de vingt-quatre heures expirées *depuis la déclaration du décès faite à la mairie*, sauf le cas d'urgence ; mais, comme cet arrêté ne prescrivait rien à l'égard des diverses opérations dont un corps peut être l'objet, telles que l'ensevelissement, la mise en bière, etc., on crut pouvoir inférer du silence de l'autorité que ces opérations devaient être facultatives, et qu'on pouvait y procéder sans commettre aucune infraction.

Ce fut pour empêcher une si fausse interprétation, et prévenir en même temps les malheurs qui pouvaient en être la conséquence, que l'arrêté du 25 janvier 1841, en assimilant à l'inhumation même les opérations ci-dessus énoncées qui peuvent avoir lieu sur les corps, les subordonna à l'expiration du délai de vingt-quatre heures exigé pour l'inhumation.

Telles sont, monsieur le maire, les diverses mesures prises jusqu'à ce jour pour assurer la constatation des décès. L'intérêt et la sécurité des familles ont à cet égard constamment préoccupé l'administration, qui a cru ne pouvoir entourer de trop de précautions le lit de tout homme réputé décédé, et dont le décès peut quelquefois n'être qu'apparent ; elle a voulu que l'on ne pût rendre le corps à la terre qu'après la certitude absolument acquise de la mort.

C'est aussi cette pensée de sollicitude qui m'a porté à instituer le service d'inspection de la vérification des décès, service éminemment utile, et qui est venu fortifier d'une manière bien efficace celui de la vérification.

Il est en effet une considération qui n'a échappé à personne, et qui a dû être mûrement pesée par moi, c'est que l'homme le plus éclairé, le plus probe, le plus consciencieux, peut se trouver dans le cas de commettre une erreur dans la constatation d'un décès, et qu'une erreur de cette nature, à jamais irréparable, peut donner lieu à un malheur dont la pensée seule fait frémir, celui d'inhumer vivant un homme dont la mort ne serait qu'apparente. Aux erreurs inhérentes aux difficultés mêmes de la constatation, il faut ajouter celles qui peuvent naître des entraînements de l'habitude, de l'indifférence et de la négligence même ; ce qui s'augmente encore des chances contre lesquelles on ne saurait trop se prémunir.

L'expérience de tous les temps est là pour prouver que ces craintes ne sont pas chimériques, et il se produit quelquefois au grand jour de la publicité des faits susceptibles d'inquiéter les familles, et qui commandent à l'administration une vigilance active, une sollicitude de tous les instants.

Vous connaissez, monsieur le maire, l'organisation du service d'inspection de la vérification des décès telle qu'elle résulte de mon arrêté du 15 avril 1839. Cet arrêté, qui a reçu, le 16 septembre suivant, la sanction de M. le ministre de l'intérieur, crée un comité d'inspection dont font partie quatre maires de Paris, et qui est chargé de me proposer les mesures qui lui paraissent les plus propres à assurer et à perfectionner la marche de ce service.

Le même arrêté institue quatre médecins inspecteurs, appelés au comité avec voix consultative, et qui ont mission de faire des visites spontanées au domicile des personnes décédées, chacun dans les divers arrondissements qui lui ont été assignés.

Le service de ces inspecteurs a été établi de manière à ne gêner en aucune façon et à ne point entraver le service de la vérification. Le vérificateur, en effet, ne rend compte de sa mission qu'au maire dont il est le délégué, tandis que l'inspecteur m'adresse les rapports auxquels ses visites ont donné lieu, et pour lesquelles il lui est remis chaque jour, de la mairie, les doubles des mandats de visite qui sont envoyés aux vérificateurs.

Mais si l'inspecteur juge que la mort ne soit pas réelle, ou s'il existe des indices qui soient de nature à lui faire croire à une mort accidentelle, ou qui serait le résultat d'un crime, son devoir est d'en informer immédiatement le maire, afin que l'autorité prenne à cet égard les mesures convenables, dans le cas où ces faits auraient pu échapper à l'examen du médecin vérificateur. Il m'en fait également rapport, comme il a été dit ci-dessus.

Cette seconde visite présente donc le double avantage de fortifier la vérification en en confirmant les résultats ; ou bien, comme plusieurs faits sont venus le révéler de mettre, par l'intermédiaire de l'officier de l'état civil, la justice sur la voie d'un crime qui peut-être lui serait demeuré toujours inconnu.

L'arrêté du 15 avril 1839 a reçu plusieurs modifications qui font l'objet de l'arrêté du 14 suivant.

Je viens de suivre avec vous, monsieur le maire, les différentes phases qu'a subies la vérification des décès depuis son établissement jusqu'à cette époque ; il me reste maintenant à appeler votre attention sur la manière d'accomplir la vérification. Mes observations porteront sur six points principaux.

Visite du médecin vérificateur. — Le médecin vérificateur ne saurait porter trop d'attention dans tout ce qui touche à la visite des corps.

Il importe d'abord, lorsqu'il a reçu un mandat de visite, qu'il ne se présente à la maison mortuaire ni assez tôt pour que les signes de la mort ne soient pas encore suffisamment manifestés, ni assez tard pour que l'heure de l'inhumation, fixée par le maire, ne puisse être connue de la famille dans la journée même. L'expérience du médecin vérificateur doit lui fournir à cet égard des indications à peu près sûres. Ainsi, dans la plupart des cas, les mandats de visite qui parviennent au vérificateur dans la matinée se rapportent à des décès qui ont eu lieu dans la soirée du jour précédent ou dans la nuit ; il ne peut y avoir alors d'inconvénient, sauf toutefois les cas exceptionnels, à ce que la visite soit faite dès la réception du mandat envoyé par le maire. Quant aux mandats délivrés postérieurement, il est utile que la visite qu'ils provoquent soit faite, autant que possible, assez à temps pour que la famille puisse être fixée, le jour même, sur l'heure de l'inhumation.

Je n'ai sans doute pas besoin, monsieur le maire, d'insister sur les égards que MM. les médecins vérificateurs doivent avoir pour les personnes qu'ils rencontrent dans les maisons mortuaires ; leur éducation et leurs habitudes me sont un sûr garant qu'ils ne cessent d'observer, en toute circonstance, ces formes de politesse attentive, si douces pour les familles dans ces circonstances douloureuses, et qu'elles aiment à rencontrer dans les agents de l'autorité que leurs fonctions mettent alors en contact avec elles.

Le premier point qui doit fixer l'attention du médecin vérificateur, à son arrivée près du lit mortuaire, est de s'assurer que toutes les prescriptions des arrêtés des 21 vendémiaire an IX et 25 janvier 1841 sont observées. Ainsi, le corps doit être laissé dans son lit, on doit éviter de le transporter sur un sommier de paille ou de crin, de l'exposer à un air trop froid, de couvrir et envelopper le visage. (*Arrêté du 21 vendémiaire an IX.*)

Le corps doit rester dans toutes les conditions de chaleur et d'air susceptibles de faciliter le retour à la vie. On doit donc se garder de procéder à l'ensevelissement, à la mise en bière et à toute autre opération analogue (arrêté du 25 janvier 1841, art. 3); et toutes ces prescriptions doivent être observées pendant le délai de vingt-quatre heures, à partir de la déclaration du décès faite à la mairie. Si donc le médecin vérificateur, à son arrivée, constate quelque infraction aux dispositions réglementaires qui viennent d'être indiquées, il doit adresser à cet égard des recommandations à la personne présente. Si, par exemple, il trouve le corps déjà enseveli, il doit prescrire le désensevelissement et le faire effectuer sous ses yeux. En général, les médecins vérificateurs devront rappeler aux familles toutes leurs obligations à l'égard des individus déclarés pour morts, et leur faire observer que, pendant le délai légal de vingt-quatre heures, on doit prendre autant de soin d'une personne présumée décédée, que s'il s'agissait d'un malade.

Je n'indiquerai pas ici, monsieur le maire, les signes auxquels on peut reconnaître que la mort est certaine. MM. les médecins savent comment la mort réelle se manifeste ; mais vous devez leur prescrire formellement, dans le cas où ils éprouvent le moindre doute sur la réalité de la mort, de faire surseoir à l'ensevelissement, quand même le délai de vingt-quatre heures serait expiré, et de ne dresser le procès-verbal constatant le décès, qu'après certitude complète acquise par de nouvelles visites. (*Arrêté du 21 vendémaire an IX*, art. 7.)

J'appellerai particulièrement votre attention sur la manière dont la visite des corps doit toujours être faite. J'ai su que des médecins vérificateurs se contentaient quelquefois de découvrir la face du décédé, et de déclarer, sur les seuls indices qu'ils y découvraient, que la mort était réelle. Mais ce n'est pas ainsi que la loi a entendu que les visites devaient être faites ; et une manière de procéder aussi incomplète, indépendamment de ce qu'elle est insuffisante pour la constatation du décès, rendrait inexécutable l'article 81 du Code civil, qui porte que, lorsqu'il y aura des signes de mort violente, ou d'autres circonstances qui donneront lieu de le soupçonner, on ne pourra faire l'inhumation qu'après qu'un officier de police, assisté d'un docteur en médecine ou en chirurgie, aura dressé procès-verbal de l'état du cadavre.

Il est facile, monsieur le maire, de déduire de cette disposition de la loi, que le simple examen de la face ne suffit point pour indiquer avec certitude la cause vraie de la mort, et qu'il est nécessaire que le médecin fasse l'examen du corps entier ; l'expérience, d'ailleurs, a démontré la sagesse de cette prescription.

Le corps d'un décédé doit donc être toujours examiné d'une manière attentive et complète ; et, dans beaucoup de cas même, il peut être utile de le déplacer ; mais alors ces déplacements doivent être faits avec beaucoup de soin et de convenance, car il ne faut pas perdre de vue qu'un mouvement un peu brusque, une manière trop hâtive en apparence suffiraient pour offenser la douleur de la personne qui assiste, et qui peut être un proche parent.

Cependant l'examen du corps ne pourrait pas seul remplir complétement l'objet de la vérification : le médecin vérificateur doit encore s'enquérir de tout ce qui peut intéresser son service, près d'un membre de la famille ou de toute autre personne en position de fournir des renseignements exacts. Il doit au besoin insister pour qu'on se rende à cet égard à sa demande ; et si la personne placée près du corps est hors d'état d'éclairer le médecin vérificateur, il doit, au cas où il le jugerait nécessaire, faire appeler un membre de la famille.

Pour compléter les renseignements qu'il doit recueillir, le médecin vérificateur doit demander communication des ordonnances du médecin qui a suivi la maladie et se faire représenter, autant que possible, les restes des médicaments qui ont été administrés. Il n'emportera pas ces différents objets après l'examen qu'il en aura fait. S'il lui apparaissait que la personne qui a soigné la maladie fût sans qualité pour exercer la médecine, il devrait signaler le cas à l'officier de l'état civil, pour que, s'il y avait lieu, des poursuites pussent être exercées conformément à la loi du 29 ventôse an XI.

Enfin, le médecin vérificateur consignera dans son procès-verbal de visite tous les renseignements prescrits par arrêté du 31 décembre 1821, renseignements qui ont été détaillés plus haut, et dont l'indication résulte, d'ailleurs, des formules remises par la mairie.

Bien que les explications dans lesquelles je viens d'entrer s'appliquent en général à tous les cas qui peuvent se présenter, il y a cependant plusieurs points sur lesquels il est bon d'arrêter plus particulièrement l'attention des médecins vérificateurs.

Visite du corps des jeunes enfants. — D'après les observations qui précèdent, et qui établissent suffisamment le devoir imposé aux médecins vérificateurs de visiter d'une manière attentive et complète le corps de toute personne décédée, je devrais n'avoir rien à ajouter pour ce qui est relatif à la constatation du décès des enfants nouveau-nés. Cependant tant de dangers environnent la naissance de ces jeunes enfants, que vous ne sauriez, monsieur le maire, trop recommander aux médecins vérificateurs de se livrer à l'examen le plus sérieux, quand il s'agit de constater le décès d'un nouveau-né. Vous leur prescrirez de ne négliger jamais de faire découvrir entièrement les corps qu'ils trouveraient emmaillotés.

Mort par suite d'accident. — Il est une autre considération sur laquelle je vous prie d'appeler l'attention de MM. les médecins vérificateurs, et qui ressort de l'interprétation de l'article 81 du Code civil déjà cité : c'est que toutes les fois qu'ils auront à constater un décès qu'ils jugeraient être la suite d'un accident arrivé sur la voie publique ou par le fait involontaire d'une personne étrangère, ils ne doivent pas se borner à une simple certification du décès, mais ils ont à vous en instruire immédiatement, afin que vous puissiez au besoin provoquer l'action publique contre les auteurs de l'accident.

Enfants mort-nés. — Le chiffre des enfants déclarés mort-nés est, d'après les tables statistiques, extrêmement élevé comparativement au chiffre des autres décès. Ces résultats et quelques faits connus doivent naturellement donner lieu de craindre qu'une différence aussi considérable ne doive être en partie attribuée à des avortements provoqués par des manœuvres criminelles ou par l'administration imprudente de stimulants actifs et dangereux.

Il importe donc, monsieur le maire, et je vous le recommande très instamment, de faire exercer, autant que cela est possible, la plus grande surveillance sur toutes les maisons d'accouchement tenues par des sages-femmes et dans lesquelles les médecins vérificateurs de votre arrondissement sont appelés à constater des décès, non que je veuille désigner aucun de ces établissements, mais je ne dois pas vous laisser ignorer que plusieurs maisons de ce genre m'ont été signalées où des femmes qui s'y étaient retirées pour y cacher une faute avaient trouvé, de la part de sages-femmes, une coupable coopération.

Dans cet état de choses, lorsque l'enfant dont le corps doit être visité a été déclaré mort-né, il est nécessaire que le médecin vérificateur s'assure, aussi exactement qu'il est possible, de la durée de la vie utérine de l'enfant, et qu'il le relate dans le certificat de décès, ainsi que la cause présumée de l'avortement.

Une autre observation digne de toute votre attention, et qui doit particulièrement démontrer aux médecins vérificateurs la nécessité d'un examen sérieux, c'est que, dans le nombre des enfants qui, depuis plusieurs années, avaient été déclarés comme mort-nés, il s'en est trouvé qui avaient réellement vécu, les uns sept et vingt-six heures, d'autres deux jours et jusqu'à quatorze jours.

Moulage des corps. — Une dernière considération, qui a aussi la plus grande importance, et dont j'ai eu plusieurs fois l'occasion de vous entretenir, a pour objet le moulage, l'autopsie, et toutes les opérations qui sont de nature à modifier l'état du corps.

L'article 77 du Code civil, qui interdit positivement de procéder à aucune inhumation avant l'expiration du délai de vingt-quatre heures, contient implicitement la défense de procéder à l'ensevelissement, à la mise en bière, au moulage, à l'autopsie, et à toute autre opération dont un corps peut être l'objet.

Cependant cette disposition de la loi était tous les jours enfreinte par les familles mêmes des décédés, et par les médecins appelés par elles pour pratiquer l'autopsie. On s'était pour ainsi dire habitué à regarder comme le terme du délai de rigueur, la visite faite par le médecin vérificateur pour constater le décès.

Pour faire cesser un tel état de choses, et fixer en même temps la portée de l'article 77 du Code civil, mon collègue, M. le préfet de police, et moi, nous prîmes, chacun en ce qui nous concerne, différents arrêtés ayant pour objet d'interdire l'ensevelissement et la mise en bière, le moulage, l'autopsie, l'embaumement et la momification des cadavres. Vous connaissez, monsieur le maire, les dispositions de mon arrêté du 21 janvier 1841 sur cette matière : je n'ai donc pas à y revenir. Quant à l'ordonnance de M. le préfet de police, qui est du 6 septembre 1839, vous en trouverez le texte à la suite de la présente instruction.

Aux termes de cette ordonnance, le délai de rigueur pour toute espèce d'opérations à pratiquer sur les cadavres est, comme l'ensevelissement et la mise en bière, fixé à vingt-quatre heures, à partir de la déclaration du décès faite à la mairie. Ce délai ne saurait être abrégé que dans des circonstances tout à fait exceptionnelles et d'une urgence bien constatée. Mais, dans ces circonstances mêmes, ainsi que j'ai eu l'honneur de vous le faire remarquer par ma circulaire du 24 août 1843, l'*urgence* ne peut être constatée que par le maire qui, comme l'officier civil, est seul compétent pour la déclarer. Le maire doit, dans ce cas, mentionner sur le bulletin destiné à cet usage les motifs qui peuvent faire devancer l'inhumation, et par conséquent pouvoir faire tolérer le moulage ou d'autres opérations sur un cadavre, opérations qui ne peuvent, alors même, avoir lieu que peu d'instants avant l'heure fixée pour l'inhumation, et sauf l'exécution de l'ordonnance de police précitée.

Ce certificat, délivré et signé par le maire, doit être remis à la famille par le commissaire de police chargé spécialement de surveiller l'exécution de l'ordonnance du 6 septembre 1839. Toute autre pièce qui, pour l'objet dont il s'agit, n'émanerait pas directement du maire, n'aurait aucun caractère légal, et constituerait même, de la part de son auteur, une double infraction.

Décès par suite de variole. — Enfin, je dois en terminant vous rappeler les dispositions de ma circulaire du 1er juillet 1836, relative aux mesures à prendre pour l'inhumation des personnes décédées de la petite vérole. MM. les médecins vérificateurs ayant à concourir avec vous à l'exécution de cette circulaire, vous les engagerez à ne pas perdre de vue les recommandations que vous aurez dû leur adresser à ce sujet.

J'ai parcouru avec vous, monsieur le maire, les points principaux qui intéressent le service de la vérification des décès. Les recommandations que je viens de développer sont toutes basées sur l'expérience, et j'en confie l'exécution à votre sollicitude et au zèle des médecins vérificateurs. Je ne doute pas qu'elles n'apportent une grande amélioration dans le service, et qu'elles n'ajoutent à la sécurité des familles.

Vous voudrez bien répandre, autant que possible, la connaissance de la présente instruction, dont je vous adresse, dans ce but, un certain nombre d'exemplaires. Elle devra être remise par vous à chacun des médecins vérificateurs de votre arrondissement, avec invitation de s'y conformer.

Agréer, monsieur le maire, l'assurance de ma considération distinguée.

Le pair de France, préfet, comte RAMBUTEAU.

CIRCULAIRE DU 3 MARS 1856, SUR LA VÉRIFICATION DES DÉCÈS.

Monsieur le maire, vous avez reçu de la préfecture de la Seine, le 25 juillet 1844, des instructions détaillées au sujet de la vérification des décès. Ces instructions, en indiquant les divers points qui font l'objet de la vérification appelaient votre attention et celle de MM. les médecins vérificateurs, notamment sur la nécessité d'un examen attentif et complet des corps.

Ce n'est pas seulement pour éviter toute espèce d'erreur, quant au fait même du décès, qu'on a chargé un médecin de le constater, c'est aussi pour avoir la certitude qu'aucune circonstance pouvant mettre sur la trace d'un crime n'échappe à l'administration.

Tout en appréciant comme il convient le zèle et l'attention généralement apportés par MM. les médecins vérificateurs dans l'exercice de leurs fonctions, j'ai eu l'occasion de remarquer que les instructions précitées ne sont pas toujours rigoureusement observées. J'en ai la preuve dans un fait récent qui a produit dans le public une certaine émotion.

Il arrive, en effet, quelquefois que MM. les médecins vérificateurs se contentent de découvrir la face du décédé et de constater sur les indices qu'elle présente que la mort est certaine. Comme il est dit dans les instructions de 1844, l'examen de la face ne suffit pas. Il importe que, tout en conservant le respect dû aux convenances, le médecin fasse l'examen du corps entier ; qu'il porte une investigation minutieuse sur tout ce qui peut lui sembler anormal ; qu'il se pénètre enfin religieusement de l'esprit qui a présidé à l'organisation du service spécial qui lui est confié. S'il agissait autrement, la population ne serait pas suffisamment rassurée ; d'ailleurs, des actes criminels pourraient demeurer impunis ; enfin, les prescriptions contenues dans l'art. 81 du Code Napoléon ne seraient pas complétement observées.

Afin d'éviter que le service de la vérification des décès ne se laisse aller à une sorte de relâchement, je vous prie, monsieur le maire, de vous reporter aux instructions qui vous ont été données sur cette matière, et de les rappeler à toute l'attention de MM. les médecins vérificateurs des décès. *Signé* G.-E. HAUSSMANN.

Outre les médecins vérificateurs, un arrêté du préfet de la Seine, du 15 avril 1840, institue pour Paris quatre médecins inspecteurs et quatre inspecteurs suppléants, qui ont pour mission de faire chaque jour, et autant que possible, quelques heures après la visite du médecin vérificateur, un certain nombre de visites spontanées au domicile des personnes décédées, chacun dans les divers arrondissements qui lui ont été assignés. Ils accomplissent cette mission à l'aide de duplicata des mandats de visites délivrés par les maires aux médecins vérificateurs des décès, et remettent tous les mois à l'hôtel de ville un rapport dans lequel doivent être consignés tous les faits relatifs aux décès observés par eux, et qui peuvent être de nature à intéresser l'administration, la science, la morale ou l'humanité.

Ces services importants ont été consacrés et étendus par un arrêté préfectoral du 20 décembre 1859, motivé par l'extension des limites de Paris et dont nous croyons utile de reproduire les principales dispositions :

Article 1er. La vérification des décès continuera d'être confiée à des docteurs en médecine ou en chirurgie désignés par les maires.

Art. 2. Chacun des vingt arrondissements de Paris aura un médecin vérificateur des décès par quartier. Toutefois, dans les arrondissements les moins populeux, deux quartiers pourront, en vertu de l'autorisation spéciale du préfet, être réunis pour former une circonscription de vérification.

Les médecins vérificateurs devront résider effectivement dans la circonscription qui leur sera confiée.

Art. 3. La rémunération accordée aux médecins pour chaque vérification, demeure fixée à 2 francs, conformément à l'arrêté préfectoral du 15 septembre 1823.

Art. 4. Le service de la vérification continuera d'être contrôlé de la manière déterminée par les réglements et instructions ci-dessus visés, par des médecins inspecteurs nommés par le préfet de la Seine.

Art. 5. Le nombre des inspections de la vérification des décès est porté de quatre à six.

Art. 7. Les médecins inspecteurs visiteront au moins le quart des décès portés sur les états de déclaration.

Ils annoteront ces états, les classeront par ordre chronologique, et les remettront tous les quinze jours à la préfecture, avec un rapport résumant les faits qu'ils auront observés ; le tout sans préjudice des rapports spéciaux qu'ils doivent faire dans les cas importants ou urgents.

Ils présenteront, chaque année, dans un résumé général, l'exposé des résultats de leurs inspections et leurs vues tant sur les résultats de la vérification dans l'étendue de leurs circonscriptions respectives que sur les améliorations qu'il pourrait être utile d'introduire dans le service.

Telle est l'organisation de la vérification des décès à Paris. Dans les campagnes, il n'y a rien de semblable. Tout se borne à l'exécution, souvent illusoire, de l'article 78 du Code civil. Il serait cependant fort à désirer que l'administration essayât de réparer cette injuste exception, d'autant plus regrettable que c'est précisément dans les localités restreintes, dans les habitations isolées et au milieu des populations ignorantes de la campagne, que peuvent se présenter le plus souvent des circonstances que la vérification des décès a pour objet de prévenir ou de reconnaître. (*Voy.* CONSEILS D'HYGIÈNE, INHUMATION, MORTALITÉ.)

Bibliographie. — *Instruction sur la vérification des décès dans la ville de Paris* (*Recueil des actes administratifs de la préfecture du département de la Seine*), 1844, n° 14. — *De la vérification des décès dans la ville de Paris; nécessité d'étendre cette mesure à toutes les villes et communes de France* (*Annales d'hygiène, etc.*, 1843, t. XXX, p. 118). — *Tableau nosographique des maladies qui peuvent être causes de mort* (*Annales d'hygiène, etc.*, 1849, t. XLII, p. 80). — Trébuchet, *Statistique des décès dans la ville de Paris depuis* 1809 (*Annales d'hygiène, etc.*, 1849, t. XLII, p. 350, et t. XLIII, p. 1). — Trébuchet, *Jurisprudence de la médecine, de la chirurgie et de la pharmacie*, 1834. — Bouchut, *Traité des signes de la vie et de la mort, et des moyens de prévenir les enterrements prématurés*, 1849.

DÉFRICHEMENT. — Le défrichement a pour objet de débarrasser le sol de tous les obstacles qui s'opposent à ce qu'il puisse être cultivé. Les opérations auxquelles on a recours dans ce but sont nombreuses et variées : nous les passerons successivement en revue.

Un des plus grands et des plus fréquents obstacles que rencontre la culture, surtout dans les climats du Nord, c'est l'excès et la stagnation de l'eau, et, par conséquent, une des premières et des plus importantes opérations du défrichement, c'est le desséchement. Pour l'obtenir, un grand nombre de moyens peuvent être mis en usage. Les plus usités sont : le nivellement du sol, le percement de tranchées propres à faciliter l'écoulement des eaux; l'emploi de machines plus ou moins puissantes, suivant la quantité de liquide à extraire; le drainage, dont la pratique récente a déjà rendu de si grands services à l'agriculture; enfin le déboisement des montagnes qui a suffi dans bien des cas pour transformer en terrains d'une extrême fertilité des marais et même des lacs d'une grande étendue. Les pierres offrent également un obstacle assez fréquent à la culture; mais pour cela il faut qu'elles soient ou très volumineuses, ou très abondantes. Autrement elles sont en général plutôt utiles que nuisibles. Ainsi répandues à la surface des terres légères, elles préviennent jusqu'à un certain point, et les effets pernicieux de la sécheresse en modérant l'évaporation des eaux de pluie, et dans l'intérieur des terres argileuses, elles facilitent l'extension des racines, la circulation de l'air et le labourage. Mais, lorsque les pierres, par leur volume et leur abondance, rendent la terre inculte, il devient nécessaire d'en débarrasser la surface du sol. Lorsqu'elles sont isolées, on les emporte directement, à moins qu'elles ne se présentent sous forme de roches, cas dans lequel on est obligé, lorsqu'elles ne peuvent point être enterrées loin de la portée des instruments aratoires, soit de les briser à l'aide de la pioche, du maillet, ou de coins introduits dans leurs fissures naturelles, soit de les faire sauter à l'aide de la poudre. Du reste, les pierres sont, comme on le sait, susceptibles d'un grand nombre d'emplois qui contribuent à diminuer les frais assez considérables qu'entraîne toujours leur extraction.

Les deux genres d'obstacles qui précèdent ne sont pas les seuls que rencontre la culture; les végétaux peuvent aussi, par leur croissance spontanée, la rendre impossible. Les défrichements auxquels on a recours dans ce cas se divisent, d'après une distinction admise par M. de Gasparin, en ceux qui n'emploient que des moyens mécaniques par lesquels on purge la terre des racines ligneuses, en enterrant et abandonnant à l'effet de la putréfaction les autres matières végétales, et en ceux qui emploient le feu pour réduire ces matières en cendres, et mettre la partie de leurs éléments que l'on peut saisir par cette opération dans un état de solubilité tel qu'il puissent entrer immédiatement en action pour l'alimentation des végétaux cultivés.

Le défrichement qui ne consiste qu'à faire disparaître les végétaux ligneux et durs de la surface, exige toujours un défoncement du sol, dont la profondeur doit être réglée, et par la nature des végétaux qu'on veut y faire croître, et par celle du sous-sol. Ainsi, les plantes arbustives ou à racines plongeantes, si l'on en excepte certaines plantes qui, comme les vignes, ont des racines qui s'insinuent aisément à travers les fentes des roches, demandent une plus grande épaisseur de terre que les plantes herbacées et à racines superficielles.

Quant au sol, s'il est profond et tellement peu serré qu'il n'oppose pas de résistance à la marche des racines, son défoncement superficiel suffit; dans le cas contraire, son défoncement profond est indispensable, et le sous-sol lui-même, qu'il soit argileux ou rocailleux, doit être attaqué, afin de procurer aux plantes vivaces une épaisseur de terre suffisante pour qu'elles puissent s'y étendre et y trouver la fraîcheur dont elles ont besoin pour leur végétation.

Le défrichement est dit *superficiel* quand il n'atteint pas 33 millimètres; il est dit *profond* quand il dépasse cette limite. Lorsque le terrain sur lequel il s'exécute est tel qu'il suffise de la bêche pour enlever les matériaux, l'opération prend le nom de *défoncement;* elle est désignée sous celui d'*effondrement* lorsqu'elle a lieu sur des couches d'argile durcies, ou sur des matières pierreuses que la charrue et la bêche seraient incapables de traverser, et qui nécessitent l'intervention de la pioche et de la pelle. La plupart des terres de montagnes ont été acquises au prix de l'effondrement, qui offre cela de particulier, qu'il faut réserver les terres de la surface pour les placer de nouveau à la surface, et laisser au fond les matériaux pierreux.

Le défrichement dans lequel on fait intervenir l'action du feu dans le but de bien disposer la terre en modifiant ses propriétés physiques ou chimiques comprend deux méthodes : dans l'une, le feu agit isolément sur les substances végétales ou sur les substances minérales ; c'est le *brûlis;* dans l'autre il opère sur les unes et sur les autres réunies : c'est l'*écobuage*.

La pratique de brûler la terre seule est connue en Angleterre depuis plus d'un siècle ; c'est au major Beatson qu'on en est redevable ; elle ne convient qu'à la terre fortement argileuse ou formée d'argile pure. Celle-ci ne doit être brûlée que lorsqu'elle est humide : car, si elle était séchée, elle se durcirait au feu en forme de brique, et ne produirait plus tous les effets qu'on en attend. L'exécution du procédé est simple. La terre est d'abord divisée en mottes qu'on entasse ensuite, en ayant soin de ménager les interstices dans toute l'étendue du monceau, et en laissant à sa base des conduits destinés à recevoir une quantité suffisante de combustible. Les avantages qu'on lui attribue sont les suivants : sous son influence, l'argile devient friable, perd sa ténacité et sa tendance à se saturer d'eau, devient par là plus accessible à la chaleur solaire, et plus poreuse, ce qui la dispose à absorber en plus grande abondance le gaz atmosphérique, à favoriser l'extension des radicules des plantes et à faciliter les labours. Il ne serait pas impossible non plus que la formation d'ammoniaque qu'on observe dans la combustion de l'argile ait pour effet d'en augmenter la faculté fertilisante. Toujours est-il que l'augmentation de fertilité dans le sol argileux qu'on a brûlé ne fait plus de doute aujourd'hui. Aussi plusieurs auteurs se sont-ils efforcés, dans ces dernières années, d'en rendre la pratique plus générale.

Le brûlis des végétaux recouvrant le sol était déjà mis en pratique par les Romains : Virgile le célèbre dans ses *Géorgiques*. Son utilité n'est pas moindre que celle de la combustion de la terre seule. Cette opération transforme les végétaux en cendres ou matières terreuses et alcalines qui agissent comme amendements du sol, comme stimulants de la végétation, ou même comme matières nutritives, à cause de leur solubilité ; puis aussi en matières charbonneuses qui participent des propriétés du charbon ; de plus, elle sert à détruire les mauvaises herbes. On lui a reproché, non sans raison, d'anéantir les matières organiques qui, si elles étaient restées dans le sol, se seraient transformées en engrais, tandis que le charbon qu'on en obtient ne redevient utile qu'à la longue ; par conséquent, il serait imprudent de la pratiquer sur des terres qui seraient pauvres en matières organiques. La manière d'y procéder consiste, après avoir débarrassé les gazons et les racines de la terre qui les entoure, à les mettre en tas, à les brûler à feu étouffé, et à mêler les cendres avec le sol par un labour superficiel. Dans la haute Styrie et l'Autriche, lorsque vient l'année où les bois doivent être défrichés, on abat les arbres, on enlève les plus belles tiges, on en répand uniformément sur le sol les branches et les petits brins pour y mettre le feu ; après le brûlis, on obtient une magnifique récolte de seigle, puis une d'avoine qu'on fait suivre de plantes fourragères.

L'*écobuage* remonte jusqu'aux Celtes, et est encore la base de tous les défrichements périodiques des montagnes du centre de la France. Il n'est pas indispensable, comme pour le brûlis, que le sol auquel on l'applique ait pour élément minéral l'argile. Cependant cette opération est surtout utile dans les terrains trop argileux et trop compactes pour les diviser et les rendre moins hygroscopiques ; dans ceux qui sont marécageux, tourbeux, froids, chargés de mauvaises herbes, de broussailles, de bruyères, ou formés d'un humus acide ou peu soluble, pour les exciter par les molécules alcalines des cendres et accélérer leur décomposition, neutraliser leurs acides, etc. Enfin, dans les climats où l'air est presque constamment humide, on se sert pour l'opérer, soit d'une houe un peu recourbée que l'on appelle *écobue*, soit de divers autres instruments spéciaux connus sous les noms d'*étrapa* de Bretagne, de *tranche-gazon* ou *lève-gazon*, soit tout simplement de bêches terminées par une pointe triangulaire. A l'aide d'un de ces instruments, on détache du terrain à défricher des plaques auxquelles doivent rester attachés, comme une espèce de perruque, l'herbe, la lande, la bruyère, les ajoncs et autres productions sauvages qui se trouvent sur le terrain. L'épaisseur des plaques est déterminée par la longueur des racines sous lesquelles doit toujours pénétrer l'instrument, afin d'amener la destruction des productions sauvages, et d'en empêcher à l'avenir la reproduction. Toute la surface du sol ayant été enlevée par plaques, celles-ci doivent rester exposées à l'air jusqu'à ce qu'elles soient parfaitement sèches. Alors on en fait d'espace en espace, sur le terrain, des tas ronds d'environ 1 mètre à $1^{m},33$ de hauteur, de $1^{m},33$ à $1^{m},66$ de largeur (de diamètre), de la même forme que les fourneaux de charbonniers. On y place toujours les gazons, l'herbe et la bruyère au-dessous, et la terre au-dessus. On laisse un peu de vide en dedans, où l'on forme une petite ouverture du côté d'où vient le vent. Aussitôt que les tas sont faits, si le temps est assuré, le soir on met le feu dans les trous des cheminées de ces tas en portant au bout d'une fourche de fer un peu de paille ou de bruyère enflammée. Le feu s'allume promptement au moyen de l'herbe, de la bruyère et des herbes sèches, et devient si violent en peu d'instants qu'on ne peut plus en approcher. Le feu dure quelques jours dans ces fourneaux dont les gazons se consument et se calcinent insensiblement. Dès que le feu est éteint dans tous les fourneaux, à la place desquels on ne trouve plus que des monceaux de cendres plus ou moins gros, en proportion de la bonté du terrain, on amoncelle ces cendres en un tas pointu par le haut, de peur qu'elles ne s'éventent si on les laissait éparses. L'humidité des nuits et la première pluie qui tombe ensuite sur ces cendres y forment une croûte qui les empêche d'être emportées par le vent, les rend impénétrables aux impressions de l'air et prévient la dissipation des sels qu'elles contiennent. Les cendres étant ainsi amoncelées, il n'y a plus rien à faire jusqu'à l'ensemencement sur ce terrain délivré désormais de toutes semences, plantes et productions sauvages, ainsi que tous vermisseaux, insectes ou reptiles. l'action des fourneaux étant si forte qu'elle échauffe non-seulement la terre qui est dessous à plusieurs centimètres d'épaisseur, mais encore celle qui est entre les fourneaux. Quand le temps des semailles est arrivé, on répand également la cendre sur la terre, mais sans en laisser dans les places où étaient les monceaux; ces places, étant recuites, n'en ont pas besoin, car c'est toujours là que vient le meilleur blé. On fait aussi briser et répandre les gazons non consumés qui peuvent se trouver sous les fourneaux.

Les avantages qui peuvent résulter de l'écobuage sont assez analogues à ceux du brûlis. Cette méthode, du reste, est loin d'être encore généralement adoptée ; elle compte un assez grand nombre de détracteurs qui lui reprochent de dissiper en pure perte l'ammoniaque et le carbone du sol, de leur substituer des cendres qui ne contiennent plus que les éléments minéraux de la terre, éléments gaspillés en quelques récoltes pour ne laisser après eux qu'un épuisement complet, tandis que le défrichement purement mécanique ménage toutes ces richesses, et ne les emploie que dans une mesure proportionnée à leur réalisation par les débris des plantes, les engrais et le bénéfice de l'atmosphère. D'après M. de Gasparin, l'écobuage ne mériterait de tels reproches que parce qu'on se hâte de retirer du sol écobué plusieurs récoltes successives de grain jusqu'à ce qu'il soit épuisé, tandis que lorsqu'il est appliqué avec discernement, il peut produire une superbe végétation sur des sols qui semblent devoir devenir stériles; il les nettoie et les purge de mauvaises herbes et d'insectes ; il dispose les argiles à la séparation de leurs principes minéraux, et les sature de gaz, des éléments organiques qu'elles contenaient ; il les rend poreuses et susceptibles de retenir les gaz atmosphériques; enfin, il colore les sols blancs et les rend plus aptes à s'échauffer par l'action des rayons solaires.

Quel que soit le mode de défrichement auquel on ait eu recours, toute terre défrichée doit être labourée et amendée sous peine de devenir bientôt stérile. Quant aux labours et aux amendements qu'elle réclame, ils ne présentent du reste rien de particulier dans leur application, et ne doivent point fixer ici notre attention.

Les défrichements ont ordinairement pour objet des étangs, des marais, des dunes et des sables mobiles, des landes, des pâturages, des prairies et des forêts. Leur importance, au point de vue agricole et économique, est immense et suffisamment établie par ce seul fait qu'une lieue carrée suffit à peine à l'existence d'un sauvage, tandis qu'en France douze cents personnes peuvent pourvoir à leur subsistance au moyen de ressources que leur fournit la même étendue de terre. Cette importance n'est pas moindre au point de vue hygiénique; car l'un des effets les plus constants des défrichements, dans tous les pays où ils ont été exécutés sur une grande échelle, a été de faire succéder le goût du travail et l'aisance à l'insouciance et à la misère, ces sources de tant de maux. Quels services ne rendent-ils pas encore sous ce rapport, lorsqu'ils parviennent à transformer en terrains fertiles et salubres des étangs, des marais, véritables foyers d'infection dans le voisinage desquels des populations entières traînaient depuis des siècles une existence maladive et trouvaient une mort prématurée?

DÉGRAISSEURS. — *Voy.* TEINTURIERS.

DÉGRAS. — Le dégras ou huile de dégras, huile épaisse à l'usage des tanneurs, répand une odeur très désagréable et expose à un danger d'incendie, qui ont motivé le classement des ateliers où on le prépare dans la première classe des établissements classés.

DENTELLES (BLANCHIMENT DES). — M. le professeur Chevallier a appelé l'attention sur une circonstance particulière de la fabrication des dentelles de Bruxelles : il s'agit de leur blanchiment par le carbonate de plomb.

La dentelle de Bruxelles, avant d'être livrée au commerce, ne peut être lavée parce que, par suite de ce lavage, elle perdrait beaucoup de son prix. Voici de quelle manière on procède au blanchiment. On prend des feuilles de papier gris, on frotte une des faces de ce papier avec du carbonate de plomb préparé *ad hoc;* lorsque le papier est couvert d'une couche épaisse de ce carbonate, on place dans ce papier les fleurs qui doivent être blanchies avant d'être appliquées sur le *réseau;* on pose ensuite ces feuilles les unes sur les autres et on les place sur une table dont le dessus est bien uni Alors, à l'aide d'un maillet, l'ouvrier frappe à coups redoublés jusqu'à ce que les fleurs soient blanchies, blanchiment qui n'a lieu que parce que le carbonate de plomb, réduit en poudre très ténue, se fixe sur le tissu et lui communique sa couleur blanche opaque.

Pendant l'opération du battage, les ouvriers sont comme dans un nuage de poussière plombique, ils peuvent en respirer et en absorber par le tissu cutané.

Il est difficile d'admettre que ces ouvriers ne subissent pas à un certain degré l'influence toxique de ce sel de plomb. On assure, en effet, qu'un assez grand nombre tombent malades par suite de ces travaux, et que l'on a vu des ouvriers âgés entièrement paralysés. Il paraît aussi que l'on a pris déjà quelques précautions de salubrité : ainsi on partage le travail de manière que les mêmes ouvriers n'y passent qu'un temps limité. Mais, soit défaut de recherches suffisantes, soit que les fabricants cherchent à dissimuler les conséquences fâcheuses des procédés qu'ils emploient, nous en sommes réduit à ces données assez peu précises sur les effets du blanchiment des dentelles par le carbonate de plomb.

M. Leroy, pharmacien à Bruxelles, a proposé de substituer au *blanc d'argent* (carbonate de plomb) un *blanc salubre*, d'une autre nature. Mais, soit que ce dernier ne remplisse pas suffisamment le même objet, soit esprit de routine, il ne paraît pas qu'il ait réussi à le faire adopter d'une manière un peu générale.

La profession de dentellières entraîne, en outre, tous les inconvénients de celles qui condamnent au travail dans l'immobilité, le tronc penché en avant, l'attention fixée, sans grands mouvements et sans aucun exercice. (*Voy.* PLOMB.)

Bibliographie. — Chevallier, *Sur l'emploi du carbonate de plomb dans la préparation des dentelles dites de Bruxelles* (*Annales d'hygiène, etc.*, 1847, t. XXXVIII, p. 111). — A. Tardieu, *Recherches médico-légales sur l'identité* (*Annales d'hygiène, etc.* 1859, t. XLIII, p. 132).

DENTIFRICES. — *Voy.* COSMÉTIQUES.

DÉROCHAGE. — *Voy.* AFFINAGE, DÉCAPAGE et DORURE.

DÉSARGENTAGE. — Le désargentage du cuivre par le mélange de l'acide sulfurique et de l'acide nitrique donne lieu à un dégagement de gaz nuisibles qui a amené le classement dans la première classe des établissements insalubres.

DÉSINFECTION. — On dit que l'air est *infecté*, lorsqu'il contient des principes odorants et malsains, tels que l'acide sulfhydrique, l'ammoniaque, le carbonate d'ammoniaque; ou lorsque la proportion des principes autres que l'oxygène, qui le constituent normalement, l'azote ou l'acide carbonique, est augmentée; ou bien encore lorsqu'il renferme des substances à peu près inconnues dans leur nature, mais dont l'existence n'en est pas moins manifeste, et que l'on connaît sous le nom de miasmes, d'émanations ou d'effluves. On donne le nom de *désinfection* à l'opération à l'aide de laquelle on cherche à détruire les qualités nuisibles de l'air, et les substances dont on se sert pour arriver à ce but prennent le nom de *désinfectants*. On ne doit pas donner ces noms aux substances qui n'agissent qu'en masquant les mauvaises odeurs de l'air.

Les substances qui méritent véritablement le nom de *désinfectants* sont, suivant M. Fermond, celles qui, par une action chimique quelconque, détruisent ou neutralisent les matières étrangères qui nuisent aux propriétés salubres de l'air. On peut établir d'une manière générale :

1° Que les acides (azotique, chlorhydrique, etc.) agissent souvent avec beaucoup d'efficacité en neutralisant les matières animalisées ammoniacales, ou même en modifiant chimiquement ces mêmes matières : on les a souvent employés avec succès pour purifier de grands bâtiments inhabités ;

2° Que le chlore et les hypochlorites alcalins, les meilleurs désinfectants connus, décomposent toutes les matières organiques en s'emparant de leur hydrogène ;

3° Que les alcalis (ammoniaque, chaux vive, potasse, soude, etc.) agissent particulièrement en neutralisant les acides carbonique, sulfhydrique, et principalement des acides organiques dont la nature est encore peu connue ;

4° Que les acides nitreux et sulfureux produisent, dans certains cas, d'excellents effets en désoxygénant les substances organiques ;

5° Que, dans tous les cas, la ventilation est le complément indispensable de toute désinfection.

C'est habituellement au chlore que l'on a recours pour désinfecter les hôpitaux, bien que l'on puisse se servir d'acide nitreux ou de gaz nitreux. On dispose de distance en distance des terrines dans lesquelles on a préparé d'avance un mélange intime de 4 parties de sel marin et de 1 partie de peroxyde de manganèse sur lequel on verse de temps en temps 2 parties d'acide sulfurique étendu d'un poids égal d'eau. Les terrines sont placées sur des cendres chaudes, de manière à entretenir le dégagement du gaz pendant plusieurs heures. Lorsqu'on jugera à propos de procéder au lavage du bois de lit ou des murs, on se servira d'eau chlorurée obtenue en divisant 1 partie d'hypochlorite de chaux sec (chlorure de chaux) dans 12 parties d'eau, laissant déposer et décantant.

Le procédé que nous venons d'indiquer ne peut être mis en usage en présence des malades, à cause de l'action irritante du chlore sur les voies respiratoires. Lorsque l'on voudra désinfecter des salles peuplées de malades, on se contentera de placer de distance en distance des vases ouverts contenant une dissolution concentrée d'hypochlorite de chaux, de manière à n'obtenir qu'un léger dégagement de chlore.

Il arrive quelquefois que des dépôts de matières putrides, par exemple les fumiers de basses-cours, dégagent, surtout quand on vient à les remuer, une odeur fétide et très difficile à supporter. Il suffit alors de les arroser avec de l'hypochlorite de chaux délayé dans de l'eau pour faire disparaître toute odeur. On peut employer la même substance dans les amphithéâtres de dissection et dans les exhumations.

Les vêtements, les couvertures, les matelas imprégnés d'odeurs infectes, ou que l'on pourrait supposer contaminés par des miasmes nuisibles, seront, suivant le procédé conseillé par M. Chevallier, suspendus dans une armoire à porte-manteaux où l'on aura placé des assiettes contenant de l'hypochlorite de chaux sec. On pourra encore laisser avec une dissolution d'hypochlorite de chaux, ou mieux, s'ils sont de laine, avec une dissolution aqueuse de chlore, les alcalis ayant la propriété d'attirer et même de dissoudre la laine.

Quant à la désinfection de l'air vicié par des principes inconnus dans leur nature, on en est réduit à des moyens purement empiriques, et dont l'efficacité est au moins fort douteuse : ainsi les fumigations acides ou alcalines, le chlore ou les hypochlorites alcalins, les fumigations aromatiques ou résineuses, les feux allumés en plein air, la détonation de la poudre à canon.

Dans un état de division convenable, le charbon détruit complétement l'odeur des substances organiques en putréfaction. Le noir animal est surtout préconisé pour cet emploi ; mais ce n'est pas seulement sous cette forme que le charbon est employé comme désinfectant. Lorsqu'il est mis en contact, à la température ordinaire, avec de l'eau renfermant quelques substances organiques en décomposition qui lui donnent une odeur infecte, il peut détruire si complétement cette odeur, que si l'eau ne contenait aucune substance saline qui lui donnât une saveur particulière, elle deviendrait parfaitement potable ; mais après un certain temps, elle pourrait reprendre une odeur repoussante, si les matières organiques qui s'y rencontreraient éprouvaient une nouvelle altération qui développerait des gaz de la même nature que les premiers, et que le charbon ne fût pas en assez grande proportion pour les enlever en entier. C'est sur cette propriété qu'est fondé l'emploi du charbon pour purifier l'eau qui doit servir d'aliment, ou pour la conserver dans des voyages sur mer.

Un désinfectant non pas nouveau, mais récemment préconisé, mérite encore de nous occuper. Le coaltar, ou goudron minéral était, il y a encore quelques années, rejeté parmi les immondices dans les usines à gaz. Cependant la propriété antiseptique du goudron minéral avait été reconnue dès 1815 par Chaumette. En 1833, M. Guibourt, et en 1837 M. Siret, en avaient signalé la propriété désinfectante. En 1844, Henri Bayard avait été couronné par la Société d'encouragement, pour une poudre composée de coaltar, de sulfate de fer, d'argile et de plâtre, dont il faisait des applications à la désinfection. M. Corne prit un brevet, dès 1858, pour un mélange fait en quantité précise de plâtre et de goudron minéral. Jusqu'en 1859, ces différents mélanges n'ont été appliqués qu'à la désinfection et à la solidification des matières animales, pour les convertir en engrais. M. Demeaux paraît avoir eu le premier la pensée d'appliquer la poudre de M. Corne aux pansements des plaies fétides. Ce mélange, qui jouit de propriétés désinfectantes, est d'un emploi difficile comme toutes les autres poudres qui contiennent du coaltar. L'application en a été rendue plus facile par la saponification dont MM. F. Lebeuf et J. Lemaire ont eu l'heureuse idée et expérimenté les bons effets.

Nous croyons que l'on consultera avec beaucoup de fruit le remarquable rapport que nous allons citer, et que M. Fermond a rédigé, en 1858, au nom d'une commission dont nous avions l'honneur de faire partie, sur la valeur comparative de certains procédés de désinfection :

M. le directeur de l'assistance publique, sollicité par deux fabricants de liquide à désinfecter, s'est décidé, en 1856, à nommer une commission chargée d'expérimenter comparativement, à la Salpêtrière, leurs deux moyens de désinfection. Cette commission, primitivement composée de MM. les docteurs Bouchardat, Moissenet et Tardieu, s'est trouvée plus tard modifiée par l'introduction de M. Cazalis à la place de M. Moissenet, appelé à faire le service d'un autre hôpital que la Salpêtrière, et de M. Fermond à la place de M. Bouchardat, qui, surchargé de nombreuses occupations, ne pouvait suivre les expériences.

Les deux liquides qui ont dû être soumis à des essais comparatifs sont : 1° le *liquide désinfectant* de M. Ledoyen, 2° et le liquide *antiméphitique* de M. Larnaudès; mais nous dirons tout de suite que nous avons pu leur comparer par la même occasion le procédé de M. Krammer, en usage depuis quelque temps déjà à la Salpêtrière, et le désinfectant par excellence, le *chlore*, combiné avec les bases alcalines, soude ou chaux.

Avant d'entrer dans les détails de l'expérimentation à laquelle nous nous sommes livrés, nous devons dire d'abord que le nombre des substances qui ont été essayées comme désinfectantes est très considérable; que des empiriques, sans aucune notion de chimie ont constitué des mélanges les plus hétérogènes et les plus incapables d'atteindre le but qu'ils se proposaient; qu'il en est qui se sont plutôt préoccupés de masquer la mauvaise odeur de l'air en faisant des compositions aromatiques qui, très diffusibles, se volatilisaient facilement, tandis que d'autres se servaient de matières grasses ou goudronneuses qui, se répandant à la surface des matières infectes, devaient emprisonner les gaz et les empêcher de se répandre dans l'atmosphère ; qu'enfin les hommes les plus expérimentés, ceux qui comprenaient que c'était la décomposition du principe délétère qu'il fallait opérer, les chimistes en un mot, sont les seuls qui aient réellement rendu service à l'hygiène publique.

Depuis la découverte du chlore, on peut réellement dire qu'il n'a été trouvé aucun désinfectant nouveau ; car tous les procédés mis en pratique depuis cette époque ne sont évidemment que des applications des principes depuis longtemps connus en chimie, et qui se bornent particulièrement à la neutralisation de l'ammoniaque et à la décomposition de l'acide sulfhydrique et du sulfhydrate d'ammoniaque. Voilà pourquoi les sels solubles de fer, de zinc, de cuivre, de manganèse, de plomb, ou même les oxydes de ces métaux, qui se trouvent à bas prix dans le commerce, ont été préconisés avec un succès à peu près égal ; mais il faut faire observer que, sous ce rapport, les sels ont un avantage sur les oxydes, parce que ces derniers sont tout à fait incapables de saturer l'ammoniaque toute formée ou celle qui résulterait de la décomposition du sulfhydrate d'ammoniaque ; au contraire, l'acide du sel pouvant saturer cette ammoniaque doit nécessairement conduire à employer les sels métalliques de préférence aux oxydes ; et encore, comme nous le verrons plus loin, n'arrive-t-on pas avec eux à neutraliser tout le gaz ammoniac.

Il semble, au premier abord, que rien ne soit plus facile à exécuter que de comparer plusieurs désinfectants, et de décider celui qui l'emporte sur l'autre en efficacité : mais dès que l'on entre dans la voie de l'expérimentation, on trouve des difficultés sans nombre qui doivent mettre en garde contre une opinion trop nettement formulée. Cela tient à ce que nous ne possédons aucun réactif indiquant la plupart des odeurs autres que l'acide sulfhydrique et l'ammoniaque qui entrent dans la composition d'une atmosphère, et à ce que l'organe qui perçoit les odeurs ne peut pas à la fois sentir la modification apportée à telle atmosphère méphitique par l'un et l'autre désinfectant. C'est la mémoire du nez, si l'on peut s'exprimer ainsi, qui fait défaut pour comparer exactement, par exemple, l'état de désinfection d'une salle hier et l'état de désinfection de la même salle aujourd'hui. D'un autre côté, les mauvaises odeurs doivent leur infection à une si grande quantité de substances diverses, que la chimie est loin de nous avoir donné une idée exacte de leur composition, et, à part l'hydrogène sulfuré, le sulfhydrate d'ammoniaque, l'ammoniaque et quelques autres, on peut dire que la chimie des odeurs infectes est entièrement à faire.

Cette difficulté, pour ainsi dire insurmontable, a été le sujet de nos plus incessantes préoccupations, et c'est en variant les méthodes d'expérimentation, en faisant varier les circonstances au milieu desquelles nous avons opéré, que nous sommes arrivés à une solution sinon parfaite, du moins approchant autant que possible de la vérité.

Toutes nos expériences comparatives ont été faites : 1° sur des égouts et des fosses d'aisances ; 2° sur des matières fécales ; 3° sur l'atmosphère de salles infectées ; 4° sur des matières animales en putréfaction ; 5° sur des matières animales parfaitement putrescibles, mais non en voie de putréfaction.

A. — Expériences sur des égouts et des fosses d'aisances. — Depuis quelque temps, les fosses d'aisances de la Salpêtrière, ainsi que les égouts, sont l'objet d'une désinfection spéciale. Cette désinfection, opérée à l'aide d'un liquide à base de fer, par M. de Krammer, a apporté une amélioration sensible dans les égouts et les fosses d'aisances ; mais pourtant il faut dire qu'il y avait des latrines tellement infectes (en particulier celles de Saint-Léon), malgré l'usage du procédé Krammer, que les personnes qui y pénétraient étaient aussitôt prises d'un sentiment de dégoût qui allait souvent jusqu'à leur soulever le cœur.

C'est dans ces conditions que nous avons fait exécuter la désinfection de ces latrines successivement par les trois moyens que nous allons indiquer. Mais comme elles donnent sur un égout qui, partant de la cour Lassay, traverse le bâtiment Saint-Charles pour arriver au bâtiment Saint-Léon en passant devant l'église, nous avions dû comprendre dans cette désinfection non-seulement toute la longueur de l'égout, mais aussi toutes les latrines qui s'y jettent (1).

Désinfection par le liquide de M. Ledoyen. — Le liquide de M. Ledoyen consiste en une dissolution d'azotate de plomb dans la proportion de 10 kilogrammes d'azotate cristallisé pour 100 litres d'eau. Cette liqueur marque 12 degrés à l'aréomètre.

Pour opérer la désinfection de l'égout et des latrines qui s'y rendent, M. Ledoyen a envoyé un homme tous les jours, pendant un mois environ. Cet homme a employé chaque jour dix litres de son liquide, plus ou moins étendu d'eau, et qui servait dans cet état à laver les dalles, les siéges et les cuvettes, ainsi que les parois des murs. De là, le liquide, en s'écoulant, s'épandait sur les parois inférieures et internes de la fosse et se rendait dans l'égout.

Dès les premiers jours il y avait une amélioration notable dans les fosses de Saint-Léon, et l'on pouvait dès lors entrer dans les latrines sans éprouver cette sensation de dégoût que nous avons indiquée. Toutefois la désinfection ne pouvait suffire pour vingt-quatre heures; car, faite le matin de huit à neuf heures, on n'en ressentait bien les effets que jusqu'à cinq ou six heures du soir, plus ou moins, selon le vent, le changement de temps, la chaleur, etc. Nous pouvons dire que le procédé de M. Ledoyen est, après le procédé par les chlorures, le meilleur de ceux que nous ayons employés.

On a reproché à ce procédé la formation d'une certaine quantité de sulfate de plomb qui tache en blanc les dalles sur lesquelles on jette ce liquide; mais ce reproche n'a que peu de valeur, puisque ce sulfate peut être aussitôt enlevé avec de l'eau pure. On lui a reproché aussi la formation d'une couche noire de sulfure de plomb dans les bassins métalliques ou dans les lieux où se font les aspersions; mais un reproche mieux fondé, selon nous, porte sur l'impuissance de l'azotate de plomb à absorber toute l'ammoniaque (2) des latrines, question importante sur laquelle nous reviendrons un peu plus loin.

Ce liquide, au dire de M. Ledoyen, pouvant être livré à l'administration à raison de 20 centimes le litre, la désinfection de l'égout précité et des latrines qui y aboutissent reviendrait donc en moyenne à 2 francs par jour, ou 730 francs par an.

Désinfection par le liquide de M. Larnaudès. — M. Larnaudès est l'inventeur

(1) Ces différents bâtiments sont habités par 1000 personnes environ.

(2) Voyez la note à la fin du rapport.

d'une eau dite *antiméphitique*, avec laquelle des expériences semblables ont été faites. Ce liquide, dont la composition exacte ne nous a jamais été donnée, bien que promise fort souvent, paraît être formé par une dissolution dans l'eau de sulfate de zinc, auquel on aurait ajouté un peu de sulfate de cuivre pour constituer une invention brevetable. Or ni le sulfate de zinc ni le sulfate de cuivre ne doivent être regardés comme de nouveaux agents de désinfection, puisque le sulfate de zinc a été employé comme tel bien avant M. Larnaudès, par MM. Siret, Gagnage et Regnault, Salmon, etc.; et puisque le sulfate de cuivre, employé d'abord par M. Paulet, a l'énorme inconvénient de coûter dix fois plus cher que le sulfate de fer, sans agir plus efficacement. Quoi qu'il en soit, M. Larnaudès a eu, comme son concurrent, les mêmes latrines et le même égout à désinfecter (1). Un homme est venu tous les jours, pendant un mois, pour en opérer la désinfection avec son eau antiméphitique. Bien que la désinfection se fasse parfaitement par ce liquide, néanmoins les résultats que nous avons obtenus sont assez loin d'avoir été aussi extraordinaires que semblaient le dire les personnes intéressées à le faire valoir. Tout d'abord on a pu lui reconnaître un grave inconvénient que ne présentait pas le liquide de Ledoyen. Au moment où l'on s'en servait, on sentait dans l'arrière-bouche un goût métallique appartenant particulièrement au cuivre, et qui était assez prononcé pour que les personnes ignorantes de la composition du liquide pussent aussitôt le reconnaître. Indépendamment de ce goût cuivreux, on reconnaissait encore le goût styptique appartenant au sel de zinc, et que les mêmes personnes comparaient au goût de l'encre.

Si ce goût était si prononcé, quand au contraire dans la désinfection par le liquide Ledoyen on ne percevait pas la saveur sucrée et astringente du sel de plomb, ce n'est point que les sulfates de zinc et de cuivre soient plus volatils que l'azotate de plomb, mais cela nous paraît tenir uniquement aux soins particuliers que prenait l'homme de M. Larnaudès pour s'entourer de toutes les circonstances les plus favorables à la complète désinfection. Aussi a-t-on pu remarquer que les murs étaient mieux aspergés, les dalles, les siéges et les cuvettes tenus plus propres et mieux lavés. Or, pendant cette large dispersion du liquide, une certaine portion était mécaniquement entraînée dans l'atmosphère par les courants d'air, et entrant par le nez dans l'arrière-bouche, y produisait la sensation d'astriction métallique dont nous avons parlé (2).

Il semblerait, d'après ces soins de propreté extrêmes, que le désinfectant de M. Larnaudès dût avoir un effet plus marqué et plus persistant; il n'en est cependant rien, puisque la désinfection se faisant le matin de huit à neuf heures, la mauvaise odeur, qui avait bien disparu par le lavage et les aspersions, reparaissait de nouveau vers midi ou une heure. Or, nous avons vu qu'avec le liquide de Ledoyen la mauvaise odeur ne revenait que vers cinq ou six heures. Il reste donc établi que, tandis que la liqueur de M. Larnaudès exerce son action pendant

(1) On doit remarquer que le liquide Ledoyen venant d'être appliqué dans l'égout et les latrines, il n'y avait plus à combattre la grande infection qui existait à la première application du liquide Ledoyen.

(2) Il est reconnu aujourd'hui que dans les bâtiments où les sulfates sont employés à la désinfection permanente, la même sensation d'astriction métallique se produit, et que dans les changements de temps, l'odeur ordinaire des fosses reparaît.

quatre ou cinq heures, celle de M. Ledoyen prolonge la sienne pendant huit ou neuf heures, ce qui est environ le double.

Le prix de revient de la désinfection des lieux précités au moyen du liquide de Larnaudès est établi de la manière suivante. On a employé en moyenne huit litres de liqueur antiméphitique, qui, à raison de 27 centimes le litre (le plus bas prix auquel M. Larnaudès pourrait la livrer à l'administration), font une moyenne de 2 francs 16 centimes par jour, ou 788 francs 40 centimes pour l'année ; ce qui fait 58 francs 40 centimes de plus que par le liquide de Ledoyen, qui, nous l'avons vu, agit avec une efficacité presque double.

Des expériences faites dans les latrines de la conciergerie ne laissent d'ailleurs aucun doute sur la rapidité avec laquelle ce liquide a agi sur l'odeur infecte qui y régnait ; mais il faut dire que la quantité de liquide employé a été véritablement énorme.

Désinfection par l'hypochlorite de chaux. — Ayant journellement entre les mains l'hypochlorite de chaux (chlorure de chaux sec), nous avons dû nécessairement y penser et nous en servir pour opérer la désinfection des mêmes lieux que ceux sur lesquels avaient été essayés les liquides de MM. Ledoyen et Larnaudès. Dans ce but, on a délayé 3 kilogrammes de chlorure de chaux sec dans une dizaine de seaux d'eau. On a eu soin de décanter quatre seaux du liquide de manière à l'avoir assez clair pour le nettoiement des dalles, des siéges ou de toute autre partie frappant la vue et que l'on ne voulait pas blanchir. Le reste du chlorure, bien divisé dans les six autres litres d'eau, a été jeté dans les fosses de manière à l'étendre sur la plus grande surface possible de leurs parois intérieures. On a continué l'opération tous les jours pendant un mois environ. Voilà alors ce qui a été observé. Dans les premiers jours, dès que l'on a projeté le liquide, soit dans les fosses, soit à l'extérieur, il s'est aussitôt formé un nuage assez épais de vapeurs blanches dues à la formation d'une certaine quantité de chorhydrate d'ammoniaque ; mais peu à peu cette vapeur s'est fort atténuée, de sorte que quelques jours après elle n'était qu'à peine visible. La formation de cette vapeur, était surtout extrêmement abondante dans les latrines de Saint-Léon, que nous avons dit être les plus infectes. Or dix jours après, elles ne produisaient pas plus de vapeurs que les autres latrines (1).

Il est permis de conclure, ce nous semble, que ces latrines et ces fosses, quoique désinfectées d'abord par le procédé Krammer, ensuite par celui de M. Ledoyen, puis par celui de M. Larnaudès, contenaient, soit dans leur atmosphère, soit surtout infiltrée dans la substance même des pierres ou des matières poreuses qui les constituent, une grande quantité d'ammoniaque que le chlore a attiré ou a été cherché pour produire le chlorhydrate d'ammoniaque en question, et si plus tard on a continué à voir se former de pareilles vapeurs, quoique bien moins abondantes, cela tient à ce que chaque jour il se forme de nouvelles quantités d'ammoniaque sur laquelle le chlore exerce son action habituelle.

(1) Nous rappellerons ici que le chlore ne se combine pas directement avec l'ammoniaque, mais que celle-ci est en partie décomposée par ce métalloïde en hydrogène et en azote. Le premier de ces corps se combine avec le chlore pour faire de l'acide chlorhydrique, qui à son tour s'unit avec de l'ammoniaque pour constituer le sel ammoniac. Il y a une certaine quantité d'azote qui reste libre ; mais on sait que ce gaz est sans odeur.

Il résulte de cet exposé que, tandis que l'ammoniaque des fosses d'aisances disparaît à peu près totalement par l'usage du chlorure, il n'y a au contraire qu'infiniment peu d'ammoniaque absorbée par les autres désinfectants avec lesquels nous avons opéré.

Du reste, la désinfection a été, à peu de chose près, la même que par le procédé de M. Ledoyen ; c'est-à-dire que, faite le matin de huit à neuf heures, on ne commençait à percevoir la mauvaise odeur que vers cinq ou six heures du soir.

Chaque jour on a employé 3 kilogrammes de chlorure sec, lesquels, à raison de 52 centimes le kilogramme, font une dépense journalière de 1 fr. 56 c. en moyenne, 569 fr. 40 c. par an.

On voit donc qu'il y a par ce désinfectant une économie pour l'administration de 219 francs par an sur le procédé Larnaudès, qui certes ne le vaut pas, et une économie de 160 fr. 60 c. sur le procédé Ledoyen, qui s'en rapproche le plus quant à la durée de la désinfection, mais ne détruit qu'une faible proportion d'ammoniaque.

A la vérité, et c'est là une considération qui a bien son importance, l'odeur du chlore est assez forte ; elle est même suffocante quand ce corps se trouve répandu dans l'atmosphère en quantité considérable : et pour cette raison ce métalloïde a ses inconvénients, d'abord comme odeur qui ne plaît pas à tout le monde, ensuite comme action spéciale sur l'appareil de la respiration, enfin comme élément qui attaque les métaux. Ce sont là les causes de la défaveur qui s'est attachée au chlore et aux hypochlorites ; mais nous pensons qu'employés avec intelligence, il est possible de faire disparaître en grande partie tous ces inconvénients. Quel est le moyen à prendre pour arriver à un résultat satisfaisant ? Comment reconnaître la quantité de gaz fétide répandu dans l'atmosphère ? et quelle quantité de chlore à faire dégager ? Là est la difficulté ; il y aura toujours excès de gaz putride ou de chlore, et toujours il y aura formation d'acide chlorhydrique, reconnu comme très nuisible à la respiration.

Nous ne devons pas négliger de signaler le fait suivant, que nous regardons comme très concluant. Pendant tout le temps que la désinfection s'est faite dans les latrines et les égouts précités, par l'un des trois procédés Krammer, Ledoyen ou Larnaudès, les hommes attachés à l'entretien des égouts n'ont aperçu que de faibles différences dans l'atmosphère de l'égout. Au contraire, dès que la désinfection a été effectuée par le chlorure de chaux, aussitôt, et sans être prévenus ils y ont constaté une amélioration considérable, qui les a conduits à venir s'informer du procédé qui était alors employé, et les a fait demander l'emploi du même procédé dans la désinfection des autres égouts.

Nous terminerons ce chapitre en faisant observer que, pour obtenir une désinfection constante dans les latrines et l'égout désignés, il aurait été bon de faire le soir un travail semblable à celui du matin avec le liquide Ledoyen ou avec le chlorure de chaux, ce qui en double nécessairement le prix de revient, lequel se trouverait ainsi porté à 4 francs par jour, ou 1460 francs par an pour le premier désinfectant, et à 3 fr. 12 c. par jour, ou 1138 fr. 80 c. pour le chlorure. Pour assurer une désinfection constante avec le liquide de M. Larnaudès, il aurait fallu recommencer les lavages et les aspersions au moins trois fois par vingt-quatre heures.

B. — Expériences sur les matières fécales. — Les expériences que nou avons faites directement sur les matières fécales sont tout aussi concluantes que celles que nous venons de rapporter sur les égouts et les latrines.

On a disposé deux tonneaux dans chacun desquels on a mis un hectolitre de matières fécales mêlées d'urine. Dans l'un des tonneaux on a versé un litre de liquide de M. Larnaudès, et dans l'autre un litre et demi de liquide de M. Ledoyen (1). Après un mélange aussi intime que possible, nous avons constaté que de part et d'autre l'odeur d'hydrogène sulfuré avait complétement disparu, mais qu'il restait toujours une assez forte odeur ammoniacale. Il était bien difficile de décider avec le nez lequel des deux moyens était le plus efficace. Alors nous avons eu recours aux papiers réactifs d'acétate de plomb et de tournesol rougi par un acide, qui plongeaient dans l'atmosphère du tonneau sans toucher aux matières. Au bout de deux heures, le papier de tournesol rougi avait complétement repris sa couleur bleue, tandis que le papier plombique était resté parfaitement blanc.

Nous avons abandonné ces matières à elles-mêmes pendant environ deux mois pour voir si le gaz sulfhydrique ne se reproduirait point. A cette époque, les papiers réactifs ont été replacés dans l'intérieur vide des tonneaux et nous avons reconnu que le papier plombique restait blanc, tandis que le papier de tournesol rougi recouvrait sa couleur bleue dans l'espace même d'une demi-heure, et cela dans l'un comme dans l'autre tonneau.

Pour juger de l'action des désinfectants susnommés sur la destruction totale de l'ammoniaque, nous avons fait ajouter respectivement dans les mêmes matières un litre de liqueur de Larnaudès et un litre et demi de liquide Ledoyen. Après une agitation suffisante, on a couvert les tonneaux en plaçant dans l'espace vide un papier de tournesol rougi. Une heure après on a pu observer que le papier était revenu à sa couleur bleue primitive dans l'un comme dans l'autre tonneau.

Enfin, on a encore ajouté respectivement dans chaque tonneau deux litres de liquide de Larnaudès et trois litres de liquide de Ledoyen, et malgré cette énorme addition, le papier de tournesol rougi est redevenu bleu au bout d'une heure, avec cette différence toutefois que le papier était un peu moins bleu dans le tonneau désinfecté par le liquide Ledoyen. Nous avons arrêté là cette sorte de recherches, parce que nous avons reconnu que la destruction complète de l'ammoniaque par ce procédé serait véritablement ruineuse.

Cette expérience ne nous a pas paru suffisante pour juger de l'action des deux désinfectants sur l'hydrogène sulfuré contenu dans les matières fécales. C'est pourquoi nous avons fait mettre dans deux autres tonneaux 2 hectolitres de matières fécales avec leurs urines et également partagés. On a ajouté dans l'un un quart de litre, soit 250 grammes de liquide de Larnaudès, et dans l'autre un quart et demi de litre, soit 375 grammes de liqueur Ledoyen. Après le mélange des liqueurs avec les matières, on a pu constater une diminution notable de l'odeur hydrosulfurique; mais elle n'avait pas tellement disparu que les papiers plombiques ne fussent bien noircis au bout de quelques heures. Le lendemain on a respectivement ajouté dans les tonneaux une quantité de désinfectant semblable

(1) A cette époque, M. Larnaudès offrait son liquide à l'administration au prix de 30 centimes le litre, et M. Ledoyen offrait le sien au prix de 20 centimes. C'était pour établir une parité complète dans le prix de revient que nous avons opéré sur un litre du premier et un litre et demi du second.

à celle que l'on avait ajoutée la veille, et après le mélange on a couvert les tonneaux en maintenant dans leur espace vide des papiers plombiques. Au bout de quelques heures les papiers étaient un peu noircis, et l'on remarquait cette différence, assez légère à la vérité, que le papier réactif sortant du tonneau désinfecté par le liquide de M. Larnaudès avait une nuance plus foncée que celui qui sortait du tonneau désinfecté par le liquide de M. Ledoyen.

Ces expériences ont suffi pour nous donner la conviction que la liqueur de M. Larnaudès, quoique agissant à peu près comme celle de M. Ledoyen dans ces circonstances, lui était cependant un peu inférieure quant à l'intensité de son action désinfectante (1).

Pour compléter ces expériences de comparaison entre les désinfectants qui étaient entre nos mains, nous avons aussi essayé la désinfection avec le chlorure de chaux et le perchlorure de fer. A cet effet, nous avons délayé 500 grammes de chlorure de chaux sec dans deux litres d'eau, et on les a ajoutés à un hectolitre de matière fécale. D'un autre côté, nous avons jeté, dans un second tonneau contenant aussi un hectolitre de semblables matières, un liquide fait avec : perchlorure de fer liquide (2), 250 grammes; acide chlorhydrique du commerce, 250 grammes, et eau, quantité suffisante pour constituer un litre. Pendant l'addition de ce liquide à la matière il s'est produit une telle effervescence, due au dégagement de l'acide carbonique des carbonates contenus dans les matières, qu'il a fallu de toute nécessité ne faire l'addition que peu à peu. Enfin la tuméfaction s'est arrêtée, et après le mélange intime du chlorure de chaux dans le premier tonneau et du chlorure acide de fer dans l'autre, on a placé des papiers réactifs de plomb et de tournesol rougi dans l'espace vide des tonneaux recouverts, et nous avons eu soin d'observer d'heure en heure l'altération des papiers. Au bout d'une heure le papier de tournesol rougi avait à peine changé de couleur ; au bout de trois heures il avait sensiblement bleui; mais il a fallu attendre six ou sept heures pour avoir un papier bleui à l'égal du papier plongé pendant une heure ou deux dans les tonneaux désinfectés par les moyens de MM. Ledoyen et Larnaudès. Quant au papier plombique, il était encore blanc deux heures après dans le tonneau désinfecté par le perchlorure de fer, tandis que dans le tonneau désinfecté par le chlorure de chaux il avait pris une légère teinte noirâtre.

Il résulte de ces observations que 500 grammes de chlorure de chaux, dont le prix net est de 26 centimes, désinfectent à peu près aussi bien qu'un litre de liquide de M. Larnaudès, du prix de 27 centimes, et qu'un litre et demi de liquide de M. Ledoyen, du prix de 30 centimes, quant à ce qui concerne l'hydrogène sulfuré, et qu'ils absorbent mieux que ces derniers liquides l'ammoniaque libre des matières fécales, quoique pourtant il en reste encore des quantités fort notables.

Quant au perchlorure de fer et à l'acide chlorhydrique, qui coûtent, le premier

(1) Au moment où nous terminons ce rapport, M. Larnaudès nous apprend qu'il pourra livrer son liquide à l'administration au prix de 20 centimes le litre ; ce qui, dans cette expérience, le rend, à prix égal, d'une efficacité à peu près semblable à celui de M. Ledoyen, sauf l'odeur métallique produite par le liquide Larnaudès et une action moitié moins de durée.

(2) A un tiers de perchlorure sec.

47 centimes le kilogramme, et le second 14 centimes, comme nous n'avons employé que 250 grammes de chacun d'eux, nous avons une dépense de 12 centimes pour le perchlorure, et de 4 centimes pour l'acide, en tout 16 centimes, qui ont suffi pour désinfecter la même quantité de matières fécales à peu près à l'égal des autres désinfectants employés ; d'où il suit que ce procédé serait de beaucoup le plus économique.

Observons toutefois que ce liquide présente des inconvénients qu'il convient de faire ressortir. D'abord, c'est une liqueur très acide qui ne peut pas être laissée entre les mains de tout le monde ; ensuite, non-seulement l'acide peut, à la longue, détériorer les pierres sur lesquelles on le répand, mais encore, en touchant les vêtements ou le linge, il peut les altérer ou les brûler. Enfin, l'abondante effervescence qui se produit peut, dans quelques circonstances, devenir une cause de gêne pour l'opération en elle-même.

Pour nous rendre compte de la quantité de désinfectants précédents (chlorure de chaux et perchlorure acide de fer) qui étaient nécessaires pour faire disparaître complétement l'odeur ammoniacale, nous avons ajouté de nouveau, et respectivement dans les matières déjà traitées par ces désinfectants, 500 grammes de chlorure de chaux très divisé et un litre de chlorure acide formé par 250 grammes de perchlorure de fer liquide et 250 grammes d'acide chlorhydrique. Cette addition a suffi pour détruire l'ammoniaque, tellement que vingt-quatre heures après le papier de tournesol rougi était à peine teinté de bleu dans le tonneau où l'on avait mis le sel ferrique ; au contraire il avait bleui dans le tonneau désinfecté par le chlorure de chaux, mais il avait fallu vingt-quatre heures pour obtenir ce résultat.

On voit, d'après ce qui précède, que de tous les moyens propres à la désinfection des matières fécales, le perchlorure acide de fer, tel que nous l'avons préparé, est celui qui agit le plus économiquement et avec le plus d'efficacité tant sur l'acide sulfhydrique et le sulfhydrate d'ammoniaque que sur l'ammoniaque libre.

C. — EXPÉRIENCES SUR L'ATMOSPHÈRE DES SALLES INFECTÉES. — Les expériences que nous allons rapporter ont été faites sur plusieurs salles de la Salpêtrière ; mais celles tentées dans les salles Sainte-Cécile et Sainte-Rosalie, de la section des incurables, où se trouvent à la fois, surtout dans la dernière salle, des cancérées et des gâteuses, nous ont paru être dans les meilleures conditions possibles pour asseoir notre jugement sur la valeur comparative de la liqueur de M. Larnaudès, de celle de M. Ledoyen et de l'hypochlorite de soude.

Il est plus difficile qu'on ne saurait le supposer de s'assurer de l'action d'un désinfectant fixe sur l'air vicié d'une salle : ce qui tient à une infinité de causes. D'abord l'organe destiné à apprécier la différence d'odeur qui peut se manifester après l'application du désinfectant est le plus souvent incapable de remplir exactement ce rôle, soit qu'il ne saisisse pas suffisamment les nuances diverses de l'odeur avant, pendant ou après la désinfection, soit qu'il ne conserve pas suffisamment le souvenir de l'odeur existant avant la désinfection quand il vient plus tard s'assurer des progrès de l'opération. D'un autre côté, dans une salle ainsi composée, les odeurs sont tellement diverses, les miasmes si abondants et si compliqués, qu'il devient tout à fait impossible à un seul désinfectant de les faire disparaître tous.

Pour se faire une idée approchée de la composition d'un air vicié semblable, par exemple, à celui de la salle Sainte-Rosalie, il faut observer que les gâteuses lui fournissent de l'hydrogène sulfuré, du gaz hydrogène carboné, du gaz hydrogène phosphoré, du sulfhydrate d'ammoniaque, du carbonate d'ammoniaque, du gaz carbonique, de l'azote, etc., auxquels viennent s'ajouter non-seulement les odeurs encore inconnues dans leur nature produite par la suppuration des plaies, mais encore l'odeur particulière des gaz de l'estomac, de l'haleine, de la sueur, composée elle-même d'acide formique, acétique, butyrique et sudorique, et surtout cette odeur indescriptible qui émane du corps ou des vêtements des vieillards qui peuplent les hospices. On conçoit dès lors sur combien de matériaux divers il faut que les désinfectants agissent pour obtenir l'assainissement d'une salle, et partant on se trouve fatalement amené à penser qu'aucun désinfectant connu n'est suffisamment efficace pour conduire à la solution d'un pareil problème. Néanmoins les expériences que nous allons rapporter nous paraissent de nature à fixer l'opinion sur la valeur relative des désinfectants qui ont été l'objet de notre examen.

MM. Ledoyen et Beaulavon sont persuadés que leur liqueur est très efficace pour opérer la désinfection des salles. Ils rapportent une foule de cas où ce liquide a parfaitement réussi. Nous devons dire cependant que nous n'avons pas été aussi heureux dans nos tentatives que l'ont été toutes les personnes qui s'en sont servies jusqu'à présent, et qui n'ont pas craint d'adresser à ces messieurs des lettres où se trouvent des paroles plus ou moins favorables, ou même de leur donner des certificats attestant les bons effets qu'ils ont obtenus de l'emploi du liquide Ledoyen.

Une grave objection peut être faite, selon nous, à ce liquide comme moyen de désinfection des salles. C'est une liqueur dont l'élément désinfectant est complétement fixe. De sorte que ce n'est pas lui qui va dans l'atmosphère chercher les miasmes pour s'y combiner ou les détruire ; au contraire, il faut que les miasmes se rendent sur le liquide pour subir le changement favorable à l'assainissement de la salle.

Pour rendre raison de cette action à distance du désinfectant sur les miasmes ou les odeurs infectes, M. Ledoyen invoque ce principe de physique établi par Berthollet : « Lorsqu'un même espace renferme différents gaz sans action chimique les uns sur les autres, chacun d'eux se répand uniformément dans tout l'espace, de façon à avoir une force élastique constante dans chaque partie du volume occupé, et cela indépendamment de la quantité relative des masses gazeuses qui forment le mélange. »

« Il résulte de là, dit M. Ledoyen, que si dans une chambre contenant de l'air et de l'acide sulfhydrique, il se trouve un point où ce dernier gaz soit détruit en passant, comme ici, à l'état de sulfure de plomb, l'équilibre étant rompu pour l'acide sulfhydrique, il se fera une sorte de déversement de celui qui sert à l'état de liberté, dans la partie de l'espace où ce même gaz a disparu, pour rétablir l'uniformité de tension, et par suite le désinfectant continuant à fonctionner, tout le gaz sulfhydrique viendra dans un temps très court se mettre en contact avec le désinfectant et sera anéanti. »

La théorie qui vient d'être exposée est vraie et rend parfaitement compte de l'action d'un désinfectant fixe sur des matières infectes volatiles et très diffusibles, comme l'est l'acide sulfhydrique. Mais nous sommes loin de croire qu'il faille un temps aussi court que semble le dire M. Ledoyen, et lui-même n'a pas trop compté sur cette promptitude d'action, puisqu'il a cherché à augmenter considérablement la surface absorbante de son désinfectant. M. Ledoyen a eu en effet l'excellente idée de multiplier les surfaces d'action de son liquide en confectionnant des toiles dites *sanitaires hygrométriques*, qui, tendues dans les salles, doivent nécessairement agir plus efficacement ; et pour en favoriser l'action chimique, il les a rendues hygrométriques à l'aide d'une certaine proportion d'azotate de chaux, que l'on sait être très déliquescent, propriété qui permet aux toiles de se maintenir toujours dans un état d'humidité très favorable à la combinaison du gaz sulfhydrique avec le sel de plomb qui en fait la base.

Néanmoins, malgré ces précautions, qui peuvent sans doute avoir leur utilité dans quelques cas, et en dépit de la théorie que nous avons rapportée, les toiles n'ont pas donné des résultats aussi satisfaisants que l'on aurait pu l'espérer.

Dans les salles Sainte-Cécile et Sainte-Rosalie, de la section des incurables, MM. Ledoyen et Beaulavon ont tendu au pied de chaque lit une de leurs toiles désinfectantes, et c'est à peine si l'odorat a pu saisir la moindre amélioration après leur application, et cela malgré le soin que nous avons pris pour chercher à trouver une différence entre l'atmosphère des salles non désinfectées et l'atmosphère des mêmes salles après l'application des toiles. C'est en vain que pendant un mois nous nous y sommes rendus chaque matin avant l'ouverture des fenêtres, que nous avons tour à tour enlevé et remis les toiles : toujours notre odorat était impressionné de la même façon.

C'est que sans doute les toiles n'exercent leur action que sur un petit nombre d'odeurs infectes ; c'est aussi que l'action du désinfectant sur les miasmes, ou plutôt le phénomène d'absorption des gaz par un agent fixe, n'est pas aussi instantané que le suppose M. Ledoyen ; c'est que pour que l'équilibre d'un gaz répandu dans une enceinte soit alternativement rompu et rétabli dans quelques points seulement, il faut un certain temps que nous ne saurions apprécier exactement. Il y a des expériences de physique qui nous paraissent rendre mieux compte de la manière dont agit le liquide Ledoyen, nous ne dirons pas sur les miasmes, mais sur l'acide sulfhydrique, en admettant d'ailleurs que l'oxygène de l'air n'entre pas pour une certaine part dans la désinfection en décomposant lui-même l'acide sulfhydrique. Supposons donc une enceinte très limitée et rendue humide par une surface d'eau, tellement qu'un hygromètre à cheveu y marque 100° d'humidité. Si l'on vient à retirer l'eau et à y placer au contraire un corps avide d'humidité, tel que de l'acide sulfurique concentré ou du chlorure de calcium sec, l'hygromètre arrivera peu à peu à ne marquer que 0°. Par conséquent le corps, quoique fixe, aura pu absorber toute l'humidité, ce qui constitue bien un phénomène exactement analogue à celui qui doit se passer entre les toiles précitées et les gaz méphitiques des salles. Or, pour arriver au zéro, c'est-à-dire au point où l'aiguille de l'instrument s'arrête au maximum de sécheresse, il ne faut souvent pas moins de quinze à vingt jours ; donc, s'il faut tout ce temps à un corps fixe très avide d'eau pour l'absorber en entier d'une enceinte très petite, comme l'est une cloche de quelques litres, à plus forte raison faudrait-il au moins ce temps pour que les toiles pussent absorber tout le gaz sulfhydrique d'enceintes qui mesurent plusieurs centaines de mètres cubes, et encore en admettant que les foyers d'infection n'existassent plus. A la vérité, le mouvement de l'air dans les salles doit singulièrement favoriser le contact des miasmes avec les toiles, mais jamais assez pour que la désinfection soit aussi instantanée qu'on le prétend : c'est ce qui est d'ailleurs prouvé par l'expérience.

Nous admettons en conséquence que les toiles de MM. Ledoyen et Beaulavon doivent avoir une certaine faculté désinfectante ; mais nous sommes loin de penser qu'elles ont toute l'efficacité et surtout l'instantanéité qu'ils prétendent.

Toutefois nous ne saurions mettre en doute la bonne foi des auteurs, persuadés qu'ils ont pu eux-mêmes se laisser prendre à l'influence toute morale que la présence des toiles exerce sur l'esprit de certaines personnes dans les circonstances où la différence est si peu sensible. C'est ainsi qu'après avoir bien constaté l'état des salles et reconnu que l'odeur était très sensiblement la même, après l'application des toiles, que ce qu'elles étaient auparavant, nous avons interrogé un certain nombre de malades des deux salles soumises à la désinfection ; et tandis que les unes disaient trouver une grande différence, les autres assuraient n'en saisir aucune. La présence des toiles avait donc suffi pour faire croire à quelques personnes qu'une amélioration notable s'en était suivie.

Il en a été bien autrement du moyen de désinfection que nous avons mis en pratique dans les mêmes salles. Ce moyen consistait simplement à placer à terre, au pied de chaque lit, un petit pot de faïence contenant environ 125 grammes d'hypochlorite de soude. Bien que l'on ne puisse pas dire que la désinfection ait été complète, cependant il nous a été facile de reconnaître, ainsi qu'il l'a été à toutes les malades et employées, que l'air avait été rendu infiniment plus respirable que par l'usage des toiles de MM. Ledoyen et Beaulavon. Nous avons continué l'action désinfectante du chlorure de soude pendant une quinzaine de jours, et le résultat a toujours été identique ; c'est-à-dire que dans ces circonstances l'odorat reconnaissait facilement le changement favorable qui s'était opéré dans l'air des salles.

Au bout de ce temps nous avons laissé les salles dans leur état ordinaire pendant quelques jours. Alors nous avons tenté un essai de désinfection par le liquide de M. Larnaudès : mais disons-le tout de suite, il a été tout à fait impossible de constater la moindre amélioration dans l'atmosphère des salles. Il y a mieux, c'est qu'il est difficile d'admettre que cette amélioration soit possible, ce qui tient à ce que M. Larnaudès n'a pas, comme MM. Ledoyen et Beaulavon, eu l'idée de confectionner des toiles qui pussent offrir aux miasmes une large surface d'action : aussi avons-nous dû nous borner à placer au pied de chaque lit un petit pot contenant du liquide antiméphitique ; et comme cet agent est entièrement fixe, il s'ensuit que nous retombons dans la lenteur d'action que nous avons reprochée au liquide de M. Ledoyen.

D'ailleurs là, comme dans nos expériences sur les matières fécales, nous nous sommes aidés des papiers réactifs de plomb et de tournesol rougi. Le papier plombique avait été préparé avec un mélange d'acétate de plomb et d'acétate de potasse, dans le but de le rendre plus hygrométrique, et favoriser ainsi l'action chimique des gaz sur le sel de plomb. Ces papiers ont été placés en plusieurs endroits dans les salles avant le commencement des expériences. Au bout de quinze jours le papier plombique était légèrement teinté en brun jaunâtre, tandis que le papier de tournesol avait très manifestement viré au bleu. Après l'application des toiles de MM. Ledoyen et Beaulavon, le papier plombique était à peine moins coloré au bout de quinze jours, et le papier de tournesol rougi était revenu au bleu comme auparavant. Le liquide de M. Larnaudès s'est montré complétement impuissant à empêcher la coloration en brun jaunâtre du papier plombique et en bleu du papier de tournesol rougi, dans le même espace de temps. Au contraire, au bout de quinze jours, dans l'expérience faite avec le chlorure de soude, les papiers réactifs n'avaient pas sensiblement changé de couleur.

Il résulte des faits que nous venons de rapporter que le chlorure de soude a été infiniment plus efficace dans la désinfection des salles précitées que les liquides Ledoyen et Larnaudès, et cela se conçoit sans difficulté. Non-seulement le chlore est capable de décomposer l'hydrogène sulfuré, l'hydrogène phosphoré, l'ammoniaque et les matières organiques hydrogénées volatiles en s'emparant de leur hydrogène ; non-seulement l'acide chlorhydrique qui résulte de la combinaison du chlore et de l'hydrogène peut aussi neutraliser une certaine quantité d'ammoniaque, mais encore le chlore, étant volatil, se répand aussitôt dans toutes les parties de l'atmosphère, et va pour ainsi dire à la rencontre des gaz méphitiques qui sont à décomposer : et ainsi s'explique la grande différence que nous avons observée, et surtout la promptitude d'action que nous avons pu saisir avec l'hypochlorite de soude comparé aux deux autres désinfectants.

Il est un autre avantage que présente l'hypochlorite de soude sur les autres moyens, et qui consiste en ce que l'acide hypochloreux qui se trouve combiné avec la soude n'est que peu à peu mis en liberté par l'action de l'acide carbonique de l'air. Donc, avec lui, on prive l'air d'une certaine proportion de son acide carbonique. D'ailleurs, l'acide hypochloreux ne peut exister à l'état de liberté sans se décomposer en chlore et en oxygène. Cet oxygène se porte sur le sodium d'une portion de chlorure de sodium qui existe toujours dans l'hypochlorite, et une nouvelle quantité de chlore est mise à nu; de sorte que l'on a deux sources de chlore : 1° celui qui provient de l'acide hypochloreux ; 2° celui qui était combiné avec le sodium. Comme on le voit, dans ce moyen tout tourne au profit de la respiration.

A la vérité, il ne faut pas que le chlore soit en excès dans l'atmosphère, afin de ne pas porter de trouble dans les organes de la respiration ; mais l'expérience que nous avons faite dans les salles Sainte-Cécile et Sainte-Rosalie prouve qu'il est facile d'obtenir ce résultat, puisque les personnes qui entraient dans les salles, venant du dehors, ne pouvaient même pas y soupçonner la présence du chlore ; puisque aucune des malades n'a accusé aucune gêne dans la respiration, et que toutes, au contraire, ont trouvé que l'air était *moins épais*, selon leur expression.

Cependant nous devons ajouter que le liquide de M. Ledoyen employé avec intelligence peut rendre de grands services dans les salles de malades. C'est ainsi qu'à Bicêtre, dans les salles Saint-Victor et Saint-Prosper du service du docteur Desprez, on l'emploie depuis assez longtemps déjà, et tous les employés, à commencer par MM. le directeur (1) et le chirurgien, s'accordent à le regarder comme un

(1) Voici les paroles textuelles de M. le directeur en présence de la Commission : « Avant l'emploi du liquide Ledoyen, les salles étaient très infectes, surtout dans les escaliers et les latrines; on ne pouvait, la plupart du temps y entrer qu'en plaçant son mouchoir sur la figure : aujourd'hui l'assainissement est complet, et l'on y vient avec plaisir en présence d'un tel changement. »

des meilleurs agents de désinfection. Il est vrai que l'on a grand soin de tenir du liquide dans toutes les chaises percées ; le nettoiement des vases de nuit ne se fait qu'avec le liquide Ledoyen étendu d'eau, et si l'on peut reprocher au nitrate de plomb d'encroûter les vases d'une couche noire de sulfure de plomb, cet inconvénient est amplement compensé par l'avantage d'avoir dans les salles où il est employé une atmosphère sans odeur, et par conséquent dans de bonnes conditions hygiéniques. Deux fois nous avons visité ces salles, et chaque fois, devons-nous dire, nous avons pu apprécier les avantages de la méthode (1).

Il faut toutefois ajouter que les salles précitées sont loin de ressembler aux salles sur lesquelles, à la Salpêtrière, nous avons expérimenté. A Bicêtre, les salles, relativement au nombre des malades, sont spacieuses, nouvellement restaurées et faciles à aérer. D'un autre côté, les vases sont vidés presque aussitôt que l'on s'en est servi, de sorte que ce n'est que passagèrement qu'il s'y répand des mauvaises odeurs, et sous ce rapport il n'y a rien de comparable avec l'état des salles précitées de la Salpêtrière. En effet, celles-ci sont très anciennement construites ; elles offrent moins d'espace relativement au nombre des malades et sont moins faciles à aérer complétement. De plus, la plupart des malades étant cancérées ou gâteuses, il y a une production incessante de mauvaises odeurs que l'on ne peut pas toujours faire disparaître aussitôt, et dont quelques-unes échappent d'ailleurs certainement à l'action des toiles de MM. Ledoyen et Beaulavon.

Enfin on a fait aussi usage à Bicêtre du liquide antiméphitique de M. Larnaudès ; mais M. le directeur, qui a pris la peine de suivre ces désinfections afin de se rendre bien compte des avantages de l'un et de l'autre procédé, a reconnu de son côté que le liquide Ledoyen lui était supérieur quant à sa propriété désinfectante. Nous verrons plus loin qu'il est possible, jusqu'à un certain point, d'expliquer cette différence, quoique à priori cela semble difficile ; ce qui n'empêche pas le liquide de M. Larnaudès d'être un bon désinfectant, ainsi que l'attestent des certificats signés de noms honorables.

D. — Expériences sur des matières animales en putréfaction. — Les circonstances dans lesquelles le liquide Ledoyen et les toiles sanitaires nous ont paru agir avec une efficacité qui n'admet pas le moindre doute, sont celles qui consistent dans son application à des foyers d'infection parfaitement connus et délimités : car alors on peut les enfermer pour ainsi dire dans une enceinte close dont les parois sont entièrement occupées par le désinfectant. Dans ces conditions les odeurs méphitiques, pour sortir de cette enceinte, étant forcées de se trouver au contact du désinfectant, se composent, si elles sont de nature à subir quelque altération de la part du sel plombique qui en est la base.

C'est ainsi que des cadavres pris à la Morgue dans un état de putréfaction déjà très avancée, ont perdu assez rapidement leur mauvaise odeur par des lavages faits à grande eau avec le liquide désinfectant de M. Ledoyen. On eût obtenu le même résultat en les enveloppant de toiles sanitaires ou simplement de tissus imprégnés de liquide Ledoyen. Toutefois, si dans un grand nombre de cas il est sans inconvénient de faire intervenir l'emploi de ce liquide dans la conservation

(1) Il y a dans l'infirmerie cent cinquante-quatre lits : la quantité de liquide est de deux litres et quart par jour, soit environ 13 francs de dépense par mois pour désinfecter urinoirs, vases de nuit, chaises percées, intérieur de lits, crachoirs et latrines.

des cadavres, il est hors de doute qu'il peut être des circonstances où il doit être rigoureusement interdit : par exemple lorsque la justice doit faire opérer des recherches toxicologiques.

Une des meilleures applications du liquide de M. Ledoyen consiste dans son emploi dans le pansement de plaies plus ou moins infectes. En les recouvrant, en effet, après le pansement, d'une toile imbibée de ce liquide, on a dans une foule de cas réussi à cerner la mauvaise odeur dans les linges du pansement. Enfin on s'explique encore pourquoi, lorsque des substances en putréfaction, des linges à pansements salis et infectés ont été renfermés dans des caisses dont les parois étaient recouvertes de toiles sanitaires de MM. Ledoyen et Beaulavon, celles-ci ont réussi à empêcher toute mauvaise odeur de se répandre au dehors des caisses (1).

On comprend, d'après ce qui vient d'être dit, que si l'on habite près d'un foyer d'infection et qu'il y ait une ou plusieurs issues limitées par lesquelles les mauvaises odeurs arrivent, il suffira de placer des toiles à ces issues mêmes, de manière à forcer le gaz à les traverser, pour être à peu près assuré que l'on n'aura plus à craindre ces mauvaises odeurs.

C'est même dans ces circonstances que les toiles peuvent avoir leur utilité, dégagée des inconvénients que peut présenter l'emploi des hypochlorites ; car la fixité du désinfectant, qui était un défaut pour la désinfection de l'air d'une enceinte que l'on habite, devient un avantage pour le cas dont il s'agit, puisque, étant en dehors, et le sel étant fixe, on n'a pas à craindre qu'il vienne troubler la pureté de l'air que l'on respire. Au contraire, l'usage des hypochlorites, qui, en émettant un désinfectant volatil, le chlore, ont l'avantage d'aller chercher dans toutes les parties de l'enceinte le gaz méphitique qu'ils doivent décomposer, présenterait dans les mêmes circonstances l'inconvénient de donner du chlore qui, ne trouvant pas à être utilisé dans l'air, finirait par fatiguer la respiration.

MM. Ledoyen et Beaulavon possèdent plusieurs certificats qui attestent d'ailleurs l'efficacité de leurs toiles sanitaires appliquées dans des circonstances plus ou moins analogues à celles que nous venons de déterminer.

Quant au liquide de M. Larnaudès, nous pensons qu'il aurait à peu près les mêmes propriétés que le liquide de Ledoyen ; mais comme nous n'avons pu l'étudier dans des conditions tout à fait identiques, puisque M. Larnaudès n'a point fait avec son liquide des toiles hygrométriques, il s'ensuit que nous n'avons aucune certitude à cet égard.

M. Ledoyen a pensé que les plaies à odeurs infectes, telles que les gangrènes, les cancers, les suppurations des articulations, etc., devaient bien se trouver d'un pansement direct avec son liquide coupé d'eau dans des proportions variables, selon le degré d'irritabilité des plaies. « Si, dit-il, au premier pansement, il y a pus de mauvais caractère, le liquide peut s'employer à son degré ordinaire ; pour les autres pansements, on mélange graduellement, et en raison des progrès d'amélioration, de une, deux, trois, quatre, cinq et six parties d'eau. » On remar-

(1) A la salle des idiots à Bicêtre, il existe un cabinet dans lequel est un coffre renfermant le linge souillé de cinquante-huit individus ; on ne pouvait entrer dans cet endroit sans crainte d'être asphyxié : une toile placée en dedans du coffre et une en dehors ont suffi pour enlever toute mauvaise odeur à ce cabinet pendant plus de huit mois, sans que ces toiles aient reçu de nouvelles préparations.

que que les linges et la charpie qui servent aux premières applications prennent en général une teinte noire, due au sulfure de plomb qui s'est formé ; mais cette teinte disparaît peu à peu, à mesure que l'assainissement des plaies se produit. Quelques praticiens recommandables des hôpitaux et hospices paraissent, dans certains cas, s'être bien trouvés de ce liquide employé dans ces conditions; mais nous devons dire qu'il n'en a pas toujours été ainsi dans le service de M. Cazalis, à la Salpêtrière. Ce médecin craint qu'il n'y ait une foule de cas où l'emploi du sel métallique qui en est la base, employé directement, puisse n'être pas sans danger. D'ailleurs on obtient de tout aussi bons résultats par l'emploi de l'hypochlorite de soude, qui a sur lui l'avantage de présenter toujours des plaies d'une bien meilleure nature (1).

E. — Expérience sur des matières animales facilement putrescibles, mais non en voie de putréfaction. — En présence de la plus ou moins grande permanence dans la désinfection faite avec les agents que nous avons employés, et surtout guidés par l'idée de M. Ledoyen, qui consiste à penser que l'azotate de plomb seul jouit de la curieuse propriété d'empêcher la fermentation putride (2), nous avons dû rechercher si, en effet, cette propriété était bien plus prononcée dans l'azotate de plomb que dans les autres substances désinfectantes.

Quoique depuis longtemps on connaisse des corps qui possèdent la propriété de retarder ou d'empêcher la putréfaction des matières organiques, néanmoins nous avons voulu soumettre à des expériences comparatives les principaux agents de désinfection que nous avions entre les mains, afin de connaître leur efficacité relative dans la conservation des matières animales. Pour cela nous avons choisi le lait et l'urine, substances qui se putréfient avec une facilité remarquable.

Le 26 septembre nous avons disposé six flacons différents, dans chacun desquels nous avons mis 250 grammes de lait pur et récent. Dans l'un nous avons ajouté 1gr,505 d'azotate de plomb; dans un second 0gr,807 de sulfate de fer; dans le troisième 0gr,895 de sulfate de zinc; dans le quatrième 1,558 de sulfate de cuivre, quantités qui représentent la moitié de l'équivalent chimique de chacun des métaux qui sont la base des sels employés. Quant aux deux autres flacons, nous avons mis dans l'un du chlorure de chaux sec (hypochlorite), et dans l'autre de l'hypochlorite de soude. Comme il était difficile, vu la composition très variable de ces hypochlorites, de connaître exactement la quantité qu'il en fallait mettre pour représenter un équivalent de chlore, nous avons pensé qu'il suffisait, pour l'administration des hôpitaux, de mettre une quantité de chaque hypochlorite qui représentât un prix de revient égal, et c'est pour cette raison que nous avons mis dans l'un des flacons 0gr,5 de chlorure de chaux du commerce, et dans l'autre 5 grammes de chlorure de soude.

Ces diverses substances bien mêlées au lait, on a abandonné le tout à lui-même

(1) On peut invoquer le témoignage de M. le professeur Malgaigne, qui, dans un cas de gangrène considérable de parois abdominales, obtint en vingt-quatre heures un résultat immense, quand les préparations camphrées et les chlorures avaient complétement échoué.

(2) En mai 1849, au muséum d'histoire naturelle, en présence d'une commission, les matières d'une fosse furent désinfectées mises en barriques et placées au soleil ; le 2 octobre suivant, examinées, elles ne répandaient qu'une odeur de brasserie au moment des fermentations, et lorsqu'elles furent remuées, on ne perçut qu'une odeur de purin d'étable.

pendant quatre mois, et nous avons observé, en définitive, au bout de ce temps, que le lait n'avait contracté aucune odeur putride, qu'il s'était caillé et qu'il avait seulement pris l'odeur qu'aurait un lait aigri conservé deux ou trois jours en temps ordinaire ; que néanmoins il s'était, dans le courant de l'expérience, dégagé un peu de gaz que nous n'avons pas eu le temps d'analyser, mais qui paraissait être plus ou moins abondant, selon l'espèce de sel employé. C'était ainsi chaque fois que nous ouvrions les flacons pour constater les progrès de l'expérience, les uns, tels que l'azotate de plomb, le sulfate de fer et le sulfate de cuivre, ne donnaient que des traces de gaz, tandis que le sulfate de zinc et les hypochlorites de chaux et de soude en dégageaient beaucoup plus, ce que nous avons facilement reconnu par la manière explosible avec laquelle le bouchon partait en ouvrant le flacon. Enfin l'hypochlorite de soude en a fourni une telle quantité qu'en se dégageant il a produit une véritable effervescence qui a fait monter le mélange au-dessus des bords du flacon et en a fait perdre une certaine quantité. Il faut dire que les flacons avaient tous été laissés une dizaine de jours, vers la fin de l'expérience, sans avoir été débouchés.

On peut supposer que l'acide lactique qui s'est formé dans le lait, en réagissant sur du carbonate de soude ou du carbonate de chaux mêlé aux hypochlorites, a pu donner lieu à un dégagement d'acide carbonique, et qu'ainsi les phénomènes précipités peuvent s'expliquer ; mais il n'en est pas ainsi du sulfate de zinc, qui, parfaitement cristallisé, ne pouvait certainement pas donner lieu à une pareille réaction.

Comme on le voit, bien que ces expériences laissent beaucoup à désirer au point de vue de la réaction chimique qui se passe dans l'action de ces divers sels sur le lait, néanmoins on peut reconnaître que ces sels paraissent agir à peu près de la même façon pour le rendre imputrescible, mais que pourtant on reconnaît aussi une action différente quant à la quantité de gaz dont ils déterminent la formation.

Cette différence d'action est rendue bien plus sensible dans les mêmes expériences faites avec de l'urine à la place du lait. Pareillement six bouteilles, contenant chacune 850 grammes d'urine humaine fraîche, ont reçu les quantités respectives des mêmes sels que nous avons indiqués plus haut pour le lait, et on les a abandonnées à elles pendant à peu près le même temps, en ayant soin de les ouvrir tous les jours, pour examiner les progrès de l'expérience.

Pendant une quinzaine de jours nous n'avons réellement constaté aucune mauvaise odeur appréciable, et nous avons laissé les flacons sans les ouvrir pendant quelques jours ; au bout de ce temps nous avons remarqué une légère différence d'odeur qui n'a fait qu'augmenter avec le temps, de telle sorte qu'en définitive, deux mois après le commencement de l'expérience nous avons pu constater les résultats suivants, qui malheureusement ne peuvent que difficilement être décrits, parce que les mots manquent pour exprimer nettement les différences d'odeur, bien tranchées pourtant, que nous avons reconnues.

Voici ces résultats :

Avec le chlorure de chaux, précipité blanc grisâtre ; odeur d'urine presque normale, seulement ammoniacale ;

Avec le chlorure de soude, précipité nul ou plutôt nuageux ; odeur aromatique plutôt agréable, rappelant celle de l'acide chlorhydrique ;

Avec le sulfate de cuivre, précipité brun marron; odeur se rapprochant de l'urine normale, mais cependant un peu désagréable;

Avec le sulfate de fer, précipité gris légèrement verdâtre; odeur désagréable;

Avec le sulfate de zinc, précipité gris un peu rougeâtre; odeur désagréable, fade, repoussante;

Avec l'azotate de plomb, précipité blanc; odeur très analogue à la précédente, mais encore exagérée.

Les diverses odeurs nous ayant paru ammoniacales, nous avons dû chercher à saisir les différences qui existaient entre elles. Dans ce but, nous avons, à l'aide d'une épingle, fixé à l'extrémité du bouchon de chaque fiole un petit carré de papier de tournesol fortement rougi, et nous les avons rebouchées et laissées vingt-quatre heures. Au bout de ce temps, nous avons reconnu que les petits papiers avaient pris des teintes très diverses que nous allons faire connaître en les plaçant dans l'ordre de leur plus grand changement, c'est-à-dire en allant du rouge au bleu:

Sulfate de cuivre,	rouge presque normal.
Chlorure de soude,	nuance à peine violacée.
Sulfate de zinc,	— violacée.
Azotate de plomb,	violacé prononcé.
Sulfate de fer,	— plus prononcé.
Chlorure de chaux,	violet assez foncé.

Si l'on tenait à mieux exprimer ces différences, il faudrait diviser l'intervalle des deux extrêmes en 100 parties, à compter du rouge normal du papier que l'on appellerait 100, et à finir au bleu du tournesol non rougi, que l'on appellerait 0, et dire :

Sulfate de cuivre,	=	90 à 100.
Chlorure de soude,	=	85 à 90.
Sulfate de zinc,	=	70 à 80.
Azotate de plomb,	=	40 à 50.
Sulfate de fer,	=	20 à 25.
Chlorure de chaux,	=	5 à 10.

On comprend que ces chiffres ne peuvent être qu'approximatifs; mais ils font mieux sentir l'intervalle des nuances que ce que nous venons de dire.

Ajoutons que l'urine conservée par le chlorure de chaux, quoique ayant conservé son odeur presque normale, est la seule qui ait permis la formation de végétaux microscopiques appartenant à la classe des champignons et ayant à peu près l'apparence d'une moisissure blanchâtre. Ce fait se conçoit aisément si l'on remarque que ces végétaux se développent surtout dans les lieux où se trouvent des matières en décomposition et où, en même temps, il y a formation d'une assez forte proportion d'ammoniaque (1).

(1) Depuis la présentation de ce rapport à M. le directeur de l'administration de l'assistance publique, les urines conservées avec le chlorure de soude, le sulfate de fer et le sulfate de zinc ont présenté des végétations analogues, mais à des époques très différentes. Leur apparition a eu lieu un mois environ après le commencement de l'expérience dans les urines au chlorure de chaux; deux mois et demi après dans celles au

Il résulte évidemment de ce qui précède que si les sels précités s'opposent à la fermentation putride du lait, les sulfates de fer et de zinc ainsi que l'azotate de plomb ne s'opposent que peu de temps à la putréfaction de l'urine, surtout le sulfate de zinc et l'azotate de plomb, qui ont bien moins manifestement empêché cette putréfaction. Or, on remarquera que le sulfate de zinc est précisément le sel qui fait la base du liquide antiméphitique de M. Larnaudès, et que l'azotate de plomb est le sel qui constitue le liquide désinfectant de M. Ledoyen. A quoi tiennent donc les différences que nous avons remarquées pendant la désinfection des latrines et des égouts dans la manière d'agir des liquides de MM. Krammer, Ledoyen et Larnaudès, que nous avons essayés comparativement ? C'est ce que nous essayerons d'expliquer dans les réflexions générales qui vont suivre.

Quoi qu'il en soit, nous avons encore essayé comparativement l'action des liquides Ledoyen et Larnaudès sur la chair des animaux, et nous avons pu nous assurer que des pièces anatomiques conservées depuis six mois au moins dans l'un comme dans l'autre liquide n'ont pas contracté la moindre mauvaise odeur.

Réflexions générales. — Nous avons dit autre part que tous les sels ayant pour base un métal capable de former avec le soufre un sulfure insoluble pouvaient être indifféremment employés comme désinfectants ; car non-seulement leurs oxydes peuvent s'emparer du gaz sulfhydrique en formant de l'eau et un sulfure, mais ils peuvent aussi décomposer le sulfhydrate d'ammoniaque qui se rencontre souvent là où il se forme en même temps et du gaz sylfhydrique et de l'ammoniaque, comme cela a lieu dans les fosses d'aisances. Dans ce cas, l'oxyde agit toujours comme nous venons de le dire sur l'acide sulfhydrique, tandis que l'acide du sel forme avec l'ammoniaque un sel moins volatil, et ainsi s'explique la disparition totale de toute odeur sulfhydrique si le désinfectant est en quantité suffisante, et si on l'a placé dans des circonstances convenables pour qu'il ait pu étendre son action sur tout le gaz infectant.

Comme en général c'est le gaz sulfhydrique ou le sulfhydrate d'ammoniaque que l'on a le plus d'intérêt à faire disparaître ou plutôt à décomposer, on voit que le problème se réduit à une pure question d'économie. Or, si l'on observe qu'un équivalent d'acide sulfhydrique ou de sulfhydrate d'ammoniaque exige toujours pour sa décomposition une quantité de sel telle qu'il y ait un équivalent de métal, il n'est pas difficile de calculer approximativement quel sera le sel métallique qu'il y aura avantage à employer dans une désinfection économique. Mais, pour bien se rendre compte de cette économie, il faut entrer dans quelques considérations chimiques que nous devons faire connaître ici.

Les métaux qui servent de base aux sels employés comme désinfectants sont le plus ordinairement le fer, le manganèse, le zinc, le cuivre et le plomb. Mais des poids égaux de ces métaux n'absorbent pas tous une égale quantité de soufre, et par conséquent ne décomposent pas tous une même quantité d'acide sulfhydrique ou de sulfhydrate d'ammoniaque : ce qui s'exprime en disant que l'équi-

chlorure de soude ; trois mois après dans celles au sulfate de fer ; et enfin ce n'est que depuis quelques jours (trois mois et demi après) que se montrent les commencements d'une végétation analogue dans les urines au sulfate de zinc. Rien n'indique encore que les urines contenant du sulfate de cuivre et de l'azotate de plomb offriront un semblable phénomène.

valent chimique de tel métal est plus élevé que celui de tel autre métal; par exemple : l'équivalent du plomb = 1233,50

—	—	cuivre	= 791,39
—	—	zinc	= 403,00
—	—	manganèse	= 345,89
—	—	fer	= 339,21

Ce qui veut dire que l'équivalent du soufre étant = 201, 16, il faut, en exprimant ces nombres par kilogrammes, 1233kil,500 de plomb pour absorber 201kil,160 de soufre et former un sulfure de plomb; tandis qu'il ne faut que 339kil,210 de fer pour former avec une pareille quantité de soufre un sulfure correspondant au sulfure de plomb précédent. La même quantité de soufre exigerait 791kil,390 de cuivre ; 403 kilogrammes de zinc et 345kil,890 de manganèse. Il résulte de cet aperçu qu'à prix égal le plomb serait le plus cher des métaux à employer et que le fer offrirait près de trois fois plus d'économie que le plomb. Mais le cuivre, le plomb, le zinc sont, à poids égaux, plus chers que le fer ; conséquemment tout l'avantage se trouve du côté du fer comme base du sel à employer dans les désinfections.

Le même raisonnement peut être appliqué aux acides qui sont combinés aux oxydes métalliques. En effet, les acides qui salifient le plus ordinairement les métaux employés à la désinfection sont les acides azotique, sulfurique et chlorhydrique. Or : l'équivalent chimique de l'acide azotique = 677,30,

—	sulfurique = 501,16,
—	chlorhydrique = 455,12.

Ce qui veut dire, en transformant en kilogrammes ces divers équivalents, que, tandis qu'il faut 677kil,300 d'acide azotique ou 501kil,160 d'acide sulfurique pour neutraliser une quantité d'oxyde de fer contenant 100 kilogrammes d'oxygène, il ne faut que 455kil,120 d'acide chlorhydrique pour la même quantité d'oxyde de fer. Il s'ensuit qu'à prix égal l'acide chlorhydrique présenterait dans son emploi une économie évidente sur l'acide sulfurique, et à plus forte raison sur l'acide azotique. Mais, de plus, l'acide azotique, à poids égal, est plus cher que les acides sulfurique et chlorhydrique ; conséquemment les acides chlorhydriques ou sulfuriques combinés au fer constituent les désinfectants les plus économiques à employer sous tous les rapports.

Il y a mieux : c'est que, tandis que dans l'état ordinaire des choses 1233kil,500 de plomb ne peuvent absorber que 100 kilogrammes d'oxygène pour constituer l'oxyde de plomb qui dans un sel est uni à l'acide, il s'ensuit que l'oxyde ne décomposera qu'une quantité d'acide sulfhydrique ou de sulfhydrate d'ammoniaque capable de ne donner que 201kil,160 de soufre pour former un sulfure qui correspond au protoxyde de plomb. Au contraire, le fer passant facilement à l'état de peroxyde et, dans le sel, 339kil,210 de ce métal pouvant absorber 150 kilogrammes d'oxygène, il s'ensuit que cette quantité de métal salifié exigerait pour sa sulfuration totale une quantité d'acide sulfhydrique ou de sulfhydrate d'ammoniaque capable de donner 301kil,740 de soufre pour former un sulfure correspondant au sesquioxyde de fer. Mais il n'en est pas tout à fait ainsi, parce qu'il est rare que tout le fer soit dans le sel à l'état de peroxyde, et l'on n'obtient d'ordinaire par sa décomposition qu'un sulfure analogue au *fer sulfuré magnétique*, lequel est formé de deux équivalents de protosulfure et de 1 équivalent de bisulfure ; mais il n'en résulte pas moins que 3 équivalents de persel de fer décomposeront 4 équivalents d'acide sulfhydrique ou de sulfhydrate d'ammoniaque, tandis que 3 équivalents de sel de plomb ne pourront jamais décomposer que 3 équivalents de ces mêmes corps. Il y aurait donc en réalité, en admettant un prix et un poids égaux, une économie d'un quart à employer le sel de fer peroxydé de préférence au sel de plomb.

Il résulte du raisonnement qui précède que l'on arrive à reconnaître trois sources d'économie en faveur du perchlorure de fer, savoir : 1° économie sur le métal ; 2° économie sur l'acide ; 3° et économie sur la quantité proportionnelle de gaz sulfhydrique décomposé.

Il est un point important de la question sur lequel nous devons appeler l'attention des hommes qui s'occupent de désinfection et qui ne se sont pas suffisamment rendu compte des causes de la production du gaz sulfhydrique. Cette production de gaz, dans les matières fécales, peut avoir deux origines différentes, savoir : 1° la combinaison à l'état naissant de l'hydrogène qui se produit pendant la digestion des substances alimentaires avec le soufre contenu dans les matières albuminoïdes ; 2° la décomposition des sulfates solubles qui se retrouvent dans les aliments solides et liquides. En effet, sous l'influence d'une certaine chaleur et en présence d'une matière organique, les sulfates alcalins solubles se transforment en sulfures dont l'odeur est si caractéristique. En présence de ce fait, il importe de ne jamais faire entrer de sulfates dans la composition d'un désinfectant (1) ; car l'acide sulfurique, en abandonnant son oxyde, qui devra fixer le soufre de l'acide sulfhydrique, se combinera avec une base alcaline contenue dans la matière ; et peu à peu, sous l'influence des matières organiques, le nouveau sulfate se convertira en sulfure alcalin qui continuera à donner l'odeur sulfhydrique que l'on a cherché à détruire. C'est parce que bien des auteurs ont méconnu ce principe que leurs procédés, qui réussissent tout d'abord à désinfecter les matières fécales, ne les désinfectent pas avec la permanence que l'on doit rechercher en cette occasion.

C'est évidemment à cause de cela que le procédé de M. Ledoyen présente un avantage marqué sur les autres. En effet, non-seulement le sel employé n'est pas un sulfate, mais aussi c'est un sel de plomb qui décompose les sulfates alcalins pour former un sulfate de plomb insoluble sur lequel la matière organique reste à peu près sans action. Ainsi, tandis que la plupart des désinfectants ne font que s'emparer du gaz sulfhydrique tout formé dans les matières fécales, sans détruire les sulfates alcalins solubles qui, en se décomposant ultérieurement, continuent à répandre une mauvaise odeur, au contraire l'azotate de plomb réagit à la fois et sur l'hydrogène sulfuré tout formé et sur les sulfates. En détruisant toutes les causes d'infection sulfhydrique, le liquide de M. Ledoyen doit nécessairement avoir une permanence d'action que n'auraient pas les désinfectants qui n'agiraient pas d'une manière analogue.

Comme l'économie est le point capital de la question relative à la désinfection, soit qu'elle s'adresse à la salubrité publique, soit qu'elle s'adresse à l'agriculture, soit qu'elle s'adresse aux administrations publiques, il nous a semblé que nous

(1) Les procédés actuels, sans en excepter un seul, sont composés à différents degrés de sulfates de fer, de zinc, de cuivre et de manganèse.

devions nécessairement l'examiner avec détail sous ce point de vue ; voilà pourquoi nous lui avons consacré un chapitre particulier à la fin de ce rapport.

Conclusions. — Afin de condenser autant que possible les principaux faits consignés dans ce rapport, nous les résumerons de la manière suivante :

1° Dans la désinfection des égouts et des latrines, nous n'avons expérimenté que sur le liquide Krammer, le liquide Larnaudès, le liquide Ledoyen et le chlorure de chaux. Ce dernier corps s'est incontestablement montré le meilleur moyen de désinfection : après lui vient le liquide de M. Ledoyen, qui a présenté une permanence d'action égale à celle du chlorure de chaux et double de celle qu'a offerte le liquide de M. Larnaudès, qui cependant désinfecte bien aussi ; mais ces procédés, à l'exception du chlorure de chaux, font disparaître peu d'ammoniaque ;

2° En essayant directement sur les matières fécales les désinfectants qui étaient à notre disposition, nous avons reconnu qu'ils agissaient d'autant mieux, *à prix égal*, qu'ils sont placés plus haut dans l'ordre qui suit : Perchlorure acide de fer ; hypochlorite de chaux ; liqueur de Ledoyen ; liqueur de Larnaudès.

Mais nous avons fait connaître les inconvénients qui accompagnent l'emploi du perchlorure acide de fer et de l'hypochlorite de chaux, lesquels, du reste, comme le liquide de Ledoyen, ont l'avantage de ne pas introduire de sulfates dans les matières fécales. En raison de ces inconvénients, le liquide de Ledoyen présente un avantage qui le fera sans doute rechercher ; mais il ne faudra pas oublier qu'il est le plus cher et qu'il n'agit que faiblement sur l'ammoniaque des fosses d'aisances (1) ;

3° Sur l'atmosphère des salles, c'est encore le chlore, sous la forme d'hypochlorite de soude, qui a réussi le mieux à enlever le plus de mauvaises odeurs, ce que l'odorat a pu très bien apprécier, tandis que le liquide Ledoyen, employé même sous forme de toiles dites *sanitaires*, et quoique devant théoriquement avoir une certaine action désinfectante, n'a pas cependant purifié l'air des salles Sainte-Cécile et Sainte-Rosalie (2) de la section des incurables, de manière à faire que l'odorat pût saisir une différence quelconque. Cela tient essentiellement à ce que le chlore, qui est volatil, se répand dans l'atmosphère et décompose non-seulement l'acide sulfhydrique, mais aussi sans doute d'autres substances organiques odorantes, en s'emparant de leur hydrogène. Au contraire, l'azotate de plomb (base du liquide Ledoyen) étant fixe, il faut que tout l'air infecté ait passé au contact des toiles pour avoir perdu son hydrogène sulfuré seulement ; car s'il s'y trouve d'autres odeurs, nous ne savons pas bien encore comment l'azotate de plomb agirait sur elles dans ces circonstances.

(1) Il est certain que l'ammoniaque ne disparaît pas aussi promptement que l'acide sulfhydrique dans une fosse dont les matières sont en fermentation, mais dans une fosse soumise à la désinfection permanente, il n'y a pas formation d'ammoniaque, attendu qu'il n'y a pas fermentation putride ; nous pouvons invoquer à cet égard cinq années d'application du liquide Ledoyen dans les vingt-quatre fosses du palais des Tuileries, où jamais dans quelque temps que ce soit il n'y a eu apparition d'ammoniaque.

(2) Précédemment, alors que les expériences n'avaient rien d'officiel, M. le docteur Moissenet obtint dans le même hôpital et dans les services identiques des résultats tels qu'ils motivèrent ses vives instances auprès de l'administration générale pour la nomination de cette commission.

4° Mais s'il s'agit d'enceindre un foyer d'infection de peu d'étendue et dont la mauvaise odeur soit due surtout à l'acide sulfhydrique, les toiles sanitaires de MM. Ledoyen et Beaulavon sont à coup sûr ce qu'il y a de mieux à employer ; car l'air infecté, pour se répandre au dehors de l'enceinte dont les parois seraient formées par des toiles sanitaires, ne le ferait qu'après avoir perdu son hydrogène sulfuré au contact de l'azotate de plomb. La non-volatilité du sel est ici d'un emploi précieux, puisque l'on est sûr que l'atmosphère ne s'en charge pas tandis qu'avec l'hypochlorite de soude on s'exposerait à respirer une certaine quantité de chlore qui, n'étant pas utilisé dans l'atmosphère, pourrait fatiguer les organes de la respiration.

5° La plus ou moins grande permanence d'action nous a conduits à essayer les bases de tous ces désinfectants sur des matières animalisées fraîches pour connaître comparativement l'action spéciale qu'elles exercent sur elles. Le résultat général a été que toutes s'opposent au moins pendant quatre mois à la putréfaction du lait; que les liquides Ledoyen et Larnaudès s'opposent pendant six mois au moins à la putréfaction de la chair musculaire ; que l'urine se conserve plus longtemps dans son état normal avec le sulfate de cuivre, le chlorure de chaux et le chlorure de soude qu'avec le sulfate de fer, le sulfate de zinc et l'azotate de plomb ; que ces derniers sels surtout n'ont pas empêché l'urine de prendre au bout de deux mois une odeur réellement infecte.

6° Enfin, dans des réflexions générales, nous discutons la question d'économie qui est, en résumé, favorable sous tous les rapports au chlorure de fer, et nous démontrons que les sulfates sont de tous les sels ceux qui conviennent le moins à une désinfection permanente, attendu que les sulfates alcalins qui se forment pendant la désinfection ne tardent pas à se décomposer en présence de la matière organique, d'où résulte un sulfate alcalin qui dégage à l'air de l'acide sulfhydrique. Le liquide Ledoyen a cela d'avantageux que non-seulement il n'introduit pas de sulfates dans les matières à désinfecter, mais encore, par son oxyde de plomb, il décompose les sulfates qui se trouvent dans ces matières en formant un sulfate insoluble sur lequel les matières organiques sont à peu près sans action.

(*Voy.* ASSAINISSEMENT, CHARBON, CHLORURE, ÉGOUTS, VIDANGES, VOIRIES.)

Bibliographie. — Lecanu et Labarraque, *Rapport fait au Conseil de salubrité sur un charbon désinfectant* (*Annales d'hygiène, etc.*, 1834, t. XI, p. 104). — *Dictionnaire de l'industrie, etc.*, 1835, t. III, p. 231, et t. IV, p. 55. — *Supplément au dictionnaire des dictionnaires de médecine*, 1851, p. 194. — Velpeau, *Rapport sur divers moyens désinfectants* (*Comptes rendus de l'Académie des sciences*, février 1860). — J. Lemaire, *Du coaltar saponiné, de ses applications à l'hygiène, à la thérapeutique, à l'histoire naturelle.* Paris, 1860.

DESSÉCHEMENT. — *Voy.* MARAIS.

DÉSUINTAGE. — *Voy.* CRINS, LAINE.

DEXTRINE. — *Voy.* FÉCULE.

DISPENSAIRE. — On entend par dispensaire tout bureau médical destiné, soit à la visite des filles publiques, soit à des consultations et à des distributions gratuites de médicaments.

Quelques années après la formation du Conseil de salubrité, le Préfet de police, alarmé des progrès que les affections syphilitiques faisaient parmi les filles publiques, chargea plusieurs médecins de faire deux fois par mois des visites sanitaires dans les maisons de prostitution et chez les filles enregistrées et domiciliées. Ces médecins formèrent un bureau particulier de consultation que l'on nomma *dispensaire*. Ce bureau rédigeait tous les mois un relevé du nombre des femmes malades, du genre des affections, des améliorations obtenues ou des accidents plus fréquents, suivant les saisons, l'affluence des étrangers, le passage des troupes, le désœuvrement des ouvriers, et plusieurs autres causes intéressantes à observer. Le dispensaire nécessitant des frais considérables, on avait établi, pour y pourvoir, un droit de visite que les filles publiques payaient régulièrement. Ce droit était fixé à 6 francs pour chacune des visites faites dans les maisons de tolérance, quel que fût le nombre des femmes réunies dans la maison, et à 3 francs pour la visite de chaque femme vivant isolée. Les maisons de tolérance étaient visitées deux fois au moins par mois; les femmes isolées, une fois. (*Voy.* PROSTITUTION.)

Différentes associations de bienfaisance, notamment, à Paris, la *Société philanthropique*, la *Société protestante*, etc., ont fondé des *dispensaires* ou établissements dans lesquels on donne gratuitement des consultations et des médicaments aux personnes recommandées par les souscripteurs. On y donne encore des consultations gratuites à toutes les personnes qui s'y présentent, même sans recommandation. Le malade apporte à l'agent du dispensaire de son quartier une carte ou une lettre de recommandation d'un souscripteur; l'agent l'adresse à un médecin et à un pharmacien, et, à partir de ce moment, le malade reçoit chez lui ou au dispensaire les soins que son état exige. Quelques établissements de consultations gratuites ont encore pris le nom de dispensaires.

Bibliographie. — De Moléon, *Collection des rapports généraux sur les travaux du Conseil de salubrité, etc.*, 1830, t. I. p. 109. — *Livret-manuel des établissements publics de bienfaisance, etc.*, 1850, p. 176. — *Annuaire de la Société philanthropique de Paris.*

DISTILLERIES. — Les distilleries, dont le nombre se multiplie dans les départements agricoles et notamment dans le nord de la France, doivent être, pour l'hygiène publique, l'objet d'une attention spéciale, car ces établissements recèlent une cause d'insalubrité permanente dans les résidus qui en proviennent. Mais, hâtons-nous de le dire, jamais question n'a été plus complétement et plus scrupuleusement étudiée. Dans les Conseils d'hygiène du Nord et dans celui du Pas-de-Calais, plus tard au sein du Comité consultatif d'hygiène publique, par une commission dont nous avions l'honneur de faire partie, et enfin dans les Comités réunis d'hygiène et des arts et manufactures, l'insalubrité des résidus des distilleries et les moyens d'y remédier ont été l'objet d'un examen répété et approfondi. Nous ne pouvons mieux faire que de reproduire textuellement les deux beaux rapports, si lumineux et si complets, de M. Wurtz sur cette question. Nous les faisons précéder d'un rapport très intéressant de M. Gossart, membre du Conseil d'hygiène d'Arras.

RAPPORT FAIT LE 3 JUILLET 1857, A M. LE PRÉFET DU PAS-DE-CALAIS, PAR M. GOSSART, SUR L'INSALUBRITÉ DES DISTILLERIES.

Au nom de la Commission instituée par vous, en mai dernier, et de laquelle j'ai eu l'honneur de faire partie, à l'effet de rechercher les causes d'insalubrité produites par les usines de Boyelles et de Corbehem, je viens vous rendre compte du résultat de mes études sur les produits et résidus de ces usines au point de vue de la salubrité.

Pour être mieux compris, je prends la liberté de passer en revue les opérations principales qui donnent naissance à ces divers produits.

Fabrication d'alcool au moyen du riz. — Le riz est principalement formé d'amidon. Tous les corps qui contiennent cette substance peuvent également donner de l'alcool ; mais il faut préalablement convertir l'amidon en sucre. On y parvient par deux procédés différents.

D'abord le procédé au moyen des acides : on écrase ou non le grain ; on le fait bouillir pendant plusieurs heures dans de l'eau additionnée d'acide sulfurique ou d'acide chlorhydrique ; l'amidon se convertit en sucre. Il s'agit maintenant de faire subir à ce sucre dissous dans l'eau, la fermentation alcoolique ; mais comme l'acide, ajouté à la liqueur, s'oppose à la fermentation, il faut saturer cet acide. On y ajoute pour cela de la craie en poudre ; il se forme du sulfate de chaux ou du chlorure de calcium ; on fait refroidir le liquide en y ajoutant de l'eau froide ; on y met un peu de levûre ou du liquide déjà en fermentation, et la transformation se fait.

L'alcool étant formé, il faut le séparer de l'eau dans laquelle il est dissous. On y arrive en faisant tomber le liquide par le haut d'une colonne à plateau, laquelle reçoit par le bas un courant de vapeur. L'alcool, en vertu de sa volatilité plus grande, gagne les parties supérieures ; l'eau et les principes qui sont dissous ou en suspension, s'écoulent par le bas de l'appareil ; ce sont là les vinasses. Quant à l'alcool condensé dans des serpentins froids, il est recueilli, introduit dans de grandes cuves surmontées d'appareils à colonne et rectifié.

L'autre manière de produire l'alcool au moyen de l'amidon ne diffère de celle que je viens de décrire qu'en ce que, au lieu de se servir d'un acide pour convertir l'amidon en sucre, on se sert de l'action de la diastase, ou, ce qui revient au même, de l'orge germée. Il faut environ 25 pour 100 d'orge pour obtenir ce résultat. Le liquide est aussitôt mis à fermenter sans qu'il y ait besoin de saturation. L'alcool étant formé, on le sépare du liquide par la distillation, comme je l'ai expliqué plus haut.

Par ce dernier procédé de saccharification, il en résulte des vinasses ne contenant point de corps étrangers aux céréales, de telle sorte que ces vinasses peuvent servir à la nourriture des bestiaux et que tout est ainsi utilisé. Ce procédé est donc bien plus économique ; mais il s'applique difficilement à une exploitation en grand pour plusieurs causes : la difficulté de germer rapidement, de faire sécher et malter une grande quantité d'orge. Le riz lui-même, en vertu de sa dureté, a besoin d'être réduit en farine assez menue. Il y a souvent interruption dans la fabrication, et si l'on opérait sur une quantité équivalente à celle que consomme une usine fonctionnant par l'autre procédé, il faudrait une quantité de bestiaux telle, que cette exploitation-là demanderait elle-même une autre mise de fonds assez considérable. Si le commerce était obligé de fournir la somme d'orge nécessaire (25 pour 100) à ce que l'on consomme de riz aujourd'hui, je crois qu'il en resterait peu pour la brasserie et le prix en augmenterait proportionnellement.

Fabrication de l'alcool au moyen des betteraves. — Cette fabrication s'exécute surtout pendant l'hiver : elle se pratique aussi par deux procédés différents.

Le premier procédé, qui est le plus suivi, consiste à laver la betterave, la râper et en exprimer le suc, lequel, conduit dans de grands cuviers, additionné de un à deux pour mille d'acide sulfurique, afin de transformer le sucre dit de canne en sucre de raisin, et d'un peu de levûre ou d'une quantité de liquide déjà en fermentation, entre lui-même en fermentation et produit l'alcool. Quant à la séparation de cet alcool, elle s'exécute au moyen des appareils déjà cités ; on obtient ainsi une grande quantité de vinasses sur laquelle je reviendrai.

Le second procédé, nommé procédé Le Play, du nom de son inventeur, consiste à convertir le sucre en alcool dans la cellule végétale même, et voici comment : la betterave est seulement coupée par tranches et jetée dans une grande cuve contenant de l'eau ou plutôt une certaine quantité de jus de betterave en fermentation ; la fermentation gagne et se propage dans l'intérieur des morceaux. Quand elle est terminée, ces morceaux sont retirés et placés dans des appareils particuliers, chauffés à la vapeur, où la séparation de l'alcool se fait. On rectifie dans des appareils ordinaires.

Les morceaux de betteraves étant saturés de suc n'en prennent à la cuve où ils sont plongés, que la quantité qu'ils en donnent, de telle sorte que les cuves à fermenter restent à peu près toujours au même niveau. Étant ensuite soumis à l'action de la vapeur d'eau, ils éprouvent la cuisson et perdent un peu de leur suc qui s'écoule sous forme de vinasses ; mais la quantité qui s'écoule est si petite que les fabricants n'en sont jamais gênés. Quant aux morceaux de betteraves, ils sont retirés et mis à égoutter dans des silos où ils se conservent plus ou moins longtemps.

Fabrication du sucre. — Je ne crois pas devoir décrire ici toutes les opérations que l'on exécute dans une fabrique de sucre : je parlerai seulement de celles qui donnent naissance à des impuretés.

Dans la fabrication du sucre, de même que dans la fabrication de l'alcool avec les betteraves, il y a l'eau de lavage des betteraves en quantité considérable ; j'en reparlerai ; il y a l'eau de condensation. Pendant la fabrication, on évapore et rapproche très souvent les sirops à une basse température en opérant dans le vide. Il en résulte une espèce d'eau distillée possédant l'odeur de betterave cuite ; c'est là l'eau de condensation. Vient ensuite l'eau de lavage du noir. On décolore les sirops au moyen du noir animal ; lorsque ce noir a perdu sa propriété décolorante, on la lui rend en le calcinant de nouveau (révivification) dans des fours appropriés ; mais préalablement on le lave à grande eau. Cette eau-là enlève du sucre, des écumes, des mucilages, etc., elle peut être assimilée aux vinasses ; mais la quantité n'en est pas très grande. Enfin, il y a l'eau de lavage des sacs. L'expression des betteraves râpées se fait dans des sacs de coutil dont les mailles ne tardent pas à s'obstruer ; il faut les laver souvent, et il en résulte une autre portion d'eau chargée de matières organiques.

Dans la fabrication du sucre de betteraves, on obtient pour résidu une mélasse de très mauvais goût, chargée de silo ; avec cette mélasse on fabrique aussi de l'alcool ; mais les vinasses provenant de cette fabrication ne sont pas rejetées. Elles sont évaporées en consistance d'extrait, puis grillées dans des fours appropriés : ce grillage répand une mauvaise odeur qui s'étend au loin ; il n'en résulte pas d'autres inconvénients notables. Il existe à Corbehem un établissement de ce genre qui prépare des produits excessivement perfectionnés.

Vous avez dû remarquer, monsieur le préfet, que dans l'étude qui nous occupe, on peut assimiler aux vinasses de riz les vinasses provenant de la distillation des betteraves, l'eau de lavage du noir dans les sucreries ou raffineries, l'eau de lavage des sacs des sucreries et distilleries par expression, en tenant compte toutefois de leur degré de concentration. Ce que je dirai sur les vinasses de riz, les seules qu'en cette saison j'aie pu étudier, s'appliquera aux produits ci-dessus énumérés.

Partant de ce fait, que toute matière végétale en dissolution ou suspension dans l'eau, doit toujours se putréfier dans un temps plus ou moins long ; que cette putréfaction, lorsqu'elle s'exécute dans certaines circonstances, donne toujours naissance à peu près aux mêmes produits, mes analyses n'ont point eu pour objet de rechercher dans les liquides tel ou tel corps, mais bien plutôt la somme de tous les corps et leur conservation ou destruction plus ou moins rapide.

Les vinasses prises à l'usine de Boyelles étaient formées de :

	$0^{kil},75$ pour 100 de matière en suspension ;
	2 ,30 de matière en dissolution.
Total....	$3^{kil},05$ de matière autre que l'eau et les gaz.

Par la calcination, ces $3^{kil},05$ ont fourni $0^{kil},90$ pour 100 de liquide de cendres.

Un autre échantillon pris après le traitement par la chaux et le repos, a donné seulement : $1^{kil},45$ pour 100 de résidus solides, contenant $0^{kil},70$ pour 100 de cendres. La chaux avait donc enlevé et rendu solide $0^{kil},85$ pour 100 (ou poids du liquide) de matière organique. Si je traduis la chose par hectolitre, j'arrive aux chiffres approximatifs suivants : 1 hectolitre de cette vinasse contient, lorsqu'elle est trouble, $3^{kil},050$ de matière fixe ; lorsqu'elle est clarifiée par repos, $2^{kil},30$; après saturation par la chaux, $1^{kil},45$. Si l'usine de Boyelles écoule en moyenne, par vingt-quatre heures 1,000 hectolitres de pareille vinasse, il y a donc 3,050 kilogrammes de matière supposée sèche qui s'écoule dans les bassins, 2,300 kilogrammes après simple clarification par dépôt, et 1,450 kilogrammes après dépuration au moyen de la chaux.

On arrive à peu près au même résultat par le calcul suivant : une usine qui fabrique 30 hectolitres d'alcool par jour, en supposant un rendement moyen de 32 litres d'alcool par 100 kilogrammes de matière employée, il faudra 9275 kilogrammes de céréales. Or, si les deux tiers environ du poids total se convertissent en acide carbonique qui se dégage en eau et en alcool que l'on recueille, il restera 3125 kilogrammes de matière organique et de sels qui s'écouleront à l'état de vinasses.

Et d'abord, je dois dire que ces vinasses constituent un engrais excessivement puissant qu'il est fâcheux de voir perdre. Si les cultivateurs en connaissaient la fertilité, ils s'empresseraient de les acquérir. Si le temps me l'eût permis, j'aurais déterminé par l'analyse leur richesse comparative. Je n'hésite pas à dire que ces 3,000 kilogrammes ont une puissance fertilisante au moins égale à un même poids de tourteaux : ces derniers se vendent en moyenne 18 fr. les 100 kilog. : 544 fr. d'engrais perdus en vingt-quatre heures. Les vinasses de betteraves sont aussi chargées de résidus de toutes sortes : elles se putréfient aussi très facilement et contiennent environ 1 1/2 à 2 pour 100 de matière solide. Une fabrique ordinaire en écoule de 1000 à 1200 hectolitres dans les vingt-quatre heures.

Quoi qu'il en soit de tous ces chiffres, il n'en est pas moins vrai que les distillateurs n'ont pas d'autre alternative ou d'absorber leurs vinasses, ce qui n'est pas toujours facile, ou de les écouler.

Les premiers établissements qui se sont formés dans le Nord, ne distillaient d'abord que les mélasses. La disette d'alcool détermina la formation d'une grande quantité d'usines qui ont travaillé directement les jus de betteraves. Aucune précaution ne fut prise d'abord pour éviter l'infection dont on ne connaissait pas alors les inconvénients, mais ces inconvénients ne tardèrent pas à se manifester. Le Conseil de salubrité du département du Nord, saisi de la question ne trouve rien de mieux que de prescrire une double série de bassins d'épuration, avec vannes, arbres horizontaux, claies à mailles serrées, curage de ces bassins et surtout addition d'un excès de chaux éteinte pour purifier ces vinasses, opération coûteuse et compliquée que l'on n'est jamais parvenu à faire exécuter à la lettre, peut-être parce que la chose est impossible. Ces mesures furent cependant adoptées par nous, à défaut d'expérience. Mais aujourd'hui, je viens personnellement m'inscrire contre cette manière de faire que j'avais préconisée autrefois, non pas que je trouve les bassins en question mauvais; je les trouve seulement trop compliqués. Quant à l'addition de la chaux aux vinasses dans l'intention de les purifier, je vais tâcher de vous démontrer, monsieur le préfet, que son action est très nuisible.

La vinasse de riz, par exemple, au sortir des appareils, possède un goût et une odeur qui la rapprochent d'une décoction de riz. Certainement les animaux ne la refuseraient pas, et n'était la présence dans ces vinasses d'une petite quantité de sulfate de chaux ou de chlorure de calcium, elles pourraient servir à l'alimentation, peut-être même pourraient-elles servir ainsi. Je ne sache pas que l'expérience ait été faite. Abandonnée à elle-même, la vinasse prend le goût et l'odeur aigre de bière abandonnée à l'air ou de soupe vieillie, moisit à la surface et finit par se putréfier en dégageant des gaz parmi lesquels l'hydrogène sulfuré est très abondant, si l'acide sulfurique a servi à saccharifier. Mais si on y ajoute de la chaux et que la température dépasse 30 degrés, ce qui arrive toujours, alors il se passe d'autres phénomènes : la fermentation butyrique s'établit. Il se dégage des liquides de l'hydrogène, de l'acide carbonique, de l'acide butyrique et du butyrate d'ammoniaque qui sont volatilisés par des gaz, et l'atmosphère environnante devient tout à fait inhabitable par certains moments. Cette odeur s'attache aux vêtements et y reste longtemps imprégnée ; elle provoque des maux de tête, des vertiges, des envies de vomir. Cette fermentation se continue pendant longtemps, puis la putréfaction proprement dite commence ; la liqueur dépose des matières noires ; il se dégage de l'hydrogène sulfuré qui vient mêler son infection à celle déjà existante : l'odeur de sueur des pieds ou de fromage pourri rappelle assez bien celle-là. Plus tard, la putréfaction continuant son cours, on voit apparaître dans le liquide une foule de larves et d'animaux qui meurent et pourrissent à leur tour. De mes expériences il résulte qu'un litre de vinasse prise dans le bassin d'épuration, et par conséquent épurée, peut gâter sensiblement 10 hectolitres d'eau. Lorsque la putréfaction proprement dite est commencée, il en faut moins encore.

La chaux n'aurait d'effet véritablement utile que si on l'ajoutait aux vinasses déjà noires et avancées en putréfaction et encore la désinfection ne serait-elle que momentanée.

Lorsqu'on jette des vinasses putréfiées ou non dans une très grande quantité d'eau, l'odeur cesse aussitôt de se manifester et ne se manifeste même jamais ; mais cette eau devient mauvaise et les poissons y périssent.

Dans mon opinion, la meilleure manière de se débarrasser des vinasses ou autres produits semblables, est encore celle qui consiste à les faire absorber par le sol sans aucune cérémonie. Nous avons pu nous assurer, lors de notre visite à Corbehem, que la chose n'est pas impossible. Nous avons vu là MM. Dericq et Cie pratiquer la chose sur un terrain relativement très petit au moyen d'un fossé replié sur lui-même où les vinasses sont simplement versées. Aucune odeur ne se manifestait lors de notre passage, quoique ce bassin n'eût pas encore été curé. J'ai vu la même chose depuis pour les vinasses d'une usine du département du Nord.

En résumé, lorsqu'il faudra écouler les vinasses ou autres produits quelconques analogues, le mieux sera de les laisser déposer la lie qu'elles pourront contenir au moyen de bassins appropriés, sans addition de chaux. La forme et les dimensions de ces bassins n'ont pas besoin d'être déterminées d'une manière rigoureuse, et il suffit de prescrire rigoureusement la clarification de ces eaux. Les industriels choisiront eux-mêmes le mode qui leur conviendra le mieux. L'absorption, par le sol, de tous les produits impurs est un procédé préférable à tous les autres. Cependant il y a des exemples de puits dont les eaux ont été gâtées à d'assez longues distances du lieu de l'absorption.

Quant aux eaux de lavage des betteraves, elles ont toujours été dirigées vers les cours d'eau ; elles contiennent une quantité de matière organique assez grande pour leur donner mauvais goût ; mais, mélangées à d'autres eaux, cet inconvénient disparaît, du moins en partie ; mais comme elles sont troubles, on ne devrait permettre leur écoulement que préalablement clarifiées.

Quant aux eaux qui coulaient dans la Scarpe par le fossé de décharge des usines de Corbehem, j'ai pu m'assurer que ce n'était que durant une condensation provenant des raffineries de MM. Dericq et Grays, que ces eaux, telles qu'elles étaient alors, pouvaient être mélangées à celles de la Scarpe sans inconvénient. Cette eau contenait 0/15 centièmes pour 100 de matière fixe laissant 0/06 centièmes pour 100 de cendres. L'eau de la Scarpe, prise en aval de cette décharge m'a donné, à l'analyse, la même composition que les autres eaux de rivière ; elle possédait un goût de plantes aquatiques. Mais il faut bien vous dire, monsieur le préfet, que les usines chômaient alors à Corbehem ; mais, lorsque le fossé de décharge recevra les eaux de lavage de betteraves de la fabrique de sucre de MM. Dericq et Cie et de la fabrique d'alcool de M. Lefebvre, les vinasses de cette fabrique d'alcool, les eaux de condensation, de lavage du noir, de lavage des sacs, les eaux de la fabrique de noir de MM. Kuhlmann, enfin tous les résidus généralement quelconques de ces grands et beaux établissements, il est aisé de deviner que la composition et l'abondance des eaux seront changées ; mais il faut avouer que la Scarpe en reçoit bien d'autres le long de son parcours.

RAPPORT FAIT AU COMITÉ CONSULTATIF D'HYGIÈNE PUBLIQUE, LE 16 NOVEMBRE 1857, SUR UNE DEMANDE D'ENQUÊTE DE M. LE PRÉFET DU PAS-DE-CALAIS, SUR LES MOYENS D'EMPÊCHER LES DISTILLERIES ET LES FABRIQUES DE SUCRE DE CORROMPRE LES EAUX DES FOSSÉS, RIVIÈRES ET CANAUX, par MM. BUSSY, TARDIEU ET WURTZ, *rapporteur*.

Le comité a été déjà appelé à s'occuper de cette grave affaire. Le 11 avril 1854, M. le préfet du Pas-de-Calais prenait un arrêté, aux termes duquel il était formellement interdit de déverser dans un cours d'eau navigable ou non navigable les résidus des distilleries de betteraves ou de tout autre établissement industriel, sauf le cas d'une autorisation administrative spéciale et préalable. Cet arrêté a été déféré par M. le ministre à l'examen du comité. A la suite des rapports qui lui ont été faits sur cette question, par MM. Baumes et Lafont de Ladébat, le Comité, dans sa séance du 9 octobre 1854, a émis l'avis suivant :

1° Que l'arrêté de M. le préfet du Pas-de-Calais ayant déjà plus de cinq mois d'existence, il y a lieu de s'informer si les dispositions qu'il renferme ont été exécutées et si elles ont soulevé des réclamations ;

2° Qu'il convient de demander à M. le préfet du Pas-de Calais quelles mesures ont été prises pour amener l'écoulement des eaux des manufactures situées sur le bord du canal d'Aire à la Bassée et dans d'autres cours d'eau du département ;

3° Qu'en attendant le résultat de l'instruction complémentaire, indiquée dans la note ci-jointe, M. le préfet devra être invité à n'appliquer son arrêté du 11 avril 1854, que dans le cas où l'intérêt de la salubrité ou celui de la conservation des poissons paraîtrait l'exiger, et surtout dans le cas où il y aurait infraction aux conditions imposées en vertu du décret du 15 octobre 1810, sur les établissements dangereux, insalubres ou incommodes.

On le voit, dans sa sollicitude pour tous les intérêts, le Comité a cru devoir exprimer certaines réserves concernant l'application de l'arrêté préfectoral, et a recommandé à l'autorité de prescrire une information supplémentaire. Cette information ayant eu lieu, M. le préfet a modifié les termes de son premier arrêté dans l'espoir d'en rendre l'application plus prompte et plus efficace. Aux termes du nouvel arrêté, pris à Arras, le 28 février 1855 : « Nul ne pourra déverser sur la voie publique ou dans un cours d'eau navigable ou non navigable les eaux et les résidus provenant de distilleries de betteraves ou autres établissements industriels, s'il n'est pourvu d'une autorisation administrative, prescrivant les mesures à observer pour que ces eaux et ces résidus ne puissent causer des exhalations insalubres, rendre les eaux impropres aux usages de l'économie domestique et faire périr le poisson. »

Un peu plus tard, M. le préfet du Nord, frappé des dangers que faisait courir à la santé publique la corruption des cours d'eau occasionnée par les résidus des fabriques, a pris, à la date du 5 juillet 1855, un arrêté plus sévère encore, en interdisant formellement aux propriétaires des distilleries de faire écouler leurs eaux et leurs résidus dans les fossés, ruisseaux et cours d'eau. Mais comme il faut qu'en définitive ces eaux s'écoulent quelque part, M. le préfet recommande de les transporter à distance pour être répandues sur de grandes surfaces de terrains préalablement drainés et auxquels elles pourront servir d'engrais. Il n'autorise l'écoulement des eaux de vinasses dans des puits absorbants, qu'en imposant aux industriels la condition de se munir d'une autorisation préalable.

Tels sont, en substance, les règlements qui régissent l'écoulement des eaux insalubres dans les deux départements du Pas-de-Calais et du Nord. L'un des arrêtés préfectoraux n'autorise l'écoulement des résidus des fabriques dans les cours d'eau qu'à de certaines conditions, l'autre le proscrit complétement. Une expérience de deux années a prouvé que les dispositions de ces arrêtés étaient d'une exécution difficile et que les différentes mesures prises pour remédier au mal étaient demeurées inefficaces, du moins en grande partie. Pour en convaincre le comité, il sera utile d'entrer dans quelques explications concernant ces mesures et les procédés industriels qui les ont rendues nécessaires.

Tout le monde sait que la disette des vins, dont notre pays a eu tant à souffrir depuis quelques années, a donné une vive impulsion à toutes les opérations industrielles qui ont pour but la transformation en alcool de matières sucrées naturelles ou artificielles. Les distilleries d'alcool de betteraves, de mélasses, de riz, etc., se sont considérablement multipliées en France dans ces derniers temps. Ces établissements soumettent à la fermentation alcoolique soit le sucre contenu dans la betterave ou dans les mélasses, soit les liquides sucrés obtenus artificiellement par la transformation des matières féculentes en glycose.

Les fabricants d'alcool de betteraves, après avoir lavé ces racines, les râpent et en expriment le jus, qui est conduit dans de grands cuviers où la fermentation doit s'accomplir. Pour qu'elle puisse s'effectuer, il est nécessaire d'additionner le jus de betteraves, non-seulement de levûre et de jus déjà aigri, mais encore de 1 à 2 pour 1000 d'acide sulfurique propre à transformer le sucre de canne en glycose. L'alcool étant formé, il s'agit de le séparer du liquide aqueux dans lequel il est dissous. On y arrive en faisant tomber le liquide du haut d'une colonne à plateaux dans laquelle arrive, par le bas, un jet de vapeur d'eau. L'alcool, plus volatil que l'eau, va se rendre dans les parties supérieures de l'appareil, où sa vapeur s'engage dans des serpentins refroidis, qui la condensent. Quant au liquide aqueux, dont le volume est augmenté par l'eau de condensation de la vapeur, il s'écoule par la partie inférieure de l'appareil. Ce sont là des vinasses. Elles renferment des matières organiques en dissolution et en suspension, et contiennent en outre divers sels inorganiques et l'acide sulfurique qui a servi à la fermentation.

Les distillateurs d'alcool de betteraves tirent du sol de grandes quantités d'eau, qui est employée au lavage des betteraves, au lavage des sacs qui ont servi à exprimer la pulpe, à la production de la vapeur, au refroidissement des serpentins, et dans le cas où une fabrique de sucre est jointe à l'établissement, au lavage des noirs qui ont servi à décolorer le jus. Toutes ces eaux, mêlées aux vinasses elles-mêmes, doivent s'écouler au dehors de l'établissement. La quantité en dépasse souvent 1500 à 1800 hectolitres par jour.

Elle est beaucoup moins considérable dans les fabriques qui font usage du procédé Le Play. Ce procédé consiste à couper la betterave par tranches, et à l'introduire dans des cuves renfermant du jus aigri et capable de déterminer la fermentation du sucre dans les cellules mêmes du tissu végétal. Ces tranches gorgées d'alcool sont ensuite soumises à l'action d'un courant de vapeur d'eau, qui entraîne les parties spiritueuses.

Quant aux distillateurs de mélasses, ils opèrent sur des liqueurs beaucoup plus concentrées, et peuvent tirer parti de leurs résidus, dont on extrait aujourd'hui des quantités considérables de sels de potasse. On sait que la saccharification et la distillation des grains étaient interdites pendant les dernières années ; par contre d'énormes quantité de riz avarié ont été transformées en alcool. Le riz, matière très riche en amidon, se prête, en effet, à cette transformation. Pour l'effectuer, on commence par convertir l'amidon en sucre de fruit ou glycose, on fait fermenter ensuite, on distille et on rectifie. La transformation de l'amidon en sucre constitue donc ici une opération préalable, qui nécessite l'intervention d'un agent particulier. Ordinairement, c'est l'acide sulfurique ou l'acide chlorhydrique qu'on emploie : les grains écrasés ou intacts sont soumis à l'ébullition pendant plusieurs heures avec de l'eau additionnée d'une petite quantité de l'un ou l'autre de ces acides. Avant de faire fermenter la liqueur sucrée ainsi obtenue, on la neutralise par la craie. Il se forme ainsi un sel de chaux qui reste dans les résidus, et qui les rend impropres à l'alimentation du bétail. Les vinasses, très chargées de matières organiques et de sels de chaux, et auxquelles viennent se mêler des eaux de condensation et de refroidissement, s'écoulent donc au dehors de l'établissement. Voici un autre procédé qui permet de tirer parti de ces résidus. Pour opérer la saccharification, on substitue à l'acide sulfurique l'orge germée, qui renferme, comme on le sait, une substance désignée sous le nom de diastase, vrai ferment capable de transformer l'amidon en sucre. Dans ce procédé, aucune substance nuisible ne vient se mêler aux résidus riches en matières azotées et essentiellement propres à l'alimentation des bestiaux. Malheureusement, il est peu usité, et, il faut le dire, moins avantageux que le précédent, lorsqu'il s'agit d'une vaste exploitation. Si donc on laisse les distillateurs de grains ou de riz libres de choisir leurs procédés, ils auront recours au procédé le plus expéditif et le plus économique. C'est dire que, employant les acides, ils seront dans le cas de rejeter au dehors de leurs usines, comme les distillateurs d'alcool de betteraves et les fabricants de sucre, des quantités considérables d'eaux troubles et impures chargées de matières salines et de substances organiques. Lorsque ces eaux sont déversées dans des ruisseaux, dans des canaux, et, en général, dans les cours d'eau dont le volume est peu considérable et dont l'écoulement est lent, les matières organiques se putréfient, les sulfates se réduisent en sulfures, les eaux noircissent, l'odeur de la putréfaction et de l'hydrogène sulfuré se répand au loin, le poisson meurt, et les populations alarmées s'inquiètent, à juste titre, d'une situation qui met en danger la santé publique. Ces faits sont connus, ils se sont souvent produits dans le voisinage des distilleries, ils viennent de se produire encore dans le Pas-de-Calais, et c'est pour y porter remède que les administrations locales avaient prescrit ou recommandé les mesures suivantes :

1° Substituer à l'acide sulfurique l'acide chlorhydrique, et empêcher ainsi la production des sulfates et la formation de l'hydrogène sulfuré ; dans tous les cas, neutraliser les eaux acides ;

2° Conduire les eaux à distance, et les faire absorber par de larges surfaces de terrains drainés ;

3° Les faire écouler dans des puits absorbants, en imposant l'obligation de se munir, à cet effet, d'une autorisation spéciale ;

4° Les faire séjourner dans des séries de réservoirs ou bassins de clarification, où les eaux subissent d'abord une sorte de filtration, en passant au travers de cribles ou de toiles métalliques, et où les matières suspendues se déposent peu à peu, gagnant le fond des bassins. L'eau traitée au besoin par la chaux, et plus ou moins clarifiée par la filtration et par le repos, se déverse enfin dans un cours d'eau. Les bassins sont nettoyés fréquemment, et les dépôts, saupoudrés de chaux vive, sont entassés sur le bord et utilisés comme engrais.

Ces mesures, qui ont déjà reçu dans les départements du Nord et du Pas-de-Calais une application au moins partielle, ont-elles suffi pour arrêter et pour amoindrir le mal ? C'est ce que nous allons examiner maintenant. Laissons d'abord parler les faits :

En plein cœur de l'hiver, au mois de janvier dernier, les agents de l'autorité, appelés à constater l'insalubrité du canal d'Aire à la Bassée (Pas-de-Calais), ont reconnu qu'elle provenait des vinasses déversées dans le canal par MM. Danel et Rivière, distillateurs à Salomé (Nord). Au mois de mai suivant, l'infection de ces eaux était à son comble, et à la date du 22, M. Danson, médecin des épidémies, écrivait à M. le préfet du Pas-de-Calais : « Les eaux sont noires, elles ressemblent à de l'encre et répandent à distance une odeur excessivement infecte ; le public s'étonne et ne comprend pas la tolérance d'un fait aussi déplorable. » MM. Danel et Rivière étaient en faute ; ils avaient négligé de se conformer aux prescriptions de l'autorité ; un jugement a été rendu contre eux. Mais, comme le fait remarquer M. le préfet du Pas-de-Calais, les pénalités encourues en pareil cas ne sont pas assez lourdes pour arrêter les contraventions. Il est même arrivé que la Cour suprême a cassé des arrêts rendus contre des industriels du Pas-de-Calais, par les motifs qu'ils s'étaient renfermés dans les autorisations délivrées par M. le préfet du Nord. Dans l'espèce, le jugement et la condamnation prononcés contre M. Rivière, à la date du 17 juin dernier, n'ont pas eu le résultat qu'on pouvait en attendre. Le 10 juillet suivant, les eaux du canal de l'Aire étaient de nouveau infectées par le fait de cet industriel.

Des faits analogues se sont produits, au mois de mai dernier, à Boyelles, localité du Pas-de-Calais située sur un petit cours d'eau, le Cojeul. Ce ruisseau, dont les sources paraissent taries en été, était principalement alimenté par l'usine de

M. Lefebvre, distillateur d'alcool de riz. Les eaux corrompues de cette usine formaient des mares de distance en distance, dans le lit même du Cojeul, au grand détriment de la santé publique. Les plaintes que les populations riveraines ont élevées à cet égard ont éveillé la sollicitude de Sa Majesté l'Empereur, qui a remis à M. le ministre une note ainsi conçue : « Dans le canton de Croisilles, on se plaint de l'infection du cours d'eau le Cojeul par les résidus des distilleries ; une enquête va se faire. » Cette enquête s'est faite par les soins de M. le préfet du Pas-de-Calais ; une commission nommée par ce magistrat s'est rendue sur les lieux ; elle a constaté l'état d'insalubrité du Cojeul et, ce qui est plus grave, l'insuffisance des moyens employés pour assainir les résidus des distilleries. M. Lefebvre était en règle ou à peu près. Il avait fait construire des bassins d'épuration, où les eaux insalubres de son usine séjournaient avant d'être déversées dans le Cojeul. Mais la commission a reconnu que ces bassins n'avaient pas produit l'effet que l'on en attendait, et que la chaux, propre à désinfecter des matières entièrement putréfiées, n'exerçait qu'une action fort incomplète sur les vinasses à leur sortie des bassins. Un des membres de la commission, M. Gossart, étudiant plus tard cette question à fond, a constaté que la chaux ne précipitait les vinasses que partiellement, et que les liqueurs ainsi épurées avaient une très grande tendance à subir la fermentation butyrique, circonstance qui augmente plutôt qu'elle ne diminue les causes d'infection. D'ailleurs, les bassins eux-mêmes, incomplétement curés, étaient devenus un réceptable de matières putrides qui répandaient au loin l'odeur la plus désagréable. M. Lefebvre, reconnaissant toute la gravité du mal, a fait avec un louable empressement diverses concessions à la commission, et a fini par prendre l'engagement de substituer l'orge germée à l'acide sulfurique pour opérer la saccharification du riz. Il a ajouté qu'il entretiendrait deux cents têtes de bétail pour utiliser les résidus de cette opération. L'administration locale s'est empressée d'adhérer à cette proposition. Elle s'en est prévalue même auprès du ministre pour engager Son Excellence à interdire d'une manière formelle l'emploi des acides dans la saccharification. Cette question n'est pas résolue. Le comité en comprend toute la délicatesse. Peut-on imposer à tous les établissements et dans toutes les localités des conditions que peut supporter peut-être un riche industriel, mais qui feraient peser de lourdes charges à une industrie importante, et qui, augmentant le prix de l'orge, aurait pour effet certain d'en gêner une autre, la fabrication de la bière ?

On voit par la discussion qui précède combien cette question est complexe ; mais ce qui est plus grave, c'est que les solutions qu'on a essayé de lui donner ne paraissent pas exemptes de sérieux inconvénients : substituer l'acide chlorhydrique à l'acide sulfurique, c'est remédier à une partie du mal seulement ; interdire l'emploi des acides et y substituer l'orge germée, c'est une mesure qu'il ne faudrait conseiller qu'avec la plus grande réserve ; faire écouler les eaux dans des puits absorbants, c'est une pratique qu'il est impossible de tolérer dans toutes les localités. Tout le monde sait que les puits absorbants sont eux-mêmes une cause d'insalubrité en corrompant les sources voisines ; transporter les eaux à de grandes distances, et les répandre sur de grandes surfaces, cela ne paraît pas toujours possible. Qui voudrait répandre sur des terres déjà ensemencées ou couvertes de récoltes les eaux abondantes qui s'écoulent d'une distillerie ! Enfin faire séjourner ces eaux dans des bassins d'épuration, c'est bien adopter un remède qui paraît efficace *à priori*, mais que l'expérience n'a pas complétement sanctionné. D'ailleurs, en supposant même que tous les fabricants soient astreints à cette mesure, il faudrait encore les soumettre à une surveillance continuelle, pour en amener la parfaite exécution.

Votre commission, tout en reconnaissant que les procédés qui consistent à assainir les eaux à l'aide de ces systèmes de bassins, dont la construction a été décrite avec tant de soin par la commission d'enquête du Pas-de-Calais, méritent d'être pris en sérieuse considération par l'administration supérieure, hésite cependant à en recommander l'emploi d'une manière trop absolue : frappée des observations qu'a présentées, sur ce sujet, un des membres de la commission d'enquête, elle pense que cette question mérite un nouvel et sérieux examen. En présence des incertitudes et des difficultés de toute nature que nous avons cherché à mettre en lumière dans le présent rapport, l'enquête demandée avec tant d'instance par M. le préfet du Pas-de-Calais nous paraît opportune, nécessaire. Le mal existe, les remèdes sont d'un effet incertain, ou, au moins, d'une application difficile.

Le comité sait qu'un décret récent autorise, de nouveau, la distillation des grains, interdite depuis plusieurs années, à condition cependant que les résidus soient appliqués à l'alimentation des bestiaux. Ce décret ne semble point modifier la situation, en ce qui concerne les distilleries de betteraves et les fabriques de sucre. Il l'améliore fort heureusement pour les distilleries de grains dont il va sans doute provoquer la formation. Ces nouvelles usines pourront-elles faire consommer tous leurs résidus solides et liquides par des bestiaux, pourront-elles lutter avantageusement contre les établissements auxquels cette condition n'est pas imposée ? Sera-t-il enfin facile de surveiller la stricte exécution de cette disposition du décret ? Ce sont là des questions qu'il serait prématuré de vouloir trancher dès à présent. Leur étude fournira des éléments nouveaux et précieux à l'enquête que demande M. le préfet du Pas-de-Calais, et sur l'opportunité de laquelle Son Excellence M. le ministre vous a consultés. Les convictions de la commission concernant la nécessité de cette enquête se sont fortifiées par une dernière considération.

Les intérêts soulevés par la question dont il s'agit n'ont point un caractère purement local. Une nouvelle campagne va s'ouvrir pour les distillateurs de betteraves, et les faits qui ont été signalés dans les départements du Nord et du Pas-de-Calais peuvent se produire ailleurs. Dans cette situation, le gouvernement voudra sans doute soumettre à une nouvelle étude la grave question qui nous occupe, et confier ce soin à des hommes éclairés et indépendants, choisis dans les conseils qu'il honore de sa confiance. Leurs lumières réunies ne seront pas superflues, lorsqu'il s'agit d'intérêts si variés et si graves, et de problèmes si difficiles.

Votre commission à l'honneur de vous proposer en conséquence, de faire à Son Excellence M. le ministre la réponse suivante :

Qu'il est urgent de donner suite à la demande d'enquête faite par M. le préfet du Pas-de-Calais.

RAPPORT ADRESSÉ LE 20 AVRIL 1858 A SON EXCELLENCE LE MINISTRE DE L'AGRICULTURE, DU COMMERCE ET DES TRAVAUX PUBLICS, SUR LES DISTILLERIES par M. WURTZ.

Introductions et considération générales. — Avant d'exposer aucune conclusion des faits que la commission a observés, et des renseignements qu'elle a recueillis dans les départements du Nord et du Pas-de-Calais, il est nécessaire de parler de l'état des lieux où les vinasses provenant de la distillation du riz, des fécules amylacées et des betteraves fermentées ont été la cause de plaintes fondées de la part des populations, parce que ces vinasses répandues, soit dans des rivières ou des canaux, soit dans la terre, en ont corrompu les eaux.

Il n'existe pas de position plus convenable aux usines et aux fabriques, principalement à celles qui rejettent au dehors des résidus de matières organiques, que le bord d'une rivière dont les eaux sont aussi rapides que la masse en est considérable, relativement à celle des résidus qui doivent être rejetés hors de l'usine ; mais ces deux conditions sont nécessaires, rapidité du cours d'eau, et masse considérable. Le rivage de la mer, à plus forte raison, présente cet avantage.

Si tous les établissements que nous avons visités ne se trouvent pas sur des cours d'eau, ils n'en sont pas éloignés, en général ; mais aucun de ces établissements n'est situé sur un cours d'eau rapide, ou sur un cours dont la masse de l'eau serait considérable relativement à celle des résidus qu'il recevrait. En effet, les cours d'eau de l'ancienne Flandre sont nombreux et n'ont ni la rapidité ni la masse d'eau nécessaire à la dispersion des résidus des fabriques qu'on peut y jeter : en outre, l'étiage moyen, du plus grand nombre au moins, correspondant à la demi-hauteur de la marée, il ne peut y avoir d'écoulement de ces cours d'eau dans la mer qu'à partir du moment où la marée descendante commence à être au-dessous de sa demi-hauteur. De ces deux circonstances, défaut de vitesse et de volume, résulte le peu d'efficacité des cours d'eau de l'ancienne Flandre pour entraîner au loin les vinasses qu'ils ont reçues.

Il y a quelques années, lorsque les vignes furent atteintes par l'oïdium, la faible récolte des vins fit hausser le prix des eaux-de-vie d'une manière exorbitante. Dès lors, beaucoup d'industriels, qui exploitaient la betterave pour en extraire le sucre, s'étant assurés de l'avantage qu'il y aurait à transformer ce sucre en alcool, n'hésitèrent pas à transformer leurs usines en distilleries ; et non-seulement on a fait de l'alcool de betterave, mais on en fit encore avec du riz et d'autres fécules amylacées. Disons, tout de suite, qu'en opérant la saccharification des matières amylacées par le malt ou l'infusion d'orge germée, il n'y a point d'inconvénient, parce que les résidus peuvent servir à la nourriture des bestiaux. Mais, en opérant la saccharification, comme on le fait le plus souvent aujourd'hui, par l'acide sulfurique, les vinasses provenant du résidu de la distillation du liquide vineux étant impropres à cet usage sont rejetées au dehors des usines. On a fait la fâcheuse expérience que ces vinasses, et surtout celles du riz, répandues dans les cours d'eau, en altèrent assez rapidement la pureté, et surtout encore lorsqu'on a fait usage d'acide sulfurique dans la saccharification et même dans le râpage et la fermentation de la betterave.

Comment les vinasses agissent-elles lorsqu'elles corrompent les eaux qui les reçoivent ? Elles peuvent agir de trois manières :

1° En les acidulant; car les poissons ne peuvent vivre dans une eau acidulée, même légèrement. Heureusement cette action est restreinte, parce que la proportion de l'acide dans les vinasses est faible, et que les eaux auxquelles elles se mêlent renferment du carbonate de chaux susceptible de le neutraliser, et cette neutralisation est bientôt opérée. Il n'est pas douteux que le carbonate du terrain où l'eau coule ne contribue à cet effet.

2° En y portant une matière organique très disposée à entrer en putréfaction, et à pouvoir servir de ferment à des matières organiques qui se trouvent dans les cours d'eau.

Ces matières organiques, en absorbant l'oxygène des eaux auxquelles elles se mêlent, les rendent ainsi nuisibles aux poissons, et bien moins bonnes pour les animaux qui s'y abreuvent et les populations qui les emploient comme eaux potables.

3° Lorsque les vinasses rencontrent des sulfates dans les eaux, elles agissent alors de la manière la plus énergique pour les corrompre; car, aussitôt que leur matière organique a enlevé à l'eau l'oxygène atmosphérique qu'elle tient en solution, elle enlève l'oxygène aux sulfates, et ceux-ci se trouvent ainsi convertis en sulfures ou en sulfhydrates. Or ces derniers, sous l'influence du gaz acide carbonique qui peut provenir de la putréfaction de la matière organique contenue dans l'eau, ou de l'air atmosphérique, se transforment en carbonate et en gaz sulfhydrique qui se répand en partie dans l'atmosphère, de sorte que celle-ci devient fétide; elle noircit le cuivre, l'argent, l'étain en les sulfurant; elle noircit les peintures à base de céruse; et les eaux sont impotables tant qu'elles conservent une quantité notable d'acide sulfhydrique.

On conçoit, d'après ce qui précède, que, si la betterave est traitée par de l'acide sulfurique, avec la double intention d'en empêcher la coloration sous l'influence de l'oxygène atmosphérique, et de faciliter la fermentation du sucre, il est indubitable que cet acide, restant dans les vinasses qu'on lâche dans les cours d'eau, sera bientôt converti en sulfate de chaux par le carbonate de chaux des eaux, soit par celui qui peut être en dissolution, soit par celui qui se trouve à l'état solide dans la partie du canal où les eaux coulent, et que, plus tard, il pourra se transformer en sulfhydrate.

Nous avons été à même de constater que ce n'est pas toujours dans le voisinage même des distilleries que les cours d'eau sont le plus exposés à manifester les signes de la plus grande corruption quant à la fétidité. C'est plus loin, là où l'eau coule moins promptement, près d'une vanne ou d'une écluse, et voici pourquoi : dans cet endroit, où l'eau perd de sa vitesse, elle se couvre d'une pellicule de matière organique de laquelle se dégagent souvent de fines bulles de gaz qui la maintiennent à la surface de l'eau, parce que ces bulles se dégagent lentement et qu'elles sont remplacées par d'autres; or, cette pellicule empêchant l'air de pénétrer dans l'eau qu'elle recouvre, la matière organique, enlevant l'oxygène aux sulfates, les change en sulfures ou en sulfhydrates, et le gaz acide carbonique qui peut se dégager du sein des eaux, avec du gaz et même des gaz hydrogènes, enlève du gaz sulfhydrique qui produit les effets dont nous avons parlé tout à l'heure.

Enfin, voici le résumé des renseignements que nous avons recueillis sur les lieux et dans une réunion des membres du conseil central de salubrité du département du Nord :

1° Les vinasses répandues dans les cours d'eau tuent les poissons ;

2° Les eaux ainsi corrompues ne peuvent servir de boisson aux animaux domestiques, sauf les canards, qui n'ont point paru en souffrir ;

3° Elles ne peuvent servir aux usages économiques de l'homme ; on nous a cité des populations pauvres qui ont été dans la triste nécessité de renoncer à l'usage des eaux des canaux, comme boisson et pour la préparation de leurs aliments, après que ces eaux ont reçu les vinasses des distilleries ;

4° Toutes les personnes que nous avons consultées pour savoir s'il était à leur connaissance que ces eaux eussent été la cause de fièvres et d'autres maladies, se sont accordées à répondre négativement à notre question ; mais il est évident que, si l'état de choses que nous avons vu se prolongeait encore, le contraire de ce qui est pourrait avoir lieu.

Voilà des faits que nous avons constatés. Examinons maintenant les moyens qui ont été mis en usage pour prévenir les effets des vinasses rejetées des distilleries au dehors des usines.

Moyens qui ont été mis en usage pour prévenir les effets nuisibles des résidus des distilleries rejetés au dehors des usines. — Les moyens qui ont été mis en usage pour prévenir les effets nuisibles des résidus des distilleries rejetés au dehors des usines sont au nombre de trois : 1° les boit-tout ; 2° l'épanchement des vinasses sur des terres arables, de manière à ce qu'elles servent d'engrais ; 3° la saturation des vinasses par la chaux. Nous allons examiner les effets de ces moyens dans les trois articles suivants :

1° *Boit-tout.* — Les boit-tout, sorte de puits creusé dans un sol, avec l'intention d'y faire écouler des eaux qui sont à sa surface, n'ont d'efficacité qu'à trois conditions :

La première est que les liquides qu'on fera couler dans les boit-tout ne corrompront pas la nappe d'eau potable qui alimente les puits et les sources d'eau servant aux usages économiques du pays où les boit-tout seront creusés ;

La seconde est que les boit-tout aient leur fond dans une couche parfaitement perméable ; autrement le terrain, bientôt saturé, ne permettra plus au boit-tout d'absorber l'eau ;

La troisième est que la couche perméable où se rendra l'eau qu'on veut évacuer de la superficie du sol étant située au-dessous de la nappe d'eau qui alimente les puits du pays, cette couche perméable ne conduise pas les eaux dans une nappe d'eau servant à l'économie domestique d'un pays autre que celui où le boit-tout est creusé.

M. Ybert, docteur en médecine, maire de la Bassée, nous a dit qu'un boit-tout ayant été creusé seulement jusqu'à la nappe d'eau qui alimente les puits de Salomé, ceux-ci avaient été corrompus ; mais que la corruption avait disparu après que le boit-tout eut été approfondi et cuvelé à 7 ou 8 mètres au-dessous de la nappe d'alimentation du puits de Salomé. Mais ce que nous avons constaté sur les lieux, c'est que le boit-tout avait cessé d'absorber les eaux qu'on y dirigeait de l'usine. On voit donc l'inefficacité de ce moyen à Salomé.

2° *Épanchement des vinasses sur les terres arables.* — Il n'est pas douteux que si une distillerie était placée en amont de terres arables d'une étendue telle qu'elles pussent recevoir, en vertu de la pesanteur, une irrigation naturelle des vinasses, et que le mélange de la terre arable avec la partie fixe des liquides écoulés se fit sans donner d'émanations nuisibles en même temps que l'eau des vinasses s'évaporerait, le problème serait résolu.

Malheureusement, les distilleries que nous avons visitées ne sont pas dans cette position. Aucune d'elles ne peut donc se débarrasser de ses vinasses. On n'en sera pas étonné quand on saura, par exemple, que M. Danel, dont la distillerie est à Salomé, verse par vingt-quatre heures 2800 à 3000 hectolitres au dehors de l'usine.

3° *De la saturation des vinasses par la chaux.* — Sur l'indication du Conseil central d'hygiène du département du Nord, l'autorité prescrivit aux distillateurs de liqueurs fermentées de betteraves de traiter les vinasses de la manière suivante : elles passaient successivement dans trois bassins en maçonnerie étanches; encore chaudes, elles étaient mêlées à 2 kilogrammes de chaux vive en poudre par hectolitre de vinasses. L'acide était neutralisé, la matière organique en suspension se déposait avec un précipité de chaux et de matière organique qui avait été dissoute : ces dépôts devaient être recueillis dans les trois bassins, et la vinasse ne devait être évacuée hors de l'usine qu'à l'état de liquide limpide. Dans une distillerie où le travail est continu pendant une campagne, il fallait avoir deux séries de bassins, afin de pouvoir enlever les dépôts d'un premier traitement, pendant qu'on procédait à un second. Le nettoyage devait être opéré tous les cinq ou six jours.

Ces dépôts sont de bons engrais, en général ; mais ils ne sont pas favorables au développement du sucre dans les betteraves. Il n'est pas douteux que la chaux ne sépare de la matière organique des vinasses, et, d'après M. Kuhlmann, elle en précipiterait le tiers environ. On voit, d'après cela, que ce procédé atténue le mal, mais il ne le fait pas disparaître. Il y a plus, c'est qu'en certains cas, où la chaux est en excès, et dans certaines circonstances, il ne serait pas impossible qu'elle pût avoir quelque inconvénient. Cependant, pour rester dans le vrai, n'exagérons pas un inconvénient possible ; car, évidemment, la chaux ne peut jamais être en grand excès dans une vinasse claire, à cause de son peu de solubilité et de sa tendance à être précipitée par l'acide carbonique.

Reconnaissons donc, en définitive, à la chaux la propriété de réduire à deux parties de matière organique les trois parties existants dans les vinasses acides.

Enfin, il est encore une mesure prescrite par l'autorité dont nous devons parler : c'est la substitution de l'acide chlorhydrique à l'acide sulfurique.

Cette substitution a des inconvénients pour le distillateur, c'est incontestable ; mais comme, en définitive, nous avons constaté qu'elle a été opérée dans deux usines de Mont-Lille, elle n'est pas impossible ; seulement elle exige la précaution de neutraliser en grande partie l'acide chlorhydrique avant de procéder à la distillation du liquide vineux autrement l'acide attaquerait les vaisseaux distillatoires, particulièrement les soudures. L'avantage d'avoir du chlorure de calcium, au lieu de sulfate, dans les vinasses, c'est que celles-ci ne portent plus de sulfate dans les cours d'eau, sulfates susceptibles, comme tout le monde le sait aujourd'hui, de se changer en sulfures. Mais pour conclure que cet avantage est aussi grand réellement qu'il le paraît, c'est à la condition que les cours d'eau où les vinasses arrivent sont eux-mêmes dépourvus de sulfates : c'est malheureusement ce que nous ignorons, faute de connaître l'analyse des eaux qui reçoivent les vinasses.

En résumé, les trois moyens prescrits peuvent avoir de l'efficacité dans les circonstances que nous avons définies ; mais cette efficacité, dans les localités où la commission s'est transportée, n'a jamais été parfaite. Le mal n'a donc été, en général, qu'atténué ; mais, si nous le reconnaissons, il ne faut point en tirer la conséquence que nous considérons ces moyens comme inutiles, car il est telle localité où nous pensons qu'ils donneraient de meilleurs résultats.

Mesures proposées par la commission dans le cas où il s'agirait de demander à établir de nouvelles distilleries. — Avant d'exposer nos conclusions relativement au parti à prendre sur les faits particuliers concernant les distilleries des départements du Nord et du Pas-de-Calais, nous croyons devoir dire notre opinion sur les mesures à prendre, en général, dans le cas où l'administration, libre dans son action, aurait à prononcer sur des demandes faites pour l'établissement de distilleries de liquides fermentés de betteraves.

Si les circonstances qui ont été si favorables depuis 1853 jusqu'en 1856 à la conversion des usines à sucre en distillerie d'alcool, ont changé, cependant ce n'est pas un motif de considérer la nouvelle industrie comme étant désormais impossible ; nous croyons, au contraire, qu'elle sera ramenée par des circonstances, sinon identiques, du moins analogues à celles où elle a pris naissance, et c'est conséquemment à cette manière de voir que nous avancerons quelques propositions pour l'avenir :

Assurer les conditions les plus favorables possibles à la santé des populations est le premier principe à pratiquer par tout gouvernement.

Assurer les conditions nécessaires au développement de l'industrie et du commerce est un autre principe évidemment subordonné au premier dans notre législation, ainsi que le prouve la distinction des établissements industriels en trois classes.

Raisonnons maintenant conformément à ces principes, afin d'en tirer des conséquences relatives à l'autorisation d'établir des distilleries nouvelles.

Conformément au premier principe, un établissement industriel quelconque ne peut nuire aux populations, et l'autorité ne peut jamais se considérer comme engagée par l'autorisation d'un établissement qui se trouve avoir compromis la santé publique, parce qu'il va sans dire qu'une autorisation ne peut être accordée qu'à cette condition, explicitement ou implicitement, de ne pas la compromettre.

Nous pensons encore que c'est à l'industriel, auteur de la demande de l'autorisation d'établir une distillerie, qu'il appartient d'aviser aux moyens de détruire les effets nuisibles aux hommes et aux plantes qui sont des conséquences de son industrie. La destruction de ces effets rentre donc dans les procédés mêmes de son industrie, et personne n'a, en réalité, plus d'intérêt que lui-même à l'opérer.

Nous ne conseillons donc à l'autorité de prescrire des moyens préventifs que quand l'efficacité de ces moyens est démontrée dans des cas parfaitement déterminés ; autrement, de s'abstenir.

Ce qui, selon nous, rend l'affaire des distilleries des départements du Nord et du Pas-de-Calais si difficile à terminer dans l'état actuel des choses, ce n'est pas tant d'avoir autorisé la conversion des usines à sucre en distilleries, que d'avoir indiqué des moyens inefficaces de détruire les effets fâcheux des vinasses.

La conséquence de ce que nous avons constaté sur les lieux, avec la conséquence du principe que nous venons de poser, nous fait conclure qu'à l'avenir les autorisations de distilleries d'alcool de betterave ne seraient accordées qu'aux conditions suivantes :

I. Tout industriel qui aura obtenu l'autorisation de fabriquer dans un lieu déterminé tels produits dénommés sera tenu à demander une nouvelle autorisation pour fabriquer des produits différents des premiers ; dès lors, un fabricant de sucre de betterave aura besoin d'une autorisation nouvelle pour transformer son usine en distillerie ou pour annexer une distillerie à une usine quelconque.

II. Toute demande faite pour établir une distillerie devra donner l'indication de la matière qu'on y saccharifiera et des procédés qu'on y pratiquera.

En effet, on peut saccharifier : 1° le grain ; 2° le riz ; 3° la matière amylacée de la pomme de terre ; 4° la betterave, etc.

On peut employer divers procédés de saccharification : 1° par l'acide sulfurique ; 2° par le maltage, etc.

On peut opérer la distillation du sucre de la betterave fermentée : 1° comme on le fait généralement dans les départements du Nord et du Pas-de-Calais, etc., par l'intermédiaire de l'acide sulfurique ou chlorhydrique ; 2° par le procédé Champonoix ; 3° par le procédé Le Play, etc.

III. La demande d'autorisation d'une distillerie devra expliquer, sans ambiguïté, les moyens que l'industriel compte employer pour prévenir l'infection des eaux par les résidus de ses opérations. Il expliquera donc : 1° si les résidus seront complétement employés soit à la nourriture des bestiaux, soit comme engrais ; 2° si les vinasses seront entièrement employées en irrigation ; 3° si les vinasses pourront être complétement absorbées par des boit-tout ; 4° si les vinasses pourront être répandues dans des cours d'eau assez puissants et assez rapides pour qu'il n'y ait pas d'infection ; 5° s'il est inventeur d'un procédé au moyen duquel il préviendrait tous effets fâcheux, trop malheureusement connus des populations voisines des distilleries.

Les conséquences de l'état de choses que nous venons d'exposer nous paraissent devoir être les suivantes :

Les industriels instruits par le passé des graves inconvénients des distilleries actuelles, ne penseront sérieusement à en établir de nouvelles que quand ils auront la certitude de prévenir ces inconvénients. Ils pourront y parvenir : 1° en s'établissant sur les bords de la mer ou près d'un cours d'eau assez puissant et assez rapide pour diviser excessivement et entraîner au loin les vinasses qu'ils y verseront ; 2° en annexant des terres qu'ils pourront irriguer et fumer par les vinasses ; 3° en annexant à la distillerie une ferme renfermant assez d'animaux pour consommer tous les produits capables de nourrir ceux-ci ; 4° en découvrant des procédés nouveaux propres à prévenir les effets fâcheux des vinasses.

Propositions de la commission relatives aux distilleries actuellement existantes. — Que peut-on faire, dans l'état actuel des choses, à l'égard des distilleries existantes, dont les travaux doivent être repris à la fin de l'année ? Là est la difficulté, puisqu'il faut, en définitive, assurer la santé des populations, sans cesser d'aider l'industrie, qui ne profite pas seulement à celui qui en est la tête, mais aux ouvriers qu'il emploie, au pays qui lui fournit la matière première, enfin à la fortune publique.

Ne connaissant pas le texte des autorisations accordées par l'autorité aux industriels distillateurs du Nord et du Pas-de-Calais, nous ignorons si ces autorisations ne contiennent pas quelques points qui seraient de nature à apporter quelques modifications à nos propositions.

Quoi qu'il en soit, la commission est dans l'obligation de formuler des conclusions relativement à ce qu'elle a vu et aux renseignements qu'elle a recueillis sur les lieux mêmes où elle s'est transportée. Voici celles que nous proposons.

L'autorité devra prévenir les industriels, dans le plus court délai, que les distilleries ne pourront désormais continuer leurs travaux qu'autant que les industriels ne nuiront point à la salubrité publique, et que c'est à eux d'aviser, dès à présent, aux moyens de supprimer les causes d'infections dont les populations voisines de leurs distilleries ont éprouvé les fâcheux effets; que ce n'est qu'à cette condition expresse que les autorisations qui leur ont été accordées leur seront maintenues.

Si cette proposition était adoptée, elle serait accompagnée ou suivie d'une sorte d'instruction de ce qu'on sait aujourd'hui des procédés de transformer le sucre de betterave, etc., en alcool, sans que la distillation donne lieu à des vinasses acides dont on ne peut se débarrasser qu'en les jetant dans des cours d'eau.

Les populations verraient d'abord l'importance que l'autorité attache aux mesures qui assurent la santé publique, et les industriels verraient combien elle est préoccupée de ce qui peut maintenir l'industrie et en assurer le développement.

(*Voy.* ALCOOL, EAUX ACIDES, EAUX INDUSTRIELLES, SUCRE, VINASSES.)

DOREURS, DORURE SUR MÉTAUX. — La dorure des objets d'ornement de cuivre et de bronze peut se faire suivant trois procédés : au moyen d'un amalgame d'or, par immersion ou au trempé, ou enfin par des procédés galvaniques. Ces derniers, usités depuis quelques années seulement, sont destinés à remplacer de la manière la plus heureuse la dorure au mercure, qui constitue une des industries les plus insalubres.

L'amalgame d'or, employé pour la *dorure au mercure*, se prépare de la manière suivante : on chauffe au rouge sombre, dans un creuset, de l'or réduit en feuilles minces ; on triture cet or avec huit fois son poids de mercure. Lorsque l'or est dissous, on verse la matière dans de l'eau froide, afin d'éviter qu'elle ne dépose des cristaux par un refroidissement lent. On comprime la masse pour en faire écouler le mercure en excès ; il reste un amalgame pâteux, formé d'environ 2 parties d'or et de 1 partie de mercure.

L'objet de bronze soumis à la dorure doit subir plusieurs opérations préliminaires. On le chauffe au rouge, puis on le plonge dans de l'acide sulfurique étendu, pour dissoudre l'oxyde qui s'est formé à la surface. Cette opération s'appelle le *dérochage*. Souvent même on le plonge dans de l'acide azotique concentré pour obtenir un décapage plus parfait qu'on appelle le *ravivage*. On amalgame la surface à l'aide du *gratte-brosse*, c'est-à-dire d'une petite brosse de fil de laiton, que l'on plonge d'abord dans une dissolution d'azotate de mercure, et que l'on presse ensuite sur l'amalgame d'or, dont une partie reste adhérente à la brosse. On frotte l'objet avec le gratte-brosse ; on le place alors sur une grille de fer chauffée avec du charbon, et située sous une cheminée qui tire bien, afin d'enlever les vapeurs mercurielles, qui exercent une influence très nuisible sur la santé des ouvriers ; on le nettoie ensuite avec une brosse que l'on plonge dans du vinaigre, et l'on polit avec de la sanguine les parties qui doivent devenir brillantes. On dore l'argent par des procédés semblables.

La *dorure par immersion*, procédé principalement employé pour dorer les bijoux de cuivre, consiste à plonger les bijoux, parfaitement décapés, dans une dissolution bouillante de chlorure d'or, dans un carbonate alcalin.

Le bain d'or se prépare en dissolvant 100 grammes d'or laminé dans une eau régale composée de 250 grammes d'acide azotique à 36 degrés, 250 grammes d'acide chlorhydrique et 250 d'eau, puis mêlant à 20 litres d'eau contenant 3 kilogr. de bicarbonate de potasse, et en faisant bouillir le tout pendant deux heures, avec le soin de remplacer par de l'eau chaude l'eau qui s'évapore.

Les bijoux de cuivre doivent être dérochés et ravivés comme pour la dorure au mercure. On en réunit plusieurs en paquet au moyen de fils de laiton suspendus à un crochet de verre ; ils sont successivement trempés par l'ouvrier dans une terrine renfermant la liqueur à raviver, dans deux terrines d'eau, dans une terrine renfermant de l'azotate de mercure, enfin dans le bain à dorer. Au bout d'une demi-minute, ils ont fixé tout l'or qu'ils peuvent prendre dans cette circonstance. Après les avoir retirés, le doreur les lave dans d'autres terrines pleines d'eau, et les fait sécher dans de la sciure de bois chaude.

La *dorure galvanique*, par laquelle on dépose l'or aussi adhérent et en couche aussi épaisse que l'on veut, sur le cuivre, le laiton, le bronze, l'argent, le platine, le maillechort, le fer, l'acier, l'étain, s'opère suivant des conditions tout à fait différentes. Le bain d'or est une dissolution de cyanure de potassium dans laquelle on a dissous un cyanure du métal que l'on veut déposer, et qui peut être également de l'or, de l'argent, du platine, du cobalt, du zinc, etc. Ce bain, dont la composition sera de 100 parties d'eau distillée, 10 parties de cyanure de potassium et 1 partie de cyanure d'or, est placé dans une grande cuve de bois mastiquée à l'intérieur, et traversée par deux tringles métalliques dont l'une communique avec le pôle négatif, et l'autre avec le pôle positif. Le même bain peut servir, pour ainsi dire, indéfiniment, si l'on a soin d'y plonger des lames du métal à précipiter, que l'on a mis en communication avec le pôle positif de la pile, par l'entremise d'une des tringles. A mesure que le métal de la dissolution se dépose sur les objets qui communiquent avec le pôle négatif, au moyen de l'autre tringle, à laquelle ils sont accrochés, il se dissout une quantité équivalente du métal fixé au pôle positif, et le bain conserve une composition constante, si la surface des lames métalliques est à peu près égale à celle des objets à recouvrir. Les objets qui doivent être dorés sont soumis au dérochage, mais non au ravivage. L'épaisseur de la couche d'or déposée varie suivant le temps de l'immersion.

L'art du doreur *au mercure* a plusieurs sortes d'inconvénients, qui découlent des opérations qu'il comporte. Ces opérations consistent dans la préparation de l'amalgame d'or, le dérochage, la dorure, la volatilisation de l'amalgame, le brunissage, le passage au mat, le traitement des déchets, le ramonage des cheminées.

Ces diverses opérations ont pour cause d'insalubrité : 1° la volatilisation du mercure ; 2° le dégagement d'acide hyponitrique ; 3° le contact d'acides nitrique, sulfurique et cyanhydrique avec les mains des ouvriers ; 4° le contact du mercure et du nitrate acide de mercure dans les mêmes circonstances ; 5° la respiration possible de vapeurs de mercure, de vapeurs acides, de suie ou de cendres contenant des composés mercuriels ; 6° toutes ces émanations mercurielles ou acides peuvent se répandre dans les habitations voisines ; 7° le déversement des eaux sur la voie publique peut occasionner la destruction des matériaux de pavage et des parois des égouts.

On trouvera à l'article Mercure ce qui est relatif à l'action toxique de ce métal, surtout lorsqu'il existe à l'état de vapeur ; nous nous contenterons d'exposer ici les prescriptions hygiéniques générales qui concernent l'art du doreur au mercure, prescriptions empruntées au Conseil de salubrité de la ville de Paris, et, pour la plupart, à l'esprit inventif de d'Arcet.

Une forge construite d'après le système de ce chimiste, c'est-à-dire munie de ses fourneaux d'appel pour chacune des opérations où il y a un dégagement de vapeurs, prévient tous les dangers qui proviennent de la volatilisation ; il faut avoir soin également d'établir des ouvertures aussi étroites que peut le permettre l'exécution des opérations de l'ouvrier, et de donner à l'atelier une aération capable de bien alimenter le tirage des fourneaux d'appel, en ayant soin de placer vis-à-vis des fourneaux des vasistas à soufflet. D'Arcet a appelé l'attention sur les courants *descendants* qui peuvent s'opérer dans une cheminée, et sur les causes qui peuvent les faire naître. On conçoit les dangers qui pourraient résulter de pareils courants, établis dans les cheminées des doreurs, lorsque celles-ci sont tapissées d'une suie mercurielle, ou remplies encore de vapeurs acides ou mercurielles, après des opérations récemment terminées.

On a recommandé aux ouvriers, dans le but d'éviter le contact du mercure et de l'amalgame d'or et des acides avec les mains, l'usage journalier de gants de vessie ou de taffetas ciré. M. le colonel Paulin a proposé des gants particuliers pour les ouvriers qui se servent de la gratte-brosse. Les ouvriers sont invités, dans le même but, à laver fréquemment leurs mains dans des eaux savonneuses, afin de saturer les acides dont les mains sont souvent empreintes. Mais on sait malheureusement comment sont observées, dans la pratique, les plus sages recommandations.

Il est encore des précautions à prescrire eu égard au ramonage des cheminées. Le ramoneur doit être vêtu de telle sorte que toutes les parties de son corps, la figure exceptée, soient à l'abri de la poussière, et une éponge humide doit être placée devant le nez et la bouche, de manière que, pendant l'acte de la respiration, il ne puisse s'introduire dans les poumons aucune parcelle de suie. On doit même, avant son ascension dans la cheminée, faire passer dans le tuyau de fumée une quantité notable de vapeur d'eau; elle a pour objet d'éviter la formation de la poussière et de condenser toutes les vapeurs existantes.

Voici maintenant les précautions indiquées par le Conseil de salubrité pour préserver les voisins des conditions d'insalubrité dans lesquelles ils peuvent se trouver placés.

La cheminée de la forge du doreur est, en définitive, le canal d'échappement de toutes les émanations insalubres. Ces émanations sont portées à une distance d'autant plus grande qu'il existe un meilleur tirage et plus de feu dans la cheminée ; leur quantité est proportionnelle à l'importance de l'établissement. Il suit de là qu'en thèse générale un doreur par le procédé du mercure est un voisin insalubre et parfois dangereux. De là la nécessité de prescrire une surélévation de ces cheminées, quel que soit d'ailleurs le combustible employé, et cette élévation devra être d'autant plus grande que le quartier sera plus populeux. Ordinairement le Conseil de salubrité demande 2 à 3 mètres au-dessus du faîtage des maisons voisines, dans un rayon de 25 mètres.

Enfin le versement des eaux de dérochage sur la voie publique est une source de dégradation du sol par les acides que ces eaux contiennent. Le Conseil de salubrité conseille de saturer ces eaux au moyen de la craie, ce qui permet au doreur de les répandre sur la voie publique.

Quant aux doreurs par le procédé du trempage, le Conseil de salubrité, sur le rapport de d'Arcet, s'est borné aux mesures suivantes : rétrécir le plus possible l'ouverture de chaque foyer, sans gêner toutefois le travail ; élever le tuyau de fumée à 2 mètres au-dessus du faîtage des maisons voisines ; faire établir un bon fourneau d'appel dans chaque forge ; faire poser des vasistas à soufflet dans l'atelier ; ne faire d'opérations que sous un bon tirage établi au moyen d'un fourneau d'appel ; tenir constamment à la disposition des ouvriers un flacon d'ammoniaque, de manière qu'ils puissent en respirer le gaz, en cas d'accidents développés par les vapeurs nitreuses ; avoir dans l'atelier une certaine quantité de carbonate de chaux, afin de pouvoir saturer immédiatement les eaux acides qui pourraient être déversées sur le sol par accident.

Les établissements de doreurs sur métaux sont rangés, par l'ordonnance du 15 octobre 1810, dans la troisième classe des établissements insalubres.

L'emploi des procédés galvaniques dans la dorure met à l'abri de tous ces dangers, et rend inutiles toutes ces précautions. Mais il ne s'est pas encore généralisé, surtout pour la dorure, car on en fait un usage beaucoup plus considérable dans l'argenture. Le docteur Sanderet écrivait en 1847, à M. Chevallier, qu'à Besançon, dans la fabrique d'horlogerie, la dorure galvanique était tombée en discrédit, par suite de l'abus qu'on avait fait de la dorure légère, malgré les conséquences désastreuses que, là même, cette industrie exerçait sur la santé des ouvriers.

Bibliographie. — D'Arcet, *Mémoire sur l'art de dorer le bronze au moyen de l'amalgame d'or et de mercure*, 1818. — Patissier, *Traité des maladies des artisans*, 1822, p. 32. — Benoiston de Châteauneuf, *Influence des professions sur le développement de la phthisie* (*Annales d'hygiène, etc.*, 1831, t. VI, p. 20). — *Dictionnaire de l'industrie, etc.*, t. IV, p. 124. — *Rapports généraux des travaux du Conseil de salubrité, depuis 1840 jusqu'à 1845* (*Annales d'hygiène, etc.*, 1847, t. XXXVIII, p. 130). — *Lettre de M. Sanderet à M. Chevallier sur la dorure* (*Annales d'hygiène, etc.*, 1847, t. XXXVIII, p. 457). — A. Tardieu, *Recherches médico-légales sur l'identité* (*Annales d'hygiène, etc.*, 1849, t. XLII, p. 405. — Regnault, *Cours élémentaire de chimie*, 1860, t. II.

DRAINAGE. Le *drainage* des Anglais (*to drain*, égoutter, saigner) est, dans le sens le plus général, l'art d'égoutter ou de dessécher les sols humides. Mais parmi les nombreuses méthodes employées pour atteindre ce but, le mot *draining*, que nous avons traduit par *drainage*, désigne aujourd'hui plus spécialement l'opération qui consiste à extraire l'humidité des terres à l'aide de saignées plus ou moins nombreuses qu'on ouvre dans le sol et qu'on referme après avoir placé à leur partie inférieure de petits canaux ou *drains* légèrement inclinés et formés ordinairement par des tuyaux de terre cuite, posés bout à bout. C'est dans cette acception déterminée que le drainage est compris en France, en Belgique et en Allemagne, où il commence à s'introduire, après avoir été employé sur une partie notable du territoire de la Grande-Bretagne et y avoir produit les résultats les plus heureux au double point de vue de la fertilité du sol et de l'hygiène publique.

Ce mode d'asséchement puise son efficacité dans le principe même de son application qui favorise au plus haut degré l'égouttement vertical et incessant des terrains sur lesquels il agit. Il diffère des autres procédés en ce qu'il n'est pas un simple moyen d'écoulement des eaux de la surface ou de celles qui séjournent dans les poches ou boissières du sous-sol d'une contrée sans débouché naturel, mais bien un système complexe qui unit à ces derniers avantages celui d'agir d'une manière continue sur le liquide interposé dans les terres en l'attirant vers les conduits souterrains qui doivent lui donner issue. On a longtemps et longuement controversé, en Angleterre, sur la théorie du drainage qui n'est encore nulle part complétement exposée. Aussi, malgré les nombreuses applications déjà faites, les divergences les plus marquées président-elles aux dispositions adoptées par les différents ingénieurs de ce pays. Les uns prônent la méthode exclusive des drains peu profonds et très rapprochés ; d'autres voient dans l'établissement de saignées creusées très bas et largement espacées le moyen le moins dispendieux et le plus certain d'assainir le sol ; il en est enfin qui, subordonnant leur pratique à la nature des terrains sur lesquels ils opèrent, font varier la profondeur des saignées avec la plus ou moins grande imperméabilité du sol. Nous paraissons, en France, pencher vers l'emploi du drainage profond, en faveur duquel les meilleurs arguments théoriques et pratiques peuvent aujourd'hui être invoqués. Il reste, toutefois, beaucoup à faire pour tracer les bornes au delà desquelles se rencontre l'exagération ; mais, quelles que soient les incertitudes auxquelles sont encore soumises les applications, le raisonnement et les faits observés permettent d'établir que les conditions fondamentales d'un bon assainissement par drains sont : d'abaisser, autant que possible, le niveau de la nappe liquide qui baigne ou sature d'humidité le terrain à assainir ; de créer des saignées assez nombreuses et assez profondes pour offrir à l'eau des surfaces d'égouttement suffisantes dans les parois latérales et sensiblement verticales qu'elles lui présentent ; de ménager souterrainement au liquide égoutté un écoulement facile et régulier.

On conçoit comment ce triple résultat peut être obtenu en divisant par bandes longitudinales l'espace à assécher, à l'aide d'un système de saignées munies au fond de petits conduits émissaires. Les tranchées et le travail que nécessite leur établissement, en coupant et mettant à nu pour un moment les parties du sol plus ou moins imperméables, créent des surfaces latérales de suintement qui conservent leur propriété après le remplissage du drain, et dont l'eau descend avec facilité jusqu'au point inférieur de la terre ameublie. De proche en proche alors l'abaissement du liquide s'effectue entre deux saignées consécutives, et si ces dernières sont bien réparties et assez profondes, l'assèchement se complète promptement et se maintient d'une manière permanente; car toute l'eau qui parvient aux tranchées s'écoule incessamment, en pénétrant dans les drains et les fossés d'évacuation qu'on a dû lui ménager au delà. Les drains sont généralement formés de tuyaux d'argile cuite, c'est seulement par le développement circulaire des joints que le fluide peut pénétrer dans les conduits. Quelque restreints que paraissent, au premier abord, ces passages offets à l'eau sur la paroi cylindrique de tuyaux qui n'ont souvent que $0^{m},02$ où $0^{m},03$ de diamètre, ils suffisent, parce que le nombre et la largeur des joints sont tels qu'ils produisent toujours une section d'écoulement plus que capable de répondre au débit de l'eau fournie par les tranchées.

Nous ne pouvons ici exposer les procédés extrêmement variables dans leurs applications. Mais nous devons constater la portée de ces opérations qui ont transformé une étendue considérable du sol producteur de l'Angleterre, et sur lesquelles l'attention publique se fixe aujourd'hui. L'application d'un bon drainage exige des avances de fonds assez importantes ; mais elle offre promptement une large rémunération de ce capital dans l'accroissement extrême des produits obtenus. On s'accorde d'ailleurs généralement à reconnaître parmi les avantages nombreux qu'on en tire · l'approfondissement de la couche productive, résultat qui s'explique par l'abaissement et le courant incessamment produits dans la nappe liquide souterraine, et par l'ameublissement qu'effectue la circulation continuelle de l'eau de haut en bas; l'aérage constant du sol à travers les nombreux interstices créés et entretenus par l'égouttement régulier, qui s'opère d'une manière sensiblement homogène dans la masse terreuse; l'élévation de température moyenne du sol, qui s'obtient par une utilisation plus directe de la chaleur solaire et atmosphérique, dont la moyenne partie n'est plus employée à vaporiser un liquide éloigné de la température, et d'ailleurs entraîné vers les débouchés inférieurs qu'on lui a créés. La facilité qu'offre le drainage à l'utilisation de l'eau amenée par les pluies sur une grande surface, après que cette eau s'est infiltrée dans le sol, ressource précieuse pour la satisfaction des besoins ruraux, ou même quelquefois pour ceux des villes qui, comme Londres, sont placées à une faible altitude, et peuvent espérer trouver dans le débit des drains de la campagne environnante l'eau qui leur manque et qu'elles ne peuvent se procurer par d'autres moyens.

Mais le drainage présente un intérêt capital, pour l'hygiène publique. Il n'est plus aujourd'hui permis de mettre en doute son action efficace sur l'assainissement de l'air, et de nombreuses contrées en réclament les bienfaits. Nous citerons en première ligne ces sols si insalubres où l'on ne découvre aucune apparence d'eaux stagnantes, mais dont le sous-sol imperméable et très rapproché de la surface retient une couche liquide qui occasionne incessamment ces alternatives d'évaporation et de condensation si fâcheuses pour la santé. De nombreux faits observés viennent à l'appui de l'assertion que nous venons de présenter. M. Drouyn de Lhuys rappelle dans un rapport à la Société d'agriculture de Melun « que M. Cuthbert Johnson, qui a par- » couru l'Angleterre en tous sens pendant quarante ans, a constaté » que les opérations de desséchement (*drainage*) ont changé, pour » ainsi dire, le climat de cette contrée ; que dans le district maréca- » geux de Lincolnshire les brouillards ont diminué des *neuf dixièmes* » en intensité, et que la santé des habitants s'en trouve beaucoup for- » tifiée. » M. Barré de Saint-Venant rapporte que « dans le district » de Kelso, en Écosse, depuis l'exécution des travaux d'égouttage, la » fièvre et l'hydropisie, qui formaient près de la moitié des mala- » dies, ont presque entièrement disparu. »

L'application du drainage a pris depuis quelques années, en Angleterre, une extension extrême. Les grands propriétaires et les fermiers surtout ont rivalisé d'ardeur pour assainir les terres ; mais le gouvernement a fait beaucoup aussi de son côté en obtenant des chambres une somme de 3 millions de livres sterling (75 millions de francs) qui seront employés en prêts propres à favoriser l'exécution des travaux. En France, où nous comptons trop sur la bonté de notre climat et de notre sol, nous ne sommes pas aussi avancés que nos voisins. Cependant les progrès, quoique lents, se font sentir et notre agriculture commence à profiter des bienfaits que réalise le drainage au double point de vue de la richesse et de l'hygiène publiques.

Le drainage a fourni l'occasion de nombreuses observations sur la température variable des sols, dans des circonstances très diverses, et sur le mode d'écoulement de l'eau à travers les terres. On doit beaucoup aux recherches faites par les Anglais à ce sujet. Malheureusement de très utiles résultats sont souvent perdus au milieu d'exagérations extrêmes et de discussions oiseuses.

LOI SUR LE LIBRE ÉCOULEMENT DES EAUX PROVENANT DU DRAINAGE (mai 1854).

Art. 1er. Tout propriétaire qui veut assainir son fonds par le drainage ou un autre mode d'asséchement, peut, moyennant une juste et préalable indemnité, en conduire les eaux souterrainement ou à ciel ouvert, à travers les propriétés qui séparent ce fonds d'un autre cours d'eau ou de tout autre voie d'écoulement.

Sont exceptés de cette servitude les maisons, cours, jardins, parcs et enclos attenant aux habitations.

Art. 2. Les propriétaires de fonds voisins ou traversés ont la faculté de se servir des travaux faits en vertu de l'article précédent pour l'écoulement des eaux de leurs fonds.

Ils supportent dans ce cas : 1° une part proportionnelle dans la valeur des travaux dont ils profitent ; 2° les dépenses résultant des modifications que l'exercice de cette faculté peut rendre nécessaires ; et 3° pour l'avenir, une part contributive dans l'entretien des travaux devenus communs.

Art. 3. Les associations de propriétaires qui veulent, au moyen de travaux d'ensemble, assainir leurs héritages par le drainage ou tout autre mode d'asséchement, jouissent des droits et supportent les obligations qui résultent des articles précédents. Ces associations peuvent, sur leur demande, être constituées, par arrêtés préfectoraux, en syndicats auxquels sont applicables les articles 3 et 4 de la loi du 14 floréal an XI.

Art. 4. Les travaux que voudraient exécuter les associations syndicales, les communes ou les départements, pour faciliter le drainage ou tout autre mode d'asséchement, peuvent être déclarés d'utilité publique par décret rendu en conseil d'État.

Le règlement des indemnités dues pour expropriation est fait conformément aux paragraphes 2 et suivants de l'article 16 de la loi du 21 mai 1856.

Art. 5. Les contestations auxquelles peuvent donner lieu l'établissement et l'exercice de la servitude, la fixation du parcours des eaux, l'exécution des travaux de drainage ou d'asséchement, les indemnités et les frais d'entretien, sont portés en premier ressort devant le juge de paix du canton, qui, en prononçant, doit concilier les intérêts de l'opération avec le respect dû à la propriété.

S'il y a lieu à expertise, il pourra n'être nommé qu'un seul expert.

Art. 6. La destruction totale ou partielle des conduits d'eau ou fossés évacuateurs est punie des peines portées à l'article 456 du Code pénal.

Tout obstacle apporté volontairement au libre écoulement des eaux est puni des peines portées par l'article 457 du même code.

L'article 463 du code pénal peut être appliqué.

Art. 7. Il n'est aucunement dérogé aux lois qui règlent la police des eaux.

Bibliographie. — Naville, *De l'assainissement des terres et du drainage.* Paris, 1851, 1 vol. in-12. — *Traité du draineur*, de Henry Stephens, traduit de l'anglais par A. Faure. — *Philosophie du drainage*, par Thackeray. — *Du drainage des terres*, par Barré de Saint-Venant (*Annales des chemins vicinaux*, 1851). — *Notice sur le drainage des terres*, par J.-M.-J. Lecler. — *Drainage, irrigations, etc.*, par Barral, 2e édit., 1858-1860, 4 vol. in-12.

DRAPS (Manufactures de). — D'après M. Toulmonde, médecin à

Sedan, la mortalité moyenne des ouvriers employés dans les manufactures de draps à Sedan n'a pas dépassé celle des classes sociales les plus favorisées.

Ces ouvriers n'ont point à souffrir des travaux de leur profession. Quelques accidents causés par les machines à vapeur ont toujours pu être attribués au défaut de précaution de leur part. Les résultats heureux constatés chez ces ouvriers sont rapportés à l'influence favorable des associations de secours mutuels.

Bibliographie. — *Rapport fait à l'Académie de médecine*, par M. Gérardin, *sur un mémoire de* M. Toulmonde *sur les ouvriers employés dans les manufactures de drap* (*Bulletin de l'Académie de médecine*, 1847-48, t. XIII, p. 537).

DRÈCHE. — La drèche est le marc de l'orge qui a servi à la fabrication de la bière ; c'est une matière fermentescible, que l'on emploie pour la nourriture des bestiaux.

Il y a quelques années, à Paris, un nourrisseur avait enfoui de la drèche dans une cave n'ayant d'autre issue qu'une ouverture carrée située à la voûte, et communiquant avec une cave supérieure. Il descendit un jour dans cette seconde cave, avec un domestique, pour en extraire la drèche ; tous deux y trouvèrent successivement et instantanément la mort. Celle-ci avait été déterminée par l'acide carbonique que la fermentation de la matière sucrée contenue dans la drèche avait dégagé.

Il fallut employer l'appareil Paulin pour pénétrer sans danger dans cette cave et en retirer les deux cadavres, puis la drèche qui y était amassée.

Dans le rapport que fit le Conseil de salubrité sur cet accident, il fut établi que ce n'était là qu'un fait exceptionnel, car jamais les nourrisseurs ne mettent la drèche dans leurs caves, mais ils la conservent dans des fosses ouvertes, d'environ 3 mètres de largeur sur 4 de profondeur ; et ils se contentent seulement, pour qu'elle ne soit pas altérée par la pluie, de la couvrir avec des planches ou de la paille. Cependant le Conseil proposa d'ajouter, comme prescription, à l'ordonnance sur les vacheries, les conditions suivantes : 1° Qu'il est défendu, sous aucun prétexte, aux nourrisseurs, de mettre la drèche dans les caves ; 2° qu'ils ne pourront déposer la drèche que dans des trous construits exprès, en plein air, ou sous des hangards à claire-voie, et qu'ils ne pourront faire usage de ces trous qu'après qu'ils auront été approuvés par l'administration. — (*Voy.* Bière, Nourrisseurs, Vacheries.)

DUVET. — *Voy.* Plumes.

FIN DU TOME PREMIER.

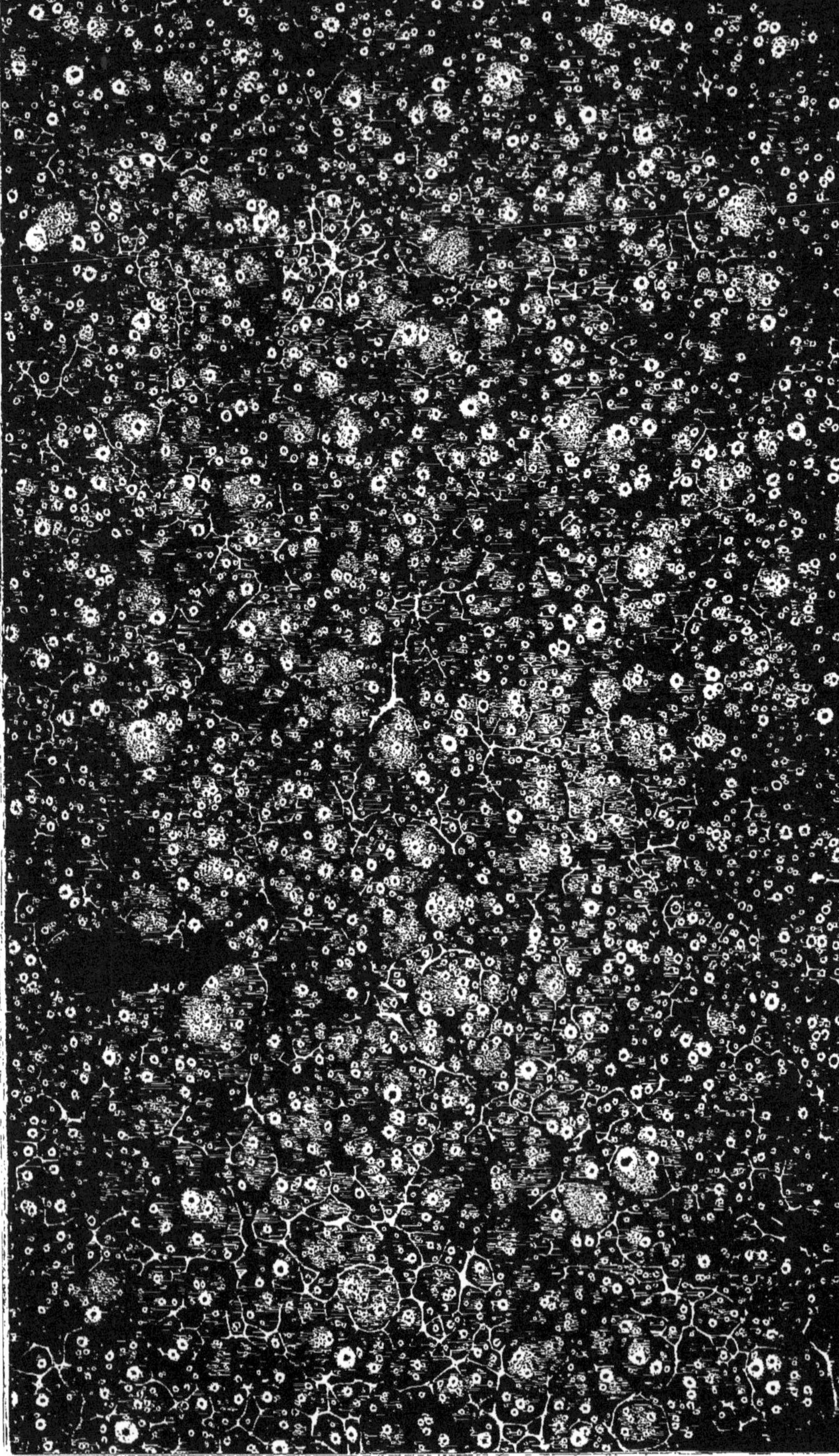

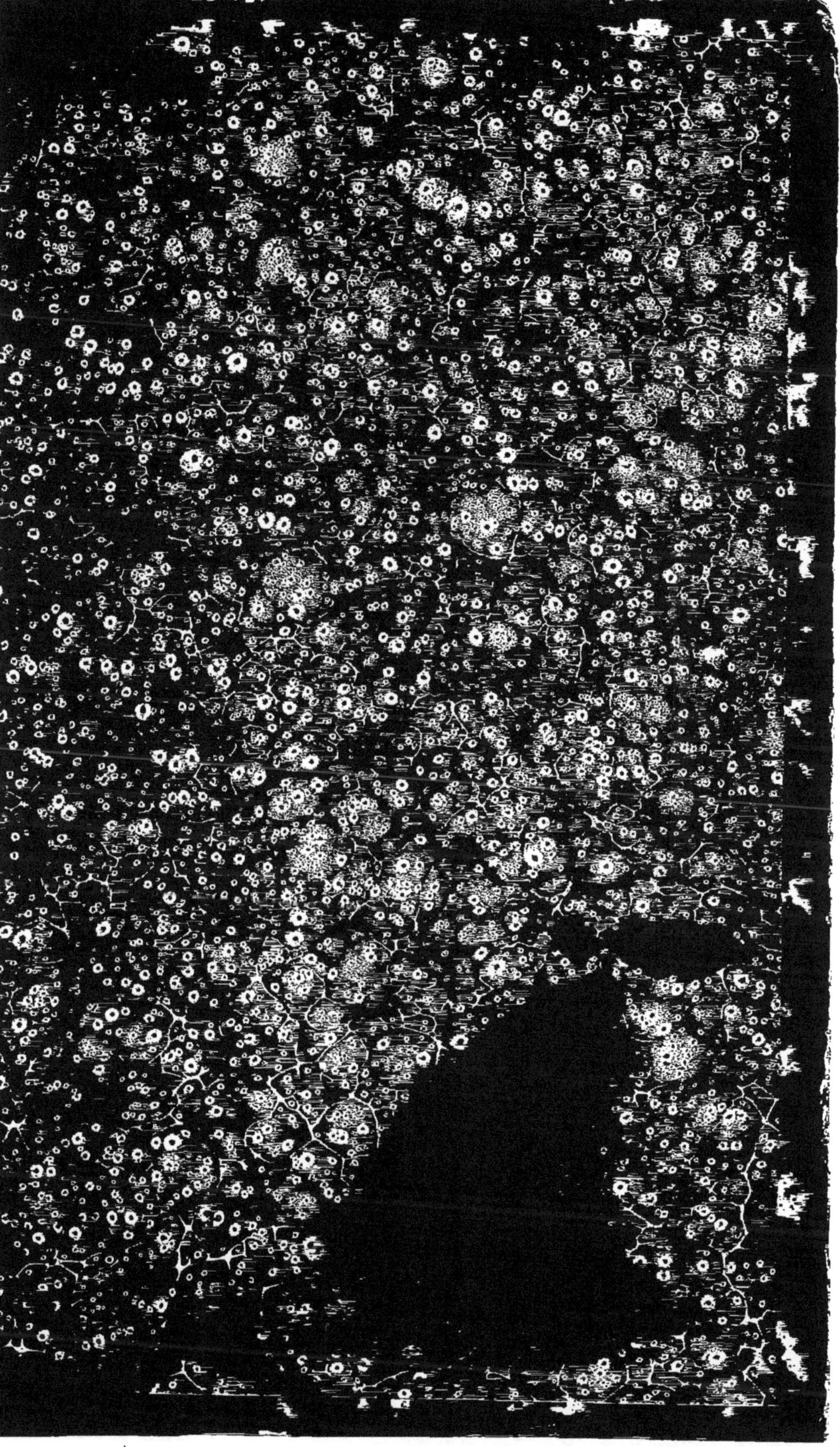

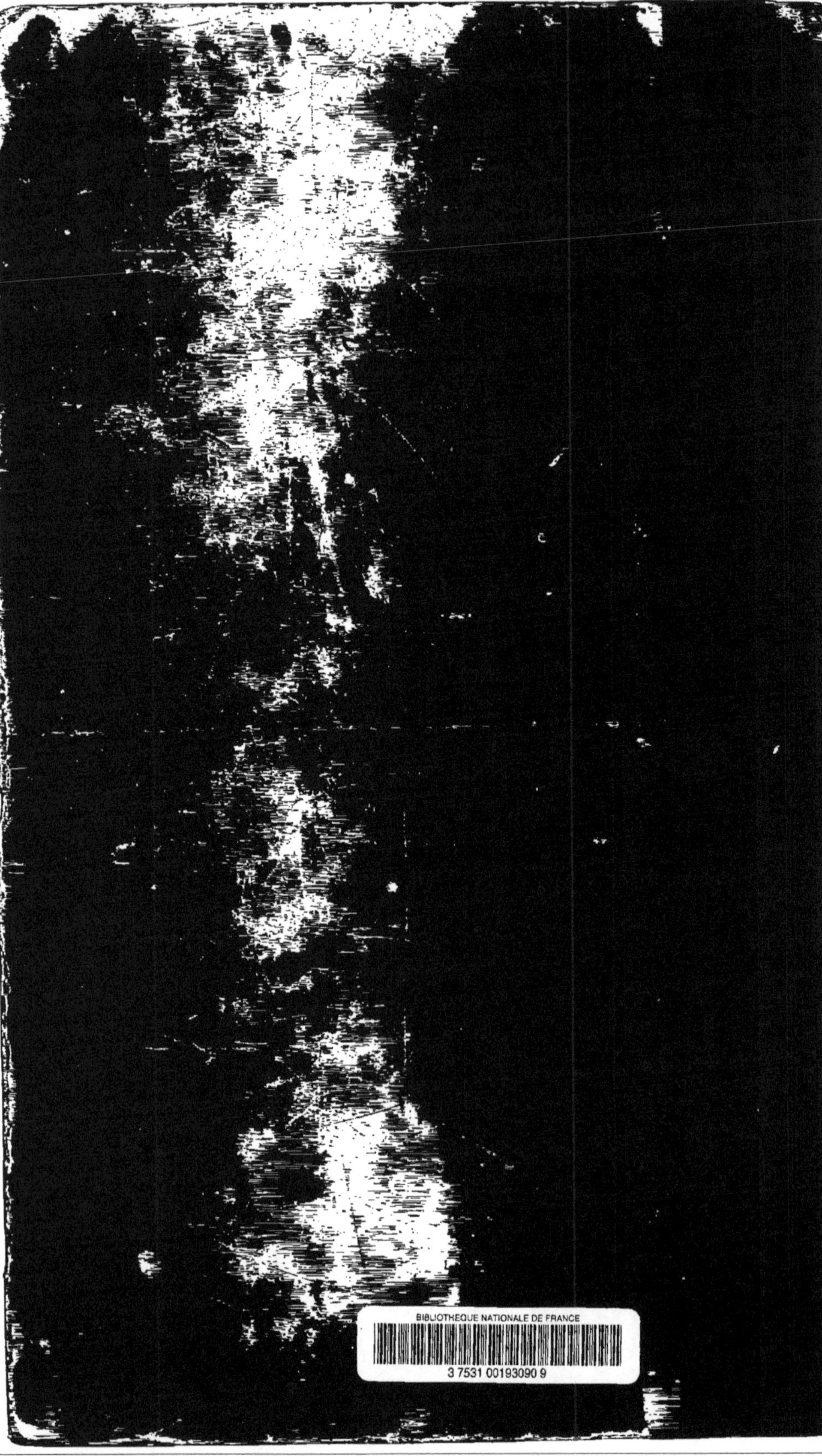

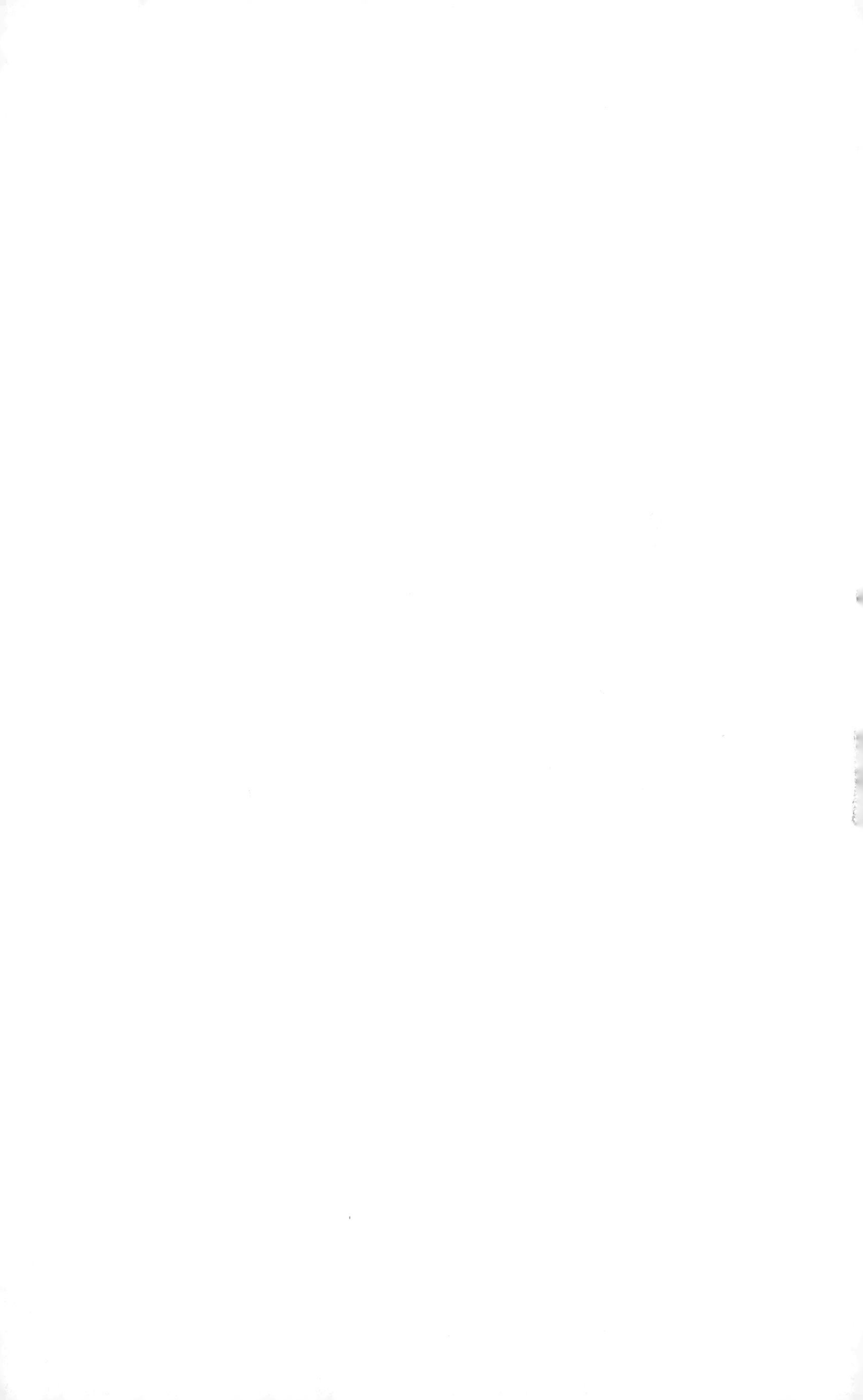

www.ingramcontent.com/pod-product-compliance
Ingram Content Group UK Ltd.
Pitfield, Milton Keynes, MK11 3LW, UK
UKHW021859260726
13966UKWH00006B/41